Reabilitação Neurofuncional
Teoria e Prática

Reabilitação Neurofuncional
Teoria e Prática

Gustavo José Luvizutto
Pós-Doutor em Fisiopatologia em Clínica Médica na Área de Neuromodulação
Doutor em Neurologia pela Universidade Estadual Paulista (Unesp)
Mestre em Fisioterapia pela Unesp
Graduado em Fisioterapia pela Universidade Nove de Julho – Faculdade Marechal Rondon (UNINOVE)
Professor Adjunto do Curso de Graduação em Fisioterapia da Universidade Federal do Triângulo Mineiro (UFTM)
Professor do Programa de Pós-Graduação em Fisioterapia e Ciências da Saúde da UFTM

Luciane A. Pascucci Sande de Souza
Doutora em Biologia Funcional e Molecular (Linha de Pesquisa: Controle Motor) pela Universidade Estadual de Campinas (Unicamp)
Mestre em Fisioterapia pela Universidade Federal de São Carlos (UFSCar)
Professora Associada do Curso de Graduação em Fisioterapia da Universidade Federal do Triângulo Mineiro (UFTM)
Professora dos Programas de Pós-Graduação: em Fisioterapia (UFTM/UFU) e, em Educação Física (UFTM)

Thieme
Rio de Janeiro • Stuttgart • New York • Delhi

Dados Internacionais de Catalogação na Publicação (CIP) de acordo com ISBD

L976r

    Luvizutto, Gustavo José
    Reabilitação Neurofuncional: Teoria e Prática/Gustavo José Luvizutto, Luciane A. Pascucci Sande de Souza. – Rio de Janeiro: Thieme Revinter Publicações Ltda, 2022.

    628 p.: il.: 16 cm x 23 cm.
    Inclui bibliografia e índice.
    ISBN 978-65-5572-134-8
    eISBN 978-65-5572-135-5

    1. Medicina. 2. Neurologia. 3. Sistema nervoso central. 4. Reabilitação. I. Souza, Luciane A. Pascucci Sande de. II. Título.

    CDD: 616.8
2021-4271   CDU: 616.8

Elaborado por por Odilio Hilario Moreira Junior – CRB-8/9949

Contato com os autores:
GUSTAVO JOSÉ LUVIZUTTO
gluvizutto@gmail.com

LUCIANE APARECIDA PASCUCCI SANDE DE SOUZA
lucianesande@gmail.com

© 2022 Thieme. All rights reserved.

Thieme Revinter Publicações Ltda.
Rua do Matoso, 170
Rio de Janeiro, RJ
CEP 20270-135, Brasil
http://www.ThiemeRevinter.com.br

Thieme USA
http://www.thieme.com

Design de Capa: © Thieme
Créditos Imagem da Capa: imagem da capa combinada pela Thieme usando as imagens a seguir:
Fantastic Human Brain © Freepik/freepik.com
Kids Playing © brgfx/Freepik.com
Businessman Reading © Studiogstock/Freepik.com

Impresso no Brasil por Forma Certa Gráfica Digital Ltda.
5 4 3 2 1
ISBN 978-65-5572-134-8

Também disponível como eBook:
eISBN 978-65-5572-135-5

Nota: O conhecimento médico está em constante evolução. À medida que a pesquisa e a experiência clínica ampliam o nosso saber, pode ser necessário alterar os métodos de tratamento e medicação. Os autores e editores deste material consultaram fontes tidas como confiáveis, a fim de fornecer informações completas e de acordo com os padrões aceitos no momento da publicação. No entanto, em vista da possibilidade de erro humano por parte dos autores, dos editores ou da casa editorial que traz à luz este trabalho, ou ainda de alterações no conhecimento médico, nem os autores, nem os editores, nem a casa editorial, nem qualquer outra parte que se tenha envolvido na elaboração deste material garantem que as informações aqui contidas sejam totalmente precisas ou completas; tampouco se responsabilizam por quaisquer erros ou omissões ou pelos resultados obtidos em consequência do uso de tais informações. É aconselhável que os leitores confirmem em outras fontes as informações aqui contidas. Sugere-se, por exemplo, que verifiquem a bula de cada medicamento que pretendam administrar, a fim de certificar-se de que as informações contidas nesta publicação são precisas e de que não houve mudanças na dose recomendada ou nas contraindicações. Esta recomendação é especialmente importante no caso de medicamentos novos ou pouco utilizados. Alguns dos nomes de produtos, patentes e design a que nos referimos neste livro são, na verdade, marcas registradas ou nomes protegidos pela legislação referente à propriedade intelectual, ainda que nem sempre o texto faça menção específica a esse fato. Portanto, a ocorrência de um nome sem a designação de sua propriedade não deve ser interpretada como uma indicação, por parte da editora, de que ele se encontra em domínio público.

Todos os direitos reservados. Nenhuma parte desta publicação poderá ser reproduzida ou transmitida por nenhum meio, impresso, eletrônico ou mecânico, incluindo fotocópia, gravação ou qualquer outro tipo de sistema de armazenamento e transmissão de informação, sem prévia autorização por escrito.

DEDICATÓRIA

Dedico esta obra a todos que contribuíram para minha formação. Família, professores e pacientes foram minha fortaleza. Além disso, meu convívio diário com a equipe multiprofissional me fez entender a importância de um tratamento baseado em evidência, mas acima de tudo que respeite as individualidades. Sigo pensando como Mário Sérgio Cortella: "faça o teu melhor, na condição que você tem, enquanto você não tem condições melhores, para fazer melhor ainda!

Gustavo José Luvizutto

Quero dedicar esta obra de muitas mãos e muitos cérebros aos amantes da reabilitação neurofuncional espalhados pelo mundo e, a todos aqueles que necessitam da mesma para sua recuperação. Dedico em particular a minha família, inspiração e motivo para continuar e a todos que têm contribuído na minha jornada até aqui. E como diz Santo Agostinho: A medida do amor é amar sem medida; Não basta fazer coisas boas, é preciso fazê-las bem; Não há lugar para sabedoria, onde não há paciência...Que possamos levar estas grandes "fórmulas" para nossas vidas e nossas profissões!

Luciane Aparecida Pascucci Sande de Souza

SINOPSE

Em meio a tantos avanços no conhecimento em saúde, as possibilidades e as aplicações da reabilitação neurofuncional, somos impulsionados a dar nossa contribuição neste cenário histórico. Tais avanços são frutos de inúmeras mudanças no entendimento da antiga terminologia "binômio saúde-doença" e da experiência e contribuição de tantos profissionais, clínicos e pesquisadores. Novas tecnologias e descobertas, tanto por meio de estudos experimentais quanto clínicos passam a fazer parte do arsenal para a intervenção neurofuncional. Assim, as parcerias entre diferentes áreas foram essenciais para todo este ganho. A funcionalidade do indivíduo se torna o foco da ação terapêutica e a sua individualidade mais respeitada. As avaliações periódicas e específicas são atualmente priorizadas para guiar toda a tomada de decisão terapêutica. Mas não se pode esquecer da atuação tanto na promoção de saúde quanto na prevenção. Assim, neste livro, o espaço está aberto para nos aventurarmos nesta área tão rica, tão particular e nobre com o objetivo de explicar as bases teóricas e práticas da reabilitação neurofuncional multiprofissional. Neste livro encontra-se um pouco do passado, do presente e indícios para o futuro da reabilitação neurofuncional. Resgatando e destacando a importância do passado e apresentando as possibilidades do futuro. Estão incluídos neste livro os conceitos teóricos que explicam a base da recuperação funcional, os principais modelos de tratamento baseados em técnicas clássicas e contemporâneas e no controle motor. Além disso, é abordada a visão da equipe multiprofissional sobre todo o processo de Reabilitação em adultos e crianças. O diferencial deste livro é a abordagem sistêmica de reabilitação, no contexto proposto pela Classificação Internacional de Saúde e Funcionalidade (CIF), no qual são demonstradas bases teóricas e práticas dos principais modelos, biomecânica e controle motor, além das abordagens específicas de cada profissão. Ao final do livro são descritos 13 casos clínicos para auxiliar no entendimento do leitor sobre todas as abordagens apresentadas no livro.

AGRADECIMENTOS

A todos os autores, profissionais da área da saúde que contribuíram com o livro e não mediram esforços para que cada capítulo atingisse o maior nível de qualidade possível. Aos membros do Grupo de Neurociências Aplicadas à Reabilitação da UFTM, por toda capacidade de articulação para o desenvolvimento deste livro.

Somos gratos a Deus por cada ensinamento e inspiração; aos nossos pais, razão de nossas vidas. Aos familiares, mestres e amigos que sempre nos apoiam. Aos professores que nos ajudaram a amar a fisioterapia e também a docência. Aos alunos e ex-alunos e aos pacientes que encontramos pelo caminho e deixaram um pouco de sua história em nossa memória. A nós, dupla neurológica de amigos de vida e de trabalho!

Gustavo José Luvizutto
Luciane Aparecida Pascucci Sande de Souza

APRESENTAÇÃO

As pesquisas em neurociências nos ensinam que a arte de avaliar e tratar indivíduos com qualquer doença do sistema nervoso central e periférico deve ser conduzida com empenho, paciência, mas, acima de tudo, com alta capacidade crítica para saber que a ciência é mutável e que dependemos cada vez mais de intervenções baseadas em evidências e que sejam funcionais e adaptadas à vida do cotidiano do indivíduo. Pensando nessas premissas, idealizamos e concretizamos este livro de reabilitação neurofuncional para demonstrar como deve ser abordado um indivíduo após qualquer distúrbio neurológico dentro de um olhar clínico, funcional, moderno e multiprofissional.

Os Organizadores

PREFÁCIO

O conhecimento de bases científicas da reabilitação neurológica e a busca por intervenções baseadas em evidências cresceram de forma acelerada nas últimas décadas. Os avanços na área estão refletidos neste livro que abrange diversos aspectos da reabilitação, partindo de mecanismos de plasticidade neuronal e modelos de controle motor, fundamentais para a compreensão de estratégias terapêuticas. Capítulos subsequentes enfocam intervenções específicas como a facilitação neuromuscular proprioceptiva, a terapia orientada à tarefa, a terapia de contenção induzida, a imagética motora e a realidade virtual. Há seções sobre possibilidades promissoras como os dispositivos vestíveis e a neuromodulação. Adicionalmente, o livro enfoca a fisiologia e o tratamento de distúrbios de equilíbrio, marcha, alterações oculomotoras e disfunção vesical. Inclui também capítulos dedicados à equoterapia, à terapia aquática, às terapias assistivas e ao emprego de música, dança ou teatro no processo de reabilitação.

O livro enfatiza o protagonismo da equipe multiprofissional. Existe grande diversidade de objetivos, necessidades, estratégias e contextos de reabilitação. Uma abordagem integrada, com o cuidado centrado na pessoa, é um elemento comum a processos terapêuticos bem-sucedidos em diferentes cenários. Foram incluídos também capítulos dedicados especificamente às abordagens de diferentes profissionais envolvidos nesses processos e à importância do ambiente.

Ao final, o livro inclui a discussão de casos clínicos – ferramenta extremamente útil para a sedimentação do conhecimento e para a avaliação das implicações práticas das informações dos capítulos anteriores.

Em uma jornada que começa na fisiologia e termina na prática clínica, o livro fornece uma visão ampla a profissionais dedicados a pessoas com doenças neurológicas.

Convidamos a todos os apaixonados por reabilitação a apreciarem a viagem.

Profa. Dra. Adriana B. Conforto
Livre-Docente, Neurologista, Chefe do Grupo de Doenças Cerebrovasculares e do
Laboratório de Neuroestimulação
Hospital das Clínicas da Faculdade de Medicina da Universidade de São Paulo

COLABORADORES

ALESSANDRA CAVALCANTI DE ALBUQUERQUE E SOUZA
Graduada em Terapia Ocupacional pela Universidade Federal de Minas Gerais (UFMG)
Especialização em Reabilitação do Membro Superior pela Faculdade de Ciências Médicas de Minas Gerais (FCMMG)
Especialização em Tecnologia Assistiva pela FCMMG
Especialização em Docência na Saúde pela Universidade Federal do Rio Grande do Sul (UFRGS)
Mestre em Engenharia de Produção pela Universidade Federal do Rio Grande do Norte (UFRN)
Doutora em Ciências pela Universidade de São Paulo (USP)
Coordena o Laboratório Integrado de Tecnologia Assistiva (LITA)
Professora do Departamento de Terapia Ocupacional e Docente Permanente do Programa de Pós-Graduação em Estudos da Ocupação da UFMG

ALEX EDUARDO DA SILVA
Médico Graduado pela Universidade Federal do Triângulo Mineiro (UFTM)
Residência Médica em Clínica Médica e em Neurologia pela UFTM
Mestre e Doutor em Neurologia pela Faculdade de Medicina de Ribeirão Preto da Universidade de São Paulo (FMRP-USP)
Experiência em Clínica Médica e Neurologia
Professor do Magistério Superior (Neurologia)
Neurologista no Hospital de Clínicas da UFTM

ANA AKERMAN
Graduação em Fisioterapia pela Universidade de São Paulo (USP)
Instrutora Qualificada pelo International Bobath Instructors Training Association (IBITA) dos Cursos Básicos de Avaliação e Tratamento do Paciente Adulto com Disfunção Neurológica – Conceito Bobath
Instrutora Qualificada dos Cursos Avançados
Instrutora Representante do Brasil no IBITA
Ministrante do Curso sobre Balance, com Dulce Jesus Gonçalves e Mônica Perracini, e o Curso sobre o Membro Superior na Hemiplegia

ANA CAROLINA SILVA BITENCOURT
Graduação em Fisioterapia pela Universidade de Uberaba (Uniube)
Especialização em Fisioterapia Respiratória pela Faculdade Redentor, RJ
Fisioterapeuta Respiratória na Unidade de Pronto-Socorro do Hospital de Clínicas da Universidade Federal do Triângulo Mineiro (UFTM)

ANANDA AIDAR DE SOUZA
Graduação em Fisioterapia pela Universidade Federal do Triângulo Mineiro (UFTM)
Experiência na Área de Fisioterapia atuando principalmente nos seguintes temas: Síndrome de Down, Desenvolvimento Motor, Controle Motor, Gestante e Pilates
Pós-Graduação *Stricto Sensu* pelo Programa de Pós-Graduação em Educação Física pela UFTM

ANDRÉ LUÍS DOS SANTOS SILVA
Graduação em Fisioterapia pela Universidad de Buenos Aires
Doutor em Fisioterapia pela Universidad de Buenos Aires
Certificação Internacional em Reabilitação Vestibular pela American Association Physical Therapy (APTA) e pela Emory University (The Dizziness and Balance Center at Emory, Atlanta, Georgia, USA) e Avançada em FV pela University of Pittsburgh, USA
Revisor dos Periódicos: Journal of Vestibular Research (IOS press); Fisioterapia em Movimento (PUC-PR); Brazilian Journal of Physical Therapy (UFSCar); Clinics (USP); Journal of Electromyography and Kinesiology (International Society of Electrophysiology and Kinesiology), Fisioterapia e Pesquisa (USP)
Sócio-Fundador da Associação Brasileira de Fisioterapia Neurofuncional (ABRAFIN)
Membro da BÁRÁNY SOCIETY Suécia
Membro da Associação Americana de Fisioterapia (APTA)
Membro do Comitê Científico de Rehabilitación Vestibular da Fundación Iberoamericana de Neuro-Otologia (F.I.N.O.)
Diretor do Instituto Brasileiro de Fisioterapia Vestibular e Equilíbrio (IBRAFIVE)
Coordenador do Departamento de Fisioterapia Vestibular da ABRAFIN
Diretor do Grupo de Especial Interesse em Reabilitação Vestibular – Intern. Neurological Physical Therapy Association (INPA - VSIG)

ANDRESSA RASTRELO REZENDE
Graduação em Engenharia Biomédica pela Universidade Federal de Uberlândia (UFU)
Mestre em Engenharia Biomédica pela UFU
Doutorando em Engenharia Biomédica

ANGELA ABREU ROSA DE SÁ
Bacharelado em Ciência da Computação pela Universidade Federal de Uberlândia (UFU)
Licenciatura em Letras pela UFU
Mestre e Doutora pela Universidade Federal de Uberlândia, com período sanduíche na University of Reading (Inglaterra) – ambos na área de Processamento da Informação
Realizou Pesquisas de Pós-Doutorado nas Áreas de Processamento de Sinais Biomédicos e Tecnologia Assistiva (2021)
Áreas de Pesquisa e Atuação: Tecnologia Assistiva, Processamento de Sinais Biomédicos e Processamento da Informação

ANGÉLICA TACIANA SISCONETTO
Graduação em Fisioterapia pela Universidade de Uberaba (Uniube)
Fisioterapeuta do Hospital de Clínicas da Universidade Federal do Triângulo Mineiro (UFTM)
Aperfeiçoamento e Aprimoramento em Fisioterapia Respiratória pelo Centro Barbacenense de Fisioterapia (RESPIRAFISIO)
Especialização em Fisioterapia Respiratória Hospitalar pela Faculdade redentor (FACREDENTOR)
Especialização em Urgência e Emergência pela Faculdade de Medicina do Vale do Aço (FAMEVAÇO)
Mestrando em Fisioterapia pela UFTM

ANGELITA MARIA STABILE
Graduada em Enfermagem pela Escola de Enfermagem de Ribeirão Preto da Universidade de São Paulo (USP)
Mestre e Doutora em Ciências Fisiológicas pelo Programa de Pós-Graduação em Fisiologia da Faculdade de Medicina de Ribeirão Preto (FMRP-USP)
Pós-Doutora pela Université de Montréal
Professora-Doutora da Escola de Enfermagem de Ribeirão Preto da USP
Experiência com Pesquisa Experimental Laboratorial atuando com o tema Interação Imunoendócrina durante a Endotoxemia Experimental e Cuidado de Enfermagem ao Paciente com Sepse

BRUNO HENRIQUE DE SOUZA FONSECA
Mestrando em Fisioterapia com Ênfase em Avaliação e Intervenção Neurológica pela Universidade Federal do Triângulo Mineiro (UFTM)
Graduação em Fisioterapia pelas Faculdades Unidas do Norte de Minas (Funorte)
Curso Profissionalizante de Técnico em Logística pelo Serviço Nacional de Aprendizagem Comercial pelo SENAC Minas
Atuando hoje nas Áreas de Fisioterapia Vestibular e Intensiva

CAMILLE MARQUES ALVES
Doutoranda em Engenharia Biomédica pela Universidade Federal de Uberlândia (UFU)
Mestre em Ciências pelo Programa de Pós-Graduação em Engenharia Biomédica da UFU
Graduação em Engenharia Biomédica pela UFU
Experiência na Área de Engenharia Biomédica, Engenharia Clínica, Engenharia de Reabilitação e Tecnologias Assistivas

CLÁUDIA MARIA BYRRO COSTA
Graduação em Fisioterapia pela Faculdade de Ciências Médicas de Minas Gerais (FCMMG)
Especialização em Pós-Graduação *Lato Sensu* em Fisioterapia na Área de Geriatria e Gerontologia pela Universidade Federal de Minas Gerais (UFMG)
Mestre em Ciências Biológicas com Ênfase em Fisiologia pela UFMG
Professora Assistente da FCMMG e da Pontifícia Universidade Católica de Minas Gerais (PUC-Minas)
Experiência Clínica na Área de Fisioterapia Neurofuncional Adulto e Fisioterapia em Geriatria e Gerontologia
Formação no Conceito Bobath pela International Bobath Instructors Training Association (IBITA) e no Método Facilitação Neuromuscular Proprioceptiva (PNF)
Instrutora Oficial do Conceito Bobath Adulto Habilitada pela IBITA
Membro da IBITA e do Grupo Adulto de Instrutores do Conceito Bobath Brasil (GABB)

CRISTIANE LARA MENDES-CHILOFF
Graduação em Psicologia pela Universidade Estadual Paulista Júlio de Mesquita Filho (Unesp)
Doutora em Saúde Pública pela Unesp
Psicóloga no Hospital das Clínicas da Faculdade de Medicina de Botucatu da Unesp
Experiência na Área de Psicologia Hospitalar, atuando, principalmente, nos seguintes temas: Idosos, Envelhecimento, Avaliação Psicológica e Psicologia Hospitalar

CYNTIA ROGEAN DE JESUS ALVES DE BAPTISTA
Doutora em Ciências pela Faculdade de Medicina de Ribeirão Preto da Universidade de São Paulo (FMRP-USP)
Mestre pela Universidade Federal de São Carlos (UFSCar)
Graduada em Fisioterapia pela UFSCar
Especialista em Laboratório da Área de Fisioterapia Neurofuncional Infantil e Adulto, junto ao Departamento de Ciências da Saúde da FMRP-USP
Experiência Clínica e Acadêmica em Fisioterapia Neurofuncional

DANIELA DE CÁSSIA SILVA
Graduada em Engenharia Biomédica pela Universidade Federal de Uberlândia (UFU)
Mestranda em Engenharia Biomédica, com Ênfase em Engenharia de Reabilitação e Tecnologia Assistiva pela UFU
Pós-Graduada em Administração Hospitalar e Gestão em Saúde pelo Instituto Brasileiro de Formação
Experiência na Área de Engenharia Biomédica, Engenharia Clínica e Engenharia de Reabilitação e Tecnologias Assistivas

DANILO CORTES ANGELO
Especialista em Fisioterapia Respiratória pela Universidade de Uberaba (Uniube)
Aperfeiçoamento em Fisioterapia Pediátrica e Neonatal – Physio Cursos, SP
Bacharel em Fisioterapia pela Uniube
Fisioterapeuta na Clínica da UNIMED-Uberaba, Responsável pelo Atendimento Ambulatorial para Reabilitação, com Ênfase em Fisioterapia Respiratória de Adultos e Crianças
Mestrando pela Universidade Federal do Triângulo Mineiro (UFTM)

DENNISE LANNA BARBOSA COSTA
Fisioterapeuta pela Universidade Federal do Ceará (UFC)
Mestranda da Pós-Graduação em Saúde Pública da UFC
Membro do Grupo de Estudos: Funcionalidade & Saúde Pública (UFC)
Membro do Projeto de Pesquisa REDE CUIDAVC (UFC), e do Grupo de Pesquisa: Soluções Tecnológicas nas Condições de Hemiparesia e Hemiplegia (HEMITEC UFC - FORTALEZA)
Atua com Ênfase na Área de Fisioterapia Neurológica, Desenvolvimento Infantil e Funcionalidade

DOUGLAS MARTINS BRAGA
Mestre em Ciências da Saúde pelo Programa de Pós-Graduação em Neurologia e Neurociências pelo Universidade Federal de São Paulo (Unifesp)
Coordenador de Reabilitação do Setor de Fisioterapia Aquática da Associação de Assistência à Criança Deficiente (AACD)
Coordenador do Comitê de Ética e Pesquisa da AACD
Membro da Diretoria da Associação Brasileira de Fisioterapia Aquática (ABFA)
Fisioterapeuta Referência no Setor de Fisioterapia Aquática na Clínica de Poliomielite e Doenças Neuromusculares da AACD
Membro do Grupo de Pesquisa PROMOVER: Atenção Integral ao Deficiente
Fisioterapeuta do Ambulatório de Doenças Desmielinizantes da Unifesp
Membro do Comitê de Ética da AACD
Especialista em Hidroterapia na Reabilitação de Doenças Neuromusculares pela Unifesp
Aprimoramento em Doenças Neuromusculares pela Unifesp
Supervisor do Curso de Especialização em Hidroterapia na Reabilitação de Doenças Neuromusculares da Unifesp
Fisioterapeuta Voluntário do Setor Artístico e Iniciação a Natação do Clube dos Paraplégicos de São Paulo (Neurologia Adulto e Infantil)

DULCEGLEIKA VILLAS BOAS SARTORI
Graduação em Fisioterapia pela Universidade do Sagrado Coração, SP
Doutora em Fisioterapia pela Universidade Estadual Paulista Júlio de Mesquita Filho (Unesp)
Especialista em Metodologia do Ensino a Distância pela Faculdade Anhanguera de Bauru
Especialista em Fisioterapia Pélvica e Uroginecologia Funcional pela Faculdade Inspirar de Londrina
Especialização em Andamento de Sexualidade Humana pela CBI de Miami
Coordenadora e Docente de Pós-Graduação do Curso de Fisioterapia Pélvica e Uroginecologia Funcional da Faculdade Inspirar Bauru e Ribeirão Preto
Especialização em Andamento Fisioterapia em Dermatofuncional e Saúde da Mulher pela Universidade do Sagrado Coração, SP
Experiência na Área de Fisioterapia e Terapia Ocupacional, com Ênfase em Fisioterapia e Terapia Ocupacional, atuando, principalmente, nos seguintes temas: Assoalho Pélvico, Fisioterapia, Nulíparas, Idoso, Gestante e Sexualidade

EDGARD AFONSO LAMOUNIER JR.
Graduação em Engenharia Elétrica na Universidade Federal de Uberlândia (UFU)
Graduação em Matemática pela UFU
Mestre em Engenharia Elétrica pela UFU
Título de PhD pela Universidade de Leeds, Inglaterra, reconhecido no Brasil com o Título de Doutor em Engenharia Elétrica
Professor Titular da Faculdade de Engenharia Elétrica da UFU
Ex-Coordenador de seu Programa de Pós-graduação em Engenharia Biomédica, tendo sido Coordenador de seu Programa de Pós-graduação em Engenharia Elétrica e Coordenador de seu Curso de Graduação em Engenharia Biomédica
Ex-Coordenador Geral de um Projeto Brafitec (Intercâmbio entre Alunos Franceses e Brasileiros)
Ex-Tutor do PET Institucional da Engenharia Biomédica
Experiência na Área de Engenharia e Ciência da Computação, com Ênfase em Arquitetura de Sistemas de Computação e Computação Gráfica
Atua, principalmente, no Estudo de Aplicações de Realidade Virtual e Aumentada em Educação à Distância, Reabilitação Motora e Sistemas de Engenharia
Membro Efetivo da Sociedade Brasileira de Computação (SBC) e da Sociedade Brasileira de Engenharia Biomédica (SBEB)
MBA em Administração de Negócios e Comércio Eletrônico pela Abet Open Univerity, USA

EDUARDO LÁZARO MARTINS NAVES
Título de Engenheiro Eletricista pela Faculdade de Engenharia Elétrica da Universidade Federal de Uberlândia (FEELT-UFU)
Mestre em Ciências pela FEELT-UFU com Ênfase na Área de Engenharia Biomédica
Doutor em Ciências em 2006 pela FEELT-UFU com Ênfase na Área de Engenharia Biomédica
Ex-Professor do Departamento de Ciência da Computação da Universidade Federal de Goiás (UFG)
Professor da FEELT-UFU
Ex-Coordenador do Curso de Graduação em Engenharia Biomédica
Pós-Doutor em Bioengenharia no Laboratório de Concepção, Otimização e Modelagem de Sistemas (LCOMS) da Universidade de Lorraine em Metz, França
Ex-Professor Visitante da Universidade de Lorraine em Metz, França
Possui cerca de 200 trabalhos publicados, compreendendo artigos científicos em periódicos e conferências nacionais e internacionais, depósitos de patentes, registros de software, livros e capítulos dentre outros
Revisor em 16 Periódicos Científicos Nacionais e Internacionais
Coordenador de Projetos de Pesquisa, Desenvolvimento Tecnológico e Extensão Inovadora apoiados por órgãos de fomento como CNPq, CAPES e MCTI dentre outros
Membro Titular da Sociedade Brasileira de Engenharia Biomédica (SBEB)
Professor e Pesquisador da FEELT-UFU
Fundador e Coordenador do Núcleo de Tecnologia Assistiva da Universidade Federal de Uberlândia (NTA-UFU)

ELAINE LEONEZI GUIMARÃES
Graduação em Fisioterapia pela Universidade Metodista de Piracicaba, SP
Aprimoramento *(Lato Sensu)* em Fisioterapia em Neurologia Infantil pela Universidade Estadual de Campinas (Unicamp)
Mestre e Doutora em Fisioterapia pela Universidade Federal de São Carlos (UFSCar)
Professora na Universidade Federal do Triângulo Mineiro (UFTM)
Professora Convidada do Curso de Pós-Graduação *Latu Sensu* – Intervenção em Neuropediatria da UFSCar
Tutora no Programa de Residência Multiprofissional em Saúde da Criança e do Adolescente da UFTM
Coordenadora do Grupo de Pesquisa: Núcleo de Estudos em Neurodesenvolvimento Motor e Intervenção Precoce (NENEIP-UFTM)
Ex-Membro Titular do Comitê de Ética em Pesquisa com Seres Humanos das Faculdades Integradas Fafibe
Ex-Suplente no CEP da UFTM
Experiência na Área de Fisioterapia, com Ênfase em Fisioterapia em Neuropediatria, atuando principalmente nos seguintes temas: Bebês de Risco, Avaliação, Desenvolvimento Neurossensório-motor e Prematuridade, Peso elevado para a Idade, Sobrepeso e Obesidade Infantil, Fundamentos de Fisioterapia, e Saúde Pública
Revisora *Ad-hoc* dos seguintes periódicos: Revista Brasileira de Fisioterapia (Brazilian Journal of Physical Therapy), Revista Brasileira de Crescimento e Desenvolvimento Humano (Journal of Human Growth and Development), Fisioterapia e Pesquisa, Movimenta, Saúde e Desenvolvimento Humano

FABIANA CAETANO MARTINS SILVA E DUTRA
Pós-Doutora em Ciências da Reabilitação
Doutora em Ciências da Reabilitação
Professora Associada do Departamento de Terapia Ocupacional da Universidade Federal do Triângulo Mineiro (UFTM)
Orientadora de Iniciação Científica, Residência e Mestrado, sendo permanente no Programa de Pós-Graduação em Atenção à Saúde (UFTM) e no Curso de Mestrado em Estudos da Ocupação (UFMG)
Coordena o Núcleo de Estudos e Pesquisas em Trabalho, Participação Social e Saúde (NETRAS) da UFTM
Desenvolve Pesquisas sobre Saúde e Trabalho, Funcionalidade e Reabilitação de Adultos, dor Crônica, Equilíbrio Ocupacional e Participação Social
Integra o Comitê de Dor do Consórcio Acadêmico Brasileiro de Saúde Integrativa (CABSIN)
Associada da Sociedade Brasileira para Estudos da Dor (SBED)

FERNANDO DE SOUSA MOTA
Mestre em Artes/Música pela Universidade Federal de Uberlândia (UFU)
Graduação em Música (Licenciatura) pela UFU
Curso Técnico Profissionalizante pelo Conservatório Estadual de Música Renato Frateschi – Uberaba, MG
Professor de Música no Conservatório de Música Renato Frateschi e Colégio Cenecista Dr. José Ferreira

FLÁVIA GUIRRO ZULIANI
Graduanda do Curso de Bacharelado em Fisioterapia pela Universidade Federal do Triângulo Mineiro (UFTM)
Bolsista de Iniciação Científica pela CNPQ com Pesquisa na Área de Fisioterapia Esportiva
Integrante do Grupo de Pesquisas – Neurociência Aplicada a Reabilitação
Integrante do Grupo de Pesquisas – Laboratório de Análise do Movimento Humano (LAMH)
Atual Vice-Presidente da Liga Acadêmica de Terapias Integrativas (LATIN) da UFTM
Coordenadora de Pesquisa da Liga Acadêmica de Saúde e Espiritualidade (LIASE) da UFTM
Secretária Geral da Liga Acadêmica de Avaliação Física (LAAF) da Universidade UFTM
Coordenadora Representante do Curso de Fisioterapia na Liga Acadêmica de Anatomia Clínica (LAAC) da UFTM
Ex-Membro Participante do Projeto de Extensão de Dissecação

FLÁVIA PRISCILA PAIVA VIANNA DE ANDRADE
Mestre e Doutora em Fisioterapia pela Universidade Cidade de São Paulo (UNICID)
Especialização em Fisioterapia Neurofuncional pela Irmandade da Santa Casa de Misericórdia de São Paulo (ISCMSP)
Graduação em Fisioterapia pela Universidade do Vale do Sapucaí (UNIVÁS)
Docente do Curso de Graduação em Fisioterapia da UNIVÁS
Fisioterapeuta Responsável pelo Setor de Fisioterapia Neurofuncional Adulto da Clínica Respirar – Pouso Alegre, MG
Tem como principais linhas de pesquisa a Fisioterapia aplicada à Neurologia e Controle Motor

GABRIELA DA SILVA MATUTI
Graduação em Fisioterapia pela Faculdades de Ciências Humanas, Saúde e Educação de Guarulhos
Especialista em Fisioterapia Neurofuncional pela Irmandade Santa Casa de Misericórdia de São Paulo
Formação no Conceito Bobath Adulto Básico e Avançado
Fisioterapeuta no Setor de Fisioterapia Adulto da Associação de Assistência à Criança Deficiente (AACD)
Responsável pela Terapia por Contensão Induzida em Adultos na AACD
Mestranda em Fisioterapia pela Universidade Cidade de São Paulo (UNICID)

GABRIELLY FERNANDA SILVA
Graduanda em Fisioterapia pela Universidade Federal do Triângulo Mineiro (UFTM)
Bolsista de Iniciação Científica pela CNPq com Pesquisa na Área de Fisioterapia Neurofuncional
Integrante do Grupo de Pesquisas – Neurociência Aplicada a Reabilitação da Universidade Federal do Triângulo Mineiro (UFTM)

GLENDA MATIAS DE OLIVEIRA ROSA
Doutoranda em Psicologia no Programa de Pós-Graduação em Processos do Desenvolvimento Humano e Saúde da Universidade de Brasília (UnB)
Mestre em Psicologia pelo mesmo Programa no Eixo de Psicologia Escolar e do Desenvolvimento, Membro do Laboratório Psicologia no Espaço Público e suas Interdisciplinaridades (LABPEP) – Ágora Psychè
Psicóloga e Bacharel em Psicologia pela Universidade Federal de Uberlândia (UFU)
Experiência como Psicóloga Clínica atendendo Idosos, Adultos, Crianças e Adolescentes
Experiência como Psicóloga em Instituição de Ensino Superior
Experiência como Preceptora de Estágio de Psicologia Escolar
Professora Substituta da Universidade de Brasília na Faculdade de Educação – Departamento de Teoria e Fundamentos
Psicóloga Escolar da UnB
Principal Interesse de Pesquisa: Educação Infantil, Infância, Psicologia da Educação, Desenvolvimento Humano, Psicologia e Arte, Logoterapia

HELOISE CAZANGI BORGES
Graduação em Fisioterapia pela Universidade Estadual de Londrina (UEL)
Especializada em Fisioterapia Motora Aplicada à Neurologia pela Universidade Federal de São Paulo (Unifesp)
Mestre em Fisioterapia pela Universidade Cidade São Paulo
Atualmente Docente do Centro Universitário Nossa Senhora do Patrocínio (CEUNSP – Itu)
Responsável pelo Departamento de Estágio Supervisionado em Fisioterapia Neurofuncional Adulto e Infantil
Ex-Coordenadora e Preceptora da Unifesp
Fisioterapeuta do Setor de Fisioterapia (Reabilitação Neurológica em Adulto) – Lar Escola São Francisco Centro de Reabilitação (LESF) e da AACD

IRAMAIA SALOMÃO ALEXANDRE DE ASSIS
Fisioterapeuta pela Universidade Federal do Triângulo Mineiro (UFTM)
Mestre em Educação Física pela Universidade Federal do Triângulo Mineiro (UFTM), na Linha de Processos de Biomecânica e Controle Motor

ISABEL APARECIDA PORCATTI DE WALSH
Graduação em Fisioterapia pela Universidade Federal de São Carlos (UFSCar)
Especialização em Saúde Pública pela UFSCar
Mestre em Engenharia de Produção pela UFSCar
Doutora em Fisioterapia pela UFSCar
Professora Associada da Universidade Federal do Triangulo Mineiro (UFTM), Responsável pelas Disciplinas Fisioterapia Preventiva e Saúde Coletiva e Saúde do Trabalhador/Ergonomia e Estágio Profissionalizante Supervisionado em Saúde Coletiva e Preventiva e Saúde do Trabalhador/Ergonomia
Professora do Programa de Mestrado em Fisioterapia da UFTM/UFU
Vice-Coordenadora da Residência Integrada Multiprofissional em Saúde da UFTM
Tutora da Residência Integrada Multiprofissional em Saúde - Área de concentração Saúde do Adulto da UFTM
Coordenadora do Curso de Especialização Gestão do Cuidado em Saúde da Família (CEGCSF) UFTM/UFMG
Experiência na Área de Fisioterapia, com Ênfase em Saúde Pública, Fisioterapia Preventiva e Saúde do Trabalhador/Ergonomia, atuando, principalmente, nas Unidades Básicas de Saúde e Equipes de Saúde da Família, Ergonomia e Saúde do trabalhador

ISABELA ALVES MARQUES
Graduada em Educação Física pela Universidade Federal de Uberlândia (UFU)
Especialista em Fisiologia Clínica e Treinamento para grupos especiais pela UNIASSELVI
Mestre em Ciências pela UFU com Ênfase em Engenharia de Reabilitação e Tecnologias Assistivas
Doutora em Ciências pela UFU sobre Reabilitação de Membros Superiores Pós-AVC
Participou de uma Patente que visava à construção de um dispositivo e *software* para avaliação de espasticidade em clínicas de reabilitação
Ex-Profissional de Educação Física (Prefeitura de Uberlândia)
Ex-Professora Assistente do Departamento de Engenharia Biomédica da UFU
Pós-Doutora na UFU
Sua Pesquisa visa desenvolver um Sistema de Avaliação Emocional e Cognitiva de Indivíduos com Doença de Parkinson durante o Tratamento com Serious Games e Realidade Virtual

ISABELLA DE SOUZA MENEZES
Graduação em Fisioterapia pela Universidade Federal do Rio de Janeiro (UFRJ)
Ex-Pesquisadora Colaboradora do Laboratório de Neuroestimulação da Universidade de São Paulo (USP)
Mestre em Ciências da Saúde com Ênfase em Neurologia pela Universidade Federal de São Paulo (Unifesp)
Especialização em Neurologia pela Universidade Estácio de Sá, RJ
Aprimoramento na AACD Central-SP
Instrutora no Brasil da Terapia por Contensão Induzida Capacitação pela University of Alabama at Birmingham (UAB-EUA)
Proprietária e Fisioterapeuta da Clínica Feito em Corpo
Formação pelo Método Neuroevolutivo Bobath Adulto Básico e
Formação em Terapia Manual (Maitland, Mulligan, neurodinâmica, Estabilização Segmentar Vertebral Dinâmica)

JESSICA CARVALHO LIMA
Mestre em Fisioterapia pela Universidade Federal do Triângulo Mineiro (UFTM)
Bolsista CAPES
Especialista em Políticas Públicas de Saúde e Saúde da Família pela INTERVALE
Graduada em Fisioterapia pela UFTM
Pesquisadora Assistente do Núcleo de Estudos em Saúde do Trabalhador (NUESTRAB)
Fundadora do Grupo de Estudos em Saúde das Populações (GRUESP)
Membro da Comissão Intersetorial em Saúde do Trabalhador e Trabalhadora (CISTT) de Uberaba, MG
Atualmente Fisioterapeuta do Programa Melhor em Casa e Núcleo de Apoio a Saúde da Família

JÉSSICA MARIANA DE AQUINO MIRANDA
Certificação pela Escola de Educação Permanente da Universidade Federal de
São Paulo (Unifesp) para Aplicação de Neuromodulação Não Invasiva
Residência Multiprofissional em Atenção ao Paciente Crítico pela Universidade Federal de Uberlândia (UFU)
Graduação em Fisioterapia pela Universidade Federal do Triângulo Mineiro (UFTM)
Fisioterapeuta no Soma Neuromodulação, MG
Fisioterapeuta Cardiorrespiratório do Hospital e Maternidade Municipal Doutor Odelmo Leão Carneiro, MG
Experiência na Área de Fisioterapia e Terapia Ocupacional, com Ênfase em Fisioterapeuta Cardiorrespiratório e Neuromodulação Clínica

JOCEMAR ILHA
Graduação em Fisioterapia pela Universidade Federal de Santa Maria (UFSM)
Mestre e Doutor em Neurociências pela Universidade Federal do Rio Grande do Sul (UFRGS)
Durante o Doutorado, realizou estudos pré-clínicos junto ao Laboratório de Histofisiologia Comparada do Instituto de Ciências Básicas da Saúde (ICBS/UFRGS)
Professor Associado do Departamento de Fisioterapia da Universidade do Estado de
Santa Catarina (UDESC)
Professor e Orientador do Programa de Pós-Graduação em Fisioterapia (UDESC)
Orientador do Programa de Pós-Graduação em Neurociências da Universidade Federal de Santa Catarina (UFSC)
Experiência Docente no Ensino em Fisioterapia Neurofuncional
Suas pesquisas concentram-se na avaliação e no treinamento da funcionalidade em
pessoas com lesão da medula espinal, bem como na nos mecanismos Neurobiológicos do Processo de Recuperação Sensório-Motora
Realiza Estudos Experimentais Pré-Clínicos para mostrar os efeitos do treinamento específico de tarefas sobre a Plasticidade Neuromuscular dependente da Atividade e a Recuperação Sensório-Motora nos Distúrbios Neuromotores decorrentes de Lesões no Sistema Nervoso

JOSÉ MARTINS JULIANO EUSTÁQUIO
Graduação em Medicina pela Universidade Federal do Triângulo Mineiro (UFTM)
Residência em Ortopedia e Traumatologia pela UFTM
Título de Especialista em Ortopedia e Traumatologia pela Sociedade Brasileira de Ortopedia e Traumatologia (SBOT)
Especialização em Cirurgia do Joelho pelo Instituto Biocor – Belo Horizonte, MG
Título de Especialista em Traumatologia do Esporte pela Sociedade Brasileira de Artroscopia e Traumatologia do Esporte (SBRATE)
Título de Especialista em Medicina do Esporte e do Exercício pela Sociedade Brasileira de Medicina do Esporte e Exercício (SBMEE)
Membro do Departamento Médico do Uberaba Sport Club
Título de Especialista em Cirurgia do Joelho pela Sociedade Brasileira de Cirurgia do Joelho (SBCJ)
Membro do Corpo Clínico e Preceptor da Residência em Ortopedia e Traumatologia do Hospital Mário Palmério, MG
Coordenador da Residência Médica em Ortopedia e Traumatologia do Hospital Mário Palmério, MG
Mestre em Educação Física/Ciências da Saúde pelo Programa de Pós-Graduação em Educação Física da UFTM
Professor do Curso de Medicina da Universidade de Uberaba (Uniube)
Membro do Corpo Editorial da Editora Científica
Ex-Membro da Comissão de Ensino e Treinamento da Sociedade Brasileira de Ortopedia e Traumatologia/Regional Minas Gerais
Diretor da Sociedade Mineira de Medicina do Exercício e do Esporte
Presidente da Seccional do Triângulo Mineiro e Alto Paranaíba da Sociedade Brasileira de Ortopedia e Traumatologia/Regional Minas Gerais
Presidente do V Congresso Mineiro de Medicina do Exercício e do Esporte

JOSÉ ROBERTO DE MAGALHÃES BASTOS
Graduado em Odontologia pela Universidade Federal Fluminense (UFF)
Ex-Professor de Bioestatística do Departamento de Saúde da Comunidade da Faculdade de Medicina da UFF
Mestre em Odontologia Preventiva e Social pela UFF
Ex-Professor Assistente da Faculdade de Odontologia de Bauru da Universidade de São Paulo (FOB-USP)
Especialista em Odontologia Preventiva e Social
Doutor em Saúde Pública pela Faculdade de Saúde Pública da USP
Ex-Professor Assistente Doutor da FOB-USP
Livre-Docência em Odontologia Preventiva e Social na FOB-USP
Ex-Professor Associado da FOB/USP
Pós-Doutor em Epidemiologia pela Escola Superior de Medicina Dentária – Lisboa, Portugal
Ex-Chefe de Departamento Odontologia Social da FOB-USP
Ex-Principal Investigator Cariacica Clinical Trial, Unilever, UK
Professor Titular da USP
Vice-Presidente e Presidente da Comissão de Pesquisa da FOB/USP – Gestão: 1993-2002
Ex-Corpo Científico/Editorial Revista da ABOPREV, Journal of Applied Oral Science, Revista de Odontologia da Unesp, Revista da Faculdade de Odontologia de Lins, Revista Paraense de Odontologia
Coordenador do Projeto "USP em Rondônia"
Prefeito do *Campus* Administrativo de Bauru da USP – Gestão: 2006-2009

JOSÉ VICENTE PEREIRA MARTINS
Professor de Fisioterapia Neurológica da Universidade Federal do Rio de Janeiro (UFRJ)
Chefe do Setor de Fisioterapia do Instituto de Neurologia Deolindo Couto, RJ
Especialista em Neurologia da Motricidade pelo Centro Universitário IBMR, RJ
Mestre em Ciências – Área de Atuação Neurologia pela UFRJ
Instrutor Internacional Avançado do Conceito PNF – Facilitação Neuromuscular Proprioceptiva/Kabat pela International Proprioceptive Neuromuscular Facilitation Association
Pesquisador do Laboratório de Neurociência e Reabilitação do Instituto de Neurologia Deolindo Couto, RJ
Vice-Coordenador do Comitê de Ética e Pesquisa (CEP) do Instituto de Neurologia Deolindo Couto, RJ
Sócio-Proprietário do Centro Integrado de Reabilitação e Terapia Aquática (CIRTA) e Centro Integrada de Reabilitação e Clínica Especializada em Dor (CIRD)

JOSIANE LOPES
Docente Adjunta do Departamento de Fisioterapia da Universidade Estadual do Centro-Oeste (Unicentro)
Graduada em Fisioterapia pela Universidade Norte do Paraná (Unopar)
Especialista em Fisioterapia Neurológica pela Universidade Estadual de Londrina (UEL)
Mestre em Medicina e Ciências da Saúde pela UEL
Especialista em Docência no Ensino Superior pela Unicentro
Especialista em Equoterapia pela Universidade de Brasília (UnB)
Doutora em Ciências da Saúde pela UEL
Pós-Doutora em Ciências da Reabilitação pela UEL
Experiência nas Áreas de Fisioterapia Neurofuncional, Psicometria, Metodologias de ensino e pesquisa em Fisioterapia, Programação neurolinguística
Pesquisas na Área de Avaliação e Intervenção em Fisioterapia com ênfase em Doenças Neurodegenerativas, Doenças Cerebrovasculares, onstrução e validação de instrumentos na área da saúde, ensino em Fisioterapia

JOYCE XAVIER MUZZI DE GOUVEA
Fisioterapeuta Graduada pelo Centro Universitário de Belo Horizonte (UniBH)
Mestre em Neurociências e Comportamento pela Universidade de São Paulo (USP)
Especialista em Fisioterapia Aplicada à Neurologia pela Pontifícia Universidade Católica de Minas Gerais (PUC Minas)
Especialista em Acupuntura pela Escola de Terapias Orientais de São Paulo (ETOSP)
Formação no Conceito Bobath Infantil e Adulto
Fisioterapeuta na Associação de Assistência à Criança Deficiente (AACD)

JULI THOMAZ DE SOUZA
Graduada em Nutrição pela Universidade Estadual Paulista Júlio de Mesquita Filho (Unesp)
Mestre em Fisiopatologia em Clínica Médica
Aprimoramento Profissional em Nutrição Clínica Hospitalar e Residência Multiprofissional em Saúde do Adulto e do Idoso pela Unesp
Doutoranda em Fisiopatologia em Clínica Médica

JULIANA CRISTINA NUNES MARCHETTE
Graduação em Psicologia pela Faculdade de Filosofia, Ciências e Letras de Ribeirão Preto da Universidade de São Paulo (USP)
Especialização em Neuropsicologia pelo Centro de Estudos Psicocirúrgicos pela USP
Mestre em Saúde Coletiva pela Faculdade de Medicina de Botucatu da Universidade Estadual Paulista (Unesp)
Formação em Reabilitação Neuropsicológica
Psicóloga Contratada do Hospital das Clínicas da Faculdade de Medicina de Botucatu, atendendo Ambulatórios de Avaliação Neuropsicológica de Crianças, Adultos e Idosos
Preceptora do Programa de Residência Multiprofissional do Adulto e do Idoso junto aos Residentes de Psicologia
Experiência na Área de Psicologia, com Ênfase em Psicologia Hospitalar, Avaliação e Reabilitação Neuropsicológica

KARINA PEREIRA
Graduação em Fisioterapia pelas Faculdades Integradas de Santa Fé do Sul (Funec)
Mestre e Doutora em Fisioterapia pela Universidade Federal de São Carlos (UFSCar)
Especialista em Intervenção em Neuropediatria pela UFSCar
Aperfeiçoamento no Curso Neuroevolutivo Bobath Básico
Curso de Integração Sensorial
Professora Associada I na Universidade Federal do Triangulo Mineiro (UFTM), Responsável pela Disciplina de Fisioterapia Aplicada a Pediatria e Clínica em Pediatria, Supervisora do Estágio Profissionalizante Supervisionado Ambulatorial II - Fisioterapia em Pediatria
Docente do Curso de Pós-Graduação em Educação Física e do Programa de Fisioterapia na UFTM
Coordenadora do Núcleo do Projeto Rondon na UFTM
Experiência, principalmente, nos seguintes temas: Psicomotricidade, Desenvolvimento Motor, Prematuridade, Intervenção Precoce, Desempenho Funcional, Planejamento Motor, Comportamento Exploratório Manual, Síndrome de Down, Paralisia Cerebral, Deficiência Visual

KÁTIA KARINA DO MONTE-SILVA
Fisioterapeuta pela Universidade Federal de Pernambuco (UFPE)
Doutora em Neurociência pela Georg August Universität – Goettingen, Alemanha
Pós-Doutora em Controle Motor na McGill University – Montreal, Canadá
Formação em Estimulação Transcraniana pela Sociedade de Neurociência Alemã e pelo Instituto de Neurologia da University College London
Professora Associada do Departamento de Fisioterapia, Professora das Pós-Graduações em Fisioterapia e em Neuropsiquiatria e Ciência do Comportamento da UFPE
Coordenadora do Laboratório de Neurociência Aplicada (LANA)
Coordenadora Departamento de Neuromodulação da Associação Brasileira de Fisioterapia Neurofuncional (ABRAFIN)
Membro do Comitê Diretivo da Rede NAPeN – Núcleo de Assistência e Pesquisa em Neuromodulação
Pesquisadora em Estimulação Cerebral Não Invasiva

KELLY SAVANA MINARÉ BALDO SUCUPIRA
Graduação em Fisioterapia pela Universidade de Uberaba (Uniube)
Pós-Graduação *Lato Sensu* em Fisioterapia Hospitalar Geral pela Universidade Federal do Triângulo Mineiro (UFTM)
Título de Especialista Profissional em Terapia Intensiva com Área de Atuação em Neonatologia e Pediatria pela Associação Brasileira de Fisioterapia Cardiorrespiratória e Fisioterapia em Terapia Intensiva (Assobrafir)
Pós-Graduação *Lato Sensu* em Urgência e Emergência pela Faculdade Metropolitana Vale do Aço (FAMEV)
Mestranda em Avaliação e Intervenção em Fisioterapia Neurológica pela UFTM
Fisioterapeuta da Unidade de Terapia Intensiva Neonatal e Pediátrica do Hospital de Clínicas (HC) da UFTM
Membro do Grupo de Trabalho de Humanização do HC-UFTM

LEANDRO GIACOMETTI
Graduação em Fisioterapia pelo Instituto Porto Alegre da Igreja Metodista
Mestre em Biologia Celular e Molecular pela Pontifícia Universidade Católica do Rio Grande do Sul (PUCRS)
Título de Terapeuta Internacional no Método de Facilitação Neuromuscular Proprioceptiva (PNF)
Residência no Método PNF na Kaiser Foundation Rehabilitation Center em Vallejo, EUA pela IPNFA (International PNF Association)
Especialização em Fisiologia do Exercício pela Universidade Federal do Rio Grande do Sul (UFRGS)
Atualmente é Instrutor do Conceito Facilitação Neuromuscular Proprioceptiva (PNF) reconhecido pela IPNFA
Ministrante de Cursos de Formação Básica no Conceito PNF
Sócio-Fundador da Empresa Luthier – Inovação em Reabilitação, RS

LIANA SANTOS
Diretora do Grupo de Abordagem Terapêutica e Integrada (GATI)
Atendimento Clínico Especializado e Terapia com Animais

LÍLIAN DE FÁTIMA DORNELAS
Graduada em Fisioterapia pelo Centro Universitário Unicerp
Pós-Graduada em Clínica Fisioterápica pelo Centro Universitário Unicerp
Mestre em Ciências da Saúde pela Universidade Federal de Uberlândia (UFU)
Doutora em Ciências da Reabilitação pela Universidade Federal de Minas Gerais (UFMG)
Especialista em Fisioterapia Neurofuncional no Adulto e Idoso, na Criança e no Adolescente, Certificada pela ABRAFIN/COFFITO
Ex-Professora Substituta na UFMG
Ex-Professora Visitante na UFU
Multiplicadora da CIF Licenciada pela ICF Brazil
Professora do Curso de Fisioterapia da Universidade Federal do Mato Grosso do Sul, *Campus* Campo Grande
Pesquisadora voltada para Educação em Saúde, CIF e Exercício Físico para Pessoas com Doenças Crônicas

LUCIANA HATA
Fisioterapeuta Contratada do Centro de Reabilitação do Hospital das Clínicas de Ribeirão Preto da Faculdade de Medicina de Ribeirão Preto da Universidade de São Paulo (FMRP-USP), na Área de Fisioterapia Neurológica Integrante da Equipe de Reabilitação de diversos programas de nível terciário de afecções neurológicas do adulto
Supervisora de Estágio Profissionalizante para Graduandos do Curso de Fisioterapeuta da FMRP-USP na Área de Fisioterapia Neurofuncional do Adulto,
Mestre em Fisioterapia pelo Programa de Pós-Graduação da FMRP-USP no Departamento de Biomecânica, Medicina e Reabilitação do Aparelho Locomotor, atuando principalmente nos seguintes temas: Charcot-Marie-Tooth, Facilitação Neuromuscular Proprioceptiva, PNF Emg Superfície, Irradiação De PNF e Tibial Anterior, Reabilitação, Acidente Vascular Encefálico, Trauma Raquimedular e Lesados Medulares, Doenças Neurodegenerativas

LUCIANA ROCHA NUNES NOGUEIRA
Graduada pelas Faculdades Integradas de Patrocínio (FIP), hoje Unicerp
Pós-Graduação em Traumatologia Osteoarticular no Centro Universitário Claretiano (CEUCLAR), Batatais
Pós-Graduação em Gestão de Redes de Atenção à Saúde pela ENSP/FIOCRUZ
Mestre em Fisioterapia no Programa UFTM/UFU
Atuação em Fisioterapia Neurofuncional por 8 anos no Centro de Reabilitação e Readaptação Dr. Henrique Santillo (CRER) – Goiânia, GO
Fisioterapeuta Efetiva da Prefeitura de Patrocínio. MG atuando no Centro Estadual de Atenção Especializada (CEAE)
Docente do Centro Universitário do Cerrado de Patrocínio (Unicerp), nos cursos de Fisioterapia, Educação Física e Psicologia

LUCIENY ALMOHALHA
Bacharelado em Terapia Ocupacional pela Universidade Federal de Minas Gerais (UFMG)
Especialização em Saúde Mental pela Escola de Saúde Pública de Minas Gerais
Mestre em Therapeutic Science pela University of Wisconsin – Madison, EUA
Doutora pelo Programa de Pós-Graduação em Saúde Pública da Escola de Enfermagem de Ribeirão Preto da Universidade de São Paulo (USP)
Pós-Graduanda em Tratamento no Transtorno do Espectro Autista pela CBI of Miami
Docente do Curso de Graduação em Terapia Ocupacional da Universidade Federal do Triângulo Mineiro (UFTM)
Pesquisadora do Núcleo de Ensino e Pesquisa do Desenvolvimento Infantil (NEPDI-UFTM) e do Laboratório de Ensino e Pesquisa de Terapia Ocupacional na Infância e Adolescência (LEPTOI-USP) com Pesquisas sobre o Segmento do Desenvolvimento de Bebês Prematuros e Bebês de Risco, Crianças com Necessidades Especiais (CRIANES), Deficiências Funcionais, TEA e de Crianças com Desenvolvimento Típico; Famílias e Cuidadores; Adaptação e Validação de Instrumentos na Prática da Terapia Ocupacional

LUDYMILA RIBEIRO BORGES
Mestre em Ciências pelo Programa de Pós-Graduação em Engenharia Biomédica da Universidade Federal de Uberlândia (UFU)
Graduação em Engenharia Biomédica pela UFU
Doutoranda em ciências do Programa de Pós-Graduação em Engenharia Elétrica da UFU
Experiência na Área de Engenharia Biomédica, com Ênfase em Tecnologias Assistivas, Eletrônica e Processamento de Sinais
Membro Integrante do Núcleo de Tecnologias Assistivas da UFU

MAGALI DE LOURDES CALDANA
Professora Associada do Departamento de Fonoaudiologia da Faculdade de Odontologia de Bauru da Universidade de São Paulo (USP)
Graduação em Fonoaudiologia pela USP
Mestre em Distúrbios da Comunicação pela Pontifícia Universidade Católica de São Paulo (PUC-SP)
Doutora em Linguística e Língua Portuguesa pela Universidade Estadual Paulista Júlio de Mesquita Filho (Unesp)
Especialista em Linguagem pelo Conselho Federal de Fonoaudiologia (CFFa)
Professora Livre-Docente na Área de Linguagem em Adulto
Orientadora de Pós-Graduação – Nível Mestrado em Fonoaudiologia e Mestrado e Doutorado na Área de Saúde Coletiva
Experiência na Área de Fonoaudiologia, com Ênfase em Linguagem em Adulto, atuando principalmente nos seguintes temas: Idoso, Qualidade de Vida, Teleducação, o Dagnóstico e a Intervenção na Afasia
Coordenadora do Projeto FOB-USP em Rondônia e do Projeto de pesquisa Casa da Afasia na FOB-USP

MAÍRA CARDOSO BARALE
Graduação em Terapia Ocupacional pela Universidade de Uberaba (UFU)
Experiência na Área de Artes, com Ênfase em Dança

MAÍRA FERREIRA DO AMARAL
Professora Efetiva do Departamento de Terapia Ocupacional da Universidade Federal do Triângulo Mineiro (UFTM)
Vice-Coordenadora do Curso de Terapia Ocupacional – Gestão: 2019-2020
Ex-Professora Efetiva do Departamento de Terapia Ocupacional da Universidade Federal de Sergipe (UFS)
Ex-Professora Substituta no Departamento de Terapia Ocupacional da Universidade Federal de Minas Gerais (UFMG) e na Faculdade de Ciências Médicas de Minas Gerais
Doutora em Ciências da Reabilitação pela UFMG, com período Sanduíche na Boston University e pela UFMG
Mestre em Ciências da Reabilitação, Especialista em Desenvolvimento Infantil e Graduada em Terapia Ocupacional
Pesquisadora com Instrumentos de Avaliação e Intervenções Direcionados ao Desempenho Funcional de Crianças e Adolescentes

MAÍRA IZZADORA SOUZA CARNEIRO
Professora Substituta do Departamento de Fisioterapia da Universidade Federal de Pernambuco (UFPE)
Doutora em Neurociência Cognitiva pela Università Degli Studi di Milano – Bicocca, Itália
Mestre em Fisioterapia pela UFPE
Graduação em Fisioterapia pela UFPE
Linhas de atuação: Reabilitação Neurofuncional, Estimulação Cerebral Não Invasiva e Tecnologias Interativas Aplicadas à Área de Saúde

MARCELA MALAQUIAS SILVA
Graduação em Fisioterapia pelo Centro Universitário do Triângulo
Experiência na Área de Fisioterapia e Terapia Ocupacional, com Ênfase em Fisioterapia e Terapia Ocupacional

MARIA LIANE DA SILVA
Graduação em Fisioterapia pela Universidade Cidade de São Paulo
Ex-Bolsista do Programa de Iniciação Científica do Conselho Nacional de Desenvolvimento Científico e Tecnológico (CNPq)
Mestre em Fisioterapia pela Universidade Cidade de São Paulo
Aprimoranda do Aperfeiçoamento em Disfunções Neurológicas no Adulto e Infantil pela Associação de Assistência à Criança Deficiente (AACD)

MARISTELLA BORGES SILVA
Graduação em Fisioterapia pela Universidade Federal do Triângulo Mineiro (UFTM)
Mestre em Ciências na Área de Engenharia Biomédica pela Universidade Federal de Uberlândia (UFU)
Doutora em Ciências na Área de Engenharia de Reabilitação pela UFU com Realização de Pesquisa Relacionada à Aprendizagem e Memória Motora
Especialista em Fisioterapia Traumato-Ortopédica com Certificação do Título pelo COFFITO
Docente da Faculdade de Talentos Humanos – Uberaba, MG ministrando as disciplinas de Estágio Supervisionado em Fisioterapia, Cinesioterapia, Cinesiologia, trabalho de conclusão de curso, metodologia da pesquisa científica

MÁRJORY HARUMI NISHIDA
Graduação pela Universidade Federal de São Carlos (UFSCar)
Fisioterapeuta da Associação de Assistência à Criança Deficiente (AACD)

MAURO DOS SANTOS VOLPI
Ortopedista
Docente da Faculdade de Medicina da Universidade Estadual Paulista (Unesp)
Membro Titular da Sociedade Brasileira de Ortopedia (SBOT), Sociedade Brasileira de Coluna (SBC) e Sociedade Brasileira de Ortopedia Pediatrica (SBOP)

MAYRON ENGEL ROSA SANTOS
Graduado em Pedagogia pela Universidade de Uberaba (Uniube)
Pós-Graduação em Expressão ludocriativa pela Uniube
Graduando em Educação Física, Aluno de Mestrado em Educação Universidade Federal do Triângulo Mineiro (UFTM)
Pesquisador no Núcleo de Estudos e Pesquisas em Corporeidade e Pedagogia do Movimento (NUCORPO)
Ator e Artista de Circo Registado pela SATED-MG

MÔNICA DE BARROS RIBEIRO CILENTO
Graduação em Fisioterapia pela Universidade Católica de Petrópolis
Mestre em Ciências pela Universidade Federal do Rio de Janeiro (UFRJ)
Fisioterapeuta na Clínica Equilíbrio Estudos e Tratamento em Neurologia
Professor Assistente da Universidade Católica de Petrópolis
Experiência na Área de Fisioterapia com Ênfase em Fisioterapia Neurológica, atuando principalmente nos seguintes temas: PNF, Kabat, Reabilitação Neurofuncional

MÔNICA ORSI GAMEIRO
Graduação em Fisioterapia pela Universidade Metodista de Piracicaba, SP
Mestre em Ginecologia, Obstetrícia e Mastologia pela Universidade Estadual Paulista Júlio de Mesquita Filho (Unesp)
Doutor em Ginecologia, Obstetrícia e Mastologia pela Unesp
Fisioterapeuta do Hospital das Clínicas da Unesp
Experiência na Área de Fisioterapia, com Ênfase na Área de Uroginecologia, Neurologia, Próteses e Órteses atuando principalmente nos seguintes temas: Incontinência Urinária, Exercícios Perineais, Fisioterapia, Tratamento Clínico e Incontinência Urinária de Esforço, AVC, Indicação de Próteses e Órteses
Membro do Grupo de Pesquisa do CNPQ na Área de Uroginecologia e do Incontinence Group of The Cochrane

NATÁLIA CAROLINE FAVORETTO-ALCALDE
Fonoaudióloga
Graduada em Fonoaudiologia pela Faculdade de Odontologia de Bauru da Universidade de São Paulo (FOB-USP)
Mestre em Ciências pela FOB-USP
Especialização em Disfagia Orofaríngea pela Faculdade Unyleya
Aprimoramento em Disfagia Orofaríngea pelo Cefac Saúde e Educação
Prática Profissionalizante em Afasia pela FOB-USP
Atua Clinicamente e como Pesquisadora nas Áreas de Linguagem, Disfagia e Saúde Coletiva

NATALIA DUARTE PEREIRA
Docente Adjunto na Universidade Federal de São Carlos (UFSCar)
Experiência em Funcionalidade de Pacientes Neurológicos
Orientadora de Mestrado em Fisioterapia pelo Programa de Pós-Graduação em Fisioterapia da UFSCar
Coordenadora do Grupo de Funcionalidade e Inovação Tecnológica em Neurorreabilitação (GFIT- Neuro) da UFSCar
Instrutora da Técnica Contensão Induzida (TCI) no Brasil
Doutora em Fisioterapia pela UFSCar
Mestre em Ciências do Movimento Humano na Área de Comportamento Motor pela Universidade do Estado de Santa Catarina (Udesc)
Especialista em Neurologia Adulto e Infantil, Ambulatorial e Hospitalar pela Universidade Federal de São Paulo (Unifesp)
Graduação em Fisioterapia pela UFSCar
Residência em Neurologia pela Associação de Assistência à Criança Deficiente (AACD)
Treinamento em Constraint Induced Therapy em Pacientes Adulto e Infantil pela Universidade do Alabama, EUA

NATALIA GUTIERREZ CARLETO
Fonoaudióloga Graduada pela Faculdade de Odontologia de Bauru da Universidade de
São Paulo (FOB-USP)
Pós-Doutora pela FOB-USP
Doutora em Ciências – Área de Concentração: Odontologia em Saúde Coletiva pela FOB-USP
Mestre em Ciências – Área de Concentração: Processos e Distúrbios da Comunicação pela FOB-USP
Especialização em Neurociências e Reabilitação pela Faculdade de Medicina de
São José do Rio Preto (Famerp)
Pesquisadora nas Áreas de Diagnóstico e Intervenção das Afasias, Doenças Neurodegenerativas e
Comunicação Suplementar e/ou Alternativa
Atua nos seguintes temas: Idosos, Qualidade de Vida e Saúde Pública

OCTÁVIO BARBOSA NETO
Professor Associado do Departamento de Ciências do Esporte da Universidade Federal do
Triângulo Mineiro (UFTM)
Mestre e Doutor em Ciências (Patologia Geral) pela Faculdade de Medicina da UFTM
Especialização em Fisiologia e Cardiologia do Exercício pelo Instituto Cardiovascular na UC San
Diego Health, EUA
Orientador do Programa de Pós-Graduação em Educação Física da UFTM
Parecerista de Periódicos Nacionais e Internacionais
Docente e Pesquisador nas Áreas de Fisiologia Humana e do Exercício com Ênfase em
Cardiologia do Exercício Aplicados a Sujeitos Saudáveis e a Portadores de Doenças, Fisiologia
Cardiovascular no Desempenho Humano e Recursos Ergogênicos, Controles Autonômicos e
Reflexos, Neovascularização, Variabilidade Cardiovascular e Terapia Celular

PABLO ANDREI APPELT
Graduação em Fisioterapia pela Universidade de Uberaba (Uniube)
Pós-Graduação em Educação em Saúde para Preceptores do SUS pelo Hospital Sírio Libanês
Mestrando em Avaliação e Intervenção em Fisioterapia Neurológica pela Universidade Federal do
Triângulo Mineiro (UFTM)
Fisioterapeuta Domiciliar, Representante das Empresas US Stem Cell Clinic, Plasmavitta, PanAm
Stem Cell e Consultor em Terapia com Células Tronco
Orienta e Acompanha pacientes que fazem tratamento com Células-Tronco nos EUA e América Latina
Experiência em Instituições de Reabilitação Neurológica nos EUA
Formação em Liberação Miofascial

PATRICIA RIBEIRO MARCACINE
Graduação em Fisioterapia pela Universidade de Uberaba (Uniube)
Especialização em Fisioterapia Musculoesquelética pela Universidade de Ribeirão Preto (Unaerp)
Mestre em Atenção à Saúde pela Universidade Federal do Triângulo Mineiro (UFTM)
Doutora em Atenção à Saúde pela UFTM
Ex-Fisioterapeuta do Núcleo de Apoio a Saúde Família (NASF) na Prefeitura Municipal de Uberaba, SP
Preceptora do Programa de Educação e Trabalho para a Saúde (PET-SAÚDE) pela UFTM
Membro Ativo do Grupo de Estudos em Saúde das Populações (GRUESP) e do Núcleo de Estudo em
Saúde do Trabalhador (NUESTRAB)

PAULA BERTELI PELIZARO
Graduação em Fisioterapia pela Universidade Federal do Triângulo Mineiro (UFTM)
Pós-Graduação em Aperfeiçoamento Profissional, Modalidade de Ensino Especialização
Lato Sensu, em Fisioterapia Respiratória Infantil pela Faculdade de Medicina de São José do Rio
Preto (Famerp)
Pós-Graduação em Fisioterapia, Nível Mestrado, na UFTM
Intercâmbio na Blanquerna – Universitat Ramon Llull
Participação como Discente no Programa de Pós-Graduação em Fisioterapia Infantil, Nível
Mestrado Universitário, e Estágio Supervisionado na Fundació ASPACE Catalunya – Barcelona, ES
Membro do Grupo de Pesquisa PROMOVER: Atenção Integral à Pessoas com Disfunções e do
Laboratório de Fisioterapia Pediátrica (LAFIP) da UFTM

PAULA CINTIA DOS SANTOS VIEIRA
Graduação em Fisioterapia pela Universidade Federal do Triângulo Mineiro (UFTM)
Pós-Graduação *Lato Sensu* em Fisioterapia Dermatofuncional pela UFTM
Mestre em Educação Física, Linha de Pesquisa Comportamento Motor e Análise do Movimento Humano pela UFTM
Fisioterapeuta na Empresa Hospital Regional de Uberaba – José Alencar, atuando nas áreas Ortopédica e Respiratória

PAULO JOSÉ MOTÉ BARBOZA
Graduação em Fisioterapia pelo Centro Universitário Hermínio da Silveira, Rj
Graduação em Comunicação Social – Jornalismo pelas Faculdades Integradas Hélio Alonso, RJ
Formação Completa no Conceito de Facilitação Neuromuscular Proprioceptiva concluído na Alemanha, Certificado pela IPNFA – Associação Internacional de Facilitação Neuromuscular Proprioceptiva
Instrutor de Facilitação Neuromuscular Proprioceptiva (PNF), Método Kabat pela IPNFA
Fisioterapeuta do Centro Integrado de Reabilitação e Terapia Aquática (CIRTA)
Professor de Pós-Graduação *Lato Sensu* na Área de Fisioterapia Neurofuncional e Traumato-Ortopédica
Experiência na Área de Fisioterapia Neurofuncional e Traumato-Ortopédica

PRISCILA MASQUETTO VIEIRA DE ALMEIDA
Doutora em Enfermagem pela Faculdade de Medicina de Botucatu da Universidade Estadual Paulista (FMB-Unesp)
Coordenadora Geral e Responsável Técnica de Enfermagem do SAMU 192 Regional de Botucatu, SP
Preceptora da Residência de Enfermagem em Cuidados Críticos da FMB-Unesp
Membro do Conselho Municipal de Saúde de Botucatu, SP e do Conselho de Ética em Pesquisa da FMB-Unesp
Experiência Docente na Área de Urgência e Emergência, Neonatologia e Didática

RENATA MORALES BANJAI
Graduação em Fisioterapia pela Universidade Bandeirante de São Paulo, SP
Especialista em Fisioterapia Neurofuncional
Mestre e Doutora em Fisioterapia pela Universidade Cidade de São Paulo (Unicid)
Professora e Supervisora de Estágio do Curso de Graduação em Fisioterapia da Universidade Santa Cecília (Unisanta), SP nas Disciplinas de Neurologia e Fisioterapia Neurofuncional
Professora das Disciplinas de Fisioterapia Neuromuscular do Curso de Graduação em Fisioterapia da Universidade de Ribeirão Preto (Unaerp)
Experiência Clínica na Área de Fisioterapia Neurofuncional com Ênfase nas Disfunções que Acometem os Adultos

RHAÍRA HELENA CAETANO E SOUZA
Engenheira Biomédica pela Universidade Federal de Uberlândia (UFU)
Mestre em Engenharia Biomédica/Mecânica/Biomecânica pela UFU
Especialização em Engenharia Clínica pela Universidade de Brasília (UnB)
Doutorando em Engenharia Elétrica/Biomédica, Subárea: Tecnologia Assistiva pela UFU
Professora dos Cursos Técnico em Eletrônica e Técnico em Equipamentos Biomédicos do Instituto Federal de Brasília (IFB)

RODRIGO BAZAN
Graduado em Medicina pela Universidade Estadual Paulista Júlio de Mesquita Filho (Unesp)
Mestre em Neurologia pela Faculdade Medicina da Universidade de São Paulo (FMUSP)
Doutor em Neurologia pela FMUSP
Professor Assistente da Unesp
Supervisor da Residência Médica em Neurologia da Faculdade de Medicina de Botucatu (FMB-Unesp)
Pesquisador do Conselho Nacional de Desenvolvimento Científico e Tecnológico, da FMB-Unesp
Coordenador Geral da Unidade de Pesquisa Clínica (Upeclin) da FMB-Unesp
Coordenador do Departamento científico (DC) em Reabilitação Neurológica da Academia Brasileira de Neurologia (ABN) – Gestão: 2018 a 2020

SABRINA FERREIRA OLIVEIRA
Graduação em Fisioterapia pela Universidade de Uberaba (Uniube)
Especialista em Fisioterapia Neurológica pela Universidade Federal de Minas Gerais (UFMG)
Formação em Técnicas de Tratamento em Neuropediatria como Conceito Bobath Infantil, Método Kabat Valejo, Terapia de Integração Sensorial e Cuevas Medek Exercises
Experiência Clínica na Área de Fisioterapia, atuando principalmente com Neurologia Adulta e Pediátrica
Pesquisadora na Área de Educação Especial, Desenvolvimento Infantil Pré-Escolar e na Idade Escolar, Crianças com Transtorno do Desenvolvimento da Coordenação e Programas de Intervenção para Habilitação e Reabilitação

SANDRA CRISTINA PIZZOCARO VOLPI
Terapeuta Ocupacional pela Universidade Pontifícia Universidade de Campinas (PUC-Campinas)
Formação em Reabilitação Física pela Universidade Estadual Paulista (Unesp/Fundap)
Mestre Prematuridade Marcos Motores pela Unesp
Instrutora Protocolo Pediasuit, Instrutora Integração Sensorial, Instrutora e Criadora Baby Pediasuit Avançado
Sócia-Proprietária Clínica Somatus Reabilitação, SP

SANDRA REGINA ALOUCHE
Graduação em Fisioterapia pela Faculdade de Medicina da Universidade de São Paulo (FMUSP)
Doutora em Psicologia (Neurociências e Comportamento) pela USP
Pós-Doutor pela School of Physical and Occupational Therapy na McGill University, Montreal – Canadá, SP
Professor do Programa de Mestrado e Doutorado em Fisioterapia e do Curso de Graduação em Fisioterapia da Universidade Cidade de São Paulo (Unicid)
Pesquisadora na Área de Comportamento Motor e Reabilitação
Experiência Clínica na Área de Fisioterapia em Neurologia e Terapia Intensiva
Terapeuta Internacional em Facilitação Neuromuscular Proprioceptiva pela IPNFA
Formação no Conceito Bobath pelo IBITA

SARAH MONTEIRO DOS ANJOS
Terapeuta Ocupacional com Experiência em Reabilitação Neurológica de Adultos, Cognitiva e Gerontológica
Especialista em Tecnologia Assistiva
Treinamento para aplicação da Terapia por Contensão Induzida na University of Alabama at Brimingham (UAB), EUA
Formação no Método Neuroevolutivo Bobath Básico e Avançado e em Reabilitação Cognitiva
Treinamento para aplicação de FES em Pacientes com AVC (a título de pesquisa) no FES Center em Cleveland e para a Aplicação de Transcranial Direct Current Stimulation (tDCS) na Cleveland Clinic – Ohio, EUA
Mestre em Neurologia pela Faculdade de Medicina da Universidade de São Paulo (FMUSP)
Doutoranda no Programa Rehabilitation Science da University of Alabama at Birmingham (UAB), USA

SHAMYR SULYVAN DE CASTRO
Graduação em Fisioterapia pela Universidade Estadual Paulista Júlio de Mesquita Filho (Unesp)
Mestre (Bolsa CNPq) em Saúde Pública pela Universidade de São Paulo (USP)
Doutor (Bolsa FAPESP) em Saúde Pública pela USP
Experiência na Área de Saúde Coletiva, com Ênfase em Saúde Pública, atuando principalmente nos seguintes temas: Saúde das Pessoas com Deficiências, Acessibilidade, Exclusão Social, Inquéritos de Saúde e Análise de Bancos de Dados Populacionais
Ex-Supervisor de Estágio em Geriatria/Gerontologia na Universidade Ibirapuera
Doutor, com período sanduíche (Bolsa CNPq) na Ludwig-Maximilian Universität –Munique, Alemanha, no ICF-Branch Research onde desenvolveu a temática da acessibilidade no
contexto da Classificação Internacional de Funcionalidade, Incapacidade e Saúde (CIF), bem como sua aplicabilidade nas diversas áreas da saúde
Ex-Professor Adjunto da Disciplina de Epidemiologia, Saúde Coletiva e Fisioterapia Preventiva na Universidade Federal do Triângulo Mineiro (UFTM)
Ex-Ministrante da Disciplina de Epidemiologia para o programa de Medicina Tropical e Infectologia; além da disciplina de Metodologia Científica para o Programa de
Pós-Graduação em Atenção à Saúde, orientando mestrandos neste último e no Programa de Pós-Graduação em Educação Física
Docente do Curso de Fisioterapia da Universidade Federal do Ceará (UFC) nas Disciplinas de Gerontologia e Internato II

STELLA MARIS MICHAELSEN
Graduação em Fisioterapia pela Universidade Federal de Santa Maria (UFSM)
Diplomada em Estudos Aprofundados (DEA) em Biomecânica e Fisiologia do Movimento pela Universidade de Paris XI na França
Doutora (PhD) em Ciências Biomédicas com Opção em Reabilitação na Universidade de Montreal no Canadá
Durante o Doutorado Trabalhou no Laboratório de Controle Motor do Instituto de Reabilitação de Montreal
Pós-Doutora na Universidade de Sydney – Austrália, EUA
Professora da Disciplina de Fisioterapia Neurológica da Graduação em Fisioterapia da Universidade do Estado de Santa Catarina (UDESC)
Professora da Disciplina Controle Motor e Professora orientadora do Mestrado e Doutorado em Ciências do Movimento Humano e do Mestrado em Fisioterapia no Centro de Ciências da Saúde e do Esporte (CEFID) da UDESC
Pesquisadora nas áreas: Efeito de Restrições Ambientais ou da Tarefa na Coordenação da Marcha e de outras Tarefas de Mobilidade e Avaliação dos Membros Superiores e Efeito de Diferentes Abordagens de Tratamento Visando à Recuperação da Atividade de Pessoas com Hemiparesia

SURAYA GOMES NOVAIS SHIMANO
Fisioterapeuta pelo Centro Universitário Claretiano (CEUCLAR)
Especialização em Reabilitação em Ortopedia e Traumatologia pelo Instituto Santa Casa de Misericórdia de São Paulo
Especialização em Aparelho Locomotor no Esporte pela Universidade Federal de
São Paulo (Unifesp)
Mestre em Bioengenharia pela Faculdade de Medicina de Ribeirão Preto da Universidade de
São Paulo (FMRP-USP)
Doutora em Ciências da Reabilitação pela FMRP-USP
Professora Associada II ao Departamento de Fisioterapia Aplicada da Universidade Federal do Triângulo Mineiro (UFTM)
Líder do Grupo de Pesquisa CNPq ?NIPS: Núcleo de Integração e Promoção de Saúde
Vice-Coordenadora do Curso de Graduação em Fisioterapia da UFTM – Gestões: 2015-2017 e 2017-2019
Tutora e Vice-Coordenadora de Área Idoso do Programa de Residência Multiprofissional em Saúde
Ex-Tutora do PET Gradua SUS
Diretoria do Departamento de Extensão Universitária da UFTM – Gestão:2018-2019
Pró-Reitora Substituta de Extensão Universitária – Gestão: 2019
Membro Sócio-Diretor da Associação Brasileira de Fisioterapia Aquática – Gestão: 2018-2020
Formação Internacional nos Métodos Bad Ragaz, Ai-Chi e Water Specific Therapy
Atuação nas Áreas de Avaliação (Postural e Validação de Instrumentos) e Intervenção (Especialmente Fisioterapia Aquática) na Pessoa com Disfunções (Idoso e Deficiente Visual)

TAMISE AGUIAR CAIRES
Mestre em Fisioterapia pela Universidade Federal do Triangulo Mineiro (UFTM)
Especialista em Intervenção em Neuropediatria pela Universidade Federal de São Carlos (UFSCar)
Graduação em Fisioterapia pela UFTM

TATIANE DE JESUS CHAGAS
Graduação em Fisioterapia pela Universidade Federal do Triangulo Mineiro (UFTM)
Pós-Graduação *Lato Sensu* – Residência Multiprofissional em Atenção Integral ao Paciente com Necessidades Especiais, atualmente tratado como Pessoa com Deficiência, com Ênfase em Fisioterapia Neurofuncional Adulto, Pediátrica e Respiratória, pela Universidade Federal de Uberlândia (UFU)
Pós-Graduando *Stricto Sensu* em Educação Física UFTM, com ênfase em Controle Motor, Neuromodulação e Reabilitação de Disfunções Neuromotoras após Acidente Vascular Encefálico

THAISSA PINTO DE MELO
Enfermeira Graduada pela Universidade Federal do Ceará (UFC)
Doutora em Andamento pelo Programa de Pós-Graduação em Enfermagem Fundamental da Escola de Enfermagem de Ribeirão Preto da Universidade de São Paulo (USP)
Mestre em Saúde Pública no Programa de Pós-Graduação em Saúde Coletiva da UFC
Especialista em Enfermagem em Terapia Intensiva pela UFC
Enfermeira da Comissão de Controle de Infecção Hospitalar do Hospital Geral de

THANIELLE SOUZA SILVA BRITO
Fisioterapeuta Graduada pela Universidade Federal do Triângulo Mineiro (UFTM)
Mestranda no Programa de Pós-Graduação em Fisioterapia com Ênfase na Área de Fisioterapia Neurológica e Controle Motor da UFTM

VANESSA CRISTINA PADUAN LOZANO
Graduação em Psicologia pela Universidade Estadual Paulista Júlio de Mesquita Filho (Unesp)
Aprimoramento Profissional em Psicologia Hospitalar em Diálise pelo Hospital das Clínicas da Faculdade de Medicina de Botucatu da Unesp
Mestre em Saúde Coletiva pela Faculdade de Medicina de Botucatu da Unesp
Especialista em Psicologia Hospitalar pelo Conselho Federal de Psicologia (CFP)
Psicóloga Hospitalar no Hospital das Clínicas da Faculdade de Medicina de Botucatu da Unesp, Responsável pelo Serviço de Psicologia
Preceptora do Programa de Residência Multiprofissional em Saúde do Adulto e do Idoso da Faculdade de Medicina de Botucatu da Unesp

VITOR HUGO VIEIRA
Médico Formado pela Universidade de Uberaba (Uniube)

VIVIAN FARAHTE GIANGIARDI
Graduação em Fisioterapia pela Universidade Cidade de São Paulo (Unicid)
Experiência em Fisioterapia, com Ênfase em Neurologia, de Caráter Ambulatorial, Hospitalar e Assistencial
Especializada em Fisioterapia Neurológica pela Faculdade de Medicina da Universidade de São Paulo (FMUSP)
Mestre em Fisioterapia pela Unicid
Doutora em Fisioterapia pela Unicid
Pesquisadora nas áreas: o Desempenho e Aprendizado Motor de Indivíduos com Disfunção Cerebelar (Ataxias Hereditárias ou Adquiridas), na Busca de Estratégias para a Facilitação da Recuperação Funcional Desses Indivíduos
Atua no Atendimento domiciliar a pacientes com Disfunções Neurológicas (Adulto e Infantil) e como preceptora de estágio em Neurologia no curso de graduação em Fisioterapia da Pontifícia Universidade Católica de São Paulo (PUC-SP)

ZAQUELINE FERNANDES GUERRA
Fisioterapeuta Especialista em Fisioterapia Neurofuncional do Adulto e do Idoso com Certificação pelo COFFITO/ABRAFIN
Doutora em Saúde pelo Programa de Pós-Graduação *Stricto Sensu* da Faculdade de Medicina da Universidade Federal de Juiz de Fora
Mestre em Biodinâmica do Movimento Humano e Graduada em Fisioterapia pela Universidade Federal de Juiz de Fora
Possui Pós-Graduação *Lato Sensu* em Fisioterapia Neurofuncional pela Universidade Católica de Petrópolis
Atualmente é Professora do Curso de Fisioterapia na Faculdade de Ciências Médicas e da Saúde de Juiz de Fora (Suprema), Responsável pelas Disciplinas de Fisioterapia Neurofuncional, Fisioterapia Cardiovascular, Neurofisiologia e Exames Complementares
Ex-Delegada da Associação Brasileira De Fisioterapia Neurofuncional (ABRAFIN-MG)

SUMÁRIO

1 INTRODUÇÃO
Passado, Presente e Futuro da Reabilitação Neurofuncional 1
Gustavo José Luvizutto ▪ Luciane Aparecida Pascucci Sande de Souza

2 PLASTICIDADE CEREBRAL, APRENDIZADO E MEMÓRIA
Background da Reabilitação Neurofuncional 11
Gustavo José Luvizutto ▪ Maristella Borges Silva ▪ Gabrielly Fernanda Silva
Jéssica Mariana de Aquino Miranda ▪ Luciane Aparecida Pascucci Sande de Souza

3 TEORIAS E MODELOS DE CONTROLE MOTOR
Indivíduo, Tarefa e Ambiente: uma Tríade de Sucesso 29
Tatiane de Jesus Chagas ▪ Luciane Aparecida Pascucci Sande de Souza ▪ Gustavo José Luvizutto

4 ABORDAGENS DA FISIOTERAPIA NEUROFUNCIONAL
Do Clássico ao Contemporâneo 41
Gustavo José Luvizutto ▪ Bruno Henrique de Souza Fonseca ▪ Luciane Aparecida Pascucci Sande de Souza

5 CONCEITO BOBATH CONTEMPORÂNEO
Abaixo de Toda Anormalidade Existe um Potencial 71
Ana Akerman ▪ Cláudia Maria Byrro Costa

6 CONCEITO PNF (FACILITAÇÃO NEUROMUSCULAR PROPRIOCEPTIVA)
Estabelecendo Novos Pilares 89
Mônica de Barros Ribeiro Cilento ▪ José Vicente Pereira Martins ▪ Leandro Giacometti
Paulo José Moté Barboza

7 TERAPIA ORIENTADA À TAREFA (TOT)
Uma Abordagem Contemporânea para Treinamento do Controle Motor 105
Jocemar Ilha ▪ Natália Duarte Pereira ▪ Stella Maris Michaelsen

8 TERAPIA POR CONTENSÃO INDUZIDA (TCI)
Intensidade, Repetição e Reforço Positivo 121
Sarah Monteiro dos Anjos ▪ Isabella de Souza Menezes ▪ Natália Duarte Pereira

9 IMAGÉTICA MOTORA GRADUADA
Imaginar Movimentos e Atividades Faz Bem para o Aprendizado Motor 133
Zaqueline Fernandes Guerra

10 REALIDADE VIRTUAL E JOGOS SÉRIOS EM PACIENTES NEUROLÓGICOS
Motivação, Engajamento e Atividades a partir de Games 147
Edgard Afonso Lamounier Jr.

11 INTEGRAÇÃO SENSORIAL NOS DISTÚRBIOS NEUROPEDIÁTRICOS
Explorando o Mundo Sensorial 155
Lucieny Almohalha

12 USO DE VESTES TERAPÊUTICAS
Do Espaço para a Reabilitação 167
Sandra Cristina Pizzocaro Volpi ▪ Mauro dos Santos Volpi

13 NEUROMODULAÇÃO NÃO INVASIVA NA FISIOTERAPIA NEUROFUNCIONAL
Potencializando o Efeito das Terapias 175
Kátia Karina do Monte-Silva ▪ Maíra Izzadora Souza Carneiro

14 ABORDAGEM BASEADA NO CONTROLE MOTOR I: CONTROLE POSTURAL
Mantendo o Centro 189
Gustavo José Luvizutto ▪ Luciane Aparecida Pascucci Sande de Souza

15 ABORDAGEM BASEADA NO CONTROLE MOTOR II: LOCOMOÇÃO E MOBILIDADE
Andar com Qualidade, Segurança, Estabilidade e Superando Barreiras 209
Cyntia Rogean de Jesus Alves de Baptista ▪ Gustavo José Luvizutto ▪ Luciana Hata

16 ABORDAGEM BASEADA NO CONTROLE MOTOR III: ALCANCE, PREENSÃO E MANIPULAÇÃO
Variabilidade e Adaptabilidade 239
Sandra Regina Alouche ▪ Vivian Farahte Giangiardi ▪ Gabriela da Silva Matuti ▪ Heloise Cazangi Borges Maria Liane da Silva ▪ Renata Morales Banjai ▪ Flávia Priscila Paiva Vianna de Andrade

17 FISIOTERAPIA VESTIBULAR
O Que Fazer Quando Tudo Está Girando? 251
André Luís dos Santos Silva

18 FISIOTERAPIA NOS DISTÚRBIOS OCULOMOTORES ASSOCIADOS ÀS DISFUNÇÕES NEUROLÓGICAS
O Que os Olhos Podem nos Mostrar Durante a Reabilitação? 273
Josiane Lopes

19 EQUOTERAPIA E TERAPIA ASSISTIDA POR ANIMAIS EM ADULTOS E CRIANÇAS COM ALTERAÇÕES NEUROLÓGICAS
O Poder Mágico dos Animais em Potencializar os Efeitos da Reabilitação! 291
Liana Santos ▪ Luciane Aparecida Pascucci Sande de Souza

20 FISIOTERAPIA AQUÁTICA NAS DISFUNÇÕES NEUROLÓGICAS
Já Dizia Tales de Mileto: "A Água É o Princípio de Todas as Coisas..." 301
Suraya Gomes Novais Shimano ▪ Márjory Harumi Nishida ▪ Joyce Xavier Muzzi de Gouvea Douglas Martins Braga

21 REABILITAÇÃO VESICAL EM PACIENTES NEUROLÓGICOS
Muito Além da Micção... 321
Dulcegleika Villas Boas Sartori ▪ Mônica Orsi Gameiro

22 TECNOLOGIA ASSISTIVA PARA PACIENTES NEUROLÓGICOS
Tecnologia, Auxílio Sempre Atual e Essencial no Dia a Dia.................................. 335
Alessandra Cavalcanti de Albuquerque e Souza • Fabiana Caetano Martins Silva e Dutra
Maíra Ferreira do Amaral

23 ABORDAGENS NÃO CONVENCIONAIS: MÚSICA E REABILITAÇÃO
A Música, os Sons, a Alma em Versos, Expressões de Vida, de Emoções!................. 349
Fernando de Sousa Mota • Glenda Matias de Oliveira Rosa • Luciane Aparecida Pascucci Sande de Souza
Maristella Borges Silva

24 ABORDAGENS NÃO CONVENCIONAIS: ARTES TEATRAIS E ARTE-REABILITAÇÃO
"Ser ou Não Ser...." A Arte da Interpretação Tem Poder na Reabilitação.................. 359
Luciana Rocha Nunes Nogueira • Mayron Engel Rosa Santos • Gustavo José Luvizutto
Luciane Aparecida Pascucci Sande de Souza

25 ABORDAGENS NÃO CONVENCIONAIS: DANÇA NA REABILITAÇÃO NEUROFUNCIONAL
Quem Canta os Males Espanta... Imagine Então Quem Dança?................................. 373
Flávia Guirro Zuliani • Gustavo José Luvizutto
Luciane Aparecida Pascucci Sande de Souza • Maíra Cardoso Barale

26 IMPORTÂNCIA DA EQUIPE MULTIPROFISSIONAL NA REABILITAÇÃO NEUROFUNCIONAL
Juntos Vamos Mais Longe! 393
Angelita Maria Stabile • Dennise Lanna Barbosa Costa • Isabel Aparecida Porcatti de Walsh
Jessica Carvalho Lima • Patricia Ribeiro Marcacine • Shamyr Sulyvan de Castro • Thaissa Pinto de Melo

27 INFLUÊNCIA DO AMBIENTE NA PARTICIPAÇÃO SOCIAL DE PESSOAS COM DEFICIÊNCIA
Aprendendo a Superar Barreiras 411
Lílian de Fátima Dornelas

28 ABORDAGEM MÉDICA NA REABILITAÇÃO NEUROFUNCIONAL
Da Visão Biomédica para a Biopsicosocial 423
Vitor Hugo Vieira • Rodrigo Bazan • Alex Eduardo da Silva

29 O PAPEL DA ENFERMAGEM NA REABILITAÇÃO
O Ato de Cuidar, Gerenciar e Educar... 437
Priscila Masquetto Vieira de Almeida

30 ABORDAGEM DA PSICOLOGIA NA REABILITAÇÃO NEUROFUNCIONAL 451
Comportamento, Emoção e Cognição
Juliana Cristina Nunes Marchette • Vanessa Cristina Paduan Lozano • Cristiane Lara Mendes-Chiloff

31 TERAPIA NUTRICIONAL NAS PRINCIPAIS DISFUNÇÕES NEUROLÓGICAS DA CRIANÇA E DO ADULTO
Evitar Desnutrição, Garantir Segurança Alimentar e Melhorar Funcionalidade 457
Juli Thomaz de Souza

32 O PAPEL DO PROFISSIONAL DE EDUCAÇÃO FÍSICA NA REABILITAÇÃO NEUROFUNCIONAL
Exercício é Bom para o Cérebro! 467
José Martins Juliano Eustáquio • Octávio Barbosa Neto

33 ATUAÇÃO FONOAUDIOLÓGICA NO PROCESSO DE REABILITAÇÃO DAS AFASIAS
Comunicação em Diferentes Contextos 483
Magali de Lourdes Caldana ▪ Natalia Caroline Favoretto-Alcalde ▪ José Roberto de Magalhães Bastos
Natalia Gutierrez Carleto

34 PROCESSO DE REABILITAÇÃO NEUROFUNCIONAL NEONATAL
A Reabilitação Começa desde Cedo no Neonato/Lactente de Risco 493
Elaine Leonezi Guimarães ▪ Kelly Savana Minaré Baldo Sucupira ▪ Angélica Taciana Sisconetto
Karina Pereira

35 PROCESSO DE REABILITAÇÃO NEUROFUNCIONAL PEDIÁTRICA
Brincando e Reabilitando! 513
Karina Pereira ▪ Sabrina Ferreira Oliveira ▪ Paula Berteli Pelizaro ▪ Danilo Cortes Angelo
Elaine Leonezi Guimarães

36 AVANÇOS NA ENGENHARIA DA REABILITAÇÃO NEUROFUNCIONAL
Tecnologia a Serviço da Reabilitação 533
Angela Abreu Rosa de Sá ▪ Marcela Malaquias Silva ▪ Ludymila Ribeiro Borges
Rhaíra Helena Caetano e Souza ▪ Andressa Rastrelo Rezende ▪ Camille Marques Alves
Daniela de Cássia Silva ▪ Isabela Alves Marques ▪ Gustavo José Luvizutto ▪ Eduardo Lázaro Martins Naves

37 TREZE CASOS CLÍNICOS
Um Olhar Personalizado na Reabilitação Neurofuncional 547
Gustavo José Luvizutto ▪ Pablo Andrei Appelt ▪ Luciana Rocha Nunes Nogueira
Thanielle Souza Silva Brito ▪ Tamise Aguiar Caires ▪ Iramaia Salomão Alexandre de Assis
Paula Cintia dos Santos Vieira ▪ Ananda Aidar de Souza ▪ Ana Carolina Silva Bitencourt
Luciane Aparecida Pascucci Sande de Souza

ÍNDICE REMISSIVO 565

Tabela 1-1. Resumo das principais mensagens do IV STEP

	Personalizado	Intervenção		Resultados
Predição	Neuroimagem	Multiprofissional	Parceria	Melhor estado de saúde
Prevenção	Genética	Exercício	Promoção de saúde	Deficiência
Plasticidade	Classificação	Treino motor	Intensidade	Melhor função motora
Participação	Metas	Autoeficácia	Realidade virtual	Metas atingidas

Fonte: Adaptada de Kimberley TJ et al. Stepping Up to Rethink the Future of Rehabilitation: IV STEP Considerations and Inspirations. J Neurol Phys Ther. 2017 Jul;41 Suppl 3(Suppl 3):S63-S72.[10]

motor intenso; realidade virtual; treinamento de autoeficácia e autogestão; e atividades de promoção à saúde. O **estágio 3** é a medição dos resultados da intervenção (seção direita), que incluem habilidades motoras; saúde; prevenção de deficiências; e medir se os objetivos do paciente foram alcançados ou não.

Predição

Um elemento-chave que promoverá a prática da reabilitação é a capacidade de o profissional prever resultados. A previsão dos resultados levará a expectativas mais claras do paciente e melhor seleção de intervenções para atender ao indivíduo. Prever resultados e orientar o tratamento com sistemas de classificação de movimento e da funcionalidade humana. A American Physical Therapy Association publicou recentemente 9 categorias que definem o sistema de movimento humano para a prática da reabilitação:[11] (1) coordenação do padrão de movimento, (2) produção de força, (3) detecção sensorial, (4) seleção sensorial e ponderação, (5) percepção da orientação vertical, (6) movimento fracionado, (7) hipermetria, (8) hipocinesia e (9) cognição.[12] O pensamento por trás da proposta de um foco de diagnóstico do sistema de movimento é promover o uso de uma linguagem comum entre as condições neurológicas que orientariam a escolha do melhor tratamento, diminuindo potencialmente a variabilidade do tratamento, melhorando a comunicação entre os profissionais e facilitando a pesquisa por meio de melhor agrupamento dos participantes do estudo.

Atualmente há um foco crescente no desenvolvimento de sistemas de classificação de doenças específicas e algoritmos para predizer o melhor tratamento e o desfecho que será obtido. Por exemplo, o *Gross Motor Function Classification System* (GMFCS), um sistema de classificação de gravidade motora de 5 níveis para indivíduos com paralisia cerebral tem forte relação preditiva com o desenvolvimento da função motora grossa medida pela Medida da Função Motora Grossa (GMFM).[13]

Curvas motoras de desenvolvimento motor de crianças com paralisia cerebral foram geradas para orientar o tempo de intervenção da fisioterapia, ou auxiliar a prever resultados realistas do tratamento, por exemplo, quando usar treinamento motor ativo *versus* quando usar compensação (como uma cadeira de rodas motorizada) para alcançar mobilidade independente.

A predição também tem sido utilizada em indivíduos adultos, principalmente em pacientes com acidente vascular cerebral (AVC). Por exemplo, o algoritmo PREP (*Predicting Recovery Potential*) foi desenvolvido para prever a recuperação funcional do membro

Ciclo do processo de reabilitação

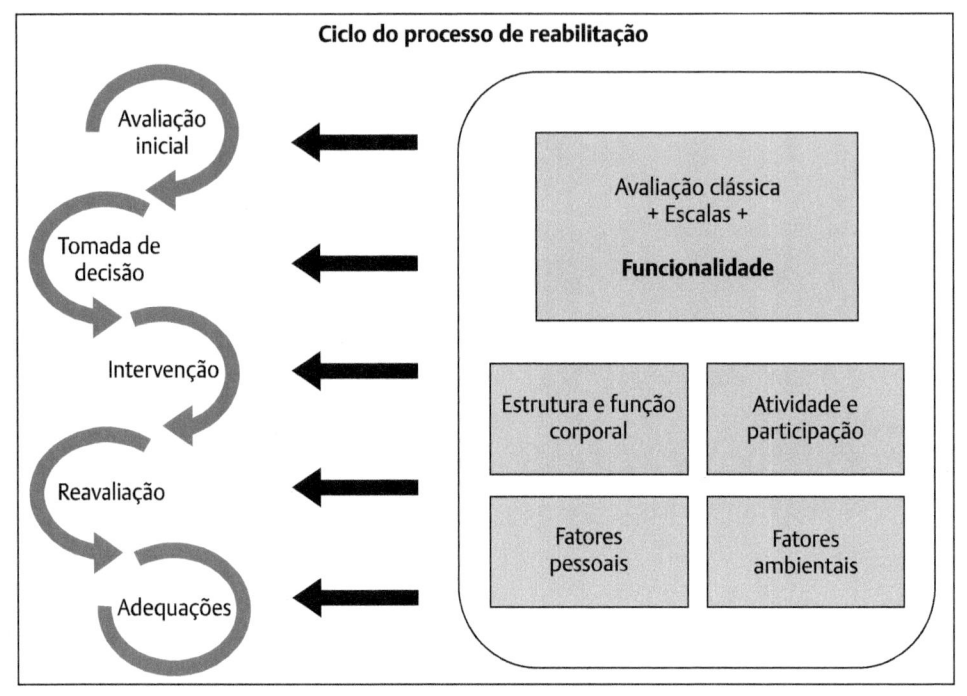

- Avaliação inicial
- Tomada de decisão
- Intervenção
- Reavaliação
- Adequações

- Avaliação clássica + Escalas + **Funcionalidade**
- Estrutura e função corporal
- Atividade e participação
- Fatores pessoais
- Fatores ambientais

Fig. 1-1. Ciclo do processo de reabilitação incluindo a abordagem da CIF em todas as etapas. (Fonte: o autor.)

COMO O MODELO "4P" PODE AUXILIAR NA ABORDAGEM TERAPÊUTICA NEUROFUNCIONAL

Nas últimas décadas houve grande disseminação das melhores evidências disponíveis com o objetivo de definir futuras direções na educação, pesquisa e prática de reabilitação, no que se refere a indivíduos com doenças neurológicas ao longo da vida e apresentar ideias para estimular mudanças para o futuro. O comitê de planejamento da conferência *Stepping Up to Rethink the Future of Rehabilitation* (STEP) identificou quatro temas críticos nos quais devem ser levados em consideração na prática da reabilitação nos próximos anos: predição, prevenção, plasticidade e participação (ou seja, os 4Ps). O comitê observou estrategicamente que as evidências emergentes nessas quatro áreas temáticas estavam aumentando e teriam um impacto crítico na próxima década de prática da reabilitação nas condições neurológicas.

Os principais achados da conferência STEP estão destacados abaixo em 3 estágios: (1) personalização, (2) intervenção e (3) desfechos (Tabela 1-1). O **estágio 1** envolve planejamento de intervenção para atendimento "personalizado". Nesta etapa, os profissionais da reabilitação devem considerar os "4Ps". O planejamento da intervenção envolve o paciente no estabelecimento das metas; o profissional, então, deve considerar dados de neuroimagem, genéticos, de classificação da funcionalidade para melhor planejamento terapêutico (seção à esquerda). O **estágio 2** é organizar a intervenção (seção central). Os princípios-chave de intervenção incluem parceria com o paciente e outros profissionais (equipe multiprofissional). A intervenção provavelmente incluirá exercícios; treinamento

Neste sentido, nota-se importante aumento de publicações na área de fisioterapia neurofuncional associadas ao uso da CIF. Citaremos aqui apenas algumas, bastante recentes, que tiveram o objetivo de avaliar, interpretar, aplicar e reavaliar todo o processo terapêutico da reabilitação neurofuncional apoiados na CIF. Procuramos incluir várias condições de saúde comuns nesta área de atuação, para que o leitor possa notar as muitas possibilidades de aplicação da CIF.

Considerando o desenvolvimento neuropsicomotor e a qualidade de vida, Mélo *et al.* (2019)[6] verificaram efeitos positivos nos domínios função, atividade e participação após intervenção precoce, elaborada de acordo com a CIF e realizada durante 4 semanas, em 66 bebês entre 4 e 18 meses.

Já Pongpipatpaiboon *et al.* (2020),[7] utilizando uma abordagem de estudo de casos, trouxeram uma proposta de desenvolvimento de um sistema de documentação baseado na CIF, especificamente para reabilitação do traumatismo raquimedular (TRM), num contínuo da rotina clínica. De acordo com a fase deste contínuo de cuidado, as categorias da CIF podem diferir. Por exemplo, todos dos componentes da CIF parecem importantes na fase aguda, enquanto na fase pós-aguda, atividade e participação se destacam mais. E, na fase crônica, os fatores ambientais prevalecem.

No estudo de García-Rudolph *et al.*, (2019),[8] uma revisão sistemática com metanálise, conclui-se que as intervenções terapêuticas para pacientes com acidente vascular cerebral (AVC) já em fase crônica ainda se baseiam muito em desfechos de função. Os autores destacam a urgência da inclusão de intervenções que explorem mais o domínio atividade e participação. Isso poderá garantir o sucesso da abordagem.

Aktar *et al.* (2019)[9] destacam a importância da atividade física em pacientes com Parkinson, pois ela pode afetar positivamente o controle postural e o desempenho da marcha. E, também, enfatizam que o treino de equilíbrio, muito tradicional na reabilitação, não está associado à melhora no domínio de atividades proposto pela CIF. Desta forma, além de focar mais na prática deste domínio, os autores sugerem que estratégias comportamentais e motivacionais devem ser integradas na reabilitação dos indivíduos com doença de Parkinson. Seria, assim, uma abordagem holística, como descrita pelos autores.

Analisando este texto com calma fica bastante evidente a obrigatoriedade de uma abordagem ampla ao paciente encaminhado à reabilitação neurofuncional. Nossa terapêutica deve considerar não apenas a doença ou condição clínica, mas o todo que envolve o indivíduo em tratamento. Assim, temos que levar em consideração todos os possíveis acometimentos e seus impactos, além de suas múltiplas interações, que também incluem os fatores facilitadores e as barreiras ambientais. Vamos revisitar nossa prática clínica dentro da reabilitação neurofuncional e pensar o quanto temos trabalhado nos níveis de atividade e participação. Sem considerar este aspecto de vida diária e participação social e, sem buscar adequar questões ambientais que podem ser modificáveis, corremos o risco do insucesso na tomada de decisão e no plano terapêutico.

INTRODUÇÃO
Passado, Presente e Futuro da Reabilitação Neurofuncional

CAPÍTULO 1

Gustavo José Luvizutto ▪ Luciane Aparecida Pascucci Sande de Souza

INTRODUÇÃO

Em meio a tantos avanços no conhecimento sobre o papel, as possibilidades e as aplicações da terapia neurofuncional, somos convidados a dar nossa contribuição neste cenário histórico. Frutos de inúmeras mudanças no entendimento da antiga terminologia "binômio saúde-doença" e da experiência e contribuição de tantos profissionais, clínicos e pesquisadores vemos o crescimento desta área de atuação. Novas tecnologias foram desenvolvidas, novas descobertas foram e têm sido feitas, tanto por meio de estudos experimentais quanto clínicos. A importância das parcerias entre diferentes áreas foi essencial para todo este avanço. A funcionalidade do indivíduo passa a ser o foco da ação terapêutica e a individualidade mais respeitada. As avaliações periódicas e específicas são atualmente priorizadas para guiar toda a tomada de decisão terapêutica, mas não se pode esquecer da atuação terapêutica também na promoção de saúde e prevenção. Assim, abrimos espaço para nos aventurarmos nesta área tão rica, tão particular e nobre. Aqui estamos e já temos muitas vitórias para comemorar! Vamos juntos ao futuro promissor da reabilitação neurofuncional!

ABORDAGEM TERAPÊUTICA NEUROFUNCIONAL COM BASE NA CLASSIFICAÇÃO INTERNACIONAL DE FUNCIONALIDADE, INCAPACIDADE E SAÚDE (CIF)

A CIF pode ser definida como um modelo para a compreensão da funcionalidade e incapacidade, englobando os modelos médico e biopsicossocial.[1] Assim, pode-se dizer que a funcionalidade é determinada por aspectos anatomofisiológicos associados a fatores pessoais e ambientais.[2]

Com sua característica interdisciplinar, a CIF tem sido bastante explorada em avaliações de diversos profissionais da área da saúde[3] e sua aplicabilidade, em diferentes situações clínicas, tem sido documentada, particularmente na área de neurologia.[4] Porém, numa abordagem de solução de problemas, podemos ver que o processo de reabilitação envolve outros passos que sucedem a avaliação inicial. Como num ciclo, a seguir temos o raciocínio clínico, de tomada de decisão terapêutica, depois a construção da intervenção propriamente dita, seguida por reavaliações frequentes. A cada reavaliação o ciclo se repete para que sejam feitas adequações ao plano terapêutico inicialmente proposto. Todas estas etapas podem e devem estar apoiadas no constructo da CIF (Fig. 1-1).[5] Destacamos isso, especialmente neste capítulo, com enfoque para o campo da reabilitação neurofuncional.

Reabilitação Neurofuncional
Teoria e Prática

Thieme Revinter

superior após AVC por meio de três etapas: (1) função motora precoce (teste muscular manual de abdução do ombro e extensão de dedos); (2) estimulação magnética transcraniana (EMT) de pulso único (avaliar o potencial evocado motor), e (3) neuroimagem para determinar o grau de integridade do trato corticoespinal.[14] Este trabalho demonstra que a combinação de medidas de função motora, análise neurofisiológica e neuroimagem pode prever resultados em longo prazo com especificidade de 88% e sensibilidade de 73% em pessoas com gravidade leve a moderada de AVC.[14] O algoritmo PREP também ilustra a necessidade de dados multimodais para prever resultados de maneira eficaz em indivíduos com condições neurológicas.

Prevenção

Os objetivos da fisioterapia devem ir além da função para incluir a promoção da saúde. A atividade física deve ser componente essencial da saúde e refere-se ao movimento corporal durante o brincar, trabalhar, transporte ativo, tarefas domésticas e atividades recreativas.[15] O exercício, uma subcategoria de atividade física, refere-se ao movimento proposital projetado para atender à meta de condicionamento físico (por exemplo, exercícios resistidos, treinamento aeróbico, flexibilidade). É fundamental que os profissionais da reabilitação reconheçam a necessidade de atividade física para pessoas com problemas neurológicos ao longo da vida. Embora alguns exercícios sejam melhores do que nenhum, há uma relação positiva entre a intensidade do exercício e a função física aprimorada.[16] Mesmo aqueles com deficiência crônica e mobilidade muito limitada podem se beneficiar de baixos níveis de exercício para otimizar a saúde física e emocional.[17] Intervenções por meio de exercícios também podem aumentar a reserva e a capacidade neural;[18] e o tipo de exercício influencia a área do cérebro afetada.[19]

Com o exercício, é possível mudar a trajetória de uma doença progressiva e retardar o início dos sintomas motores em outras. A aptidão física está positivamente associada ao volume cerebral, e os exercícios aeróbicos e não aeróbicos podem melhorar a cognição em pessoas com demência.[20,21] Altos níveis de atividade física estão associados ao retardo da progressão dos sintomas em indivíduos com o gene da doença de Huntington[22] e sintomas da doença de Parkinson.[23] Para a deficiência de início na infância, a atividade física e os exercícios são essenciais para o desenvolvimento ideal dos sistemas corporais, e pode haver períodos críticos de intervenção.[24] Os exercícios beneficiam a saúde óssea desde a internação na unidade de terapia intensiva neonatal.[25] Crianças com paralisia cerebral são mais sedentárias e seus níveis de atividade física são aproximadamente 30% mais baixos do que as recomendadas.[26] Há evidências de que o exercício pode melhorar o desempenho acadêmico em adolescentes sem deficiência[27] e a saúde psicossocial em crianças com paralisia cerebral.[28] Todos os profissionais da reabilitação devem estar engajados desde o início para intervir em favor de indivíduos com todos os tipos de doenças neurológicas, incorporando atividade física e exercícios em protocolos de tratamento que considerem preferências pessoais.

Plasticidade

Para que os indivíduos se beneficiem das intervenções propostas, os profissionais de reabilitação também devem incorporar tecnologias que facilitem a plasticidade positiva. A tecnologia pode ser usada para aumentar a intensidade, motivação, dosagem e consistência da prática, bem como para quantificar os parâmetros e resultados do exercício. As inovações tecnológicas estão progredindo em um ritmo rápido. O uso de órteses de marcha robótica como um componente do treinamento locomotor com base em esteira passou dos laboratórios de pesquisa para o uso clínico comum. A participação ativa parece ser um ingrediente-chave, se o objetivo puder melhorar a caminhada no solo.[29] Exoesqueletos com auxílio de locomoção estão agora disponíveis comercialmente para uso comunitário. Embora promissoras, as limitações do dispositivo incluem a falta de mecanismos de reação de equilíbrio para evitar quedas, padrões de marcha não naturais, bateria fraca, integridade da pele e colocação e remoção pesadas.[29] Os profissionais devem supervisionar o treinamento com esses dispositivos para garantir a segurança e fornecer *feedback* para refinamento desta tecnologia.

A tecnologia dos *videogames* é outra área promissora, mas as versões futuras devem aumentar o esquema de desafio e recompensa para aperfeiçoar e manter o envolvimento e o efeito do paciente. Os jogos motivam especialmente os pacientes pediátricos. As crianças podem não apreciar totalmente os benefícios dos exercícios, mas devem-se envolver totalmente para obter um aprendizado motor ideal. Tecnologias de neuroimagem funcional e estrutural, eletrodiagnóstico e estimulação elétrica estão avançando para uso da prática clínica com evidência. A intervenção da fisioterapia pode ser direcionada para estruturas cerebrais específicas e pode avaliar o efeito de nossos tratamentos. A estimulação magnética transcraniana é uma área de pesquisa estimulante e promissora que pode ser usada para avaliar os circuitos neuronais, promover a plasticidade neural e inibir a plasticidade mal adaptativa.[30,31]

Além disso, outras formas de *priming* cortical estão rapidamente ganhando atenção, incluindo a estimulação transcraniana por corrente contínua[32], estimulações sensoriais e sessões agudas de exercício[33]. O efeito *priming* resulta em um tipo de memória implícita que prepara o cérebro para uma resposta mais plástica, mudando assim o comportamento e otimizando ganhos funcionais.[33] As evidências sugerem que a estimulação epidural também pode fornecer um nível de *priming* excitatório na medula que permite que aqueles com lesões incompletas da medula espinal ativem o circuito local para ativação muscular.[34] Além disso, parece que o uso dessas abordagens reforça a necessidade de algoritmos preditivos que levem em conta vários fatores individuais na tomada de decisão em relação à intervenções ideais.

Participação

O objetivo final da reabilitação ao longo da vida deve ser que as pessoas com deficiências neurológicas sejam totalmente incluídas e participem das atividades vitais que são importantes para elas. A participação em uma vida plena é o direito humano de toda pessoa com deficiência e um princípio fundamental da Classificação Internacional de Funcionalidade e Incapacidade e Saúde (CIF).[35] Existem várias definições de participação que incluem "envolvimento em situações da vida"[36] e "conjunto de atividades que são concluídas a fim de atingir um objetivo específico do ambiente, pessoal ou socialmente significativo".[37] A participação plena na infância foi caracterizada pela realização de atividades imensamente envolventes que são significativas para a criança, pertencer e ser aceito socialmente, e estar com um senso de propósito e identidade.[38]

Pessoas com deficiência e suas famílias identificam as atitudes sociais, o ambiente construído, a falta de apoio, a baixa confiança pessoal e a dor e o cansaço como barreiras à participação. É papel do terapeuta aperfeiçoar a participação no lar e na comunidade.[38] A participação de uma pessoa será influenciada por suas preferências, sua localidade e as oportunidades que oferece, o contexto e as rotinas de sua família e as habilidades físicas da pessoa.[38] As evidências indicam que enquadrar a intervenção pelas preferências e prioridades de uma pessoa aumenta a participação.[39] Para desenvolver um plano de intervenção ideal para uma criança, tanto a criança quanto a família devem ser avaliadas para identificar pontos fortes, interesses, desejos e preocupações que são específicos para o objetivo de participação. Além disso, o ambiente deve ser avaliado quanto à segurança, acessibilidade e suporte físico, social, emocional e recursos da comunidade. Ao planejar e realizar o tratamento e a pesquisa, os profissionais devem, portanto, permanecer cientes de que melhorar o desempenho físico de uma pessoa ao nível de função e estruturas da CIF não transfere automaticamente para aumento da participação. A intervenção com o objetivo de melhorar a participação precisará primeiro olhar para as barreiras à participação e abordá-las; algumas delas podem ser as habilidades físicas da pessoa, mas outras não (por exemplo, acesso à comunidade, atitudes sociais).

A INTERVENÇÃO DEVE SER PERSONALIZADA?

A reabilitação personalizada é uma abordagem cada vez mais importante que foi amplamente discutida no IV STEP, e, portanto, os autores incluíram **um quinto "P"** ao modelo 4P para definir a direção futura dos profissionais da reabilitação. Está cada vez mais claro que não existe uma intervenção de "tamanho único" para indivíduos com distúrbios neurológicos. Assim, o futuro de nossa profissão é incorporar cuidados de saúde individualizados para criar intervenções de reabilitação personalizadas que são informadas por (1) capacidade – estrutura ou função cerebral e muscular; genética, epigenética, influências metabólicas; e (2) metas do paciente e da família.

As intervenções de reabilitação personalizadas para indivíduos com distúrbios neurológicos devem levar em conta aspectos genéticos (por exemplo, a expressão dos genes da dopamina tem grande influência na aprendizagem motora e na mudança neuroplástica no córtex motor),[40] biomarcadores neurofisiológicos (estimulação magnética transcraniana de pulso único para investigar a integridade do trato corticoespinal por meio da geração de potenciais evocados motores), neuroimagem (imagens cerebrais são não invasivas e facilmente acessíveis, permitindo a categorização da anatomia, função, química e conectividade do cérebro).[41] Além disso, fatores extrínsecos, como barreiras e facilitadores ambientais, bem como fatores motivacionais e cognitivos devem sempre ser levados em consideração para um plano terapêutico eficaz.

PLANEJANDO O FUTURO DA REABILITAÇÃO

A pesquisa e a discussão crítica das descobertas continuarão a impulsionar o avanço da prática da reabilitação neurofuncional. Um ponto crítico para esse avanço deve ser uma mudança de paradigma em termos de como abordamos a pesquisa em reabilitação. Sabemos, há algum tempo, que os pacientes têm resultados diferentes do tratamento, alguns respondem, enquanto outros não (ou seja, não respondedores). Dados mais precisos delineando o fenômeno respondedor e não respondedor permitiriam uma previsão mais precisa do prognóstico. O movimento inovador de "reabilitação individualizada (ou personalizada)" aborda o fenômeno respondedor e não respondedor adaptando o atendimento clínico com base nos componentes genéticos, o ambiente e as metas de um indivíduo/família.

CONCLUSÃO

A reabilitação neurofuncional cresceu de modo considerável e, atualmente, "onde estamos" já apresenta inúmeras particularidades interessantes. Temos um futuro promissor "onde vamos", apoiado em pesquisas com altos níveis de evidência, graças as parcerias interprofissionais. Mas, de modo geral, voltemos sempre nosso olhar para a individualidade de cada paciente, suas necessidades de participação, seus facilitadores. Na mistura de modelos ou abordagens/técnicas não temos soberanias bem definidas, portanto, nosso estudo, dedicação, interesse constantes farão a diferença na tomada de decisão terapêutica.

> **Tarefa de Laboratório**
> **Elaborando o melhor modelo de tratamento**
>
> Para visualizar como a terapêutica na área de neurologia (atualmente chamada de reabilitação neurofuncional) foi se modificando e se construindo ao longo dos anos, sugerimos que selecione um artigo desta área de uma data mais antiga e outro de data atual. Procure assuntos semelhantes para facilitar a comparação. Faça uma análise da proposta inicial, do objetivo da pesquisa, dos cuidados metodológicos, dos resultados e sua apresentação e interpretação, e depois responda: Existem diferenças nestes tópicos citados? As abordagens terapêuticas evoluíram? Assim, você poderá enxergar esse crescimento e valorizar ainda mais este novo olhar para a reabilitação neurofuncional, que precisa ser constantemente refeito.

REFERÊNCIAS BIBLIOGRÁFICAS

1. Organização Mundial da Saúde. CIF: Classificação Internacional de Funcionalidade, Incapacidade e Saúde. São Paulo: EDUSP; 2003, 325p.
2. Farias N, Buchala CM. A Classificação Internacional de Funcionalidade, Incapacidade e Saúde. Conceitos, Usos e Perspectivas. Rer Bras Epidemiol. 2005;8(2):187-93.
3. Biz MCP, de Lima DP, Machado VF. Perspectivas da utilização da CIF na prática interdisciplinar. Revista Científica CIF Brasil. 2017;7(7):2-11.
4. Castaneda L, de Castro SS. Publicações brasileiras referentes à Classificação Internacional de Funcionalidade. Revista Acta Fisiátrica. 2013;20(1):29-36.
5. Rauch A, Cieza A, Stucki G. How to apply the International Classification of Functioning, Disability and Health (ICF) for rehabilitation management in clinical practice. Eur J Phys Rehabil Med. 2008 Sep;44(3):329-42.
6. Mélo TR, Araujo LB, Ferreira MP, Israel VL. Effects of an early intervention program by the ICF model on the neuropsychomotor development and quality of life in babies in daycare. Early Child Development and Care. 2019;1-13.
7. Pongpipatpaiboon K, Selb M, Kovindha A, Prodinger B. Toward a framework for developing an ICF-based documentation system in spinal cord injury-specific rehabilitation based on routine clinical practice: a case study approach. Spinal Cord Ser Cases. 2020 May 5;6(1):33.
8. García-Rudolph A, Laxe S, Saurí J, Opisso E, Tormos JM, Bernabeu M. Evidence of chronic stroke rehabilitation interventions in activities and participation outcomes: systematic review of meta-analyses of randomized controlled trials. European Journal of Physical and Rehabilitation Medicine. 2019 Dec;55(6):695-709.
9. Aktar B, Balci B, Colakoglu BD. Physical activity in patients with Parkinson's disease: A holistic approach based on the ICF model. Clinical Neurology and Neurosurgery. 2020 Nov;198:106132.
10. Kimberley TJ, Novak I, Boyd L, Fowler E, Larsen D. Stepping Up to Rethink the Future of Rehabilitation: IV STEP Considerations and Inspirations. J Neurol Phys Ther. 2017 July;41 Suppl 3(Suppl 3):S63-S72.
11. American Physical Therapy Association. White paper: physical therapist practice and the human movement system. Acesso em 2021. Disponível em: https://www.apta.org.

12. Scheets PL, Sahrmann SA, Norton BJ. Use of movement system diagnoses in the management of patients with neuromuscular conditions: a multiple-patient case report. Phys Ther. 2007;87(6):654-69.
13. Hanna SE, Bartlett DJ, Rivard LM, Russell DJ. Reference curves for the Gross Motor Function Measure: percentiles for clinical description and tracking over time among children with cerebral palsy. Phys Ther. 2008;88(5):596-607.
14. Stinear CM, Byblow WD, Ackerley SJ, Barber PA, Smith MC. Predicting Recovery Potential for Individual Stroke Patients Increases Rehabilitation Efficiency. Stroke. 2017 Apr;48(4):1011-9.
15. Caspersen CJ, Powell KE, Christenson GM. Physical activity, exercise, and physical fitness: definitions and distinctions for health-related research. Public Health Rep. 1985;100(2):126-31.
16. Layne AS, Hsu FC, Blair SN, Chen SH, Dungan J, Fielding RA, et al. Predictors of change in physical function among older adults in response to long-term, structured physical activity: the LIFE Study. Arch Phys Med Rehabil. 2016.
17. Slaman J, Roebroeck M, Dallmijer A, Twisk J, Stam H, Berg-Emons R. Can a lifestyle intervention programme improve physical behaviour among adolescents and young adults with spastic cerebral palsy? A randomized controlled trial. Dev Med Child Neurol. 2015; 57(2):159-66.
18. Cheng ST. Cognitive reserve and the prevention of dementia: the role of physical and cognitive activities. Curr Psychiatry Rep. 2016;18(9):85.
19. Voelcker-Rehage C, Niemann C. Structural and functional brain changes related to different types of physical activity across the life span. Neurosci Biobehav Rev. 2013;37(9, pt B):2268-295.
20. Hayes SM, Alosco ML, Forman DE. The effects of aerobic exercise on cognitive and neural decline in aging and cardiovascular disease. Curr Geriatr Rep. 2014;3(4):282-90.
21. Groot C, Hooghiemstra AM, Raijmakers PG, van Berckel BN, Scheltens P, Scherder EJ, et al. The effect of physical activity on cognitive function in patients with dementia: a meta-analysis of randomized control trials. Ageing Res Rev. 2016;25:13-23.
22. Mo C, Hannan AJ, Renoir T. Environmental factors as modulators of neurodegeneration: insights from gene-environment interactions in Huntington's disease. Neurosci Biobehav Rev. 2015;52:178-92.
23. Duchesne C, Lungu O, Nadeau A, Robillard ME, Boré A, Bobeuf F, et al. Enhancing both motor and cognitive functioning in Parkinson's disease: aerobic exercise as a rehabilitative intervention. Brain Cogn. 2015;99:68-77.
24. Gannotti ME, Christy JB, Heathcock JC, Kolobe TH. A path model for evaluating dosing parameters for children with cerebral palsy. Phys Ther. 2014;94(3):411-21.
25. Litmanovitz I, Dolfin T, Arnon S, Regev RH, Nemet D, Eliakim A. Assisted exercise and bone strength in preterm infants. Calcif Tissue Int. 2007;80(1):39-43.
26. Ryan JM, Forde C, Hussey JM, Gormley J. Comparison of patterns of physical activity and sedentary behavior between children with cerebral palsy and children with typical development. Phys Ther. 2015;95(12):1609-16.
27. Geertsen SS, Thomas R, Larsen MN, Dahn IM, Andersen JN, Krause-Jensen M, et al. Motor skills and exercise capacity are associated with objective measures of cognitive functions and academic performance in preadolescent children. PLoS One. 2016;11(8):e0161960.
28. Demuth SK, Knutson LM, Fowler EG. The PEDALS stationary cycling intervention and health-related quality of life in children with cerebral palsy: a randomized controlled trial. Dev Med Child Neurol. 2012;54(7):654-61.
29. Krishnan C, Ranganathan R, Dhaher YY, Rymer WZ. A pilot study on the feasibility of robot-aided leg motor training to facilitate active participation. PLoS One. 2013;8(10):e77370.
30. Talelli P, Wallace A, Dileone M, Hoad D, Cheeran B, Oliver R, et al. Theta burst stimulation in the rehabilitation of the upper limb a semirandomized, placebo-controlled trial in chronic stroke patients. Neurorehabil Neural Repair. 2012;26(8):976-87.
31. Cassidy JM, Chu H, Anderson DC, Krach LE, Snow L, Kimberley TJ, et al. A comparison of primed low-frequency repetitive transcranial magnetic stimulation treatments in chronic stroke. Brain Stimul. 2015;8(6):1074-84.

32. Powell ES, Carrico C, Westgate PM, Chelette KC, Nichols L, Reddy L, et al. Time configuration of combined neuromodulation and motor training after stroke: a proof-of-concept study. Neurorehabilitation. 2016:1-11. (preprint).
33. Mang CS, Snow NJ, Wadden KP, Campbell KL, Boyd LA. High-intensity aerobic exercise enhances motor memory retrieval. Med Sci Sports Exerc. 2016;48(12):2477-86.
34. Rejc E, Angeli CA, Bryant N, Harkema S. Effects of stand and step training with epidural stimulation on motor function for standing in chronic complete paraplegics. J Neurotrauma. 2016.
35. Cieza A, Stucki G. The International Classification of Functioning Disability and Health: its development process and content validity. Eur J Phys Rehabil Med. 2008;44(3):303-13.
36. Novak I, Russell D, Ketelaar M. Can translation of research information improve outcomes? In: Ronen GM, Rosebaum PL, editors. Life Quality Outcomes in Young People With Neurological and Developmental Conditions. London: MacKeith Press; 2013. p. 265-81.
37. Coster W, Khetani MA. Measuring participation of children with disabilities: issues and challenges. Disabil Rehabil. 2008;30(8):639-48.
38. Palisano RJ, Chiarello LA, King GA, Novak I, Stoner T, Fiss A. Participation-based therapy for children with physical disabilities. Disabil Rehabil. 2012;34(12):1041-52.
39. Imms C, Reilly S, Carlin J, Dodd KJ. Characteristics influencing participation of Australian children with cerebral palsy. Disabil Rehabil. 2009;31(26):2204-15.
40. Pearson-Fuhrhop KM, Minton B, Acevedo D, Shahbaba B, Cramer SC. Genetic variation in the human brain dopamine system influences motor learning and its modulation by L-Dopa. PLoS One. 2013;8(4):e61197.
41. Mang CS, Borich MR, Brodie SM, Brown KE, Snow NJ, Wadden KP, et al. Diffusion imaging and transcranial magnetic stimulation assessment of transcallosal pathways in chronic stroke. Clin Neurophysiol. 2015;126(10):1959-71.

PLASTICIDADE CEREBRAL, APRENDIZADO E MEMÓRIA
Background da Reabilitação Neurofuncional

Gustavo José Luvizutto • Maristella Borges Silva
Gabrielly Fernanda Silva • Jéssica Mariana de Aquino Miranda
Luciane Aparecida Pascucci Sande de Souza

*E vamos cantando: "Viver e não ter a vergonha de se adaptar...
aprender, aprender e aprender... a beleza de poder eternizar!"*

INTRODUÇÃO

As conexões neurais estão continuamente sendo estabelecidas e desfeitas, todas modeladas por nossas vivências e nossos estados de saúde e doença. A plasticidade cerebral é a capacidade do neurônio em modificar sua função, seu perfil químico (quantidade e tipos de neurotransmissores produzidos) ou sua estrutura morfológica. É fundamental para a recuperação de lesão do sistema nervoso central e periférico e para os novos aprendizados. Por definição, a neuroplasticidade deve ser conservada por mais do que alguns segundos e não é um evento periódico. Pesquisas demonstram a neuroplasticidade em animais criados em ambientes enriquecidos. Ambientes que fornecem uma combinação variada de estímulos também podem aumentar a neurogênese. Roedores adultos que são mantidos em gaiolas que contêm objetos diferentes, como pequenos brinquedos, túneis, rodas de atividade física e obstáculos, exibem aumento significativo no número de células no giro denteado do hipocampo. Ou seja, parece que o aumento da atividade exploratória e novas experiências sensoriais proporcionadas por estímulos diversos do ambiente enriquecido estimulam a aprendizagem, fazendo com que esses animais aumentem sua capacidade de desempenhar tarefas cognitivas, diferentemente daqueles que vivem em gaiolas comuns de laboratório.[1-3]

PLASTICIDADE: DESENVOLVIMENTO, AÇÃO CONTÍNUA E MECANISMOS

Até os 6 anos de idade existem mais sinapses no cérebro do que em qualquer outra idade. Durante os próximos 10 anos, o cérebro remove metade de todas as conexões sinápticas presentes aos 6 anos pelo mecanismo de apoptose. Restam 100 trilhões de sinapses e até 10.000 sinapses individuais por neurônio.[3]

Remodelação Contínua do Sistema Nervoso

As sinapses no sistema nervoso estão continuamente sendo alteradas por vivências do nosso cotidiano. Exemplo: se três pessoas participam de uma mesma cena de acidente de carro (a primeira pessoa leu sobre o acidente no jornal, a segunda pessoa assistiu o acidente ao vivo, e a terceira pessoa sofreu o acidente). Em qual das três ocorre neuroplasticidade? A resposta será: em todas, pois ao ler, assistir ou sofrer o acidente nosso sistema nervoso se remodela a esta nova situação, criando novas experiências e conexões sinápticas.[3]

> Os neurônios podem-se desenvolver por meio de fator de crescimento neural (*Nerve Growth Factor* – NGF). O NGF é uma pequena proteína de secreção interna, importante para o crescimento, manutenção e sobrevivência de determinados neurônios (células nervosas) (Fig. 2-1a, b). Também funciona como molécula de sinalização entre os neurônios. É um provável protótipo do fator de crescimento, dos quais foi um dos primeiros a ser descrito. Usado no singular trata-se de um fator específico, em contrapartida, para o plural (fatores de crescimento nervoso) se refere às neurotrofinas. Outros tipos de neurotrofinas conhecidos são o BNDF (*Brain-Derived Neurotrophic Factor*), a neurotrofina 3 (NT-3) e neurotrofina 4/5 (NT 4/5). Após o crescimento, esses neurônios vão se moldando de acordo com os estímulos a que são submetidos.[4] Exemplo: aprendendo os primeiros passos em uma aula de dança (Fig. 2-1b) – ocorrem muitas ramificações para auxiliar neste aprendizado, porém, com o tempo, elas não são mais necessárias e somente as conexões funcionais permanecem (Fig. 2-1c).

Plasticidade Cerebral e Plasticidade de Rede

A plasticidade do sistema nervoso acontece tanto a nível microscópico quanto macroscópico, envolve também interações específicas célula a célula e pode ter seus efeitos modificando as atividades de grandes tratos e/ou vias.[5] Na Tabela 2-1 são citados alguns mecanismos potenciais para a substituição e restituição da função.

Respostas Celulares após Lesões do Sistema Nervoso

As lesões em sistema nervoso periférico costumam suceder de regeneração axonal, dependendo do tipo e extensão da lesão. No sistema nervoso central a recuperação é limitada, limitação esta não só intrínseca (ao próprio SNC), mas também fortemente potenciada por

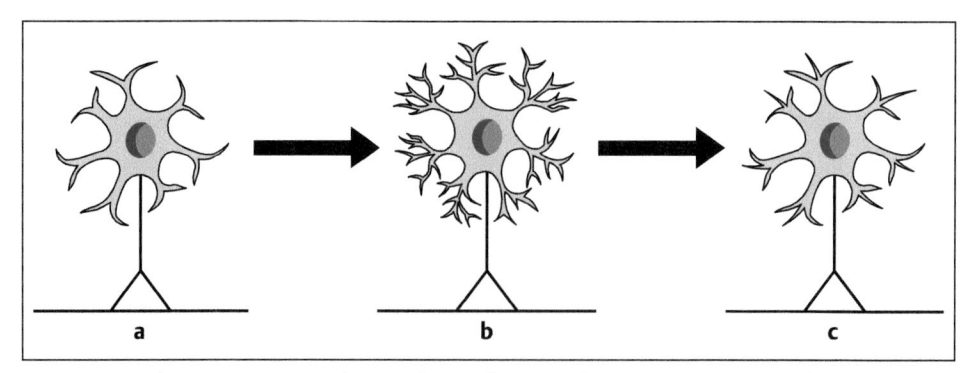

Fig. 2-1. Fator de crescimento neural para o desenvolvimento dos neurônios. Desempenha papel essencial no desenvolvimento, diferenciação, manutenção e sobrevivência de neurônios (**a,b**). Adaptação neural ao aprendizado (**b,c**). (Fonte: o autor).

Tabela 2-1. Ações e modificações provocadas pela plasticidade neuronal (célula a célula) e plasticidade de rede (rede/vias)

Plasticidade Neuronal	Plasticidade de Rede
■ Eficácia alterada da atividade sináptica • Desenvolvimento dependente de atividade de sinapses previamente inefetivas • Aprendizagem e memorização conectadas às mudanças dependentes de atividades na força sináptica • Receptabilidade neuronal aumentada pela hipersensibilidade de denervação • Mudança no número de receptores • Mudança na liberação e levantamento de neurotransmissores ■ Degeneração transináptica ■ Mudanças nos canais iônicos nas fibras para condição de impulsos ■ Desenvolvimento de sinapses ■ Regeneração dendrítica e de axônios • Marcação da expressão gênica para viabilidade e crescimento da célula e remodelamento de proteínas • Modulação de fatores neurotrópicos • Ação de quimioatrativos e inibidores no mileu ■ Remielinização ■ Ação de neurotransmissores e neuromoduladores ■ Enxerto de tecidos	■ Recuperação da excitabilidade neuronal • Resolução de tóxico celular ou disfunção metabólica • Resolução do edema; reabsorção de produtos sanguíneos • Resolução da diásquise ■ Atividade em vias parcialmente separadas ■ Mutabilidade representacional de grupos de neurônios • Expansão de mapas representacionais • Recrutamento de células não comumente envolvidas em atividades ■ Recrutamento de vias paralelas • Atividade alterada das funções distribuídas das redes neuronais, corticais e subcorticais • Inibição e desinibição de grupos funcionais de neurônios • Recrutamento de redes não comumente envolvidas em atividades • Estratégias comportamentais alternadas • Dependência em estimulação relativa a tarefas

Adaptada de Dobkin B, 1996.[5]

ambiente (extrínseco) inibitório, perilesional, que se estabelece após a lesão e que inibe a regeneração e a plasticidade axonal.

a) *Diásquise:* trata-se de depressão funcional transináptica após lesão no sistema nervoso, principalmente central. Comumente observada na fase aguda do AVC (Fig. 2-2).
b) *Brotamento (colateral ou regenerativa):* após lesões no sistema nervoso, principalmente no periférico, é comum o processo de brotamento axonal. O brotamento axonal pode ser do tipo regenerativo (germinação de terminais do próprio axônio, e isto pode ser 1 mm por dia) ou do tipo colateral (germinação de axônios vizinhos para o axônio lesionado) (Fig. 2-3).
c) *Recuperação da eficácia sináptica:* pode ser observada em situações de edema cerebral, onde após o controle e diminuição do mesmo ocorre retorno da função neurológica.

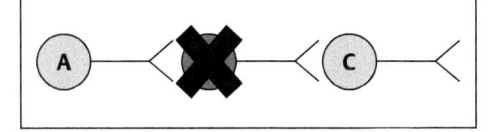

Fig. 2-2. Depressão funcional transináptica. Lesão no neurônio **B** comprometendo a função de **A** e **C**. (Fonte: o autor.)

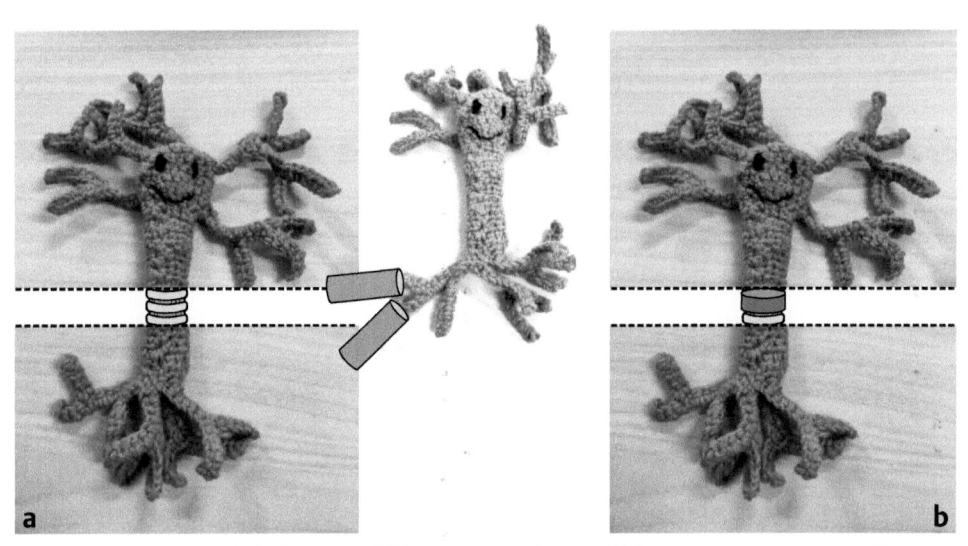

Fig. 2-3. Brotamento após lesão neural. (**a**) Brotamento colateral; (**b**) brotamento regenerativo. (Fonte: o autor.)

d) *Supersensibilidade de denervação:* quando há redução de neurotransmissores, os receptores da membrana pós-sináptica ficam hiperativos na tentativa de captar mais neurotransmissores. Por exemplo, na doença de Parkinson ocorre redução do neurotransmissor dopamina, e o mecanismo de supersensibilidade faz com que os receptores pós-sinápticos fiquem mais susceptíveis a receber a dopamina (Fig. 2-4).
e) *Ativação de sinapses latentes:* ativação de sinapses e circuitos dormentes que substituem uma via principal lesionada (Fig. 2-5).
f) *Representação vicária:* este termo se refere à substituição da função de uma área por outra. As funções dessas áreas devem ser semelhantes. Exemplo: lesão na área de Broca (ou motora da fala) pode gerar aumento da ativação na área homóloga a Broca no hemisfério contralateral (aumento da expressão não verbal – gestos) (Fig. 2-6).
g) *Inibição inter-hemisférica (Teoria de Pascual-Leoni):* em situação normal, os dois hemisférios trabalham em equilíbrio de atividade elétrica. O hemisfério direito inibe o esquerdo, e vice-versa, via corpo caloso, portanto, a atividade elétrica sempre se mantém igual entre os hemisférios. Quando ocorre lesão de um dos hemisférios (AVC, por exemplo), o hemisfério lesionado para de inibir o hemisfério não lesionado, gerando aumento de atividade elétrica no hemisfério contralesional e mais inibição do hemisfério

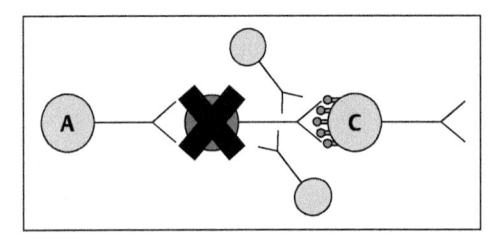

Fig. 2-4. Supersensibilidade de desnervação acontecendo no neurônio **C** após lesão do neurônio **B**. Notem que a supersenbilidade atrai neurônios vizinhos e nem sempre relacionados com a função dos neurônios lesionados. (Fonte: o autor.)

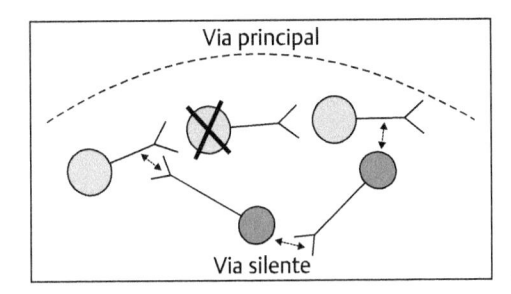

Fig. 2-5. Ativação de sinapses latentes após lesão da via principal. (Fonte: o autor.)

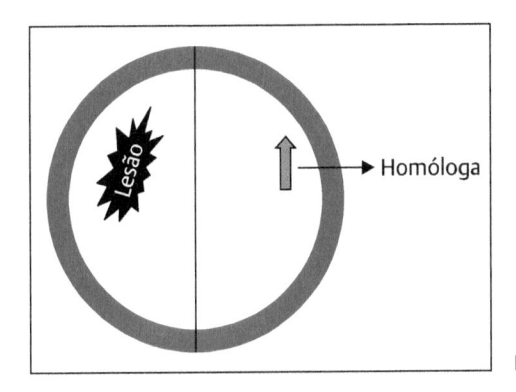

Fig. 2-6. Substituição vicária. (Fonte: o autor.)

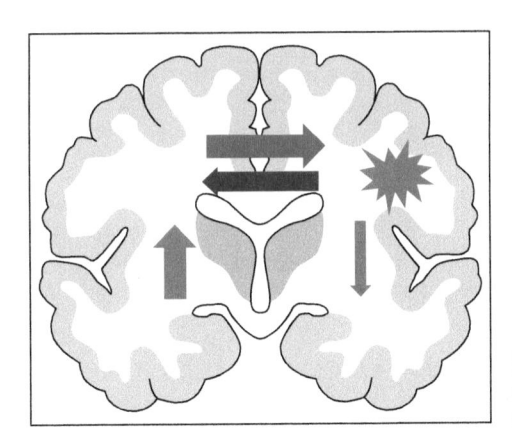

Fig. 2-7. Inibição inter-hemisférica e desequilíbrio da atividade elétrica cortical após lesão. (Fonte: o autor.)

lesionado, ocasionando baixa ativação cortical do hemisfério lesionado (Fig. 2-7). Esse desbalanço de atividade elétrica cortical entre os hemisférios é visto, principalmente, na fase aguda da lesão e o paciente tende a normalizar a atividade cortical em longo prazo, principalmente com técnicas de facilitação sensório-motora e cognitiva.

h) *Substituição comportamental:* o princípio de substituição comportamental ou funcional consiste em realizar o mesmo comportamento servindo-se de outros meios.[6] Exemplo: o paciente após AVC que apresenta fraqueza dos flexores do quadril utiliza a musculatura do quadrado lombar para executar a fase de balanço da marcha (Fig. 2-8).

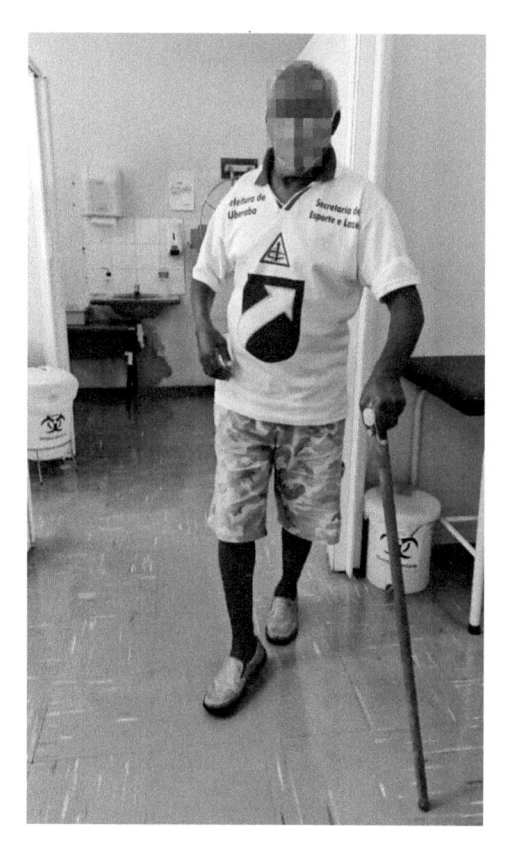

Fig. 2-8. Paciente com diagnóstico de AVC apresentando alterações comportamentais durante a marcha (lado direito: padrão flexor do membro superior, elevação e rotação da pelve para trás associado à inclinação lateral do tronco para completar a fase do balanço na marcha). (Fonte: o autor.)

Plasticidade Mal Adaptativa

A plasticidade cerebral pode ser classificada como adaptativa e mal adaptativa. A plasticidade mal adaptativa indica recuperação funcional prejudicada ou o desenvolvimento de um sintoma indesejado, como padrão de movimento compensatório, movimentos anormais involuntários de início tardio, dentre outros.[7] Alguns exemplos de complicações da plasticidade mal adaptativa são demonstrados abaixo:

- *Dor neuropática após lesão medular:* a dor neuropática após lesão medular tem muitos fatores subjacentes, como aumentos na excitabilidade neuronal em decorrência de produtos de ativação microglial, mudanças na expressão do canal de sódio e mudanças na expressão do receptor de glutamato,[8] germinação colateral de fibras aferentes primárias contendo peptídeo relacionado com o gene da calcitonina (CGRP) na coluna posterior da medula espinal[9] e crescimento aberrante de axônios serotoninérgicos descendentes na coluna posterior da medula espinal.[10] Este crescimento pode ocorrer tanto acima quanto abaixo da lesão, e pode ser evocado acima e/ou abaixo do local da lesão.
- *Disreflexia autonômica:* a disreflexia autonômica é uma anormalidade pressórica em resposta à entrada sensorial abaixo do nível da lesão, geralmente causada por um gatilho doloroso (distensão urinária, infecções, torção testicular, impactação fecal, fissuras anais, ossificação heterotópica, fraturas e menstruação). Estes *inputs* sensoriais levam

a respostas simpáticas (autonômicas) exageradas[11,12] do reflexo espinhal sem a compensação da via descendente inibitória.[13] Esta resposta exagerada do sistema simpático gera vasoconstrição periférica, elevando a pressão arterial. O aumento da pressão arterial é captado pelos barorreceptores e enviam uma mensagem via nervo glossofaríngeo (IX) e vago (X) para reduzir a pressão arterial. Porém, os sinais descendentes inibitórios da atividade simpática são bloqueados pela lesão medular. Esta alteração ocorre, geralmente, em lesões medulares em nível T6 ou acima.
- *Movimentos compensatórios:* após lesões neurológicas, os padrões de movimento podem ser adquiridos por meio de dois tipos de recuperação: adaptação ou compensação. Durante a adaptação (recuperação real), regiões cerebrais não danificadas são recrutadas para gerar comandos para os músculos usados antes da lesão. Em contraste, a compensação é o uso de músculos alternativos para realizar uma tarefa e, portanto, descreve novos padrões de movimento que se desviam do movimento normal após a lesão. Por exemplo, um paciente com diagnóstico de AVC no córtex motor primário apresentando fraqueza nas mãos. O alcance subsequente depende do movimento proximal compensatório do ombro e do cotovelo.[7]
- *Movimentos anormais involuntários de início tardio:* os movimentos anormais involuntários costumam se apresentar de maneira secundária como tremor, coreia, distonia, parkinsonismo e mioclonia após lesão cerebral. Várias teorias foram sugeridas para explicar a patogênese dessa alteração. Alguns autores propuseram o processo de degeneração neuronal retrógrada, ativação cortical excessiva por estímulos sensoriais proprioceptivos ou falha proprioceptiva persistente. Por outro lado, outros sugeriram que movimentos involuntários de início tardio são uma manifestação de plasticidade mal adaptativa, pois neurônios cerebrais lesionados podem estabelecer sinapses funcionais que resultam em circuitos neuronais patológicos que podem facilitar o desenvolvimento desses movimentos.[7]
- *Sincinesias*: definida como um movimento involuntário durante o movimento voluntário de um grupo muscular diferente. A sincinesia pode ocorrer após **paralisia facial periférica,** ocorrendo durante o movimento facial voluntário em decorrência de regeneração nervosa aberrante e o surgimento de axônios regenerados, alteração da organização somatotópica do núcleo facial, e o aumento da excitabilidade do núleo facial. O movimento involuntário da boca durante o fechamento da pálpebra é amplamente descrito como o tipo mais comum de sincinesia na face.[14] Outro exemplo bem comum é o **padrão de flexão anormal** que ocorre quando uma força excessiva é exercida em outras partes do corpo.[15] A atividade flexora da extremidade superior afetada após o AVC é consideravelmente aumentada durante a caminhada e outras atividades dinâmicas (Fig. 2-9). Esse tipo de situação reforça um padrão patológico por constante *feedback* negativo ao paciente e pode levar a complicações secundárias como contraturas e deformidades, além de prejudicar a eficiência do controle postural.

Plasticidade e Formas de Aprendizado

A neuroplasticidade é a capacidade de demonstrar uma modificação ("*continuum* do aprendizado"), podendo ser em curto prazo (modificações químicas) e em longo prazo (modificações morfofuncionais).

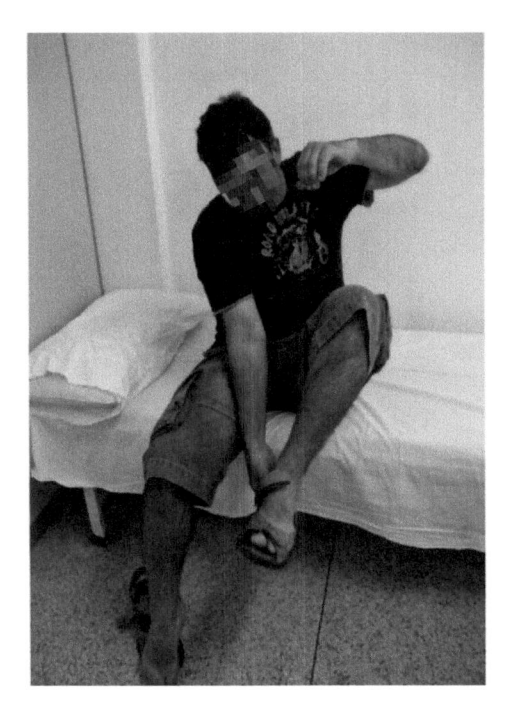

Fig. 2-9. Reações involuntárias ao tentar vestir o sapato. (Fonte: o autor.)

Caminho para Aprendizado e Memória: Potenciação de Longa Duração (LTP) e Depressão de Longa Duração (LTD)

A LTP pode ser induzida por estimulações de alta frequência que aumentam a taxa de despolarização do potencial pós-sináptico excitatório. Já quando neurônios são estimuladas a baixa frequência apresentam diminuição da resposta pós-sináptica (LTD). Assim como a LTP, diferentes formas de LTD podem ser encontradas no sistema nervoso. Ambos os conceitos são utilizados para explicar a melhora do aprendizado. Exemplo: A LTP pode ser alcançada utilizando-se equipamentos de estimulação magnética transcraniana de alta frequência; e a LTD atingida por meio de estimulação magnética de baixa frequência. Para mais detalhes, ler o Capítulo 5.

A seguir serão apresentados os principais tipos de aprendizado envolvidos no processo de plasticidade neural. A aprendizagem pode ser do tipo não associativa (o organismo aprende sobre as propriedades de um único estímulo) ou associativa (o organismo aprende a relação entre estímulos).

Aprendizagem Não Associativa

Compreende os processos de habituação e sensibilização.

a) *Habituação:* mecanismo de depressão sináptica (Fig. 2-10).

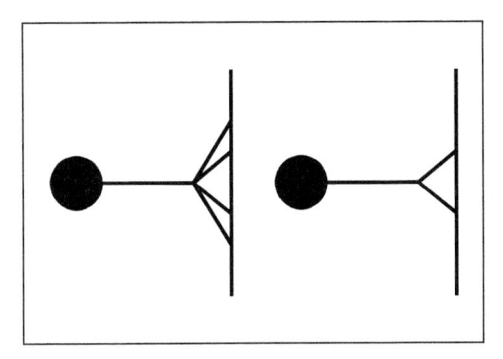

Fig. 2-10. Processo de habituação. Diminuição da eficiência sináptica, potencial pós-sináptico excitatório, cálcio e número de ramificações dendríticas. (Fonte: o autor.)

> **Exemplo:** no reflexo de flexão de um membro frente a um estímulo tátil, repetitivo e inócuo reduz, o mesmo se habitua por redução funcional da eficiência sináptica, nas vias dos neurônios motores que tenham sido repetidamente estimulados.

Estudos demonstram que há redução da transmissão sináptica dos neurônios sensoriais aos motores, resultando de uma redução do neurotransmissor glutamato, liberado no terminal pré-sináptico. Essa redução da eficiência sináptica pode durar minutos, ocorrendo, assim, alterações nas conexões sinápticas entre muitos interneurônios e neurônios motores nessa circuitaria.

> **Exemplo clínico:** em indivíduo com hipersensibilidade ao estímulo tátil (roupas, colocar o pé no chão etc.), os estímulos sensoriais repetitivos, na mesma frequência, tendem a reduzir esse comportamento.

b) *Sensibilização ou sensitização:* mecanismo de aumento da transmissão sináptica. Um estímulo maior e mais forte aumenta a liberação de neurotransmissores dos neurônios sensoriais. Ocorre ativação dos canais de cálcio e maior quantidade de neurotransmissor é liberada (Fig. 2-11).

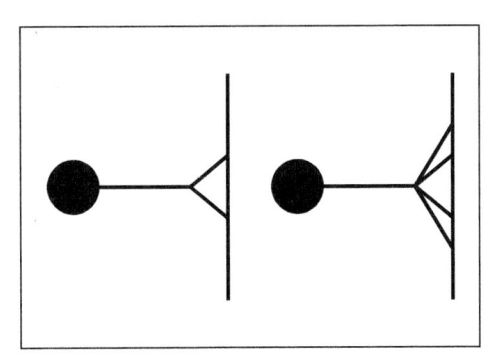

Fig. 2-11. Processo de sensibilização. Aumento da eficiência sináptica, potencial pós-sináptico excitatório, cálcio e número de ramificações dendríticas. (Fonte: o autor.)

Aprendizagem Associativa

a) *Condicionamento clássico (experimento de Pavlov):* experimento que associa estímulos – um condicionado e outro não condicionado. No experimento clássico, Pavlov descreveu a seguinte condição: 1) num primeiro momento era oferecido comida a um cão e o mesmo aumentava a salivação; 2) em momentos seguintes o alimento era ofertado ao som de uma campainha; 3) algum tempo depois, ao tocar a campainha sem a presença do alimento, o cão salivava na mesma intensidade, ou seja, se tem um estímulo não condicionado, a comida, e uma resposta também não condicionada, a salivação, quando um outro estímulo neutro (que não se obtém resposta) é posto paralelamente, ou ao mesmo tempo do estímulo não condicionado, algum tempo depois, obtém-se um estímulo condicionado; a partir de então, toda vez que o cão ouvir a campainha ele salivará sem mesmo obter a comida.

b) *Condicionamento operante (experimento de Skinner):* experimento que associa estímulo e resposta. Um rato é colocado em uma gaiola com duas alavancas: uma aciona comida (reforço positivo) e outra aciona choques elétricos (reforço negativo). Com o tempo o rato aprende qual alavanca ele deve acionar para receber o alimento e muda o seu comportamento. Em nossa prática clínica o uso de *feedbacks* (positivos ou negativos) pode refletir em mudanças de comportamento.

Fases do Aprendizado Motor

- *Fase cognitiva:* quando se é iniciante em uma tarefa, a preocupação primária é entender o que será feito, como o desempenho será marcado e como melhorar as primeiras tentativas. A atividade cognitiva é requerida de forma que o iniciante domina estratégias apropriadas. São retidas estratégias boas e descartadas as inapropriadas. O desempenho normalmente é muito incompatível, pois o indivíduo tenta muitas formas para resolver o problema. Esses esforços requerem alta escala de atividade cognitiva e muita atenção.[16]
- *Fase associativa:* nesta fase o indivíduo determinou o modo mais efetivo de fazer a tarefa e começou a fazer ajustes mais sutis de como a habilidade deve ser executada. Melhorias de desempenho são mais graduais e os movimentos ficam mais conscientes. Esta fase pode persistir dias, semanas ou meses, dependendo da intensidade e desempenho da prática.[16,17]
- *Fase autônoma:* esta fase ocorre após meses. A habilidade fica largamente automática, ou seja, a tarefa pode ser executada com menos interferência de muitas outras atividades simultâneas.[18] Segundo Fitts (1964),[17] esta fase, além de conter habilidades automáticas, requer baixa escala de atenção para cada desempenho.

DO APRENDIZADO À MEMÓRIA – *A TAL DA MEMÓRIA*

> **Muito se fala sobre memória!**
> Expressões como "se não me falha a memória..."; "minha memória está fraca" e ainda "fulano possui uma memória de elefante" são utilizadas corriqueiramente em nosso cotidiano para se referir à capacidade de armazenamento de informações

Popularmente, tais expressões são suficientes para comunicar com o interlocutor sobre a qualidade da memória, ou seja, se está boa ou ruim, de uma forma simplista e generalista. No entanto, no âmbito científico, falar sobre memória é algo extremamente complexo e amplo. Esse assunto tem sido estudado ao longo da história da neurociência, especialmente em busca do entendimento de como informações aprendidas são armazenadas na memória.[5,6]

> **Mas afinal, o que é a memória?**
> Memória refere-se à codificação e ao armazenamento de informações ou habilidades aprendidas para seu posterior uso.[19,20]

Como a memória é formada? A formação da memória envolve 3 estágios principais: **codificação, consolidação e evocação**. A codificação é o processamento inicial das informações adquiridas durante a aprendizagem para que elas possam ser armazenadas. Durante esse processo, a representação da informação aprendida é criada no sistema nervoso. Tecnicamente, em decorrência de mudanças bioquímicas e biofísicas das conexões sinápticas, forma-se um traço de memória, denominado **engrama**, o substrato neural da memória.[21]

Além disso, as novas informações aprendidas podem ser associadas e/ou integradas às informações já armazenadas previamente. As informações codificadas são armazenadas na memória de curto prazo de modo ainda instável e precisam passar por um processo de estabilização para serem retidas em longo prazo. É isso que ocorre no estágio da consolidação da memória, o traço de memória recém-adquirido é estabilizado progressivamente ao longo do tempo para ser armazenado como memória de longa duração.[22]

Em um primeiro momento ocorre a chamada consolidação sináptica, em que há intensa plasticidade sináptica envolvida e, posteriormente, a consolidação sistêmica, que está relacionada com a reorganização da memória em longo prazo nos circuitos nervosos, especialmente entre hipocampo e o córtex.[22] O último estágio da formação da memória é a evocação, o processo que permite acessar o conteúdo armazenado para utilizá-la no momento presente. Assim, evocar uma memória implica reativar os caminhos e conexões neurais que foram formados para armazená-la. É um processo ativo de reconstrução da memória em que a lembrança não é exatamente igual à informação originalmente armazenada, pode haver distorções em decorrência de reativações de somente partes da memória e, ainda, quanto mais fortes forem as conexões neurais, mais rapidamente a memória pode ser lembrada.[23]

> Quando as memórias consolidadas são reativadas durante a sua evocação, elas retornam a um estado ativo com instabilidade temporária e precisarão ser reestabilizadas, ou seja, necessitarão passar por um processo de reconsolidação para serem armazenadas novamente na memória em longo prazo.

A Figura 2-12 exemplifica os vários estágios e processos aqui citados associados à formação da memória.

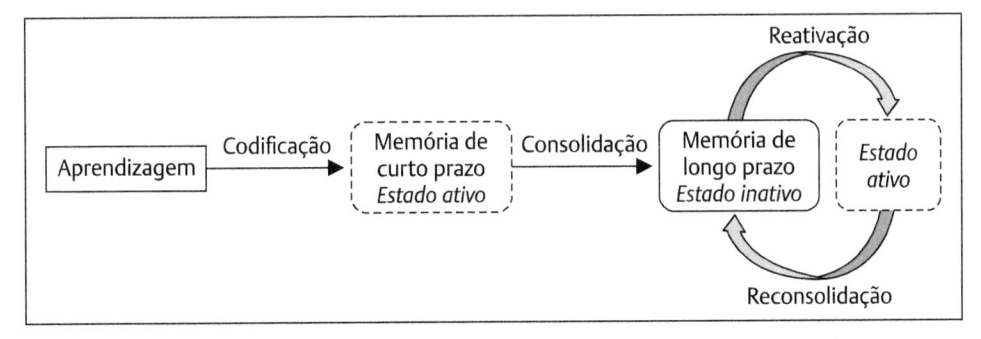

Fig. 2-12. Estágios associados à formação de memória. (Traduzido de Silva e Soares, 2018.)[24]

> De modo geral, a memória pode ser classificada quanto ao tempo de duração (sensorial, de curto e de longo prazos) e quanto à natureza da informação (declarativa ou não declarativa).

A memória sensorial é a nossa memória imediata (ultrarrápida) que retém, por segundos, impressões das informações sensoriais que chegam constantemente em nossos órgãos de sentido. Quando focamos nossa atenção dando relevância ou significação para essas informações sensoriais, elas são codificadas e armazenadas na memória de curto prazo em que as informações ficam disponíveis e retidas temporariamente (minutos ou horas) para uso quando evocadas. As memórias de longo prazo são aquelas já consolidadas e podem permanecer armazenadas por dias, semanas ou anos.

Em relação à natureza da memória, ela pode ser subdivida em dois grandes grupos: as memórias explícitas (declarativas) e implícitas (não declarativas). A memória explícita caracteriza-se por ser lembrada conscientemente e poder ser verbalizada. Memórias chamadas de episódicas e semânticas compõem a memória explícita.

> **Exemplos:**
> 1) Quando recordamos eventos marcantes da nossa biografia, como data de casamento ou de experiências pessoais relacionadas com um local e período específicos, como ter tomado sorvete na praça X com o fulano na semana passada, estamos empregando a memória episódica que é autobiográfica, particular de cada indivíduo.
> 2) Já quando recordamos que existem 4 estações do ano e quais são elas, estamos empregando a memória semântica, que se relaciona com fatos, conceitos atemporais, conhecimentos objetivos compartilhados de modo coletivo e cultural.

A memória declarativa envolve circuitos do lobo temporal médio, hipocampo, para-hipocampo. Penfield (1950)[25] executou cirurgia no lobo temporal de pacientes com epilepsia, estimulou os lobos temporais de pacientes conscientes para determinar a localização do tecido doente e normal e os pacientes reviviam memórias do passado (um paciente escutou uma música de um evento ocorrido havia muito tempo e visualizou a situação sentindo todas as emoções em tempo real).

> Nos seres humanos, a lesão do lobo temporal do córtex e hipocampo pode interferir no estabelecimento da memória declarativa; eles aprendem a tarefa complexa, porém, são incapazes de lembrar os procedimentos que formavam a tarefa ou os eventos decorrentes no momento da aprendizagem. Portanto, o lobo temporal e o hipocampo não fazem parte da área de armazenamento da memória.

As memórias explícitas são formadas com facilidade, mas também podem ser esquecidas facilmente. Já a memória implícita requer tempo para sua formação e pode perdurar mais; ela é caracterizada por ser lembrada inconscientemente e não precisar ser verbalizada. É subdividida em quatro tipos: memória de procedimentos, de representação perceptual, associativa e não associativa. A memória de representação perceptual ("*priming*") está relacionada com a imagem de um evento antes mesmo de entendermos o que ele significa.

> Quando evocamos hábitos, habilidades ou regras em geral, como por exemplo, ao andar de bicicleta, abotoar uma camisa, estamos utilizando a memória de procedimentos.

Gilbert & Thach, em 1977,[26] examinaram a função do cerebelo na aprendizagem motora durante experimento em que um macaco era treinado para retornar a manivela para a posição central sempre que ela fosse movida para a direita ou para a esquerda. Durante as sessões eles registraram a atividade dos neurônios das células de Purkinje na área do braço do lobo anterior do cerebelo. Uma vez que a tarefa era aprendida e repetidamente executada da mesma forma, o movimento do braço era acompanhado por mudanças previsíveis, que ocorriam, principalmente, nas informações das fibras musgosas que relatavam o aspecto cinestésico do movimento, com ocasionais informações das fibras ascendentes.

Quando o indivíduo aprende uma nova capacidade motora, um iniciante tende a ativar muitos músculos simultaneamente; em seguida, com a prática, essas contrações menos eficientes são eliminadas e apenas os músculos necessários se contraem. A potenciação em longo prazo entre o córtex motor e sensorial pode explicar essa mudança na aprendizagem motora?

> Imaginem uma pessoa que está iniciando a prática de tocar violão. Esta pessoa (iniciante), ao tentar dedilhar as cordas do violão, tende a ativar muitos músculos desnecessários para a tarefa, como por exemplo, músculos do pescoço e face, além dos músculos do ombro, cotovelo, punho e dedos. Porém, com o passar da prática constante do violão (estágio avançado e autônomo), a tarefa tende a ser mais assertiva. O indivíduo em estágio avançado não tem a necessidade de usar músculos desnecessários e, ao dedilhar o violão, o indivíduo concentra a atividade muscular em punho e mão.

Memória Metamorfósica

Vimos até aqui, de modo geral, que há diferentes estágios de formação da memória, classificações e tipos de memórias. Desse modo, já podemos perceber que a temática é abrangente e complexa.

> **Para pensar...**
>
> Quando retornamos ao uso das expressões populares para qualificar a memória e analisamos com maior profundidade, percebe-se que diversos questionamentos intrigantes podem ser levantados, como por exemplo: quando se usa a expressão "se não me falha a memória" ou "estou com a memória fraca", podem ser feitas questões como: se a memória já está armazenada, por que ela falharia ou enfraqueceria? O que faz uma memória "falhar" ou "ficar fraca"? Seria possível melhorar/fortalecer uma memória que está falhando ou enfraquecendo? Como?

Essas questões intrigantes têm sido objeto de estudo no campo da neurociência e o que já se sabe é que as memórias estão longe de serem fixas. Nossas memórias estão em constante metamorfose, ou seja, elas são susceptíveis a modificações.

> Simplificadamente, podemos compará-la a um documento que você escreve e salva em seu computador, então, quando você decide abri-lo novamente, você é capaz de editá-lo de modo a suprimir, incluir ou manter informações e depois salvar novamente o arquivo. Dessa forma, o documento é atualizado e das próximas vezes que você abrir o documento ele não será mais o original, e sim a versão mais atualizada.

De modo semelhante, quando evocamos nossa memória, ela é reativada e isso faz com que seu conteúdo fique acessível e possa ser "editado" e depois precise ser salva novamente (reconsolidada) para ser armazenada, de modo que toda as vezes que revisitamos uma memória, estamos visitando seu conteúdo atualizado e não o original. A partir daqui já se pode perceber que nossa memória é, de fato, metamorfósica.

Tecnicamente, uma memória consolidada está armazenada em um estado estável (estado inativo) e quando ela é reativada, ela retorna a um estado instável (estado ativo) e precisa ser estabilizada novamente por meio do processo de reconsolidação para que possa persistir na memória de longo prazo.[27-29] Sendo assim, a reativação de uma memória faz com que seu conteúdo fique temporariamente susceptível a modificações e deverá ser atualizado durante sua reconsolidação.[30] Tal possibilidade de modificação da memória cria uma janela de oportunidade para introduzir intervenções durante o processo de reconsolidação e alterar o conteúdo dessa memória existente, podendo promover seu fortalecimento ou enfraquecimento. Assim, quando essa memória for recuperada novamente, ela já vai estar modificada. O processo de reconsolidação tem sido considerado um mecanismo biológico para a atualização da memória.[30] O estado transiente após reativação da memória fornece um potencial oportunidade terapêutica para sua modificação. Isso despertou o interesse científico de investigar o funcionamento desse processo, bem como suas implicações práticas. Várias pesquisas básicas buscaram estudar o fenômeno da reconsolidação da memória em animais,[31-35] especialmente no domínio da memória de medo, buscando o efeito de enfraquecimento desse tipo de memória associativa. Além disso, as investigações também se ampliaram pra diferentes domínios da memória humana,[36-38] incluindo a memória motora – memória de procedimentos.[39]

Com o interesse de aplicabilidade clínica em face da oportunidade de alterar memórias existentes, alguns estudos começaram a ser realizados com o uso de intervenções durante a reconsolidação da memória para tratamento de diversas desordens emocionais, como: medos e fobias,[40,41] transtorno do estresse pós-traumático,[42-44] transtorno de ansiedade[45] e vícios.[46,47] Para exemplificar, o estudo de Soeter e Kindt (2015)[48] recrutou indivíduos com medo de aranha e solicitou que eles reativassem essa memória de medo ao convidá-los a se aproximarem de uma tarântula. Logo após foi feita uma intervenção medicamentosa em que eles ingeriram um medicamento responsável por bloquear a liberação de noradrenalina, um neurotransmissor relacionado com a memória de medo e, portanto, capaz de interferir na reestabilização da memória original do medo. Em retestes de dias subsequentes, os voluntários não apresentaram mais o comportamento de medo, indicando que houve enfraquecimento da memória mediado pelo processo de reconsolidação.

Os estudos clínicos aplicados suscitaram o interesse pelo emprego de abordagens terapêuticas com base no processo de reconsolidação da memória humana e, apesar de indicarem uma aplicabilidade promissora na área, é preciso cautela e respaldo de mais pesquisas para que, com segurança e ética, terapias baseadas na reconsolidação sejam utilizadas no tratamento de memórias patológicas.[49,50]

No domínio da memória motora, alguns estudos foram feitos evidenciando o enfraquecimento de uma habilidade motora mediante uma intervenção comportamental (uma interferência) durante o período de reconsolidação.[39,51-54] O estudo de Wymbs et al. (2016)[55] foi o primeiro a se propor a estudar o efeito de uma intervenção durante a reconsolidação para fortalecimento da memória motora, evidenciando a melhoria do desempenho da tarefa motora em questão. A melhoria do desempenho motor é um objetivo constante na prática fisioterapêutica, especialmente na área de reabilitação neurofuncional em que várias habilidades motoras precisam ser aprendidas ou reaprendidas. Nesse contexto, a melhoria de habilidades motoras mediada por uma intervenção adequada durante o processo de reconsolidação seria uma abordagem com potencial na prática clínica.[24] Tais benefícios ainda permanecem desconhecidos na área clínica e esse é um campo a ser explorado.

CONCLUSÃO

A plasticidade cerebral é a capacidade de os neurônios alterarem sua função, seu perfil químico ou sua estrutura. A plasticidade ocorre durante toda a vida e pode-se adaptar às mudanças nas condições do ambiente e aos estímulos recebidos. Pode ocorrer, também, após lesões no sistema nervoso central e periférico, porém, nem sempre é positiva (mal adaptativa). Para que a plasticidade ocorra da melhor maneira possível, Klein e Jones (2008)[56] propuseram 10 itens que guiam o princípio da experiência dependente para atingir melhor aprendizado, formar memória, e, portanto, ocorrer plasticidade positiva.

Os 10 itens estão descritos abaixo:

1. *Use ou perca:* falha nas funções específicas do SNC pode conduzir à degradação funcional. Experimentos de privação de estímulos sensoriais geralmente geram menor número de sinapses e pouco desenvolvimento neuronal.
2. *Use e melhore:* treinar o direcionamento da função específica pode levar à melhora da função. Uma prática constante tende a aumentar a representação do córtex cerebral.
3. *Especificidade*: a natureza das experiências treinadas regula a natureza da plasticidade.
4. *Repetição*: a indução da plasticidade exige a suficiente repetição.
5. *Intensidade*: a indução da plasticidade exige a suficiente intensidade do treino.
6. *Tempo*: a indução da plasticidade pode ocorrer em diferentes tempos.
7. *Relevância*: a experiência do treinamento deve ser suficientee relevante para induzir plasticidade.
8. *Idade*: a plasticidade pode ser adquirida mais facilmente em indivíduos jovens.
9. *Transferência*: capacidade de um conjunto de circuitos neurais promover plasticidade concorrente ou subsequente.
10. *Interferência*: capacidade de um conjunto de circuitos neurais de impedir a indução da plasticidade dentro desses circuitos.

Tarefa de Laboratório
Plasticidade e aprendizado!

O aprendizado depende de alterações persistentes e da longa duração da força das conexões sinápticas. Com a repetição de tarefas ocorre redução do número de regiões ativas do encéfalo. Finalmente, quando a tarefa foi aprendida, só pequenas regiões distintas do encéfalo mostram atividade aumentada durante execução da tarefa. Tente a demonstrar essa afirmação na sua prática:
a) Faça um movimento ou use algum objeto/instrumento que você nunca usou e observe a quantidade de movimentos que são necessárias, o esforço voluntário, bem como a habilidade motora;
b) Agora utilize um objeto/instrumento que é bem comum no seu cotidiano e faça as mesmas observações: quantidade de músculos utilizados, esforço voluntário e habilidade motora.
Indivíduos mais experientes em determinadas práticas tendem a ativar somente a musculatura necessária (sem uso de movimentos associados), e o movimento ocorre de maneira automatizada, com pouco esforço.

REFERÊNCIAS BIBLIOGRÁFICAS

1. Kandel ER, Schwartz J, Jessell TM, Siegelbaum SA, Hudspeth AJ, Dalmaz C, Quillfeldt JA. Princípios de neurociências. 5. ed. AMGH Editora; 2014.
2. Jacobs AB. Neuroplasticidade. In: Ekman LL. Neurociência: fundamentos da reabilitação. Rio de Janeiro: Guanabara Koo- gan, 2000, p.45-52.
3. Lent R. Cem Bilhões de Neurônios: conceitos fundamentais de neurociências. São Paulo: Atheneu, 2004.

4. Sebben AD, Cocolichio F, Schmitt AP, Curra MD, Viegas P, Tres GL, et al. Effect of neurotrophic factors on peripheral nerve repair. Scientia Medica. 2011;21(2):81-9.
5. Dobkin B. Neurologic Rehabilitation. Philadelphia: FA Davis; 1996. p. 5-31.
6. Kertesz A. Recovery and treatment. In: Heilman KM, Valenstein E (Orgs.) Clinical neuropsychology. 3rd ed. New York: Oxford University Press; 1993. p. 647-74.
7. Jang SH. Motor function-related maladaptive plasticity in stroke: a review. NeuroRehabilitation. 2013;32(2):311-6.
8. Deumens R, Joosten EA, Waxman SG, Hains BC. Locomotor dysfunction and pain: the scylla and charybdis of fiber sprouting after spinal cord injury. Mol Neurobiol. 2008;37:52-63.
9. Christensen M, Hulsebosch C. Chronic central pain after spinal cord injury. J Neurotrauma. 1997;14:517-37.
10. Oatway MA, Chen Y, Bruce JC, Dekaban GA, Weaver LC. Anti-CD11d integrin antibody treatment restores normal serotonergic projections to the dorsal, intermediate, and ventral horns of the injured spinal cord. J Neurosci. 2005;25:637-647.
11. Krenz N, Weaver L. Sprouting of primary afferent fibers after spinal cord transection in the rat. Neuroscience. 1998;85:443-58.
12. Krenz NR, Meakin SO, Krassioukov AV, Weaver LC. Neutralizing intraspinal nerve growth factor blocks autonomic dysreflexia caused by spinal cord injury. J Neurosci. 1999;19:7405-14.
13. Gris D, Marsh DR, Dekaban GA, Weaver LC. Comparison of effects of methylprednisolone and anti-CD11d antibody treatments on autonomic dysreflexia after spinal cord injury. Exp Neurol. 2005;194:541-9.
14. Placheta E, Tzou CH, Hold A, Pona I, Frey M. Facial Synkinesia before and after Surgical Reanimation of the Paralyzed Face. Plastic and Reconstructive Surgery. 2014;133(6):842e-851e.
15. Wang S, Chen X, Zhuang R, Yang Z, Jiang W, Wang T. Flexors activity of affected upper extremity in stroke patients during different standing conditions and their relationships with clinical scales: a cross-sectional study. Neurological Research. 2020;42(3):244--252.
16. Shumway-Cook A, Woollacott MH. Controle motor: teoria e aplicações práticas. Barueri: Manole; 2010.
17. Fitts PM. Percentual motor skill learning. In: Melton W. (Ed.) Categories of humam learning. New York: Academic Press; 1964.
18. Adams JA. A closed-loop theory of motor control learning. J motor Behavior. 1971;3:111-50.
19. Kandel ER, Derkatch I, Pavlopoulos E. The Role of Functional Prions in the Persistence of Memory Storage. Research and Perspectives in Alzheimer's Disease; 2013. p. 131-52.
20. Lent R. Cem bilhões de neurônios: conceitos fundamentais de neurociência. 2. ed. Atheneu; 2010.
21. Josselyn SA, Tonegawa S. REVIEW Memory engrams: Recalling the past and imagining the future. Science. 2020;367(6473):eaaw4325.
22. Dudai Y, Karni A, Born J. The consolidation and transformation of memory. Neuron. 2015;88(1):20-32.
23. Kandel ER, Schwartz JH, Jessell TM, Siegelbaum SA, Hudspeth AJ. Princípios de Neurociências. 5. ed. Porto Alegre: AMGH; 2014.
24. Silva M, Soares A. Reconsolidation of human motor memory: from boundary conditions to behavioral interventions – How far are we from clinical applications? Behavioural Brain Res. 2018;353:83-90.
25. Penfield W, Flanigin H. Surgical therapy of temporal lobe seizures. AMA Archives of Neurology & Psychiatry. 1950;64(4):491-500.
26. Gilbert PFC, Thach WT. Purkinje cell activity during motor learning. Brain research. 1977;128(2):309-28.
27. Lewis DJ. Psychobiology of active and inactive memory. Psychological Bulletin, 1979;86(5):1054.
28. Sara SJ. Retrieval and reconsolidation: toward a neurobiology of remembering. Learning & Memory, 2000;7(2):73-84.
29. Spear NE. Retrieval of memory in animals. Psychological Review. 1973;80(3):163.
30. Lee JL, Nader K, Schiller D. An update on memory reconsolidation updating. Trends in cognitive sciences, 2017;21(7):531-45.
31. Misanin JR, Miller RR, Lewis DJ. Retrograde amnesia produced by electroconvulsive shock after reactivation of a consolidated memory trace. Science. 1968;160(3827):554-5.

32. Nader K. Emotional memory. Cognitive Enhancement. 2015. p. 249-70.
33. Nader K, Schafe GE, Le Doux JE. Fear memories require protein synthesis in the amygdala for reconsolidation after retrieval. Nature. 2000;406(6797):722-6.
34. Nader K, Schafe GE, Ledoux JE. The labile nature of consolidation theory. Nature reviews neuroscience. 2000;1(3):216-9.
35. Pedreira ME, Pérez-Cuesta LM, Maldonado H. Mismatch between what is expected and what actually occurs triggers memory reconsolidation or extinction. Learning & memory. 2004;11(5):579-85.
36. Phelps EA, Schiller D. Reconsolidation in humans. Memory reconsolidation. Elsevier; 2013. p. 185-211.
37. Schiller D, Phelps EA. Does reconsolidation occur in humans? Frontiers in Behavioral Neuroscience. 2011;5:24.
38. Schwabe L, Nader K, Pruessner JC. Reconsolidation of human memory: brain mechanisms and clinical relevance. Biological psychiatry. 2014;76(4):274-80.
39. Walker MP, Brakefield T, Hobson JA, Stickgold R. Dissociable stages of human memory consolidation and reconsolidation. Nature. 2003;425(6958):616-20.
40. Soeter M, Kindt M. High trait anxiety: A challenge for disrupting fear memory reconsolidation. PloS one. 2013;8(11):e75239.
41. Kindt M, Soeter M, Vervliet B. Beyond extinction: erasing human fear responses and preventing the return of fear. Nature Neuroscience. 2009;12(3):256.
42. Brewin CR. The nature and significance of memory disturbance in posttraumatic stress disorder. Ann Rev Clin Psychol. 2011;7:203-27.
43. Brunet A, Orr SP, Tremblay J, Robertson K, Nader K, Pitman RK. Effect of post-retrieval propranolol on psychophysiologic responding during subsequent script-driven traumatic imagery in post-traumatic stress disorder. J Psychiat Res. 2008;42(6):503-6.
44. Brunet A, Thomas É, Saumier D, Ashbaugh AR, Azzoug A, Pitman RK, et al. Trauma reactivation plus propranolol is associated with durably low physiological responding during subsequent script-driven traumatic imagery. Can J Psychiatry. 2014;59(4):228-32.
45. Kindt M. A behavioural neuroscience perspective on the aetiology and treatment of anxiety disorders. Behav Res Ther. 2014;62:24-36.
46. Lonergan M, Saumier D, Tremblay J, Kieffer B, Brown TG, Brunet A. Reactivating addiction-related memories under propranolol to reduce craving: a pilot randomized controlled trial. J Behav Ther Exp Psychiatry. 2016;50:245-9.
47. Milton AL, Everitt BJ. The persistence of maladaptive memory: addiction, drug memories and anti-relapse treatments. Neurosci Biobehav Rev. 2012;36(4):1119-39.
48. Soeter M, Kindt M. An abrupt transformation of phobic behavior after a post-retrieval amnesic agent. Biol Psychiat. 2015;78(12):880-6.
49. Elsey J, Kindt M. Manipulating human memory through reconsolidation: ethical implications of a new therapeutic approach. AJOB Neuroscience, 2016;7(4):225-36.
50. Elsey JWB, Kindt M. Manipulating human memory through reconsolidation: a reply to commentaries. AJOB Neuroscience, 2018;9(1):W21-W23.
51. de Beukelaar TT, Woolley DG, Wenderoth N. Gone for 60 seconds: reactivation length determines motor memory degradation during reconsolidation. Cortex. 2014;59:138-45.
52. de Beukelaar TT, Woolley DG, Alaerts K, Swinnen SP, Wenderoth N. Reconsolidation of motor memories is a time-dependent process. Front Hum Neurosci. 2016;10:408.
53. Hardwick TE, Taqi M, Shanks DR. Postretrieval new learning does not reliably induce human memory updating via reconsolidation. Proc Natl Acad Sci. 2016;113(19):5206-11.
54. Gabitov E, Boutin A, Pinsard B, Censor N, Fogel SM, Albouy G, et al. Re-stepping into the same river: competition problem rather than a reconsolidation failure in an established motor skill. Sci Rep. 2017;7(1):9406.
55. Wymbs NF, Bastian AJ, Celnik PA. Motor Skills Are Strengthened through Reconsolidation. Curr Biol. 2016;26(3):338-43.
56. Kleim JA, Jones TA. Principles of experience-dependent neural plasticity: implications for rehabilitation after brain damage. J Speech Lang Hear Res. 2008;51:S225-S239.

TEORIAS E MODELOS DE CONTROLE MOTOR
Indivíduo, Tarefa e Ambiente: uma Tríade de Sucesso

Tatiane de Jesus Chagas ▪ Luciane Aparecida Pascucci Sande de Souza
Gustavo José Luvizutto

INTRODUÇÃO

O controle motor é definido como a capacidade de regular ou direcionar os mecanismos inerentes ao movimento.[1] O sistema motor funciona em virtude da integração e da cooperação simultânea de inúmeras estruturas (músculos, articulações, áreas encefálicas, receptores e vias sensoriais). Todas estas estruturas formam um sistema cujo comportamento pode ser estudado como um todo. Porém, por conta de sua complexidade, o sistema motor e suas muitas estruturas, processos e mecanismos que interagem interna e externamente podem ser estudados de maneira isolada.[1-3] Algumas funções básicas do controle motor seriam em relação à contração muscular, à execução do movimento, aos ajustes posturais adequados e à biomecânica.[4]

NÍVEIS DE CONTROLE

No geral, existem três níveis principais de controle, havendo os centros mais elevados, como o córtex associativo, que desenvolvem a ação para o movimento; os centros médios, núcleos da base, cerebelo e córtex sensório-motor, que "elaboram o plano" de acordo com os ajustes posturais necessários; e por fim, os centros mais inferiores, como a medula espinal, que envia informações relacionadas com o ambiente externo e dita as ações musculares específicas.[5]

O movimento surge, então, da interação desses processos, incluindo a percepção com as impressões sensoriais, a cognição onde há intenção do ato e a ação, que incide o ato ou a tarefa em si, portanto, teorias de controle motor fundamentam a fisiologia e a anatomia da ação.[1]

Na busca de explicar esse controle motor, existem diversos modelos e teorias que têm em conjunto conceitos e pressupostos semelhantes. Tais elementos podem ser objetos de uma teoria ou constituir parte integral dela e podem ou não estar inter-relacionados, determinando um comportamento motor em resposta aos estímulos ambientais em determinada tarefa ou situação.[6]

MODELOS DE CONTROLE MOTOR

Os modelos do controle motor são grupos de ideias abstratas sobre a natureza e a causa do movimento e nem sempre são baseados no modelo da função cerebral.[1] Eles têm sido parte integral no histórico de evolução da reabilitação neurológica como base para a avaliação e o tratamento. Neste sentido cresce o interesse em como o SNC controla o movimento em pessoas com déficits na postura e no movimento, e também como o SNC é ativado nas inúmeras habilidades apresentadas por pessoas hígidas e também atletas.[6,7]

As teorias tradicionais e atuais de desenvolvimento e controle motor, que serão discutidas no próximo tópico são influenciadas por três modelos principais:

- **Modelo reflexo**, que tem como componente básico o arco reflexo, cujo elemento-chave é o conceito de estímulo e resposta que ocorre por um sistema de alça fechada envolvendo um órgão receptor, uma via aferente, uma via eferente e um órgão efetor.
- **Modelo hierárquico**, que é embasado no controle e influência dos centros superiores sobre os centros inferiores de forma estritamente hierárquica com o conceito de alça aberta, onde os programas motores são armazenados no interior de várias áreas motoras do cérebro.
- **Modelo de sistemas**, que provém de uma evolução dos modelos reflexos e hierárquicos com perspectivas biomecânicas e comportamento de aprendizado.

Modelo Reflexo

A visão de Charles Sherrington (1947),[8] neurofisiologista, da base do reflexo para o movimento, permaneceu incontestável durante diversas décadas e até hoje influencia o pensamento de muitos clínicos sobre o controle motor.[1]

Este modelo sugere que os movimentos humanos são uma somatização e combinação de reflexos, o que sabemos, atualmente, não ser coerente. Porém, o modelo reflexo não pode ser esquecido, pois sua influência é evidente no controle motor e **é utilizado como técnica de tratamento através de estímulos sensoriais que produzem uma resposta motora**.[9]

Existe uma série de limitações em sua base teórica, pois não são considerados os movimentos espontâneos voluntários e a importância dos estímulos sensoriais, além disso, este modelo não explica a relação da aprendizagem com a repetição de movimentos rápidos, como por exemplo, um pianista ao tocar rapidamente uma canção e, também, a analogia de movimentos complexos de um único estímulo, onde poderia gerar respostas variáveis.[10] Neste modelo se defendia que o comportamento complexo poderia ser explicado pela combinação da ação de reflexos individuais que estavam conectados uns aos outros, portanto, a estrutura básica de um reflexo consistiria em um receptor, condutor e efetor diretamente, sem outras influências.[8,11]

Segundo Cook e Woollacott (2010),[1] o conceito de que a cadeia de reflexos poderia criar uma série de comportamentos complexos não explicaria por que um único estímulo poderia resultar em respostas variáveis de acordo com o contexto e os comandos, pois limitaria as ações e o comportamento do ser humano, que é um ser pensante e que pode mudar de atitude independentemente do estímulo externo.

Sistemas de Alça Fechada – Componente Arco Reflexo

Para pesquisadores que tentam entender o controle motor humano, um sistema de controle fundamental é o sistema de alça fechada. Este sistema é importante em muitas situações, onde um controle seja necessário para longos períodos.[5]

> O sistema de alça fechada (ou controle por *feedback*) consiste em 3 etapas: (1) é fornecida uma referência ao sistema, ocorre então um estímulo no órgão receptor, sendo nossa referência primária; (2) o mecanismo de referência envia por meio das vias neuronais aferentes esse estímulo aos centros de comando centrais, onde ocorrem a correção e o planejamento de tal ação referente ao estímulo recebido; (3) essas informações retornam pelas vias eferentes até um órgão efetor, como por exemplo, um músculo, para que realize a ação desejada. Um exemplo simples seria uma modelo em uma passarela. A mesma cria um programa motor para fazer o desfile. Porém, de modo inesperado e súbito, o salto quebra. E agora? Qual mecanismo para prevenir a queda em público? Neste momento é acionado um mecanismo rápido e corretivo conhecido como *feedback*. A modelo chega a oscilar, mas em decorrência do *feedback* corretivo, não cai.

Os processos de alça fechada baseiam-se na "alça" de retroalimentação entre as informações sensoriais e as ações mecânicas, que auxiliam o monitoramento das discrepâncias do desempenho motor; essas discrepâncias podem ser utilizadas para refinar programas motores que levam as ações.[1] Então, as informações dos músculos, articulações, e receptores do tendão, como também olhos, ouvidos, e assim por diante, são processados para servirem como mecanismo de referência para análise e tomada de decisões sobre a ação futura.[5]

Modelo Hierárquico

Controle hierárquico, de modo geral, é definido como um controle organizacional que ocorre de cima para baixo, ou seja, cada nível mais elevado, sucessivamente, exerce controle sobre o nível abaixo dele, foi inicialmente estudado pelo físico Hughlings Jackson, que defendia que as funções cerebrais apresentavam níveis de controle motor.[12] As linhas de controle nunca se cruzam e nunca há um controle de baixo para cima.[1]

Associado ao modelo reflexo, na tentativa de explicar o comportamento motor de crianças, com décadas de estudos, foi então visto que os reflexos estão contidos no sistema nervoso através de níveis de hierarquia para o controle motor e sua maturação.[13] Conceitos que descrevem a hierarquia dentro do sistema nervoso reconhecem o fato de que cada nível do sistema nervoso pode agir em outros níveis (mais elevados e mais baixos) dependendo da tarefa. Além disso, o papel dos reflexos nos movimentos foi modificado, sendo visto como papel importante, mas não apenas o único.[1,14]

Brunnstrom (1970),[15] precursor na reabilitação neurofuncional em pacientes com acidente vascular cerebral (AVC), utilizou a teoria para descrever movimentos desordenados após uma lesão do córtex motor. Ele afirmou que quando as influências dos centros mais elevados sofrem interferência temporária ou permanente, os reflexos normais se tornam exacerbados e, então, os denominados reflexos patológicos aparecem.[16]

Como foi dito, segundo o modelo hierárquico tradicional, regiões como o mesencéfalo, o tronco cerebral e a medula espinal são centros subordinados, ou seja, a programação motora seria supostamente armazenada em nível mais alto, córtex, e não seria influenciada por mecanismos de antecipação (*feedforward*) ou de *feedback* durante a execução do movimento.[6]

Controle de Feedforward *(Antecipação)*

O controle *Feedforward* poderia ser considerado o oposto do *feedback*, enquanto o *feedback* se refere a informações que são devolvidas para o executor nivelar os resultados da ação, o *feedforward* é uma informação pronta, enviada adiante para alguma parte do sistema (Fig. 3-1).[17]

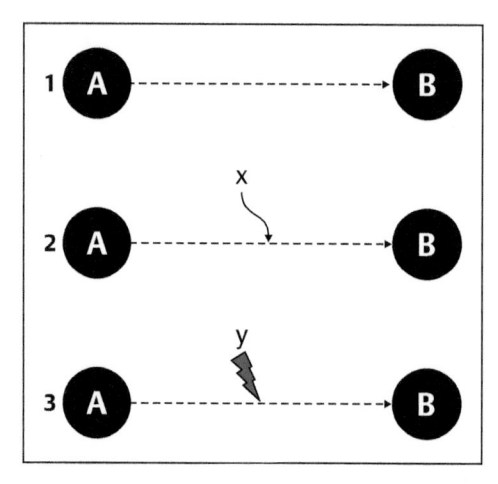

Fig. 3-1. Esquema representativo do controle por *feedforward* e *feedback*; *1.* Programação: ir do ponto A ao ponto B (*feedforward*); *2.* se algo novo ocorre (**x**), e é possível uma nova programação: criação de novo *feedforward*; *3.* se algo novo ocorre (**y**) e não é possível uma nova programação: *feedback* corretivo. (Fonte: o autor.)

Um exemplo do controle por *feedforward*: um jogador de futebol visualiza a bola parada milimetricamente em determinado lugar do espaço e segue em direção a esta. O sistema *feedforward*, então, o prepara para realizar esta ação futura, como ajustes posturais, de força, deslocamento, equilíbrio entre outros, com a ação sendo realizada pelo sistema de alça fechada. Isto é, o sistema está organizado para agir com diferentes respostas, para as informações sensoriais que ele recebe. Caso aconteça alguma alteração no percurso, por exemplo, a bola se movimenta e é necessário que o jogador se mova para outro lugar, um novo feedback informa-lo-á, e toda essa sequência de organização ocorrerá novamente.

Vamos passar agora para o conhecimento das teorias, mas não esquecemos o modelo de sistemas! Ele será abordado mais adiante neste capítulo, em razão de sua complexidade e por incorporar conceitos introduzidos por estas teorias.

TEORIAS DE CONTROLE MOTOR

De modo complementar, foram surgindo, ao longo dos anos, várias teorias que buscavam agregar conceitos ao que se conhecia sobre controle motor. Elas, posteriormente, foram, de certa forma, incorporadas ao modelo dos sistemas que nos auxilia nas tomadas terapêuticas de decisão nos dias atuais.

Teoria Ecológica

James Gibson (1966),[18] psicólogo, começou a explorar o modo como nossos sistemas motores permitiam interagir de forma mais efetiva com o meio ambiente a fim de obter um comportamento direcionado a um objetivo. Seus estudos visavam detectar informações do ambiente externo que são relevantes às nossas ações e tarefas cotidianas e como utilizamos tais informações para controlar nossos movimentos voluntários.[1,19]

Essa teoria foi elaborada pelos alunos de Gibson[20,21] e ficou conhecida como a abordagem ecológica do controle motor, onde a **organização da ação é específica à tarefa e ao meio ambiente em que a tarefa está sendo realizada**. Apesar de essa abordagem ter dado ênfase às informações externas, que são de grande importância ao movimento, ela deixa de lado as contribuições específicas do sistema nervoso central, sua organização e interação ao meio ambiente.

Em se tratando de implicações clínicas, Shumway-Cook & Woollacot (2010)[1] referem que a maior contribuição desse ponto de vista é a descrição do indivíduo como um explorador ativo do ambiente.

> Tal exploração permite que o indivíduo desenvolva múltiplos caminhos para alcançar determinada tarefa. A adaptabilidade é importante não apenas no modo como organizamos os movimentos para concluir a tarefa, mas também na forma que usamos nossos sentidos durante a ação.

Teoria do Processo Distribuído Paralelamente

Esta teoria descreve como o SNC processa as informações para a ação. Ela tem sido usada para explicar como adquirimos novas habilidades, já que faz previsões sobre o processo usado pelo SNC durante o desenvolvimento ou aquisição de novas habilidades.

Em sua estrutura estão embutidos o conhecimento de neurofisiologia e o fato de que o SN opera em processamento em série, isto é, em uma única via e, em processamento em paralelo, por múltiplas vias, que processam a mesma informação simultaneamente, de modos diferentes.[22]

Cook & Woollacot (2010)[1] relatam que, no SN a eficácia desse sistema depende de dois fatores: o padrão e a força das conexões entre as camadas. Assim determinam-se as conexões mais eficientes para determinada função. O sistema também calcula a diferença entre a atividade desejada e a atividade atual da unidade de saída. Essa diferença é chamada de erro, que é usado para modificar as conexões entre os elementos. O processamento é rodado uma vez após a outra, simulando a repetição de uma tarefa executada várias vezes.

A teoria prediz que em decorrência da disponibilidade das vias paralelas, a perda de apenas alguns elementos não afetará a função. Entretanto, a teoria pode predizer que uma vez que certo nível ou limiar é atingido, a perda de elementos adicionais afetará a capacidade de funcionamento do sistema.

> Por exemplo, na doença de Parkinson há perda gradual das células nos gânglios da base. Os sintomas clínicos podem não ser aparentes no início, até que o número de neurônios perdidos alcance limiar crítico.

Shumway-Cook & Woollacot (2010)[1] referem, como limitação desta teoria, o fato de não pretender ser uma réplica exata do SNC e, portanto, muitas de suas funções não imitarem o processamento real das informações durante o desempenho e o aprendizado.

Teoria da Ação Dinâmica

O princípio da auto-organização se refere a um sistema com partes individuais que se reúnem e seus elementos se comportam de forma coletiva, em um modo organizado. Não há necessidade de um centro "superior" dando instruções ou comandos para alcançar uma ação coordenada. Estes princípios aplicados ao controle motor sugerem que o movimento é o resultado de elementos que se interagem sem a necessidade de um comando específico ou programa motor dentro do SNC.[23]

Um comportamento não linear é uma situação em que um parâmetro é alterado e alcança um valor crítico; o sistema se dirige a um padrão de comportamento totalmente novo, por exemplo: um animal andando cada vez mais rápido, de repente começa a trotar e depois a galopar.[1]

O enfoque da ação dinâmica não tenta explicar essas mudanças em termos de circuitaria, mas tenta descrever matematicamente a função desses sistemas.[24] Um dos pontos propostos por essa perspectiva é de que muitas transições do movimento do corpo podem ser explicadas sem citar o gerador de padrão neural específico que causa a transição, assim, a perspectiva da ação dinâmica tira um pouco a ênfase do comando do SNC no controle do movimento e tem incluído explicações físicas que também podem contribuir para as características do movimento.[1,24] O resultado desta teoria levou à criação de um modelo que sugere a interação física e neural que interfere no movimento.

> **Implicações clínicas:** a velocidade pode ser importante contribuinte para a dinâmica do movimento. Frequentemente os pacientes são ordenados a realizar os exercícios devagar nas terapias, em um esforço de se moverem seguramente. Esta teoria também enfoca a necessidade da tentativa de corrigir as falhas na interação entre a velocidade e as propriedades físicas do corpo, que irão ajudar um paciente fraco a se mover facilmente.

A limitação desta teoria pode ser a presunção de que o SNC tenha um papel importante e que a relação entre o sistema físico do indivíduo e seu meio ambiente determina seu comportamento.

Teoria da Programação Motora

Esta teoria amplamente discutida por diversos cientistas, engloba os sistemas de ações mais reativos e a fisiologia da ação, onde o padrão motor é mais flexível do que a concepção de um reflexo, por poder ser ativado pela estimulação sensorial ou pelo processamento central.[25,26] O programa motor é um conjunto de comandos musculares estruturados antes do início do movimento, que permite a ativação sem *feedback*, em outras palavras, o *conjunto de instruções sobre a realização do movimento* (organiza a ordem de ativação dos músculos para um movimento – gerador de padrão central).

O termo programa motor pode ser usado para identificar um padrão gerador central (PGC), isto é, um circuito neural específico. Nesse caso o termo representa a conexão neural que está estereotipada. Mas o termo programa motor é também usado para descrever o nível alto do programa motor que representa ações em termos mais abstratos.[1,26] Nesta teoria o movimento é possível em pessoas com deaferência sensorial (interrupção da via sensorial na medula espinal), além de que ajustes posturais antecipatórios no equilíbrio e tarefas de alcançar sugerem que alguns movimentos são pré-programados.

> Tente escrever uma frase em um pequeno pedaço de papel. Repita escrevendo bem grande e depois bem pequeno. Agora tente com a outra mão. Apesar das diferenças que podem ser observadas, existem elementos de sua assinatura que são comuns em ambas as situações (Fig. 3-2). A explicação para este fato é que as normas para escrever seu nome são armazenadas como um programa motor em altos níveis dentro do SNC. Como resultado, os comandos neurais desses altos centros, para escrever seu nome, podem ser emitidos para várias partes do seu corpo. Por isso é que os elementos da assinatura escrita permanecem constantes, independentemente da parte do corpo que foi usada para realizar a tarefa.

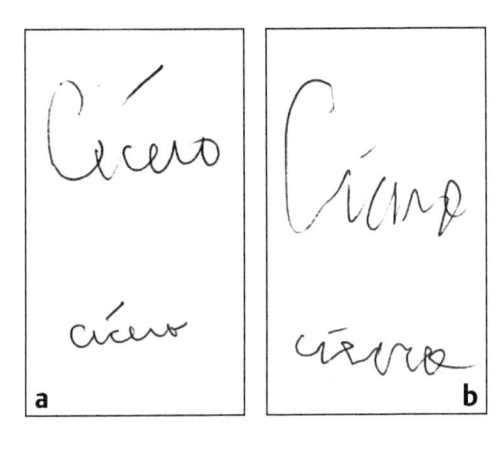

Fig. 3-2. (a) Escrita com a mão direita; (b) escrita com a mão esquerda.

Shumway-Cook & Woollacot (2010)[1] ainda descrevem as limitações desta teoria onde o conceito de programa motor não leva em consideração o fato de que o sistema nervoso tem que lidar com variáveis musculoesqueléticas e ambientais para alcançar o controle do movimento. Além disso, Bernstein (1967)[25] destaca que o programa motor central não pode ser considerado o único determinante da ação, portanto, ambos, o sistema musculoesquelético e as variáveis ambientais, têm atingido o controle do movimento.

Pensando nestas limitações, surge a teoria do **programa motor generalizado**, definido como estrutura abstrata que guarda informações sobre o padrão de um movimento. Neste caso o programa motor passa a ser **flexível** e apresentar **equivalência motora**. O programa motor generalizado apresenta **aspectos variantes** (mudam de acordo com as condições da tarefa e ambiente) e **aspectos invariantes** (permanecem constantes durante e execução da ação).

MODELO DOS SISTEMAS

Neste momento, somando as várias contribuições dos modelos reflexo, hierárquico e das teorias apresentadas, podemos compreender melhor o modelo dos sistemas. A partir destes conceitos, os estudiosos elaboraram grande abordagem dentro da ideia de sistemas em desenvolvimento, que descreve a relação de diversos centros cerebrais e espinais atuando juntos com o uso de *feedback*.[1,6,27]

Bernstein (1967),[25] já citado diversas vezes e grande estudioso de diversas teorias do controle motor, reconhece, finalmente, que não é possível compreender o controle neural do movimento sem a compreensão das características do sistema que está em movimento e as forças externas e internas que agem sobre o corpo.

Resumidamente, o sistema nervoso central, como muitos sistemas, recebe as informações sensoriais e as interpreta de acordo com as experiências presentes, relacionadas com aprendizagem e memória no ambiente interno e externo. Esse processo é chamado de percepção.[1] O processamento dessas informações, para atingir um objetivo especifico, em que é a tarefa motora a ser executada, gera o desenvolvimento de estratégia e reajuste de movimento e/ou posturas, denominada seleção da resposta. A estratégia ou ação é então executada pelos músculos e articulações; por fim, esse modelo pondera as diferenças sutis na atividade motora que pode ser influenciada pelo contexto ambiental ou pelas necessidades de cada situação, indivíduos ou ambiente, além do contexto comportamental (Fig. 3-3).[6,25]

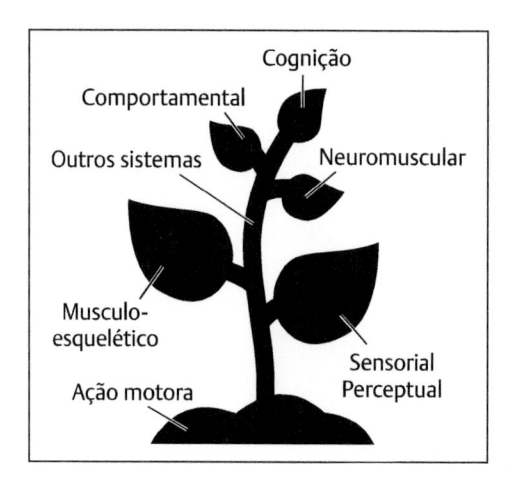

Fig. 3-3. Interação entre os múltiplos sistemas para ação motora. (Fonte: o autor.)

O modelo dos sistemas está muito apoiado na teoria de sistemas dinâmicos.[28] Contrapondo o modelo hierárquico, este tem sido classificado como um modelo que considera parte dos modelos hierárquico e reflexo do controle motor, mas enfoca outras áreas, como a biomecânica e a psicologia do comportamento (comportamento de aprendizado). Preocupa-se com a interação do indivíduo ao meio ambiente, sempre considerando o aspecto cognitivo, e não se prendendo meramente na neurofisiologia pura (Fig. 3-4).[6,28]

No modelo de sistemas, o SNC é somente um sistema dentre muitos que influenciam o comportamento motor. Ele se organiza hierarquicamente, de modo a interagir os centros mais altos com os mais baixos, mas não faz o controle deles.[29] Os sistemas de alça aberta e alça fechada trabalham cooperativamente, e ambos, *feedback* e *feedforword*, são usados para atingir os objetivos das tarefas.[28] A teoria dos sistemas considera que o processamento ocorre em paralelo e não em série.

O SNC interage com sistemas múltiplos de pessoas e ambientes e, desta forma, o desenvolvimento motor ocorre por meio de mudanças nestes sistemas e não unicamente pela maturação do SNC.[30]

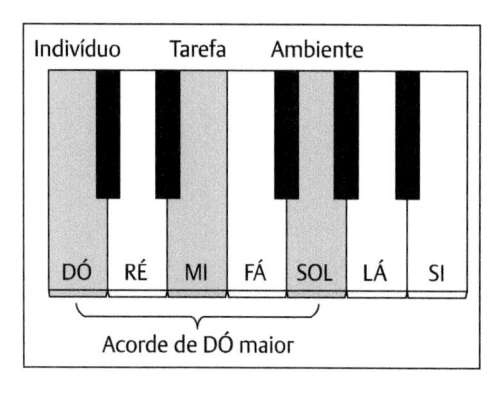

Fig. 3-4. Tríade indivíduo, tarefa e ambiente. Assim como a perfeição de um acorde musical (exemplo: dó maior), é a combinação dos elementos indivíduo, tarefa e ambiente na elaboração e execução do movimento. (Fonte: o autor.)

Bernstein (1967)[25] sugere que a função do músculo no movimento depende da circunstância em que é usado e identificou três potenciais de origem para variação da função muscular:

- Anatomia (depende da posição do corpo).
- Mecânica (depende de como as forças são aplicadas).
- Psicologia (depende do controle neural mais alto ou mais baixo).

Fatores não musculares, como por exemplo, a gravidade e inércia, são também considerados como influência no comportamento motor.[25,28]

> Em essência, o modelo considera que há um programa genérico armazenado no SNC, específico para cada tarefa.[17] Portanto, quando ocorre uma atividade, já existe um gabarito básico e este é modificado conforme a necessidade (como força, tempo e direção), finalizando com o movimento desejado e, como não é possível separar o processo cognitivo do motor, porque ambos estão relacionados com o meio ambiente, o tratamento com base no modelo de sistema não implica meramente a reeducação do movimento, mas a reeducação do sistema de processamento de informações.[29] Existem três fatores na reeducação do desenvolvimento do movimento:
> - Tratamento e prática devem ocorrer em contextos ambientais distintos, para desenvolver regras flexíveis;
> - Deve haver o máximo de sobreposição no tratamento em fisioterapia com a vida diária, para que ocorra a transferência;
> - Aquisição do conhecimento de resultados em níveis cognitivos e automático é fundamental nas regras de movimento, e resultados positivos e negativos são igualmente importantes.[31]

O modelo de sistemas, assim como as teorias, sofrem evolução contínua com a contribuição científica de várias áreas e, portanto, é impossível fornecer uma versão definitiva.

TERAPIA ORIENTADA À TAREFA

Greene (1972)[32] sugeriu que, no campo do controle motor, era necessário avaliar as funções a partir de uma abordagem de tarefas e, no caso, seriam os problemas fundamentais onde o SNC é ordenado a solucionar para concluir tais funções.

Sabe-se, atualmente, que todo método mais novo de prática clínica é baseado nos conceitos anteriores de pesquisas nas áreas de controle motor e da reabilitação. Já que esta é extremamente dinâmica, mudando a cada evidência que emerge em diferentes contextos.

Nas hipóteses que baseiam a terapia orientada à tarefa, considera-se que o movimento natural aparece como uma interação entre muitos sistemas diferentes, cada um contribuindo com diferentes aspectos de controle.[1] E já vimos anteriormente que o movimento é restringido ou facilitado pelo ambiente, assim sendo, ele não é limitado ao modelo reflexo estímulo/resposta, mas também não deixa de ser importante para o controle previsível e adaptativo deste.

Portanto, as implicações clínicas mais significativas dessa abordagem é o conceito de que o treinamento motor precisa se aplicar nas tarefas funcionais essenciais em vez de padrões de movimento isolado em si. Isso mostra a importância de entender o papel de todos os sistemas, sendo eles o proprioceptivo, sensorial, cognitivo e de ação, no cumprimento das tarefas, analisando os componentes essenciais de cada uma dessas tarefas diárias.[1] Assim, supõe que o paciente aprende por repetição, por meio de tentativas ativas, resolver uma tarefa funcional que ele não conseguia, em vez de praticar padrões normais de movimento repetidamente, auxiliando-os a instruir-se de múltiplos modos de identificar e solucionar o objetivo da tarefa. Para detalhes mais específicos sobre a Terapia Orientada à Tarefa sugerimos a leitura do capítulo 7.

CONCLUSÃO

O movimento é fundamental na vida e essencial para as nossas habilidades em conversar, andar, trabalhar, correr, se alimentar etc. Vimos que o controle motor é definido como a habilidade de regular ou direcionar os mecanismos essenciais do movimento e também entender as áreas de controle do SNC direcionadas ao estudo da natureza do movimento, e como este é controlado. Sabendo disso, vemos, na prática clínica, que toda intervenção terapêutica é focada para a modificação do movimento ou para melhora da capacidade do indivíduo em se mover, portanto, compreender o controle motor é aprimorar a qualidade e a quantidade dos movimentos e das tarefas direcionadas àqueles pacientes que precisam de ajustes para a função, sendo fundamental abranger o controle motor e a natureza para a prática clínica.

> **Tarefa de Laboratório**
> **Aplicando as teorias de controle motor na prática clínica!**
>
> Sabendo o conteúdo revisado pelo capítulo, o objetivo da tarefa é aplicar, na sua pratica clínica, como as três principais teorias de controle motor – reflexo, hierárquico e sistemas – poderiam te ajudar a pensar em um plano de tratamento e como você se baseia no dia a dia. Contexto: o indivíduo se queixa de não conseguir levar um copo à boca para beber água. De forma geral, pensando na teoria reflexa, onde há apenas o estímulo e a resposta; pensando na teoria hierárquica, onde os centros superiores influenciam os inferiores e nunca ao contrário e; por fim, nos sistemas, onde além da função de SNC há influência de outros sistemas como a biomecânica e o aprendizado motor e o sensorial. Como tarefa, questione-se quais seriam os elementos em comum entre as teorias? Todas fundamentam a prática clínica? Quais seriam os erros encontrados, se são complementares ou se diferem umas das outras.

REFERÊNCIAS BIBLIOGRÁFICAS

1. Shumway-Cook A, Woollacott MH. Controle motor: teoria e aplicações práticas. Barueri, SP: Manole; 2010.
2. Kandel ER, Schwartz J, Jessell TM, Siegelbaum SA, Hudspeth AJ, Dalmaz C, Quillfeldt JA. Princípios de neurociências. 5. ed. AMGH Editora; 2014.
3. Schmidt RA. A schema theory of discrete motor skills learning. Psychological Review. 1975;82:225-60.
4. Guyton AC, Hall JE. Guyton & Hall - Tratado de Fisiologia Médica. Rio de Janeiro: Elsevier; 2011.
5. Schmidt RA, Wrisberg CA. Aprendizagem e performance motora: iniciando. Artmed; 2010.
6. Umphred D. Reabilitação neurológica. Rio de Janeiro: Elsevier; 2011.
7. O'Sullivan SB, Schmitz TJ. Fisioterapia: avaliação e tratamento. Barueri: Manole, 2004
8. Sherrington CS. The integrative action of the nervous system. New York: Charles Scribner's Sons, 1906. Reprinted by Cambridge University Press; 1947.
9. Mathiowetz V, Haugen JB. Motor behavior research: implications for therapeutic approaches to central nervous system dysfunction. Am J Occup Ther. 1994;48(8):733-45.
10. Rosenbaum DA, Slotta JD, Vaughan J, Plamondon R. Optimal movement selection. Psychological Science. 1991;2(2):86-91.
11. Rosenbaum DA. Human motor control. 2nd ed. Academic Press; 2009.
12. York III GK, Steinberg DA. Hughlings Jackson's neurological ideas. Brain. 2011;134(10):3106-13.
13. Gesell A, Armatruda CS. Developmental Diagnosis: Normal and Abnormal Child Development, Clinical Methods and Pediatric Applications. 2nd ed. New York: Paul B. Hoeber; 1947.

14. Jackson EB, Klatskin EH. Rooming-in research project: development of methodology of parent-child relationship study in a clinical setting. The Psychoanalytic Study of the Child. 1950;5(1):236-74.
15. Brunnstrom S. Movement therapy in hemiplegia. A neurophysiological approach. New York, NY: Harper & Row; 1970. p. 113-22.
16. Naghdi S, Ansari NN, Mansouri K, Hasson S. A neurophysiological and clinical study of Brunnstrom recovery stages in the upper limb following stroke. Brain Injury. 2010;24(11):1372-8.
17. Schmidt RA, Lee TD. A Motor control and learning: a behavioral emphasis. 2nd Ed. Champaign, IL: Human Kinetics; 1988. p. 227-66.
18. Gibson JJ. The senses considered as perceptual systems. Boston, MA: Houghton Mifflin; 1966.
19. Latash ML. Fundamentals of motor control. NY: Academic Press; 2012.
20. Lee A, Fant H, Life ML, Lipe L, Carter JA. Field independence and performance on ball-handling tasks. Perceptual and Motor Skills. 1978;46(2):439-42.
21. Reed ES. An outline of a theory of action systems. J Motor Behav. 1982;14(2):98-134.
22. Kandel ER, Schwartz JH, Jessell TM. Essentials of neural science and behavior. 4th ed. East Norwalk: Appleton & Lange; 2000.
23. Schoen SA, Miller LJ. Motor functioning and adaptive behavior. In: Oakland T, Harrison PL (Eds.). Adaptive Behavior Assessment System-II. Academic Press; 2008. p. 245-66.
24. Kugler PN, Turvey MT. Self-organization, flow fields, and information. Human Movement Science. 1988;7(2-4):97-129.
25. Bernstein N. The co-ordination and regulation of movements. Pergamon Press; 1966.
26. Keele SW, Summers JJ. The structure of motor programs. In: Stelmach GE (Ed). Motor Control. Academic Press; 1976. p. 109-42.
27. Santos LC. A coordenação entre os segmentos perna e coxa no andar: uma análise a partir da teoria dos sistemas dinâmicos. (Dissertação de Mestrado) Porto Alegre: UFRGS; 1995.
28. Mathiowetz V, Haugen JB. Motor behavior research: implications for therapeutic approaches to central nervous system dysfunction. Am J Occup Ther. 1994;48(8):733-45.
29. Smith LB, Thelen EE. A dynamic systems approach to development: Applications. MIT Press; 1993.
30. Thelen E, Smith LB. Dynamic systems theories. In: Damon W, Lerner RM, Lerner RM (Eds.). Handbook of child psychology. John Wiley & Sons; 2007. v. 1.
31. Bertazzo I. Corpo vivo: reeducação do movimento. São Paulo: Edições Sesc; 2016.
32. Greene PH. Problems of organization of motor systems. Progress in Theoretical Biology. 1972;2:303-38.

ABORDAGENS DA FISIOTERAPIA NEUROFUNCIONAL
Do Clássico ao Contemporâneo

Gustavo José Luvizutto ▪ Bruno Henrique de Souza Fonseca
Luciane Aparecida Pascucci Sande de Souza

INTRODUÇÃO

A partir da compreensão das teorias e modelos de controle motor as abordagens terapêuticas foram desenvolvidas ao longo dos anos. Na primeira metade do século 20, em decorrência da epidemia de poliomielite, a abordagem dominante era a reeducação muscular, com foco em exercícios específicos para fortalecer os músculos afetados. A reabilitação de pessoas com distúrbios do sistema nervoso central (SNC) envolvia uma abordagem compensatória, como o uso de órteses. À medida que a poliomielite diminuía, mais atenção era dada ao tratamento das deficiências.

Hughlings Jackson primeiro categorizou os problemas motores associados às lesões do motoneurônio superior como sendo positivos ou negativos. Os sintomas positivos incluem reflexos anormais e espasticidade, enquanto os sintomas negativos incluem fraqueza e perda de destreza.[1] Por muitos anos, as intervenções terapêuticas foram direcionadas para o aspecto positivo da espasticidade, sob o pressuposto de que a espasticidade era a principal causa de disfunção após lesões SNC. As intervenções incluíam técnicas inibitórias físicas, como talas gessadas, uso de gelo prolongado, cirurgias, ou uso de agentes farmacológicos, incluindo baclofeno e/ou toxina botulínica. Atualmente, os estudos demonstram que a diminuição da espasticidade não leva, necessariamente, à melhora da função.[2]

Nas décadas de 1940 e 1950 houve o crescimento das abordagens "neuroterapêuticas".[3] Em contraste com a abordagem ortopédica compensatória predominante da época, essas abordagens enfatizavam a causa central do distúrbio do movimento e, portanto, mudavam a perspectiva das pessoas com problemas neurológicos.

Atualmente notamos que muitas destas abordagens foram se aperfeiçoando, incorporando conceitos e mantendo sólida fundamentação teórica. Cada um possui suas próprias características, que, por sua vez, servem como base para reabilitação neurofuncional.

PRINCIPAIS ABORDAGENS CLÁSSICAS AO LONGO DA HISTÓRIA
Conceito Bobath

Berta e Karel Bobath foram os pioneiros que desenvolveram uma abordagem para reeducar crianças com paralisia cerebral e adultos com AVC. Eles fizeram observações de que técnicas específicas de manuseio manual poderiam influenciar o tônus muscular e os padrões de movimento.[4] A base destas observações levou a um conceito científico associado ao modelo hierárquico, com base teórica no sistema de alça aberta descrito em capítulos anteriores.[5]

Antigamente, o conceito baseava-se em processo sequencial e hierárquico, representado pelo desenvolvimento motor normal do SNC, que ocorre no sentido cefalocaudal, proximal-distal e decorre por desenvolvimento gradual de habilidades motoras. Estágio por estágio, as primeiras aquisições são modificadas, elaboradas e adaptadas para padrões e habilidades de movimentos mais finos e seletivos, sempre com o comando dos centros superiores.[6]

A simples comparação do desenvolvimento normal e anormal, com objetivo de um diagnóstico e como guia de tratamento atualmente é inadequado. Portanto, o conceito Bobath tem evoluído e novos paradigmas foram adicionados a sua estrutura, bem como a evolução dos estudos em comportamento motor e biomecânica.

A nova abordagem do conceito Bobath e as ilustrações dos manuseios podem ser vistas no Capítulo 5.

Método Johnstone

A abordagem de Margaret Johnstone apresenta métodos com base em princípios neurofisiológicos e são muito similares ás abordagens do Bobath clássico. Foi desenvolvido especialmente para tratamento de pacientes acometidos por AVC (hemiplegia).[5,7]

Johnstone relata que o controle da atividade reflexa anormal é central e é preciso dar atenção especial à normalização dos reflexos posturais e à estimulação sensorial para obter a função normal.[5,7]

> Johnstone sugere uma equação simples: perda de equilíbrio + perda de sensibilidade = perda de movimento + desenvolvimento de espasticidade.[7]

Perda do equilíbrio resulta em perda do mecanismo reflexo normal, que quando completamente desenvolvido tem três funções distintas. Primeiro, a reação postural automática, mais conhecida como **reação de endireitamento**, que permite a rápida mudança de posição; segundo, **reação de equilíbrio**, que propicia alterações de tônus muscular para permitir o ajuste da gravidade; e terceiro, **ajuste postural automático** para adaptação das alterações da força da gravidade. Pode-se observar que as três reações estão ligadas à alteração de tônus muscular e fica fácil entender que com a perda do reflexo postural normal o equilíbrio é perturbado e, de acordo com Johnstone, ocorre o desenvolvimento da espasticidade.

Com relação à perda sensitiva, Johnstone relata que os movimentos são iniciados e dirigidos por estímulos sensitivos externos, como visão, audição e tato; e por estímulos proprioceptivos dos músculos, tendões e articulações. A alteração sensitiva resulta na perda e/ou alteração no esquema corporal.[8] Portanto, a reeducação sensorial é importante para o reestabelecimento da função motora.

O controle do tônus anormal é visto como um precursor para a reabilitação bem-sucedida. A sequência de tratamento é hierárquica, e a estimulação sensorial é atingida com o uso de talas de pressão, sendo consideradas essenciais para o controle dos mecanismos posturais reflexos anormais.[5] Uma das principais dificuldades apresentadas por pacientes que sofrem de alterações do tônus é o controle dos movimentos das extremidades distais. Segundo Johnstone (1979),[8] existem tipos de preensões que podem ser trabalhados logo de início com pacientes com alteração do tônus, dentre eles estão: o aperto de mão com apoio do punho, podendo ser realizado em qualquer posição que o paciente se encontre (Fig. 4-1); o padrão de recuperação com punho inibido, por meio da manutenção dos dedos em padrão de recuperação total, seguida da extensão do punho para inibição (Fig. 4-2a); e a aproximação (Fig. 4-2b) que vai da mão para o ombro.

A abordagem da técnica visa a seguir o desenvolvimento motor normal, com isso, exercícios para o controle das articulações são trabalhados eficientemente para progredir. Dessa forma, exercícios facilitando o controle das articulações proximais (Fig. 4-3a,b) para que a recuperação do controle seja mais rápida (Fig. 4-4a), são de vital importância, seguindo também do trabalho com as demais articulações (Fig. 4-4b).

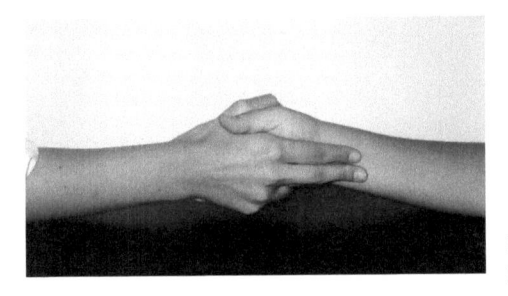

Fig. 4-1. Trabalho para recuperação da preensão para aperto de mão. (Fonte: o autor.)

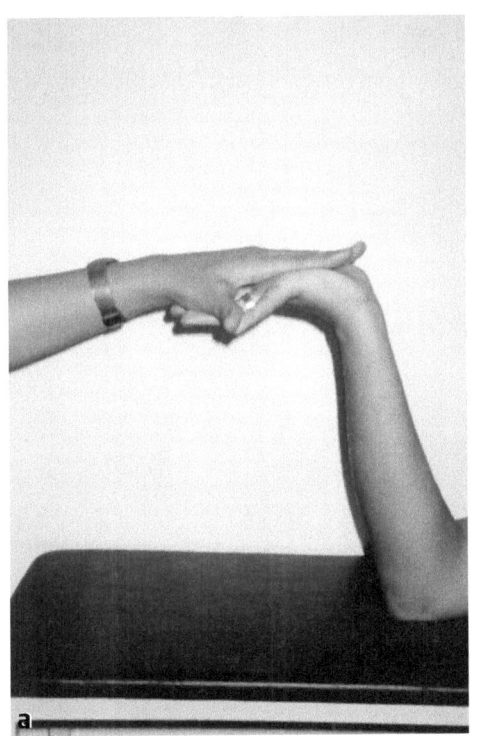

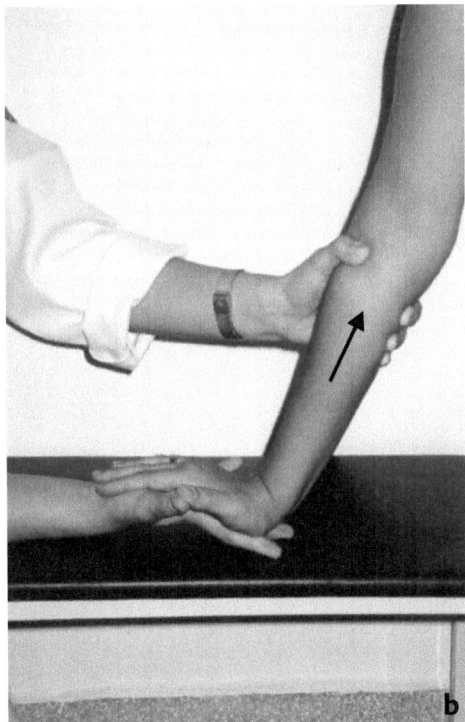

Fig. 4-2. (a) Técnica de recuperação fazendo uma extensão do punho como outra forma de inibição; **(b)** aproximação realizada com o terapeuta estabilizando o cotovelo em extensão. (Fonte: o autor.)

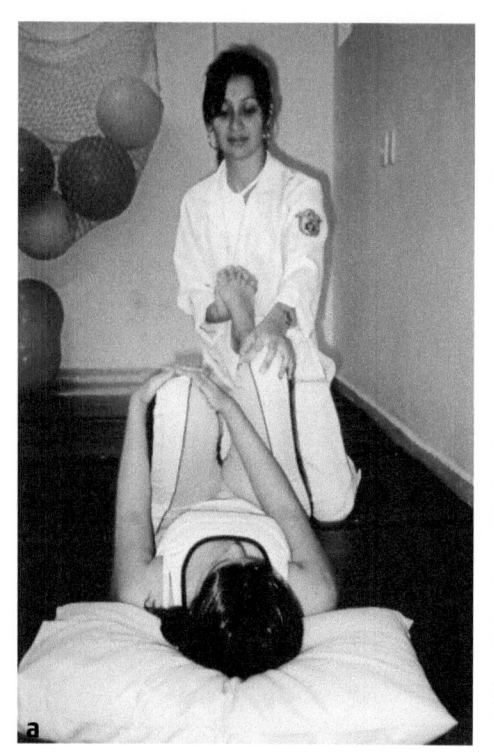

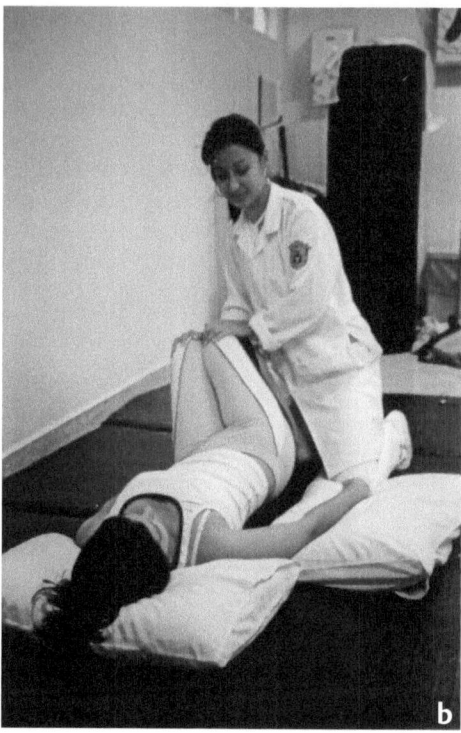

Fig. 4-3 (a) Exercício para reestabelecer os flexores do quadril, sendo facilitada com a flexão da perna contralateral realizada pelo próprio paciente (entrelaçando-a com as mãos); **(b)** exercício promovendo a rotação controlada do quadril. (Fonte: o autor.)

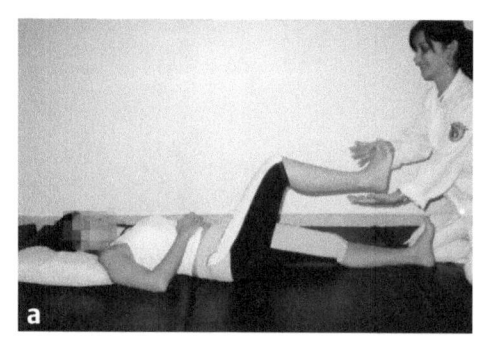

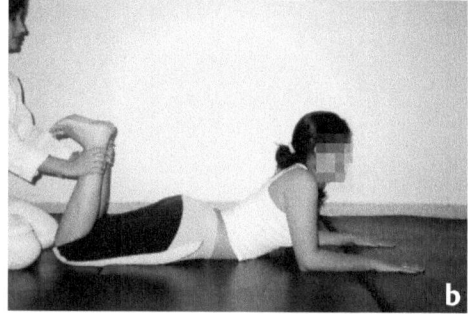

Fig. 4-4. (a) Exercício para prática da manutenção do membro acometido elevado, após o reestabelecimento do controle do quadril. **(b)** Exercício para controle da flexão do joelho, em decúbito dorsal, orienta a manutenção da cabeça em extensão enquanto o terapeuta auxilia a realização da flexão e extensão do joelho, enfatizando também a manutenção dos ombros alinhados e do suporte de peso nos antebraços. (Fonte: o autor.)

Por meio da elaboração das metas durante o processo de tratamento, todas as fases devem ser trabalhadas levando em consideração a capacidade do paciente, seguindo também sua tolerância e, principalmente, especificando cada ponto a ser trabalhado. Com isso, após o reestabelecimento do controle das articulações pode-se iniciar o trabalho nas diferentes posturas, como indicado nas Figuras 4-5 e 4-6.

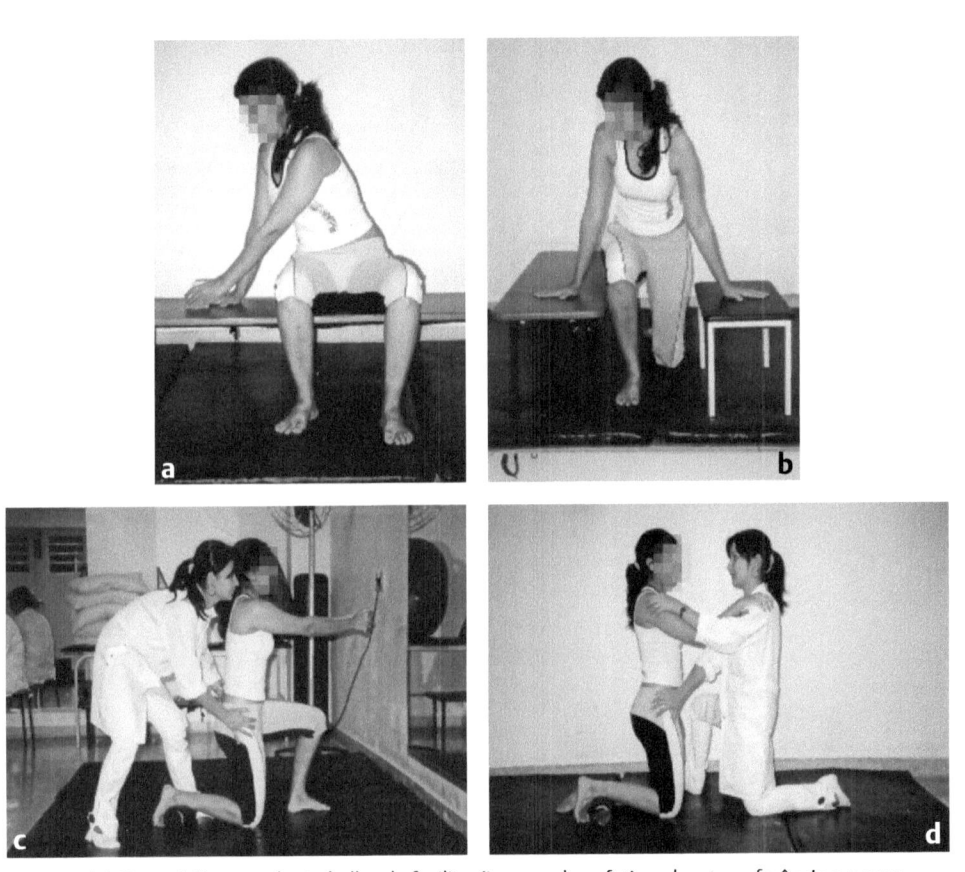

Fig. 4-5. (**a**) Na posição sentada, trabalho de facilitação cruzada enfatizando a transferência e o peso sobre a mão, quadril e pé direito; vale ressaltar a importância em manter o posicionamento correto. (**b**) Trabalho de transferência de peso lateralmente sobre a mão afetada, associando ao controle do joelho afetado. (**c**) Transferência lateral do peso no ajoelhar, com o terapeuta segurando a pelve. (**d**) Trabalho na posição ajoelhada ereta estimulando a manutenção do equilíbrio. (Fonte: o autor.)

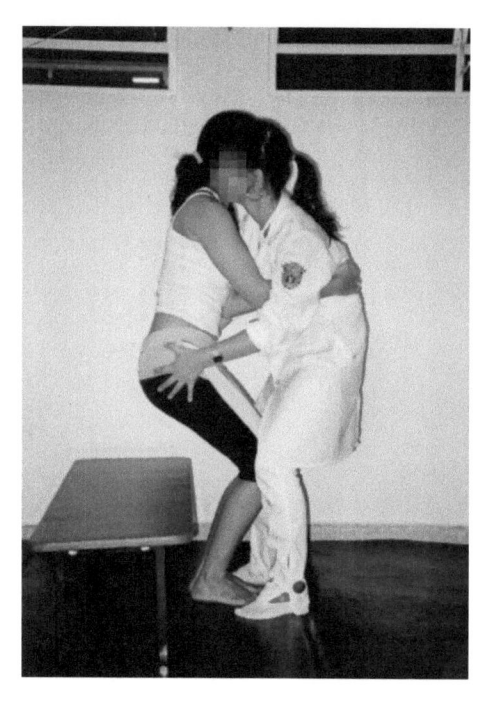

Fig. 4-6. Trabalho estimulando o levantar e sentar; o terapeuta utiliza os joelhos para a manutenção do joelho do indivíduo, enquanto controla a pelve com o auxílio das mãos. (Fonte: o autor.)

Facilitação Neuromuscular Proprioceptiva (FNP)

As técnicas de FNP foram desenvolvidas pelo Dr. Herman Kabat e por Margareth Knott no instituto Kabat-Kaiser, entre 1946 e 1951. Posteriormente, a partir das observações de Kabat, a técnica foi desenvolvida por Knott & Voss em 1968, onde mantiveram as técnicas originais expandindo apenas o contexto de sua utilização, em especial no que diz respeito à sequência do desenvolvimento.[9]

> Kabat desenvolveu sua teoria a partir de observações de padrões de movimento na população normal, e verificou que estes movimentos ocorrem em sequências espirais (movimentos rotacionais) ou diagonais e sempre com direção intencional.[5]

Inicialmente foi usada no tratamento da poliomielite e em outras áreas da reabilitação musculoesquelética. Tem como base a neurofisiologia e o desenvolvimento do sistema nervoso, pois utiliza a observação dos padrões primitivos relacionados com os mecanismos posturais reflexos. Segue a teoria do modelo hierárquico na sequência do desenvolvimento.[5]

Com o passar do tempo foi revisado e atualizado com novos conceitos de neurofisiologia e biomecânica e possui cinco pilares que sustentam o conceito atual:

> **Pilares:** (1) abordagem positiva; (2) abordagem funcional; (3) mobilização de reservas; (4) considerar o indivíduo como um todo; (5) utilização de princípios de controle e aprendizagem motora.

A nova abordagem do conceito FNP e as ilustrações da técnica podem ser vistas no Capítulo 6.

Método Brunnström

Brunnström desenvolveu sua abordagem baseando-se em observações, de como ocorre a recuperação do paciente após AVC. Pode constatar que a recuperação do movimento se apresenta de forma estereotipada, apresentando o controle sinérgico do movimento alterado.

> Uma das características básicas que diferencia a abordagem de Brunnström das outras abordagens, é que ele defende a teoria do uso desta sinergia (por exemplo, as respostas reflexas), juntamente com as reações associadas e reflexo tônico para facilitar o movimento.

Apresenta como justificativa o fato de elas aparecerem primeiro e que, de certa forma, são elas que propiciam os primeiros movimentos ao paciente após AVC, mesmo sendo este de forma estereotipada. Como exemplo, os flexores do cotovelo e extensores do joelho que são grupos musculares dominantes e controlam o padrão de resposta. Brunnström defendia que, conforme a recuperação evoluísse os movimentos normais começariam a aparecer, e sua realização tornar-se-ia possível sem a influência dos padrões de sinergias (Tabela 4-1). Esta teoria é muito influenciável pela presença ou não de espasticidade, sendo considerada a chave para essa progressão.

Brunnström ainda faz um paralelo entre o desenvolvimento normal e a recuperação do paciente com AVC, onde o modelo hierárquico tem grande influência nesta abordagem: reflexo > voluntário; movimento grosso > movimento fino; controle proximal > controle distal. Também incentiva o paciente a realizar atividades na posição sentada o mais breve possível, e os estágios precisam ser apenas atingidos e não aperfeiçoados para que o paciente evolua para outras posições.

O alongamento de um músculo, o uso da tração, as repetições rítmicas, os comandos verbais, a estimulação cutânea, são outras características da abordagem de Brunnström.[5,11]

Tabela 4-1. Estágios de recuperação motora de Brunnström

1	Flacidez está presente e não consegue iniciar qualquer movimento com os membros.
2	Inicia-se a recuperação, as sinergias básicas dos membros ou alguns de seus componentes podem aparecer como reações associadas, ou mínimas respostas de movimentos voluntários podem estar presentes. Neste momento começa a desenvolver a espasticidade.
3	O paciente ganha controle voluntário das sinergias de movimento, no entanto, pode não haver o completo desenvolvimento de todos os componentes da sinergia. Espasticidade aumenta e pode se tornar severa.
4	Algumas combinações de movimentos que não seguem qualquer padrão de movimento são intensificadas, inicialmente com dificuldades, tornando-se mais fáceis, e a espasticidade começa a diminuir.
5	Combinações de movimentos mais complexas são aprendidas à medida que as sinergias básicas dos membros perdem a dominância sobre ações motoras.
6	Espasticidade desaparece, movimentos articulares individuais tornam-se possíveis e a coordenação aproxima-se do normal.

Fonte: Mota LB, 2009.[10]

Abordagem Rood

A abordagem de tratamento de Rood tem como base a neurofisiologia e o desenvolvimento motor. A teoria central é o desenvolvimento cefalocaudal do controle postural e ontogênese da função do movimento.[12]

> Rood desenvolveu sua abordagem partindo do princípio de que diferentes tipos de músculos têm propriedades e funções diferentes para atingir uma resposta motora. E são exatamente essas diferenças motoras que fizeram Rood pensar que, para cada grupo muscular há um estímulo apropriado para facilitar ou inibir sua atividade.

O tratamento dentro desta abordagem associa a **seleção das posições corporais**, partindo do desenvolvimento apresentado durante a infância, respeitando a hierarquia cefalocaudal com estímulos aferentes para atingir o movimento seletivo. Este estímulo pode ser cutâneo, como a escovação rápida, massagem lenta, gelo rápido; alongamento, podendo ser rápido ou lento; volitivos, sem resistência, de pequena amplitude, e repetitivos; compressão e pressão; tapotagem óssea, e posicionamento.[13]

O leitor poderá pesquisar cada técnica de forma detalhada no item Técnicas Específicas de tratamento ao final deste capítulo. Outra preocupação desta abordagem é que os padrões e estímulos de movimento devem ser usados em combinações diferentes, conforme a síndrome apresentada, classificadas em grupos de hipocinesia, bradicinesia e espasticidade. Onde a característica do tratamento deve ser determinada pela análise individual de cada paciente.[5,14]

Educação Condutiva

Cotton & Kinsman (1983)[15] relataram sobre o desenvolvimento da abordagem da educação condutiva que ocorreu em Budapeste por Peto para tratar os impedimentos de socialização de crianças e adultos com incapacidade motora.

> Tem como base a psicologia educacional e a teoria da facilitação da função na sociedade sem o uso de dispositivos auxiliares. Não visa a melhorar a deficiência ou a incapacidade. Tem sido utilizada em pacientes com quadro de AVC, Parkinson, lesão medular, paralisia cerebral, dentre outros.

As atividades são feitas em grupos durante 24 horas, sendo planejada e coordenada por um líder que tem como função facilitar a educação. As facilitações incluem: **intenção rítmica, motivação, continuidade, autofacilitação e facilitação manual**. As tarefas são funcionais e possuem uma hierarquia que é dividida em partes e executadas com repetição e reforço. Somente quando os movimentos se tornam automáticos pode-se iniciar a próxima tarefa da sequência. Desta forma as tarefas como um todo são aprendidas e atingidas pelo indivíduo. O método não faz alusões ao tônus e controle dos reflexos.

Os profissionais de saúde têm a função de atuar propiciando o ambiente e as técnicas facilitatórias para o paciente praticar. Mas o controle é de total responsabilidade do paciente, assumindo seu tratamento e progressão com esforço pessoal, apoiando-se no fracasso do autocontrole da capacidade física.[5]

Programa de Reaprendizagem Motora (PRM)

O PRM foi desenvolvido por Carr & Shepherd (1980, 1987),[16,17] originalmente para reabilitação de paciente com AVC. Tem como base o aprendizado motor baseado na teoria do controle motor, cinemática e cinética do movimento normal. É embasado na teoria que a realização de tarefas exige aprendizado, o controle motor é de antecipação e contínuo e o controle postural e atividade dos membros são inter-relacionados. A prática facilita a realização e deve ocorrer em ambiente adequado, e o estímulo sensorial é quem modula a tarefa.[5]

O modelo teórico é não hierárquico e levou ao desenvolvimento de uma divisão de sete funções essenciais às atividades de vida diária.

> Sete seções com funções essenciais: a função dos membros superiores; função orofacial; tarefas motoras na posição sentada; na posição ortostática; levantar-se; sentar-se; e marcha.

Em cada seção há um plano de ação, que é precedido pela descrição da atividade normal. O terapeuta tem ampla forma de atuação, podendo iniciar cada sessão de terapia por qualquer seção ou parte dela, utilizando o que for mais apropriado do paciente. Não é necessário que o paciente aperfeiçoe uma parte da seção para passar para a outra.

Dentro de cada uma das seções há 4 etapas:

1) *Análise da tarefa:* envolve o reconhecimento e a análise de cada problema, por observação das dificuldades do paciente em realizar as tarefas, como exemplo; a ausência de atividade muscular ou atividade excessiva. É apenas fazendo uma análise meticulosa de todos os fatores anatômicos, biomecânica, fisiológicos e comportamentais, é que o fisioterapeuta será capaz de elaborar um tratamento direcionado aos componentes perdidos.[17]
2) *Prática dos componentes que faltam:* envolve a preparação para realização de tarefas funcionais. Abaixo, exemplo de práticas de componentes para facilitar o deitado para sentado (Fig. 4-7).
3) *Prática da tarefa:* prática de tarefas relevantes para o indivíduo dentro de sua capacidade motora (Fig. 4-8).

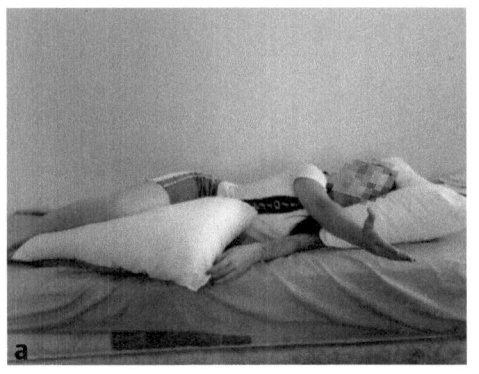

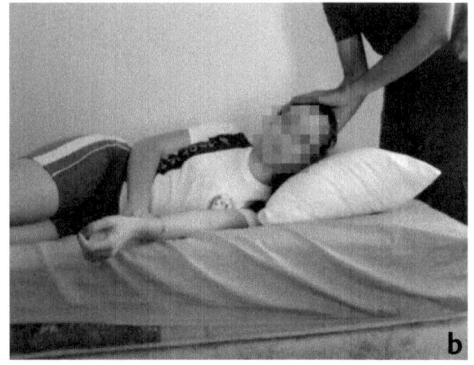

Fig. 4-7. (**a**) Deitado sobre o lado sadio: ombro fletido anteriormente e com cotovelo estendido, paciente tenta protrair a cintura escapular; (**b**) o terapeuta auxilia o paciente a levantar a cabeça do travesseiro e ele tenta abaixar novamente, contraindo os flexores laterais excentricamente. A seguir ele tenta levantar a cabeça para o lado sem auxílio. (Fonte: o autor.)

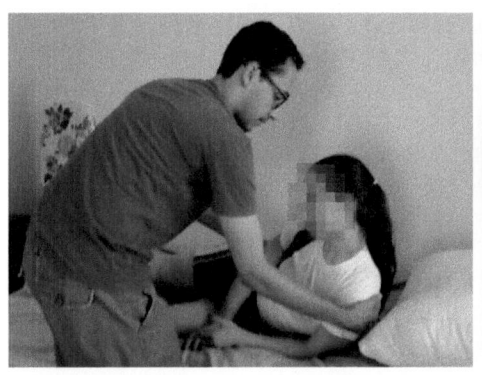

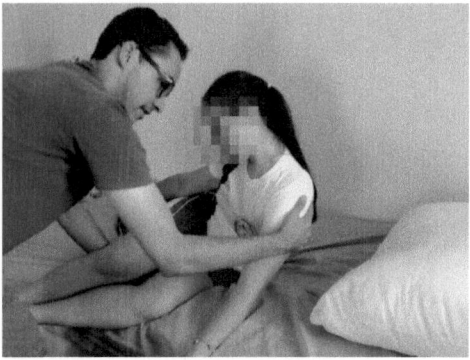

Fig. 4-8. O paciente levanta a cabeça lateralmente, enquanto o terapeuta, com uma das mãos sobre o ombro e a outra pressionando para baixo a pelve, ajuda a mover-se para a posição sentada. O terapeuta pode precisar ajudá-lo a passar as pernas para fora da cama, dependendo do comprometimento motor. (Fonte: o autor.)

4) *Transferência do treinamento:* assegura a transferência do que o paciente aprendeu nas sessões para o restante do seu dia. Promove a transferência do aprendizado. É indicado, também, que o paciente treine mentalmente a tarefa, além de praticar fisicamente.

O terapeuta está constantemente reavaliando as respostas do paciente, e é esta avaliação que proporciona o *feedback* sobre a eficácia do tratamento aplicado e dá parâmetros para tomar decisões sobre o próximo passo no tratamento. O paciente é encorajado a utilizar suas observações e experiências como parte do processo de reaprendizagem, em tarefas funcionais praticadas em ambiente próprio. Atualmente o PRM foi modificado e atualizado passando a se chamar Terapia Orientada à Tarefa (TOT). Essa abordagem atualizada está descrita em detalhes no capítulo 7.[5]

TÉCNICAS ESPECÍFICAS DE TRATAMENTO

Técnica pode ser definida como "um meio para o indivíduo atingir uma finalidade, em especial em termos de habilidade" (*Concise Oxfort Dictionary*). Diante desta definição, é importante considerar para qual finalidade são empregadas, para que possam atingir a efetividade desejada.[18] Neste sentido os terapeutas podem elaborar sua intervenção mesclando várias técnicas, apoiados na individualidade de cada quadro e nas metas estabelecidas. Desse modo, podem acontecer situações em que o terapeuta não se apoia em uma ou outra abordagem, mas monta sua própria combinação de técnicas selecionadas.

No tratamento, diante da variedade de técnicas que são orientadas para problemas, há uma grande flexibilidade de escolha, sendo este fator um elemento-chave. Essa flexibilidade de escolha não deve ocorrer de forma aleatória, mas deve ser baseada em métodos que proporcionem a melhor combinação das alternativas disponíveis de tratamento. A seleção apropriada de técnicas específicas pode ser um grande problema, a menos que seja desenvolvido um sistema de classificação que categorize essas técnicas de tratamento. Podemos ter como exemplo um sistema de classificação com base na modalidade primária de impulsos, usados ao se introduzir um estímulo. Outro fator que facilita a escolha da técnica é a compreensão do processamento normal dos impulsos e sua influência nos padrões de resposta, que ajuda a avaliar o uso do sistema intacto do paciente que pode ser usado como parte do tratamento.[19]

Quando as respostas aos estímulos são insatisfatórias, o terapeuta ainda tem a flexibilidade de relacionar o uso de estímulos diferentes em um mesmo tratamento. Isso pode ser feito por meio do somatório espacial de impulsos, como exemplo: o uso de alongamento, vibração e resistência simultaneamente; ou somatório temporal, como aumentar a frequência do alongamento rápido.[19]

Há grande diversidade de técnicas a serem usadas pelos fisioterapeutas. Muitas delas já possuem embasamento científico, mas em uma grande quantidade há falta de evidências científicas e outras se fundamentam em evidências empíricas. Este cenário reflete a grande necessidade de mais profissionais se dedicando à pesquisa científica no campo das técnicas específicas.[18,19]

Técnicas de Facilitação e Inibição

As técnicas facilitatórias são usadas para facilitar e ampliar a atividade muscular para que ocorra melhor controle do movimento desejado.[18] As técnicas inibitórias têm como objetivo reduzir hiperatividades (espasticidade, agitação, movimentos involuntários ou indesejados) que interferem no controle motor. A Tabela 4-2 relaciona cada canal de entrada, a forma de aplicar o estímulo e a resposta obtida. As técnicas sensoriais descritas nesse capítulo devem ser utilizadas como efeito *priming*, ou seja, preparação para realização de uma atividade ou tarefa específica e subsequente (por exemplo: estímulos cutâneos rápidos no músculo quadríceps antes ou durante a atividade de sentar e levantar).

Tabela 4-2. Principais canais de entrada para facilitação e inibição da resposta motora

Canais de entrada	Estímulo	Resposta
Proprioceptivo (fuso muscular)	Estiramento rápido do agonista	+ agonista - antagonista
Proprioceptivo (órgão tendinoso de golgi - OTG)	Alongamento lento ou contração máxima do agonista	- agonista + antagonista
Proprioceptivo - receptores articulares	Aproximação articular	+ músculos ao redor da articulação
	Tração articular	- músculos ao redor da articulação
Exteroceptores	Estímulos cutâneos rápidos	+ músculo abaixo da região cutânea
	Estímulos cutâneos lentos	- músculo abaixo da região cutânea
Vestibular	Movimentos e balanceios rápidos, giros	Facilitação
	Movimentos e balanceios lentos, contínuos	Inibição
Visual	Cores vivas, luz intensa	Facilitação
	Tons neutros, luz fraca	Inibição
Auditivo	Sons intensos, músicas com ritmo mais acelerado, comandos firmes	Facilitação
	Sons leves, músicas lentas, comandos direcionados, tranquilos	Inibição
Gustativo e olfativo	Odores, sabores fortes, marcantes, desagradáveis	Facilitação
	Odores e sabores agradáveis, doces, leves	Inibição
Autonômico	Frotamento lento Pressão profunda Mobilização passiva lenta	Inibição

Canal de Entrada Proprioceptivo (Fuso Muscular)

O fuso muscular pode ser ativado por meio de alongamento rápido ou técnicas de contração muscular.

O **alongamento rápido** tem sido usado para facilitar a contração muscular. Cavagna *et al.*[20] mostraram que a força desenvolvida por um músculo se contraindo imediatamente após ser alongado é maior do que aquela desenvolvida por um músculo se contraindo isometricamente. O alongamento aumenta temporariamente as propriedades contráteis intrínsecas dos músculos. Webber & Kriellaars[21] mostraram que o alongamento rápido induziu uma contração linearmente proporcional ao nível de ativação isométrica.

Este alongamento facilita a atividade reflexa do músculo agonista, enquanto inibe a ação do músculo antagonista. Geralmente é aplicado com as mãos do fisioterapeuta, seguido de um comando verbal, onde o indivíduo, quando possível, realiza o movimento de forma ativa. O efeito se dá através da estimulação das terminações primárias dos fusos musculares. Tanto os receptores Ia fásicos como tônicos têm potencial de serem estimulados. Quando o músculo é alongado de 30 a 50°, além da sua amplitude média, os receptores II também podem disparar (Fig. 4-9).

Também é usado, frequentemente, como facilitador à **resistência muscular**, que pode ser aplicada manual ou mecanicamente. Quando a resistência é aplicada, as fibras aferentes dos fusos e OTG disparam, promovendo uma resposta de recrutamento das unidades motoras, conivente à intensidade de resistência aplicada.[19]

> Tem havido preocupação se o exercício resistido para melhorar a força aumentaria o tônus muscular ou a espasticidade. Duas revisões sistemáticas[22,23] mostraram que as intervenções de fortalecimento aumentam a força, melhoram os resultados funcionais e não aumentam a espasticidade após o AVC. Um programa de exercícios resistidos progressivos de alta intensidade demonstrou ser seguro e bem tolerado por pacientes com AVC crônico,[24] embora não se saiba se isso levou a benefícios funcionais.

A técnica é mais facilitatória para músculos que se contraem isometricamente do que aos que se contraem isotonicamente. Sendo enquadrados neste contexto, os grupos extensores que, por permanecerem contraídos para agirem contra as forças da gravidade, se beneficiam mais da resistência isométrica.[19]

Também podemos estimular o fuso muscular por meio de correntes excitomotoras. A corrente irá ativar a via Ia, o fuso e o neurônio motor alfa para facilitar o movimento.[25] Destacamos que o uso de qualquer correntes excitomotora na neurologia deve ser associada ao movimento voluntário do indivíduo (Fig. 4-10).

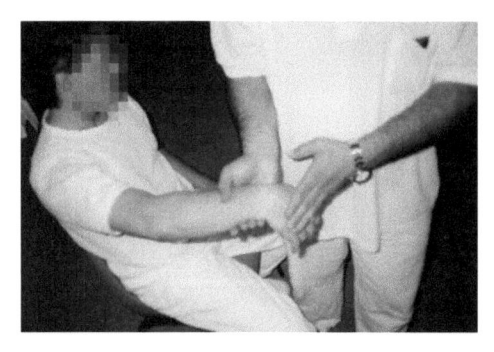

Fig. 4-9. Alongamento rápido dos músculos extensores de punho. (Fonte: o autor.)

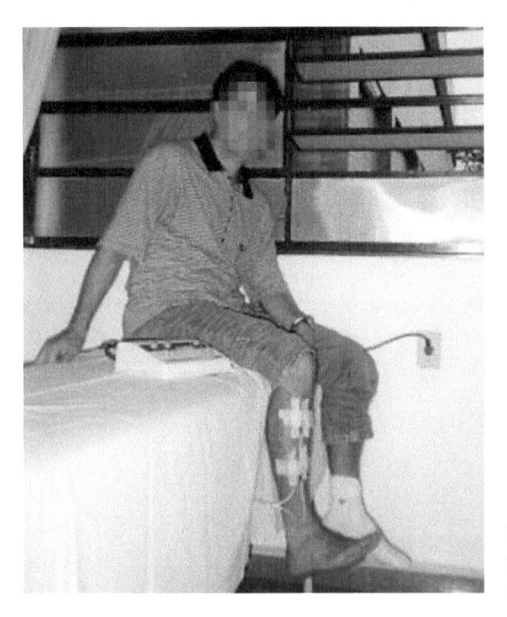

Fig. 4-10. Corrente excitomotora no tibial anterior para facilitar o movimento de flexão dorsal do tornozelo. (Fonte: o autor.)

Canal de Entrada Proprioceptivo (OTG)

Jackson (2000)[18] relata que o alongamento passivo lento parece ter influência sobre componentes neurais dos músculos por meio do OTG e fuso muscular e componentes estruturais (número e comprimento de sarcômeros). Por meio de um equilíbrio delicado entre as alças inibidoras do OTG e alça excitadora do sistema dos fusos musculares, proporciona um controle por *feedback*, que é básica para integração da atividade reflexa e controle do movimento fino.[19]

O **alongamento lento** deve ser cuidadosamente aplicado de forma a não provocar o reflexo de estiramento. Pode ser aplicado manualmente, utilizando o efeito da gravidade e do peso corporal, ou mecanicamente. O alongamento pode alterar as propriedades viscoelásticas, estruturais e de excitabilidade do músculo.[26] Com o intuito de evitar contraturas, Tardieu *et al.* (1988)[27] concluíram que o músculo deve ser estirado por 6 horas. Goldspink e William (1978),[28] por estudos em animais, constataram que o músculo imobilizado em posição alongada terá acréscimo de sarcômeros. William *et al.* (1990)[29] verificaram que o alongamento de 30 minutos por dia evita a perda de sarcômeros e mudança no tecido conjuntivo. Edwards e Chalton (1996)[30] relataram que o alongamento com pouca força e de longa duração pode ser proporcionado por talas para reduzir o tônus. E descreveu o engessamento e outras técnicas usadas para evitar ou reduzir contraturas decorrentes de espasticidade. Podsiadlo e Richardson (1991),[31] Bohannon (1993)[32] relataram sobre o uso de apoio de peso para reduzir as contraturas nas articulações de membro inferior. Ilustra a efetividade da prancha ortostática para atingir a posição ideal para alongamento prolongado. Wallen e Mackay (1995)[33] referiram o uso de talas moles no tratamento agudo da hipertonicidade do cotovelo. Esta teoria foi reforçada por Wallen e O'Flaherty (1991)[34] ressaltando as vantagens da tala sobre o gesso por ser mais dinâmica, menor possibilidade de ocasionar pressão indesejada e proporcionar temperatura neutra. Mills (1984)[35] verificou que as talas inibitórias podem reduzir as contraturas sem prejudicar o tônus muscular.

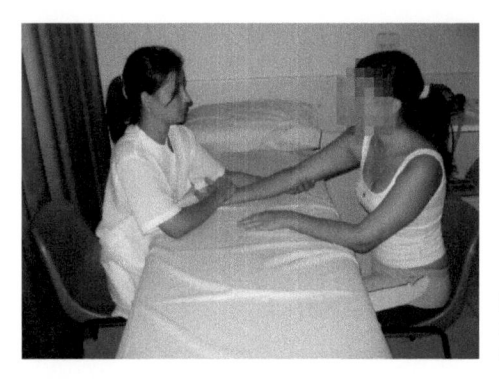

Fig. 4-11: Alongamento lento mantido dos flexores de cotovelo (bíceps braquial e braquial). (Fonte: o autor.)

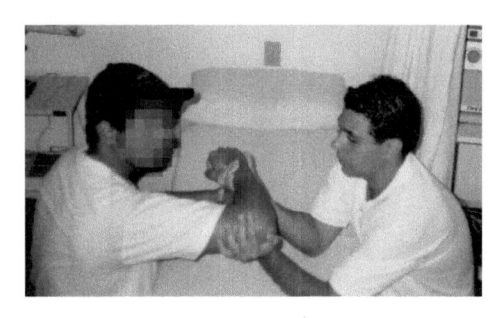

Fig. 4-12. Contração máxima sustentada do bíceps braquial para ganho de amplitude articular de cotovelo. (Fonte: o autor.)

Como podemos ver, existem muitos trabalhos sobre alongamento. Entretanto, está claro que ainda é preciso mais estudos sobre técnicas que sejam realmente efetivas, e sobre a duração necessária para produzir efeitos desejados (Fig. 4-11).

Outra forma de ativar o OTG é a **contração máxima sustentada** do agonista com objetivo de aumentar a tensão musculotendínea e logo depois relaxar o músculo. Esta técnica facilita o ganho de amplitude de movimento e excursão muscular (Fig. 4-12).

Canal de Entrada Proprioceptivo (Receptores Articulares)

A tração aplicada longitudinalmente como meio de separar as superfícies articulares e a aproximação ou compressão das superfícies articulares são direcionados para a estimulação dos receptores articulares. Do ponto de vista neurofisiológico, os movimentos articulares dão informações aos núcleos subcorticais e córtex sobre posição e movimento. Em outras palavras, as articulações são dotadas de inúmeros receptores articulares localizados nas cápsulas e ligamentos articulares.[19]

A compressão por meio de **aproximação articular** aumenta a atividade muscular em volta da articulação, garantindo maior estabilidade. Davies (1985)[36] demonstrou que o apoio de peso no membro superior hemiplégico facilita a ação dos músculos do ombro. A compressão deve ser aplicada previamente ao treino funcional. Dentre várias técnicas, uma das formas mais comuns de coaptação é a executada com o peso corporal do próprio indivíduo (Fig. 4-13).[18]

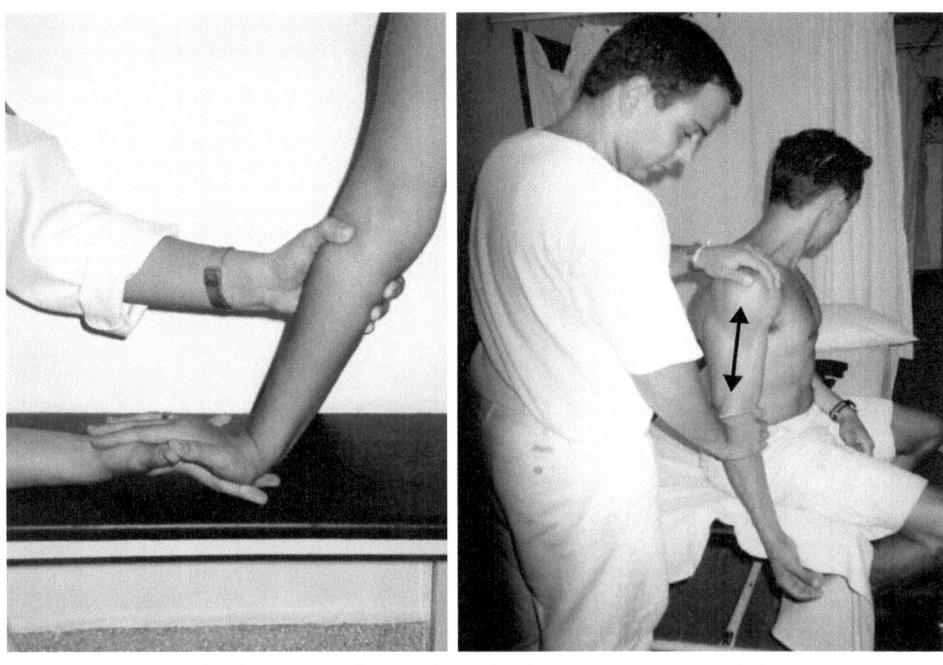

Fig. 4-13. Dois exemplos de aproximação articular realizada com o terapeuta estabilizando o cotovelo em extensão. (Fonte: o autor.)

A pressão sobre a articulação por meio de **tração articular** (técnica inibitória) pode ser usada também para fins terapêuticos. Johnstone (1995)[37] defendeu o uso da pressão constante com por talas infláveis, pois proporciona maior estabilidade ao membro, elimina reações associadas, permite o apoio de pés mais cedo no membro afetado e aumenta o estímulo sensorial (Figs. 4-14 e 4-15).[19]

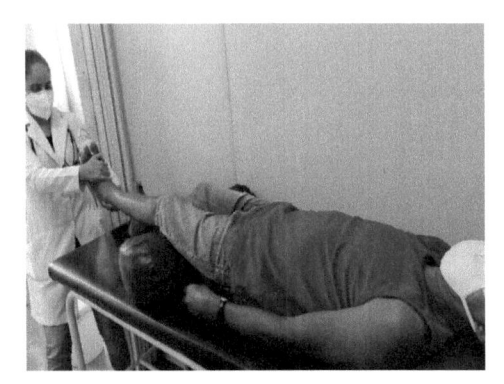

Fig. 4-14. Tração no tornozelo para reduzir hiperatividade flexora plantar. (Fonte: o autor.)

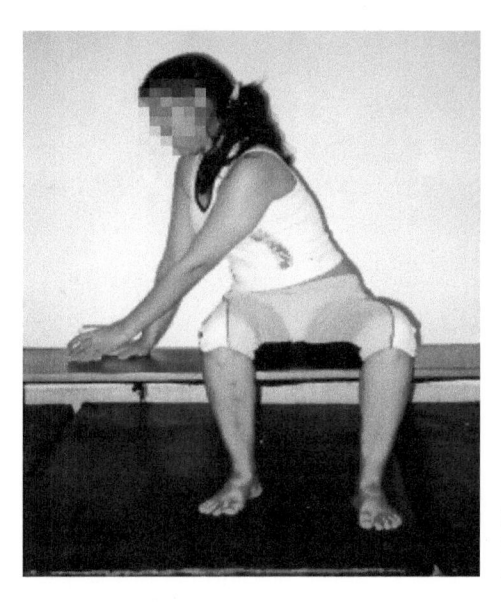

Fig. 4-15. Facilitação cruzada enfatizando a transferência e o peso sobre a mão, quadril e pé direito. (Fonte: o autor.)

Canal de Entrada Exteroceptivo

Esta abordagem utiliza estímulos cutâneos rápidos ou lentos, com o objetivo de facilitar ou inibir a resposta motora. Este efeito pode ser atingido por meio de escovação, gelo, percussão, vibração, dentre outros.

A **escovação rápida** tem como objetivo a facilitação da contração muscular mediante escovação da pele sobre o músculo. Isso condiz com resultados positivos se a pele a ser estimulada for inervada pelo mesmo segmento da coluna vertebral, que inerva o músculo ao qual se deseja o movimento.[18] Mccormack (1990)[19] recomenda que a escovação deve ser feita de 3 a 5 segundos sobre o ventre muscular a ser facilitado, e a técnica deve ser repetida novamente depois de 30 segundos (Fig. 4-16).[18]

O uso de **deslizamentos rápidos de cubos de gelo** tem como objetivo facilitar o movimento desejado, e são aplicados sobre o ventre do músculo, com determinada pressão no tempo de 3 a 5 segundos, ou podem ser usados com estímulos rápidos de varredura (Fig. 4-17). Ao final de três aplicações do gelo pede-se ao paciente para produzir uma contração muscular ativa.[18,19]

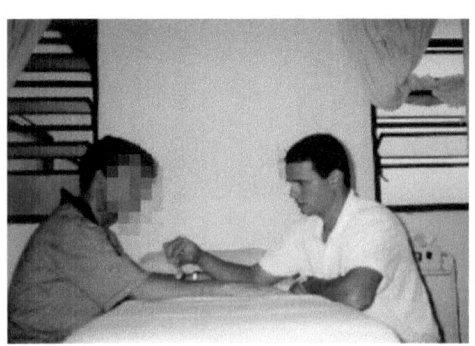

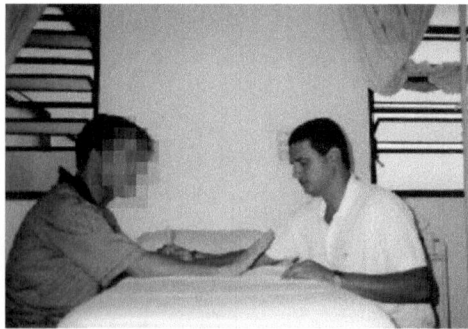

Fig. 4-16. Escovação rápida para ativar os extensores de punho. (Fonte: o autor.)

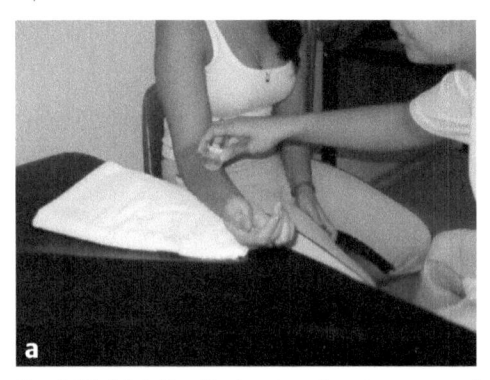

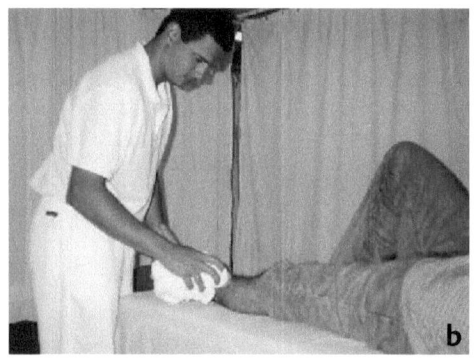

Fig. 4-17. (a) Aplicação de cubos de gelo em varredura rápida para ativar flexores de punho. (b) Aplicação de cubos de gelo em varredura rápida para ativar tibial anterior. (Fonte: o autor.)

O **uso de percussão** também é comumente utilizado para ativar canais exteroceptivos. A **percussão do tendão** gera disparo das fibras Ia fásicas, causando resposta similar aos alongamentos rápidos em todo o músculo. A **percussão do ventre muscular** é usada um estímulo de baixa intensidade, sendo, assim, mais satisfatório. Recomenda-se de 3 a 5 batidas sobre o ventre do músculo a ser facilitado,[19] sendo sempre precedido pelo movimento ativo do indivíduo para que haja maior efetividade (Fig. 4-18).

A **vibração de alta frequência (100-125 Hz)** também foi recomendada por Umphred e Mccormack (1990)[19] para facilitar ou inibir a resposta motora. A vibração facilita o músculo agonista e inibe o antagonista por ativação dos receptores Ia. Bishop (1974)[38] identificou três efeitos motores obtidos pela vibração: (1) Contração mantida, através do reflexo tônico de vibração (RTV); (2) Depressão dos neurônios motores, que inervam os músculos antagonistas (inibição recíproca); (3) Supressão dos reflexos monossinápticos de alongamento durante o período de vibração. Esta técnica também pode ser considerada uma técnica inibitória quando usada em **baixa frequência (60-90 Hz)**.[18,19] Ageranioti e Hayes (1990)[39] fizeram estudos do uso da vibração em pacientes com distúrbio do tônus muscular. Observaram que imediatamente após a aplicação há redução significativa da hipertonia e hiper-reflexia.[18] Vale ressaltar, novamente, a grande necessidade de cautela na utilização da vibração, e seu uso indiscriminado deve ser desencorajado. Tem sido re-

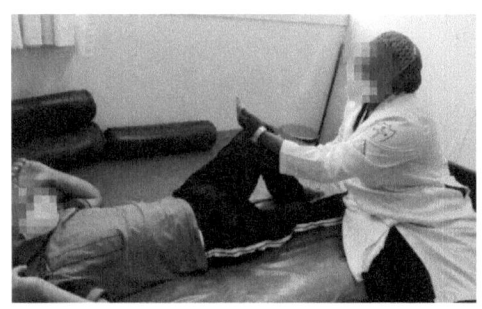

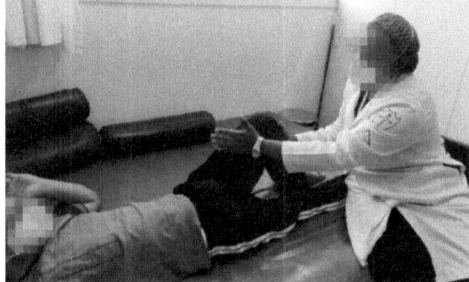

Fig. 4-18. Percussão do ventre muscular (músculo adutor) para manter o acompanhamento alinhado e evitar a queda do quadril em abdução. (Fonte: o autor.)

latado que esta técnica apresenta vários resultados adversos especialmente em pacientes com disfunção cerebelar (Fig. 4-19).[19]

O uso do **reflexo de retirada** por meio da estimulação exteroceptiva da região plantar que provocará uma retirada fásica rápida em flexão do membro que foi estimulado e em extensão do membro contralateral (Fig. 4-20). A mesma pode ser seguida de resistência manual para potencializar a ação do fuso muscular.

O uso do **aquecimento neutro** tem propiciado inibição por estar relacionada com a estimulação de exteroceptores dos receptores cutâneo, e que, simultaneamente, impedem que estímulos adicionais entrem no sistema.[18,19] De acordo com Jackson (2000),[18] a temperatura adequada fica entre 35 e 37 graus. Jonhstone (1995)[37] também defendeu seu uso para proporcionar estimulação sensorial aos tecidos moles, causando inibição da região submetida ao aquecimento neutro.[18,19] Twist (1985)[40] relata que enfaixamento aplicado em membros inferiores por 3 horas, 3 vezes por semana em dias alternados, por período de 2 a 4 semanas teve como resultado o aumento significativo da amplitude de movimento passivo com redução da dor.

O uso do **gelo por imersão** tem sido utilizado para redução da hiperatividade muscular. O resfriamento prolongado gera redução de impulsos tanto aferente como eferente ao SNC. O resfriamento com duração de 5 minutos resulta em uma redução na velocidade

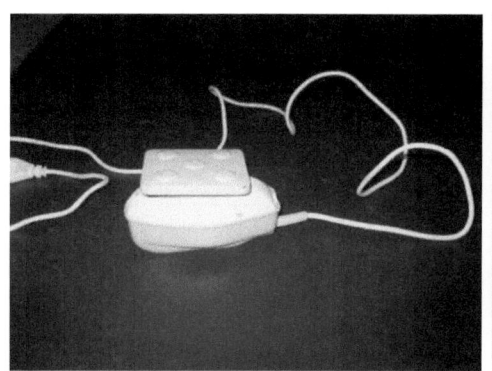

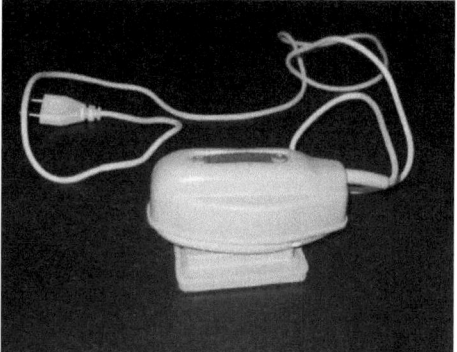

Fig. 4-19. Modelo de vibrador utilizado na aplicação clínica em neurologia. (Fonte: o autor.)

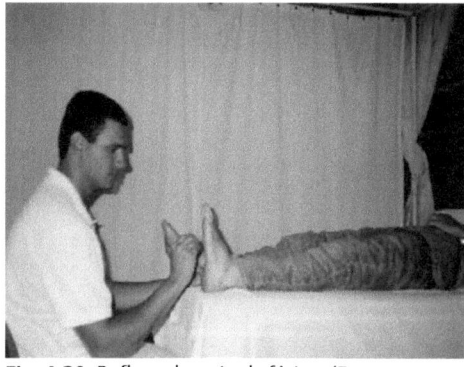

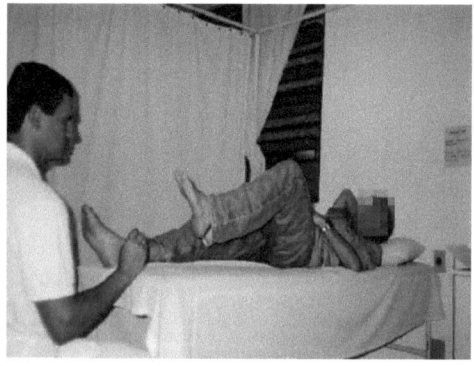

Fig. 4-20. Reflexo de retirada fásica. (Fonte: o autor.)

ABORDAGENS DA FISIOTERAPIA NEUROFUNCIONAL

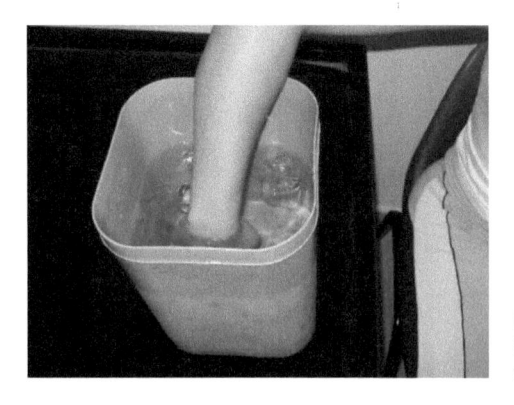

Fig. 4-21. Uso do gelo por imersão como técnica inibitória para relaxamento de flexores de punho e dedos. (Fonte: o autor.)

de condução nervosa[41] e uma redução nos reflexos do tendão,[42] que são totalmente reversíveis em 15 minutos. A aplicação prolongada de resfriamento com duração de mais de 10 minutos leva a uma redução temporária da espasticidade e clônus em alguns pacientes.[43] A forma mais comum de utilização do gelo é o banho de imersão local (Fig. 4-21). Utiliza-se uma mistura de um terço de água para dois de gelo em cubo. A parte envolvida deve ficar imersa por 3 segundos, em 3 repetições, com segundos de intervalos entre uma aplicação e outra.[36] Não há comprovações que esta técnica tenha efeitos prolongados sobre a espasticidade, de modo que os alongamentos ou exercícios ativos devem ser realizados em seguida à aplicação da técnica.[18]

Para que ocorra um tratamento efetivo, o paciente deve:

- Ser receptivo à modalidade.
- Ser capaz de monitorar o estímulo frio, não podendo haver déficits sensitivos.
- Ter um sistema nervoso autônomo estável para evitar efeitos adversos de hipotermia.[19]

A **massagem** também pode ser usada como técnica de tratamento inibitória de forma suposicional, em razão de seus efeitos mecânicos e fisiológicos. Estes efeitos, juntamente com a técnica propriamente dita, não serão relatados por serem assuntos amplamente descritos e propícios a debates. Brouver e Souza de Andrade (1995)[44] realizaram a técnica de deslizamento com leve pressão sobre os ramos primários posturais, em pacientes com esclerose múltipla, e verificaram uma redução significativa na amplitude do reflexo H (medida da excitabilidade do neurônio motor). Goldberg *et al.* (1992)[45] realizaram experimentos em membros inferiores e verificaram que a massagem profunda surtiu mais efeito que a massagem leve, em termos inibitórios. Sullivan *et al.* (1991)[46] constataram em seus estudos que o efeito inibitório não se estende além do grupo muscular massageado. Ainda não está claro se os resultados obtidos por esses pesquisadores se estendem a pacientes com disfunções neurológicas. Há grande necessidade de ampliar os estudos e é essencial que sejam criadas novas formas de medição, além da amplitude do reflexo H, para indicação da eficácia da massagem.[18]

Canal de Entrada Vestibular

O aparelho vestibular é um órgão proprioceptivo, formado por uma estrutura membranosa localizada na região temporal do crânio. É subdividido em cóclea, que esta relacionada com audição, vestíbulo e três canais semicirculares. Os dois últimos são dotados de células ciliadas que, conforme seu posicionamento, fazem a transdução de modalidades sensoriais diferentes. O sistema vestibular está intimamente ligado ao sistema auditivo, visual, proprioceptivo e motor, trabalhando de forma cooperativa com o intuito de modular funções importantes, como: posição no espaço, manutenção das reações de endireitamento, resposta de equilíbrio, influência do tônus muscular, manutenção da mira visual e até mesmo no aprendizado e desenvolvimento emocional.[19]

Umphred e Mccormack (1990)[19] afirmaram que os pontos-chave a se ter em mente são que o aparelho vestibular tem grande capacidade, tanto inibitória como facilitatória do SNC. Embora o referido texto tenha enfoque de técnica facilitatória, vale citar, em razão de sua grande utilização, que padrões lentos de embalo repetitivo, independentes do plano e direção, provocam inibição das respostas corporais totais. Vale ressaltar que a inibição corporal deve ser seguida por outras técnicas com a finalidade de tratamento, como técnicas proprioceptivas, como rotação e alongamento de grupos musculares, para que o tratamento tenha melhor efetividade.

Ao contrário da técnica inibitória, os embalos que utilizam aceleração anteroposterior ou angulares rápidas da cabeça e corpo formam as técnicas facilitatórias. Se estas forem realizadas com o indivíduo em decúbito ventral, facilitam especificamente a resposta extensora postural. Podem ser usados como material de tratamento: carrinhos de rolimã, bolas, rolos, escorregadores, redes, entre outras (Figs. 4-22 e 4-23).

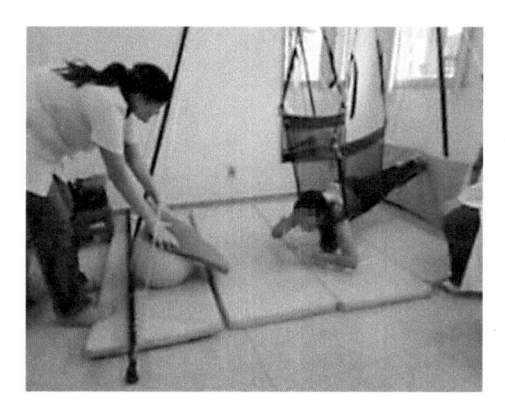

Fig. 4-22. Estímulo vestibular por meio de aceleração anteroposterior em vestibulador. (Fonte: o autor.)

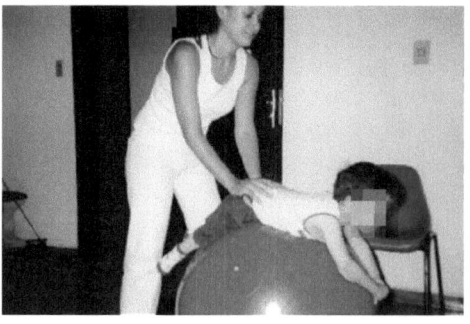

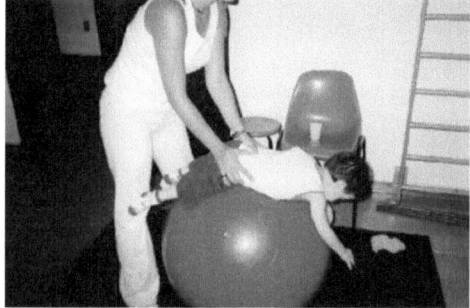

Fig. 4-23. Estímulo vestibular por meio de aceleração anteroposterior em bola terapêutica. (Fonte: o autor.)

Dependendo da intensidade do estímulo, a resposta variará. Além disso, tem influência direta nos padrões de tônus o estado emocional de indivíduo. Experiências demonstraram que a estimulação vestibular facilitatória pode promover respostas verbais, onde crianças com retardo da fala puderam falar espontaneamente, e também por influenciarem os ramos simpáticos do SNA, resultando em aumento da atenção e alerta.[18,19] Detalhes sobre a inibição e facilitação das funções do sistema vestibular serão abordados no Capítulo 17.

Canal de Entrada Visual

O uso de estímulos visuais também pode modificar a resposta motora. O uso de cores fortes, vivas e variadas podem aumentar a resposta motora, tornando o ambiente facilitatório, sendo indicado, principalmente, para indivíduos com redução do nível de consciência, hipotonia e pouca motivação. Já o uso de ambiente com cores neutras e pouco variadas pode reduzir a resposta motora, tornando o ambiente inibitório. Esse tipo de ambiente pode ser usado para reduzir os graus de liberdade em indivíduos com hiperatividade, agitação psicomotora, alterações cognitivas com dificuldade para seleção da melhor resposta, além de pacientes com afasia em estágio inicial (Fig. 4-24).

Canal de Entrada Auditivo

O canal auditivo pode ser utilizado por meio de equipamentos que emitem ondas sonoras, bem como instruções verbais do terapeuta. As instruções verbais preparam o paciente para o movimento correto e ajudam-no a aprender o que fazer. O terapeuta precisa ajudar o paciente a focar nos elementos essenciais da tarefa para maximizar o sucesso dos movimentos iniciais. Comandos verbais firmes durante a prática fornecem *feedback* e ajudam o paciente a modificar e corrigir seus movimentos e aumentar a resposta motora. Esta mesma resposta pode ser atingida com uso de sons/músicas mais rápidas, como samba, tango, dentre outras. O uso de instruções ou sons suaves pode gerar efeitos inibitórios e ser úteis para reduzir a agitação do paciente na fase aguda ou durante a evolução de doenças neurodegenerativas (Alzheimer), além de acalmar a criança durante uma prática terapêutica (Fig. 4-25).

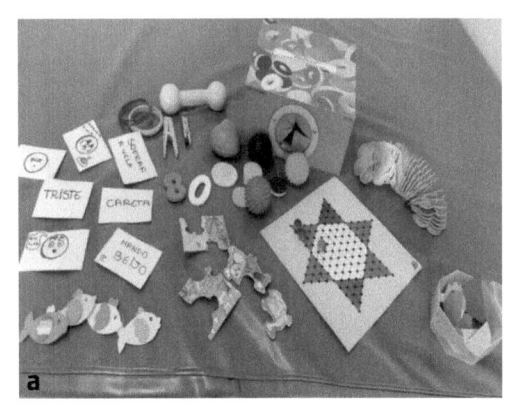

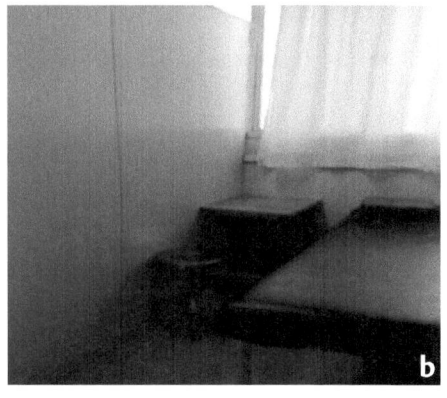

Fig. 4-24. (**a**) Ambiente facilitatório com diversos estímulos visuais e (**b**) ambiente terapêutico inibitório (neutro). (Fonte: o autor.)

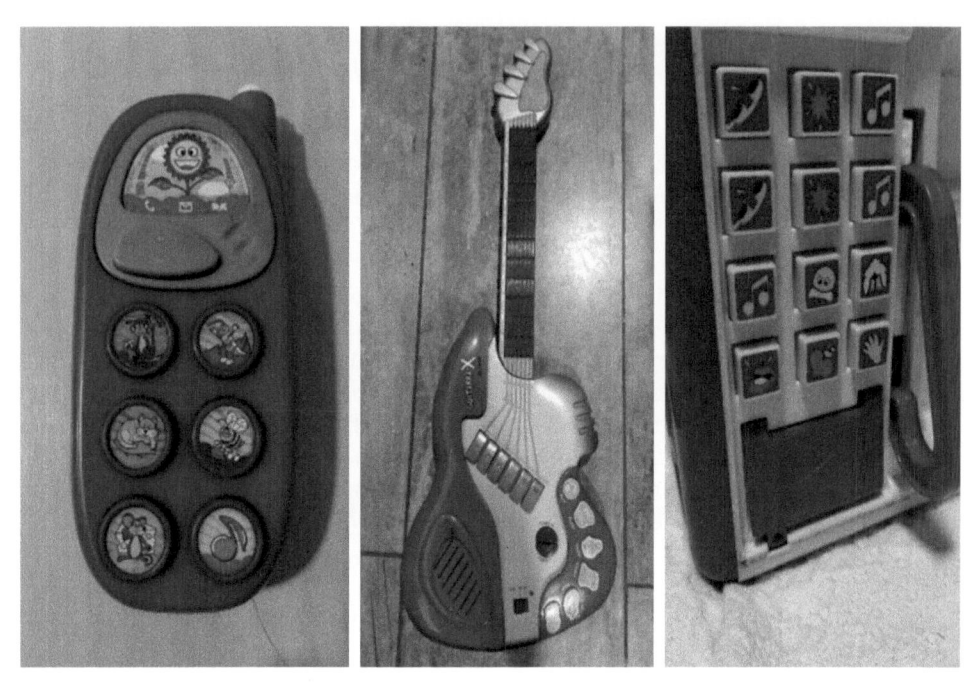

Fig. 4-25. Instrumentos lúdicos que geram resposta motora e cognitiva por meio do canal auditivo. (Fonte: o autor.)

Canal de Entrada Olfativo

O uso do olfato como modalidade de tratamento tem sido implementado especialmente durante os procedimentos de alimentação. Odores como baunilha e banana têm sido usados para facilitar movimentos de sugar e lamber os lábios. Amônio e vinagre têm sido usados clinicamente para provocar padrões de retirada e aumentar o alerta em pacientes comatosos. Ao usar odores como estimulantes, o terapeuta precisa estar consciente das mudanças comportamentais (alerta, nível de consciência, padrões de tônus muscular, comportamento reflexo e níveis emocionais).

Canal de Entrada Gustativo

Os impulsos gustativos são usados como parte de atividades de alimentação e pré-alimentação (incluindo a deglutição). A região oral é sensível ao sabor, à pressão, texturas e temperatura. A alimentação deve ser considerada uma técnica multissensorial, combinando sabor, texturas e temperatura. O uso de sabores azedos (limão, suco de uva) tende a estimular o processo de salivação, aumentando a estimulação trigeminal do tronco encefálico e incentivar o processo de deglutição em indivíduos com distúrbios neurológicos (Fig. 4-26). A textura pode dificultar ou facilitar o processo de deglutição. Texturas mais pastosas tendem a ser mais fáceis para deglutir (importante para pacientes com quadros de disfagia). Cola *et al.* (2012)[47] observaram que o uso de alimentos pastosos frio-azedo facilita o processo de deglutição, diminuindo o tempo de trânsito faríngeo em indivíduos após AVC.

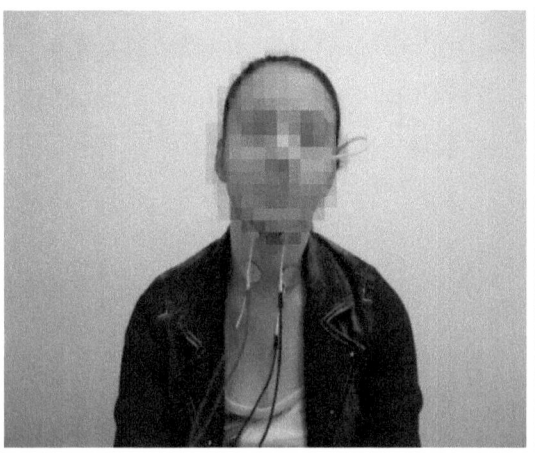

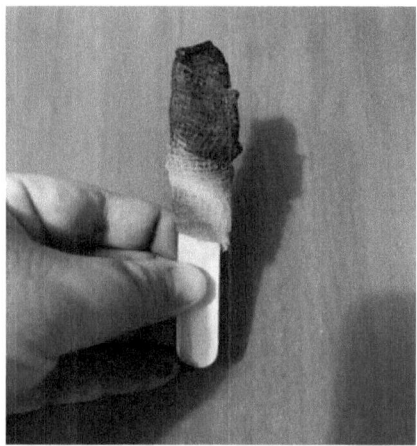

Fig. 4-26. Paciente com quadro de AVC isquêmico em região bulbar apresentando quadro de disfagia orofaríngea realizando estimulação elétrica neuromuscular na musculatura supra e infra-hióidea associada a estímulos gustativos com gaze embebida em suco de uva. (Fonte: o autor.)

Canal de Entrada Autonômico

O sistema nervoso autônomo (SNA) regula, ajusta e coordena as atividades viscerais. A manutenção da homeostase corporal influencia na resposta do SNC. Os impulsos para a medula espinal, tronco encefálico, cerebelo, tálamo, sistema límbico e cérebro têm potencial de influenciar tanto no sistema visceral quanto no somático (voluntário). Se você se sentir ameaçado, tanto o sistema visceral quanto o voluntário precisam modificar as respostas, por exemplo, o sistema nervoso autônomo aumenta a frequência cardíaca e respiratória para prover oxigênio e nutrientes para os músculos com aumento do metabolismo. Seu sistema emocional precisa despertar para conseguir lidar com o medo. Seu sistema locomotor precisa agir com intensidade apropriada para você fugir do local ou enfrentar o problema. Na prática clínica, sinais como aumento da pressão arterial, frequência cardíaca, do tônus e hiperatividade muscular são alguns sinais de respostas excessivas do SNA e podem caracterizar medo e insegurança em alguma tarefa que exija equilíbrio.

Com base nessas premissas, o aumento da atividade parassimpática pode controlar a hiperatividade visceral e somática. Uma das técnicas amplamente utilizadas é o **frotamento lento**. A técnica é realizada com o paciente em decúbito ventral e o frotamento é realizado em áreas paravertebrais. O terapeuta começa fazendo o frotamento na região paravertebral cervical na direção da área torácica, usando movimento lento e contínuo das mãos. Quando a primeira mão está chegando à região lombar, a segunda mão deve começar um frotamento para baixo da região cervical. A técnica deve ser aplicada por 3 a 5 minutos para inibição do SNA (Fig. 4-27).

Posicionamento Funcional

Carr e Kenney (1992)[48] relatam que o posicionamento é muito usado por fisioterapeutas para evitar contraturas e desencorajar a atividade reflexa indesejada. Esta teoria está intimamente ligada ao objetivo, por parte dos fisioterapeutas, de evitar o desenvolvimento dos padrões espásticos de movimento.[49] Estas posições visam a minimizar a influência dos

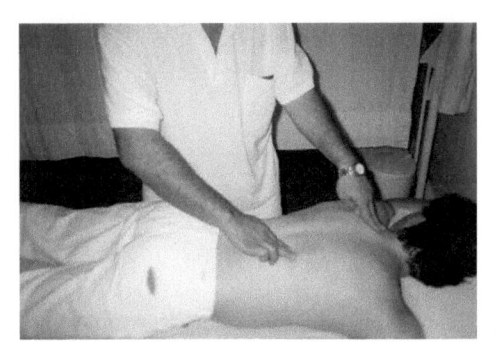

Fig. 4-27. Técnica de frotamento lento e contínuo sobre a área paravertebtral. (Fonte: o autor.)

padrões primitivos ao movimento. Os três reflexos que normalmente se instalam são: reflexo tônico cervical simétrico, reflexo tônico cervical assimétrico e reflexo labirinto (Fig. 4-28).[18,48]

Os reflexos são ativados "tonicamente", ou seja, a formação reticular ativa os neurônios motores da medula espinal. Os receptores são proprioceptores articulares e musculares do pescoço situado em C1 e C3 e otólitos (cristais de cálcio que compõem estrutura dos cílios do sistema vestibular) e as cristas do labirinto. Os reflexos têm influência na alteração do tônus muscular por meio do corpo, onde a principal influência motora está direcionada aos músculos posturais e antigravitacionais. A integração deste reflexo estabelece a facilitação para apanhar objetos, fixação de visão, o equilíbrio entre flexores e extensores, o ato de trazer os membros para a linha média, entre outros. Existem controvérsias se esses reflexos devem ser encorajados ou desencorajados, pois os oponentes enfatizam que o indivíduo utiliza dos reflexos para realizar movimentos úteis no seu dia a dia (Fig. 4-29).[19]

Davies (1985)[36] relatou posições adequadas no tratamento de pacientes com AVC, salientando que fosse evitado o decúbito dorsal, porque este pode desencadear reflexos tônicos do pescoço, podendo resultar em aumento indesejado da atividade extensora do corpo.

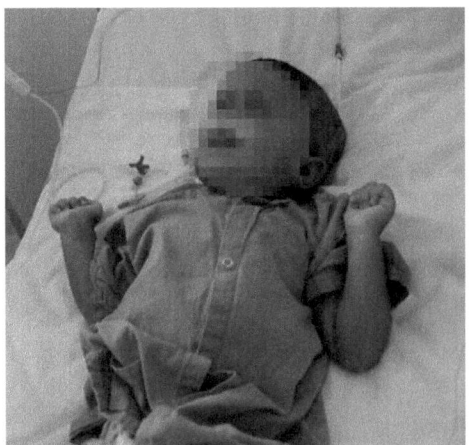

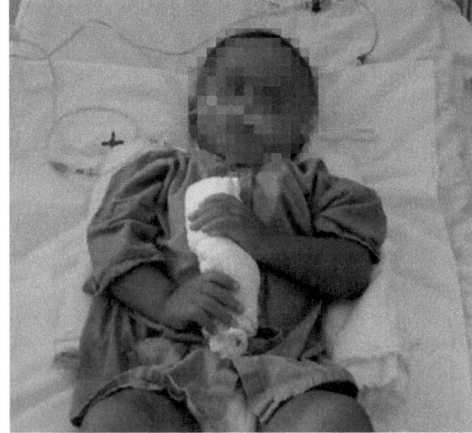

Fig. 4-28. Posicionamento na linha média para reduzir hiperatividade flexora e padrão anormal de punho e dedos. Além disso, após o posicionamento funcional, houve redução da irritabilidade e maior fixação visual. (Fonte: o autor.)

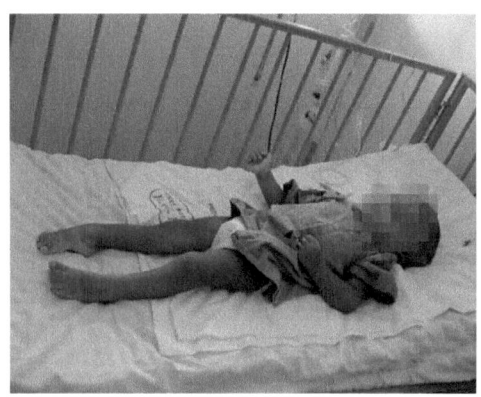

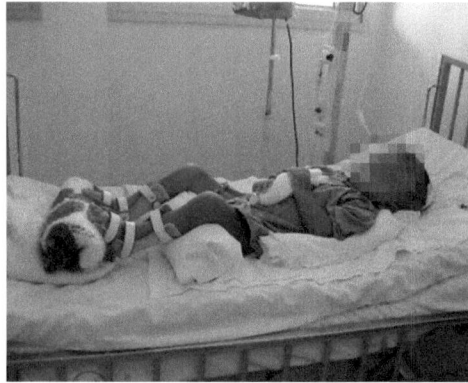

Fig. 4-29. Posicionamento para reduzir hiperatividade flexora do membro superior e extensora do membro inferior. (Fonte: o autor.)

Bobath (1990)[49] defendeu o uso de padrões de movimento que inibem reflexos como os pontos-chaves que já foram citados, em vez de posturas estáticas para inibir as reações posturais anormais e facilitar os movimentos.[18] Algumas posturas desejáveis quando o paciente está no momento de repouso são descritas abaixo (Fig. 4-30):

a) *Decúbito lateral sobre o lado afetado:* este tipo de postura aumenta a transferência de peso para o lado afetado, bem como estimula sensibilidade e melhora a percepção corporal. Proporciona, também, alongamento do tronco do lado afetado. Este tipo de posicionamento faz com que o paciente sofra menor influência dos reflexos tônicos do pescoço (reflexo tônico cervical assimétrico – RTCA e reflexo tônico labiríntico – RTL) (Fig. 4-31).

b) *Decúbito lateral sobre o lado menos afetado:* postura mais difícil de ser executada em indivíduos com hemiparesia ou hemiplegia, pois necessita de muitos travesseiros e impede a visão. Além disso, esta postura deixa o membro superior menos comprometido inibido e o tornozelo do lado hemiplégico com tendência à inversão. Porém, é mais uma postura a ser experimentada e aumenta a ventilação do pulmão do lado hemiplégico (Fig. 4-32).

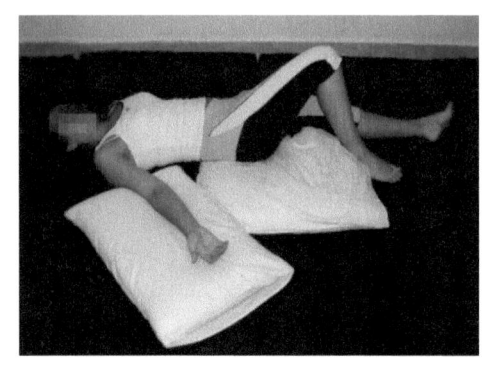

Fig. 4-30. Posicionamento em decúbito dorsal (cabeça em posição neutra, ombro do lado afetado posicionado em rotação externa, com extensão de cotovelo e punho apoiados sobre um travesseiro; quadril e joelho em flexão associada à rotação interna do quadril, com a pelve apoiada sobre um travesseiro prevenindo sua retração). (Fonte: o autor.)

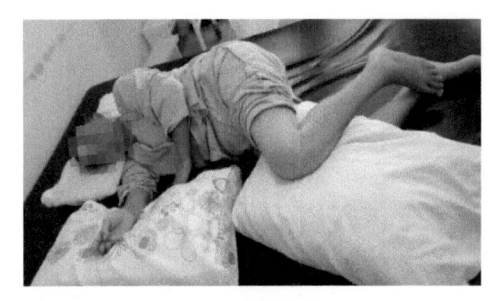

Fig. 4-31. Posicionamento em decúbito lateral sob o lado afetado (escápula do lado afetado posicionada em abdução, ombro em flexão e rotação externa, com extensão de cotovelo e punho apoiados sobre um travesseiro; quadril e joelho em flexão do lado afetado apoiada sobre um travesseiro e membro oposto em extensão ou flexão – essas posições podem ser invertidas para lembrar a posição de passo).

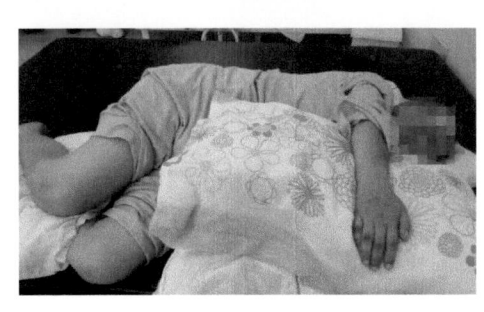

Fig. 4-32. Posicionamento em decúbito lateral sob o lado menos afetado (escápula do lado menos afetado posicionada em abdução, ombro em flexão, com extensão de cotovelo e punho apoiados sobre alguns travesseiros; quadril e joelho em flexão do lado afetado apoiada sobre um travesseiro e membro oposto em extensão ou flexão – essas posições podem ser invertidas para lembrar a posição de passo). (Fonte: o autor.)

c) *Posicionamento sentado:* postura mais ativa a ser incentivada de maneira precoce, pois favorece maior controle de tronco, ativação de órgãos internos, exige maior concentração e atenção, além da percepção espacial (Fig. 4-33).

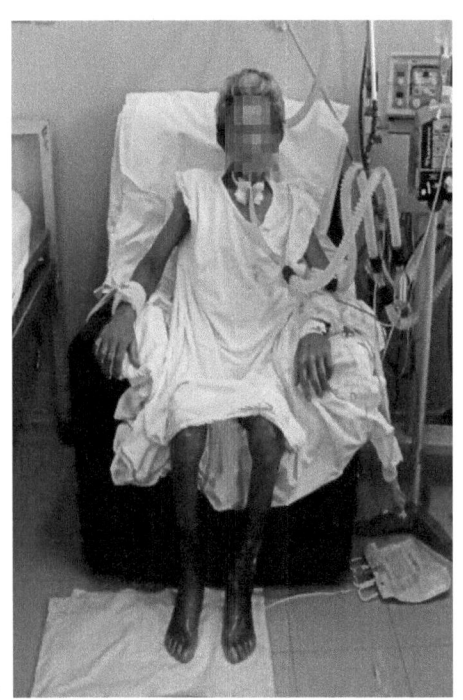

Fig. 4-33. Paciente posicionado sentado na fase aguda do AVC com o paciente sob ventilação mecânica. (Fonte: o autor.)

CONCLUSÃO

Frente a compreensão destas diversas formas de abordagens terapêuticas e mediante a filosofia de cada uma foram surgindo técnicas específicas de tratamento que podem também ser usadas isoladamente, com a finalidade de inibição ou de facilitação do movimento. Devemos sempre ter em mente, que independente da técnica utilizada, ou canal de entrada sensorial escolhido, as habilidades do paciente devem ser treinadas por meio de tarefas específicas. Não há nenhum tipo de aprendizado, memória ou otimização de habilidades motoras no uso de técnicas e estímulos sensoriais isolados.

Tarefa de laboratório
Observe a influência dos canais de entrada no seu controle motor!

1. Primeiro aperte bem forte a mão de alguém da sua família, colega ou um dinamômetro. Verifique a quantidade de força executada nesta tarefa de preensão palmar. Depois disso, aplique uma compressa de gelo (envolto em um pano ou toalha) nos músculos flexores de punho por 20 minutos. Verifique novamente a força apertando a mão de alguém da sua família, colega ou dinamômetro. Houve mudanças na aplicação da força?
2. Faça agora o mesmo experimento do lado contralateral. Aperte bem forte a mão de alguém da sua família, colega ou um dinamômetro. Verifique a quantidade de força executada nesta tarefa de preensão palmar. Depois disso faça um alongamento sustentado dos músculos flexores de punho por pelo menos 30 segundos. Verifique novamente a força apertando a mão da sua família, colega ou dinamômetro. Houve mudanças na aplicação da força?

AGRADECIMENTOS

À equipe de alunos e profissionais da Clínica de Fisioterapia da UNAERP (Ribeirão Preto) e aos pacientes que forneceram anuência para os registros fotográficos.

REFERÊNCIAS BIBLIOGRÁFICAS

1. Burke D. Spasticity as an adaptation to pyramidal tract injury. Adv Neurol. 1988;47:401-23.
2. Neilson PD, Mccaughey J. Self-regulation of spasm and spasticity in cerebral palsy. J Neurol Neurosurg Psychiatry. 1982;45(4):320-30.
3. Gordon J. Assumptions underlying physical therapy interventions: theoretical and historical perspectives. In: Carr JH, Shepherd RB (Eds.). Movement Science: Foundations for Physical Therapy in Rehabilitation. Rockville, MD: Aspen Publishers; 1987. p. 1-30.
4. Bobath B. Adult hemiplegia: evaluation and treatment. London: William Heinemann Medical Books Ltd; 1970.
5. Plant R. Bases Teóricas dos conceitos de Tratamento. In: Stokes M. Neurologia para fisioterapeutas. São Paulo: Ed. Premier; 2000. 402 p.
6. Bobath K. A neurophysiological basis for the treatment of cerebral palsy. Lavenham, Suffolk: Mac Keith Press; 1980.
7. Johnstone M. O paciente hemiplégico. São Paulo: Ed. Manole; 1979.
8. Johnstone M. Restauração da função motora no paciente hemiplégico. São Paulo: Manole; 1979.
9. Voss DE. Facilitação Neuro Meuromuscular Proprioceptiva. (CIDADE?): Médica Panamericana; 1987. 388 p.
10. Mota LB. Versão brasileira da escala Chedoke McMaster Assessment Stroke: tradução, adaptação cultura, validade e confiabilidade. 2009 (Dissertação de Mestrado). Universidade Estadual de Campinas, Faculdade de Ciências Medicas, Campinas, SP. Disponível em: http://www.repositorio.unicamp.br/handle/REPOSIP/313518.
11. Sawner KA, Brunnstrom S, La Vigne JM. Brunnstrom's movement therapy in hemiplegia: a neurophysiological approach. Philadelphia: Lippincott; 1992. 276 p.

12. Stockmeyer SA. An interpretation of the approach of Rood to the treatment of neuromuscular dysfunction. Am J Phys Med. 1967;46(1):900-56.
13. Rood M. The use of sensory receptors to activate, facilitate and inhibit motor response, autonomic and somatic, in developmental sequence. In: Sattely C (Ed). Study course VI. Approaches to the treatment of patients with neuro- muscular dysfunction. Dubuque, Iowa: Brown & Co; 1962.
14. Goff B. A neurophysiological approach. In: Banks M (Ed). Stroke lPPT2. Edinburgh: Churchill Livingstone; 1986. p. 99-128.
15. Cotton E, Kinsman R. Conductive education for adult hemiplegia. London: Churchill Livingstone; 1983.
16. Carr JH, Shepherd RB. Physiotherapy in disorders of the brain. London: Heinemann; 1980.
17. Carr JH, Shepherd RB. A motor relearning programme for stroke. Heinemann. London: 1987.
18. Jackson J. Técnicas específicas de tratamento. In: Stokes M. Neurologia para Fisioterapeutas. São Paulo: Premier; 2000. p. 331-45.
19. Umphred DA, McCormack GL. Classificação das técnicas de tratamento facilitadoras e inibidoras mais utilizadas. In: Umphred DA. Fisioterapia neurológica. São Paulo: Manole; 1994. p. 116-7.
20. Cavagna GA, Dusman B, Margaria R. Positive work done by a previously stretched muscle. J Appl Physiol 1968;24:21-32.
21. Webber S, Kriellaars D. Neuromuscular factors contributing to in vivo eccentric moment generation. J Appl Physiol (1985). 1997;83(1):40-5.
22. Pak S, Patten C. Strengthening to promote functional recovery poststroke: an evidence-based review. Topics in stroke rehabilitation. 2008;15(3):177-99.
23. Canning CG, Ada L, Woodhouse E. Multiple-task walking training in people with mild to moderate Parkinson's disease: a pilot study. Clin Rehabil. 2008;22:226-33.
24. Lee MJ, Kilbreath SL, Singh MF, Zeman B, Davis GM. Effect of progressive resistance training on muscle performance after chronic stroke. Med Sci Sports Exerc. 2010;42:23-34.
25. Umphred DA. Fisioterapia Neurológica. Manole; 1994.
26. Nielsen JB, Crone C, Hultborn H. The spinal pathophysiology of spasticity--from a basic science point of view. Acta Physiol (Oxf). 2007;189(2):171-80.
27. Tardieu C, Lespargot A, Tabary C, Bret MD. For how long must the soleus muscle be stretched each day to prevent contracture? Dev Med Child Neurol. 1988 Feb;30(1):3-10.
28. Williams PE, Goldspink G. Changes in sarcomere length and physiological properties in immobilized muscle. J Anat. 1978;127:459-68.
29. Williams PE. Use of intermittent stretch in the prevention of serial sarcomere loss in immobilized muscle. Ann Rheumat Dis. 1990;49:316-7.
30. Edwards S, Charlton PT. Splinting and use of orthoses in the management of patients with neurological dysfunction. In: Edwards S (Ed.). Neurological physiotherapy: a problem-solving approach. London: Churchill Livingstone; 1996. p. 161.
31. Podsiadlo D, Richardson MD. The Timed "Up & Go". A test of basic functional mobility for frail elderly persons. J Am Geriatr Soc. 1991;39:142-8.
32. Bohannon RW. Comparability of force measurements obtained with different strain gauge hand-held dynamometers. J Orthop Sports Phys Ther. 1993;18(4):564-7.
33. Wallen M, Mackay S. An evaluation of the soft splint in the acute management of elbow hypertonicity. OTJR: Occupation, Participation and Health. 1995;15:16-3.
34. Wallen M, O'Flaherty S. The use of soft splint in the management of spasticity od the upper limb. Australian Occupation Therapy Journal, 1991;38(15):227-31.
35. Mills V. Electromyographic results of inhibitory spliting. Physical Therapy. 1984;64:190-3.
36. Davies P. Steps to follow: a guide to the treatment of hemiplegia. New York: Springer-Verlag;1985.
37. Johnstone M. Restoration of normal movement after stroke. London: Churchill Livingstone; 1995.
38. Bishop B. Vibratory stimulation - neurophysiology of motor responses evoked by vibratory stimulation. Phys Ther. 1974;54:1273-82.

39. Ageraniot SA, Hayes KC. Effects of vibration on hypertonia and hyperreflexia in the wrist joint of patients with spastic hemiparesis. Physiotherapy Canada. 1990;42(1):24-33.
40. Twist DJ. Effects of a wrapping technique on passive range of motion in a spastic upper extremity. Phys Ther. 1985;65(3):299-304.
41. Zankel HT. Effect of physical agents on motor conduction velocity of the ulnar nerve. Arch Phys Med Rehabil. 1966;47:787-92.
42. Knuttsson E, Mattsson E. Effects of local cooling on monosynaptic reflexes in man. Scand J Rehabil Med. 1969;1(3):126-32.
43. Price R, Lehmann JF, Boswell-Bessette S, Burleigh A, deLateur BJ. Influence of cryotherapy on spasticity at the human ankle. Arch Phys Med Rehabil. 1993;74(3):300-4.
44. Brouwer B, Sousa DA. The effects of slow stroking on spasticity in patients with multiple sclerosis: a pilot study. Physioter Theory Pract. 1995;11:13-21.
45. Goldberg J, Sullivan SJ, Seaborne DE. The effect of two intensities of massage on H-reflex amplitude. Phys Ther. 1992;72,449-57.
46. Sullivan SJ, Williams LR, Seaborne DE, Morelli M. Effects of massage on alpha motorneurone excitability. Phys Ther. 1991;71(8):55-60.
47. Cola PC, Gatto AR, da Silva RG, Spadotto AA, Ribeiro PW, Schelp AO, et al. Taste and temperature in swallowing transit time after stroke. Cerebrovasc Dis Extra, 2012;2(1):45-51.
48. Carr EK, Kenney FD. Positioning of the stroke patient: a review of the literature. Int J Nurs Stud. 1992;29(4):355-69.
49. Bobath B. Adult hemiplegia: evaluation and treatment. Oxford: Heinemann; 1990.

CAPÍTULO 5

CONCEITO BOBATH CONTEMPORÂNEO
Abaixo de Toda Anormalidade Existe um Potencial

Ana Akerman • Cláudia Maria Byrro Costa

INTRODUÇÃO

O Conceito Bobath (CB) é um dos tratamentos da reabilitação neurofuncional mais comumente utilizados em todo o mundo,[1,2] e que oferece aos terapeutas uma estrutura para o desenvolvimento de um plano de intervenção individualizado, a partir do entendimento da complexidade que envolve o movimento humano.[3,4] Esta seção fornecerá ao leitor uma visão geral do Conceito Bobath contemporâneo, incluindo o histórico do seu desenvolvimento, os fundamentos teóricos e sua aplicação na prática clínica, por meio da apresentação do seu modelo de prática clínica.

HISTÓRICO

Karel Bobath e sua esposa, Berta Bobath, nasceram em Berlim, respectivamente nos anos de 1906 e 1907. Karel Bobath graduou-se médico e Berta Bobath obteve sua primeira formação como professora de ginástica reparadora, o que contribuiu muito para o desenvolvimento das suas habilidades para a análise do movimento humano. Em Londres, Berta graduou-se em fisioterapia pela Chartered Society of Physiotherapy, em 1950.[5]

O desenvolvimento do Conceito Bobath iniciou-se em 1943. Nessa época, ao tratar um paciente adulto hemiplégico grave e com membro superior extremamente rígido em flexão, Sra. Bobath começou a observar as respostas do corpo do paciente aos movimentos que ela fazia com o tronco e o braço plégico.[5] Logo ela reconheceu o potencial de recuperação do lado afetado do paciente, apesar da falta de qualquer evidência clínica de plasticidade neural naquela época.[6] A partir daí sugeriu uma nova abordagem de tratamento, que foi a base para o surgimento de novas ideias.

Por meio de suas observações clínicas desenvolveu um procedimento de avaliação e tratamento que era considerado único, com base no entendimento do comportamento típico do movimento e que era muito diferente da abordagem convencional da época, que tinha, primordialmente, o objetivo de evitar deformidades, isto é, uma abordagem essencialmente compensatória.[1] Sra. Bobath sempre deixou claro que essa nova abordagem de tratamento não era um método ou uma técnica que impunha limites, mas um conceito, isto é, algo fluido e dinâmico, que deveria crescer e se desenvolver continuamente.[5] Considera-se que o CB foi desenvolvido pelo casal, uma vez que foi o Dr. Bobath que contribuiu com a busca das explicações neurofisiológicas para sua fundamentação teórica a partir das pesquisas que estavam disponíveis naquela década de 1950.

A partir de 1958 o casal viajou extensivamente, ensinando e treinando instrutores em todo o mundo. Em 1984 foi fundada a associação internacional de instrutores do Conceito Bobath Adulto, conhecida do inglês como IBITA – International Bobath Instructors Training Association. IBITA é uma organização de âmbito mundial de instrutores de cursos do conceito Bobath adulto que tem como objetivo principal determinar o padrão de ensino e continuar a evolução do conceito. Dentro do mesmo propósito, aqui no Brasil, foi criado, em 2012, o GABB – Grupo Adulto de Instrutores do Conceito Bobath Brasil.

FUNDAMENTOS TEÓRICOS DO CONCEITO BOBATH CONTEMPORÂNEO

Nos últimos anos o CB tem passado por mudanças e, recentemente, teve sua definição atualizada a partir de estudos qualitativos conduzidos por cientistas pesquisadores em reabilitação com a colaboração do comitê educacional da IBITA. Vaughan-Graham *et al.*, em 2019,[7] publicaram a seguinte definição revisada do conceito Bobath:

> *"O Conceito Bobath é uma abordagem terapêutica inclusiva, individualizada para otimizar o potencial e a recuperação do movimento de pessoas com disfunções neurológicas com base nos estudos do movimento contemporâneo e neurociências. O conceito proporciona uma estrutura para a análise do movimento funcional a partir do entendimento de que as doenças neurológicas afetam toda a pessoa. A intervenção foca na recuperação do movimento típico, minimizando o movimento atípico e compensatório, ao mesmo tempo que reconhece que os problemas de movimento são influenciados pelas experiências vividas da pessoa antes e pós-lesão neurológica. Há uma ênfase na abordagem multidisciplinar 24 horas para melhorar a atividade e a participação. No conceito Bobath, a análise de movimento funcional considera a influência da informação sensorial sobre a interação relativa entre o controle postural, o movimento seletivo e os processos cognitivos/perceptivos. Da mesma forma, o controle de tronco e de cabeça é visto igualmente importante quanto o controle de membros superiores e inferiores. A qualidade do desempenho do movimento é considerada em relação a integração do controle postural e movimento seletivo, ao alinhamento ativo de todos os segmentos corporais e à capacidade de receber, integrar e responder às informações sensoriais. Facilitação é uma habilidade clínica do conceito Bobath e é um processo ativo que busca influenciar as informações sensoriais por meio do manuseio terapêutico, pistas ambientais e verbais. A resposta do cliente à facilitação informa o processo de raciocínio clínico".*

Essa definição descrita acima pode ser considerada um resumo dos principais fundamentos teóricos e dos pontos-chaves da prática clínica do CB contemporâneo,[8] que serão explicados a seguir:

- **É uma abordagem de resolução de problemas, inclusiva e individualizada.**

O CB não representa simplesmente um protocolo de tratamento em si, ou seja, uma série de intervenções ou técnicas predeterminadas. Ao contrário, o CB compreende uma abordagem contínua, inclusiva e individualizada de interpretação e resolução de problemas, por meio da análise de movimento, do uso de informações sensoriais e do entendimento dos distúrbios do movimento apresentado pelo paciente. O raciocínio clínico está presente durante todo o processo de avaliação, intervenção e reavaliação.[9]

- **Baseia-se em teorias contemporâneas de controle motor, plasticidade neuromuscular e aprendizagem motora.**

O CB fundamenta-se nas teorias contemporâneas do movimento humano e da neurociência, fornecendo a base teórica para a compreensão do controle da postura e da análise funcional do movimento humano e da recuperação funcional após lesão encefálica.[4]

 A visão atual do controle motor, resultado de um sistema dinâmico e flexível que sinaliza o potencial para a plasticidade do sistema nervoso e muscular como a base da aprendizagem motora e da recuperação funcional pós-lesão encefálica, tem implicado em melhora do raciocínio clínico para as práticas atuais do CB. O potencial de um indivíduo para sua recuperação funcional na condição de pós-lesão encefálica tem como base a plasticidade neural, que significa a habilidade de se adaptar às demandas da tarefa e do ambiente, pela modificação nas estruturas e funções do sistema nervoso, possibilitando-o a reaprendizagem de tarefas motoras e capacitando-o ao refinamento do seu comportamento motor.[10]

É possível reconhecer alguns conceitos atuais de plasticidade neural em vários princípios do CB desde a sua origem, na década de 1940. Por exemplo, quando se dizia que a abordagem buscava a "facilitação/repetição" dos movimentos típicos, podemos transpor para um conceito defendido hoje que a estimulação sensorial oferecida pelos movimentos leva à estimulação do SNC pelo mecanismo de recuperação "real" – restituição ou reparo das estruturas ao seu estado original, isto é, a plasticidade positiva. Ao mesmo tempo, o termo "inibição" era uma forma de o SNC não permitir o movimento atípico – as estratégias compensatórias, ou seja, a plasticidade negativa. Sabe-se que a plasticidade negativa pode ser decorrente de um mecanismo de compensação em nível neuronal, caracterizado pela ativação de áreas cerebrais alternativas e/ou mudanças nas funções do tecido neural que normalmente não são observadas em indivíduos saudáveis.[11]

Os princípios básicos do CB incorporam uma abordagem sistêmica do indivíduo uma vez que compreende que os vários sistemas: sensação, ação, percepção, cognição e emoção são interligados e interativos.[6,12,13] Essa abordagem baseia-se numa solução de problemas feita pelo terapeuta e paciente durante todo o processo terapêutico. Assim, o CB é consistente com a teoria dos sistemas dinâmicos, visto que permite que o sistema encontre o melhor conjunto de soluções motoras para uma determinada tarefa, destacando que o controle motor emerge da interação de vários sistemas dentro do indivíduo, organizado de acordo com as exigências da tarefa e condicionado por fatores ambientais.[14]

O CB também utiliza do entendimento dos fatores que interferem na aprendizagem motora a fim de promover o melhor resultado possível para cada paciente. Entre os fatores destacam-se o estabelecimento de metas, demonstração e instruções verbais, a prática, a motivação, o *feedback* e o foco de atenção.[15,16] Durante todo o processo terapêutico esses fatores são incorporados e manipulados de acordo com as características do indivíduo, da tarefa e do ambiente. Com relação ao estabelecimento de metas funcionais, essas são definidas pela equipe – paciente/família/terapeuta e devem ser específicas, atingíveis, realistas e mensuráveis, utilizando medidas quantitativas e qualitativas.[17] Uma vez que a motivação é resultado de um treinamento relevante e específico à tarefa, a terapia pelo CB estimula todo o tempo a autonomia e a autoeficácia do paciente, que significam, respectivamente, a participação ativa e a crença na habilidade para atingir a meta.[16] Além disso, a terapia pelo CB tem o objetivo de desenvolver no paciente a capacidade de usar o sistema cognitivo, isto é, solucionar problemas durante a prática de tarefas funcionais. Isso é possível pela habilidade do terapeuta em oferecer, de forma adequada, as instruções verbais, os *feedbacks* e os focos de atenção, principalmente, os focos externos que direcionam a atenção do paciente ao meio ambiente e ao efeito da ação.[16]

- **Aperfeiçoar a atividade e a participação, melhorando, assim, a qualidade de vida.**

A abordagem individualizada do conceito é congruente com a Classificação Internacional de Funcionalidade, Incapacidade e Saúde (CIF), visto que o principal objetivo do processo terapêutico é aperfeiçoar a atividade e a participação social, isto é, a inclusão e o envolvimento do indivíduo em todas as esferas da vida, principalmente, aquelas que têm um sentido para o paciente. Para isso, as intervenções levam em consideração a relação entre a condição de saúde, as necessidades e características do indivíduo e os fatores ambientais, o que possibilita a definição de metas mais específicas e relevantes.[3]

- **Informações sensoriais de múltiplas fontes desempenham papel fundamental no controle motor.**

Há ampla evidência na literatura sobre a importância das informações sensoriais sobre o controle da postura e do movimento, que é consistente com esse princípio chave do CB. A abordagem pelo CB prioriza o envolvimento do sistema sensorial durante todo o treinamento de uma tarefa.[12] Isso porque o objetivo não é simplesmente que a tarefa aconteça, mas que ela aconteça com precisão e máxima qualidade possível. O sistema sensorial recebe as informações sensoriais – aferências, vindas do próprio corpo e do ambiente, e sendo responsável pela modulação do movimento, ao regular as respostas motoras – eferências. Além da regulação dos movimentos, por meio das informações sensórias: visuais, vestibulares e somatossensorias, percebemos o mundo externo, permanecemos alertas e desenvolvemos a percepção/esquema corporal.[18] Percepção corporal é resultado da integração dessas diferentes modalidades de informações sensoriais no SNC, para gerar uma representação interna da configuração do corpo e sua orientação no espaço, ou seja, é um esquema postural do corpo em 3D: corpo/corpo, corpo/ambiente e corpo/gravidade.[19,20]

- **A análise do movimento humano e o tratamento baseiam-se na integração do controle postural e o desempenho da tarefa, que demanda o controle do movimento seletivo para a produção de sequências coordenadas de movimento.**

Desde o início, o CB tem enfatizado que o controle postural e o movimento seletivo são dois aspectos inseparáveis e interdependentes para a execução de um movimento eficiente. O CP consiste na habilidade para se ajustar as inúmeras perturbações internas e externas que acompanham o movimento, por meio de duas funções comportamentais: a orientação postural e o equilíbrio postural.[21] A orientação postural equivale à habilidade para construir a postura contra a gravidade e a posição dos segmentos corporais – alinhamento corporal, que serve como referência tanto para a ação quanto para a percepção corporal, enquanto o equilíbrio postural é a coordenação das estratégias motoras para estabilizar o centro de massa corporal (CoM) dentro da base de suporte durante as perturbações acionadas pelo próprio movimento voluntário ou por forças externas.[22] Essas estratégias motoras são reconhecidas como ajustes posturais: os ajustes posturais antecipatórios (APAs) e os ajustes posturais compensatórios (APCs).[22,23] Os APAs têm como objetivo minimizar o risco de perder o equilíbrio ao ativar os músculos do tronco e membros inferiores antes e ao longo da perturbação do corpo que acontece durante os movimentos voluntários.[24] E são gerados pelo sistema nervoso central (SNC), mais precisamente, o córtex pré-frontal – área de planejamento motor, e conduzidos pelo trato reticuloespinal até os neurônios motores mediais da medula espinal.[20] De outro modo, os APCs são originados pelos sinais de *feedback* sensoriais e servem como mecanismo reativo para restaurar a posição do CoM após já ter ocorrido uma perturbação.[20]

A manutenção de um alinhamento corporal/percepção corporal requer um processamento complexo de informações sensoriais e é um fator determinante para o planejamento motor dos APAs,[20] a fim de manter a estabilidade postural adequada das muitas posturas variadas que são necessárias para as atividades funcionais. Um exemplo disso é quando um sujeito é capaz de fazer uma transição segura entre uma postura e o movimento seletivo, como na atividade de iniciação da marcha, em que a transferência de peso é apropriadamente controlada em relação à base de suporte e a gravidade. Durante a primeira fase da iniciação da marcha, antes do membro de oscilação retirar o pé, ocorre um deslocamento lateral do centro de pressão sobre esse mesmo membro, e que se empurra contra o chão para acelerar o CoM lateralmente e a frente sobre o membro inferior de apoio para gerar força. Esses mecanismos que precedem a iniciação da marcha são os APAs, funcionando para preservar a estabilidade lateral.[25,26]

As alterações no controle postural são fortes preditores para a perda de capacidade funcional em várias populações de doenças neurológicas, uma vez que podem causar retardo e/ou incoordenação na ativação dos APAs[27-29] e, consequentemente, interferir negativamente em outras funções corporais, como por exemplo, a hiperativação do tônus muscular e a fraqueza muscular do tronco e membros.[30]

Portanto, no processo de raciocínio clínico é fundamental identificar os requisitos básicos inseridos no controle postural para que os movimentos sejam realizados com eficiência durante uma tarefa funcional. Em seguida destacamos alguns requisitos que devem ser analisados e tratados pelos terapeutas do CB:

- Postura inicial – orientação postural
  - Base de suporte: informação sensorial (por exemplo, plantares cutâneos), tamanho e tipos de superfície de apoio.
  - Alinhamento corporal em relação: à base de suporte; aos segmentos corporais entre si; ao contexto ambiental e à gravidade (verticalidade).
- Equilíbrio/estabilidade postural
  - Habilidade em adaptar-se seletivamente durante as atividades funcionais.
  - Habilidade para receber, integrar e se adaptar seletivamente às informações sensoriais a fim de manter, alcançar ou restaurar o equilíbrio dentro de qualquer postura ou tarefa.

- **Facilitação manual, verbal e ambiental é um aspecto que favorece a qualidade da intervenção.**

Como foi dito, a facilitação tem sido um princípio chave da prática clínica do CB desde a sua origem, e se comparada a outros tipos de intervenção, é um aspecto único do processo de avaliação e tratamento.[3]

A facilitação consiste na manipulação das informações sensoriais para promover o planejamento, a execução e o controle do comportamento motor, fazendo parte de um processo de aprendizado ativo. Isso é particularmente importante quando se considera a recuperação após uma lesão do SNC, uma vez que evidências sugerem que o processamento anormal de informações somatossensoriais contribui para o comportamento motor atípico.[31] É utilizada para potencializar a autoiniciação e o término do movimento e/ou criar condições necessárias para uma experiência de movimento que o cliente ainda não consegue realizar sozinho, isto é, tornar o movimento ou uma tarefa possível.

A facilitação é uma habilidade clínica que depende da capacidade do terapeuta de interpretar, integrar e executar o manuseio terapêutico, associada a uma extensa base de conhecimento teórico e prático.[32] Compreende três aspectos específicos: **manual**, como por exemplo, o manuseio da escápula durante a atividade de alcance para melhorar o alinhamento/estabilidade e a eficiência do alcance do membro superior; **manipulação do ambiente**, por exemplo, uso do toque leve da mão sobre uma mesa para melhorar a estabilidade na postura de pé[33] e, por fim, o uso adequado de **pistas verbais**, por exemplo, em relação ao *feedback*: conhecimento de resultado ou conhecimento de desempenho .

- **Favorecer soluções motoras para aperfeiçoar a qualidade/eficiência do movimento**.

De acordo com o CB, o termo eficiência do movimento serve para descrever os aspectos **qualitativos** (parâmetros espaço-temporais e sem custo energético) e de **seletividade** do movimento, que é aperfeiçoar o controle postural para potencializar uma estratégia típica de movimento.[4] Por exemplo, a extensão do cotovelo demanda um controle postural da cintura escapular, e como já foi dito, um dos mecanismos que o sistema nervoso usa para restringir os graus de liberdade para otimizar as estratégias de movimento é ativando os ajustes posturais antecipatórios, mecanismos de controle que minimizam as consequências negativas de uma perturbação postural prevista.

Dentro de uma sessão de tratamento, as intervenções são avaliadas sob as perspectivas de qualidade/eficiência do movimento ou tarefa, e quantitativa, utilizando medidas objetivas e relevantes que demonstram mudanças clínicas significativas.

MODELO BOBATH DE PRÁTICA CLÍNICA (MBPC)

A Figura 5-1 representa o MBPC, que fornece uma estrutura para ser utilizada na prática clínica, educacional e em pesquisas e identifica os aspectos únicos do CB em termos de reabilitação neurológica contemporânea.[3]

Os componentes do MBPC enfatizam que o conceito é inclusivo e individualizado, podendo ser aplicado em todos os pacientes que possuam uma disfunção do controle motor, independentemente da idade e da severidade dos déficits cognitivos ou físicos, que podem ser causados por alterações primárias e/ou secundárias e/ou anteriores.[32]

O CB é centrado no cliente e não na condição de doença, abordando o impacto da condição neurológica no indivíduo, a partir da perspectiva do movimento, da percepção e da cognição. E por ser um tratamento sintomático, a avaliação da qualidade e da eficiência do desempenho da tarefa é um aspecto fundamental na avaliação,[8] pois possibilita conhecer os problemas e os potenciais de cada um e a identificação dos aspectos críticos. Consideram-se como aspectos críticos os pontos positivos ou negativos detectados como relevantes pelos clínicos que atuam com o CB e que influenciam o processo de raciocínio clínico e, portanto, influenciando o tratamento. Dessa forma, o terapeuta não somente considera se a tarefa foi realizada ou se necessitou de assistência, mas se foi realizada com a máxima qualidade possível e com eficiência, incluindo análise de quaisquer estratégias compensatórias, e/ou comportamento motor atípico utilizado.[12,34]

Durante a análise funcional deve-se dar ênfase a três aspectos importantes: controle postural, desempenho sensório-motor e movimento seletivo/sequências de movimento. Com o objetivo de descobrir as razões dos comportamentos atípicos – compensatórios, é realizado durante a avaliação um pequeno tratamento através de facilitações habilidosas que podem ser manuais e/ou verbais e/ou ambientais.[3]

Por meio dessa avaliação é possível elaborar um raciocínio clínico para formular hipóteses de trabalho, que devem ser utilizadas no tratamento a fim de alcançar a funcionalidade de forma otimizada.[3] Para isso, o terapeuta deve ter um conhecimento amplo de cinesiologia, anatomia, neurofisiologia e biomecânica. O que vai de acordo com o que a

CONCEITO BOBATH CONTEMPORÂNEO

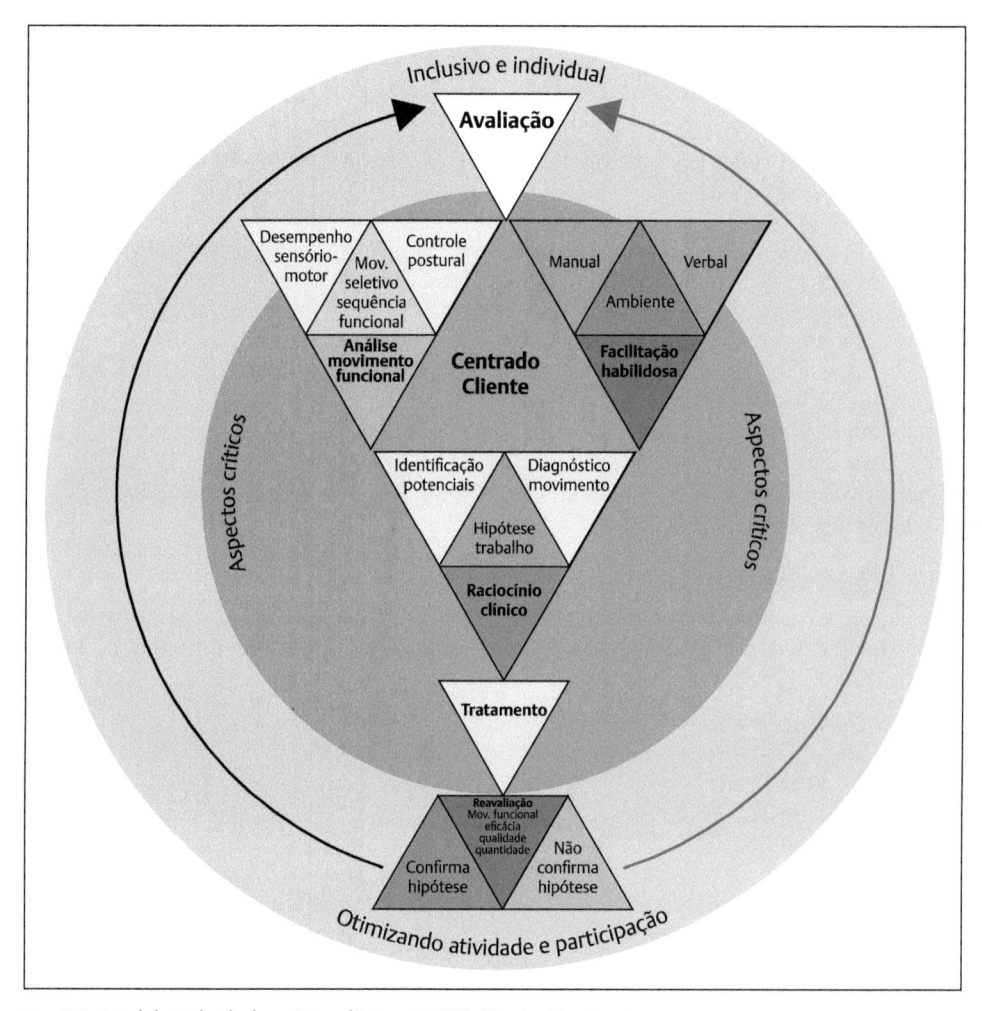

Fig. 5-1. Modelo Bobath de prática clínica – MBPC. (Fonte: O autor.)

Sra. Bobath sempre defendeu: "o tratamento não deve ser uma série de exercícios estruturados para ser prescrito para todos os pacientes, mas uma larga variedade de técnicas que podem ser adaptadas e flexíveis para irem de encontro às necessidades individuais".[6]

Com relação à intervenção, deve-se considerar a importância de uma abordagem sistêmica, da necessidade de repetição de forma adequada e da utilização do potencial do paciente como uma ferramenta para ajudar a minimizar os problemas. A qualidade do desempenho do movimento deve ser alcançada ao trabalhar o controle postural e o movimento seletivo, o alinhamento ativo de todos os segmentos corporais e a capacidade de receber, integrar e responder a estímulos sensoriais. Dar uma ênfase na abordagem multidisciplinar, holística, 24 horas para potencializar a atividade e a participação.[35]

O processo de reavaliação inclui a avaliação da eficiência do movimento, que deve ser um processo crítico e reflexivo. Isso pode ser observado no MBPC pela representação das setas que voltam em direção à avalição inicial, para confirmar ou não as hipóteses levantadas durante o raciocínio clínico, que é importante para a condução do processo terapêutico. Instrumentos de medidas de resultado devem ser utilizados a partir de perspectivas qualitativas e quantitativas antes e no final de cada tratamento para demonstrar clinicamente mudanças significativas para o paciente, cuidador e familiares.[3]

Apresentação do MBPC – Caso Clínico
- *Fatores pessoais:* homem, 45 anos, destro, profissão: consultor técnico; *hobby*: ir à praia com amigos e familiares, fazer churrasco e caipirinha.
- *Condição de saúde:* hemiparesia à direita causada por acidente vascular cerebral (artéria cerebral média) com afasia. Dor lombar prévia e hipertensão arterial.
- *Fatores ambientais:* mora numa casa com a esposa e um filho. Uso de transporte público. Bom suporte familiar.
- *Objetivos funcionais do paciente:* incorporar o membro superior direito nas seguintes atividades: varrer, cortar frutas, fazer churrasco e caipirinha.
- *Tarefa avaliada em uma sessão:* passar de sentado para de pé, andar curta distância até uma mesa e descascar um abacaxi.

Triângulo da Avaliação
O **triângulo da análise do movimento funcional** engloba o desempenho sensório-motor, o controle postural e os movimentos seletivos ao realizar a tarefa de descascar o abacaxi (Fig. 5-2).

- **Potenciais encontrados** (o que seria esperado num comportamento típico):
  - Tamanho da base de acordo com uma pessoa da sua idade.
  - atenção à tarefa.
  - Utilização das duas mãos.
  - Planejamento motor.
  - Sensibilidade tátil normal.
- **Problemas encontrados** (o que NÃO seria esperado num comportamento típico):
  - Escápula direita elevada e anteriorizada.
  - Ausência de extensão do tronco superior.
  - tronco fletido lateralmente, alongado à esquerda.
  - Ausência da estabilidade do tronco inferior.
  - Distribuição de peso assimétrica, mais para o lado esquerdo.
  - Ombro abduzido.
  - Cotovelo muito fletido e puxado para trás, antebraço supinado.
  - Punho fletido e ausência de preensão com força.
  - O descascar foi sem controle, pois desperdiçou o abacaxi, fazendo lascas muito grossas.
- **Hipóteses dos problemas encontrados:**
  - Cotovelo muito fletido e antebraço supinado em decorrência de aumento do tônus flexor.
  - Aumento do tônus do bíceps e braço abduzido em razão de mau alinhamento da escápula (anteriorizada) e falta de estabilidade do tronco superior.
  - Escápula anteriorizada por conta de hiperatividade do peitoral menor e fraqueza do trapézio inferior.
  - Tronco alongado à direita em virtude de encurtamento do peitoral maior, fraqueza de transverso abdominal e oblíquos e falta de estabilidade do tronco inferior.

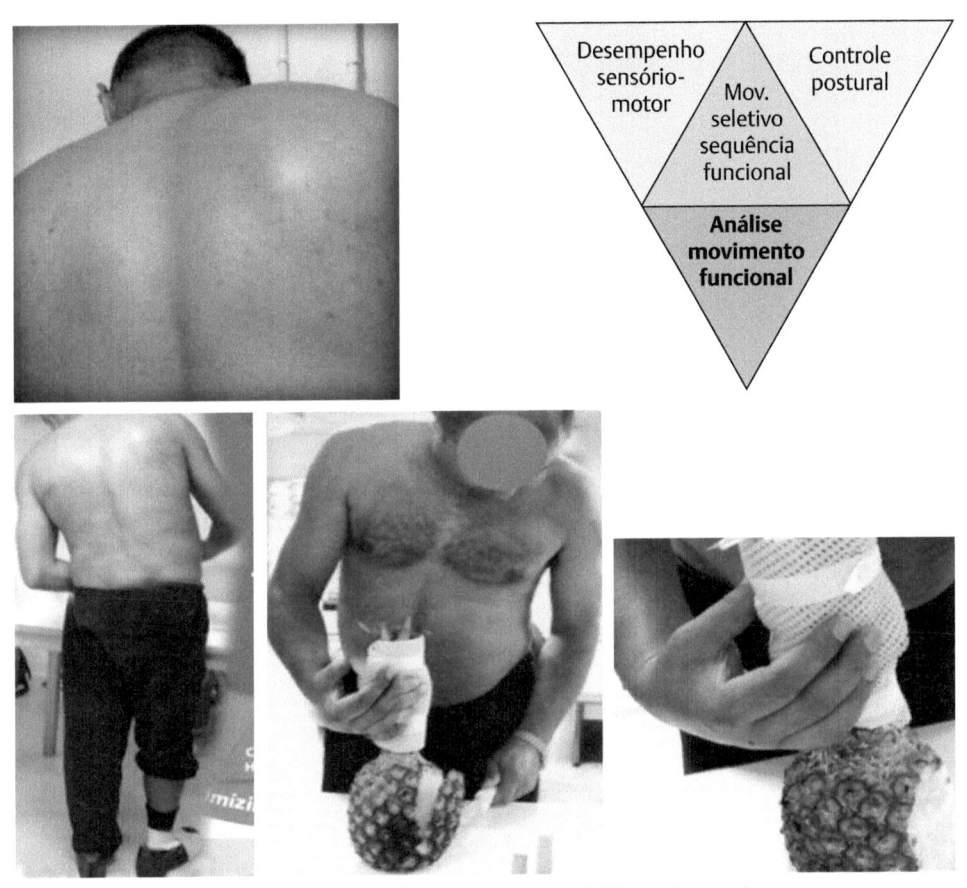

Fig. 5-2. Análise do movimento funcional: descascar um abacaxi. (Fonte: O autor.)

- Tronco inferior sem estabilidade devido à fraqueza do glúteo médio à direita.
- Transferência de peso mais à esquerda em decorrência de insegurança e flexão lateral à esquerda do tronco superior.
- Falta de controle na preensão em razão de supinação do antebraço e de abdução do braço e de flexão do punho.
- **Análise das atividades que precedem a tarefa** (Fig. 5-3):
  - Fatores que influenciam negativamente a função principal:
    ♦ Passagem de sentado para em pé de forma assimétrica, com aumento de tônus no membro superior,
    ♦ Marcha com hiperatividade do latíssimo do dorso e com aumento de tônus do bíceps braquial.

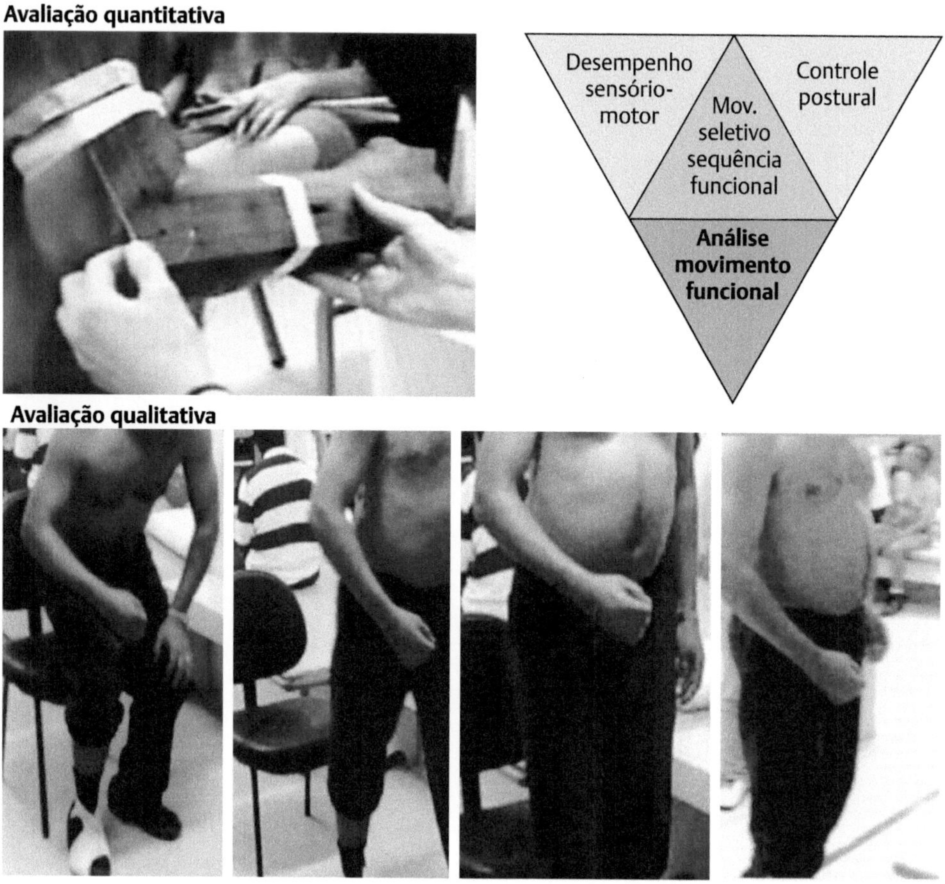

Avaliação quantitativa

Avaliação qualitativa

Fig. 5-3. Análise quantitativa e qualitativa das atividades que precedem a função. (Fonte: O autor.)

Triângulo da Facilitação Habilidosa: Manual, Verbal e Ambiental

Na Figura 5-4 podem-se observar as facilitações habilidosas utilizadas para análise do movimento funcional.

- Ao utilizar a facilitação manual pela depressão e posteriorização da escápula, resultou:
  - Em melhora da posição do tronco e do braço. Além disso, ocorreu melhor adequação do tônus do bíceps braquial, com melhor controle de tríceps braquial e o antebraço mais pronado – mais próximo do movimento típico esperado;
  - Em melhor posicionamento do antebraço e do punho, que ficou mais estendido, melhorando a preensão da mão.
- Ao utilizar a facilitação manual no músculo abdominal, ocorreu melhor atuação do trapézio inferior e menor atividade do latíssimo do dorso.
- Ao utilizar a facilitação ambiental com o terapeuta no lado direito do paciente e a utilização de uma bola, favoreceu a estabilização do tronco inferior, incluindo a pelve, e maior sensação de segurança do paciente.
- Ao utilizar a facilitação verbal foi pedido ao paciente para não deixar a bola cair, resultando na melhora da distribuição do peso.

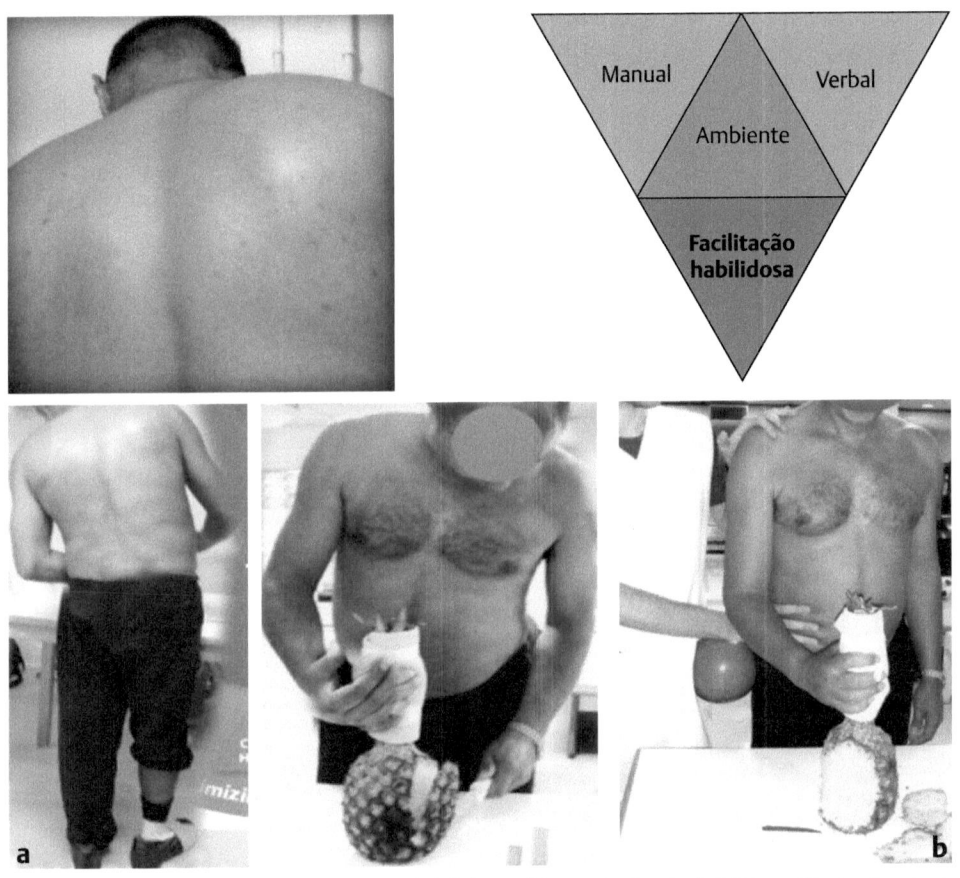

Fig. 5-4. Análise da tarefa (a) sem facilitação habilidosa e (b) com facilitação habilidosa. (Fonte: O autor.)

Triângulo do Raciocínio Clínico
Antes de iniciar o tratamento, deve-se fazer o raciocínio clínico, isto é, uma reflexão dos potenciais identificados, dos diagnósticos de movimento e dos aspectos críticos, para que as hipóteses de trabalhos sejam elaboradas para alcançar os objetivos qualitativos e quantitativos previamente estabelecidos.

- **Identificação dos potenciais:**
  - Sistema cognitivo preservado.
  - Controle muscular do membro superior direito em cadeia cinética fechada quando o tronco e a escápula estão estabilizados.
  - Sensibilidade tátil preservada.
- **Diagnóstico dos distúrbios do movimento/problemas:**
  - Falta da estabilidade do tronco superior e inferior.
  - Falta da estabilidade da escápula no gradil costal.
  - Hiperatividade do latíssimo do dorso.
  - Fraqueza dos músculos abdominais.

- Alteração da propriocepção.
- Sensação de insegurança.
- **Aspectos críticos:**
  - Positivos: sistema cognitivo (atenção e motivação) e sensibilidade tátil.
  - Negativos: falta de estabilidade do tronco superior e inferior, alteração de propriocepção e insegurança do paciente.
- **Hipóteses de trabalho**
  - A elaboração das hipóteses de trabalho surge a partir do raciocínio clínico. Seguem relacionadas abaixo as hipóteses de trabalho para alcançar a melhora do controle postural (objetivo qualitativo), a diminuição do tônus do bíceps braquial (objetivo quantitativo) e a melhora do desempenho da tarefa – descascar o abacaxi com lascas mais finas:
  - Fortalecimento muscular: trapézio inferior, glúteo médio e multífidos.
    ♦ Controle de forma tônica dos músculos abdominais.
    ♦ Percepção corporal, utilizando da informação tátil e da atenção.
    ♦ Alongamento do peitoral maior, peitoral menor e latíssimo do dorso.
    ♦ Melhor desempenho das trocas posturais: sentado para de pé e marcha.

Triângulo do Tratamento

A Figura 5-5 mostra alguns manuseios e intervenções realizados seguindo as hipóteses de trabalho descritas anteriormente.

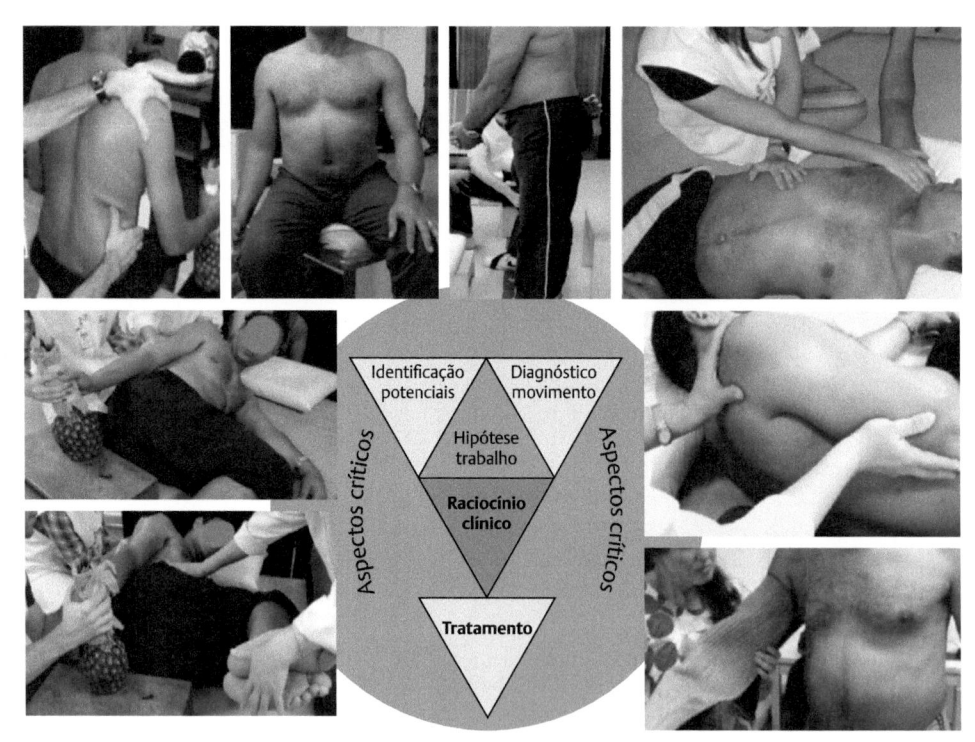

Fig. 5-5. Alguns manuseios utilizados durante o treinamento. (Fonte: O autor.)

Triângulo da Reavaliação
- **Reavaliações qualitativas:**
  - Transferência do sentado para de pé de forma mais simétrica, com o tônus mais adequado (Fig. 5-6).
  - Paciente mais simétrico, com melhora do controle postural e preensão mais adequada para agarrar (Fig. 5-7).
- **Reavaliações quantitativas:**
  - Melhora do tônus muscular do bíceps braquial, utilizando como instrumento um goniômetro (Fig. 5-8).
  - Melhora do desempenho durante a preensão e ao descascar uma lasca de abacaxi, o que diminui a possibilidade de desperdício (Fig. 5-8).

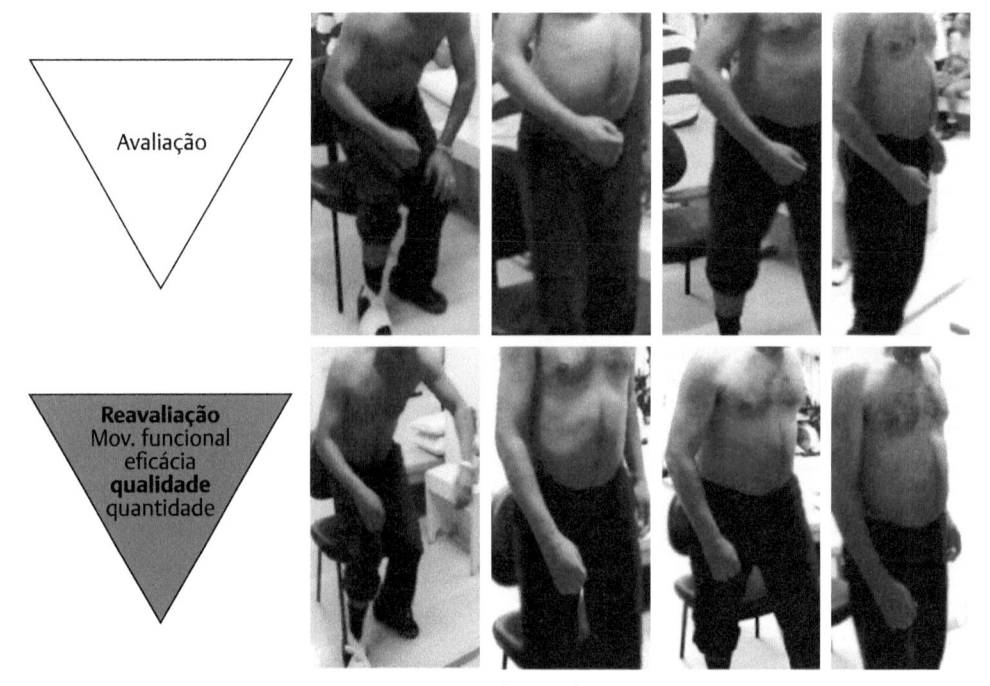

Fig. 5-6. Reavaliação qualitativa: transferência sentado para de pé. (Fonte: O autor.)

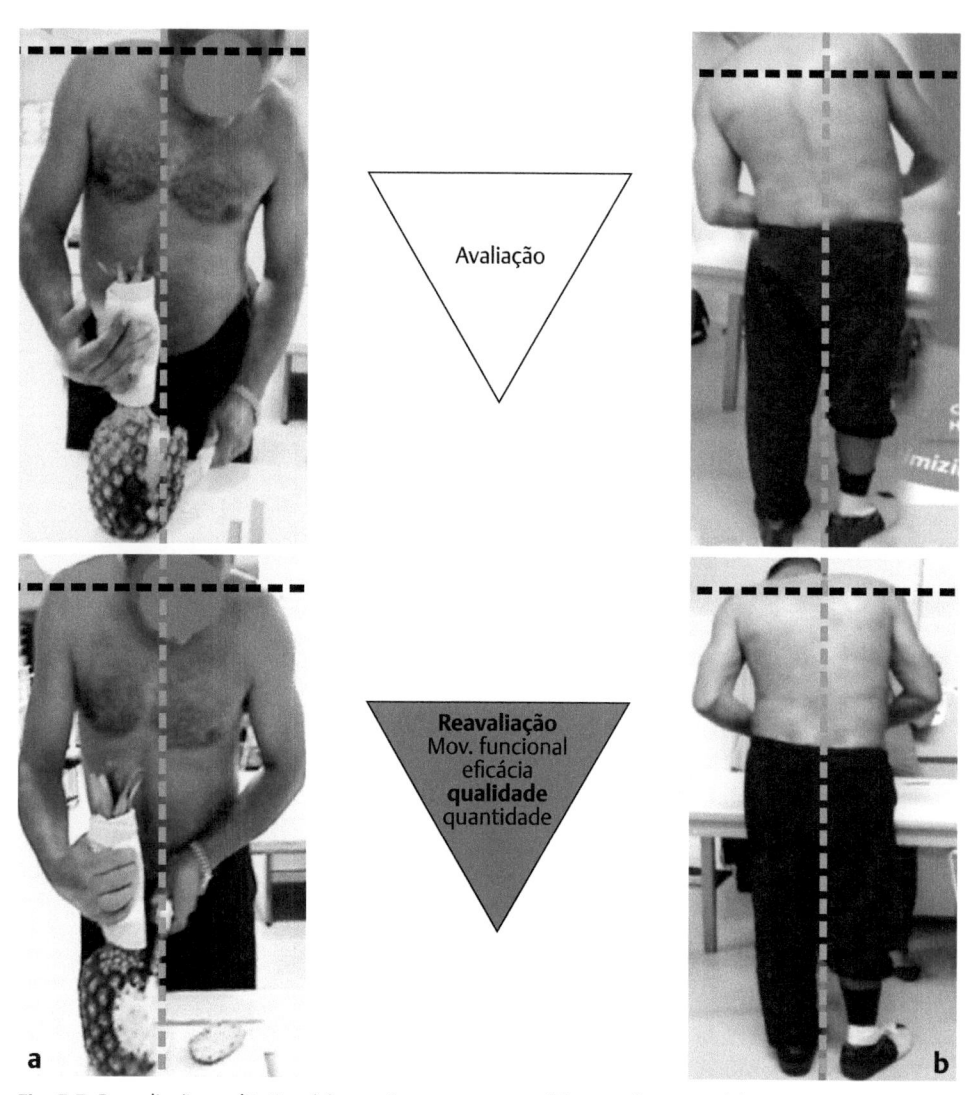

Fig. 5-7. Reavaliação qualitativa: (**a**) pressão para agarrar e (**b**) controle postural de pé. (Fonte: O autor.)

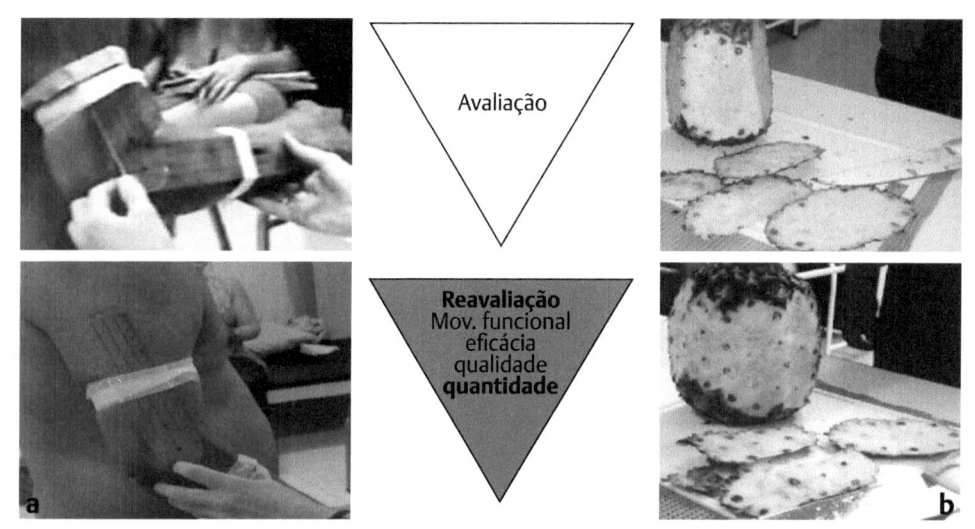

Fig. 5-8. Reavaliação quantitativa: (**a**) tônus muscular do bíceps braquial, utilizando como instrumento um goniômetro. (**b**) Tamanho das lascas de abacaxi. (Fonte: O autor.)

Triângulos que Confirmam ou não Confirmam as Hipóteses que Foram Trabalhadas

É importante que essa parte da reavaliação seja realizada, pois permite que o terapeuta conheça cada vez mais o seu paciente e que condutas futuras sejam mais precisas e assertivas.

CONCLUSÃO

A abordagem pelo CB pode ser considerada uma filosofia de trabalho e de vida que pode ser acoplada a outros tipos de intervenções disponíveis na reabilitação neurofuncional com o objetivo de potencializar o processo de recuperação funcional, melhorando a inclusão e a participação social dos indivíduos com distúrbios de postura e movimento decorrentes de condições de doenças em vários sistemas corporais, principalmente, as doenças do sistema nervoso central.

> **Tarefa de laboratório**
> **Elaborando o triângulo da avaliação e tratamento do conceito Bobath**
>
> Agora é a sua vez! A partir do caso clínico a seguir, crie respostas prováveis de acordo com a descrição e monte sua intervenção apoiada no MBPC. Faça o triângulo da avaliação e mãos à obra!
> *Fatores pessoais*: mulher, 75 anos, destra, profissão: aposentada e dona de casa; *hobby*: ir à missa com sua família e preparar o almoço para todos aos domingos.
> *Condição de saúde*: hemiparesia à esquerda em decorrência de traumatismo craniencefálico sofrido há 1 ano, após queda da própria altura.
> *Fatores ambientais*: mora sozinha em um sobrado. Tem bom suporte dos filhos e de uma ajudante que vem duas vezes na semana.
> *Objetivos funcionais do paciente*: 1) Explorar o uso do membro superior esquerdo em algumas AVDs: arrumar a mesa para o almoço, picar os legumes e as carnes. 2) Evitar desequilíbrios durante a marcha e giros.
> *Tarefa avaliada em uma sessão*: cortar um legume, andar uma curta distância entre a pia da cozinha e a mesa, e servir o almoço.

REFERÊNCIAS BIBLIOGRÁFICAS

1. Kollen BJ, Lennon S, Lyons B, Wheatley-Smith L, Scheper M, Buurke JH, et al. The effectiveness of the bobath concept in stroke rehabilitation what is the evidence? Stroke. 2009;40(4):e89-97.
2. Vaughan-Graham J, Cott C, Wright FV. The Bobath (NDT) concept in adult neurological rehabilitation: What is the state of the knowledge? A scoping review. Part II: Intervention studies perspectives. Disability and Rehabilitation. 2015;37(21):1909-28,
3. Michielsen M, Vaughan-Graham J, Holland A, Magri A, Suzuki M. The Bobath concept - a model to illustrate clinical practice. Disability and Rehabilitation. 2019;41(17):2080-92.
4. Vaughan-Graham J, Patterson K, Zabjek K, Cott CA. Important movement concepts: Clinical versus neuroscience perspectives. Motor Control. 2019;23(3):273-93.
5. Schleichkorn J. The Bobaths: A biography of Berta and Karel Bobath. Communication Skill Builders, 1992.
6. Raine S. The Bobath Concept: Developments and Current Theoretical Underpinning. Bobath Concept: Theory and Clinical Practice in Neurological Rehabilitation. Wiley-Blackwell; 2009. p. 1-22.
7. Vaughan-Graham J, Cheryl C, Holland A, Michielsen M, Magri A, Suzuki M, et al. Developing a revised definition of the Bobath concept: Phase three. Physiotherapy Research International. Epub 2019 Dec 30.
8. Vaughan-Graham J, Cott C, Wright FV. The Bobath (NDT) concept in adult neurological rehabilitation: What is the state of the knowledge? A scoping review. Part I: Conceptual perspectives. Disability and Rehabilitation. 2015;37(20):1793-807.
9. Johnson P. Assessment and clinical reasoning in the Bobath concept. In: Raine S, Meadows L, Lynch-Ellerington M (eds). Bobath concept: theory and clinical practice in neurological rehabilitation. Oxford: Wiley Blackwell; 2009. p. 43.
10. Dimyan MA, Cohen LG. Neuroplasticity in the context of motor rehabilitation after stroke. Nature Reviews Neurology. 2011;7(2):76-85.
11. Levin MF, Kleim JA, Wolf SL. What Do Motor "Recovery" and "Compensation" Mean in Patients Following Stroke? Neurorehabilitation and Neural Repair. 2009;23(4):313-9.
12. Levin MF, Panturin E. Sensorimotor integration for functional recovery and the Bobath approach. Motor Control. 2011;15(2):285-301.
13. Vaughan-Graham J, Cott C. Defining a Bobath clinical framework–A modified e-Delphi study. Physiotherapy Theory and Practice. 2016;32(8):612-27.
14. Shumway-Cook A, Woollacott M. Motor Control: Translating Research into Clinical Practice. 4th ed. Philadelphia; 2010.

15. Torriani-Pasin C, Palma GCS, Freitas TB. Aprendizagem motora após lesão encefálica no paciente adulto: aplicação na reabilitação. In: Garcia CSNB, Facchinetti LD (Orgs.). Associação Brasileira de Fisioterapia Neurofuncional. PROFISIO Programa de Atualização em Fisioterapia Neurofuncional: Ciclo 3. Artmed Panamerica; 2016. p. 131-84.
16. Winstein CJ, Kay DB. Translating the science into practice: Shaping rehabilitation practice to enhance recovery after brain damage. Elsevier BV; 2015. v. 218.
17. Bovend'eerdt TJH, Botell RE, Wade DT. Writing SMART rehabilitation goals and achieving goal attainment scaling: A practical guide. Clinical Rehabilitation. 2009;23(4):352-61.
18. Kandel ER, Schwartz JH, Jessell TM. Principles of Neural Science, 4th ed. New York: 2000.
19. Maravita A, Spence C, Driver J. Multisensory integration and the body schema: close to hand and within reach. Current Biology. 2003;13(13):R531–R539.
20. Takakusaki K, Takahashi M, Obara K, Chiba R. Neural substrates involved in the control of posture. Advanced Robotics. 2017;31(1-2):2-23.
21. Horak FB, Henry SM, Shumway-Cook A. Postural perturbations: New insights for treatment of balance disorders. Physical Therapy. 1997;77(5):517-33.
22. Massion J. Postural control system. Current opinion in neurobiology. 1994;4(6):877-87.
23. Aruin AS. The Organization APA. J Automatic 2002;12:31-7.
24. Santos MJ, Kanekar N, Aruin AS. The role of anticipatory postural adjustments in compensatory control of posture: 1. Electromyographic analysis. J Electromyograp Kinesiol. 2010;20(3):388-97.
25. Sousa ASP, Silva A, Santos R. Ankle anticipatory postural adjustments during gait initiation in healthy and post-stroke subjects. Clinical Biomechanics. 2015;30(9):960-5.
26. Yiou E, Caderby T, Delafontaine A, Fourcade P, Honeine JL. Balance control during gait initiation: State-of-the-art and research perspectives. W J Orthop. 2017;8(11):815-28.
27. Bleuse S, Cassim F, Blatt JL, Labyt E, Bourriez JL, Derambure P, et al. Anticipatory postural adjustments associated with arm movement in Parkinson's disease: A biomechanical analysis. J Neurol Neurosurg Psychiatr. 2008;79(8):881-7.
28. Lin CC, Creath RA, Rogers MW. Variability of Anticipatory Postural Adjustments During Gait Initiation in Individuals With Parkinson Disease. JJ Neurol Phys Ther. 2016;40(1):40-6.
29. Marigold DS, Eng JJ, Tokuno CD, Donnelly CA. Contribution of Muscle Strength and Integration of Afferent Input to Postural Instability in Persons with Stroke. Neurorehabilitation and Neural Repair. 2004;18(4):222-9.
30. Rajachandrakumar R, Fraser JE, Schinkel-Ivy A, Inness EL, Biasin L, Brunton K, et al. Atypical anticipatory postural adjustments during gait initiation among individuals with sub-acute stroke. Gait and posture. 2017;52(1):325-31.
31. Borich MR, Brodie SM, Gray WA, Ionta S, Boyd LA. Understanding the role of the primary somatosensory cortex: Opportunities for rehabilitation. Neuropsychologia. 2015;79:246-55.
32. Graham JV, Eustace C, Brock K, Swain E, Irwin-Carruthers S. The Bobath Concept in Contemporary Clinical Practice. Topics in Stroke Rehabilitation. 2009;16(1):57-68.
33. Baldan AM, Alouche SR, Araujo IM, Freitas SM. Effect of light touch on postural sway in individuals with balance problems: A systematic review. Gait and Posture. 2014;40(1):1-10.
34. Vaughan-Graham J, Cott C. Phronesis: practical wisdom the role of professional practice knowledge in the clinical reasoning of Bobath instructors. J Evaluat Clin Pract. 2017;23(5):935-48.
35. Vaughan-Graham J, Cott C, Holland A, Michielsen M, Magri A, Suzuki M, et al. Developing a revised definition of the Bobath concept. Physiotherapy Research International. 2019;24(2):e1762.

CONCEITO PNF (FACILITAÇÃO NEUROMUSCULAR PROPRIOCEPTIVA)
Estabelecendo Novos Pilares

Mônica de Barros Ribeiro Cilento • José Vicente Pereira Martins
Leandro Giacometti • Paulo José Moté Barboza

INTRODUÇÃO E HISTÓRICO DO CONCEITO DE FACILITAÇÃO NEUROMUSCULAR PROPRIOCEPTIVA

Herman Kabat, inicialmente formado como pesquisador de ciências básicas e posteriormente como neurologista clínico, durante a década de 1930, é conhecido, juntamente com Margaret Knott, como o autor do Conceito de Facilitação Neuromuscular Proprioceptiva (PNF). O PNF foi desenvolvido, na década de 1940, com foco no tratamento de pacientes com doenças neurológicas, com base em evidências em neurociências e pesquisas neurofisiológicas. Naquela época, Kabat definiu como imprescindível que a aplicação de conhecimentos científicos, revelados pela pesquisa básica, poderia e deveria ser transferida à prática clínica.[1] Knott e Kabat iniciaram uma colaboração na exploração de diversas técnicas para a facilitação de movimentos, através de intervenções físicas e farmacológicas. Kabat em breve conheceria outra pessoa-chave no processo de desenvolvimento do Conceito PNF, Henry Kaiser.[1]

A teoria e a prática do Conceito PNF têm sido utilizadas atualmente não só na reabilitação de pacientes neurológicos, mas também na clínica musculoesquelética. Após a morte de Knott, em 1978, o Hospital de Reabilitação da Fundação Kaiser continuou seus trabalhos sob o comando de Hink Mangold, contudo, neste momento, o Conceito já se encontrava muito difundido por diversos países dos continentes europeu e asiático.[2]

Em 1990, a Associação Internacional do Conceito PNF (IPNFA) foi criada no intuito de reunir os terapeutas e instrutores. A IPNFA e seus diversos comitês têm como principal objetivo regular a aplicação e o ensino do Conceito PNF ao redor dos continentes, contando com mais de 70 Instrutores associados. Anualmente, os membros encontram-se para o *General Meeting*, momento em que todos debatem sobre temas pertinentes ao Conceito, discutem adaptações e planejam o futuro com base nas heranças científica e clínica de Knott-Kabat. Atualmente o Conceito PNF mantém suas raízes, das décadas de 1940-1950, no entanto, as adaptações pertinentes às evoluções técnicas e científicas são necessárias.[3]

As sólidas bases neurofisiológicas permitem adaptações, vislumbrando a evolução do Conceito. Pilares modernos da gestão da saúde mundial, como a Classificação Internacional de Funcionalidade, Incapacidade e Saúde (CIF – OMS)[4] e conceitos de neuroplasticidade e aprendizagem motora, não só integram, como justificam divisas já abordadas há muito tempo com a fisiologia contemporânea. O futuro do Conceito PNF está na contínua associação entre a Arte de manuseios desenvolvidos e ensinados ao longo de dezenas de anos com a ciência. Isto posiciona o Conceito PNF como um dos precursores na ciência e o caracteriza como um dos sólidos tratamentos clínicos fisioterapêuticos na "Prática com Base em Evidências".[5]

FILOSOFIA DA PNF

A Associação Internacional do Conceito PNF (IPNFA) é uma organização cujo objetivo é fomentar o desenvolvimento e a prática clínica continuada do Conceito PNF. A IPNFA definiu a Filosofia de PNF em cinco partes: (1) abordagem positiva; (2) abordagem funcional; (3) mobilização de reservas; (4) considerar o indivíduo como um todo; (5) utilização de princípios de controle e aprendizagem motora (Fig. 6-1). Estes cinco aspectos da filosofia de PNF estão intimamente ligados a conceitos modernos de neuroplasticidade, como especificidade e intensidade do treinamento e motivação para a realização de tarefas.[1,3]

O tratamento com abordagem positiva (1) significa a seleção de atividades terapêuticas em que o paciente apresente condições clínicas, cognitivas ou fisiológicas para executá-las. Isto permite ao indivíduo a experiência de sucesso em, ao menos, parte da atividade escolhida. O tratamento em um contexto funcional (2) é utilizado pela integração de tarefas reais da vida diária. O tratamento funcional orientado à tarefa conforme a Classificação Internacional de Funcionalidades (CIF) aumenta a possibilidade da aprendizagem motora.[6] Os Potenciais de Reserva (3) de um paciente são evocados pela demanda de diferentes atividades, em diferentes posições e com intensidade adequada. Kabat mencionava que "todo indivíduo, inclusive os portadores de incapacidades, apresenta um potencial inexplorado", o que nos faz acreditar que estratégias diversas precisam ser escolhidas para estimular adequadamente os indivíduos. A Visão Global (4) considera aspectos biopsicossociais. Indivíduos apresentam heranças motoras e cognitivas com base em uma vida de experiências.

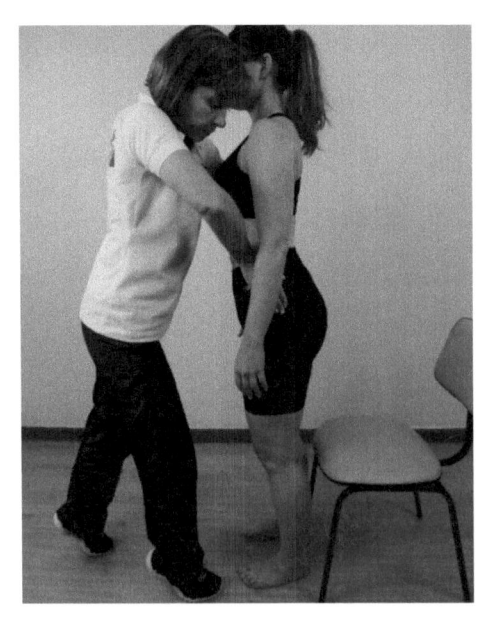

Fig. 6-1. Utilização dos princípios e procedimentos básicos da mecânica corporal, contatos manuais, resistência e aproximação para a facilitação da ortostase. (Disponível em www.ebpnf.com.br)

Explorar estes aspectos é determinante para a motivação e adesão do paciente ao tratamento, facilitando assim a repetição de atividades ensinadas durante o tratamento e consequentemente a aprendizagem motora. Por sua vez, (5) a utilização de princípios de controle e aprendizagem motora cria e combina estratégias para facilitar a aquisição de novos movimentos. Este contexto é interessante, pois, além de unir os itens anteriores da filosofia do Conceito, melhora as respostas motoras, buscando a coordenação e especificidade motora como alvo principal.[7,8]

PRINCÍPIOS E PROCEDIMENTOS BÁSICOS

Os princípios e procedimentos básicos são ferramentas utilizadas pelo terapeuta para ajudar o paciente a adquirir função sensório-motora eficiente e aumentar o controle motor. A eficácia da sua utilização não depende da colaboração consciente do paciente[1,3,5] (Tabela 6-1).

Princípios Básicos (Estímulos Específicos)
Estímulos Exteroceptivos e Especiais
1) Estimulação Tátil

Os contatos manuais do terapeuta estimulam receptores da pele do paciente e dão informação sobre a direção apropriada do movimento. Utiliza-se o contato lumbrical (flexão das articulações metacarpofalangianas com as interfalangianas em extensão), para um bom controle do movimento tridimensional, sem causar desconforto ao paciente.[10]

- Receptores: Mecanoceptores.
- Objetivos Terapêuticos:
  - Aumentar a habilidade de contração muscular.
  - Promover percepção tátil cinestésica, dando segurança ao paciente.
  - Permitir a aplicação de outros princípios básicos (resistência, tração etc.).

Tabela 6-1. Princípios e Procedimentos Básicos do Conceito PNF

PRINCÍPIOS BÁSICOS	PROCEDIMENTOS BÁSICOS
1. Estimulação tátil	8. Reforço
2. Estimulação auditiva	9. Padrões de facilitação
3. Estimulação visual	10. Sincronização de movimentos
4. Resistência	11. Mecânica corporal do terapeuta
5. Tração	12. Irradiação
6. Aproximação	
7. Estímulo de estiramento	

Adaptada de IPNFA Common Script: PNF Basic Principles and Procedures.[9]

2) Estimulação Auditiva

O comando verbal diz ao paciente o que fazer e quando fazê-lo.[1,3,5]

- Pode ser preparatório, executivo e corretivo.
- Receptores: Auditivos.
- Objetivos Terapêuticos:
  - Explicar a ação a ser realizada.
  - Afetar a força de contração e corrigir a ação em execução.

3) Estimulação Visual

O sistema de antecipação e retroalimentação pode promover uma atividade muscular mais forte. Quando o paciente olha para o membro enquanto se movimenta, uma contração mais intensa é percebida. O uso da visão ajuda o paciente a controlar e corrigir sua posição e movimento.[11]

- Receptores: Visuais.
- Objetivos Terapêuticos:
  - Promover uma contração mais potente.
  - Ajudar o paciente no controle da posição e movimento.
  - Influenciar no movimento da cabeça e do corpo.
  - Promover comunicação e ajudar a assegurar uma interação cooperativa.

Estímulos Proprioceptivos

4) Resistência

Nosso desenvolvimento motor ocorre contra a resistência da gravidade. Na terapia, a quantidade de resistência exercida durante uma atividade deve ser adequada à condição do paciente e aos objetivos da atividade. É o que chamamos de resistência ótima ou apropriada.[12]

- Receptores: Fusos neuromusculares.
- Objetivos Terapêuticos:
  - Facilitar a contração muscular.
  - Aumentar o controle e a aprendizagem motora.
  - Ajudar o paciente a adquirir consciência do movimento e de sua direção.
  - Aumentar a força e a potência muscular.
  - Ajudar o paciente a relaxar e aumentar a ADM.
  - Melhorar a estabilidade, o equilíbrio e a coordenação.

5) Tração

É o afastamento das superfícies articulares.[1,3]

- Receptores: Articulares, ligamentares e fusos neuromusculares.
- Objetivos Terapêuticos:
  - Facilitar o movimento e, em alguns casos, a estabilidade.

6) Aproximação

É a aproximação das superfícies articulares.[13]

- Receptores: Articulares e ligamentares.
- Objetivos Terapêuticos:
  - Promover a estabilidade.
  - Facilitar a transferência de peso e a contração de músculos antigravitacionais.

7) Estímulo de Estiramento
O estímulo de estiramento ocorre quando um músculo é alongado. É utilizado durante atividades normais como um movimento preparatório para facilitar as contrações musculares.[1,3]

- Receptores: Fusos neuromusculares.
- Objetivos Terapêuticos:
  - Facilitar o recrutamento de unidades motoras no início da contração muscular.

Procedimentos Básicos
8) Reforço
A combinação ou somação de estímulos em PNF é utilizada para reforçar uma resposta específica, durante uma atividade ou parte do tratamento. Essa somação pode ocorrer em tempo e espaço, como, por exemplo, o uso de aproximação, resistência e comandos verbais repetidos.[14,15]

- Objetivos Terapêuticos:
  - Facilitar o controle motor e melhorar a informação sensitiva.

9) Padrões de Facilitação
Os movimentos funcionais normais são compostos por padrões de movimento em massa dos membros e dos músculos sinérgicos do tronco. Estas combinações de músculos sinérgicos formam os padrões de facilitação de PNF. Tais padrões combinam movimentos em todos os três planos, resultando em movimentos em "espiral e diagonal".[1,16]

Dois padrões antagonistas formam uma diagonal. Por exemplo, uma diagonal do membro superior é formada pelo padrão de flexão-adução-rotação externa e o padrão antagonista de extensão-abdução-rotação interna. A articulação intermediária pode flexionar, estender ou manter a posição[3,17] (Figs. 6-2 e 6-3).

- Objetivos Terapêuticos:
  - Para alterações no nível estrutural da CIF (função corporal): Melhorar a força muscular, estabilidade, coordenação, amplitude de movimento etc.
  - Para alterações no nível de atividade e participação da CIF: Como estimular as AVDs (Atividades de vida diária), já que os padrões simulam movimentos do dia a dia.
  - Para usar a irradiação, em reações funcionais e de estruturas corporais.

10) Sincronização de Movimentos
A sincronização normal é a sequência de contrações musculares que ocorre em qualquer atividade motora, resultando em um movimento coordenado. Durante os padrões de PNF, os componentes distais iniciam o movimento e são seguidos pelo movimento das articulações intermediárias e proximais.[3]

- *Sincronização para ênfase*: Envolve a modificação da sequência normal de movimentos para enfatizar um músculo em particular ou uma atividade desejada.[1]
- Objetivos Terapêuticos:
  - Promover um movimento contínuo, suave e coordenado até a tarefa ser alcançada.
  - A sincronização para ênfase redireciona a energia de uma contração forte para músculos fracos.

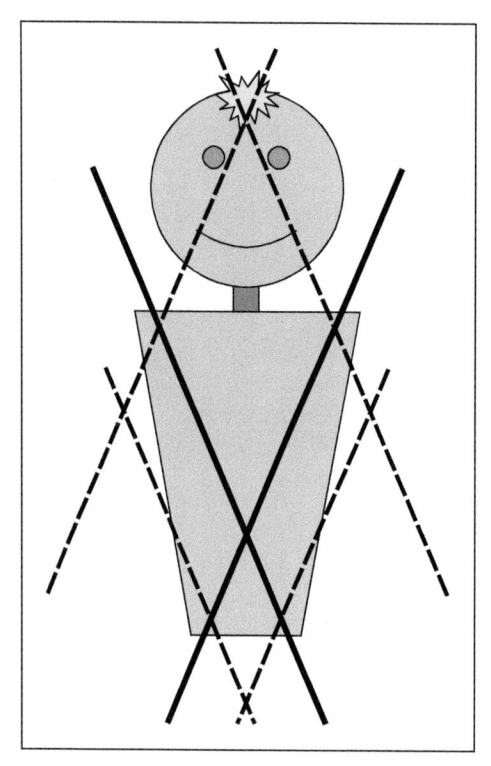

Fig. 6-2. Diagonais do Conceito de Facilitação Neuromuscular Proprioceptiva. Linha contínua: diagonal corporal; Linha tracejada: diagonal secundária. (Adaptada de IPNFA Common Scripts: Diagonals and Patterns, 2017.)[18]

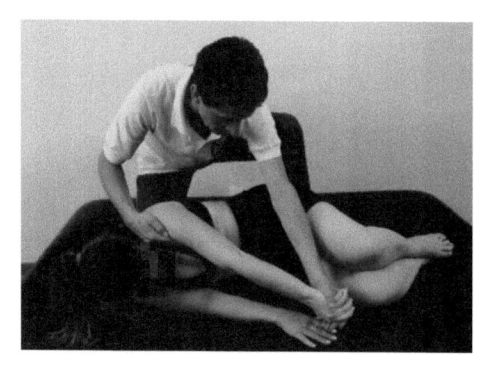

Fig. 6-3. Utilização do padrão de movimento de "extensão-adução-rotação interna de membro superior" para facilitar a tarefa "rolar". (Disponível em www.ebpnf.com.br)

11) Mecânica Corporal do Terapeuta

O posicionamento apropriado do terapeuta, em alinhamento com a direção do movimento, resulta em um controle mais efetivo da ação do paciente. A resistência deve ser aplicada com o uso do peso corporal do terapeuta. Assim, ele pode utilizar a resistência por um tempo prolongado, sem fadiga, além de favorecer a percepção do movimento do paciente por ele.[1,3]

- Objetivos Terapêuticos:
  - Dar ao terapeuta o controle efetivo do movimento do paciente.
  - Facilitar o controle da direção da resistência sem provocar fadiga.

12) Irradiação

A resistência apropriadamente aplicada resulta em irradiação, que é definida como a disseminação da resposta à estimulação. Kabat descreveu que a resistência ao movimento produz irradiação, e que a disseminação da atividade muscular ocorre em padrões específicos. O terapeuta direciona a irradiação dos músculos mais fracos, pela quantidade de resistência aplicada nos músculos mais fortes.[19,20]

- Objetivos Terapêuticos:
  - Aumentar a contração muscular de grupamentos musculares mais fracos.
  - Tratar o paciente de forma indireta.

TÉCNICAS

As técnicas de PNF utilizam um método sequenciado de facilitação, com o objetivo de melhorar a função/estrutura corporal e/ou atividades, dentro do contexto de um objetivo de tratamento. Podem utilizar contrações concêntricas, excêntricas e estáticas. Essas contrações musculares, com resistência apropriadamente graduada e princípios e procedimentos de facilitação, são combinadas e ajustadas para se adequar às necessidades de cada paciente[1,3] (Tabela 6-2).

Tabela 6-2. Visão Geral das Técnicas

Técnicas Agonistas (Envolvem um grupo /cadeia muscular, com foco em uma direção.)
1. Iniciação Rítmica
2. Réplica
3. Combinação de Isotônicas ou Reversão de Agonistas
4. Estiramento Repetido no Início da Amplitude
5. Estiramento Repetido pela Amplitude
Técnicas Antagonistas (Envolvem agonistas e antagonistas com foco em ambas as direções.)
6. Reversão Dinâmica
7. Reversão de Estabilizações
8. Estabilização Rítmica
Técnicas de Relaxamento/Alongamento
9. Contrair-Relaxar
10. Manter-Relaxar

Adaptada de IPNFA Common Script: PNF Specific Techniques, 2017.[21]

1) Iniciação Rítmica

- **Definição:** Movimento rítmico unidirecional, através de uma amplitude de movimento desejada, incluindo quatro fases (passiva, ativa assistida, resistida e livre).[1,3]
- **Descrição:**
  - Execute passivamente o movimento desejado, usando a velocidade e o comando verbal para dar o ritmo.
  - Peça ao paciente para ativamente começar a assistir ao movimento.
  - Mova o paciente passivamente para retornar o movimento.
  - Aumente gradualmente a resistência, mantendo o ritmo.
  - Peça ao paciente para realizar o movimento de forma independente.
- **Objetivos:**
  - Ensinar um movimento ou padrão desejado.
  - Ajudar no início do movimento.
  - Normalizar a tensão muscular e influenciar o tônus.
  - Normalizar a velocidade do movimento.
  - Aumentar a coordenação e a consciência cinestésica.

2) Réplica

- **Definição:** Técnica unidirecional caracterizada por uma contração mantida na posição final desejada, seguida por um movimento passivo parcial de volta na direção oposta, com um retorno resistido ou independente à posição final desejada. A distância de retorno é progressivamente aumentada para atingir um retorno ativo independente à posição desejada.[1,3]
- **Descrição:**
  - Coloque o paciente na posição final ou posição de atividade desejada.
  - Peça ao paciente para manter a posição contra a resistência.
  - Solicite um relaxamento.
  - Mova o paciente a uma pequena distância da posição desejada.
  - Peça ao paciente para retornar à posição estabelecida, contra a resistência ou de forma independente.
  - Para cada repetição, comece o mais longe da posição final.
  - No final, o paciente repete o movimento independentemente.
- **Objetivos:**
  - Ensinar a posição final do padrão ou movimento funcional desejado.
  - Avaliar a habilidade do paciente para sustentar uma contração no final do padrão ou movimento funcional desejado.
  - Avaliar a habilidade do paciente para retornar a uma posição final predeterminada, de vários pontos distantes desta posição final.
  - Aumentar a coordenação e a consciência corporal.
  - Melhorar as AVDs (Atividades de vida diária).

3) Combinação de Isotônicas ou Reversão de Agonistas

- **Definição:** Técnica que combina contrações concêntricas, excêntricas e isométricas de um grupo muscular agonista, sem relaxamento.[1,3]
- **Descrição:**
  - Comece com uma contração muscular concêntrica ou estática.
  - No final do movimento desejado, peça ao paciente para sustentar a posição contra a resistência.
  - Quando o aumento do recrutamento for atingido, resista à contração excêntrica controlada do paciente, em direção ao início do padrão.

- Uma contração estática deve ser novamente realizada.
- Termine com qualquer um dos três tipos de contração.
- Objetivos:
  - Aumentar a força e a resistência muscular ao longo do tempo.
  - Aumentar a coordenação e o controle ativo do movimento.
  - Aumentar o controle do movimento dentro de uma atividade funcional. Treinamento funcional para várias AVDs (Atividades da Vida Diária).

4) Estiramento Repetido no Início da Amplitude
- Definição: Uso repetido do estiramento rápido (estiramento seguido do esforço voluntário do paciente), em músculos sobtensão de alongamento.[1,3]
- Descrição:
  - Alongue passivamente os músculos do padrão.
  - Realize um estiramento rápido sincronizado com um comando verbal, solicitando uma resposta ativa do paciente.
  - Resista à contração muscular resultante do paciente, através da amplitude de movimento ativa disponível.
- Objetivos:
  - Facilitar uma contração muscular e a iniciativa motora.
  - Recrutar mais unidades motoras e diminuir a fadiga.
  - Aumentar a amplitude ativa do movimento.

5) Estiramento Repetido pela Amplitude
- Definição: Uso repetido do estiramento rápido (estiramento combinado com o esforço voluntário do paciente) em músculos que estão se contraindo.[3]
- Descrição:
  - O terapeuta resiste a todos os componentes de um padrão de movimento.
  - Enquanto o paciente está contraindo os músculos, o terapeuta sobrepõe um estiramento rápido, alongando ligeiramente os tecidos.
  - Este "reestiramento" é sincronizado com um comando verbal, solicitando uma contração mais forte.
- Objetivos:
  - Recrutar mais unidades motoras.
  - Diminuir a fadiga/ aumentar a resistência.
  - Enfatizar amplitudes funcionalmente importantes em um padrão.
  - Reorientar a contração para a direção desejada.

6) Reversão Dinâmica
- Definição: Movimento concêntrico resistido, mudando de uma direção para a direção oposta, sem pausa ou relaxamento.[1,3]
- Descrição:
  - Resista ao movimento em uma direção (geralmente a mais forte).
  - Quando o final da amplitude desejada se aproxima, reverta o contato manual, enquanto fornece o comando verbal preparatório.
  - No final da amplitude de movimento desejada, um comando verbal inicia uma mudança de direção do movimento, sem relaxamento.
  - Resista ao movimento em direção oposta.

- Objetivos:
  - Aumentar a força muscular, a resistência e diminuir a fadiga.
  - Aumentar a amplitude ativa de movimento.
  - Aumentar a habilidade para coordenar a mudança de direção.

7) Reversão de Estabilizações
- Definição: Contrações estáticas alternadas, opostas por resistência suficiente para facilitar estabilidade em uma posição específica, com mudança do contato manual[1,3] (Fig. 6-4).
- Descrição:
  - Na posição desejada, resista ao paciente, começando na direção mais forte, permitindo que pouco ou nenhum movimento ocorra.
  - Um comando verbal estático deve ser utilizado para "manter" a posição.
  - Quando o aumento do recrutamento é atingido, o terapeuta move uma das mãos e começa a aplicar resistência em outra direção.
  - Quando o paciente responde apropriadamente à nova resistência, o terapeuta move a outra mão para resistir à nova direção.
- Objetivos:
  - Aumentar a estabilidade e o controle postural para manter uma posição.
  - Ensinar (reeducar) uma nova posição ou amplitude de movimento.
  - Aumentar a força muscular estática, a coordenação e a resistência.

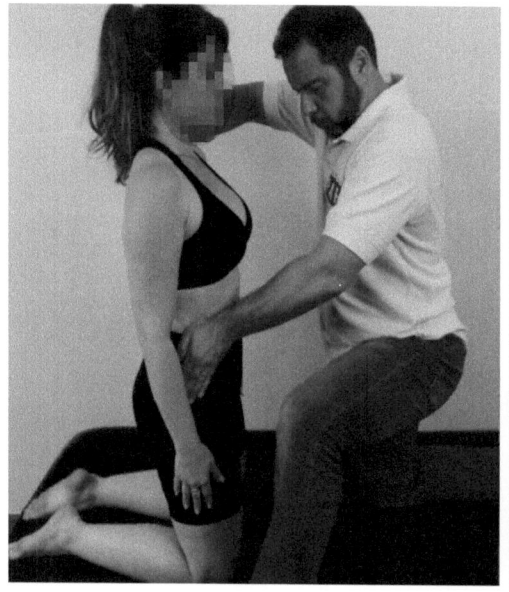

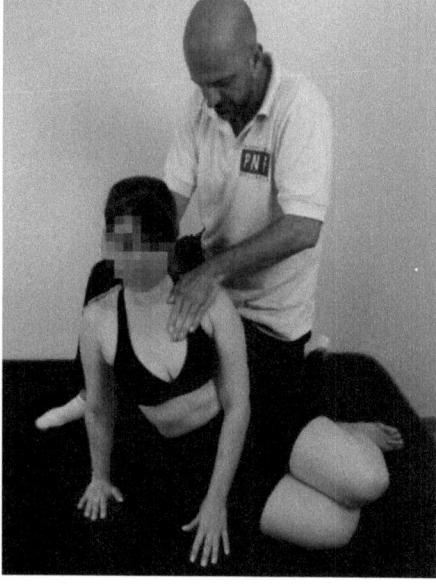

Fig. 6-4. Técnica de reversão de estabilizações nas posições ajoelhada e sentada de lado. (Fonte: o autor.)

8) Estabilização Rítmica
- Definição: Contrações estáticas alternadas contra a resistência, sem relaxamento e sem mudança de contatos manuais.[1,3]
- Descrição:
  - Posicione seus contatos manuais no paciente, de forma que você possa aplicar resistência para os grupos musculares agonistas e antagonistas, sem mudar seus contatos manuais.
  - Comece com a direção mais forte e vá aumentando vagarosamente a resistência para todos os componentes (atividade muscular isométrica).
  - Adicione aproximação ou tração de forma apropriada.
  - Mude a direção da resistência lentamente para evitar perda de tensão.
  - Use um comando estático: "Fique aqui" ou "Não me deixe movê-lo!"
  - Continue a mudar a direção da resistência.
  - A resistência pode variar dependendo dos seus objetivos e da habilidade do paciente para realizar contrações isométricas.
- Objetivos:
  - Aumentar a estabilidade buscando cocontração.
  - Melhorar o controle postural, a coordenação e o equilíbrio.
  - Manter uma posição.
  - Ensinar (reeducar) uma nova posição ou amplitude de movimento.
  - Aumentar a força muscular estática e a resistência.

9) Contrair-relaxar
- Definição: Contração *isotônica* resistida, oposta por resistência suficiente para impedir o movimento, seguida de relaxamento e subsequente movimento em direção à nova amplitude de movimento.[1,3,22]
- Descrição:
  - Mova o segmento corporal até a amplitude final de movimento disponível; isso pode ser feito passiva ou ativamente.
  - Solicite uma contração *isotônica* suave e coordenada dos grupos musculares restritos no padrão. Bloqueie o movimento com resistência. Preste atenção ao componente rotacional.
  - Após alguns segundos, solicite um relaxamento.
  - Mova o segmento corporal até a nova amplitude de movimento; isto pode ser feito passiva, assistida, resistida ou ativamente.
  - Repita esta sequência até que não se ganhe mais amplitude de movimento e retreine a nova amplitude adquirida com outras técnicas.
- Objetivos:
  - Relaxamento e/ou alongamento de músculos.
  - Aumentar amplitude de movimento.

10) Manter-relaxar
- Definição: Contração *isométrica* resistida, que é facilitada por uma força correspondente, seguida de relaxamento e subsequente movimento em direção à nova amplitude de movimento.[1,3,22]
- Descrição:
  - Mova o segmento corporal até a amplitude final de movimento disponível; isso pode ser feito passiva ou ativamente.
  - Sem perder esta posição, solicite uma contração *isométrica* suave e coordenada dos músculos restritos no padrão. Bloqueie o movimento com resistência. Preste atenção

ao componente rotacional. Nenhum movimento deve ocorrer e não há intenção para mover.
- Após alguns segundos, solicite um relaxamento.
- Mova o segmento corporal até a nova amplitude de movimento; isso pode ser feito passiva, assistida, resistida ou ativamente.
- Repita esta sequência até que não se ganhe mais amplitude de movimento e retreine a nova amplitude adquirida com outras técnicas.
- Objetivos:
  - Relaxamento e/ou alongamento de músculos.
  - Aumentar amplitude de movimento e diminuir dor.

O Conceito PNF preconiza o atendimento em diversas posições, de acordo com as necessidades encontradas na avaliação referentes aos níveis estrutural e de atividade. Podemos, por exemplo, trabalhar no tatame ou divã neurológico nas seguintes posições: pré-ponte, ponte, DL sobre o cotovelo, sentado de lado, ajoelhado, semiajoelhado, quatro apoios, prono nos cotovelos, sentado em uma cadeira entre outras. Os princípios e procedimentos, assim como as técnicas de PNF, podem ser utilizados nessas posições pensando nos estágios do controle motor (mobilidade, estabilidade, mobilidade sobre estabilidade e habilidade). Se o paciente apresentar problemas relacionados com a locomoção, o terapeuta poderá trabalhar as fases da marcha utilizando todas as ferramentas do conceito. Além disso, o Conceito PNF também utiliza o trabalho específico de funções vitais, como respiração, deglutição, movimentos da mímica facial e motricidade ocular.

PNF – RACIOCÍNIO CLÍNICO (FIG. 6-5)

Ao avaliar um paciente com base no conceito PNF, procuramos fazer uma anamnese completa que inclui queixas principal e funcional, história da doença atual, história patológica, história familiar, história social e medicação em uso frequente. Durante a entrevista, direcionamos as perguntas pensando na filosofia da CIF (Classificação Internacional de Funcionalidade), com o objetivo de anotarmos as limitações de atividade e as restrições na participação relatadas pelo paciente. O tópico abordagem positiva, que faz parte da filosofia do PNF, nos induz a escrever e a comentar os pontos positivos do paciente, verificados durante a conversa. Ao examinarmos, por exemplo, um paciente com hemiplegia à direita decorrente de um acidente vascular cerebral, enfatizamos os pontos positivos que ele apresenta tanto no nível estrutural, como no nível de atividade da CIF. Com isso, o paciente passa a entender que possui potencial para a sua recuperação, e o terapeuta percebe quais são as possíveis fontes ou recursos para serem utilizados durante o tratamento.

Após o exame físico, o terapeuta listará as principais deficiências relacionadas com funções corporais, como: fraqueza muscular, dor, alteração do equilíbrio, da amplitude do movimento, comprometimento da sensibilidade etc.

Para o plano de tratamento o paciente escolherá junto com o terapeuta uma tarefa em que ele tem o desejo de melhorar. O terapeuta, por sua vez, selecionará um teste para essa limitação no nível de atividade. Podemos imaginar que a tarefa escolhida seja levar um copo a boca. O teste poderia ser medir a distância do copo à boca com uma fita métrica. Após esse teste uma hipótese será levantada: qual ou quais são as deficiências das funções corporais que estão impedindo essa pessoa de levar o copo à boca? Poderia ser força, limitação da amplitude do movimento, dor, incoordenação ou outras. O terapeuta então escolherá um teste para o nível estrutural de acordo com a sua hipótese. Esse teste será de acordo com a hipótese causal da deficiência (teste para força, ADM, dor etc.).

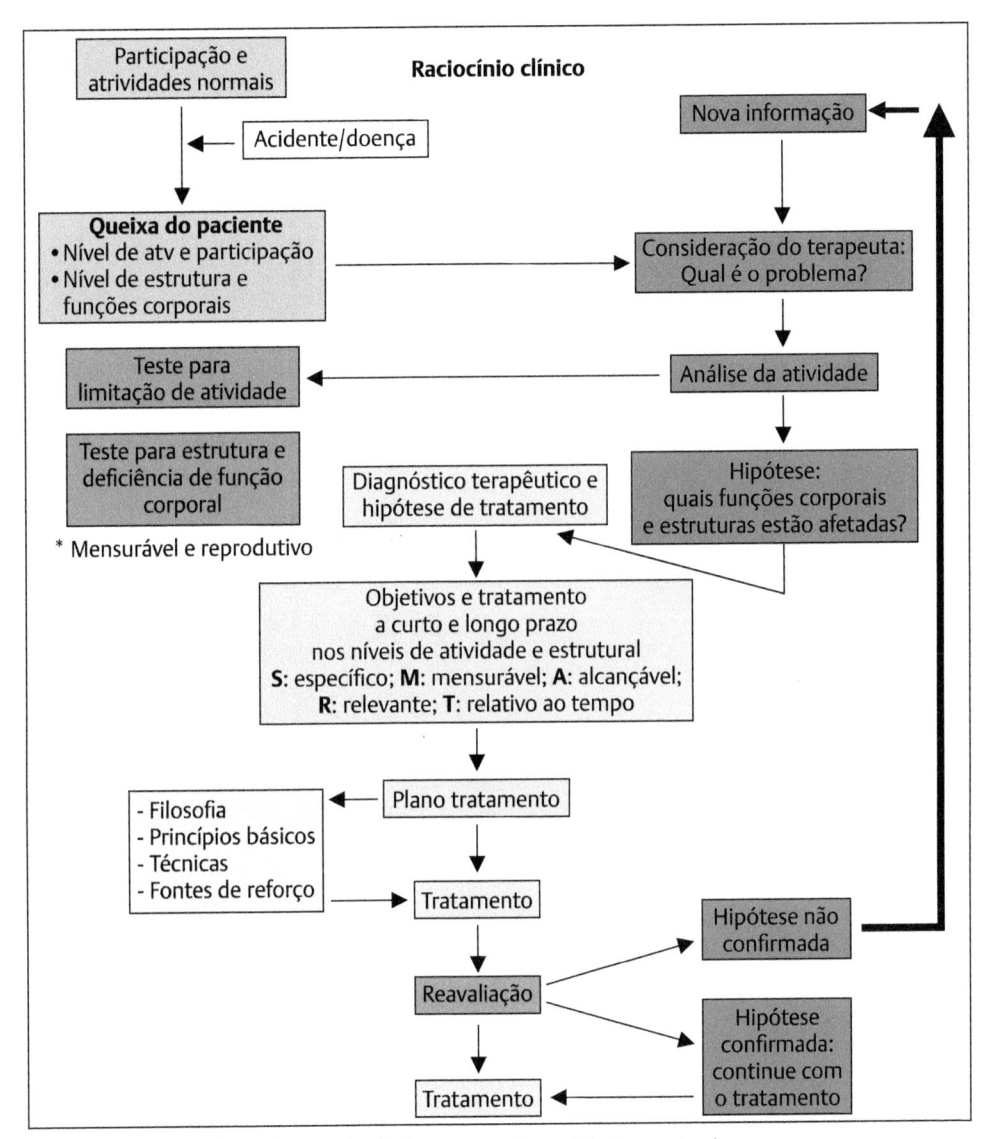

CONCEITO PNF (FACILITAÇÃO NEUROMUSCULAR PROPRIOCEPTIVA)

Fig. 6-5. Raciocínio clínico do conceito PNF contemporâneo. (Fonte: o autor.)

Para traçar os objetivos em curto, médio e longo prazos, usamos metas que sejam: específicas, mensuráveis, alcançáveis (realistas), relevantes e com o tempo programado.

Para o tratamento o terapeuta usará a filosofia, os princípios e procedimentos básicos adequados e as técnicas de acordo com o problema do paciente. Também escolherá os melhores ambientes de trabalho, como: maca, tatame, barras paralelas, cadeiras e ambientes dentro e fora da clínica. Exemplo: um paciente lesionado medular, nível T5, ASIA C que deseje melhorar a transferência de sentado para de pé. O terapeuta avaliará quais são as deficiências no nível estrutural que estão limitando o paciente de realizar essa tarefa.

Realizará um teste para o nível estrutural, e outro para a tarefa no nível de atividade. Traçará, então, um plano de tratamento, objetivando a execução da tarefa, e utilizará todas as ferramentas que o conceito oferece. Para isso, o terapeuta poderá utilizar, durante a sessão, várias posições, tratamentos indireto e direto e utilizará os conhecimentos de controle motor e aprendizagem motora para facilitar o desempenho do paciente. Assim como essa tarefa, outras atividades serão escolhidas para buscar o potencial máximo do paciente em relação ao nível estrutural, de atividade e de participação e/ou promover a melhora da qualidade de vida desse paciente.

CONCLUSÃO

O conceito PNF pode ser considerado uma filosofia de tratamento apoiada em cinco partes: (1) abordagem positiva; (2) abordagem funcional; (3) mobilização de reservas; (4) considerar o indivíduo como um todo; (5) utilização de princípios de controle e aprendizagem motora. Dentro da visão biopsicossocial, o conceito PNF objetiva a recuperação funcional.

Tarefa de Laboratório
Raciocínio clínico dentro do Conceito PNF!

Vamos lá novamente!! Seu momento de elaborar um plano de tratamento com base agora neste raciocínio clínico proposto pelo conceito PNF. Selecione as técnicas, ferramentas e as posições a serem utilizadas. Pense em objetivos alcançáveis!
Para facilitar, o caso clínico será o mesmo apresentado no Capítulo 4, do Conceito Bobath.
Fatores pessoais: mulher, 75 anos, destra, profissão: aposentada e dona de casa, hobby: ir à missa com sua família e preparar o almoço para todos aos domingos.
Estrutura e funções: hemiparesia à esquerda por causa de um traumatismo cranioencefálico sofrido há 1 ano, após queda da própria altura. Apresentou lesão em córtex motor primário, pré-motor e motor suplementar no hemisfério direito.
Atividades e participação: dificuldade em movimentos mais habilidosos de membro superior esquerdo em tarefas domésticas e insegurança nos apoios unipodais em membro inferior esquerdo.
Fatores ambientais: mora sozinha em um sobrado. Tem bom suporte dos filhos e de uma ajudante que vem duas vezes na semana.
Objetivos funcionais do paciente:
1) Explorar o uso do membro superior esquerdo em algumas AVDs: arrumar a mesa para o almoço, picar os legumes e as carnes.
2) Evitar desequilíbrios durante a marcha e giros.
Tarefa selecionada para trabalhar em uma sessão: cortar um legume, andar uma curta distância entre a pia da cozinha e a mesa, e servir o almoço.

REFERÊNCIAS BIBLIOGRÁFICAS

1. Adler SS, Beckers D, Buck M. PNF in practice: an illustrated guide. Springer Science & Business Media; 2014.
2. Knott M. Proprioceptive neuromuscular facilitation: patterns and techniques. Am J Med Sci. 1969;233(1).
3. IPNFA Common Script. Internacional Proprioceptive Acesso em: 10/10/2017. Neuromuscular Facilitation Association. Disponível em: http://www.ipnfa.org.
4. World Health Organization. Manual Prático da CIF, 2017. Disponível em: http://www.who.int/classifications/drafticfpracticalmanual2.pdf?ua=1. Acesso em: 07/12/2017.

5. Smedes F, Heidmann M, Schäfer C, Fischer N, Stępień A. The proprioceptive neuromuscular facilitation-concept; the state of the evidence, a narrative review. Phys Ther Rev. 2016;21(1):17-31.
6. Steiner WA, Ryser L, Huber E, Uebelhart D, Aeschlimann A, Stucki G. Use of the ICF model as a clinical problem-solving tool in physical therapy and rehabilitation medicine. Phys Ther. 2002;82(11):1098-1107.
7. Röijezon U, Clark NC, Treleaven J. Proprioception in musculoskeletal rehabilitation. Part 1: Basic science and principles of assessment and clinical interventions. Manual Therapy. 2015;20(3):368-77.
8. Westwater-Wood S, Adams N, Kerry R. The use of proprioceptive neuromuscular facilitation in physiotherapy practice. Phys Ther Rev. 2010;15(1):23-8.
9. Internacional Proprioceptive Neuromuscular Facilitation Association. IPNFA Common Script: PNF Basic Principles and Procedures. Disponível em: http://www.ipnfa.org. Acesso em: 10/10/2017.
10. Fallon JB, Bent LR, McNulty PA, Macefield VG. Evidence for strong synaptic coupling between single tactile afferents from the sole of the foot and motoneurons supplying leg muscles. J Neurophysiol. 2005;94(6):3795-804.
11. Mohapatra S, Krishnan V, Aruin AS. The effect of decreased visual acuity on control of posture. Clin Neurophysiol. 2012;123(1):173-82.
12. Kofotolis N, Vrabas IS, Vamvakoudis E, Papanikolaou A, Mandroukas K. Proprioceptive neuromuscular facilitation training induced alterations in muscle fibre type and cross sectional area. Br J Sports Med. 2005;39(3):e11-e11.
13. Lee SW, Shin WS, In TS, Lee SH, Lee HH, Lee KJ, et al. Immediate effects of load stimulation on static balance and muscle activities in chronic stroke patients. J Korean Phys Ther. 2009;21(1):19-25.
14. Silva SB, de Abreu LC, Valenti VE, Nogueira DV, Moraes ER, Natividade V, et al. Verbal and visual stimulation effects on rectus femoris and biceps femoris muscles during isometric and concentric. Internat Arch Med. 2013;6:38.
15. Klemen J, Chambers CD. Current perspectives and methods in studying neural mechanisms of multisensory interactions. Neuroscience & Biobehavioral Reviews. 2012;36(1):111-33.
16. Youdas JW, Arend DB, Exstrom JM, Helmus TJ, Rozeboom JD, Hollman JH. Comparison of muscle activation levels during arm abduction in the plane of the scapula vs. proprioceptive neuromuscular facilitation upper extremity patterns. The Journal of Strength & Conditioning Research. 2012;26(4):1058-65.
17. Shimura K, Kasai T. Effects of proprioceptive neuromuscular facilitation on the initiation of voluntary movement and motor evoked potentials in upper limb muscles. Human Movement Science. 2002;21(1):101-13.
18. IPNFA Common Scripts: Diagonals and Patterns. International Proprioceptive Neuromuscular Facilitation Association. Acesso em: 10/10/2017. Disponível em: http://www.ipnfa.org.
19. Sato H, Maruyama H. The effects of indirect treatment of proprioceptive neuromuscular facilitation. Journal of Physical Therapy Science. 2009;21(2):189-93.
20. Gontijo LB, Pereira PD, Neves CD, Santos AP, Machado DC, Bastos VH. Evaluation of strength and irradiated movement pattern resulting from trunk motions of the proprioceptive neuromuscular facilitation. Rehabilitation Research and Practice. 2012;2012:281937.
21. IPNFA Common Script: PNF Specific Techniques. International Proprioceptive Neuromuscular Facilitation Association. Acesso em 10/10/2017. Disponível em: http://www.ipnfa.org.
22. Hindle KB, Whitcomb TJ, Briggs WO, Hong J. Proprioceptive neuromuscular facilitation (PNF): Its mechanisms and effects on range of motion and muscular function. Journal of Human Kinetics. 2012;31:105-13.

TERAPIA ORIENTADA À TAREFA (TOT)
Uma Abordagem Contemporânea para Treinamento do Controle Motor

Jocemar Ilha • Natália Duarte Pereira • Stella Maris Michaelsen

INTRODUÇÃO

A Terapia Orientada à Tarefa (TOT) é uma abordagem terapêutica desenvolvida a partir de um modelo teórico para recuperação de habilidades motoras comprometidas em indivíduos com disfunções do sistema nervoso central (SNC). Esta abordagem foi proposta, na década de 1980, pelas fisioterapeutas australianas, Janet Carr e Roberta Shepherd, como um modelo de (re)aprendizagem para recuperação motora em indivíduos pós-acidente vascular cerebral (AVC).[1] Sua base teórica é fundamentada nos estudos das ciências do movimento humano, mais especificamente no controle e aprendizagem motora.[2-6]

O modelo teórico de controle motor da TOT foi influenciado pela teoria dos sistemas dinâmicos de coordenação e regulação do movimento humano.[7-9] Nesta teoria de controle motor, para satisfazer as demandas necessárias às ações cotidianas, um indivíduo deve coordenar seus segmentos corporais, tanto um em relação aos demais segmentos, quanto em relação ao ambiente em que este indivíduo está inserido (superfície, objetos, leis físicas da natureza etc.). Assim, o foco de compreensão do controle do motor passa a ser a explicação de como movimentos direcionados a um objetivo são regulados, ou seja, como uma sinergia motora emerge durante uma ação integrada ao contexto do ambiente. Com este propósito, diferentes graus de liberdade podem ser coordenados em forma de sinergias para satisfazer o objetivo da ação motora. Esta variada combinação de diferentes possibilidades foi inicialmente chamada por **redundância motora**, ou seja, existem diferentes formas de coordenar diferentes graus de liberdade do movimento que levam ao mesmo propósito. Atualmente foi proposta a utilização do termo **abundância motora**, e não redundância, uma vez que se refere a uma abundância de possibilidades de se completar a ação motora.[8,10]

Sendo o controle motor entendido como a coordenação de movimentos para cumprir uma ação motora em um determinado contexto ambiental, a aprendizagem motora pode ser descrita como um processo de busca pela melhor estratégia de solução do problema motor (sinergia motora) que emerge pela interação do indivíduo com tarefa e o ambiente.[11,12] O processo de aprendizagem motora passa então pela experimentação das possibilidades de movimento naquele contexto ambiental para cumprir da forma mais eficiente possível as demandas da tarefa para aquele indivíduo.[12] Esse processo de descoberta promove o aprendizado de sinergias motoras eficientes, ou seja, promove uma otimização da relação entre a percepção e a ação.[12]

Indivíduos com disfunções do SNC podem apresentar comprometimento do sistema de controle motor que leva à perda ou limitação da habilidade de executar movimentos e explorar soluções motoras, interferindo assim no processo de aprendizagem motora.[13,14] Estes indivíduos espontaneamente utilizam estratégias compensatórias para substituir os movimentos perdidos ou comprometidos na tentativa de cumprir o objetivo da ação motora.[15] Se esta estratégia levar ao alcance do objetivo da ação, e a condição motora do indivíduo não permitir a exploração de outras formas de movimento – solução do problema motor, ela acaba sendo repetida inúmeras vezes no cotidiano destes indivíduos. A repetição invariável deste movimento compensatório pode promover a aprendizagem de um pobre repertório motor que não permite a flexibilização desse comportamento (sinergia motora) em outros contextos.[14] Em outras palavras, esta estratégia se torna ineficiente, quando a ação for realizada em um contexto diferente, com demandas contextuais diferentes. Por outro lado, algumas vezes a estratégia de utilização de movimentos compensatórios, em substituição aos determinantes biomecânicos da tarefa, não promove o sucesso no alcance dos objetivos da ação. Nestas situações, o indivíduo poderá adotar outra forma de se adaptar à situação, alterando completamente seu comportamento para cumprir o objetivo final da ação, ou mesmo, deixar de realizar esta ação.[16,17]

> Há evidências reportando que a adequada modificação das condições da prática a fim de permitir a exploração motora ativa do aprendiz com disfunção do SNC, seja pela alteração dos aspectos relacionados com a tarefa ou com o ambiente, este possui a capacidade de (re)aprender tarefas motoras.[18-21]

Quando a recuperação motora é possível, dependendo do tipo de lesão e dos fatores relacionados, estratégias de treinamento apropriado devem ser iniciadas tão logo seja possível a fim de evitar que estratégias adaptativas sejam aprendidas em substituição de movimentos mais efetivos e adaptáveis a diferentes contextos.[1,6]

PRINCÍPIOS DA TOT

Os pilares do treinamento motor na TOT se fundamentam dos princípios de controle e aprendizagem motora relacionados com a abordagem teórica da **percepção-ação**, bem como nos conhecimentos da **plasticidade neuromuscular** (Tabela 7-1).[2]

Neste contexto, a TOT propõe o treinamento de tarefas motoras, utilizando-se da modificação de aspectos relacionados com o indivíduo, a tarefa e com o ambiente com propósito de permitir a exploração motora ativa bem-sucedida (Fig. 7-1). Esta exploração, guiada pela organização do contexto perceptomotor da ação (tarefa e ambiente), promove a otimização da recuperação da ação motora através da aprendizagem.

> Dentro desta abordagem, a "tarefa" não é somente a meta final do tratamento, mas o mecanismo de intervenção terapêutica. Ou seja, em vez de propor "exercícios terapêuticos" para melhorar ações motoras, ela propõe que os componentes biomecânicos essenciais da tarefa sejam treinados na própria ação motora.

Tabela 7-1. Fundamentos do treinamento motor na TOT

Controle motor	Aprendizagem motora	Plasticidade neuromuscular
▪ Compreensão do movimento normal ▪ Análise da disfunção motora – considerando determinantes biomecânicos determinantes das tarefas ▪ Organização do ambiente de prática para emergência da coordenação desejada	▪ Prática de atividades específicas e reais, que tenham significado para o paciente (meta real = foco extremo) ▪ Participação ativa do paciente para a resolução do problema motor durante a prática ▪ *Feedback* positivo focado no resultado da tarefa (evitar *feedback* excessivo e corretivo) ▪ Prática intensa com repetição de tarefas desafiadoras ▪ Prática de componentes essenciais de movimentos com base nos determinantes biomecânicos comprometidos ▪ Quantidade de prática – ↑ a prática fora do ambiente terapêutico	▪ A capacidade de reorganização e readaptação do sistema nervoso é específica à tarefa ▪ As demandas biomecânicas específicas das tarefas determinam a reorganização do sistema musculoesquelético

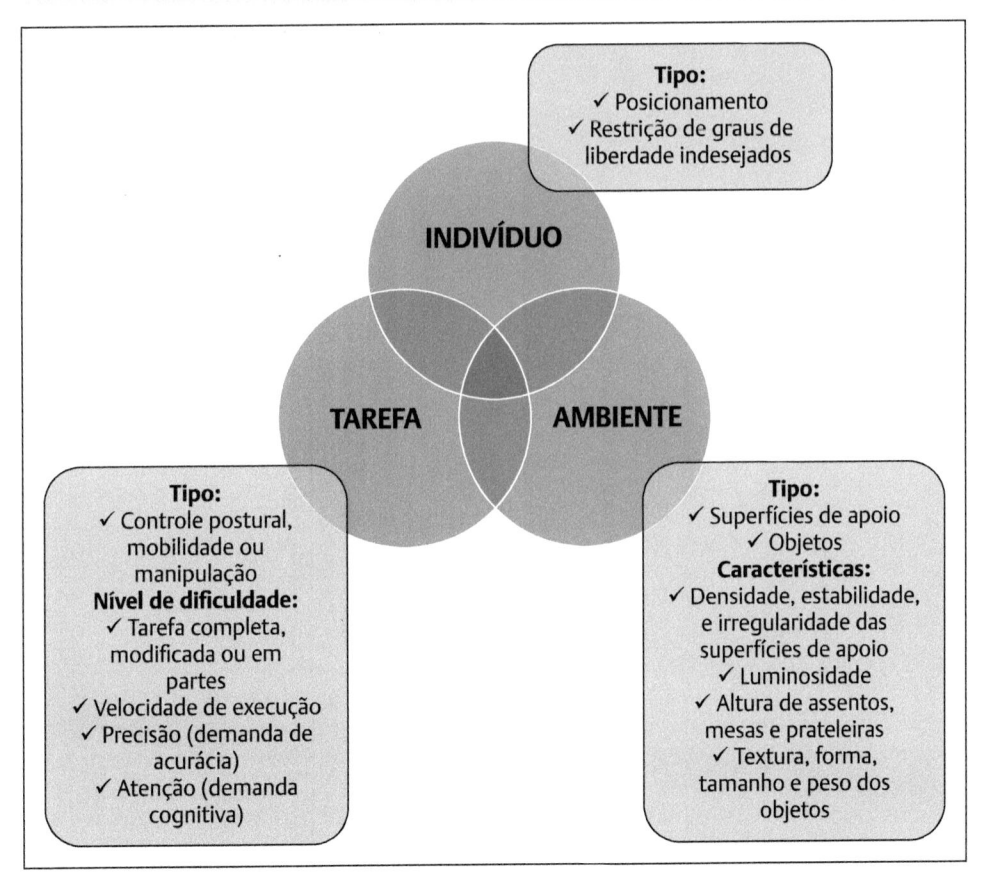

Diagrama de Venn — três círculos: INDIVÍDUO, TAREFA, AMBIENTE

INDIVÍDUO
Tipo:
✓ Posicionamento
✓ Restrição de graus de liberdade indesejados

TAREFA
Tipo:
✓ Controle postural, mobilidade ou manipulação
Nível de dificuldade:
✓ Tarefa completa, modificada ou em partes
✓ Velocidade de execução
✓ Precisão (demanda de acurácia)
✓ Atenção (demanda cognitiva)

AMBIENTE
Tipo:
✓ Superfícies de apoio
✓ Objetos
Características:
✓ Densidade, estabilidade, e irregularidade das superfícies de apoio
✓ Luminosidade
✓ Altura de assentos, mesas e prateleiras
✓ Textura, forma, tamanho e peso dos objetos

Fig. 7-1. Fatores que podem ser sistematicamente manipulados pelo terapeuta durante o treinamento motor na TOT com o objetivo de permitir a exploração ativa das possibilidades de solução motora para a realização eficiente da tarefa. (Fonte: o autor)

Entretanto, a depender das condições basais do indivíduo, algumas vezes a tarefa deve ser realizada de forma parcelada ou em uma versão mais simples para garantir o sucesso da sua execução e manter a motivação do aprendiz. Com a prática de treino centrado na realização de tarefas reais (meta real), a TOT busca que o indivíduo aprenda estratégias motoras para coordenar o comportamento motor de forma eficiente e efetiva para se adaptar a diferentes contextos.[1,4,5]

O treinamento motor envolve a prática de ações específicas que são fundamentais e relevantes aos indivíduos, como alcançar, pegar e manipular, caminhar, subir e descer escadas, levantar-se, conforme os objetivos terapêuticos.[22] Para auxiliar durante a prática, e guiar o processo de aprendizagem motora, instruções e explicações claras e precisas sobre o que deve ser feito (objetivo da tarefa e foco externo), conhecimento do resultado da ação e da forma de execução da tarefa são ferramentas importantes e devem ser utilizadas.[1,2] Entretanto, algumas vezes os indivíduos com disfunção do SNC se apresentam incapazes de executar a ação em sua totalidade em razão da deficiência de ativação muscular necessária ou do comprometimento da capacidade de coordenar a ativação muscular. Nestes casos, a ação deve ser facilitada pela modificação do contexto da tarefa e do ambiente, ou os componentes biomecânicos essenciais e determinantes da sua execução devem ser cuidadosamente analisados e praticados separadamente quando ausentes ou ineficientes.[1,22] Dessa forma, fica evidente que tanto a análise dos componentes biomecânicos do movimento, quanto o treinamento de tarefas específicas são elementos críticos na abordagem da TOT.

ANÁLISE DA TAREFA

Instrumentos de avaliação clínica que têm como objetivo medir a mudança na realização de tarefas muitas vezes não são sensíveis o suficiente para discriminar alterações, na forma como a tarefa é executada. Claramente o aumento da independência ou velocidade na execução de tarefas são objetivos do tratamento de indivíduos com disfunções do SNC, porém o foco aqui é distinguir essas mudanças na execução da tarefa entre recuperação e compensação.

> **Recuperação** do desempenho motor é definida como o reaparecimento de sinergias motoras elementares presentes antes da disfunção do SNC. Já a **compensação** do desempenho motor é o surgimento de novas sinergias resultantes da adaptação ou substituição pelos elementos motores residuais. Isso significa que as funções são assumidas ou substituídas por uma extremidade efetora diferente ou por outros segmentos corporais. Neste contexto, o efetor final é uma parte do corpo, como a mão ou o pé que interage com um objeto ou ambiente.[23]

A falta de clara distinção entre compensação e recuperação nos faz questionar sobre até que ponto os profissionais se dedicam pela redução do comprometimento motor, reestabelecendo sinergias essenciais para as tarefas em vez da "recuperação funcional". Aqui as aspas chamam a atenção para a ambiguidade do termo, que tem sido usado tanto para a recuperação em nível de estrutura e função corporal, como o reestabelecimento de força muscular, por exemplo, como para os níveis de atividade e participação. Dessa maneira, o termo "recuperação funcional" não diferencia compensação de recuperação motora.[23]

Ainda é possível apontar três fenômenos que nos levam a indicar fortemente o foco para a recuperação motora e, portanto, a atenção para a forma como as tarefas são realizadas: a capacidade da plasticidade neuronal frente ao treinamento apropriado; a associação das compensações aos problemas musculoesqueléticos com redução da amplitude de movimento e dor; e o risco do não uso aprendido frente à substituição das extremidades efetoras.[24]

Para identificar a verdadeira recuperação motora (em oposição à compensação), o movimento deve ser avaliado em dois aspectos: em relação ao espaço externo em que variáveis, como velocidade de trajetória, precisão e retidão, podem ser quantificadas; e em relação ao espaço corporal, em que são consideradas as amplitudes de movimento, coordenação interarticular e padrão de ativação muscular, ou seja, variáveis de qualidade de movimento. As características do movimento em relação ao espaço externo podem melhorar pelo uso de compensações (por exemplo, incorporação de movimento do tronco para ajudar a alcançar um objeto) ou realmente pela melhoria dos movimentos em relação ao espaço corporal.[12] Assim, apenas os movimentos no espaço corporal (ou seja, variáveis de qualidade do movimento) podem distinguir se a mudança na realização da tarefa ocorreu por uma recuperação ou compensação.

Para explorar o comportamento motor dentro do espaço corporal, é preciso então uma análise detalhada da tarefa e a identificação da presença ou ausência das sinergias essenciais para a realização da tarefa. Um primeiro passo na análise de uma tarefa é estabelecer as fases em que o movimento pode ser dividido. As fases do movimento devem ser selecionadas de modo que tenham um papel biomecanicamente distinto no movimento geral. Embora a análise de fase possa ajudar na compreensão do movimento, a característica essencial de todas as tarefas é sua totalidade; isto deve ser levado em consideração ao realizar qualquer análise de fase de um padrão de movimento.

Na Tabela 7-2 estão didaticamente organizadas as etapas para a análise da tarefa e sua contribuição para a abordagem de intervenção TOT.

Para que o leitor possa ter uma visão mais aplicada dos conceitos discutidos, será apresentado a seguir um exemplo de aplicação dos princípios da abordagem da TOT para o alcance, preensão e manipulação em um indivíduo após AVC.

APLICANDO A TOT: EXEMPLIFICANDO A APLICAÇÃO PARA RECUPERAÇÃO DA FUNÇÃO DE MEMBRO SUPERIOR

O uso efetivo do membro superior depende da função da mão de pegar e soltar. Consequentemente, a prática do alcance deve sempre envolver um alvo ou objeto para a mão, e o treinamento envolvendo a musculatura distal deve iniciar o mais cedo possível.[25] A intervenção é com base na análise da tarefa (Tabela 7-2), que inicia com a observação do movimento para uma análise cuidadosa da tarefa: no exemplo, alcançar e pegar uma jarra localizada acima da altura dos olhos, a fim de identificar os componentes biomecânicos essenciais faltantes e as estratégias adaptativas adotadas.

Componentes de Movimento do Alcance

Os componentes biomecânicos essenciais do movimento de alcance dependem da localização do objeto no espaço, particularmente os movimentos do ombro (flexão-extensão; abdução-adução; rotação interna-externa). O movimento do cotovelo (flexão-extensão) está ligado à distância do objeto a ser pego, e os movimentos do antebraço (pronação e supinação) dependem da forma e da orientação do objeto no espaço.[15] Exemplos de componentes biomecânicos essenciais e determinantes para a tarefa de alcançar um objeto localizado acima da altura do ombro são exemplificados na Figura 7-2a (membro superior não parético).

Tabela 7-2. Fases da análise da tarefa

Etapas	Descrição dos objetivos e possíveis ações de cada etapa
1. Preparação	▪ Conhecer os aspectos biomecânicos da tarefa a ser analisada ▪ Estabelecer características críticas do movimento ▪ Desenvolvimento de uma estratégia de observação sistemática para a etapa 2 ▪ Conhecimento das características relevantes do indivíduo executor da tarefa ▪ Instrução clara e eficaz
2. Observação	▪ Implementar a estratégia de observação sistemática desenvolvida na etapa 1 ▪ Coletar informações sobre o movimento (p. ex. gravação de vídeo, anotações sistematizadas...) ▪ Focar a observação – por exemplo, nas fases do movimento ▪ Onde observar – ambiente controlado ou ecologicamente válido
3. Avaliação e hipótese	▪ Avaliação dos pontos fortes e fracos da execução ▪ Avaliar a efetividade da estratégia adotada ▪ Identificar as estratégias para realização da tarefa ▪ Identificar restrições da tarefa e do ambiente que possam ter influenciado na execução (minimizar e repetir a observação, se necessário) ▪ Criar hipóteses para o comportamento motor observado ▪ Checar a hipótese através do exame físico, se possível
4. Intervenção orientada à tarefa	▪ Fortalecimento considerando as demandas biomecânicas da tarefa (quando necessário – etapa 3) ▪ Identificar a variabilidade das estratégias entre as tentativas (sinergias – etapas 2 e 3) ▪ Treino da tarefa em partes com foco nos componentes biomecânicos essenciais ausentes ou ineficientes (etapa 2) ▪ Treino da tarefa modificada ▪ Treino da tarefa completa ▪ Variação das condições da prática da tarefa (p. ex. dupla tarefa, diferentes ambientes...)

Fonte: o autor.

Estratégias Adaptativas

O comportamento adaptativo ilustra a tentativa do indivíduo em executar a ação, após uma lesão do SNC, com base nos sistemas disponíveis.[26] Estratégias adaptativas ocorrem geralmente na falta de um (ou mais) componente(s) de movimento. Exemplos dos componentes ausentes/ineficientes e de estratégias adaptativas para a tarefa de alcançar um objeto localizado acima da altura do ombro são exemplificados na Figura 7-2b (membro superior parético).

A Etapa Seguinte é Realizar as Hipóteses Sobre as Alterações Subjacentes

A partir da análise do movimento, são elaboradas hipóteses sobre as alterações subjacentes que contribuem para este comportamento motor. Um exemplo de alteração subjacente seria a diminuição da força muscular. Avaliar o nível de força (muito fraco, fraco, forte) dos grupos musculares essenciais, a fim de estabelecer se a conduta inicial vai ser com base em estratégias para o fortalecimento e/ou para a melhora do controle motor. Após a verificação da hipótese serão traçados os objetivos em colaboração com o paciente em uma decisão compartilhada (considerando o resultado da avaliação feita pelo terapeuta e

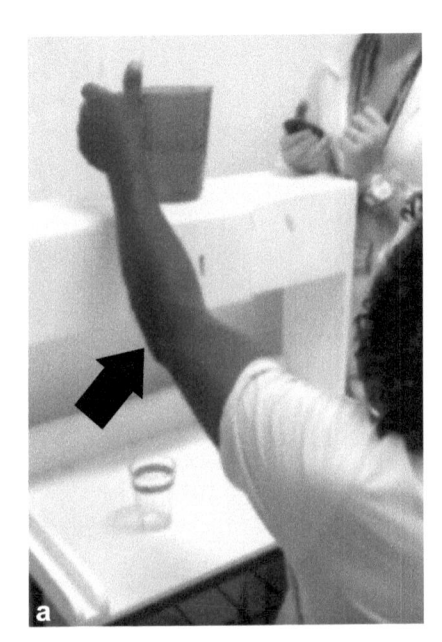

MS não parético

COMPONENTES ESSENCIAIS DE MOVIMENTO	
Articulação	Movimento
Punho	✓ Extensão
Antebraço	✓ Supinação
Cotovelo	✓ Extensão
Ombro	✓ Rotação externa ✓ Flexão

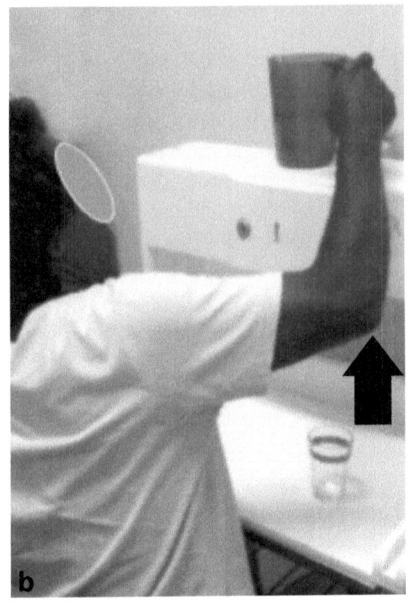

MS parético

ESTRATÉGIAS ADAPTADAS
✓ Excessiva flexão do quadril com inclinação do tronco à frente
✓ Elevação da cintura escapular
✓ Abdução do ombro
✓ Pronação do antebraço

Fig. 7-2. Exemplo de análise do movimento de alcance de um objeto localizado acima da altura do ombro. (**a**) No alcance com o membro superior (MS) não parético é possível identificar os componentes biomecânicos essenciais de movimento para esta tarefa. (**b**) No alcance com o MS parético identificamos os componentes de movimento essenciais que não estão presentes e as estratégias adaptativas realizadas pelo indivíduo a fim de completar a tarefa. (Fonte: o autor.)

as preferências do paciente). Tendo sido estabelecidos os objetivos, as condutas são escolhidas considerando a melhor evidência.

Quando o nível de força for fraco ou muito fraco (< 3 ou < 2 pontos na prova de função muscular – PFM, respectivamente) será necessário realizar o fortalecimento, condizente com o nível de força apresentado pelo indivíduo. Atualmente existe evidência que estratégias de fortalecimento aumentam a força muscular em indivíduos pós-AVC[27] e devem ser implementadas como parte do tratamento. De forma geral a tarefa só poderá ser praticada quando algum nível de força estiver presente,[28] e muitas vezes os grupos musculares necessários à execução dos componentes essenciais de movimento faltantes ou ineficientes devem ser fortalecidos, respeitando-se ao máximo a configuração corporal necessária para a ação a ser recuperada.

Para indivíduos com nível de força muito fraco e incapazes de mover o segmento contra a gravidade, uma das estratégias recomendadas é a estimulação elétrica neuromuscular (EENM),[29] bem como o movimento com redução da gravidade e do atrito. Na Figura 7-3 apresentamos exemplos de estratégias de fortalecimento para músculos fracos ou muito fracos. Na Figura 7-3a,b para a musculatura proximal, e na Figura 7-3c,d para a musculatura distal do MS responsáveis por componentes biomecânicos essenciais para a tarefa de alcançar e pegar um objeto.

O treinamento da tarefa deverá ser apropriado ao nível de força existente. Como regra geral, a tarefa deve ser praticada de forma completa, considerando-se que cada um dos componentes da tarefa é dependente de componentes precedentes. No entanto, a prática direcionada para um dos componentes biomecânicos essenciais pode ser necessária, quando os músculos são fracos ou muito fracos para realizar a ação completa.[22] A observação das tentativas do paciente em realizar a tarefa permitirá a identificação dos componentes essenciais faltantes e das estratégias adaptativas não necessárias (movimentos compensatórios) e desta forma auxiliar no estabelecimento da intervenção possível. Em algumas situações a tarefa poderá ser parcelada para a prática de um componente isolado (Fig. 7-4a,c) ou modificada para a eliminação de uma estratégia adaptativa indesejada (Fig. 7-4b,d). O treinamento orientado à tarefa com restrição dos movimentos compensatórios do tronco em pessoas pós-AVC é um exemplo de estratégia de modificação da tarefa com evidência científica.[30,31]

À medida que o grau de força muscular permita, o treinamento da tarefa completa é importante para permitir o sequenciamento motor e para dar ao indivíduo a ideia da ação a ser realizada, entretanto o nível de dificuldade da tarefa ainda deve ser ajustado, dependendo da condição basal do indivíduo. O ambiente de prática pode ser organizado para permitir que uma determinada tarefa possa ser completada e então praticada na forma de repetições. Em uma tarefa de sentar e levantar, por exemplo, modificar a altura do banco é uma forma de ajustar a dificuldade da tarefa amplamente conhecida. No exemplo anteriormente discutido, alcançar e pegar um objeto acima da altura dos ombros (Fig. 7-2), as estratégias adaptativas apresentadas pelo MS parético podem ser contingenciadas se o espaço da tarefa (ambiente) for modificado para ajustar o nível de dificuldade às condições basais do indivíduo. Como, por exemplo, colocar inicialmente o objeto em um nível mais baixo e ir progredindo para níveis mais altos, conforme os componentes biomecânicos essenciais vão emergindo e sendo controlados durante a ação.

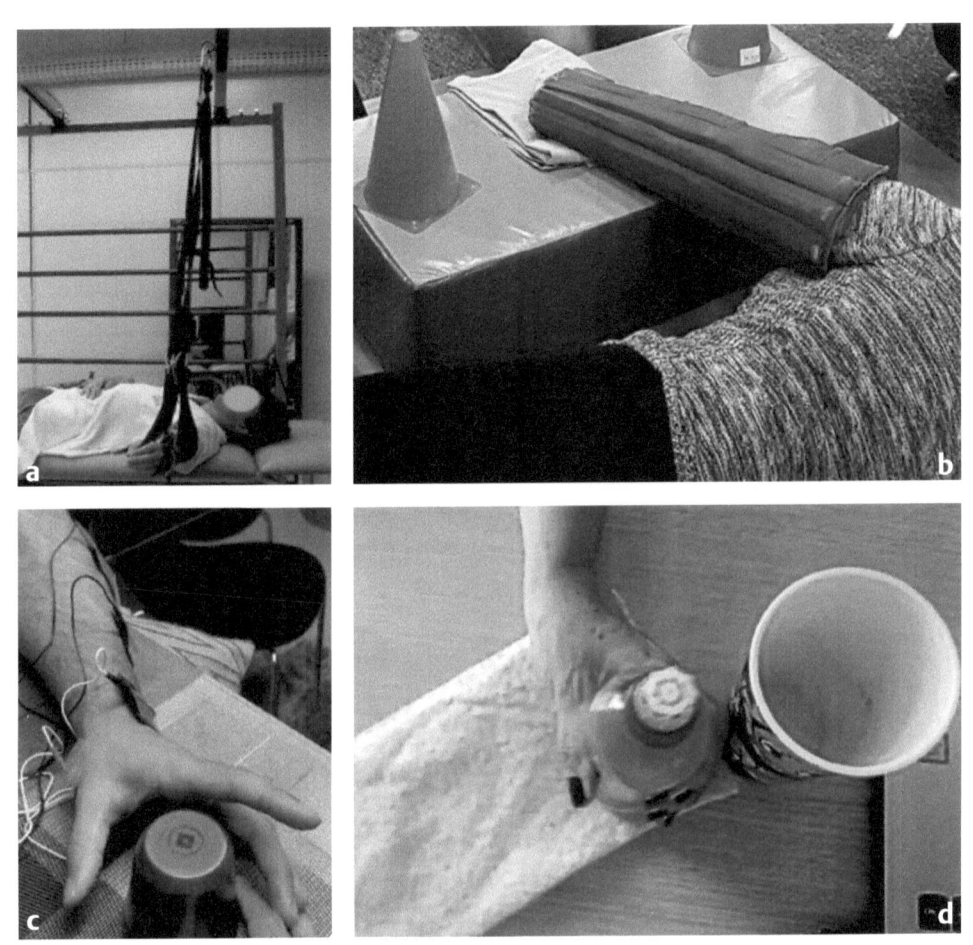

Fig. 7-3. Exemplos de fortalecimento para músculos fracos ou muito fracos responsáveis por componentes biomecânicos essenciais para a tarefa de alcançar e pegar um objeto. (**a**) Exemplo de uma estratégia para redução da gravidade e do atrito por meio da suspensão do membro superior, visando à ativação voluntária da musculatura abdutora e adutora do ombro; (**b**) exemplo de uma estratégia diminuindo os graus de liberdade (tala impedindo o movimento do cotovelo) combinada com a eliminação da ação de gravidade e redução do atrito; (**c**) eletroestimulação para fortalecimento da musculatura distal do membro superior e preparação para a tarefa de pegar; (**d**) estratégia para fortalecimento da musculatura extensora de punho, anulando o efeito da gravidade e reduzindo o atrito através de um tecido para deslizar na superfície. (Fonte: o autor.)

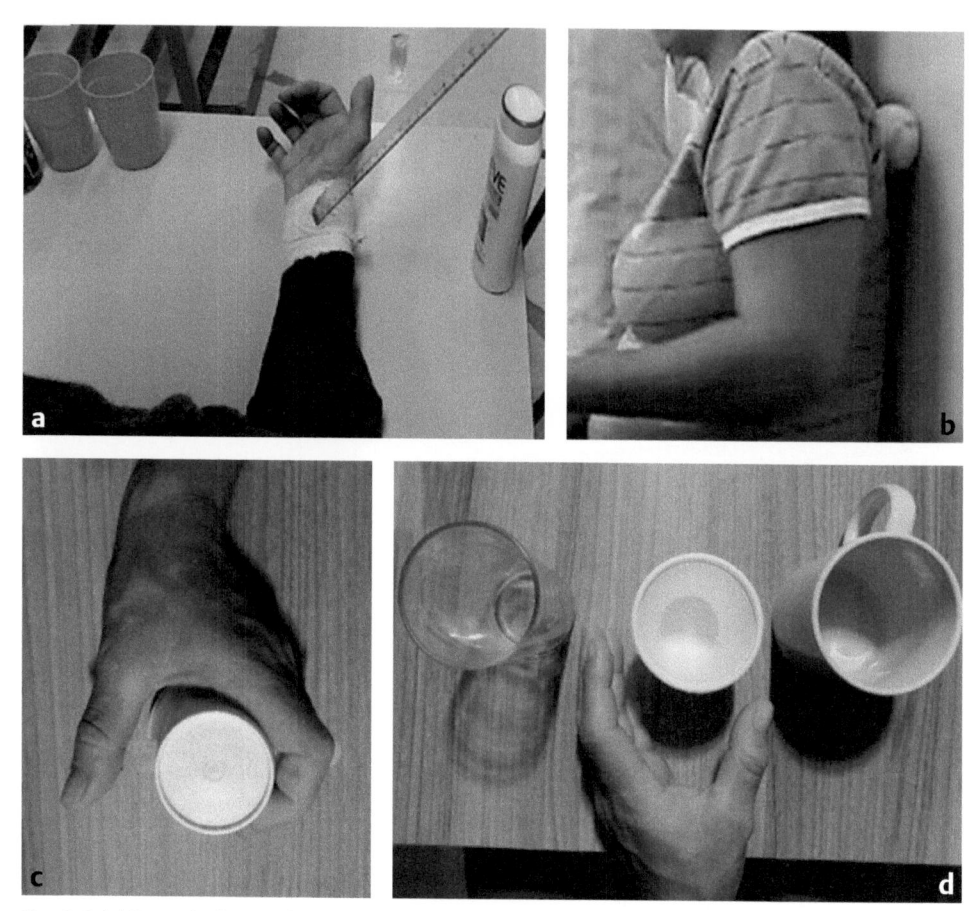

Fig. 7-4. (a) Exemplo de parcelamento da tarefa visando ao componente de supinação com um alvo externo; **(b)** exemplo de modificação da tarefa onde durante o alcance o indivíduo diminui o movimento anterior do tronco, mantendo a bola de tênis contra a parede com a escápula; **(c)** exemplo de parcelamento da tarefa visando ao componente de movimento de abdução do polegar; **(d)** exemplo de modificação da tarefa e do ambiente, através do contingenciamento do espaço disponível para o alcance de um copo com objetivo de favorecer a extensão de punho. (Fonte: o autor.)

> Muitas repetições são necessárias para promover a aprendizagem motora e a recuperação do controle motor. Em fases iniciais a prática constante em um ambiente estável em geral é necessária. No entanto, as tarefas funcionais deverão ser realizadas em uma gama de condições e contextos diferentes, pois a transferência do treinamento ocorre apenas entre tarefas que tenham os requisitos biomecânicos semelhantes.[22]

A repetição de uma tarefa em condições variadas e em condições ambientais mais complexas deverá promover a flexibilidade do comportamento. A progressão do treinamento para a realização de duas tarefas simultâneas (dupla tarefa motora) ou ainda realizando uma tarefa cognitiva (dupla tarefa cognitiva) reforçará a fase de aprendizagem dita implícita em que o indivíduo será capaz de completar a tarefa motora de uma forma automatizada sem necessitar focar a atenção para a tarefa que está sendo realizada.[32]

FORTALECIMENTO NEUROMUSCULAR ORIENTADO À TAREFA

O American College of Sports Medicine (ACSM) define treinamento de fortalecimento como um programa sistemático de exercícios planejado para aumentar a habilidade individual de produzir ou resistir a uma força. **Força** é a capacidade de produzir a contração muscular necessária para conduzir determinada ação, sendo então relativa à ação. Inerente à palavra força, além da quantidade e sustentação da contração muscular, está a habilidade de controlar o músculo envolvido na ação, e se for mais de um, usá-los de maneira coordenada e cooperativa. Força é um fenômeno neuromuscular específico e dependente da tarefa.

Uma das vantagens de um treinamento e exercícios orientados à tarefa é a ênfase dada não apenas à ativação muscular e produção de força, mas também no controle dessa força.[28] Particularmente a preocupação com a configuração biomecânica corporal, com a velocidade e com a sequência e coordenação da contração entre os músculos envolvidos na tarefa. Um exemplo é a relação encontrada entre velocidade de marcha e a capacidade de gerar força e velocidade angular exatamente no momento do pré-balanço da marcha. Assim entendemos que não basta gerar força, mas ela precisa ser controlada para que atue no momento e na velocidade necessária de acordo com a demanda da tarefa. Portanto, o treinamento de força com objetivo de melhorar a execução de uma tarefa será mais eficaz se a tarefa em si ou alguma modificação dessa tarefa, respeitando-se sua configuração biomecânica, for praticada.[33]

Na Figura 7-5 a representação de uma alteração na fase de apoio terminal da marcha causado pela fraqueza de sóleo é exemplificada. O objetivo é a melhora na execução da tarefa, especificamente da fase de apoio terminal, e para isso o treinamento deve ser voltado para a força do músculo sóleo. Devemos levar em consideração para a intervenção de força específica para uma tarefa de aspectos, como o tipo de contração, postura, velocidade angular, amplitude articular e o tipo de cadeia cinética em que a tarefa ocorre. No exemplo da fraqueza do sóleo atrapalhando a execução na fase de apoio terminal, o objetivo é atingir força suficiente para sustentar uma contração excêntrica na postura em pé em cadeia cinética fechada com o tornozelo em máxima dorsiflexão. Ou seja, os exercícios que serão propostos devem-se aproximar ao máximo dessa configuração biomecânica corporal.

O nível de força do indivíduo ao iniciar o treinamento de fortalecimento orientado à tarefa é determinante para a escolha do exercício. Nos casos em que o músculo está fraco ou muito fraco, é necessário usar recursos auxiliares que viabilizem esse treinamento de força.

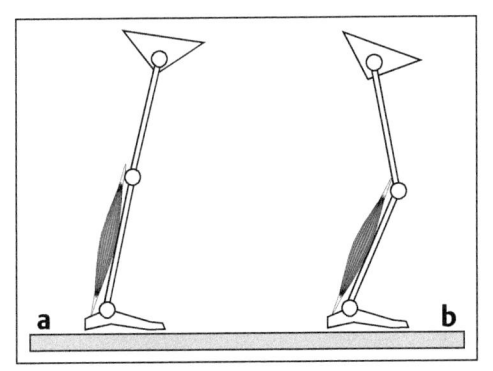

Fig. 7-5. (a) Na fase de apoio terminal da marcha o músculo sóleo atinge seu máximo alongamento e controla o avanço da tíbia por uma contração excêntrica. (b) A tíbia avança sobre o pé pela fraqueza do músculo sóleo causando a dorsiflexão excessiva, acompanhada da flexão aumentada de joelho e quadril. (Fonte: o autor.)

RECURSO TERAPÊUTICO AUXILIAR PARA O RECRUTAMENTO DE UNIDADES MOTORAS EM MÚSCULOS MUITO FRACOS OU PARALISADOS

Como já apresentado no exemplo da TOT para membros superiores, recursos, como redução do atrito, dos graus de liberdade e da ação da gravidade no movimento, podem viabilizar o fortalecimento em músculos muito fracos. Entretanto, o recurso com maior grau de evidência para essa situação ainda é a EENM, especialmente nos casos de músculos paralisados.[34,35]

A EENM é usada principalmente para reabilitação neuromuscular e fortalecimento muscular. Essa modalidade de eletroestimulação consiste na aplicação de estímulos elétricos de alta intensidade e intermitentes para gerar contrações musculares relativamente fortes, mais frequentemente em condições tetânicas isométricas.[29] A contração muscular eliciada sem estímulo do sistema nervoso central pode desencadear hipertrofia muscular, aumentar a força e melhorar a resistência em indivíduos que são incapazes de realizar exercícios ativos em amplitude completa ou contra a força da gravidade.

Uma conclusão comum nas revisões sistemáticas sobre a eficácia de EENM é a enorme diversidade e falta de consenso nos protocolos de EENM entre os estudos, o que inevitavelmente contribui para a heterogeneidade na resposta individual à EENM. Essa heterogeneidade pode ser atribuída em grande parte à desconsideração de fatores fisiológicos e metodológicos em relação à magnitude da força evocada que é o principal determinante da eficácia da EENM.[29,36-38]

Elencamos na Tabela 7-3 os principais fatores que devem ser considerados na elaboração de um protocolo de EENM com objetivo de fortalecimento/ativação muscular para indivíduos com músculos muito fracos ou paralisados.

Tabela 7-3. Fatores que devem ser considerados na elaboração de um protocolo de EENM

Use frequências de pulso na faixa de 50 a 75 Hz, durações de pulso na faixa de 100 a 400 µs e intensidades mais altas, porém toleráveis para maximizar a produção de força.
Estimuladores de corrente constante que permitem pelo menos 100 mA de intensidade são frequentemente necessários, especialmente para pacientes com sobrepeso ou na presença de edema.
Os eletrodos devem ser grandes e possivelmente adaptados ao tamanho do membro para minimizar a densidade da corrente e maximizar o conforto do paciente e assim eliciar maior recrutamento muscular.
Os eletrodos devem ser colocados o mais afastado possível de preferência também nos pontos motores.
Contrair o músculo estimulado voluntariamente, enquanto o estimulador está ligado, pode aumentar a tolerância do indivíduo a intensidades mais altas de corrente elétrica.
Existe uma maior tolerância à EENM quando o próprio indivíduo controla a intensidade do estimulador.
Modificar ligeiramente a colocação dos eletrodos e o ângulo da articulação movimentada pelo músculo estimulado de uma sessão para outra pode otimizar o recrutamento de diferentes partes da musculatura.
Os terapeutas precisam mensurar, se possível, ou pelo menos ver uma contração muscular visível para que haja algum benefício.
Indivíduos capazes de gerar forças evocadas eletricamente maiores que 15% da força de contração voluntária máxima em 1 a 2 semanas são classificados como não respondedores e podem ter o protocolo de EENM interrompido.

Fonte: o autor.

CONCLUSÃO

A principal proposta deste capítulo foi apresentar os fundamentos da TOT e exemplificar sua aplicação clínica como treinamento de controle motor. Enfatizamos a importância do contexto da ação, ou seja, a relevância do ambiente, do objetivo da tarefa e das condições do indivíduo, ou seja, do treinamento da tarefa em seu contexto biomecânico e ambiental. Através da exemplificação da aplicação da TOT para treinamento de controle motor no MS, pode-se explorar como as condições basais do indivíduo (grau de força muscular) podem direcionar a abordagem. Estratégias de fortalecimento muscular orientado à tarefa, ou seja, respeitando-se os determinantes biomecânicos essenciais e o contexto da ação são discutidas. Por fim, uma breve descrição do uso da EENM como recurso terapêutico adicional para o recrutamento de musculaturas muito fracas ou paralisadas é apresentada ao leitor.

> **Tarefa de Laboratório**
> **Compreendendo os componentes essenciais de uma tarefa!**
>
> Vamos entender os componentes essenciais para realizar uma tarefa em um ambiente específico!
> 1) Faça o movimento de sentar e levantar em um banco baixo, depois em um banco alto e novamente com um pé atrás e outro à frente. Como ficam os componentes biomecânicos essenciais do movimento durante o alcance nestas situações, particularmente os movimentos do quadril, joelho e tornozelo?
> 2) Faça o movimento de alcance com um objeto posicionado a menos de 100% do comprimento do braço e outro acima de 100% do comprimento do braço. Além disso, faça o mesmo movimento com apoio do total da coxa no assento e novamente com apoio parcial (< 100% de suporte). Como ficam os componentes biomecânicos essenciais do movimento durante o alcance nestas situações, particularmente os movimentos do ombro, cotovelo e antebraço?

REFERÊNCIAS BIBLIOGRÁFICAS

1. Carr JH, Shepherd RB. A motor learning model for stroke rehabilitation. Physiotherapy. 1989;75(7):372-80.
2. Carr JH, Shepherd RB. Movement Science: Foundations for Physical Therapy in Rehabilitation. 2nd ed. New York: Aspen Publishers; 2000.
3. Carr JH, Shepherd RB. The changing face of neurological rehabilitation. Brazilian Journal of Physical Therapy. 2006;10(2):147-56.
4. Carr JH, Shepherd RB. Enhancing physical activity and brain reorganization after stroke. Neurology Research International. 2011;2011:515938.
5. Carr JH, Shepherd RB. Should exercises and training be specific in motor learning? Journal of physiotherapy. 2012;3(58):206-7.
6. Shepherd RB, Carr JH. Neurological rehabilitation. Disability and rehabilitation. 2006;28(13-14):811-12.
7. Turvey MT. Coordination. American Psychologist. 1990;45(8):938.
8. Latash ML, Levin MF, Scholz JP, Schöner G. Motor control theories and their applications. Medicina. 2010;46(6):382-92.
9. Profeta VLS, Turvey MT. Bernstein's levels of movement construction: A contemporary perspective. Human Movement Science. 2018;57:111-33.
10. Latash ML. The bliss (not the problem) of motor abundance (not redundancy). Experimental Brain Research. 2012;217(1):1-5.
11. Newell KM, Kugler PN, van Emmerik REA, McDonald PV. Search strategies and the acquisition of coordination. In: Wallace A (Ed). Advances in Psychology, 61: Perspectives on the coordination of movement. North-Holland: Elsevier; 1989. p. 85-122.
12. Pacheco MM, Lafe CW, Newell KM. Search strategies in the perceptual-motor workspace and the acquisition of coordination, control, and skill. Frontiers in Psychology. 2019;10:1874.

13. Bloch A, Tamir D, Vakil E, Zeilig G. Specific deficit in implicit motor sequence learning following spinal cord injury. PLoS One. 2016;11(6):e0158396.
14. Tomita Y, Mullick AA, Levin MF. Reduced kinematic redundancy and motor equivalence during whole-body reaching in individuals with chronic stroke. Neurorehabilitation and neural repair. 2018;32(2):175-86.
15. Michaelsen SM, Jacobs S, Roby-Brami A, Levin MF. Compensation for distal impairments of grasping in adults with hemiparesis. Experimental Brain Research. 2004;157(2):162-73.
16. Uswatte G, Taub E. Implications of the learned nonuse formulation for measuring rehabilitation outcomes: Lessons from constraint-induced movement therapy. Rehabilitation Psychology. 2005;50(1):34.
17. Demartino AM, Rodrigues LC, Gomes RP, Michaelsen SM. Hand function and type of grasp used by chronic stroke individuals in actual environment. Topics in Stroke Rehabilitation. 2019 May;26(4):247-54.
18. Platz T, Denzler P, Kaden B, Mauritz KH. Motor learning after recovery from hemiparesis. Neuropsychologia. 1994;32(10):1209-23.
19. Dancause N, Ptito A, Levin MF. Error correction strategies for motor behavior after unilateral brain damage: short-term motor learning processes. Neuropsychologia. 2002;40(8):1313-23.
20. Hardwick RM, Rajan VA, Bastian AJ, Krakauer JW, Celnik PA. Motor learning in stroke: trained patients are not equal to untrained patients with less impairment. Neurorehabilitation and Neural Repair. 2017;31(2):178-89.
21. Lin JT, Hsu CJ, Dee W, Chen D, Rymer WZ, Wu M. Error variability affects the after effects following motor learning of lateral balance control during walking in people with spinal cord injury. European Journal of Neuroscience. 2019;50(8):3221-34.
22. Carr JH, Shepherd RB. Neurological Rehabilitation: Optimizing motor performance. 2nd ed. London: Churchill Livingstone; 2010.
23. Levin MF, Kleim JA, Wolf SL. What do motor "recovery" and "compensation" mean in patients following stroke? Neurorehabilitation and neural repair. 2009;23(4):313-19.
24. Langhorne P, Coupar F, Pollock A. Motor recovery after stroke: a systematic review. The Lancet Neurology. 2009;8(8):741-54.
25. Carr J, Shepherd R. Reabilitação Neurológica: Otimizando o Desempenho Motor. São Paulo: Manole; 2008.
26. Carr JH, Shepherd RB. "Normal" is not the issue: It is "effective" goal attainment that counts. Behavioral and Brain Sciences. 1996;19(1):72-3.
27. Ada L, Dorsch S, Canning CG. Strengthening interventions increase strength and improve activity after stroke: a systematic review. Australian Journal of Physiotherapy. 2006;52(4):241-8.
28. Ada L, Canning C. Changing the way we view the contribution of motor impairments to physical disability after stroke. In: Refshauge K, Ada L, Ellis E (Eds.). Science-based Rehabilitation: Theories into Practice. Edinburgh: Elsevier, Butterworth-Heinemann; 2005. p. 87-106.
29. Nascimento LR, Michaelsen SM, Ada L, Polese JC, Teixeira-Salmela LF. Cyclical electrical stimulation increases strength and improves activity after stroke: a systematic review. Journal of Physiotherapy. 2014;60(1):22-30.
30. Michaelsen SM, Dannenbaum R, Levin MF. Task-specific training with trunk restraint on arm recovery in stroke: randomized control trial. Stroke. 2006;37(1):186-92.
31. Zhang Q, Fu C, Liang Z, Peng L, Xiong F, Chen L, et al. The effect of adding trunk restraint to task-oriented training in improving on function in patients with stroke: a systematic review and meta-analysis. NeuroRehabilitation, 2020;46(1):95-108.
32. Cano-de-la-Cuerda R, Molero-Sánchez A, Carratalá-Tejada M, Alguacil-Diego IM, Molina-Rueda F, Miangolarra-Page JC, et al. Theories and control models and motor learning: Clinical applications in neurorehabilitation. Neurología (English Edition). 2015;30(1):32-41.
33. Shamay NG, Shepherd RB. Weakness in patients with stroke: implications for strength training in neurorehabilitation. Physical Therapy Reviews. 2000;5(4):227-38.

34. Gibson JNA, Smith K, Rennie MJ. Prevention of disuse muscle atrophy by means of electrical stimulation: maintenance of protein synthesis. The Lancet. 1988;332(8614):767-70.
35. Romera-De Francisco L, Jimenez-Del Barrio S. Effectiveness of functional electrical stimulation in stroke patients: a systematic review. Revista de Neurologia. 2016;63(3):109-18.
36. Howlett OA, Lannin NA, Ada L, McKinstry C. Functional electrical stimulation improves activity after stroke: a systematic review with meta-analysis. Archives of physical medicine and rehabilitation. 2015;96(5):934-43.
37. Stein C, Fritsch CG, Robinson C, Sbruzzi G, Plentz RD. Effects of electrical stimulation in spastic muscles after stroke: systematic review and meta-analysis of randomized controlled trials. Stroke. 2015;46(8):2197-205.
38. Lee JH, Baker LL, Johnson RE, Tilson JK. Effectiveness of neuromuscular electrical stimulation for management of shoulder subluxation post-stroke: a systematic review with meta-analysis. Clinical Rehabilitation. 2017;31(11):1431-44.

TERAPIA POR CONTENSÃO INDUZIDA (TCI)
Intensidade, Repetição e Reforço Positivo

Sarah Monteiro dos Anjos • Isabella de Souza Menezes
Natália Duarte Pereira

INTRODUÇÃO

A Terapia por Contensão Induzida (TCI) foi criada, na década de 1980, com base em estudos realizados em primatas. A partir dessas pesquisas básicas, Dr. Taub propôs a teoria do não uso aprendido (*learned non-use*). Segundo essa teoria, após uma lesão no sistema nervoso central (SNC) há processos paralelos que ocorrem em decorrência do reforço negativo, advindo de tentativas frustradas para movimentar o membro superior afetado, e o reforço positivo de estratégias compensatórias, como utilizar o membro superior não afetado para realizar uma tarefa. Esses processos levam ao desenvolvimento do não uso aprendido, em que o membro superior afetado não é utilizado, mesmo havendo recuperação motora em algum grau. Embora tenha sido desenvolvido para os membros superiores, o fenômeno do não uso aprendido também pode ser observado em outras limitações, como a de linguagem.[1]

Os resultados observados nesses estudos levaram ao desenvolvimento da base teórica do protocolo utilizado em indivíduos com alterações neurológicas com enfoque em membros superiores, inferiores, linguagem e cognição. Atualmente, a TCI é a abordagem em reabilitação com maior evidência no aumento do uso do membro superior parético em adultos.[2-4] O efeito do protocolo pediátrico foi comparado a intervenções de intensidade-frequência similares, e os resultados apontam para mudanças levemente superiores na função manual após o protocolo da TCI quando comparada a protocolos de treino intensivo em crianças.[5]

Posteriormente, foram identificados alguns fatores clínicos associados ao desenvolvimento do não uso aprendido em pacientes após AVC, que foram acompanhados desde a fase aguda da doença até a fase crônica. Foram eles: idade, pontuação da NIHSS (*Neurologic Institutes of Health Stroke Scale*) no momento da alta, força de preensão palmar, alteração de sensibilidade tátil e o índice de Barthel na alta hospitalar.[6] Outros autores encontraram contribuição de fatores neuropsicológicos, como atenção/excitação, para a predição do não uso de extremidade superior em pessoas com AVC crônico com comprometimento sensório-motor leve a moderado. Esses dados apoiam a importância da motivação e engajamento do paciente para chamar a atenção para o uso do membro parético.[7]

CRITÉRIOS DE ELEGIBILIDADE

Para participar integralmente do protocolo da TCI, os sujeitos devem preencher critérios motores, cognitivos e de linguagem específicos. Os critérios foram criados com o objetivo de direcionar a terapia para pacientes com mínimo potencial motor e, assim, poderem beneficiar-se com a técnica. Somente critérios para o protocolo de membros superiores foram publicados.

O Grupo de Pesquisa em TCI da Universidade do Alabama, em Birmingham, coordenado pelo Dr. Edward Taub, criou uma classificação de graus motores para o membro superior parético. A classificação vai do grau 2 (pacientes mais leves ou de alto grau funcional), até o grau 5 (pacientes mais graves ou de grau funcional mais baixo). Para cada grau motor, existe uma movimentação mínima ativa necessária para as articulações do ombro, cotovelo, punho, dedos e polegar (Tabela 8-1).[8,9]

O critério cognitivo é avaliado pelo Miniexame do Estado Mental (MEEM), em que o paciente deve apresentar a pontuação mínima para o seu nível de escolaridade.[10] Em relação à linguagem, é realizado um questionário simples, onde é possível identificar se há algum comprometimento da linguagem que comprometa a participação do paciente no protocolo, principalmente no que tange às orientações verbais durante a terapia e a aplicação do pacote de transferência.

A pontuação na escala da *Motor Activity Log* (MAL) é outro critério de elegibilidade, em que o paciente deve ter uma pontuação menor ou igual a 2,5. Esta é a pontuação de corte para que se estabeleça o uso assimétrico dos membros superiores.

No protocolo pediátrico, o critério motor também segue parâmetros relacionados com a ADM ativa do membro superior afetado. No grau 2 ou leve, a criança deve apresentar limitação leve da ADM normal ou menos que ⅓ de limitação ativa de ombro, cotove-

Tabela 8-1. Critérios motores de elegibilidade para a aplicação da TCI

	Ombro	Cotovelo	Punho	Dedos	Polegar
Grau 2	Flexão, abdução ≥ 45°	Extensão ≥ 20°, a partir de 90° de flexão	Extensão ≥ 20°	Extensão das MCFs e IFs ≥ 10°	Extensão ou abdução ≥ 10°
Grau 3	Flexão, abdução ≥ 45°	Extensão ≥ 20°, a partir de 90° de flexão	Extensão ≥10°	Extensão das MCFs e IFs ≥ 10° de pelo menos 2 dedos	Extensão ou abdução ≥ 10°
Grau 4	Flexão, abdução ≥ 45°	Extensão ≥ 20°, a partir de 90° de flexão	Extensão ≥10°	Extensão das MCFs e IFs < 10° de pelo menos 2 dedos	Extensão ou abdução ≥ 10°
Grau 5A	Flexão, abdução ≥ 30°	Iniciar a flexão ou extensão	Capaz de iniciar extensão de punho ou de qualquer dedo	-	-
Grau 5B	Flexão, abdução ≥ 30°	Extensão ≥ 20°, a partir de 90° de flexão	Nenhum movimento ativo requerido para punho, dedos ou polegar	-	-

Traduzida e adaptada de Uswatte & Taub, 2013.[9]

lo, punho e dedos. No grau 3 ou moderado, deve-se apresentar limitação entre ⅓ e ½ da ADM normal. No grau 4 ou moderadamente grave, deve-se apresentar limitação de mais da ½ da ADM normal.

Além do critério motor, a criança precisa apresentar comportamento adequado e compreender ordens simples e ter pontuação menor ou igual a 2,5 na *Pediatric Motor Activity Log* (PMAL) ou na *Teenager Motor Activity Log* (TMAL), para considerarmos uso assimétrico do membro parético.

Para o protocolo de membro inferior, o paciente deve ser capaz de deambular 8 metros, 3 vezes ao dia, utilizando ou não dispositivos assistivos.

PROTOCOLOS DE INTERVENÇÃO

> *Adultos*
> O protocolo de intervenção para adultos é de 10 dias úteis consecutivos (2 semanas), com 3 horas diárias de treinamento para o membro parético; associado ao pacote de transferência, aplicado por 30 minutos ao dia. Além disso, o paciente deve utilizar o aparato de restrição na mão não afetada por 90% das horas que ele estiver acordado.[11] Para membros inferiores não é usada a restrição do membro inferior não afetado.[12]
>
> *Crianças e Adolescentes*
> O protocolo de intervenção para crianças é mais longo, com 15 dias úteis consecutivos (3 semanas) de duração, com 3 horas diárias de treinamento para o membro parético e 30 minutos destinados à aplicação do pacote de transferência. O aparato de restrição é um gesso sintético removível, que é utilizado por 24 horas no membro superior não afetado da criança.[13]

Pilares Fundamentais do Protocolo

O protocolo da TCI é com base em quatro pilares fundamentais:

1) Treino intensivo e com repetição.
2) uso do *shaping* com estratégia para o treino motor.
3) a aplicação do pacote de transferência.
4) uso do aparato de restrição (para o membro superior).

Treino Intensivo e Com Repetição e Uso do Shaping

O treino motor da TCI é com base no treino orientado à tarefa, é intensivo, com repetição. Além disso, o *shaping* é organizado de modo que o movimento é realizado de acordo com um objetivo motor e comportamental, restrito pelo ambiente e conseguido em pequenos passos, de acordo com a capacidade motora do paciente. Esse tipo de abordagem faz com que o paciente solucione os problemas ativamente, se adaptando às mudanças do contexto ambiental. O terapeuta direciona, organiza a tarefa e escolhe os objetos, com o objetivo de alcançar a melhor qualidade e o mínimo de compensação de movimento possível.[14,15] O movimento-alvo estabelecido pelo terapeuta deve ser repetido muitas vezes, e a tarefa deve apresentar possibilidades para aumento da complexidade, de modo que a tarefa se torne mais desafiadora, e novos comportamentos motores possam ser treinados.[16]

O termo *shaping* é oriundo da psicologia comportamental e significa modelamento. Ele tem cunho comportamental e motivacional que faz com que o participante aumente a sua autoconfiança para o uso do membro parético.[17,18] A Figura 8-1 mostra um exemplo do uso do *shaping* para membro superior em crianças e adultos, e a Figura 8-2 mostra exemplo do uso do *shaping* para membros inferiores.

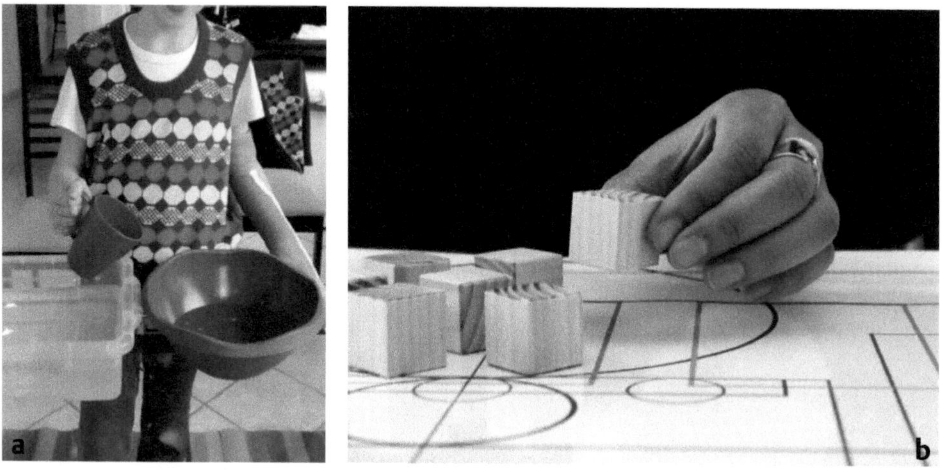

Fig. 8-1. (a) *Shaping* de membro superior pediátrico: a tarefa é passar a água de um recipiente para o outro usando uma caneca. A mensuração do *shaping* é contar quantas vezes a criança consegue retirar a água com a caneca em 30 segundos. A progressão da tarefa pode ser o aumento da distância entre os recipientes, para desafiar a abdução horizontal do ombro; ou a altura onde os recipientes estão colocados, para desafiar a flexão do ombro. (b) *Shaping* de membro superior de adulto: a tarefa é colocar os cubos em cima de uma caixa à frente do participante. A mensuração do *shaping* é contar quantos cubos o paciente coloca na caixa em 30 segundos. A progressão da tarefa pode ser a altura da caixa, para desafiar a flexão do ombro; ou aumentar a distância da caixa em relação ao paciente, para desafiar a extensão do cotovelo; ou o tamanho do cubo, para desafiar o tipo de pinça. (Fonte: o autor.)

Pacote de Transferência

Esse conjunto de estratégias estruturadas visa ampliar a adesão do paciente ao tratamento. É considerada a própria abordagem comportamental para a mudança de hábitos, que facilita a transferência dos ganhos terapêuticos para o mundo real.[11]

As estratégias utilizadas no pacote de transferência são:

1) contrato de comprometimento.
2) lista de tarefas para casa.
3) diário para casa.
4) prática diária.
5) aplicação diária da *Motor Activity Log* (MAL) e suas versões.

Contrato de comprometimento

O contrato é estabelecido formalmente entre terapeuta e paciente, no primeiro dia de tratamento, com o objetivo de favorecer a adesão ao protocolo fora do ambiente terapêutico. Além disso, o contrato visa explorar outras formas de utilização do membro parético em domicílio e favorecer o uso do aparato de restrição. No protocolo pediátrico, ele é aplicado com o cuidador e não com a criança.

Lista de Tarefas para Casa

Essa estratégia favorece a prática funcional do membro parético em atividades do dia a dia. O paciente deve escolher tarefas funcionais fáceis e outras desafiadoras para tentar realizar em casa, diariamente. O objetivo é tentar novas tarefas a cada dia.

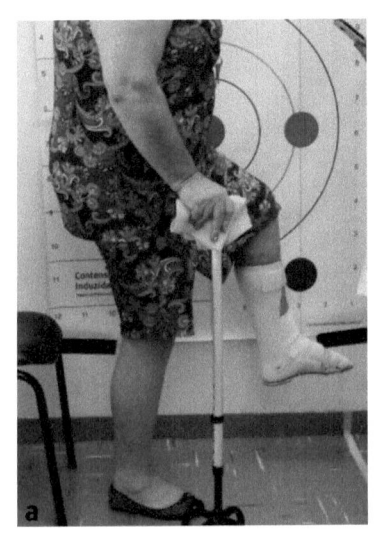

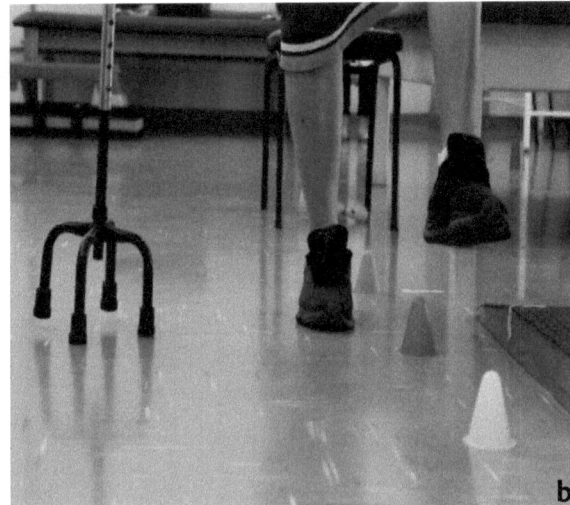

Fig. 8-2. (a) *Shaping* de membro inferior de adulto: a tarefa é ultrapassar cones com o membro inferior parético. A mensuração do *shaping* é a quantidade de cones que o paciente ultrapassa em 30 segundos. A progressão da tarefa pode ser o aumento da distância entre os cones para aumentar o tamanho do passo. **(b)** *Shaping* de membro inferior de adulto: a tarefa é fletir joelho e quadril até atingir o alvo marcado no modelo posicionado na parede. A mensuração do *shaping* é o número de repetições, ou seja, quantas vezes a paciente flete o joelho em 30 segundos. A progressão da tarefa pode ser a altura do alvo; ou diminuir o suporte externo. (Fonte: o autor.)

Diário de Casa
O objetivo do diário é aumentar a consciência do paciente em relação às atividades que devem ser realizadas fora do ambiente terapêutico, aumentar a adesão ao protocolo e fornecer oportunidades estruturadas para a solução ativa de problemas.

Prática Diária
A proposta da prática diária é assegurar a continuidade do progresso com o uso do membro superior ou inferior após o término formal do protocolo. As atividades da prática diária devem ser realizadas independentemente pelo participante e podem incluir uso de equipamentos.

Motor Activity Log
Essa entrevista estruturada, além de ser aplicada no pré, pós-tratamento e acompanhamentos, como um instrumento de avaliação, é aplicada diariamente durante o tratamento, como pacote de transferência. Durante a aplicação da MAL, o paciente é questionado sobre a qualidade do movimento do braço afetado para as tarefas da escala, o que aumenta a atenção e percepção para membro parético.[19]

A MAL tem outras versões para pacientes leves, graves, pediátricos, adolescentes e membros inferiores que serão apresentadas mais para frente.

Aparato de Restrição

Este é considerado o pilar que tem menor influência sobre os resultados finais da TCI. A luva é um lembrete para que o paciente não use o membro não afetado para atividades do dia a dia no período que estiver em casa. Para garantir a segurança do paciente, são estabelecidas as atividades que ele fará no período em que estiver em casa, usando a luva ou não. No caso de pacientes leves e moderados, a meta de tempo de uso da luva é de 90% das horas em que o paciente está acordado. Um gesso sintético é utilizado no protocolo pediátrico.[20-22]

Escalas de Avaliação

Avaliação do Uso do Membro Parético em Ambiente Real

Motor Activity Log (MAL)

Este instrumento é uma entrevista estruturada que pretende examinar quanto e com que qualidade o sujeito usa o seu membro superior mais afetado fora do ambiente terapêutico. Os participantes são questionados com perguntas padrão sobre a quantidade de uso do braço mais afetado (Escala de Quantidade de Movimento, ou QT) e sobre a qualidade de movimento (Escala de Qualidade de Movimento ou QL) durante as atividades funcionais do dia a dia e se pontuam em ambas subescalas. A versão mais recente é com 30 itens, que são atividades de vida diária.[19] Ambas as pontuações das subescalas de quantidade e qualidade de movimento variam entre 0 (zero) e 5 (cinco) pontos. Sendo 0 descrito como o paciente que não usou o membro afetado para realizar a atividade, e 5 descrito como usou a mesma quantidade com a qual usava o braço antes da lesão ou usou com a mesma qualidade de movimento. Ao final da aplicação da MAL, obtêm-se 2 médias, uma para cada subescala, onde uma pontuação menor ou igual a 2,5 pontos é considerada como um uso assimétrico. E esse é um dos critérios de elegibilidade da técnica, associado aos demais critérios motores e de cognição.

Na versão para pacientes leves, são acrescentados mais 15 itens específicos e com tarefas relacionadas com atividades mais finas, sendo no total, 45 itens.

Pediatric Motor Activity Log (PMAL) e a Teenager Motor Activity Log (TMAL)

A PMAL e a TMAL são escalas que compreendem 22 itens aplicáveis para a população de crianças e adolescentes. A PMAL é aplicada em crianças de 2 a 8 anos, e a TMAL para pacientes de 9 a 14 anos.[23]

Graded Motor Activity Log (GMAL)

A GMAL é a versão da MAL para pacientes graves proposta após estudo que encontrou que a dificuldade dos itens da escala tem influência nas escalas de quantidade e qualidade de movimento em indivíduos com hemiparesia grave. Antes desses achados a MAL 4-5[24] era utilizada para indivíduos com hemiparesia grave, porém essa versão não continha as atividades realmente mais adequadas para esse grupo, que foram identificadas após uma análise de *Rasch*. A GMAL é, então, uma nova versão da MAL para pessoas com hemiparesia grave que leva em consideração o nível de dificuldade de cada item.[25]

Lower-Extremity Motor Activity Log (LE-MAL)
A Lower-Extremity Motor Activity Log (LE-MAL) é a versão da MAL para avaliar o uso dos membros inferiores em tarefas cotidianas. A LE-MAL contém três (3) escalas:
1. Escala de Assistência;
2. Escala de Habilidade Funcional e
3. Escala de Segurança. As escalas são autorreferidas, e o paciente deve escolher um número entre 0 e 10, que melhor representa o nível de assistência necessário, assim como a qualidade da *performance* e o quão se sente seguro de que não perderá o equilíbrio durante a realização da tarefa. Todas as escalas são pontuadas para cada uma das 14 atividades incluídas na LE-MAL. A pontuação final pode ser obtida pela média das três (3) escalas ou uma pontuação para cada escala.[26,27]

A versão em inglês da LE-MAL já foi validada em indivíduos com esclerose múltipla, e suas propriedades psicométricas já foram investigadas com pacientes com AVE em fase crônica.[27,28]

Avaliação da Função Motora
Wolf Motor Function Test (WMFT)
O WMFT avalia a função motora de pacientes utilizando a combinação de qualidade de movimento e tempo de *performance* motora. A avaliação inclui 17 tarefas, dentre elas 15 tarefas cronometradas e 2 delas de resistência. O WMFT inclui tarefas que demandam tanto movimentação proximal, quanto distal e de destreza manual.[29,30] A qualidade de movimento é pontuada utilizando a Escala de Habilidade Funcional (EHF), que vai de 0 (não é capaz de realizar a tarefa) a 5 (movimentação normal quando comparado ao membro menos ou não afetado). A pontuação final é dada pela média do tempo de execução das tarefas e mediana da qualidade de movimento pela EHF.[31]

Graded Wolf Motor Function Test (GWMFT)
O GWMFT é uma versão do WMFT para avaliar a função motora de indivíduos com função motora moderada e grave (graus 4 e 5 da tabela de critério motor de elegibilidade). Assim como na avaliação original, o GWMFT avalia a qualidade de movimento e tempo de execução de tarefas executadas com o membro superior.

A versão para pacientes graves inclui oito (8) tarefas da WMFT, e cinco (5) tarefas novas foram adicionadas. Cada tarefa pode ser realizada de duas formas diferentes, de acordo com a habilidade motora do paciente.[32]

Pediatric Arm Function Test (PAFT)
A PAFT é uma escala de avaliação estruturada para avaliar o desempenho, através da cronometragem do tempo de realização das tarefas unilaterais e bilaterais, avaliação da qualidade do movimento, além da espontaneidade do uso do membro superior parético, de crianças com lesão encefálica, em situações lúdicas.

No total são 22 atividades, sendo 15 unilaterais e 7 bilaterais. Ao final do teste, é calculado o percentual de tarefas onde o uso foi espontâneo, além da avaliação de desempenho das tarefas realizadas pela criança. Esse teste é realizado no pré e pós-tratamento, além das reavaliações de acompanhamento da criança.[33]

Lower Extremity Motor Function Test (LEMFT)
A LEMFT é a versão da WMFT para os membros inferiores e examina a função motora por meio do tempo de execução e habilidade funcional em 15 tarefas e a distância obtida no

teste de alcance funcional. A Escala de Habilidade Funcional (EHF) inclui pontuações que consideram tanto o nível de assistência necessário, quanto o uso de órtese e dispositivos assistivos.[8,34]

Outras Abordagens

TCI para Linguagem (Constraint-induced Aphasia Therapy – CIAT)

Os estudos sobre o protocolo para CIAT são poucos, e a evidência da eficácia do protocolo ainda não foi estabelecida. Estudos iniciais realizados, no início dos anos 2000, apresentaram resultados positivos na comunicação oral de indivíduos com afasia crônica após AVC.[35,36]

Inicialmente, a aplicação deste protocolo era com um grupo de até três (3) pacientes para um terapeuta. Diferentemente dos protocolos de membros superiores e inferiores, o treino é realizado por meio de um jogo de cartas em que os participantes devem encontrar os pares de cada carta. Para isso, eles devem formular perguntas com características da carta desejada. Os demais participantes devem responder às perguntas somente pela fala. No CIAT, a restrição acontece pelo impedimento de qualquer forma de comunicação que não seja oral, sendo assim gestos, expressões faciais e outras estratégias compensatórias não são permitidos.[1,35,36]

TCI para Cognição (Constraint-Induced Cognitive Therapy – CICT)

O CICT é o protocolo da TCI que foi publicado mais recentemente, e as informações a respeito dos princípios desta versão da técnica ainda são limitadas. O protocolo para cognição segue os mesmos fundamentos do protocolo original, com exceção do aparato de restrição.[37,38]

O protocolo do CICT visa aumentar a velocidade de processamento mental e atenção visual e inclui atividades que requerem velocidade de resposta e varredura visual. O banco atual possui cerca de 20 tarefas, e o objetivo é diminuir a intensidade de supervisão ao longo das duas semanas de tratamento.[38]

O pacote de transferência inclui uma versão do contrato de comprometimento com orientações específicas para o suporte do cuidador e a *Cognitive Task Activity Log* (CTAL), a versão da MAL para cognição. A CTAL contém 22 atividades diárias com demanda cognitiva cuja qualidade de *performance* é mensurada por meio de uma escala de habilidade funcional de 11 pontos.[37,38]

CONCLUSÃO

A TCI é a terapia de maior evidência para a recuperação motora do membro superior de pacientes após AVC e outras condições neurológicas, e há sinais de que o protocolo pediátrico pode ser superior a terapias de mesma intensidade. Os efeitos dos outros protocolos, de membro inferior, afasia e cognição, ainda não foram explorados e não há evidências que confirmem os benefícios da TCI em comparação a outras abordagens.

Além disso, protocolos modificados foram propostos para facilitar a implantação da técnica em clínicas e centros de reabilitação. Alterações na duração e frequência foram investigadas com resultados promissores.[39] A TCI continua em desenvolvimento, e novas descobertas são feitas, e novas adaptações continuam sendo propostas.

> **Tarefa de Laboratório**
> **Modelando uma tarefa!**
>
> Selecione uma tarefa que você faz em seu dia a dia, por exemplo, comer, vestir ou tocar um instrumento. Tente dividir a tarefa em começo, meio e fim. Quais movimentos são utilizados para iniciar a tarefa e progredir com a mesma. Quais os passos para completar a tarefa (por exemplo, comer – preparar a comida, cozinhar, colocar em um prato, cortar alimentos, levar alimento a boca etc.). Você consegue pensar em cada movimento executado em cada parte desta tarefa? Conseguiria repeti-los várias vezes usando ou não um aparato de restrição no membro superior?

REFERÊNCIAS BIBLIOGRÁFICAS

1. Johnson ML, Taub E, Harper LH, Wade JT, Bowman MH, Bishop-McKay S, et al. An enhanced protocol for constraint-induced aphasia therapy II: A case series. American Journal of Speech-Language Pathology. 2014;23(1):60-72.
2. Langhorne P, Bernhardt J, Kwakkel G. Stroke rehabilitation. The Lancet. 2011;14(9778):1693-792.
3. Pollock A, Farmer SE, Brady MC, Langhorne P, Mead GE, Mehrholz J, et al. Interventions for improving upper limb function after stroke. The Cochrane database of systematic reviews. 2014;(11):CD010820.
4. Wolf SL, Winstein CJ, Miller JP, Taub E, Uswatte G, Morris D, et al. Effect of Constraint-Induced Movement on upper extremity function 3 to 9 months after stroke: the EXCITE randomized clinical trial. JAMA. 2006;296(17):2095-104.
5. Hoare BJ, Wallen MA, Thorley MN, Jackman ML, Carey LM, Imms C. Constraint-induced movement therapy in children with unilateral cerebral palsy. Cochrane Database of Systematic Reviews. 2019;4(4):CD004149.
6. Molle Da Costa RD, Luvizutto GJ, Martins LG, Thomaz De Souza J, Regina Da Silva T, Alvarez Sartor LC, et al. Clinical factors associated with the development of nonuse learned after stroke: a prospective study. Topics in Stroke Rehabilitation. 2019;26(7):511-17.
7. Buxbaum LJ, Varghese R, Stoll H, Winstein CJ. Predictors of Arm Nonuse in Chronic Stroke: A Preliminary Investigation. Neurorehabilitation and Neural Repair. 2020;34(6):512-22.
8. Uswatte G, Taub E. Implications of the learned nonuse formulation for measuring rehabilitation outcomes: Lessons from constraint-induced movement therapy. Rehabilitation Psychology. 2005;50(1):34-42.
9. Uswatte G, Taub E. Constraint-induced movement therapy: A method for harnessing neuroplasticity to treat motor disorders. Prog Brain Res. 2013;207:379-401.
10. Brucki SM, Nitrini R, Caramelli P, Bertolucci PH, Okamoto IH. Suggestions for utilization of the mini-mental state examination in Brazil. Arquivos de Neuro-Psiquiatria. 2003;61(3 B):777-81.
11. Morris DM, Taub E, Mark VW. Constraint-induced movement therapy: characterizing the intervention protocol. Europa Medicophysica. 2006;42(3):257-268.
12. Dos Anjos S, Morris D, Taub E. Constraint-Induced Movement Therapy for Lower Extremity Function: Describing the LE-CIMT Protocol. Physical Therapy. 2020;100(4):698-707.
13. Deluca SC, Echols K, Law CR, Ramey SL. Intensive pediatric constraint-induced therapy for children with cerebral palsy: randomized, controlled, crossover trial. Journal of Child Neurology. 2006;21(11):931-8.
14. Carr J, Shepherd R. Neurological Rehabilitation: optimizing motor performance. 2nd ed. Churchill Livingstone; 2010.
15. Shumway-Cook A, Woollacott MH. Motor Control: translating research into clinical practice. 5. ed. Philadelphia: Lippincott Williams & Wilkins; 2011.
16. Rickards T, Sterling C, Taub E, Perkins-Hu C, Gauthier L, Graham M, et al. Diffusion tensor imaging study of the response to constraint-induced movement therapy of children with

hemiparetic cerebral palsy and adults with chronic stroke. Archives of Physical Medicine and Rehabilitation. 2014;95(3):506-14.
17. Uswatte G, Taub E, Morris D, Barman J, Crago J. Contribution of the shaping and restraint components of Constraint-Induced Movement therapy to Treatment Outcome. NeuroRehabilitation. 2006;21(2):147-56.
18. Winstein CJ, Kay DB. Translating the science into practice: Shaping rehabilitation practice to enhance recovery after brain damage. Progress in Brain Research. 2015;218:331-60.
19. Pereira ND, Ovando AC, Michaelsen SM, Anjos SM, Lima RC, Nascimento LR, et al. Motor Activity Log-Brazil: reliability and relationships with motor impairments in individuals with chronic stroke. Arquivos de Neuro-psiquiatria. 2012;70(3):196-201.
20. van der Lee JH, Wagenaar RC, Lankhorst GJ, Vogelaar TW, Devillé WL, Bouter LM. Forced Use of the Upper Extremity in Chronic Stroke Patients Results From a Single-Blind Randomized Clinical Trial. Stroke. 1999;30(11):2369-75.
21. Wolf SL. Revisiting constraint-induced movement therapy: are we too smitten with the mitten? Is all nonuse "learned"? And other quandaries. Physical Therapy. 2007;87(9):1212-23.
22. Wolf SL, Lecraw DE, Barton LA, Jann BB. Forced Use of Hemiplegic Upper Extremities to Reverse the Effect of Learned Nonuse among Chronic Stroke and Head-Injured Patients. Exp Neurol. 1989;104(2):125-32.
23. Matuti GS, Santos JF, Silva AC, Eras-Garcia R, Uswatte G, Taub E. Translation and cross cultural adaptation of the pediatric motor activity log-revised scale. Arquivos de Neuro-Psiquiatria. 2016;74(7):555-60.
24. Uswatte G, Taub E, Bowman MH, Delgado A, Bryson C, Morris DM, et al. Rehabilitation of stroke patients with plegic hands: Randomized controlled trial of expanded Constraint-Induced Movement therapy. Restorative Neurology and Neuroscience. 2018;36(2):225-244.
25. Silva ESM, Pereira ND, Gianlorenço ACL, Camargo PR. The evaluation of non-use of the upper limb in chronic hemiparesis is influenced by the level of motor impairment and difficulty of the activities–proposal of a new version of the Motor Activity Log. Physiotherapy Theory and Practice. 2019;35(10):964-74.
26. Dos Anjos S, Morris D, Barstow E, Hurt C, Wingo B, Mark V, et al. Lower Extremity Constraint-Induced Movement Therapy (LE-CIMT) to Improve Gait and Mobility of People with Stroke. Archives of Physical Medicine and Rehabilitation. 2019;100(10):e94.
27. Riegle L, Taft J, Morris DM, Uswatte G, Taub E. The validity and reliability of the Lower Extremity Motor Activity Log. Journal of Neurologic Physical Therapy. 2013;27(4):172
28. Dos Anjos SM, Mark VW, Rodriguez CM, Morris DM, Crago JE, King DK, et al. Reliability and Validity of the Lower Extremity Motor Activity Log for Measuring Real-World Leg Use in Adults with Multiple Sclerosis. Archives of Physical Medicine and Rehabilitation.
29. Morris DM, Uswatte G, Crago JE, Cook EW 3rd, Taub E. The reliability of the wolf motor function test for assessing upper extremity function after stroke. Archives of Physical Medicine and Rehabilitation. 2001;82(6):750-5.
30. Wolf SL, Catlin PA, Ellis M, Archer AL, Morgan B, Piacentino A. Assessing Wolf Motor Function Test as Outcome Measure for Research in Patients After Stroke. Stroke. 2001;32(7):1635-9.
31. Pereira ND, Michaelsen SM, Menezes IS, Ovando AC, Lima RC, Teixeira-Salmela LF. Reliability of the brazilian version of the Wolf Motor Function Test in adults with hemiparesis. Rev Bras Fisioter. 2011;15(3):257-65.
32. Pereira ND, Vieira L, Pompeu FP, Menezes IS, Dos Anjos SM, Ovando AC. Translation, cultural adaptation and reliability of the brazilian version of the Graded Wolf Motor Function Test in adults with severe hemiparesis. Fisioterapia e Movimento. 2015;28(4):667-76.
33. Uswatte G, Taub E, Griffin A, Rowe J, Vogtle L, Barman J. Pediatric arm function test: Reliability and validity for assessing more-affected arm motor capacity in children with cerebral palsy. American Journal of Physical Medicine and Rehabilitation. 2012;91(12):1060-9.
34. Mark VW, Taub E, Uswatte G, Bashir K, Cutter GR, Bryson CC, et al. Constraint-induced movement therapy for the lower extremities in multiple sclerosis: Case series with 4-year follow-up. Archives of Physical Medicine and Rehabilitation. 2013;94(4):753-60.

35. Meinzer M, Elbert T, Djundja D, Taub E, Rockstroh B. Extending the Constraint-Induced Movement Therapy (CIMT) approach to cognitive functions: Constraint-Induced Aphasia Therapy (CIAT) of chronic aphasia. NeuroRehabilitation, 2007;22(4):311-18.
36. Pulvermüller F, Neininger B, Elbert T, Mohr B, Rockstroh B, Koebbel P, et al. Constraint-Induced Therapy of Chronic Aphasia After Stroke. Stroke. 2001;32(7):1621-6.
37. Blake J, Mitchell B, McKay S, Uswatte G, Taub E. Development of the Transfer Package for Constraint-induced cognitive training: transfering cognitive improvements from laboratory to the real world. Archives of Physical Medicine and Rehabilitation. 2020;101(11):E35.
38. Mitchell B, Blake J, McKay S, Uswatte G, Taub E. Developing the shaping procedures used with Constraint-induced Cognitive training. Archives of Physical Medicine and Rehabilitation. 2020;101(11):E37.
39. Page SJ, Boe S, Levine P. What are the "ingredients" of modified constraint-induced therapy? An evidence-based review, recipe, and recommendations. Restorative Neurology and Neuroscience. 2013;31(3):299-309.

IMAGÉTICA MOTORA GRADUADA
Imaginar Movimentos e Atividades Faz Bem para o Aprendizado Motor

Zaqueline Fernandes Guerra

INTRODUÇÃO

Comprometido em atuar considerando os três pilares da Fisioterapia com base em evidência (melhor evidência científica, experiência clínica do profissional e valores do paciente),[1] o fisioterapeuta neurofuncional pôde observar, nos últimos anos, o melhor embasamento científico dos efeitos de uma técnica de treinamento motor, incialmente usada com atletas,[2,3] denominada prática mental (PM) com base na imagética motora (IM).

Este capítulo tem o objetivo de apresentar os principais aspectos que envolvem a imagética motora, bem como o de discutir quais pacientes se beneficiam do seu uso. A maior utilização pelos fisioterapeutas neurofuncionais desta estratégia cognitiva, que pode favorecer o reaprendizado motor de seus pacientes, pode ser potencializada por melhor conhecimento dos seus efeitos e da estruturação adequada do treino.

Vastamente recomendado em *guidelines* que norteiam a prática clínica dos fisioterapeutas neurofuncionais,[4-6] o treino direcionado à tarefa específica é apontado como intervenção importante na recuperação funcional de pacientes com deficiências e limitações decorrentes de doenças ou lesões neurológicas. Tal treino de uma tarefa que se encontra limitada é frequentemente feito com o uso da prática física (PF), acompanhada geralmente de condutas cinesioterapêuticas, equipamentos ou recursos tecnológicos usados pelo fisioterapeuta, no intuito de se promover o reaprendizado motor.[7-9]

A IM surge como mais uma ferramenta disponível de intervenção para este reaprendizado, porém trata-se de uma estratégia cognitiva de treino que é estruturada pela prática mental (PM).[10-13] Assim como presente na PF, a repetição e a variabilidade no treino devem estar presentes na PM, propondo-se progressivamente ao paciente desafios relacionados com as tarefas limitadas. Além disso, aspectos inerentes ao treino, como intensidade, frequência e duração estruturadas da imaginação dos movimentos e/ou atividades, complementam a prescrição da técnica.[13,14]

A seguir, discutiremos os conceitos e aspectos fundamentais relacionados com a PM com base na IM, para, na sequência, avançarmos no conhecimento do seu uso efetivo no tratamento de pacientes com deficiências e limitações neurológicas.

CONCEITOS IMPORTANTES SOBRE A IMAGÉTICA MOTORA

Torna-se importante, inicialmente, que consideremos a definição clássica da **imagética motora (IM)**. Esta é então definida como uma tarefa cognitiva de se imaginar movimentos ou tarefas específicas sem que simultaneamente o indivíduo os realize fisicamente.[15,16]

Para que efetivamente tal imaginação promova modificações nas redes neurais, passa a ser necessário que tal tarefa cognitiva seja repetida, surgindo, então, a **prática mental (PM)**.[17-19] Neste caso, nos referimos à prática mental (PM) com base na IM, quando tal imaginação é estruturada e sistematizada, constituindo um treinamento, como ocorre na PF.[20] Como já mencionado anteriormente, o uso da PM nasceu na Psicologia do esporte como uma estratégia para que os atletas melhorassem seu desempenho com consequente aumento da autoestima, da motivação e diminuição dos níveis de ansiedade.[2,3] No início do século XXI surgem estudos, cujos pesquisadores propuseram o uso dos conceitos inerentes à imaginação de atos motores sistematizada para tratar indivíduos acometidos por doenças ou lesões neurológicas.[14,21]

Entre vários aspectos notáveis desta tarefa cognitiva que passou a ser usada como técnica de tratamento, destaca-se a similaridade na ativação cerebral (áreas corticais e subcorticais), que são as mesmas áreas ativadas durante a execução física, o que em consequência também resulta numa congruência de tempo entre o ato de se imaginar e se realizar fisicamente determinado ato motor.[22] Destaca-se, nesse momento, que a IM guarda relação direta com o funcionamento dos neurônios espelhos, que são neurônios visuomotores, cujo funcionamento também permite que o ato motor ocorra a partir da observação e imitação.[23]

Uma pessoa pode imaginar movimentos ou atividades, usando estratégias diferentes de imaginação e os efeitos dessas estratégias na ativação cerebral também já foram investigados,[24] com achados relevantes para que os fisioterapeutas estruturem melhor o treino direcionado ao reaprendizado motor. Uma das estratégias é denominada de **imagética motora externa** ou **visual**. Neste caso, a percepção visual do movimento ou atividade que está sendo imaginada é predominante, uma vez que o indivíduo, ao imaginar, se ver ou ver outra pessoa realizando o ato motor solicitado. Como consequência do uso desta estratégia para realizar a IM, áreas cerebrais relacionadas com a função visual são mais ativadas, como, por exemplo, as áreas do lobo occipital, o que não acontece na outra estratégia de imaginação dos movimentos.[25]

A outra estratégia é denominada de **imagética motora cinestésica** ou **interna**, esta usa predominantemente a percepção cinestésica, e o indivíduo é efetivamente o ator principal da execução motora em questão (Fig. 9-1), ou seja, ao imaginar, ele imagina-se efetivamente realizando tal movimento ou atividade, o que em consequência envolve aspectos da cinestesia.[26-28] Cabe destacar que as áreas corticais que passam a ser mais ativadas durante a estratégia da IM cinestésica são a motora e a sensorial primárias, bem como se detecta maior número de potenciais de ação nos tractos corticoespinais, tão fundamentais para os estágios do controle e aprendizado motor.[15,17,29]

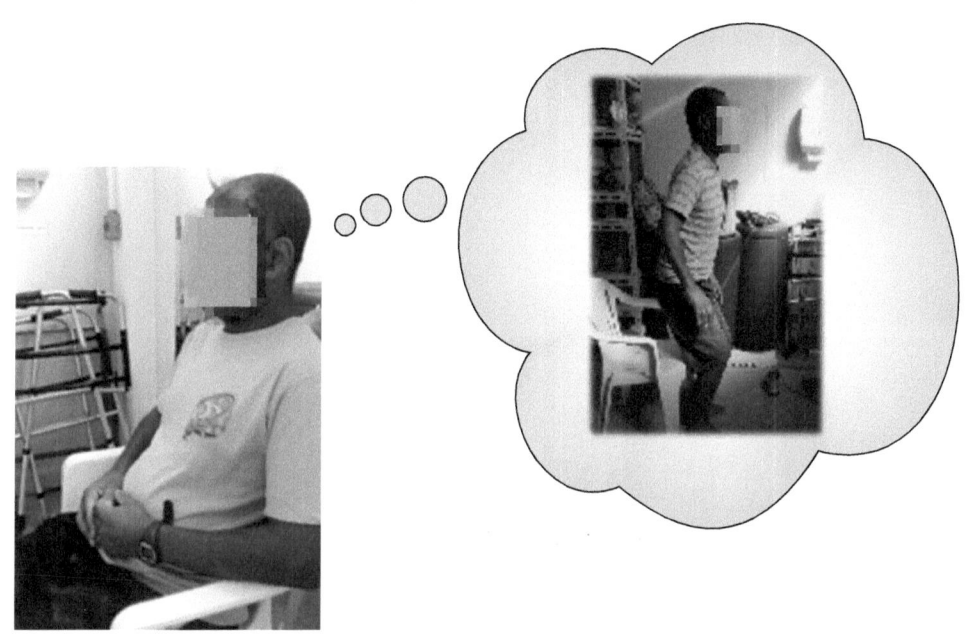

Fig. 9-1. Ilustração da imagética motora cinestésica. (Fonte: o autor.)

A Figura 9-2 foi retirada do estudo de Solodkin *et al.* (2004)[25] e revela como se comportaram os padrões de ativação cerebral, registrados por ressonância magnética funcional, quando o voluntário realizava a PF da oponência do polegar e as estratégias de IM, visual e cinestésica, deste mesmo ato motor. Observem a correspondência de ativação das áreas cerebrais durante a execução física do ato motor em questão e a obtida durante a execução da IM cinestésica.[25]

Sabemos que nosso cérebro, em termos de função motora, se dedica ao controle de atividades e não essencialmente de movimentos.[30] Por exemplo, flexiona-se o cotovelo, para se levar o copo de água à boca e saciar a sede. Esse entendimento deve sempre nortear a cinesioterapia associada ou não aos demais recursos usados pelo fisioterapeuta neurofuncional, que se dedica a recuperar funcionalmente pacientes em diferentes faixas etárias. É interessante e fascinante observar que a investigação científica desse aspecto também é observada na IM, uma vez que a ativação cortical é maior, quando o indivíduo imagina a atividade ou tarefa, do que quando ele imagina movimentos isolados,[31] ou também conhecidos como componentes cinemáticos que compõem uma atividade específica.[17,20] Tal informação auxilia na sistematização da PM, recomendando-se, em consequência, que embora o paciente possa inicialmente treinar determinado componente cinemático de uma atividade, ele sempre deve concluir tal treino com a imaginação da atividade na sua totalidade, respeitando-se mais um aspecto do controle motor.[4,6,13]

A execução da IM é capaz de promover respostas fisiológicas, ou seja, mesmo na ausência da efetiva realização física de movimentos ou atividades durante a imaginação, que é um condição obrigatória da técnica, o indivíduo apresenta aumento de frequências cardíaca e respiratória e pressão arterial.[32] Essas modificações fisiológicas indicam que, além da demanda cognitiva que a técnica proporciona, a atividade autonômica também é ativada para promover ajustes durante a IM.[17,20,32]

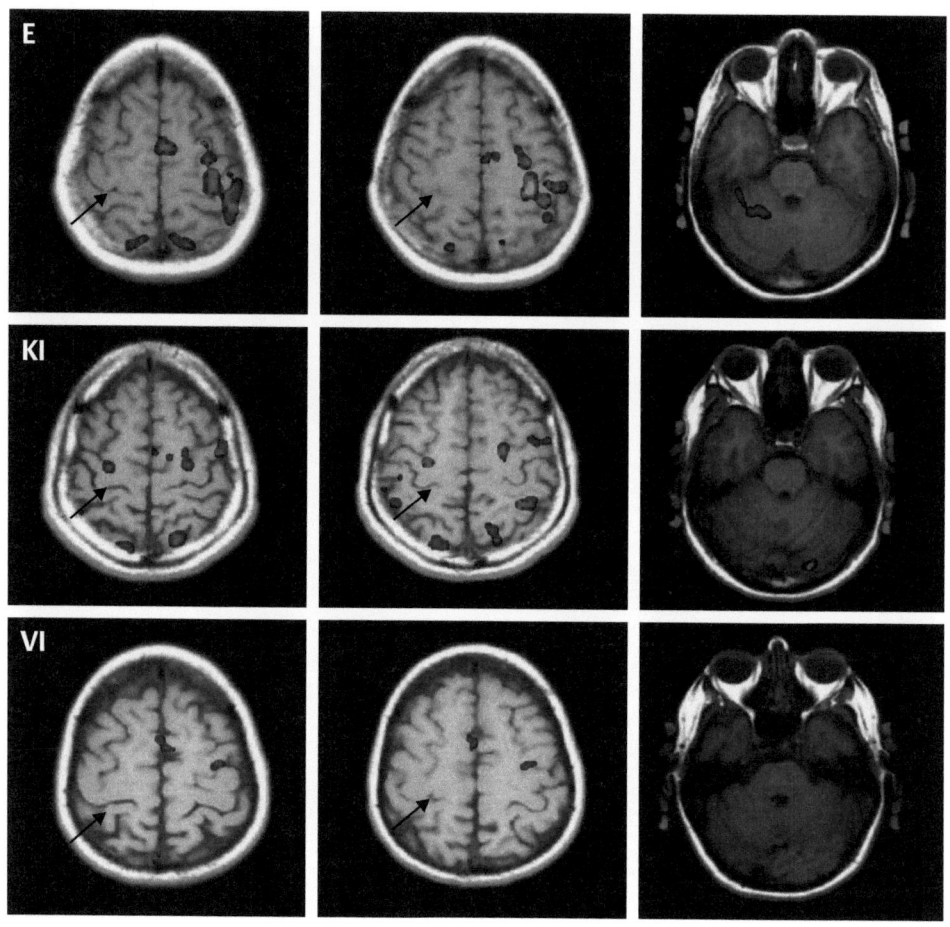

Fig. 9-2. Representação da ativação cortical de um voluntário durante a prática física, IM cinestésica e IM visual do movimento de oposição do polegar. E: prática física; KI: Imagética motora cinestésica; VI: Imagética motora visual. (Fonte: Solodkin et al., 2004.)[25]

A IM também é usada na interface máquina-cérebro, que é mais uma alternativa de intervenção para os casos de deficiências e limitações neurológicas, embora seu custo e complexidade a torne ainda pouco acessível para a maioria dos pacientes.[33,34] Neste caso, eletrodos exploratórios captam sinais neurais produzidos pela ativação sensório-motora durante a imaginação do movimento, transmitem esses sinais para a interface que, após processamento, envia comandos para dispositivos eletrônicos usados pelo pacientes, como, por exemplo, exoesqueletos que facilitam a marcha.[35]

BASES NEUROFISIOLÓGICAS DA IMAGÉTICA MOTORA

Escolher determinada técnica ou conduta para tratar uma deficiência ou limitação específica identificada após uma avaliação criteriosa do paciente exige que o fisioterapeuta neurofuncional, além de respeitar os pilares da prática com base em evidências, considere que tal técnica contemple princípios neurofisiológicos que potencializam a neuroplasticidade inerente ao sistema nervoso central (SNC) ou ao sistema nervoso periférico (SNP). Vejamos, então, o que já se sabe sobre os achados neurofisiológicos que sustentam a indicação para o uso da IM.

Dados obtidos por estudos que utilizaram técnicas avançadas de neuroimagem mostram que a circuitaria ativada durante a IM corresponde às áreas motoras diretamente relacionadas com a programação, planejamento e execução dos movimentos, quer sejam estes isolados ou sequenciados durante uma tarefa.[17,25,27,36-39] Estamos falando de achados que confirmam que ao imaginar atos motores, sem qualquer execução física, o indivíduo, que os imagina, manifesta a geração de potenciais elétricos em áreas corticais e subcorticais, como cerebelo, área motora suplementar (AMS), córtex pré-motor, núcleos da base, córtex motor primário, córtex motor secundário entre outras.[25,39,40] Cabe destacar que a ativação da área motora primária (M1) durante a IM ainda é objeto de investigação, com importantes avanços nos últimos anos. Bruno et al. (2018)[36] observaram que na verdade durante a IM ocorre inibição desta área, o que é justificado por alguns pesquisadores como sendo resultado da atuação da AMS inibindo M1 durante a IM.[41,42] Atribui-se também ao cerebelo, que se conecta com a AMS, núcleos da base, tálamo e córtex pré-frontal, a produção de impulsos inibitórios que impedem que, durante a imaginação, ocorra efetivamente a realização física do ato motor.[43]

Os achados da ativação similar de áreas cerebrais durante a PF e a IM impulsionaram o interesse em se descobrir os efeitos da técnica em pacientes com danos no trajeto do impulso nervoso motor, se tais efeitos ocorriam com o uso isolado desta ou em associação à PF, bem como qual seria o protocolo ideal de treino.[16,29,44]

Se a IM for capaz de ativar redes neurais, isto implica a liberação de neurotransmissores e maior funcionamento de áreas relacionadas com o controle motor durante a sua execução.[19,27,45] Comprovou-se com o avanço das pesquisas neste sentido que a técnica é capaz de promover uma reorganização da circuitaria cerebral após danos neurológicos centrais, como após um Acidente Vascular Cerebral,[34,46-50] confirmando-se então seus efeitos sobre a neuroplasticidade.[49,51-53] Desta forma, então, assim como outras técnicas com base na cinesioterapia, a PM com base na IM favorece processos neuroplásticos, como o desmascaramento de sinapses silenciosas, a síntese e liberação de neurotransmissores e reorganização de conexões sinápticas.[44]

A IMAGÉTICA MOTORA E O APRENDIZADO MOTOR

O aprendizado motor ocorre, segundo Fitts & Posner (1967),[54] em três (3) estágios distintos, sendo o primeiro denominado de **estágio cognitivo** (Fig. 9-3). Neste, o indivíduo em aprendizado precisa identificar quais movimentos e estratégias precisa realizar para que ele execute adequadamente determinado ato motor que lhe foi solicitado. Destaca-se, então, que iniciando tal aprendizado, o ator principal do movimento ou tarefa, desempenha uma atividade cognitiva de processamento de informações, julgamento e tomada de decisão. Já nos estágios que se sucedem, **associativo e autônomico**, respectivamente, a experimentação física do ato motor permite que ajustes sejam feitos a partir de informações proprioceptivas, sendo fundamental, para a melhora progressiva do desempenho da atividade em questão, a repetição e a variabilidade de desafios.[45,54-56]

Imaginar é uma tarefa cognitiva que exige atenção e concentração.[17,20] Considerando o que já se sabe da ativação de áreas relacionadas com o planejamento e programação motora durante a IM,[25,40] é importante que o fisioterapeuta não limite o uso da técnica à solicitação que o paciente apenas imagine determinado movimento ou tarefa, mas considere o estágio cognitivo do aprendizado motor e direcione o paciente a identificar inicialmente

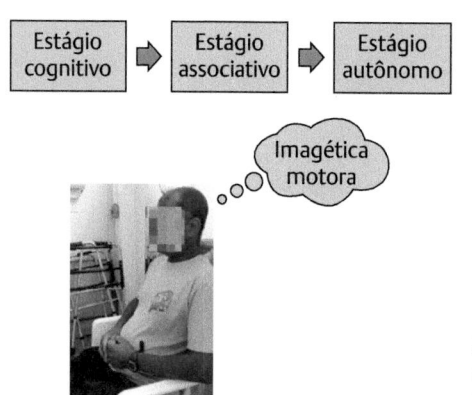

Fig. 9-3. Relação entre a imagética motora e os estágios do aprendizado motor. (Fonte: Arquivo pessoal do autor.)

que componentes cinemáticos deve imaginar,[3,4,13,45] bem como a sequência que os mesmos devem ocorrer, para que ele, por exemplo, se levante de uma cadeira na sua imaginação.

Fornecendo ao paciente a possibilidade de processar informações, escolher, tomar decisões e reavaliar suas próprias escolhas, em vez de apenas solicitar a IM, o fisioterapeuta respeita o estágio cognitivo do aprendizado motor.[54] Desta forma, potencializa-se que o paciente experimente, na sequência do treino, a imaginação de movimentos ou sequência de movimentos biomecanicamente mais próximos do que ocorriam antes da doença ou lesão neurológica.[36,46,48]

CONDIÇÕES CLÍNICAS COM POSSIBILIDADE DE USO DA IMAGÉTICA MOTORA

Diversas revisões sistemáticas com ou sem metanálises já foram desenvolvidas e publicadas com o objetivo de relatar os efeitos da IM na recuperação funcional de pacientes.[57-59] Embora esta intervenção esteja e já tenha sido proposta para condições clínicas diversas, como traumato-ortopédicas,[60] reumatológicas[61] entre outras, nos interessa destacar, neste capítulo, o grande número de estudos já publicados com o uso da técnica para o tratamento de condições neurológicas.[10,14,16,30,44-46,59] Entre os acometimentos neurológicos, cujos pacientes já foram submetidos a esta intervenção como desfechos positivos, podemos citar o acidente vascular cerebral (AVC), doença de Parkinson, esclerose múltipla, lesão medular entre outros.

É possível se observar que o uso da técnica em pacientes com deficiências neurológicas foi proposto inicialmente para aqueles em recuperação funcional pós-AVC, com muitas publicações disponíveis, incluindo metanálises. Publicamos uma metanálise com o objetivo de relatar os efeitos da técnica em quatro desfechos geralmente de interesse dos fisioterapeutas neurofuncionais que atendem pacientes pós-AVC, sendo estes: equilíbrio, desempenho em atividades de vida diária (AVDs), marcha/desempenho motor do membro inferior acometido e desempenho motor do membro superior acometido.[59] Entre os achados relevantes, destacamos que a maioria dos ensaios clínicos analisados usou a IM associada à cinesioterapia. Além disso, não considerando a qualidade metodológica dos mesmos e com exceção do desfecho de desempenho nas AVDs, todos os demais desfechos apresentaram melhora significativamente nos voluntários do grupo experimental em comparação ao grupo controle. No entanto, não se encontrou diferença significativa entre os grupos antes e após o uso da IM quando foram considerados apenas estudos com qualidade metodológica melhor (escore ≥ 6 na escala da *Chocrane*).[59]

Considerando os pacientes acometidos pela lesão medular, que passam a apresentar, em consequência do dano a um ou mais segmentos medulares, o quadro de tetra ou paraplegia, já existem evidências de que a IM é capaz de aumentar as ativações cortical e medular, o que reforça a indicação do uso da técnica na recuperação funcional, potencializando-se processos neuroplásticos também no caso dos danos à medula espinal.[62]

COMO O FISIOTERAPEUTA NEUROFUNCIONAL PODE USAR A PRÁTICA MENTAL COM BASE NA IMAGÉTICA MOTORA NA SUA PRÁTICA CLÍNICA?

Várias revisões sistemáticas com ou sem metanálise, que investigaram o uso da IM em condições clínicas neurológicas, relatam heterogeneidade nos protocolos de intervenção adotados,[21,58,59] o que dificulta, de certa maneira, a padronização de seu uso pelos fisioterapeutas. Destacamos, a seguir, aspectos que podem nortear melhor o fisioterapeuta clínico que deseja usar esta intervenção na recuperação funcional de seus pacientes. Tais aspectos consideram os princípios já estabelecidos do aprendizado motor, o tipo de estratégia da IM com maior congruência de ativação cortical e subcortical com a execução física do ato imaginado, o treino orientado à tarefa específica, além dos princípios clássicos do treinamento, como repetição, intensidade e progressão do treino.

O primeiro aspecto a ser considerado pelo fisioterapeuta que deseja usar a IM com determinado paciente é o de identificar, a partir da anamnese e instrumentos de avaliação já padronizados, possíveis deficiências cognitivas que inviabilizem o uso desta. Condições clínicas demenciais, a presença de apraxias ou a incapacidade do paciente de atender comandos, frequentemente, aparecem como critérios de exclusão para o uso da técnica.[21,58,59] A concentração é peculiar à tarefa cognitiva de se imaginar. Muitos estudos experimentais, que investigaram o uso da IM, descrevem a escolha de um ambiente mais silencioso para o treino, de forma a favorecer a atenção do voluntário durante o aprendizado e a realização da técnica.[21,59]

Já se sabe que os indivíduos podem apresentar melhor ou pior capacidade para imaginar ato motores. Além disso, Guillot *et al.* (2009) observaram que um indivíduo pode usar melhor a estratégia cinestésica da IM, enquanto outros são melhores na estratégia visual.[63] Cabe ainda destacar que o fato de determinado paciente apresentar uma capacidade pior de imaginação dos atos motores solicitados no início do tratamento, não deve ser motivo de exclusão do uso da IM, uma vez que estudos experimentais mostraram que tal capacidade é treinável, com o aumento progressivo da mesma, tanto na estratégia cinestésica, quanto na visual.[44]

A capacidade de imaginar atos motores pode ser mensurada por instrumentos específicos, como o Movement Imagery Questionnaire (MIQ), e sua versão reduzida que é o MIQ-R, proposto por Butler *et al.* (2012),[64] e o Kinesthetic and Visual Imagery Questionnaire (KVIQ) e sua versão reduzida, denominada KVIQ-10, proposto por Malouin *et al.* (2007).[28] Tais instrumentos podem e devem ser usados pelo fisioterapeuta como ferramentas para avaliação inicial do paciente, identificando-se, a partir de então, a capacidade de imaginação deste, assim como ferramenta de monitorização da PM com base na IM, por serem de fácil aplicação. A Figura 9-4 mostra uma das escalas que compõe o KVIQ-10 e que pode ser usada durante o treino com ênfase na IM cinestésica. Neste caso, imediatamente após uma repetição da imaginação ou após uma série desta, solicita-se que o indivíduo relate e

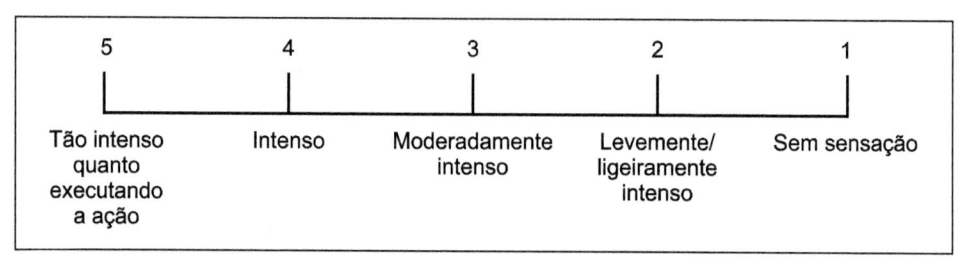

```
5           4           3              2            1
|           |           |              |            |
Tão intenso Intenso  Moderadamente  Levemente/   Sem sensação
quanto                  intenso     ligeiramente
executando                           intenso
a ação
```

Fig. 9-4. Escala cinestésica traduzida de imagética motora do instrumento KVIQ-10. (Fonte: Malouin *et al.*, 2007.)[28]

aponte na escala o quão intenso foi sua sensação ao imaginar-se realizando o movimento ou atividade motora imaginada.[28]

Identificando que o paciente apresenta condições para a PM com base na IM, o fisioterapeuta deve então escolher quais atividades farão parte do protocolo de intervenção com o uso da técnica. Respeitando-se princípios do aprendizado motor aqui já discutidos, assim como a necessidade de que o tratamento proposto tenha impacto no componente de atividade e participação da CIF, uma sequência de atividades pode compor tal protocolo, iniciando-se com o treino dos componentes cinemáticos de cada uma delas, promovendo-se, na sequência, a imaginação da atividade/tarefa na sua totalidade. Observem então que o princípio da sobrecarga presente em qualquer treinamento físico, também, deve estar presente na PM da imaginação de movimentos e atividades, estando sempre presente o desafio que motiva o paciente, respeitando sua capacidade de imaginar que tende a aumentar progressivamente ao treino.

A IM relaciona-se diretamente com o estágio cognitivo do aprendizado motor e o incremento para a ativação da circuitaria neural relacionada com a programação, e o planejamento motor pode ocorrer quando o fisioterapeuta não se limita a pedir simplesmente que o paciente imagine o ato motor. É importante que anteriormente ao ato de imaginar, o paciente seja direcionado a identificar qual é o movimento mais adequado para aquela atividade, qual é a sequência de movimentos que ele deveria fazer fisicamente, tornando-se assim o ator principal do aprendizado.[6,65] Posteriormente, na análise e conclusão de como deveria se movimentar fisicamente é que o paciente deve ser solicitado a imaginar determinado movimento e na evolução, a sequência deles.[4,6,13,20]

Considerando-se que a estratégia da IM cinestésica ativa com maior similaridade as áreas corticais e subcorticais motoras também ativadas na PF, e que a maioria dos ensaios clínicos disponíveis adotou esta estratégia de imaginação, recomenda-se que a mesma seja a estratégia de escolha.[25,59] Embora a exposição de fotos, áudios e vídeos de movimentos ou tarefas antecedendo a PM possa ser usada como meio de se favorecer a imaginação pelo paciente,[66,67] também não existe consenso de seu uso.

Embora existam estudos que observaram que o uso isolado da IM foi capaz de promover melhor desempenho motor nos voluntários, a associação da técnica à PF mostra resultados superiores neste sentido, sendo, portanto, a escolha recomendada.[59,68] Não há consenso ainda entre os estudos, se a PM deve anteceder ou proceder a PF. Considerando que a IM se relaciona diretamente com a programação e o planejamento motor, seu uso anterior ao treinamento físico melhor contempla a sequência em que ocorrem os estágios aprendizados do aprendizado motor.[13,15,19,21,63,68]

O treino de tarefas específicas já tão presente na maioria dos protocolos de intervenção do Fisioterapeuta neurofuncional, também, deve estar inserido na proposta da PM com base na IM. Quando o fisioterapeuta direciona sua intervenção para as tarefas ou atividades limitadas presentes na queixa principal do paciente, efetivamente considera o componente da atividade e participação presente na CIF, sendo então importante não negligenciar o cuidado com os demais componentes, como os fatores ambientais.[69,70]

O treino deve ser cuidadosamente prescrito, respeitando-se a resposta evolutiva do paciente e a metas funcionais previamente estabelecidas. O fisioterapeuta deve considerar a intensidade, frequência dos atendimentos, duração do treino com IM e as estratégias de variabilidade para a imaginação dos movimentos e atividades escolhidas.

O monitoramento da intensidade do treino pode ser realizado pelo uso de instrumentos que mensuram o esforço percebido pelo paciente, como, por exemplo, o Índice de Percepção de Esforço de Borg (IPE-Borg), geralmente usado na PF de exercícios físicos.[6,13,71] Como outras tarefas cognitivas, a IM exige atenção.[15,17,20] Desta forma, a repetição da imaginação dos movimentos ou atividades, que é a proposta da PM usada com os pacientes, também gera progressivamente cansaço e perda de concentração. Embora ainda não exista a determinação da intensidade ideal para o treino da PM, considerando parâmetros atuais para a prescrição de exercícios físicos, os níveis de intensidade de 3 a 5 no IPE-Borg podem ser usados para o monitoramento e progressão do treino.

Não há consenso ainda de qual seja a dose ideal ou proporção de duração entre a PF e a PM para a recuperação motora de uma atividade, destacamos aqui que alguns pesquisadores sugerem um tempo maior de treino com a PM em proporção à PM.[68] Como apontado em várias metanálises, é grande a variação do tempo de duração de uso da técnica.[21,58,59] Uma duração de 15 a 30 minutos é frequentemente encontrada nos estudos, nos parecendo uma duração adequada de treino da IM, ao se respeitar a percepção de esforço e o engajamento do paciente ao longo do atendimento.

No que diz respeito à ordem do treino, a oferta da PM com base na IM antecedendo à cinesioterapia ou à PF vem sendo apontada como estratégia mais adequada de treino, uma vez que, neste caso, a tarefa cognitiva passa também a constituir uma preparação para a execução física, favorecendo a motivação e autoconfiança no paciente.[59,68]

O esquema presente na Figura 9-5 resume os diferentes aspectos que envolvem a IM discutidos neste capítulo. Uma vez que a técnica comprovadamente promove ativação cortical, diferentes processos neuroplásticos, como sinaptogênese, potencial de longa duração, inibição de longa duração entre outros, podem ser estimulados, e os circuitos motores deficientes podem sofrer modificações estruturais e funcionais.[11,40,45,50] Concomitantemente, as características inerentes da IM, como, por exemplo, a demanda atencional, relacionam-se com o primeiro estágio do aprendizado motor. Seu uso, então, direcionado adequadamente pelo fisioterapeuta, permite que determinado ato motor (movimento ou atividade) seja treinado com a progressão, intensidade e variabilidade necessárias à recuperação funcional do indivíduo em tratamento. Além disso, desempenhando o papel de ator principal do aprendizado motor em questão, o paciente experimenta uma técnica que o motiva e estimula, porque o prepara para a execução física de uma atividade limitada por sua doença ou lesão. O que se observa no final de todo o processo de intervenção proposto é uma melhora da *performance* motora.

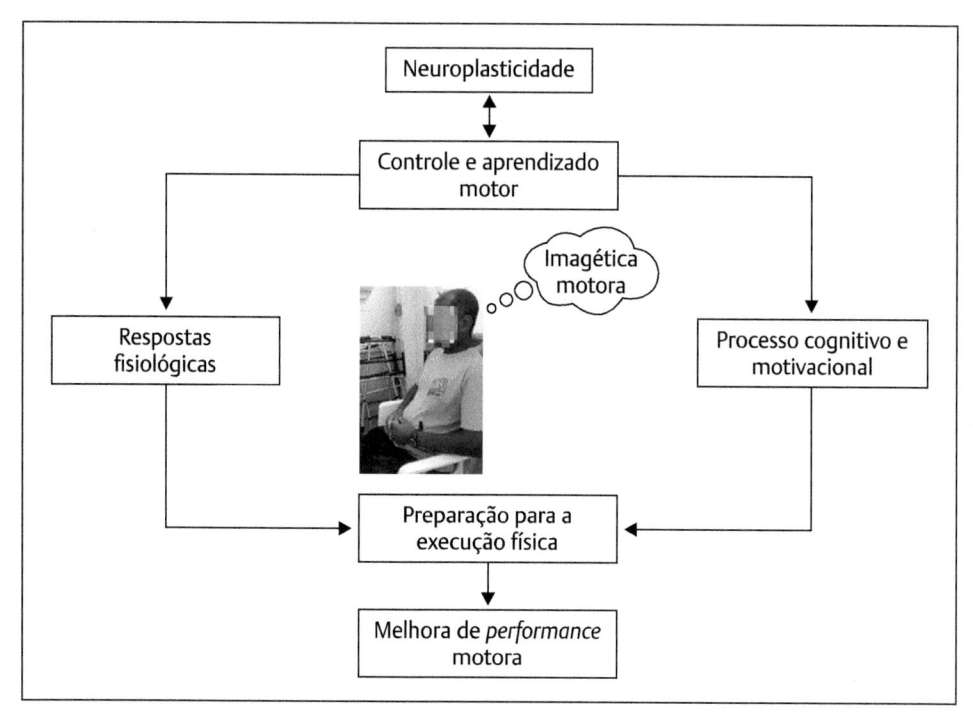

Fig. 9-5. Esquema que correlaciona as principais características da IM. (Fonte: o autor.)

CONCLUSÃO

Os estudos com uso de neuroimagem, os ensaios clínicos e as metanálises disponíveis que investigaram o uso da IM mostraram resultados que reforçam o potencial desta técnica como proposta de intervenção para a recuperação funcional.

As modificações no nível das estruturas e funções do corpo, com destaque para os processos que envolvem a neuroplasticidade e que podem ser potencializados com a prática da IM antecedendo à execução física, também revelam toda a riqueza desta ferramenta cognitiva de tratamento.

Para tanto, os pacientes elegíveis ao seu uso da técnica devem receber uma prescrição adequada, em que o reaprendizado motor é possível porque se respeitam os aspectos principais da técnica, aqui discutidos.

> **Tarefa de Laboratório**
> **Imaginando e aprendendo!**
>
> Vamos aplicar a imagética motora na prática clínica.
> a) Imagine alguém (imagética motora visual) executando o movimento de sentar e levantar inúmeras vezes (prática mental). Agora, repita essa mesma atividade de maneira ativa. Houve mudanças no controle motor? Se tiver um aparelho de eletromiografia, faça a mensuração da atividade elétrica muscular, antes, durante o processo de prática mental e após, e veja se ocorrem mudanças.
> b) Imagine você (imagética motora cinestésica) executando o movimento de pegar um copo e levar até a boca inúmeras vezes (prática mental). Agora, repita essa mesma atividade de maneira ativa. Houve mudanças no controle motor? Se tiver um aparelho de eletromiografia, faça a mensuração da atividade elétrica muscular, antes, durante o processo de prática mental e após, e veja se ocorrem mudanças.

REFERÊNCIAS BIBLIOGRÁFICAS

1. Dean E. Physical therapy in the 21st century (Part II): evidence-based practice within the context of evidence-informed practice. Physiother Theory Pract. 2009;25(5-6):354-68.
2. Biddle SJ. Mental preparation, mental practice and strength tasks: a need for clarification. J Sports Sci, Spring. 1985;3(1):67-74.
3. Rushall BS, Lippman LG. The role of imagery in physical performance. Internat J Sport Psychol. 1998;29(1):57-72.
4. Bernhardt J, Hayward KS, Kwakkel G, Ward NS, Wolf SL, Borschmann K, et al. Agreed definitions and a shared vision for new standards in stroke recovery research: The Stroke Recovery and Rehabilitation Roundtable taskforce. Int J Stroke. 2017;12(5):444-50.
5. Domingos J, Keus SHJ, Dean J, de Vries NM, Ferreira JJ, Bloem BR. The European Physiotherapy Guideline for Parkinson's Disease: Implications for Neurologists. J Parkinsons Dis. 2018;8(4):499-502.
6. Winstein CJ, Stein J, Arena R, Bates B, Cherney LR, Cramer SC, et al. Guidelines for Adult Stroke Rehabilitation and Recovery: A Guideline for Healthcare Professionals From the American Heart Association/American Stroke Association. Stroke. 2016;47(6):e98-e169.
7. Cozean CD, Pease WS, Hubbell SL. Biofeedback and functional electric stimulation in stroke rehabilitation. Arch Phys Med Rehabil. 1988;69(6):401-5.
8. Hong Z, Sui M, Zhuang Z, Liu H, Zheng X, Cai C, et al. Effectiveness of Neuromuscular Electrical Stimulation on Lower Limbs of Patients With Hemiplegia After Chronic Stroke: A Systematic Review. Arch Phys Med Rehabil. 2018;99(5):1011-1022 e1011.
9. Van Peppen RP, Kwakkel G, Wood-Dauphinee S, Hendriks HJ, Van der Wees PJ, Dekker J. The impact of physical therapy on functional outcomes after stroke: what's the evidence? Clin Rehabil. 2004;18(8):833-62.
10. Barclay RE, Stevenson TJ, Poluha W, Semenko B, Schubert J. Mental practice for treating upper extremity deficits in individuals with hemiparesis after stroke. Cochrane Database Syst Rev. 2020;5(5):CD005950.
11. Page SJ, Szaflarski JP, Eliassen JC, Pan H, Cramer SC. Cortical plasticity following motor skill learning during mental practice in stroke. Neurorehabil Neural Repair. 2009;23(4):382-8.
12. Park J. Influence of mental practice on upper limb muscle activity and activities of daily living in chronic stroke patients. J Phys Ther Sci. 2016 Mar;28(3):1061-3.
13. Santos-Couto-Paz CC, Teixeira-Salmela LF, Tierra-Criollo CJ. The addition of functional task-oriented mental practice to conventional physical therapy improves motor skills in daily functions after stroke. Braz J Phys Ther. 2013;17(6):564-71.
14. Cha YJ, Yoo EY, Jung MY, Park SH, Park JH. Effects of functional task training with mental practice in stroke: a meta analysis. NeuroRehabilitation. 2012;30(3):239-46.

15. Jeannerod M. The representing brain: Neural correlates of motor intention and imagery. Behavioral and Brain Sciences. 2010;17(2):187-202.
16. Malouin F, Richards CL, Durand A, Doyon J. Added value of mental practice combined with a small amount of physical practice on the relearning of rising and sitting post-stroke: a pilot study. J Neurol Phys Ther. 2009 Dec;33(4):195-202.
17. Decety J. The neurophysiological basis of motor imagery. Behav Brain Res. 1996;77(1-2):45-52.
18. Guttman A, Burstin A, Brown R, Bril S, Dickstein R. Motor imagery practice for improving sit to stand and reaching to grasp in individuals with poststroke hemiparesis. Top Stroke Rehabil. 2012;19(4):306-19.
19. Jackson PL, Lafleur MF, Malouin F, Richards C, Doyon J. Potential role of mental practice using motor imagery in neurologic rehabilitation. Arch Physical Med Rehabilit. 2001;82(8):1133-41.
20. Dickstein R, Deutsch JE. Motor imagery in physical therapist practice. Phys Ther. 2007;87(7):942-53.
21. Langhorne P, Coupar F, Pollock A. Motor recovery after stroke: a systematic review. Lancet Neurol. 2009 Aug;8(8):741-754.
22. Decety J, Jeannerod M, Prablanc C. The timing of mentally represented actions. Behav Brain Res. 1989;34(1-2):35-42.
23. Cattaneo L, Rizzolatti G. The mirror neuron system. Arch Neurol. 2009 May;66(5):557-560.
24. Guillot A, Collet C, Nguyen VA, Malouin F, Richards C, Doyon J. Brain activity during visual versus kinesthetic imagery: an fMRI study. Hum Brain Mapp. 2009;30(7):2157-72.
25. Solodkin A, Hlustik P, Chen EE, Small SL. Fine modulation in network activation during motor execution and motor imagery. Cereb Cortex. 2004;14(11):1246-55.
26. Dickstein R, Dunsky A, Marcovitz E. Motor Imagery for Gait Rehabilitation in Post-Stroke Hemiparesis. Physical Therapy. 2004;84(12):1167-77.
27. Jeannerod M. The representing brain: Neural correlates of motor intention and imagery. Behavioral and Brain Sciences. 1994;17(2):187-202.
28. Malouin F, Richards CL, Jackson PL, Lafleur MF, Durand A, Doyon J. The Kinesthetic and Visual Imagery Questionnaire (KVIQ) for assessing motor imagery in persons with physical disabilities: a reliability and construct validity study. J Neurol Phys Ther. 2007;31(1):20-9.
29. Sun L, Yin D, Zhu Y, Fan M, Zang L, Wu Y, et al. Cortical reorganization after motor imagery training in chronic stroke patients with severe motor impairment: a longitudinal fMRI study. Neuroradiology. 2013;55(7):913-25.
30. Cano-de-la-Cuerda R, Molero-Sánchez A, Carratalá-Tejada M, Alguacil-Diego IM, Molina-Rueda F, Miangolarra-Page JC, et al. Theories and control models and motor learning: clinical applications in neuro-rehabilitation. Neurologia. 2015;30(1):32-41.
31. Miyai I, Tanabe HC, Sase I, Eda H, Oda I, Konishi I, et al. Cortical mapping of gait in humans: a near-infrared spectroscopic topography study. Neuroimage. 2001;14(5):1186-92.
32. Oishi K, Kasai T, Maeshima T. Autonomic response specificity during motor imagery. J Physiol Anthropol Appl Human Sci. 2000;19(6):255-61.
33. Lebedev MA, Nicolelis MA. Brain-Machine Interfaces: From Basic Science to Neuroprostheses and Neurorehabilitation. Physiol Rev. 2017;97(2):767-837.
34. Li M, Liu Y, Wu Y, Liu S, Jia J, Zhang L. Neurophysiological substrates of stroke patients with motor imagery-based Brain-Computer Interface training. Int J Neurosci. 2014;124(6):403-15.
35. He Y, Eguren D, Azorín JM, Grossman RG, Luu TP, Contreras-Vidal JL. Brain-machine interfaces for controlling lower-limb powered robotic systems. J Neural Eng. 2018;15(2):021004.
36. Bruno V, Fossataro C, Garbarini F. Inhibition or facilitation? Modulation of corticospinal excitability during motor imagery. Neuropsychologia. 2018 Mar;111:360-8.
37. Munzert J, Lorey B, Zentgraf K. Cognitive motor processes: the role of motor imagery in the study of motor representations. Brain Res Rev. 2009 May;60(2):306-26.
38. Piedimonte A, Garbarini F, Rabuffetti M, Pia L, Berti A. Executed and imagined bimanual movements: a study across different ages. Dev Psychol. 2014;50(4):1073-80.
39. Stephan KM, Frackowiak RS. Motor imagery--anatomical representation and electrophysiological characteristics. Neurochem Res. 1996;21(9):1105-16.

40. Porro CA, Francescato MP, Cettolo V, Diamond ME, Baraldi P, Zuiani C, Bazzocchi M, et al. Primary motor and sensory cortex activation during motor performance and motor imagery: a functional magnetic resonance imaging study. J Neurosci. 1996;16(23):7688-98.
41. Kasess CH, Windischberger C, Cunnington R, Lanzenberger R, Pezawas L, Moser E. The suppressive influence of SMA on M1 in motor imagery revealed by fMRI and dynamic causal modeling. Neuroimage. 2008;40(2):828-37.
42. Tak S, Kempny AM, Friston KJ, Leff AP, Penny WD. Dynamic causal modelling for functional near-infrared spectroscopy. Neuroimage. 2015;(111):338-49.
43. Binkofski F, Amunts K, Stephan KM, Posse S, Schormann T, Freund HJ, et al. Broca's region subserves imagery of motion: a combined cytoarchitectonic and fMRI study. Hum Brain Mapp. 2000;11(4):273-85.
44. Mateo S, Di Rienzo F, Reilly KT, Revol P, Delpuech C, Daligault S, et al. Improvement of grasping after motor imagery in C6-C7 tetraplegia: A kinematic and MEG pilot study. Restor Neurol Neurosci. 2015;33(4):543-555.
45. Krakauer JW. Motor learning: its relevance to stroke recovery and neurorehabilitation. Current Opinion in Neurology. 2006;19(1):84-90.
46. Butler AJ, Page SJ. Mental practice with motor imagery: evidence for motor recovery and cortical reorganization after stroke. Arch Phys Med Rehabil. 2006;87(12 Suppl 2):S2-11.
47. Liu H, Song L, Zhang T. Changes in brain activation in stroke patients after mental practice and physical exercise: a functional MRI study. Neural Regen Res. 2014;9(15):1474-84.
48. Malouin F, Richards CL. Mental practice for relearning locomotor skills. Phys Ther. 2010;90(2):240-51.
49. Nordvik JE, Walle KM, Nyberg CK, Fjell AM, Walhovd KB, Westlye LT, et al. Bridging the gap between clinical neuroscience and cognitive rehabilitation: the role of cognitive training, models of neuroplasticity and advanced neuroimaging in future brain injury rehabilitation. NeuroRehabilitation. 2014;34(1):81-5.
50. Ruffino C, Papaxanthis C, Lebon F. Neural plasticity during motor learning with motor imagery practice: Review and perspectives. Neuroscience. 2017;341:61-78.
51. Bajaj S, Butler AJ, Drake D, Dhamala M. Brain effective connectivity during motor-imagery and execution following stroke and rehabilitation. Neuroimage Clin. 2015;8:572-82.
52. Sharma N, Baron JC, Rowe JB. Motor imagery after stroke: relating outcome to motor network connectivity. Ann Neurol. 2009;66(5):604-16.
53. Yan J, Sun J, Guo X, Jin Z, Li Y, Li Z, Tong S. Motor imagery cognitive network after left ischemic stroke: study of the patients during mental rotation task. PLoS One. 2013;8(10):e77325.
54. Fitts PM, Posner MI. Human performance. Belmont CA: Brock-Cole, 1967.
55. O'Sullivan SB, Schmitz TJ. Fisioterapia: avaliação e tratamento. 2. ed. Barueri, SP: Manole; 2004.
56. Shepherd RB. Exercise and training to optimize functional motor performance in stroke: driving neural reorganization? Neural Plast. 2001;8(1-2):121-9.
57. Barbin J, Seetha V, Casillas JM, Paysant J, Pérennou D. The effects of mirror therapy on pain and motor control of phantom limb in amputees: A systematic review. Ann Phys Rehabil Med. 2016;59(4):270-5.
58. García Carrasco D, Aboitiz Cantalapiedra J. Effectiveness of motor imagery or mental practice in functional recovery after stroke: a systematic review. Neurologia. 2016;31(1):43-52.
59. Guerra ZF, Lucchetti ALG, Lucchetti G. Motor Imagery Training after Stroke: A Systematic Review and Meta-analysis of Randomized Controlled Trials. J Neurol Phys Ther. 2017;41(4):205-14.
60. Lyu Y, Guo X, Bekrater-Bodmann R, Flor H, Tong S. Phantom limb perception interferes with motor imagery after unilateral upper-limb amputation. Sci Rep. 2016;(6):21100.
61. Araya-Quintanilla F, Gutiérrez-Espinoza H, Muñoz-Yánez MJ, Cavero-Redondo I, Álvarez-Bueno C, Martinez-Vizcaíno V. Effectiveness of a multicomponent treatment versus conventional treatment in patients with fibromyalgia: Study protocol. Medicine. 2020;99(4):e18833-e18833.
62. Opsommer E, Chevalley O, Korogod N. Motor imagery for pain and motor function after spinal cord injury: a systematic review. Spinal Cord. 2020;58(3):262-74.

63. Guillot A, Lebon F, Vernay M, Girbon JP, Doyon J, Collet C. Effect of motor imagery in the rehabilitation of burn patients. J Burn Care Res. 2009;30(4):686-93.
64. Butler AJ, Cazeaux J, Fidler A, Jansen J, Lefkove N, Gregg M, et al. The Movement Imagery Questionnaire-Revised, Second Edition (MIQ-RS) Is a Reliable and Valid Tool for Evaluating Motor Imagery in Stroke Populations. Evid Based Complement Alternat Med. 2012;(2012):497289.
65. Carr JH, Shepherd RB. Enhancing physical activity and brain reorganization after stroke. Neurol Res Int, 2011;2011:515938.
66. Penaloza CI, Alimardani M, Nishio S. Android Feedback-Based Training Modulates Sensorimotor Rhythms During Motor Imagery. IEEE Trans Neural Syst Rehabil Eng. Mar 2018;26(3):666-74.
67. Santiago LM, de Oliveira DA, de Macêdo Ferreira LG, de Brito Pinto HY, Spaniol AP, et al. Immediate effects of adding mental practice to physical practice on the gait of individuals with Parkinson's disease: Randomized clinical trial. NeuroRehabilitation. 2015;37(2):263-71.
68. Schuster C, Butler J, Andrews B, Kischka U, Ettlin T. Comparison of embedded and added motor imagery training in patients after stroke: study protocol of a randomized controlled pilot trial using a mixed methods approach. Trials. 2009;(10):97.
69. Alford VM, Ewen S, Webb GR, McGinley J, Brookes A, Remedios LJ. The use of the International Classification of Functioning, Disability and Health to understand the health and functioning experiences of people with chronic conditions from the person perspective: a systematic review. Disabil Rehabil. 2015;37(8):655-66.
70. Steiner WA, Ryser L, Huber E, Uebelhart D, Aeschlimann A, Stucki G. Use of the ICF model as a clinical problem-solving tool in physical therapy and rehabilitation medicine. Phys Ther. 2002;82(11):1098-1107.
71. Shariat A, Cleland JA, Danaee M, Alizadeh R, Sangelaji B, Kargarfard M, et al. Borg CR-10 scale as a new approach to monitoring office exercise training. Work. 2018;60(4):549-54.

REALIDADE VIRTUAL E JOGOS SÉRIOS EM PACIENTES NEUROLÓGICOS
Motivação, Engajamento e Atividades a partir de Games

Edgard Afonso Lamounier Jr.

INTRODUÇÃO

Nos últimos anos, observa-se um aumento de transtornos psiquiátricos e problemas relacionados com a saúde mental.[1] E, dada sua prevalência, estes quadros clínicos representam um significativo desgaste físico e emocional não somente para indivíduos, mas também para a sociedade e economia que os circundam.[2] Tais alterações podem-se manifestar de diversas maneiras, como crises de ansiedade, depressão ou mesmo associado a algumas doenças clássicas, como, por exemplo, as demências, alguns distúrbios neurodegenerativos, como a Doença de Parkinson. Consequentemente, existe a necessidade de realização de pesquisas que promovam a qualidade de vida destes pacientes. Neste contexto, estudos identificam a necessidade de intervenções em estágios iniciais, a fim de se obterem melhores resultados no acompanhamento dos pacientes.

De acordo com a literatura, os tratamentos para esses distúrbios não se baseiam apenas em intervenções farmacológicas, mas também não farmacológicas.[3,4] De acordo com diretrizes do National Institute for Health and Care Excellence,[5,6] intervenções não farmacológicas incluem CBT (*Cognitive Behavioural Therapy*),[7] relaxamento, psicodinâmica, psicoterapia e outros. Entretanto, estes tratamentos, em geral, demandam um longo período de duração, implicando em altos custos para o sistema de saúde e mesmo para os pacientes.[8,9] Assim, é necessário explorar novas técnicas com abordagens terapêuticas.

Atualmente, como uma alternativa, é possível identificar algumas iniciativas que investigam a possibilidade de combinar jogos sérios e Realidade Virtual no tratamento de distúrbios neurológicos.[10,11] Estudos mostram que esta integração também tem proporcionado melhorias, quando comparado a terapias tradicionais. A seguir, são apresentados os conceitos destas tecnologias, com exemplos de algumas iniciativas de sucesso.

JOGOS SÉRIOS

A expressão "Jogos Sérios" (do inglês, *Serious Games*) tem-se tornado cada vez mais popular e presente nos meios acadêmico e comercial, podendo ser aplicada em diversas áreas, como educação,[12,13] saúde,[14,15] treinamento militar e corporativo[16] e formação cultural.[17]

> Embora não haja uma definição precisa sobre a expressão *"jogo sério"*, alguns autores tentam estabelecer um conceito para o termo. O que separa os jogos sérios do resto dos jogos é o foco em um aprendizado específico e intencional para alcançar mudanças sérias, mensuráveis e contínuas no desempenho e no comportamento[18] De fato, trata-se de jogos que não são usados exclusivamente para entretenimento e têm mostrado grande potencial em mudar os sentimentos e comportamentos de alguns pacientes.[19]

Igualmente, os jogos sérios podem ser divertidos, mas seu objetivo não é esse. Na verdade, a intenção principal dessa categoria de *games* é fornecer uma **experiência diferenciada**, que pode servir para diferentes finalidades, como treinamento, educação, desenvolvimento de habilidades etc.

Dentre algumas vantagens do uso de jogos sérios, podem-se destacar:

> - Modificação de comportamentos;
> - Maior controle sobre o aprendizado;
> - Desenvolvimento de novas competências e habilidades;
> - Melhorias nos protocolos de reabilitação.

Todas estas vantagens contribuem fortemente para um processo de reabilitação neurofuncional, uma vez que sustentar atividades reabilitadoras, consideradas centrais para este fim, a atenção do paciente e sua motivação são muito importantes.

É importante destacar que o desenvolvimento de um jogo sério para treinamento ou reabilitação não é uma tarefa fácil. Existem vários critérios a serem considerados para que um sistema desta natureza seja reconhecido como um jogo sério para o fim de aprendizado em que foi projetado. Mitgutsch e Alvarado (2012)[20] propõem uma estrutura de avaliação, em que o objetivo é organizar os diferentes elementos no desenvolvimento de jogos sérios. A proposta é garantir a coesão entre os elementos essenciais do design e a coerência em relação ao objetivo dos jogos. Essa abordagem analítica é composta por seis componentes que devem estar alinhados com o propósito do jogo sério. São eles:

> 1. **Propósito do Jogo**: O desenvolvimento do jogo sério deve ser iniciado a partir da definição do seu propósito, definindo o público-alvo e encontrando a melhor forma de transmitir o conhecimento e as experiências que o jogo pretende para seus jogadores.
> 2. **Conteúdo e Informação**: Refere-se a todos os dados e informações presentes no jogo, como as estatísticas fornecidas durante e após a conclusão do jogo, a condição e a situação do personagem, o contexto dos elementos presentes no jogo, além de outras informações suplementares.
> 3. **Mecânicas**: Refere-se às definições das regras que compõem o jogo, ou seja, cada objetivo nas fases, sistema de recompensas, interações, balanceamento de níveis de dificuldade, condição de vitória e derrota entre outros.
> 4. **Ficção e Narrativa**: Contexto fictício que é apresentado ao jogador, a narrativa apresentada pelos personagens, a história, o cenário, a contextualização dos personagens e elementos do jogo.
> 5. **Estética e Gráficos**: Refere-se à linguagem audiovisual que o jogo transmite, como características estéticas, imagens, preferências de estilo, arte e técnicas de computação gráfica escolhidas e desenvolvidas para o jogo.
> 6. **Enquadramento**: Balanceamento dos elementos referentes ao público-alvo, buscando garantir uma ótima experiência do jogador. A partir da junção desses elementos é possível definir uma estrutura que o jogo deve seguir para ser enquadrado na categoria de jogos sérios.

Os jogos sérios, além de oferecerem atividades que favorecem a absorção de conceitos e habilidades psicomotoras, também utilizam uma abordagem mais atraente e mais lúdica, podendo fazer uso de roteiros, pontuação, trilha sonora entre outras características.

Finalmente, quando a terapia com jogos sérios é utilizada, torna-se possível fornecer *feedback* visual e instantâneo. Além de oferecer um desafio ao paciente, tais estratégias podem aumentar a motivação do mesmo ao dar significado aos movimentos realizados. Para contribuir no acompanhamento detalhado do paciente, os jogos sérios podem ser programados para registrar seu desempenho durante as sessões ou até mesmo seus movimentos, tornando esses dados disponíveis ao fisioterapeuta e facilitando até mesmo a análise dos resultados obtidos na reabilitação.

REALIDADE VIRTUAL

Pode-se afirmar que a Realidade Virtual (RV) combina programas computacionais, computadores de alto desempenho e periféricos específicos, que permitem a navegação e manipulação em um ambiente tridimensional de aparência realística.[21] Em uma definição mais geral, a RV se resume em uma interface avançada para acessar aplicações computacionais, que permite ao usuário a visualização, a movimentação e a interação em tempo real, em um ambiente tridimensional, podendo fazer uso de dispositivos multissensoriais, para atuação ou *feedback*.

À medida que a tecnologia e os equipamentos de RV evoluem, são agregadas novas formas de interação que contribuem para uma melhor imersão do usuário no ambiente virtual. De fato, a interação do usuário com o ambiente virtual está relacionada com a capacidade de detecção e reação instantânea de ações do mesmo, modificando aspectos da aplicação. A possibilidade de o usuário interagir com um ambiente virtual tridimensional realista em tempo real, observando as cenas serem alteradas como resposta aos seus comandos, torna a interação mais rica e natural, o que propicia maior engajamento e eficiência.

A Realidade Virtual também tem sido explorada com o intuito de apoiar sistemas para tratamento de diferentes sequelas motoras e cognitivas, derivadas de distúrbios ou danos cerebrais. Neste contexto, a fisioterapia e toda a reabilitação funcional de modo mais amplo têm experimentado novas formas para ensinar o usuário o modo correto de realizar movimentos, bem como avaliar e reabilitar processos cognitivos, como a percepção visual, atenção e memória. Características importantes destes sistemas são o realismo visual e a interação intuitiva, que devem propiciar um bom grau de imersão ao usuário, de modo a permitir maior concentração na tarefa a ser desempenhada.

Nesse contexto, o uso da RV em processos de reabilitação neuromotora torna-se de grande relevância, visto que é possível simular um ambiente fisioterápico sem expor o paciente a qualquer risco, de modo a desenvolver as habilidades necessárias para tal processo e garantir um ótimo nível de interação com as tarefas a serem realizadas.

EXEMPLO CONCRETO

HarpyGame: Um Estudo de Caso

Esta seção apresenta um sistema computacional que elucida a importância e a tendência da integração das tecnologias aqui discutidas. Trata-se do *HarpyGame*,[22] que é um jogo sério, construído com técnicas de Realidade Virtual para auxiliar na reabilitação de indivíduos pós-AVC. No contexto do jogo, o paciente deve controlar uma Harpia (ou Falcão Real – muito comum na floresta amazônica) para executar tarefas, como orientação, caça, fuga de predadores e outras. Isto é feito por meio do braço do paciente que está sendo reabilitado. Diferentes dispositivos, como *joystick*, *Myo*, óculos de RV, plataforma de força, podem ser utilizados, uma vez que se trata de uma interface multimodal.

O sistema foi projetado para que o terapeuta possa configurar uma sessão de reabilitação, de acordo com o perfil e evolução do paciente. Primeiramente, o terapeuta faz o gerenciamento do paciente e seleciona os níveis e os desafios que irão compor a sessão. Logo após, são feitos os ajustes dos parâmetros relacionados com o jogo e com os dispositivos controladores. A Figura 10-1 apresenta uma sessão preparada, em um nível introdutório, em que o paciente precisa controlar a Harpia, forçando-a passar no meio dos anéis. Note que no canto superior esquerdo, existe uma barra para desafio de executar a tarefa num período de tempo estipulado.

Para realizar experimento, o bracelete *Myo* foi escolhido para ser o dispositivo padrão para controle do jogo, por ser mais prático e acessível. Antes de iniciar o jogo, é preciso calibrar o dispositivo por meio de um *driver* e adequá-lo ao antebraço do paciente. O sistema captura os dados provenientes do acelerômetro do dispositivo, traduzindo os eixos horizontais e verticais em movimentos da Harpia. A Figura 10-2 apresenta uma sessão de treinamento, em que se pode observar um paciente com o *Myo* instalado no braço, durante uma interação com o sistema.

Durante os experimentos, os autores perceberam que a maioria dos pacientes apresentou uma evolução significativa. Entretanto, com a mudança de níveis de dificuldade, há uma queda de desempenho (fato comum em jogos digitais). Porém, foi detectado que algumas habilidades foram mantidas durante novos desafios, como maior precisão e velocidade. Isto contribuiu para que os pacientes apresentassem um processo crescente de adaptação e aprendizado. Outro fator importante observado foi a queda no tempo para

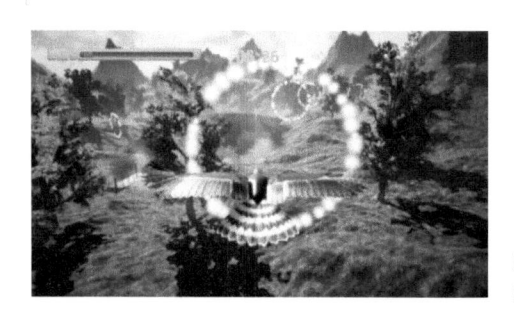

Fig. 10-1. Execução dos objetivos – Harpia passando pelos anéis. (Fonte: Cyrino *et al.*, 2019.)[22]

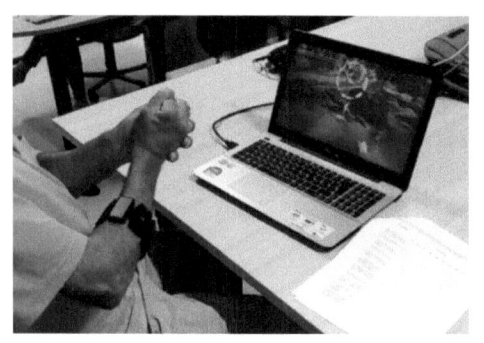

Fig. 10-2. Paciente de AVC interagindo com o *HarpyGame* com um *Myo*. (Fonte: Cyrino *et al.*, 2019.)[22]

realizar tarefas semelhantes, dentro de um mesmo nível, mostrando que este tipo de sistema contribui para que os pacientes possam reaprender habilidades motoras, que antes eram limitantes. Assim, finalmente, pôde-se concluir que sistemas que suportam a integração de Realidade Virtual e Jogos Sérios têm um grande potencial para ser utilizado na reabilitação de pacientes com paresia nos membros superiores, após um AVC, bem como em outros casos clínicos neurológicos semelhantes.

CONCLUSÃO

Estudos mostram que a integração de Realidade Virtual com Jogos Sérios surge como uma nova abordagem para o tratamento de diversos tipos de reabilitação. Esta abordagem pode ser vantajosa, pois proporciona a oportunidade de praticar atividades que não são possíveis de serem praticadas dentro do ambiente clínico (ou mesmo que o fosse). Além disso, os programas de treinamento em RV são, frequentemente, projetados para serem mais interessantes e agradáveis do que as tarefas tradicionais de terapia, incentivando assim um maior número de repetições e, consequentemente, um melhor resultado na reabilitação.

Como resultado, a duração do tempo gasto em uma maior intensidade de atividade física repetitiva pode ser aumentada com o uso de Realidade Virtual associada a Jogos Sérios. Tal fato foi observado em trabalhos com crianças com paralisia cerebral[23] e autismo.[24] Outras abordagens no caso de adultos têm trabalhado na prevenção e redução de quedas em pacientes com a doença de Parkinson[25] e em pacientes com esclerose múltipla.[26] Outras aplicações envolvem reabilitação motora de pacientes em recuperação por AVC.[27]

Finalmente, Jogos Sérios e Realidade Virtual são áreas em rápido desenvolvimento, e evidências estão se acumulando para apoiar o uso da integração destas áreas como um fator adicional na reabilitação de pacientes neurológicos. Entretanto, o sucesso desta integração depende de um trabalho multidisciplinar, envolvendo profissionais da área de tecnologia trabalhando em conjunto com profissionais da área de saúde, como médicos, terapeutas ocupacionais e fisioterapeutas. Este trabalho deve ser orientado por um procedimento centrado no paciente para atingir o objetivo de aplicação clínica Realidade Virtual e Jogos Sérios a fim de melhorar o movimento, função e participação em pacientes com doenças neuromotoras.

Tarefa de Laboratório
Jogando e aprendendo!

Imaginar situações em que a realidade virtual pode ser aplicada no dia a dia e com *games* comerciais. Utilize jogos que possam aprimorar as funções de controle motor durante o alcance, preensão, manipulação, controle postural, mobilidade e locomoção.

REFERÊNCIAS BIBLIOGRÁFICAS

1. Kessler RC, Aguilar-Gaxiola S, Alonso J, Chatterji S, Lee S, Ormel J, et al. The global burden of mental disorders: an update from the WHO World Mental Health (WMH) surveys. Epidemiologia e Psichiatria Sociale. 2009;18(1):23.
2. Doran CM, Kinchin I. A review of the economic impact of mental illness. Australian Health Review. 2019;43(1):43-8.
3. Love AS, Love R. Anxiety disorders in primary care settings. Nursing Clinics. 2019;54(4):473-93.

4. Bandelow B, Reitt M, Röver C, Michaelis S, Görlich Y, Wedekind D. Efficacy of treatments for anxiety disorders: a meta-analysis. International Clinical Psychopharmacology. 2015;30(4):183-92.
5. NICE. Generalized anxiety disorder and panic disorder in adults: management. Clinical guideline [CG113]. 2019.
6. NICE. Social anxiety disorder: recognition, assessment and treatment Clinical guideline [CG159]. 2013.
7. Ströhle A, Gensichen J, Domschke K. The diagnosis and treatment of anxiety disorders. Deutsches Ärzteblatt International. 2018;11537:611.
8. Stuhldreher N, Leibing E, Leichsenring F, Beutel ME, Herpertz S, Hoyer J, et al. The costs of social anxiety disorder: the role of symptom severity and comorbidities. Journal of Affective Disorders. 2014;165:87-94.
9. Marciniak MD, Lage MJ, Dunayevich E, Russell JM, Bowman L, Landbloom RP, et al. The cost of treating anxiety: the medical and demographic correlates that impact total medical costs. Depression and Anxiety. 2005;21(4):178-84.
10. Wang Z, Parnandi A, Gutierrez-Osuna R. BioPad: Leveraging off-the-shelf video games for stress self-regulation. IEEE Journal of Biomedical and Health Informatics. 2017;221:47-55.
11. Hadley W, Houck C, Brown LK, Spitalnick JS, Ferrer M, Barker D. Moving beyond role-play: evaluating the use of virtual reality to teach emotion regulation for the prevention of adolescent risk behavior within a randomized pilot trial. Journal of Pediatric Psychology. 2019;44(4):425-35.
12. Connolly TM, Stansfield M, Hainey T. An application of games-based learning within software engineering. British Journal of Educational Technology. 2007;38(3):416-28.
13. Mayo MJ. Games for science and engineering education. Communications of the ACM. 2007;50(7):30-5.
14. Macedonia M. Virtual worlds: a new reality for treating post-traumatic stress disorder. IEEE Computer Graphics and Applications. 2009;29(1):86-8.
15. Sawyer B. From cells to cell processors: the integration of health and video games. IEEE computer graphics and applications. 2008;286:83-5.
16. Numrich SK. Culture, models, and games: incorporating warfare's human dimension. IEEE Intelligent Systems. 2008;234:58-61.
17. Zielke MA, Evans MJ, Dufour F, Christopher TV, Donahue JK, Johnson P, et al. Serious games for immersive cultural training: Creating a living world. IEEE Computer Graphics and Applications. 2009;292:49-60.
18. Derryberry A. Serious games: online games for learning. Adobe Systems. White Paper: Adobe Press; 2017.
19. Barnes S, Prescott J. Empirical evidence for the outcomes of therapeutic video games for adolescents with anxiety disorders: systematic review. JMIR Serious Games. 2018;6(1):e3.
20. Mitgutsch K, Alvarado N. Purposeful by design? A serious game design assessment framework. In: Proceedings of the International Conference on the foundations of digital games. (FDG '12). New York, NY: ACM; 2012. p. 121-8.
21. Cardoso A, Junior EL, Kirner C, Kelner J. Conceitos de Realidade Virtual e Aumentada. Tecnologias para o Desenvolvimento de Sistemas de Realidade Virtual e Aumentada. Recife: Ed. Universitária da UFPE; 2007. p. 1-16.
22. Cyrino G, Tannús J, Lamounier E, Cardoso A, Soares A. HarpyGame: um jogo sério customizável com interface multimodal para reabilitação de indivíduos pós-AVE, 2019.
23. Robert M, Ballaz L, Hart R, Lemay M. Exercise intensity levels in children with cerebral palsy while playing with an active video game console. Physical Therapy. 2013;938:1084-91.
24. Getchell N, Miccinello D, Blom M, Morris L, Szaroleta M. Comparing Energy Expenditure in Adolescents With and Without Autism While Playing Nintendo(®) Wii(™) Games. Games Health J. 2012;1(1):58-61.

25. Mirelman A, Maidan I, Herman T, Deutsch JE, Giladi N, Hausdorff JM. Virtual reality for gait training: can it induce motor learning to enhance complex walking and reduce fall risk in patients with Parkinson's disease? The Journals of Gerontology: Series A. 2011;662:234-40.
26. Brichetto G, Spallarossa P, de Carvalho ML, Battaglia MA. The effect of Nintendo® Wii® on balance in people with multiple sclerosis: a pilot randomized control study. Multiple Sclerosis Journal. 2013;19(9):1219-21.
27. Cyrino G, Tannús J, Lamounier E, Cardoso A, Soares A. Serious Game with Virtual Reality for Upper Limb Rehabilitation after Stroke. In: 20th Symposium on Virtual and Augmented Reality (SVR). IEEE; 2018. p. 238-42.

INTEGRAÇÃO SENSORIAL NOS DISTÚRBIOS NEUROPEDIÁTRICOS
Explorando o Mundo Sensorial

Lucieny Almohalha

INTRODUÇÃO

A criança nasce com a capacidade básica de realizar o processamento sensorial pelo cérebro e, por sequência, a integração sensorial (IS), entretanto, ela deve ser desenvolvida por meio da interação com o mundo e da adaptação de seu corpo e de seu cérebro aos muitos desafios sensório-motores vividos na infância. Para que a IS aconteça é preciso que a criança se adapte às sensações.[1-6]

As conexões entre as células do cérebro são formadas em resposta ao processamento dos estímulos sensoriais (visual, auditivo, tátil, olfativo, gustativo, vestibulares/movimentos e proprioceptivos) que a criança experimenta no início de vida. O cérebro recebe, processa e transmite essas sensações entre diferentes áreas cerebrais. Esse processamento é a base para o desenvolvimento de competências e da aprendizagem.[1-3,6]

Quando se pensa nas crianças que chegam às clínicas pediátricas de reabilitação, pode ser observada enorme diversidade de diagnósticos neurológicos e de demandas sensório-motoras que impactam suas habilidades funcionais cotidianas e seu nível de desempenho ocupacional para a realização, por exemplo, de atividades de vida diária, atividades escolares, brincar e participação social.

Integração sensorial é a habilidade neurológica de organização dos estímulos sensoriais e seleção de informações com adaptação de respostas. É o meio pelo qual o organismo consegue reagir e responder aos estímulos experimentados de maneira eficaz e agir de acordo com determinada situação.[7,8]

É preciso definir, dentre os diversos tipos existentes de disfunções sensoriais, a multiplicidade de fatores que compõem cada um dos tipos de disfunção, qual a incidência desses problemas e como se relacionam com as idades cronológicas e as ocupações daquele ciclo de vida em que a criança está.

É sabido que as disfunções sensoriais podem ocorrer em todas as faixas etárias e estar associadas a outras comorbidades do desenvolvimento infantil. Portanto, se faz necessário que profissionais estejam instrumentalizados para avaliar qualitativamente, por meio de avaliações não estruturadas com embasamento teórico clínico e, quantitativamente, com instrumentos estandardizados que fornecerão parâmetros numéricos e de incidência de eventos de acordo com as etapas do desenvolvimento e os sinais clínicos sensório-comportamentais.

Para que um profissional possa atuar como integrador sensorial em sua prática clínica, a instrumentalização é necessária e esse profissional precisará desenvolver competências que o habilitem a analisar qual modalidade de avaliação e tratamento são elegíveis para cada um dos diagnósticos componentes das disfunções sensoriais a partir da singularidade clínica verificada. Para tanto se faz necessário entender o processo de avaliação em IS e as formas de interpretação e registro dos distintos instrumentos avaliativos.

Terapeutas ocupacionais, na aplicação, interpretação e registro de distintos instrumentos avaliativos que compõem o processo de tratamento sensorial, baseiam-se especialmente nas teorias do desenvolvimento e nas teorias de IS. Esse raciocínio clínico singularizado servirá como base fundamental para:

- Identificar as tapas de avaliação em IS;
- Aplicar e interpretar avaliações estruturadas e não estruturadas;
- Identificar as características específicas dos padrões de disfunção sensorial;
- Traçar os objetivos a curto, médio e longo prazos de tratamento com o estabelecimento dos indicativos e metas para o tratamento em IS.

SISTEMAS SENSORIAIS

Oito sistemas compõem os sistemas sensoriais que promovem a integração dos sentidos e permitem o uso funcional do corpo no espaço, a saber: sistema tátil, vestibular, olfativo, gustativo, visual, auditivo, proprioceptivo e sistema/sensibilidade interoceptiva.[6,9,10] Cada sensação é uma forma de informação que é usada pelo sistema nervoso para produzir respostas que adaptam o corpo e a mente a essas sensações.[6] Esquematicamente, essas sensações estão organizadas em três diferentes modalidades e categorizadas nos sistemas sensoriais da seguinte forma:

1) Sensações que nos dizem o que vêm externas ao corpo (extereocepção):
    - Ver (sistema visual).
    - Ouvir (sistema visual).
    - Sentir o gosto (sistema gustatório/gustativo).
    - Cheiro (sistema olfatório/olfativo).
    - Toque (sistema tátil).
2) Sensações que nos dizem o que vêm do próprio ao corpo (propriocepção):
    - Posição e movimento (sistema proprioceptivo).
    - Gravidade, movimento de cabeça e balanço (sistema vestibular).
3) Sensações que nos dizem sobre a parte interna do corpo (interocepção).
    - Senso visceral.

Sistema Tátil

Esse sistema é responsável por transmitir e analisar o tato e permite que as crianças apreciem as sensações somáticas. O sistema tátil é responsável pelo sentido do tato, detectado por receptores localizados na pele e na boca e ajuda a criança a saber quando está tocando algo (sensação tátil) e o que está sendo tocado (discriminação tátil).[10,11] É o primeiro a se desenvolver intraútero, por volta da 5ª semana gestacional.[12] Subdivide-se em tato discriminativo, vibração/agitação, propriocepção, tato grosseiro ou não discriminativo, sensação térmica de calor e frio e nocicepção.[13]

Além da sensação e discriminação, este sistema oferece informações sobre a diferença entre o toque leve e o profundo/pressão. Entretanto, a criança terá um longo caminho até que possa saber discriminar tipos de sensações táteis e determinar a localização deste estímulo em seu corpo. O tato envolve quatro diferentes habilidades sensoriais com caminhos neurais distintos, cada qual com sua especificidade: habilidade de sentir o toque, diferentes temperaturas, dor e propriocepção.[10] Segundo Eliot (2010),[14] as experiências táteis primárias possuem papel fundamental na qualidade do desenvolvimento do cérebro, assim como para o desenvolvimento da sensibilidade ao toque e desenvolvimento cognitivo.

O sistema tátil está relacionado, também, com o bem-estar e a regulação emocional, sendo importante alicerce para a constituição do vínculo inicial mãe-bebê, podendo ser estimulado na hora do banho, nas trocas das roupas, no aconchegar do colo, por exemplo. É através do toque que a criança descobre e explora texturas, formas, temperatura, o que influencia sua capacidade de aprendizagem.[15]

Em síntese, o sistema tátil está relacionado com as seguintes habilidades: percepção tátil, percepção visual, planejamento motor amplo e fino, consciência do corpo, competências sociais, aprendizagem escolar e segurança emocional.[10,13,15]

Sistema Vestibular

O aparato vestibular se situa no ouvido interno e é estimulado pelo movimento de cabeça, pescoço, olhos e movimento do corpo no meio[10] e pela força da gravidade. Ao nascimento já está altamente desenvolvido. Um sistema vestibular maduro é o que permite a criança orientar-se com relação à gravidade e a colocar-se na posição apropriada (com a cabeça para baixo) semanas ou dias antes do nascimento. A função vestibular está por trás de diversos reflexos posturais avaliados na verificação da saúde neurológica da criança. É esse sistema que permite a percepção do movimento e do grau de equilíbrio do corpo, sendo responsável pelo senso de balanço. É ativado sempre que ocorrem mudanças posturais e oferece à criança a capacidade de autopercepção tridimensional espacial.[10,11]

Esse sistema apresenta complexas redes de interconexões com diversas partes do cérebro, com outros sistemas sensoriais e influencia fatores não relacionados com o balanço como repostas emocionais e de habilidades de aprendizagem.[11] É, ainda, fundamental para o entendimento sobre a velocidade dos movimentos, sua direção e a percepção quando se realiza um movimento incorreto. Essas são características fundamentais para que uma criança consiga realizar atividades motoras, brincar, socializar, aprender ou se mover em seu ambiente.[12] Dr Ayres (1972)[7] considerava que a integridade do processamento vestibular é essencial para se ter segurança física e emocional.

As informações do sistema vestibular são processadas conjuntamente às do sistema proprioceptivo e, assim, permite aos movimentos corporais a acuidade necessária para a percepção que temos do corpo, dos objetos em relação ao corpo e o controle eficiente dos movimentos.[15] A experiência de autoeficácia para a realização e controle dos diferentes planos de movimentos (vertical, horizontal e angulares/rotacionais) faz com que a criança ganhe confiança em usar e controlar seu corpo no espaço, em explorar o meio, e poderá gerar confiança emocional para se envolver em atividades motoras mais complexas e desafiadoras.

Outra função importante desse sistema é a coordenação dos movimentos dos olhos com os da cabeça, o que permite à criança seguir a trajetória de um objeto quando se está parado ou em movimento. Ainda tem papel fundamental para o desenvolvimento da especialização dos dois lados do cérebro, tornando possível, assim, a integração dos dois lados do corpo, desenvolvimento da fala e compreensão das palavras.[15]

Em síntese, o sistema vestibular está relacionado com as seguintes habilidades: movimento e equilíbrio, segurança gravitacional, tônus muscular, coordenação bilateral, planejamento motor, processamento visuoespacial, processamento de linguagem e audição, e segurança emocional.[10,12,15]

Sistema Proprioceptivo

O sistema proprioceptivo é o principal responsável pela consciência da posição corporal. É formado por receptores localizados em músculos e nas articulações que, quando ativados, enviarão mensagens para o cérebro, que detectará o movimento das partes do corpo com sua localização espacial.[10] A propriocepção usa tanto as informações da pele quanto sinais dos músculos e das articulações para informar ao cérebro, a qualquer instante, onde os membros estão posicionados,[10,11] a força que deve ser exercida para a realização das tarefas e a adequação postural durante o brincar. A informação proprioceptiva é processada junto à informação vestibular, o que torna possível a regulação postural e tônica e auxilia a regulação entre distâncias entre pessoas e objetos.[15]

Portanto, ter um sistema proprioceptivo íntegro e integrado possibilita à criança o desenvolvimento do planejamento e controle motor, estabilidade postural, graduação de movimentos, consciência do corpo e esquema corporal, assim como segurança emocional.[10,11,15]

Sistema Olfativo

A formação do sistema olfativo se inicia por volta da 28ª semana de gestação. O olfato é especialmente importante no começo da vida, pois além de o olfato ajudar o bebê a encontrar o seio materno para a alimentação, ele também possui papel-chave no desenvolvimento emocional precoce do vínculo mãe-bebê e pode promover sua segurança emocional, além de ser uma poderosa fonte de estimulação sensorial.[12] A olfação é a sensação de odores. É responsável pelo sentido do cheiro e também influencia o sentido do gosto.[13] O cheiro é um sentido único porque sua mensagem é processada diretamente para o sistema límbico relacionado com as emoções e memórias emocionais.[12,15]

Sistema Gustativo

É o sistema responsável pelo sentido da gustação, da capacidade de detectar e discriminar os diferentes tipos de sabores. Quando se faz referência ao gosto de um alimento, a experiência sensorial é corretamente definida por sabor. O paladar é a sensação evocada pela estimulação de receptores gustativos.[10,13] Geralmente, no sistema gustativo, as sensações do paladar são divididas em doces, salgadas, azedas e ácidas/amargas. Este sistema é importante na determinação da aceitação ou rejeição dos alimentos.[13] Os sistemas gustativo, olfativo e somatossensoriais estão intimamente relacionados, logo, o sistema gustativo faz a criança vivenciar uma experiência multissensorial em que vários sistemas sensoriais contribuem para a forma como os sabores são discriminados. Isso faz com que a crianças gostem mais de certo alimento, por exemplo, de sua textura, ou de outro alimento mais atraente pelo cheiro.[15]

Sistema Auditivo

O sistema auditivo é responsável pelo sentido da audição assim como pela capacidade de discriminação auditória e localização da direção do som.[10] Os receptores estão localizados no ouvido interno e têm ampla conexão com os sistemas vestibular, visual e proprioceptivo. O processamento auditivo é o principal responsável pela aquisição da linguagem, com a percepção da fala, requerendo habilidades de discriminação e modulação da amplitude e frequência e, ainda, por adequar a fala apropriada a uma resolução temporal.[16] A capacidade auditiva se desenvolve bastante cedo na vida da criança para que ela se torne capaz de realizar discriminações dos elementos fonéticos da linguagem[16] e percepção por meio da acuidade auditiva de distinguir diferentes tipos de sons.

Nos primeiros meses o bebê já conseguirá localizar espacialmente o som, iniciar o processo de resposta à fala e assim refinar as estruturas neurais necessárias tanto para compreender quanto para produzir todas as complexidades da linguagem falada.[11,12,15]

Sistema Visual

Os receptores visuais estão localizados nos olhos e área visual primária no lobo occipital.[10] Esse sistema é o responsável pela visão. A luz forma as imagens nos fotorreceptores da retina e a informação é levada ao cérebro pelos nervos ópticos, com projeções através do tálamo, onde os diferentes tipos de informações são codificados. O córtex visual é onde ocorrerá a decodificação mais complexa da informação visual.[10] Os tipos de informações visuais processadas incluem a capacidade de ver cores, formas, orientação e movimento.[10,11,13]

Comparada com os outros sentidos descritos anteriormente, a visão ainda é muito primitiva ao nascimento; embora os olhos consigam captar a luz, nem a retina nem o cérebro de um bebê conseguem processar as informações de forma sofisticada, ainda não é possível ajustar o foco visual nem perceber detalhes dos objetos ou da face humana.[12] A acuidade visual e a visão bidimensional ainda estão muito primitivas em decorrência da incapacidade de percepção de profundidade. Até o final do primeiro ano de vida, por conta das diversas conexões neuronais no córtex visual, já é possível detectar similaridades e diferenças entre objetos, percepção de figura-fundo, de posição no espaço, de constância de forma, das relações espaciais, memória visual, memória visual sequencial e percepção total de imagem quando essa é apresentada parcialmente à criança.[15] Com isso é possível construir percepções multidimensionais dos objetos e do meio onde a criança está inserida. A visão é essencial para a compreensão do mundo, da localização do corpo em relação aos objetos no espaço e para o entendimento das referências temporais fazendo com que a criança desenvolva a capacidade de se antecipar, planejar, monitorar e corrigir suas interações no meio.[12,15]

Sistema Interoceptivo

Os receptores interoceptivos estão localizados nos órgãos internos e nos vasos sanguíneos.[6,10] São importantes, pois detectam a saúde do corpo. Os *inputs* viscerais ajudam na regulação da pressão arterial, processos digestivos, respiratórios e diversas funções do sistema nervoso autônomo. Esse sistema não será discutido em detalhes nesse capítulo.

INTEGRAÇÃO SENSORIAL: DOS PRINCÍPIOS TEÓRICOS ÀS ESPECIFICIDADES DA TÉCNICA

Integração sensorial é um termo abrangente que envolve uma teoria, um processo neurológico e uma abordagem de tratamento.[7,10,11,17] O termo vem da neurobiologia, referindo-se à integração em nível celular, dos estímulos advindos do meio e do próprio corpo.[4] A detecção (registo), o ajustar e organizar reações (modulação), e o perceber os detalhes (discriminação) das sensações são fatores essenciais do processamento sensorial, que capacitam a criança a agir e interagir com o meio.

É um processo inconsciente e, para ocorrer, é preciso uma sequência de eventos em que os estímulos do ambiente captados pelos receptores corporais sejam transformados em potenciais de ação, desenvolvam um trajeto sensorial até a área sensorial central primária e, por fim, formem as sensações.[9] É dessa maneira integrada que os sentidos humanos: paladar, visão, audição, tato, olfato, vestibular, propriocepção e interocepção informam ao cérebro as condições físicas do corpo para que este possa ser adaptado aos estímulos advindos do ambiente. Logo, essas sensações devem ser organizadas e classificadas para que se tornem integradas e transformadas em percepção[6] e, assim, resultem em comportamentos congruentes às demandas do meio.

Quando o cérebro regula e organiza o grau, a intensidade e a natureza das respostas do *input* sensorial de forma graduada e adaptativa, é possível dizer que ocorreu modulação sensorial que pode ser vista clinicamente com o acordo das respostas da criança ao estímulo recebido.[1,18,19]

O processamento sensorial implica na capacidade humana para receber, organizar e dar sentido aos diferentes *inputs* sensoriais recebidos pelo cérebro.[4] Essa habilidade neurológica de processamento e IS ocorre naturalmente em crianças que conseguem processar os estímulos sensoriais advindos do próprio corpo e do meio ambiente.[2] Isso significa que o cérebro é capaz de localizar, classificar e ordenar todas as sensações vividas,[9,10] interpretando e integrando esses estímulos para que sejam usados de forma funcional pela criança, o que significa ter a habilidade do uso adequado do corpo no ambiente. Logo, esse cérebro estará apto ao comportamento e à aprendizagem.[2,7,20]

A terapeuta ocupacional americana, Anna Jean Ayres, foi a precursora no estudo da IS no campo da terapia ocupacional,[7,21] que mencionou a relação entre estes problemas sensoriais com o termo neurológico *traffic jam*, ou seja, um congestionamento das informações sensoriais que impedem certas partes do cérebro de receberem a informação necessária para interpretar corretamente as informações sensoriais. Com base na neurociência e observações detalhadas dos comportamentos de crianças, foi teorizado por ela que o processamento sensorial alterado poderia resultar em diversos problemas funcionais e, então, ela nomeou esses problemas como "disfunção da integração sensorial".[7] Ela desenvolveu uma teoria e uma metodologia de avaliação e tratamento para crianças com disfunções sensoriais que visam a estudar o processamento, a integração e a organização das informações sensoriais.[20] O modelo de intervenção com base na Teoria de IS prevê a oferta de informações sensoriais específicas, no contexto de atividades com propósito e significado que favoreçam o funcionamento e o desenvolvimento do sistema nervoso.[7,22]

Seus estudos são considerados um marco de referência teórica e para a prática de IS. É uma abordagem terapêutica que vem sendo praticada e comprovada a sua eficácia no tratamento das disfunções sensoriais contemplando atividades sensorialmente enriquecidas em congruência com a adequação comportamental das crianças.[15]

Inicialmente essa abordagem foi dirigida para crianças que apresentavam distúrbios de aprendizagem, mas atualmente sua utilização se ampliou também aos indivíduos com disfunções neurológicas e do comportamento. Através dessa abordagem é possível entender princípios teóricos e como os fatores sensório-motores influenciam no comportamento e no desenvolvimento das habilidades tanto para a aprendizagem como nas relações e participações sociais. Assim a criança vai adquirir significado do meio e conseguirá interagir com ele através da organização e modulação sensorial e da capacidade em produzir adaptações evidentes nas áreas motoras, perceptocognitivas e de linguagem e ainda socioemocional.[6,15]

Segundo Serrano (2016),[15] o processo de IS pode ser resumido por cinco pontos:

a) *Registro sensorial:* que ocorre na medida em que a criança toma consciência de uma determinada sensação. Ela é capaz de perceber que existe um estímulo que chega até ela.
b) *Orientação:* quando a criança tem a capacidade de prestar uma atenção seletiva a determinado estímulo e é capaz de orientar-se para ele.

c) *Interpretação:* quando a criança é capaz de atribuir algum significado e alguma interpretação das sensações, pois teve experiência prévia que armazenou como aprendizagem. Nesse nível, ela será habilitada também a atribuir um significado ou emoção à sensação.
d) *Organização da resposta:* é a capacidade que a criança tem para determinar qual será a resposta cognitiva, motora ou afetiva necessária para responder ao estímulo sensorial.
e) *Execução de uma resposta:* é o passo final do processo em que a criança executará uma resposta previamente elaborada e congruente ao estímulo sensorial (Figs. 11-1 e 11-2).

Crianças com problemas no processamento e IS apresentam capacidades diferenciadas em respostas adaptativas, preferências e tolerâncias sensoriais que podem impactar seus comportamentos funcionais nas atividades de vida diária, brincar, aprendizagem e interação social.[1,6,15] Quando o fluxo de sensações é desorganizado, o organismo perde a capacidade de comportar-se adequadamente frente aos estímulos. Crianças que não conseguem integrar as informações de seus olhos, ouvidos e mãos conseguem ver, ouvir e sentir, porém, não respondem de forma adaptada a estes estímulos.[3] Um exemplo: uma criança que apresenta dificuldades em modulação sensorial tátil poderá ser sensível ao toque e responder inapropriadamente quando se envolver com uma atividade de pintura ou colagem. Frente à situação de brincar com colagem ou tinta, ela poderá ficar hiper-reativa com estado de alerta elevado; demostrar reações de recusa à atividade; tornar-se mais agitada, não conseguir prestar atenção na atividade e se sentir insegura e chorosa. Aquela

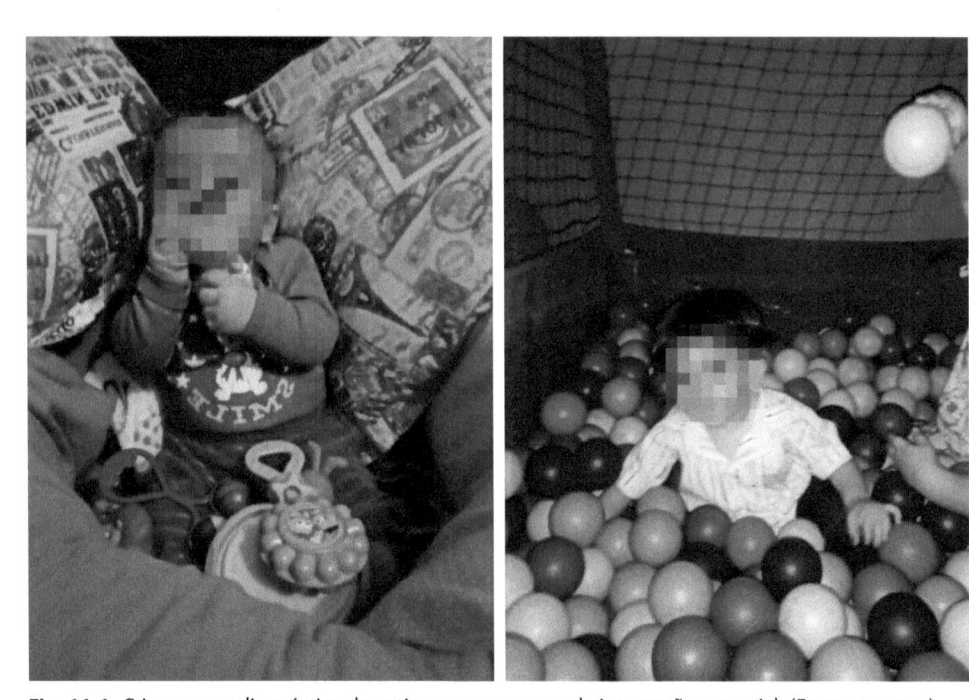

Fig. 11-1. Criança com diagnóstico de autismo em processo de integração sensorial. (Fonte: o autor.)

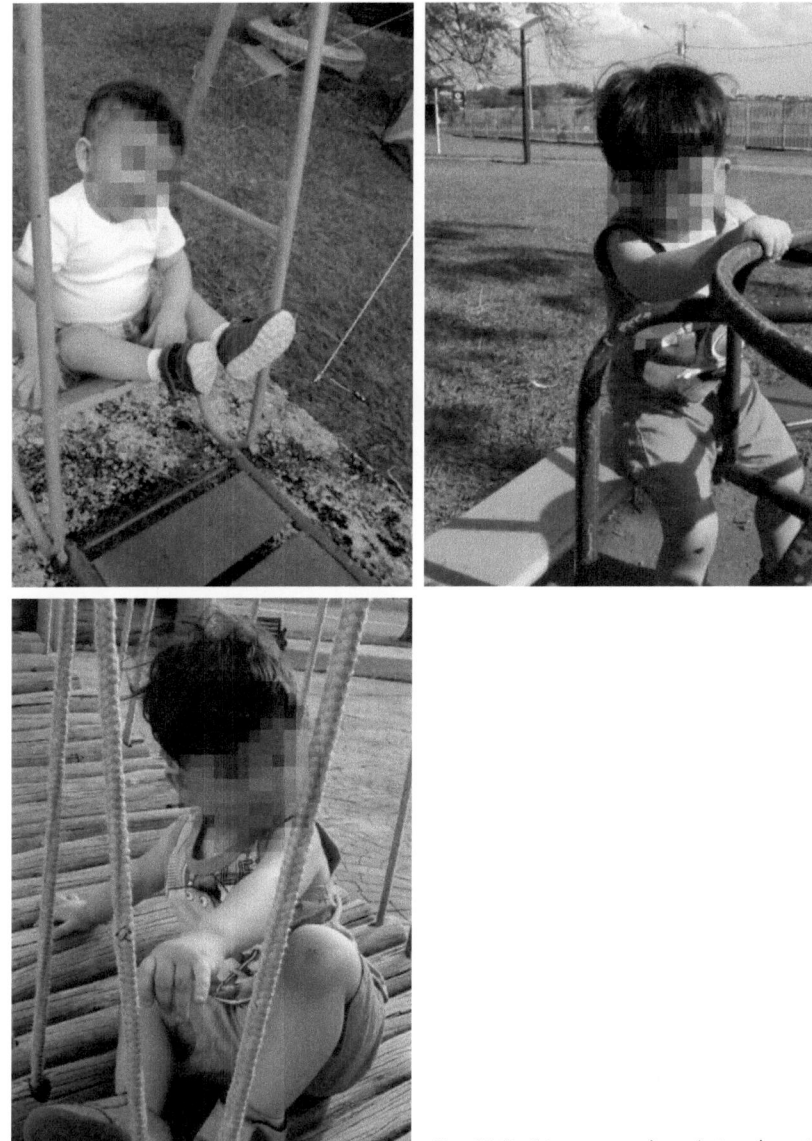

Fig. 11-2. Criança com diagnóstico de autismo em processo de integração sensorial. (Fonte: o autor.)

sensação tátil originou uma reação emocional que diz ao terapeuta como a criança vivenciou subjetivamente a atividade tátil. Seu afeto ficou alterado em razão da dificuldade em tolerar a sensação; ou seja, é possível verificar que a ação da criança, sua atenção, nível de alerta e afetividade foram impactados pela dificuldade de modulação em seu sistema tátil. Esse tipo de resposta comportamental, que pode ser vista em todos os demais sistemas sensoriais, deve ser assistida e uma intervenção precisa ocorrer para auxiliar no processo de modulação sensorial. Logo, essa habilidade de modular as sensações é um processo em que a criança pequena aprende a lidar com as estimulações sensoriais e ocorre ao longo da vida realizando, assim, a auto-organização do sistema nervoso.[10,11]

Problemas sensoriais não são óbvios ou facilmente diagnosticados. Se o processo de modulação sensorial não existir, os impulsos sensoriais se espalhariam pelo sistema nervoso de forma descontrolada, fazendo a criança responder de forma mal-adaptada às respostas do meio.[1,11]

Esses problemas sensoriais ocorrem entre indivíduos nas mais variadas culturas e partes do mundo. Há uma estimativa de 2011 que apresenta dados nos quais 5 a 16% da população geral de crianças são afetadas por desordens de modulação sensorial.[23] A pesquisa de Chang *et al.* (2016) demonstrou que o processamento sensorial está afetado em mais de 16% das crianças em idade escolar e que contribuem para déficits cognitivos e comportamentais que impactam a vida cotidiana da criança e de seus familiares.

Os problemas sensoriais têm recebido terminologias distintas ao longo dos anos no campo da terapia ocupacional. Ayres (1972)[7] os nomeia como disfunção de integração sensorial. Lucy Miller (2006) sugere o uso do termo "transtorno do processamento sensorial", pois o maior foco de interesse são as alterações comportamentais decorrentes das dificuldades do processamento sensorial. Para Miller (2006)[4] esses transtornos são classificados em: transtornos de modulação sensorial com subtipos de respostas, hiper-resposta, hiporresposta e procura sensorial; os transtornos motores de base sensorial, como os transtornos da postura e a dispraxia; e os transtornos de discriminação sensorial relacionados com os estímulos visuais, auditivos, táteis, gustatório/olfatório e de posição/movimento.[11]

Até poucos anos não existiam marcadores biológicos para mensurar os problemas de processamento sensorial,[6] porém, mais recentemente, alguns pesquisadores têm demonstrado alterações neurológicas em alguns grupos de crianças com transtornos do processamento sensorial. Um exemplo é a pesquisa de Chang *et al.* (2016),[24] que demonstrou alteração e acometimento da microestrutura da substância branca dos tratos cerebrais posteriores relacionados com tato e audição, através de técnicas radiológicas (uso de tensor de difusão); e que isso estava relacionado com os sinais clínicos de alterações do processamento e IS. Essa relação também foi verificada, pelo mesmo grupo de pesquisa, em estudo de 2014 com crianças com autismo e neurotípicas, em que se verificaram alterações nos tratos parietoccipitais e tratos temporais das crianças com transtornos do espectro do autismo e que esses dados se relacionam com alterações comportamentais uma vez que esse é corresponsável pelos processamentos socioemocionais.[25] Demopoulos *et al.* (2016)[26] verificaram alterações neurológicas do processamento auditivo cortical e tátil em crianças com autismo, e o grupo de pesquisa de Owen (2013)[27] encontrou alteração na microestrutura da substância branca e uma alteração de sua integridade na região posterior dos tratos comissurais, onde estão contidas projeções de tratos olfativos com regiões sensoriais corticais.[27] Apesar de já existirem evidências científicas dessas disfunções em níveis neurológicos, ainda é necessária a implementação de novas pesquisas para substanciar as evidências científicas da maioria das alterações do processamento sensorial e em condições de saúde/deficiências variadas.

As teorias que embasam as práticas relacionadas com a IS e avaliações do processamento sensorial são bastante novas e estão em constante evolução. É sabido que existem poucos instrumentos avaliativos disponíveis especificamente para o fim de avaliar disfunções sensoriais[3] e, em especial, adaptados culturalmente e validados para serem usados com a população brasileira. Para tanto, têm sido vistas diversas pesquisas sendo desenvolvidas que têm por objetivo realizar estudos dos dados normativos e das propriedades psicométricas e assim padronizar instrumentos sensoriais internacionais como, por exemplo, o *Kit Sensory Profile 2,* de Winnie Dunn (2014);[1,28] o SPM-P – *Sensory Processing Measure for Preschool,* de Glennon *et al.* (2010)[29] (pesquisa de validação brasileira em desenvolvimento). Também pode ser visto o desenvolvimento de instrumentos brasileiros para a pesquisa e prática clínica como o ACCORDEM – Avaliação da coordenação e destreza motora,[30] assim como capacitações em cursos de educação continuada que oferecem certificação internacional para uso de instrumentos como, por exemplo, os cursos de certificação internacional de Integração Sensorial de Jean Ayres. Um dos principais instrumentos utilizados na prática clínica de IS, mas que ainda não tem validação brasileira, é o SIPT – *Sensory Integration and Praxis Test,* desenvolvido por Ayres (1989).[20] É considerado um teste padrão-ouro para identificar as disfunções sensoriais que interferem nas atividades cotidianas das crianças com idade de 4 a 8 anos e 11 meses. Composto por 17 subtestes, que avaliam o desempenho visual, tátil, cinestésico e motor com itens para mensurar a capacidade de visualização especial, percepção de figura fundo, balanço de pé e sentado, habilidade de copiar formas/*design* e fazer desenhos, práxis postural, coordenação motora bilateral, práxis em comandos verbais, práxis construcional, nistagmo pós-rotatório, habilidade motora, sequenciamento práxico, práxis oral, percepção de formas, cinestesia, identificação dos dedos e localização do estímulo tátil. Para uso desse teste, é necessário capacitação e licenciamento.

Em resumo, para que terapeutas consigam identificar os distúrbios sensoriais e estabelecer os princípios da intervenção terapêutica nesses distúrbios, é preciso que se utilizem instrumentos, que se capacite para além da formação básica e que saiba, ainda, construir o espaço terapêutico para a prática clínica da técnica de tratamento de IS. A adequação do ambiente, o espaço físico, estruturas e equipamentos, são pré-requisitos necessários para a aplicabilidade dos princípios fundamentais da técnica e sua eficácia. Existem diferentes possibilidades de espaços e recursos materiais, e o profissional precisará elaborar, de forma adequada, o seu próprio ambiente terapêutico, do planejamento à execução do projeto, incluindo também aspectos relacionados com as normas de segurança. A dinâmica oferecida utilizando os equipamentos, materiais terapêuticos e o raciocínio clínico através da experiência prática são diferenciais que potencializarão o conhecimento teórico e o uso indicado destes recursos na clínica da IS.

CONCLUSÃO

O mundo é experimentado via sensações conscientes (visuais, auditivas, olfativas, gustatórias e táteis) e via sensações inconscientes (equilíbrio, movimento e posição corporal). Essas sensações são peças isoladas que precisam ser interpretadas e organizadas pelo sistema nervoso central para que nosso corpo e mente possam se adaptar ao meio à sua volta. Logo, esse processo neural é a base para o desenvolvimento de várias competências infantis.

Na terapia de IS, a criança não somente experimentará a sensação, mas ela será desafiada "no ponto certo" para processar as sensações, integrá-las e organizá-las para produzir comportamentos adaptativos significativos e adequados às demandas do meio. Esses comportamentos podem incluir tanto respostas motoras quanto de organização de ações.

O conceito da IS auxilia pesquisadores e profissionais da saúde a entenderem como a criança se desenvolve e a forma como responde aos estímulos do meio através do foco no processamento das sensações. Logo, essa teoria contribui de forma muito substancial para o universo do conhecimento sobre as respostas comportamentais da criança, seu desenvolvimento e sua capacidade de aprendizagem.

Ao utilizar abordagens de processamento sensorial, profissionais são capazes de considerar as necessidades das crianças e adequar as demandas das atividades e contextos para apoiar ou interferir na sua participação nas tarefas cotidianas, logo se torna possível realizar ajustes nas atividades e nos ambientes para promover a participação em melhor nível de desempenho.

Tarefa de Laboratório
O mundo sensorial!

Tente perceber a importância dos estímulos sensoriais na habilidade motora.
Pegue uma caixa de fósforo e tente tirar um palito apenas com uma mão. Abra a caixa, tire o palito e feche a caixa. Perceba quais são as dificuldades encontradas. Agora, tente fazer a mesma atividade com redução do estímulo somatossensorial nas mãos. Vista uma luva de procedimento, enfaixe os três primeiros dedos com fita crepe, feche os olhos. Agora, tente fazer a mesma atividade anterior (abrir a caixa, tirar o palito de fósforo e fechar a caixa). Houve alguma mudança no comportamento motor? As habilidades motoras foram as mesmas?

REFERÊNCIAS BIBLIOGRÁFICAS

1. Dunn W. Sensory Profile 2. User's Manual. San Antonio: NCS Pearson; 2014.
2. Dunn W. Vivendo sensorialmente: entendendo seus sentidos. São Paulo: Pearson Clinical Brasil; 2017.
3. Eeles AL, Spittle AJ, Anderson PJ, Brown N, Lee KJ, Boyd RN, et al. Assessments of sensory processing in infants: a systematic review. Developmental Medicine & Child Neurology; 2012. p. 1-13.
4. Miller L. Sensational kids. New York: Penguin Group; 2006.
5. Fox SE, Levitt P. How the timing and quality of early experience influence the development of brain architecture. Child Development. 2010;81(1):28-40.
6. Ayres AJ, Robbins J. Sensory integration and the child: understanding hidden sensory challenges, 25th ed. Los Angeles: Western Psychological Services; 2005.
7. Ayres AJ. Sensory Integration and learning disorders. Los Angeles: Western Psychological Services; 1972.
8. Magalhães LC. Integração Sensorial: Uma abordagem específica de Terapia Ocupacional. In: Drummond AF, Rezende MB. Intervenções em Terapia Ocupacional. Belo Horizonte: Editora UFMG; 2008. p. 45-69.
9. Cohen H. Neurociência para fisioterapeutas: incluindo correlações clínicas. 2. ed. São Paulo: Manole; 2001.
10. Kandel ER, Schwartz J, Jessell TM, Siegelbaum SA, Hudspeth AJ, Dalmaz C, Quillfeldt JA. Princípios de neurociências. 5. ed. Porto Alegre: AMGH; 2014.
11. Bundy AC. Play theory and sensory integration. In: Bundy AC, Lane S, Murray EA (Eds.). Sensory integration: Theory and Practice. 2nd ed. Philadelphia: FA Davis; 2002. p. 227-40.
12. Caminha RC, Lampreia C. Autism: A Sensory Nature Disorder? (Dissertação de Mestrado). Rio de Janeiro: Departamento de Psicologia, Pontifícia Universidade Católica do Rio de Janeiro; 2008. 71 p.
13. Haines DE. Neurociência Fundamental: com aplicações básicas e clínicas. Rio de Janeiro: Elsevier; 2006.
14. Eliot L. What's going on in there? How the brain and mind develop in the first five years of life. Random House Publishing Grupo; 2010.
15. Serrano P. A integração sensorial: no desenvolvimento e aprendizagem da criança. Lisboa: Papaletras; 2016.

16. Bailey PJ, Snowling MJ. Auditory processing and the development of language and literacy. British Medical Bulletin. 2002;63(1):135-46.
17. Mulligan S. Occupational therapy evaluation for children: a pocket guide. Philadelphia: Lippincott Williams & Wilkins; 2003.
18. Miller LJ, Reisman JE, Mcintosh DN, Simon J. An ecological model of sensory modulation. In: Smith Roley S, Blanche E, Schaaf R (Eds.) Understanding the nature of sensory integration in diverse populations. San Antonio: Therapy Skill Builders; 2001. p. 57-88.
19. Miller LJ, Anzalone ME, Lane SJ, Cermak SA, Osten ET. Concept evolution in sensory integration: a proposed nosology for diagnosis. The American Journal of Occupational Therapy. 2007;61(2):135-40.
20. Ayres AJ. Sensory integration and praxis tests: SIPT manual. Los Angeles: Western Psychological Services; 1989.
21. Ayres AJ. Eleanor Clarke Slagle Lecture—The development of perceptual– motor abilities: A theoretical basis for treatment of dysfunction. American Journal of Occupational Therapy. 1963;27:221-5.
22. AOTA. Occupational Therapy Practice Framework: Domain and Process, 3rd ed. The American Journal Occupational Therapy. 2017;68 (S1-S48).
23. James K, Miller LJ, Schaaf R, Nielsen DM, Schoen SA. Phenotypes with sensory modulation dysfunction. Comprehensive Psychiatry. 2011;52(6):715-24.
24. Chang YS, Gratiot M, Owen JP, Brandes-Aitken A, Desai SS, Hill SS, et al. White Matter Microstructure is Associated with Auditory and Tactile Processing in Children with and without Sensory Processing Disorder. Frontiers in Neuroanatomy. 2016 Jan 26;9:169.
25. Chang YS, Owen JP, Desai SS, Hill SS, Arnett AB, Harris J, et al. Autism and sensory processing disorders: shared white matter disruption in sensory pathways but divergent connectivity in social-emotional pathways. PLoS One. 2014 Jul 30;9(7):e103038.
26. Demopoulos C, Lewine JD. Audiometric Profiles in Autism Spectrum Disorders: Does Subclinical. Hearing Loss impact Communication? Autism Research. 2016;9:07-120.
27. Owen JP, Marco EJ, Desai S, Fourie E, Harris J, Hill SS, et al. Abnormal white matter microstructure in children with sensory processing disorders. Neuroimage Clinical 2013;2:844-53.
28. Almohalha L. Tradução, adaptação cultural e validação do Infant Sensory Profile 2 e do Toddler Sensory Profile 2 para crianças brasileiras de 0 a 35 meses. (Tese de Doutorado em Enfermagem em Saúde Pública). Ribeirão Preto: Universidade de São Paulo; 2018. 163 p.
29. Glennon T, Miller-Kuhaneck H, Henry DA, Parham LD, Ecker C. Sensory Processing Measure - Preschool manual. Los Angeles: Western Psychological Services; 2010.
30. Magalhães LC, Nascimento VCS, Rezende MB. Avaliação da coordenação e destreza motora - ACOORDEM: etapas de criação e perspectivas de validação. Revista de Terapia Ocupacional da Universidade de São Paulo. 2004;15(1):17-25.

USO DE VESTES TERAPÊUTICAS
Do Espaço para a Reabilitação

Sandra Cristina Pizzocaro Volpi ▪ Mauro dos Santos Volpi

INTRODUÇÃO

Em recentes pesquisas na área de reabilitação, focar na identificação da funcionalidade do paciente é uma forma de olhar que contribuiu para o uso de novos modelos de classificação, instrumentos específicos, avaliações funcionais e intervenções personalizadas, visando a integrar a pessoa ao ambiente, ampliando o dimensionamento da atenção à saúde da pessoa com deficiência.[1,2] Ao identificar recursos que proporcionem aos indivíduos ter êxito na aquisição de comportamentos motores funcionais, faz-se necessário, programar protocolos que promovam em pacientes com lesões do sistema nervoso central (SNC) terapias contínuas e repetitivas e com maior número de tempo.[3] Assim, incluímos os protocolos de terapia intensiva com uso de vestes terapêuticas neste capítulo.

HISTÓRICO DAS VESTES TERAPÊUTICAS

Em 1971, um traje denominado *"Penguin suit"* foi desenvolvido pelo programa espacial da Rússia que foi utilizado pelos astronautas em voos espaciais para neutralizar os efeitos nocivos da ausência de gravidade e hipocinesia sobre o corpo: perda de densidade óssea, alteração da integração das respostas sensoriais, atrofia muscular, alteração da integração das respostas motoras, além de alterações cardiovasculares, e metabólicas. Cientistas e especialistas em medicina espacial depois, de uma longa pesquisa, criaram este traje (*suit*) com ação de carga, o que tornou possível as longas viagens ao espaço (Fig. 12-1).

Posteriormente, em 2006, na Flórida, Estados Unidos, o traje foi aperfeiçoado pelo terapeuta ocupacional brasileiro Leonardo Oliveira *et al.*, o que deu origem ao PediaSuit®, proporcionando benefícios para crianças com diagnóstico de encefalopatia crônica não progressiva da infância após um protocolo de terapia intensiva. Atualmente este Protocolo é utilizado por fisioterapeutas, terapeutas ocupacionais e fonoaudiólogos devidamente credenciados com formação no curso PediaSuit®.

> A *Suit Therapy* se baseia em um específico programa de exercícios que inclui a utilização de uma órtese corporal que favorece o alinhamento biomecânico por meio de um sistema de cordas elásticas.[5]

Com base nas experiências diárias e descobertas de Temple Gradin (Texas), a inventora da máquina do abraço, o grupo de *designers* da Pediasuit decidiu projetar exercícios

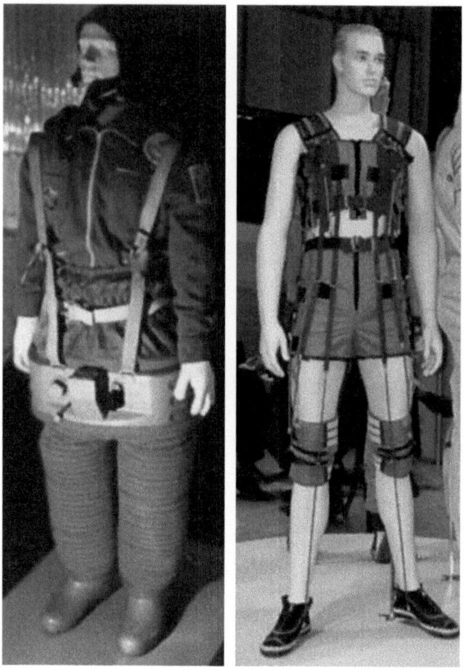

Fig. 12-1. *"Penguin suit"* e *"Regent Suit"*. O traje 'Regent' é uma continuação do traje 'Penguin', que foi desenvolvido para evitar a perda muscular dos cosmonautas no espaço. 'Regent' consiste em uma série de faixas elásticas e atua como um expansor de corpo inteiro que pode ser regulado individualmente. (Fonte: https://www.esa.int/ESA_Multimedia/Images/2006/07/Penguin_and_Regent_suits)

para pacientes autistas levando em consideração as propriedades da máquina do abraço (pressão corporal constante), tornando o Pediasuit uma máquina do abraço dinâmica, com a qual o paciente pudesse se locomover e fazer atividades.[6]

PROTOCOLO PEDIASUIT

O PediaSuit está indicado para o tratamento de indivíduos adultos e pediátricos que apresentem disfunções neurológicas e ortopédicas, atraso no desenvolvimento neuropsicomotor, distúrbios de equilíbrio, alterações na coordenação motora, diminuição de massa óssea e força muscular, distúrbios de integração sensorial, alterações no tônus muscular, entre outros. É indicado para crianças acima de 1 ano e 4 meses, acima de 9 kg e acima de 86 cm, e adultos até 112 kg.

Pacientes com paralisia cerebral são os casos vistos com mais frequência no programa de terapia intensiva com o uso do macacão terapêutico ortopédico. Crianças com paralisia cerebral geralmente demonstram problemas em funções e estruturas do corpo, como redução da força muscular, limitação da mobilidade articular, controle motor alterado e alinhamento postural atípico prejudicando suas atividades. Sendo assim, o uso da veste terapêutica dinâmica favorece o alinhamento biomecânico por meio de um sistema de cordas elásticas aumentando o controle postural vertical e influenciando positivamente na função motora global.[7]

CONCEITO

O PediaSuit tem como recurso fundamental um macacão ortopédico que é uma vestimenta macia e dinâmica apresentada com colete, *shorts*, joelheiras, capacete e calçados adaptados que são interligados por bandas elásticas. O conceito básico do macacão ortopédico Pedia-Suit é promover uma unidade de suporte para alinhar o corpo o mais próximo do funcional possível, reestabelecendo o correto alinhamento postural e a descarga de peso, que são fundamentais para adequar o tônus postural e aumentar a função sensorial e perceptual.

As bandas elásticas que fazem parte do macacão terapêutico têm efeito facilitador ou estabilizador, dependendo da posição que são ajustadas, o que significa que se pode aplicar axialmente no corpo uma descarga de 15 a 40 kg (Fig. 12-2). O efeito produzido pelo macacão terapêutico ortopédico aumenta significativamente os efeitos na habilidade do paciente em executar novos planos motores com estimulação proprioceptiva que, combinada ao protocolo de terapia intensiva, foca no desenvolvimento motor, no reforço muscular, na resistência, na flexibilidade, no equilíbrio e na coordenação motora.[8]

Os elementos-chaves deste tipo de terapia são o PediaSuit e a *"Ability Exercise Unit"* (AEU) ou "gaiola". O Protocolo Intensivo PediaSuit® é definido como recurso terapêutico que visa potencializar ganhos motores e funcionais com um programa específico de exercícios.

O Protocolo se traduz em um programa de 80 horas por mês durante 4 semanas em 5 dias por semana e 4 horas por dia seguido de manutenção terapêutica de no mínimo

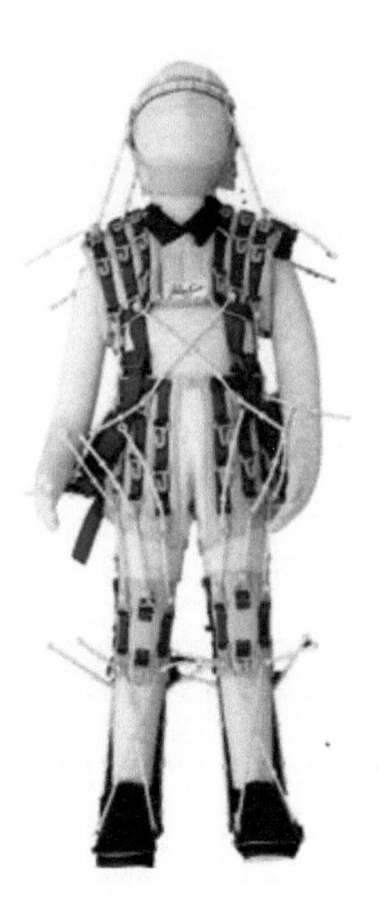

Fig. 12-2. Macacão ortopédico PediaSuit. (Fonte: o autor.)

2 semanas (15 dias). A manutenção é o período de recuperação neuromuscular com terapias 3 vezes por semana, com duração de 2 horas, ou 2 vezes por semana, com duração de 3 horas. O programa combina exercícios propostos pelo fisioterapeuta, terapeuta ocupacional e fonoaudióloga. Em um programa de terapia regular, seriam necessários mais de 6 meses para a criança completar 80 horas de terapia. Por esta razão, o protocolo intensivo, os resultados podem ser vistos de maneira precoce em um intervalo menor de tempo.[9]

> A fase de manutenção terapêutica no Protocolo Intensivo PediaSuit permite que o paciente descanse da terapia intensiva, para depois retornar. Os músculos sofrem estresse depois da sessão de exercícios. A tensão sobre os músculos varia de acordo com a intensidade do exercício, a quantidade de nutrientes na dieta e a duração da atividade.

O Protocolo Intensivo PediaSuit foi intitulado por Scheeren *et al.* (2012)[10] como um Protocolo Intensivo que combina elementos de várias técnicas. Este Protocolo também pode reduzir as sinergias atípicas, permitindo movimentações mais ativas e funcionais na criança e no adulto.[11]

NEUROFISIOLOGIA

A teoria por trás da terapia com o macacão terapêutico é o mesmo de uma órtese proprioceptiva. As bandas elásticas funcionam como vetores de força para estabilizar o corpo e aumentar a percepção corporal, com objetivo de melhorar os padrões de movimentos funcionais e atividade muscular.

> O macacão terapêutico ortopédico auxilia e permite que o paciente realize complexos padrões de movimentos previamente desconhecidos. As bandas elásticas fornecem forças de compressão, com magnitude, direção e duração controladas, de modo a estimular contração muscular isométrica (músculos antigravitários) e (re)modelamento articular e ósseo; produzem respostas motoras (antigravitacionais) mais eficazes e fornecem aferências proprioceptivas, que contribuem para a formação de novos aprendizados posturais e motores.

O princípio de ação da terapia com o uso da Órtese Proprioceptiva é o de focar na correção da postura do paciente e no padrão funcional de movimento. Isto pode ser atingido dando o suporte que o paciente necessita com ajustes realizados no macacão. Em consequência, o fluxo de impulsos aferentes influencia as respostas motoras e estimulam novas sequências de mobilidade funcional.

GAIOLA DE HABILIDADES

As gaiolas de habilidades apresentam recursos para terapias de fortalecimento muscular, suspensão e fixação com elásticos. Existem alguns tipos de gaiola de habilidades, destacamos neste capítulo a "Gaiola Monkey" e a "Gaiola Spider".

"Gaiola Monkey" é uma gaiola de metal tridimensional rígida com polias metálicas que é arranjada para alongar e fortalecer os grupos musculares (Fig. 12-3). O fortalecimento muscular de pacientes neurológicos vem sendo cada vez mais utilizado e está associado a melhores habilidades motoras e funcionais, sem prejuízos no aumento do tônus muscular.

A "Gaiola Spider" é uma ferramenta eficaz para trabalhar marcos do desenvolvimento motor, inclusive posturas mais altas por mais tempo, como ortostatismo e treino de

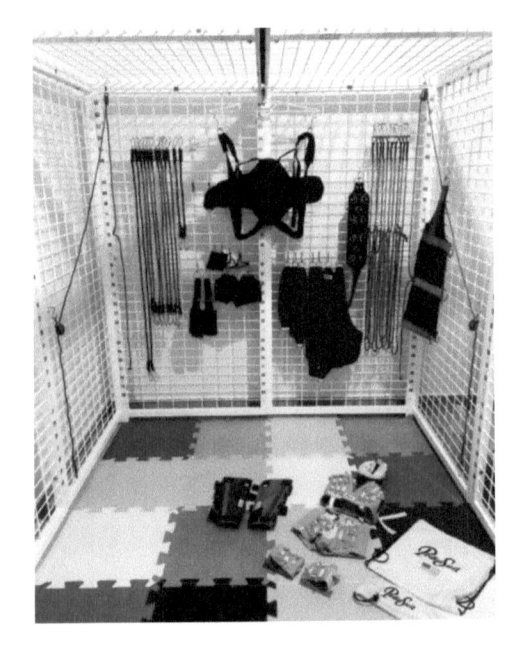

Fig. 12-3. "Gaiola Monkey". (Fonte: o autor.)

marcha. Facilita, também, a aplicação de outros métodos de tratamento para ensinar habilidades motoras funcionais. Na "Gaiola Spider", o paciente usa um cinto de couro, a que cabos elásticos estão conectados. Dessa forma, o paciente é suportado e pode, seguramente, aprender a fazer transferência de peso, saltar, ajoelhar, subir degraus e passar sobre objetos (Fig. 12-4).

ASPECTOS NUTRICIONAIS PARA INDICAÇÃO DO PROTOCOLO

Para o protocolo de terapia intensiva faz-se importante o acompanhamento de um nutrólogo ou Nutricionista para que a ingesta de nutrientes seja ideal para maior aquisição de habilidades motoras. A preocupação dos terapeutas durante o protocolo PediaSuit é a ingestão calórica, devendo fazer intervalo de 15 minutos após 2 horas de terapia para reposição calórica e a cada meia hora reposição hídrica com ingesta de água.

Os pacientes neurológicos podem ter algum grau de desnutrição em decorrência de:

- Dificuldade de aceitação alimentar via oral e/ou uso de sonda.
- Baixo estoque de nutrientes energéticos.
- Fadiga muscular durante a terapia.
- Alto nível de estresse, comprometimento imunológico.
- Dificuldade em recuperação entre terapias.

E necessária preocupação, também, com a recuperação pós-terapia, com reposição de água, eletrólitos, glicogênio muscular, síntese proteica, recuperação imunológica. O objetivo da terapia nutricional será prevenir e/ou recuperar as perdas hidroeletrolíticas, fadiga muscular, neuromuscular e o estresse imunológico da terapia. Para maiores informações sobre terapia nutricional em pacientes neurológicos, consulte o Capítulo 32.

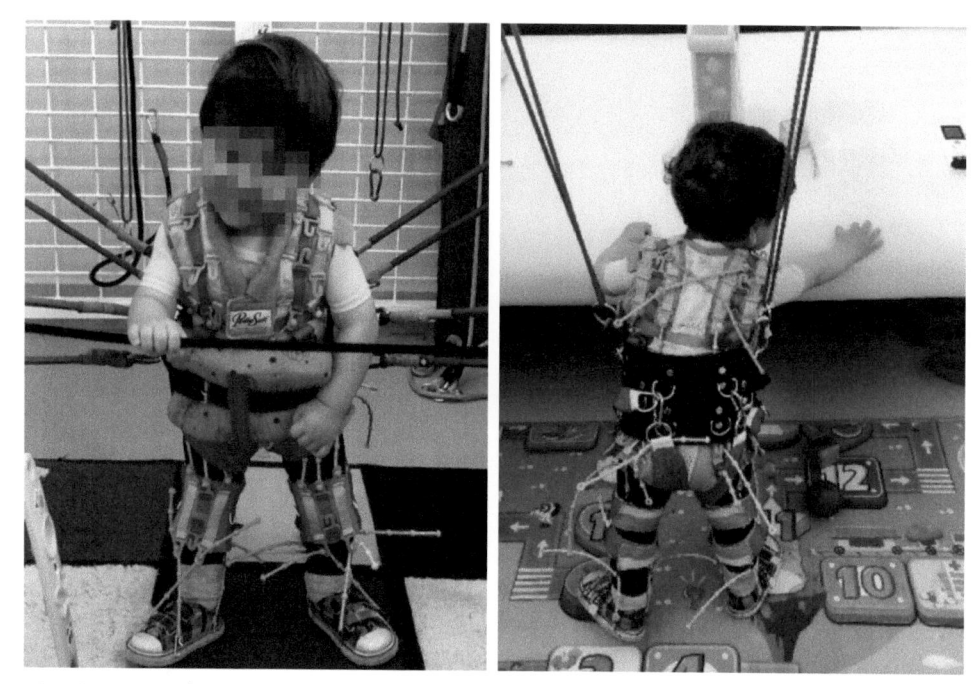

Fig. 12-4. Treino de ortostatismo e atividades funcionais em "Gaiola Spider". (Fonte: o autor.)

PRECAUÇÕES PARA O PROTOCOLO INTENSIVO

Antes de iniciar a terapia com o macacão terapêutico ortopédico, o paciente deverá ser avaliado pelo médico responsável para avaliação de qualquer uma das condições listadas a seguir.[12] Dependendo das condições da criança e/ou adulto poderão precisar de monitoramento rigoroso nas seguintes situações:

- Luxação do quadril.
- Crises epilépticas sem controle.
- Hidrocefalia (com derivação *shunt*): pode usar o macacão terapêutico ortopédico, mas qualquer atividade que coloque o paciente com a cabeça para baixo deve ser limitada.
- Diabetes melito: requer orientação médica sobre controle da hipoglicemia durante terapia. Não é indicado o protocolo se glicemia capilar estiver acima de 210 mg/dL.
- Pacientes com disfunções hepáticas e renais: estes pacientes têm aumento em seus níveis de proteína, retenção hídrica, aumento de pressão arterial e sobrecarga cardíaca.
- Hipertensão arterial: o uso do macacão terapêutico ortopédico pode aumentar a pressão arterial em 20%, sendo que pacientes hipertensos devem ser monitorados constantemente.
- Espasticidade severa combinada com contraturas articulares.
- Altura inferior a 85 cm.
- Terapia com bomba de baclofeno.
- Traqueostomia e/ou tubo gastrointestinal.
- Escoliose.

- Osteoporose.
- Alterações vasculares ou cardíacas graves.

    Contraindicações para o protocolo intensivo:

- Luxação do quadril que cause dor ou com proibição médica.
- Escoliose com dor ou com proibição médica.
- Osteoporose sem tratamento médico (é um indicativo de tratamento médico para iniciar o Protocolo).
- Pressão arterial elevada sem controle.
- Certos tipos de doenças cardíacas sem controle e proibição médica para esforço.
- Alterações vasculares graves.
- Distrofias musculares progressivas.

O Protocolo Intensivo, quando não estiver indicado em razãpo da presença das contraindicações formais, deverão ser avaliadas as possibilidades do tratamento Pediasuit por meio de gaiola de habilidades em uma programação semanal de 6 horas respeitando, individualmente, uma programação restrita a cada caso, com ou sem uso do macacão ortopédico.[13]

ALGUMAS EVIDÊNCIAS EM PARALISIA CEREBRAL

Após 15 anos do protocolo foram encontrados 37 estudos em um espaço temporal de 23 anos (1995-2018) demonstrando um cenário de eficiência no tratamento, mesmo em pacientes com manifestações clínicas variadas. Estudos futuros podem expandir e melhorar o entendimento científico, assim como formas diferenciadas de protocolos na utilização das vestes terapêuticas e contribuir para alcançar o potencial máximo motor das crianças com PC.[14]

Em ensaio clínico recente foi demonstrado que o uso de 2 horas de veste terapêutica (colete para órteses de tecido elastomérico dinâmico) tem efeito imediato no equilíbrio sentado e na função manual grossa. Os autores observaram que também fornece benefícios na postura sentada e equilíbrio durante a sessão.[15] Em revisão sistemática, os autores relatam que as principais melhorias observadas após o uso de vestes terapêuticas foram na estabilidade proximal, função motora grossa e marcha. Além disso, destacam que para obter ganhos na função é importante considerar cuidadosamente o uso pretendido, os critérios de seleção do paciente e o tipo de traje.[16]

CONCLUSÃO

O protocolo PediaSuit tem formação continuada com atualizações nos cursos avançados, treinamento prático nas colocações dos elásticos acessórios dos macacões terapêuticos e nas gaiolas de habilidades. Além disso, o protocolo tem sido implementado cada vez em fases mais precoces (Avançado Baby Pediasuit, Roupas proprioceptivas Evolvik) para proporcionar estimulação controlada do desenvolvimento neuropsicomotor e intervenção no processamento sensorial.

> **Tarefa de Laboratório**
> **O estímulo proprioceptivo e sua influência no controle motor**
>
> Façam o seguinte experimento ou testem em sua prática clínica. Em um paciente com déficit de controle postural ou dificuldade para manter a postura ortostática vertical, forneça estímulos proprioceptivos de compressão dinâmica, como enfaixamento em média compressão do tronco ou membro comprometido. Perceba se ocorrem mudanças no alinhamento corporal, como fica a relação entre as articulações, e se modifica a transferência de peso (base de suporte).

REFERÊNCIAS BIBLIOGRÁFICAS

1. Shepherd RB. Fisioterapia em pediatria. 3. ed. São Paulo: Santos Livraria e Editora; 1998. 421 p.
2. Assis RD. Condutas práticas em fisioterapia neurológica.(CIDADE?): Editora Manole; 2012.
3. Ustad T, Sorsdahl AB, Ljunggren AE. Effects of intensive physiotherapy in infants newly diagnosed with cerebral palsy. Pediatric Physical Therapy. 2009;21(2):140-8.
4. Hitt H, Dorfmueller R. The history of space suits. 2008 Retrieved from: https://www.nasa.gov/audience/forstudents/k-4/stories/history-of-spacesuits-k4.html
5. Borges A. O Uso do Protocolo Pedia Suit no Tratamento de Crianças com Paralisia Cerebral. Monografia (Bacharelado em Terapia Ocupacional) Brasília: Universidade de Brasília; 2012. 49 p.
6. First Step Rehabilitation Center. Suit Therapy. 2007. Retrieved from: www.righttherapycare.com/firststeps/method-suittherapy.htm.
7. Bailes AF, Greve K, Schmitt LC. Changes in two children with cerebral palsy after intensive suit therapy: a case report. Pediatric Physical Therapy. 2010;22(1):76-85.
8. Bar-Haim S, Harries N, Belokopytov M, Frank A, Copeliovitch L, Kaplanski J, et al. Comparison of efficacy of Adeli suit and neurodevelopmental treatments in children with cerebral palsy. Developmental Medicine and Child Neurology. 2006;48(5):325-30.
9. Bower E, McLellan DL, Arney J, Campbell MJ. A randomised controlled: trial of different intensities of physiotherapy and different goal-setting procedures in 44 children with cerebral palsy. Developmental Medicine & Child Neurology. 1996;38(3):226-37.
10. Scheeren EM, Mascarenhas LPG, Chiarello CR, Costin ACMS, Oliveira L, Neves EB. Descrição do Protocolo PediaSuitTM. Fisioterpia em Movimento. 2012;25(3):473-80.
11. Datorre EC. Intensive therapy combined with strengthening exercises using the thera suit in a child with CP: a case report, 2005.
12. Morrell DS, Pearson JM, Sauser DD. Progressive bone and joint abnormalities of the spine and lower extremities in cerebral palsy. Radiographics. 2002;22(2):257-68.
13. Kay H. An intensive model of therapy for a child with spastic diplegia cerebral palsy: a case study. Revista Digital. Buenos Aires. 2012;15(166):1-6.
14. Piovezani JC, Maitschuk MM, Oliva FS, Brandalize D. Método Pediasuit melhora a função motora grossa de criança com paralisia cerebral atáxica. Conscientiae Saúde. 2017;16(1):131-8.
15. Giray E, Karadag-Saygi E, Ozsoy T, Gungor S, Kayhan O. The effects of vest type dynamic elastomeric fabric orthosis on sitting balance and gross manual dexterity in children with cerebral palsy: a single-blinded randomised controlled study. Disabil Rehabil. 2020;42(3):410-8.
16. Karadağ-Saygi E, Giray E. The clinical aspects and effectiveness of suit therapies for cerebral palsy: a systematic review. Turk J Phys Med Rehabil. 2019;65(1):93-110.

NEUROMODULAÇÃO NÃO INVASIVA NA FISIOTERAPIA NEUROFUNCIONAL
Potencializando o Efeito das Terapias

Kátia Karina do Monte-Silva ▪ Maíra Izzadora Souza Carneiro

INTRODUÇÃO

A neuromodulação não invasiva do sistema nervoso central por meio de técnicas de estimulação cerebral ganhou destaque principalmente nas duas últimas décadas, quando estudos evidenciaram seu potencial para ajudar no tratamento de diversas disfunções neuropsiquiátricas. Mais recentemente, duas das técnicas de estimulação cerebral não invasiva, a estimulação magnética transcraniana repetitiva (do inglês, *Repetitive Transcranial Magnetic Stimulation – rTMS*) e a Estimulação Transcraniana por Corrente Contínua (do inglês, *Transcranial Direct Current Stimulation – tDCS*), têm surgido como alternativas adjuvantes às terapias convencionais para otimizar a reabilitação de pacientes com disfunções neurofuncionais. Evidências científicas apontam que as técnicas de neuromodulação, quando associadas a terapias, parecem ser capazes de aumentar a capacidade plástica do cérebro e, por isso, levar a ganhos funcionais mais precoces e de maior magnitude que os causados com as terapias convencionais sozinhas.

Neste capítulo, os autores apresentarão as principais técnicas de neuromodulação, discutirão seu uso na área da fisioterapia neurofuncional e a regulamentação do uso clínico no Brasil. Em adição, o capítulo apontará as diretrizes básicas para indicação, prescrição e a aplicação da neuromodulação no tratamento de disfunções tratadas na especialidade da Fisioterapia Neurofuncional.

NEUROMODULAÇÃO NÃO INVASIVA

Neuromodulação é, na essência da palavra, a capacidade de o sistema nervoso modificar-se em resposta a estímulos externos. No entanto, a palavra tem sido usada em referência a técnicas que aplicam estimulação elétrica ou medicação diretamente em estruturas do sistema nervoso com propósito terapêutico. Dependendo da forma de aplicação, se com ou sem procedimento cirúrgico, as técnicas podem ser classificadas em **invasivas**, quando há necessidade de implante de eletrodos, de marca-passos ou bombas de medicamentos, ou em *não invasivas*, quando o estímulo é aplicado sem incisões.

Duas técnicas de neuromodulação não invasiva, a Estimulação Magnética Transcraniana Repetitiva (*rTMS*) e a Estimulação Elétrica Transcraniana por Corrente Contínua (*tDCS*), são atualmente reconhecidas e regulamentadas pelo Conselho Federal de Fisioterapia e Terapia Ocupacional (COFFITO) para uso clínico do profissional da fisioterapia.

Estimulação Magnética Transcraniana Repetitiva (rTMS)

A TMS, introduzida por Anthony Barker em 1985, é uma técnica que utiliza os princípios da indução eletromagnética para gerar correntes iônicas focais no córtex cerebral de indivíduos conscientes e, assim, é capaz de avaliar e/ou modular funções do sistema nervoso central (Fig. 13-1). O campo eletromagnético aplicado de forma repetitiva, técnica chamada de rTMS, pode interferir nas funções cerebrais e repercutir em mudanças comportamentais e, portanto, tem sido empregada para fins terapêuticos.[1]

Tradicionalmente, a frequência da estimulação tem sido considerada um dos principais aspectos inerentes aos efeitos induzidos pela rTMS. Na rTMS são administrados pulsos magnéticos agrupados em trens de pulso, na faixa de frequência que varia de 0,3 a 30 Hz. Frequências menores ou iguais a 1 Hz (baixa frequência), geralmente, são capazes de induzir uma inibição da atividade cortical em regiões subjacentes ao local de colocação da bobina (efeito inibitório). Em contraste, frequências superiores a 1 Hz (alta frequência) são ditas como produtoras de excitação da área estimulada (efeito excitatório). No entanto, atualmente, sabe-se que as alterações induzidas pela rTMS no sistema nervoso central (SNC) são complexas e dependentes da combinação de outros fatores inerentes aos parâmetros da estimulação (frequência, número de pulsos, número de trens de pulso e intervalo entre os trens) e ao protocolo aplicado (local da estimulação, número e frequência das sessões, associação a outras técnicas terapêuticas etc).[1]

Estimulação Transcraniana por Corrente Contínua (tDCS)

A tDCS, introduzida por Walter Paulus e Michael Nitsche em 2000, é uma técnica que, através da aplicação de uma corrente contínua de baixa intensidade (0,5-2 mA) sobre o escalpo intacto de indivíduos conscientes, é capaz de modular a atividade cerebral e interferir também no desempenho de diferentes funções cerebrais, dentre elas nas funções do sistema sensorial e motor (Fig. 13-2).[2]

De modo geral, pode-se considerar que os efeitos produzidos pela tDCS sobre a atividade cerebral são dependentes da polaridade da estimulação. Há aumento do limiar de excitabilidade dos neurônios abaixo do eletrodo cátodo (efeito inibitório) e diminuição sob o ânodo (efeito excitatório).[3] No entanto, similar à rTMS, os efeitos produzidos pela

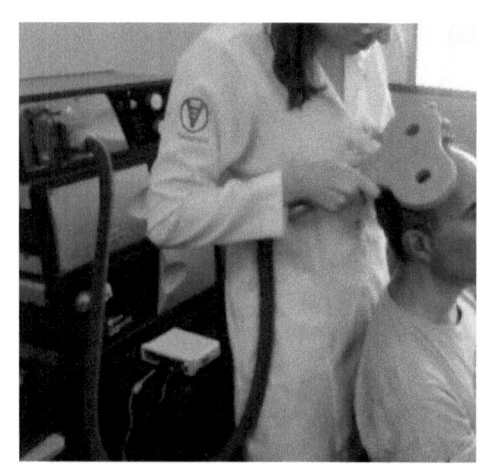

Fig. 13-1. Protocolo de estimulação magnética transcraniana. (Fonte: o autor.)

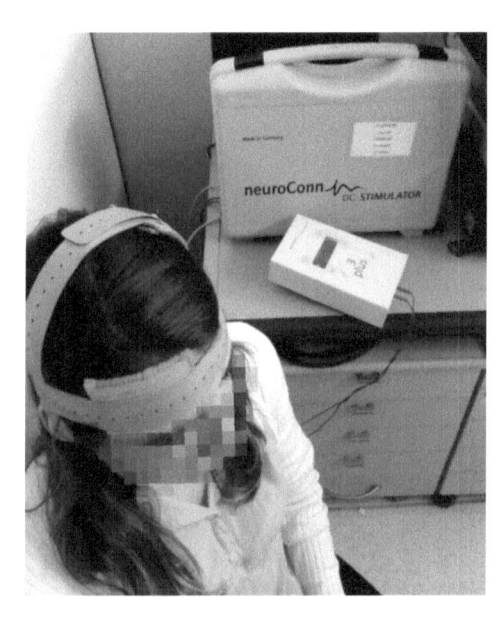

Fig. 13-2. Protocolo de estimulação transcraniana por corrente contínua. (Fonte: o autor.)

tDCS são complexos e são, também, dependentes da interação de vários fatores, como, por exemplo, da citoarquitetura cerebral da região-alvo, do nível de atividade cerebral basal, da duração, intensidade e densidade da corrente aplicada, entre outros.[4]

DIRETRIZES BÁSICAS PARA A APLICAÇÃO DA NEUROMODULAÇÃO NO TRATAMENTO DE DISFUNÇÕES NEUROFUNCIONAIS

No âmbito da Fisioterapia Neurofuncional, ambas as técnicas, *tDCS* e *rTMS*, têm sido aplicadas para ajudar na recuperação de diversas disfunções sensório-motoras, como espasticidade, dor, ataxia, distonia, fadiga, fraqueza muscular, discinesia, disfunção do equilíbrio e da marcha, apraxia etc. Para o uso clínico das técnicas de neuromodulação no controle destas disfunções, o fisioterapeuta deverá considerar alguns aspectos na indicação, prescrição e aplicação do tratamento.

Indicação e Prescrição em Neuromodulação Não Invasiva

A tomada de decisão de indicar o uso terapêutico das técnicas de neuromodulação não invasivas deve respeitar os princípios éticos da beneficência, não maleficência, respeito à autonomia e justiça. Assim, para uma indicação ética e correta do tratamento, o fisioterapeuta deverá fazer um balanço entre benefícios e riscos, considerar a opinião do paciente e os custos do tratamento.[5]

Poucos são os riscos do uso da *rTMS* e da *tDCS*. O mais importante está associado à possibilidade de indução de convulsão, para a *rTMS*, e de queimadura de pele para a *tDCS*. A aplicação seguindo as condutas de segurança torna esses riscos ínfimos.[6,7] No entanto, pode ser considerado um risco que as técnicas não causem os benefícios esperados ou descritos na literatura científica. O risco da variabilidade da resposta terapêutica entre os indivíduos é, atualmente, uma das maiores preocupações dos clínicos e o foco de inúmeras pesquisas ao redor do mundo. Assim, em respeito ao princípio ético da autonomia do paciente, é recomendado que através da assinatura do termo de consentimento livre e esclarecido seja garantida a ciência do paciente quanto aos riscos inerentes aos procedimentos e a variabilidade da resposta terapêutica.

Em respeito ao princípio da não maleficência, antes de indicar o tratamento com neuromodulação, as contraindicações à estimulação devem ser cuidadosamente avaliadas. São contraindicações absolutas para o uso das técnicas de neuromodulação: (i) presença de materiais metálicos implantados próximos à bobina ou entre os eletrodos da *tDCS*; (ii) presença de eczemas na região dos eletrodos; e (iii) presença de defeito ósseo no crânio (fontanelas em crianças, fissuras ou ausência de partes ósseas etc.).

É recomendada a indicação terapêutica de técnicas de neuromodulação apenas para disfunções e doenças que a literatura científica suporte o benefício do tratamento em desfechos clínicos relevantes para o paciente. O uso das estimulações cerebrais não invasivas em condições clínicas que ainda não possuem evidências científicas consistentes de eficácia (*off-label*) deve ser restrito e justificado apenas por circunstâncias clínicas individuais (doença muito grave, falha de resposta com a terapia convencional, entre outros) em que potenciais benefícios superam os riscos.

Finalmente, a relação custo-benefício do tratamento também deve ser discutida com o paciente e com seus familiares. Envolver o paciente na tomada de decisão clínica e discutir os aspectos positivos e negativos da conduta terapêutica ajuda a alinhar as expectativas a respeito do resultado final do tratamento.

Após indicação do tratamento, inicia-se a etapa de prescrição do protocolo de tratamento. A Tabela 13-1 apresenta todos os fatores considerados para a definição do protocolo em cada uma das técnicas de neuromodulação não invasiva. Entender qual o racional teórico por trás da escolha do protocolo é de suma importância. Quais áreas cerebrais estão hiper ou hipoativadas? Existem alterações na conectividade funcional? É altamente recomendado que o protocolo prescrito seja com parâmetros previamente testados em estudos clínicos. Portanto, os protocolos mais eficazes identificados através de uma pesquisa acurada em bases de dados científicos (*Guidelines*, metanálises ou ensaios clínicos randomizados e controlados) que tenham boa qualidade metodológica devem ser priorizados. Na etapa de prescrição de protocolo, exames complementares (por exemplo, ressonância magnética funcional, eletroencefalografia quantitativa, tractografia ou avaliação da integridade do trato corticoespinal) também podem auxiliar na identificação dos protocolos mais adequados.

Tabela 13-1. Parâmetros e forma de aplicação que devem ser definidos nos protocolos de estimulação da rTMS e da tDCS

rTMS	tDCS
Local de posicionamento da bobina	Local de posicionamentos dos eletrodos
Frequência (Hz) e intensidade da estimulação (% do limiar motor)	Amplitude de corrente (mA)
Número de pulsos total; duração do trem pulso (s) e do intervalo entre os trens (s)	Duração da estimulação (s)
Número e frequência das sessões	Número e frequência das sessões
Associação a outra terapia	Associação a outra terapia

Fonte: o autor.

Condutas para Aplicação da Neuromodulação Não Invasiva

Assim como na fisioterapia convencional, é imprescindível que alguns passos sejam seguidos para que a aplicação das técnicas de neuromodulação seja feita de forma segura. A Tabela 13-2 aponta os procedimentos que devem ser realizados para indicação, prescrição e aplicação (antes, durante e após as sessões) da neuromodulação não invasiva. Destaca-se a importância de realizar avaliações periódicas da disfunção sensório-motora tratada para a suspensão ou modificação do protocolo de estimulação.

Tabela 13-2. Passo a passo para a aplicação das técnicas de neuromodulação não invasiva

PASSO A PASSO PARA APLICAÇÃO DA NEUROMODULAÇÃO NÃO INVASIVA
PASSO 1 – Indicação do tratamento ▫ Cheque a presença de uma disfunção de comprometimento (ou com repercussão) no sistema nervoso central; ▫ Cheque a inexistência de contraindicações; ▫ Busque evidência na literatura científica do benefício da aplicação das técnicas na disfunção do paciente; ▫ Pondere a indicação respeitando os princípios éticos; ▫ Informe os riscos e benefícios do tratamento ao paciente; ▫ Colha a assinatura no Termo de Consentimento Livre e Esclarecido
PASSO 2 – Prescrição de protocolo ▫ Faça uma avaliação cuidadosa da disfunção sensório-motora que será tratada; ▫ Faça uma pesquisa acurada de estudos científicos de boa qualidade metodológica que tenham verificado o efeito da neuromodulação na disfunção alvo do tratamento; ▫ Extrai de um dos estudos científicos os parâmetros de estimulação (Tabela 13-1).
PASSO 3 – Preparação do *setup* ▫ Reúna os materiais para a aplicação da estimulação (*tDCS*: eletroestimulador, cabos, eletrodos, esponjas para eletrodos, solução salina ou creme condutivo e faixas elásticas; *rTMS*: estimulador magnético, bobina, touca e protetores auriculares); ▫ Verifique a integridade dos equipamentos antes de iniciar a aplicação.
PASSO 4 – Aplicação da estimulação: antes de cada sessão terapêutica ▫ Verifique se o paciente está acomodado e relaxado; ▫ Identifique o local da estimulação (sistema 10/20 de EEG ou outro sistema de localização); ▫ Inspecione a pele e a presença da calota craniana; ▫ Determine o limiar motor para definição da intensidade da estimulação (apenas para *rTMS*); ▫ Umedeça as esponjas com a solução salina (apenas para *tDCS*); ▫ Posicione a bobina ou os eletrodos da estimulação no local identificado; ▫ Configure o estimulador com os parâmetros previamente determinados.
PASSO 5 – Aplicação da estimulação: durante a sessão terapêutica ▫ Mantenha a bobina na região marcada no escalpo (apenas para *rTMS*); ▫ Mantenha as esponjas umedecidas (apenas para *tDCS*); ▫ Verifique a existência de desconfortos com da estimulação; ▫ Nunca se ausente do local onde a neuromodulação está sendo aplicada.
PASSO 6 – Aplicação da estimulação: imediatamente após o fim da sessão terapêutica ▫ Verifique a presença de efeitos adversos. É recomendado o uso de questionário específico para efeitos adversos da neuromodulação não invasiva;[8] ▫ Oriente o paciente quanto ao repouso e à hidratação. ▫ Registre no prontuário do paciente todas as etapas do tratamento, inclusive os parâmetros utilizados no atendimento e as intercorrências durante a aplicação.

Fonte: o autor.

INDICAÇÃO NA FISIOTERAPIA NEUROFUNCIONAL
Por Que Utilizar Técnicas de Estimulação Cerebral Não Invasiva no Programa Terapêutico da Fisioterapia Neurofuncional?

O racional teórico que embasa o uso de técnicas de estimulação cerebral não invasiva no âmbito da Fisioterapia Neurofuncional relaciona-se estreitamente com a capacidade plástica do cérebro. Após um dano no SNC, uma cascata de alterações estruturais e funcionais (como, por exemplo, a angiogênese, a neurogênese e a reorganização de mapas motores corticais) ocorre com o objetivo de proteger o tecido cerebral remanescente e limitar os danos locais.[9]

Nesse sentido, o cérebro é capaz de codificar experiências e aprender novos comportamentos, processo chamado de aprendizado motor, através de alterações plásticas similares à sinaptogênese e à reorganização de redes neurais. Tais modificações são induzidas pelo treinamento motor, um elemento considerado chave na reabilitação neurofuncional. O treinamento motor também é capaz de aumentar a eficácia de conexões sinápticas e é justamente tal aumento que desempenha um papel chave para a utilização da *rTMS* e *tDCS* no contexto da reabilitação de disfunções neurofuncionais. Existe evidência de que os efeitos da *rTMS* e *tDCS* são acompanhados por alterações na eficácia de conexões sinápticas. Portanto, considerando que tanto o aprendizado motor como as técnicas de estimulação cerebral não invasiva compartilham substratos neurais de ação, o uso associado das técnicas poderia potencializar a recuperação funcional de pacientes neurológicos por meio do que podemos chamar de uma plasticidade associativa.

Evidências para o Uso da Neuromodulação Não Invasiva

Nos últimos anos, a *rTMS* e *tDCS* vem sendo cada vez mais utilizadas no tratamento de diversas disfunções sensório-motoras decorrentes de inúmeras doenças. No entanto, deve-se lembrar que tais técnicas são consideradas complementares e não devem de modo algum substituir as terapias convencionais.

Acidente Vascular Cerebral

Um corpo robusto de metanálises evidencia que a *rTMS* pode ser utilizada para reabilitar inúmeras disfunções tratadas pela Fisioterapia Neurofuncional em pacientes pós-acidente vascular cerebral (AVC), apontando para melhorias na função motora de membros superiores e inferiores,[10,11] desempenho em atividades de vida diária,[12] nas disfunções de equilíbrio e mobilidade,[13] além de disfagia,[14] afasia[15] e negligência hemiespacial.[16] Alguns outros estudos mostram também diminuição significativa da severidade global da doença medida através de escalas como a National Institute of Health Stroke Scale (NIHSS).[17] No entanto, evidências a respeito da eficácia da *rTMS* na melhoria da espasticidade e/ou marcha ainda são confusas e limitadas.[11,18,19]

A eficácia da utilização da *tDCS* na reabilitação de pacientes pós AVC tem sido menos explorada. No entanto, resultados positivos já foram demonstrados na reabilitação da função motora de membros superiores,[20] da disfagia[14] e da afasia,[15] assim como na reabilitação da mobilidade funcional e da força de membros inferiores destes pacientes.[19] Existe, também, evidência de que a tDCS e rTMS são benéficas na recuperação da negligência espacial unilateral.[16] Por outro lado, até o presente momento, metanálises não conseguiram apontar um efeito benéfico da *tDCS* sobre o equilíbrio, controle postural e espasticidade de membros superiores nessa população.[19,21,22]

Doença de Parkinson

No que diz respeito ao controle de sintomas motores da doença de Parkinson (DP) como rigidez, bradicinesia e instabilidade postural, o uso da *rTMS* na reabilitação funcional desses pacientes mostra-se bastante benéfico.[23-25] Existe, ainda, evidência do benefício da *rTMS* na mobilidade funcional e na velocidade da marcha de pacientes com DP, além de melhorias no desempenho de atividades de vida diária.[25,26] No entanto, alguns estudos falharam em demonstrar vantagens da *rTMS* sobre a destreza manual, mobilidade funcional e ocorrência de episódios de congelamento da marcha.[25]

Pacientes com DP parecem se beneficiar do uso da *tDCS* na reabilitação da marcha.[25] Por outro lado, algumas metanálises falharam em demonstrar seu efeito positivo na destreza e na incapacidade global dos pacientes com DP.[25,27]

Esclerose Múltipla

O uso da *tDCS* e da *rTMS* no tratamento das disfunções neurológicas relacionadas com a esclerose múltipla (EM) também merece destaque. Estudos vêm demonstrando que a *tDCS* é capaz de diminuir de maneira significativa os níveis de fadiga em pacientes com EM. Em alguns casos, tal redução se mantém por mais 1 mês após o final do tratamento. A *rTMS*, no entanto, parece não ter o mesmo efeito.[28] Alguns estudos também avaliaram a eficácia da *tDCS* na melhoria da marcha e da mobilidade funcional de pacientes com EM, mas os resultados são limitados principalmente pelo fato de que a intervenção foi feita em uma única sessão.[29,30]

Traumatismo Raquimedular

A *tDCS* e a *rTMS* também vêm sendo utilizadas na reabilitação de pacientes com disfunções sensório-motoras após traumatismo raquimedular (TRM). Evidências preliminares, mas promissoras, apontam para melhorias na recuperação motora e funcional desses pacientes após tratamento com neuromodulação.[31] A maioria dos estudos avaliou, principalmente, o impacto da *tDCS* e da *rTMS* na redução da intensidade da dor neuropática nessa população. Estudos têm mostrado que a *tDCS* é efetiva na redução aguda da dor (ou seja, logo após o final do tratamento) e, em alguns casos, também é capaz de induzir uma redução na intensidade da dor que se mantém a médio e longo prazo.[32] A eficácia da *rTMS* no tratamento da dor nessa população ainda é incipiente.[33]

Traumatismo Craniencefálico

A utilização da *rTMS* na reabilitação do traumatismo craniencefálico (TCE) tem ocorrido com o objetivo de tratar múltiplos sintomas como depressão, tontura, dor neuropática e negligência visuoespacial.[34] Seu potencial de uso é bom, mas quando se fala, especificamente, em reabilitação motora, pouco se sabe. O mesmo cenário ocorre para o uso da *tDCS*, em que a evidência preliminar sugere que sua utilização na reabilitação da função motora de membros superiores em pacientes que sofreram TCE pode ser benéfica e, inclusive, propiciar manutenção de ganhos motores em longo prazo quando associada à terapia convencional.[35]

Paralisia Cerebral

Além de sua utilização na recuperação neurofuncional de adultos, as técnicas de estimulação cerebral não invasiva também vêm sendo utilizadas durante a reabilitação de crianças, principalmente aquelas com paralisia cerebral (PC). As metanálises têm-se concentrado mais nos efeitos da *tDCS* do que nos efeitos da *rTMS* na reabilitação neurofuncional dessa população. Pouquíssimos estudos apontaram benefícios da *rTMS* na função de membros superiores e no desempenho ocupacional de crianças com PC.[36] Um número maior de estudos aponta para ampla gama de benefícios proporcionados pelo uso da *tDCS* em crianças com PC, como melhorias no equilíbrio estático e em vários componentes da marcha como velocidade, comprimento da passada, cadência e balanço funcional.[36,37] A *tDCS* parece, também, ser benéfica na melhora da função motora global dessas crianças, mas ainda parece impactar de maneira muito limitada sobre a função de membro superior.

É importante frisar que o potencial terapêutico dessas técnicas na população infantil é notável, mas alguns cuidados especiais devem ser considerados na hora de indicar uma conduta terapêutica que inclua a neuromodulação em crianças. O primeiro fator é analisar cuidadosamente a indicação levando em consideração que o cérebro é um órgão plástico e que, nos anos iniciais de vida, os processos de neuroplasticidade intrínseca estão ainda mais exacerbados. Então, a dose e a necessidade de um número maior de sessões de estimulação devem ser constantemente avaliadas com o intuito de não provocar uma plasticidade não adaptativa. O segundo fator se relaciona com diferenças estruturais do cérebro: crianças têm uma cabeça de dimensão menor, osso craniano mais fino e diferenças tanto na substância cinzenta como na branca. Tais diferenças estruturais são importantes, principalmente, quando se fala em *tDCS,* já que a corrente pode-se concentrar e se dispersar de modo diferente do que acontece no cérebro adulto. Apesar de tais fatores inspirarem cuidados especiais, desde que os *guidelines* de segurança sejam rigorosamente seguidos,[38,39] as técnicas de estimulação cerebral não invasiva são bem toleradas e seguras na população infantil.

REGULAMENTAÇÃO DA NEUROMODULAÇÃO NA FISIOTERAPIA NO BRASIL

No Brasil, em 2013, através da Resolução nº 434, o Conselho Federal de Fisioterapia e Terapia Ocupacional (COFFITO) reconheceu as técnicas de neuromodulação não invasiva, especificamente a *rTMS* e a *tDCS*, como recursos terapêuticos próprio do profissional da fisioterapia. Em 2014, outro documento do COFFITO, o acórdão n°. 378 apresenta uma normatização da prática da neuromodulação.

Em atendimento à normatização do Conselho, o fisioterapeuta só poderá exercer a prática profissional e anunciar, pelos meios eticamente permitidos, o conhecimento científico profissional da *rTMS* e da *tDCS* após o registro de capacitação junto ao CREFITO (Conselho Regional de Fisioterapia e Terapia Ocupacional) de sua circunscrição. Esta capacitação deverá ser com carga horária mínima de 60 horas para *rTMS* e de 30 horas para a *tDCS*. O fisioterapeuta também deverá comprovar formação em primeiros socorros em curso de suporte básico de vida (*Basic Life Support*, BLS) ou outro similar. Além da formação do profissional, o acórdão nº 378 normatiza também a prática do fisioterapeuta quanto a condutas para aplicação, definição de protocolos e recomendações de equipamento etc. É recomendado que os fisioterapeutas habilitados em neuromodulação conheçam e atendam as normas estabelecidas pelo COFFITO, que é a autarquia federal responsável por normatizar e exercer o controle ético, científico e social dos profissionais fisioterapeutas.

O Referencial Nacional de Honorários Fisioterapêuticos (RNHF) é outro documento regulatório que deve ser consultado por fisioterapeutas habilitados em neuromodulação não invasiva. A RNHF é instrumento norteador que especifica o valor mínimo a ser pago pelo usuário por cada sessão de *tDCS* e *TMS* (avaliação ou tratamento).

CASO CLÍNICO

Paciente MLA, 24 anos, sexo feminino com diagnóstico médico de dor neuropática pós-lesão raquimedular (T3-T4). História da doença atual: acidente automobilístico há 3 anos sem movimentação nem sensibilidade no tronco e membros inferiores logo após o impacto. Paciente foi encaminhada para hospital sem alteração do nível de consciência para realizar cirurgia para estabilização da coluna com fios segmentares sublaminares associados a enxerto ósseo de dois níveis acima e dois níveis abaixo da fratura. A paciente relata sensação de dor, formigamento, aperto e queimação no glúteo em membros inferiores após procedimento cirúrgico até a data da presente avaliação (8/10 pontos da escala visual analógica). A paciente informa ao entrevistador que já realizou diversas intervenções terapêuticas (fármacos, fisioterapia, acupuntura etc.), mas todas sem sucesso na redução do quadro álgico. Na avaliação funcional foi verificado que a paciente é capaz de sentar-se e de controlar movimentos de tronco e que apresenta espasmos musculares nos membros inferiores. A paciente é independente para atividades de autocuidados, trabalha e realiza mobilidade funcional com cadeira de rodas. Queixa principal: dor crônica. Paciente informa não ter qualquer implante metálico ou dispositivo eletrônico na cabeça ou próxima a ela.

O Caso Apresentado tem Indicação para Tratamento com Neuromodulação Não Invasiva?

Alguns fatores mencionados na descrição do caso clínico podem auxiliar o fisioterapeuta na tomada de decisão de indicar o tratamento com neuromodulação; são eles: (i) presença de uma disfunção ocasionada pelo comprometimento no SNC (dor neuropática); (ii) ausência de contraindicações para a aplicação da neuromodulação não invasiva; (iii) evidência científica do benefício da neuromodulação para controle da dor neuropática crônica. Pesa, ainda, em favor da indicação do tratamento com as técnicas de neuromodulação, o relato de a paciente já ter feito uso de outros recursos sem sucesso terapêutico.

Qual o Protocolo Indicado para o Tratamento com Neuromodulação Não Invasiva?

Para prescrição, uma busca na base de dados científicos (PUBMED em março/2021; palavras chaves: *spinal cord injury and pain and transcranial direct current stimulation or repetitive transcranial magnetic stimulation*) foi realizada para identificar estudos que tenham investigado o efeito das técnicas de neuromodulação não invasiva para dor neuropática em pessoas com lesão medular incompleta.

Uma revisão sistemática recente[40] apresenta estudos que demonstraram o benefício do uso de ambas as técnicas de neuromodulação (*rTMS* e *tDCS*) para o controle da dor. Para *tDCS*, considerando o tamanho de efeito e as características da população do estudo, o estudo de Fregni (2006)[41] foi selecionado para a extração do protocolo. Assim, o protocolo sugerido para o tratamento com *tDCS* da paciente MLA é: córtex motor primário (ânodo) e região supraorbitária (cátodo) (local de posicionamento dos eletrodos), 2 mA (amplitude de corrente), 20 minutos (duração da estimulação). Para *rTMS*, o estudo de Yilmaz (2014)[42] apresentou o maior tamanho de efeito, por isso, foi selecionado para a extração do protocolo. Assim, o protocolo da *rTMS* sugerido para a paciente MLA é: vértex (local de estimulação), 10 Hz (frequência), 110% do limiar motor (intensidade da estimulação), 1.500 pulsos (Número total de pulsos), 5 s (Duração total do trens de pulso) e 25 segundos (intervalo entre os trens de pulso).

Com relação ao número e a frequência das sessões, ainda são escassos os estudos que ajudem na definição. O número e a frequência de sessões dos ensaios clínicos são, muitas vezes, definidos por conveniência dos pesquisadores. Assim, na prática clínica, caberá ao fisioterapeuta avaliar periodicamente o paciente e interromper o tratamento quando perceber que este não está mais trazendo benefícios significativos ao paciente. De modo geral, 15-20 sessões são indicadas para ciclo de indução (ciclo da neuromodulação cujo objetivo é induzir modificações nas funções cerebrais) e 5-10 sessões para ciclo de manutenção (ciclo da neuromodulação cujo objetivo é fazer a descontinuidade do tratamento e a manutenção dos efeitos induzidos pelo ciclo de indução). Se depois de 10 sessões o paciente não apresentar qualquer evolução clínica, sugere-se modificar o protocolo de estimulação ou abandonar a técnica e propor outro recurso para o tratamento da disfunção do paciente.

CONCLUSÃO

Recursos como a *rTMS* e *tDCS* mostram-se uma opção de grande potencial terapêutico na reabilitação de disfunções sensório-motoras em pacientes neurológicos. Essas ferramentas funcionam como um complemento às abordagens fisioterapêuticas convencionais e seu uso deve sempre respeitar as diretrizes para indicação e tratamento, os critérios de segurança, além da regulamentação das técnicas, das evidências disponíveis na literatura e, claro, da relação custo-benefício para o paciente. Assim, quando utilizadas por profissionais habilitados e de posse do conhecimento técnico-científico necessário, as técnicas de neuromodulação oferecem uma perspectiva bastante promissora na reabilitação de disfunções neurológicas.

Tarefa de Laboratório
Indicação de tratamento

Existe evidência da eficácia da *rTMS* e também da *tDCS* na reabilitação motora do membro superior parético de pacientes pós-AVE.
Levando em consideração que os níveis de plasticidade espontânea nesses pacientes são diferentes de acordo com a fase de recuperação pós-ictus (aguda/subaguda: < 3 meses ou crônica: > 6 meses), proponha **dois** protocolos de sessões de indução utilizando a *rTMS* (local de estimulação, frequência, intensidade da estimulação, número total de pulsos, número de trens e duração dos trens de pulso, além do intervalo entre os trens, número e frequência das sessões) de acordo com a fase de recuperação do paciente: aguda/subaguda ou crônica.
Proponha também **dois** protocolos de sessões de manutenção utilizando a *tDCS* (posicionamento dos eletrodos, duração da estimulação, intensidade, polaridade) de acordo com a fase de recuperação do paciente: aguda/subaguda ou crônica.
Lembre-se de que os protocolos devem ser baseados nas evidências disponíveis na literatura, então procure sempre priorizar aquelas mais recentes e provenientes de estudos com o melhor nível de qualidade metodológica possível.

REFERÊNCIAS BIBLIOGRÁFICAS

1. Burke MJ, Kaptchuk TJ, Pascual-Leone A. Challenges of differential placebo effects in contemporary medicine: the example of brain stimulation. Ann Neurol. 2019;85(1):12.
2. Nitsche MA, Paulus W. Transcranial direct current stimulation–update 2011. Restorative Neurology and Neuroscience. 2011;29(6):463-92.
3. Stagg CJ, Nitsche MA. Physiological basis of transcranial direct current stimulation. Neuroscientist. 2011;17(1):37-53.

4. Giordano J, Bikson M, Kappenman ES, Clark VP, Coslett HB, Hamblin MR, et al. Mechanisms and effects of transcranial direct current stimulation. Dose-Response. 2017 Feb 9;15(1):1559325816685467.
5. Monte-Silva K, Baptista A. Aspectos éticos e regulamentação no Brasil. In: Muszkat M, Grecco LA (Orgs.). Estimulação cerebral não invasiva nos transtornos do neurodesenvolvimento. CRV; 2017. p. 45-58.
6. Rossi S, Antal A, Bestmann S, Bikson M, Brewer C, Brockmöller J, et al. Safety and recommendations for TMS use in healthy subjects and patient populations, with updates on training, ethical and regulatory issues: expert guidelines. Clin Neurophysiol. 2021 Jan;132(1):269-306.
7. Bikson M, Grossman P, Thomas C, Zannou AL, Jiang J, Adnan T, et al. Safety of transcranial direct current stimulation: evidence based update 2016. Brain stimulation. Sep-Oct 2016;9(5):641-61.
8. Brunoni AR, Amadera J, Berbel B, Volz MS, Rizzerio BG, Fregni F. A systematic review on reporting and assessment of adverse effects associated with transcranial direct current stimulation. International Journal of Neuropsychopharmacology. 2011 Sep;14(8):1133-45.
9. Wittenberg GF. Experience, cortical remapping, and recovery in brain disease. Neurobiology of Disease. 2010;37(2):252-8.
10. Xiang H, Sun J, Tang X, Zeng K, Wu X. The effect and optimal parameters of repetitive transcranial magnetic stimulation on motor recovery in stroke patients: a systematic review and meta-analysis of randomized controlled trials. Clinical Rehabilitation. 2019 May;33(5):847-64.
11. Tung YC, Lai CH, Liao CD, Huang SW, Liou TH, Chen HC. Repetitive transcranial magnetic stimulation of lower limb motor function in patients with stroke: a systematic review and meta-analysis of randomized controlled trials. Clinical Rehabilitation. 2019 July;33(7):1102-12.
12. Allida S, Cox KL, Hsieh CF, Lang H, House A, Hackett ML. Pharmacological, psychological, and non-invasive brain stimulation interventions for treating depression after stroke. Cochrane Database of Systematic Reviews. 2020 Jan 28;1(1):CD003437.
13. Ghayour-Najafabadi M, Memari AH, Hosseini L, Shariat A, Cleland JA. Repetitive transcranial magnetic stimulation for the treatment of lower limb dysfunction in patients poststroke: a systematic review with meta-analysis. Journal of Stroke and Cerebrovascular Diseases. 2019;28(12):104412.
14. Bath PM, Lee HS, Everton LF. Swallowing therapy for dysphagia in acute and subacute stroke. Cochrane Database of Systematic Reviews. 2018 Oct 30;10(10):CD000323.
15. Bucur M, Papagno C. Are transcranial brain stimulation effects long-lasting in post-stroke aphasia? A comparative systematic review and meta-analysis on naming performance. Neuroscience & Biobehavioral Reviews. 2019;102:264-89.
16. Kashiwagi FT, El Dib R, Gomaa H, Gawish N, Suzumura EA, da Silva TR, Winckler FC, de Souza JT, Conforto AB, Luvizutto GJ, Bazan R. Noninvasive Brain Stimulations for Unilateral Spatial Neglect after Stroke: A Systematic Review and Meta-Analysis of Randomized and Nonrandomized Controlled Trials. Neural Plast. 2018 Jun 28;2018:1638763.
17. Shen X, Liu M, Cheng Y, Jia C, Pan X, Gou Q, et al. Repetitive transcranial magnetic stimulation for the treatment of post-stroke depression: a systematic review and meta-analysis of randomized controlled clinical trials. Journal of Affective Disorders. 2017 Mar 15;211:65-74.
18. McIntyre A, Mirkowski M, Thompson S, Burhan AM, Miller T, Teasell R. A Systematic Review and Meta-Analysis on the Use of Repetitive Transcranial Magnetic Stimulation for Spasticity Poststroke. PM&R. 2018 Mar;10(3):293-302.
19. Li Y, Fan J, Yang J, He C, Li S. Effects of transcranial direct current stimulation on walking ability after stroke: a systematic review and meta-analysis. Restorative Neurology and Neuroscience. 2018;36(1):59-71.

20. Kang N, Weingart A, Cauraugh JH. Transcranial direct current stimulation and suppression of contralesional primary motor cortex post-stroke: a systematic review and meta-analysis. Brain Injury. 2018;32(9):1063-70.
21. Kang N, da Lee R, Lee JH, Hwang MH. Functional balance and postural control improvements in patients with stroke after noninvasive brain stimulation: a meta-analysis. Archives of Physical Medicine and Rehabilitation. 2020;101(1):141-53.
22. Elsner B, Kugler J, Pohl M, Mehrholz J. Transcranial direct current stimulation for improving spasticity after stroke: A systematic review with meta-analysis. Journal of Rehabilitation Medicine. 2016 July 18;48(7):565-70.
23. Li S, Jiao R, Zhou X, Chen S. Motor recovery and antidepressant effects of repetitive transcranial magnetic stimulation on Parkinson disease: A PRISMA-compliant meta-analysis. Medicine (Baltimore). 2020 May;99(18):e19642Kim YW, Shin IS, Moon HI, Lee SC, Yoon SY. Effects of non-invasive brain stimulation on freezing of gait in parkinsonism: a systematic review with meta-analysis. Parkinsonism & Related Disorders. 2019 Jul;64:82-9Goodwill AM, Lum JAG, endy AM, Muthalib M, Johnson L, Albein-Urios N, et al. Using non-invasive transcranial stimulation to improve motor and cognitive function in Parkinson's disease: a systematic review and meta-analysis. Scientific Reports. 2017 Nov 1;7(1):14840.
24. Xie YJ, Gao Q, He CQ, Bian R. Effect of repetitive transcranial magnetic stimulation on gait and freezing of gait in parkinson disease: a systematic review and meta-analysis. Archives of Physical Medicine and Rehabilitation. 2020;101(1):130-40.
25. Elsner B, Kugler J, Pohl M, Mehrholz J. Transcranial direct current stimulation (tDCS) for idiopathic Parkinson's disease. Cochrane Database of Systematic Reviews. 2016 July 18;7(7):CD010916.
26. Liu M, Fan S, Xu Y, Cui L. Non-invasive brain stimulation for fatigue in multiple sclerosis patients: A systematic review and meta-analysis. Multiple Sclerosis and Related Disorders. 2019 Nov;36:101375.
27. Pilloni G, Choi C, Coghe G, Cocco E, Krupp LB, Pau M, et al. Gait and functional mobility in multiple sclerosis: immediate effects of transcranial direct current stimulation (tDCS) paired with aerobic exercise. Frontiers in Neurology. 2020 May 5;11:310.
28. Workman CD, Kamholz J, Rudroff T. Transcranial direct current stimulation (tDCS) to improve gait in multiple sclerosis: A timing window comparison. Frontiers in Human Neuroscience. 2019;13:420.
29. Kumru H, Flores A, Rodríguez-Cañón M, Soriano I, García L, Vidal-Samsó J. Non-invasive brain and spinal cord stimulation for motor and functional recovery after a spinal cord injury. Revista de Neurologia, 2020 June 16;70(12):461-77.
30. Mehta S, McIntyre A, Guy S, Teasell RW, Loh E. Effectiveness of transcranial direct current stimulation for the management of neuropathic pain after spinal cord injury: a meta-analysis. Spinal Cord. 2015 Nov;53(11):780-5.
31. Gao F, Chu H, Li J, Yang M, DU L, Li J, et al. Repetitive transcranial magnetic stimulation for pain after spinal cord injury: a systematic review and meta-analysis. Journal of Neurosurgical Sciences. 2017 Oct;61(5):514-22.
32. Pink AE, Williams C, Alderman N, Stoffels M. The use of repetitive transcranial magnetic stimulation (rTMS) following traumatic brain injury (TBI): a scoping review. Neuropsychological Rehabilitation. Epub 2019 Dec 27:1-27.
33. Middleton A, Fritz SL, Liuzzo DM, Newman-Norlund R, Herter TM. Using clinical and robotic assessment tools to examine the feasibility of pairing tDCS with upper extremity physical therapy in patients with stroke and TBI: a consideration-of-concept pilot study. NeuroRehabilitation. 2014;35(4):741-54.
34. Elbanna ST, Elshennawy S, Ayad M. Noninvasive Brain Stimulation for Rehabilitation of Pediatric Motor Disorders Following Brain Injury: Systematic Review of Randomized Controlled Trials. Archives of Physical Medicine and Rehabilitation. 2019;100(10):1945-63.

35. Saleem GT, Crasta JE, Slomine BS, Cantarero GL, Suskauer SJ. Transcranial direct current stimulation in pediatric motor disorders: a systematic review and meta-analysis. Archives of Physical Medicine and Rehabilitation. 2019;100(4):724-38.
36. Krishnan C, Santos L, Peterson MD, Ehinger, M. Safety of noninvasive brain stimulation in children and adolescents. Brain Stimulation, 2015;8(1):76-87.
37. Zhao H, Qiao L, Fan D, Zhang S, Turel O, Li Y, et al. Modulation of brain activity with noninvasive transcranial direct current stimulation (tDCS): clinical applications and safety concerns. Frontiers in Psychology. 2017;8:685.
38. Shen Z, Li Z, Ke J, He C, Liu Z, Zhang D, et al. Effect of non-invasive brain stimulation on neuropathic pain following spinal cord injury: A systematic review and meta-analysis. Medicine (Baltimore). 2020 Aug 21;99(34):e21507.
39. Fregni F, Boggio PS, Lima MC, Ferreira MJ, Wagner T, Rigonatti SP, et al. A sham-controlled, phase II trial of transcranial direct current stimulation for the treatment of central pain in traumatic spinal cord injury. Pain. 2006;122(1-2):197-209.
40. Yilmaz B, Kesikburun S, Yaşar E, Tan AK. The effect of repetitive transcranial magnetic stimulation on refractory neuropathic pain in spinal cord injury. The Journal of Spinal Cord Medicine. 2014;37(4):397-400.

ABORDAGEM BASEADA NO CONTROLE MOTOR I: CONTROLE POSTURAL
Mantendo o Centro

Gustavo José Luvizutto
Luciane Aparecida Pascucci Sande de Souza

INTRODUÇÃO

De modo resumido, pode-se assumir que o *controle postural é a habilidade de manutenção do centro de massa do corpo, dentro dos limites de estabilidade*. Tal controle ocorre por meio de forças inerciais, da ação da gravidade e da atividade muscular.[1] A integração central de componentes sensoriais e motores associada a aspectos cognitivos e comportamentais garante o controle de estabilidade em condições ambientais variadas.[2,3] A partir desta breve definição, e navegando um pouco na literatura, é possível encontrar um mar de opções terapêuticas cujo desfecho é a melhora do controle postural. Assim, neste capítulo buscamos incluir essas inúmeras possibilidades de intervenção para que os profissionais possam fazer boas tomadas de decisão a partir dos achados de suas avaliações/reavaliações.

Na Figura 14-1 podem ser vistos os principais aspectos do controle postural que serão apresentados. De modo bem geral, inicia-se com o treino voluntário, ganho sensorial, mecânico e motor, para, a seguir, por meio do treino de estratégias reativa e antecipatórias, garantir o automatismo. O destaque é para esse treino automático voltado a situações funcionais.

CONTROLE ENCEFÁLICO DO EQUILÍBRIO

As informações sensoriais por meio de vias ascendentes chegam ao cerebelo (cerca de 90%) e outras vias continuam (10%) para o tronco encefálico, formação reticular, tálamo e posteriormente redistribuídas para áreas corticais específicas: informações somatossensoriais para área somatossensorial primária (S1), informações sobre a posição da cabeça para o córtex vestibular, informação visual para o córtex visual primário.[4] Após a informação passar pela área primária, vai para áreas associativas para interpretação do estímulo recebido (percepção). Após o processo de interpretação, todas as informações (somatossensorial, visual e vestibular) vão para a região parietal posterior (associação terciária) para que, em conjunto, formem o esquema corporal do indivíduo. Essas regiões são importantes para entender como o indivíduo percebe as partes do corpo e como eles se relacionam com as forças internas e externas. As informações da área sensorial terciária (parietal posterior) seguem para áreas de planejamento (córtex pré-motor e córtex motor suplementar).[5]

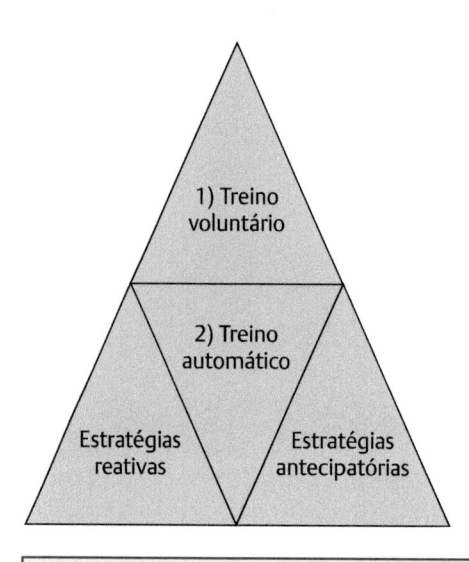

Fig. 14-1. Treino do controle postural; 1) voluntário, 2) automático (estratégias reativas + antecipatórias). (Fonte: o autor.)

Tarefa

Pegar uma caneta: o indivíduo deve ter a percepção de como seu corpo está neste momento (sentado, em pé etc.), além da percepção do braço em relação ao espaço, noção do tamanho do meu braço. Essas informações são constantemente enviadas pela região parietal posterior às regiões de planejamento (córtex pré-motor e córtex motor suplementar na região frontal) e, dependendo da informação recebida, o indivíduo deve modificar ou ajustar o membro superior e o controle postural durante a tarefa.

As informações planejadas são enviadas para área motora primária (M1), que ordena o movimento voluntário. Além disso, as informações planejadas também vão para o cerebelo e tronco encefálico. Antes de a área M1 ordenar o movimento ocorre um controle postural antecipatório pela informação ao trato reticuloespinal (área pré-motora para formação reticular que aumento do tônus na musculatura postural e proximal).[5]

O trato reticuloespinal é tanto excitatório quanto inibitório, e também regula o tônus postural com moderação sobre influência direta da informação somatossensorial. Porém, durante a manutenção da postura ereta ou durante uma atividade que exija alto controle postural podem surgir respostas reativas. As respostas reativas para manutenção do controle postural sofrem grande influência do trato vestibuloespinal. Porém, ao reagir contra a gravidade, aumenta o tônus musculatura antigravitacional. Os tratos vestibuloespinal e reticuloespinal agem de forma equilibrada. O tônus postural aumenta, porém, permite pequenos movimentos do membro inferior.[5]

O sistema nervoso central utiliza as informações aferentes para manter a postura ereta em percentuais aproximados de 70% do sistema somatossensorial, 20% do sistema vestibular e 10% do sistema visual (Fig. 14-2a).[6] O trato reticuloespinal é dependente da informação somatossensorial vinda dos pés para a regulação do tônus correto para o controle postural vertical.
Em solos instáveis, a informação vestibular será mais solicitada (Fig. 14-2b). Essa estratégia pode ser usada para aumentar a resposta do sistema vestibular para manutenção da postura vertical em casos selecionados (hipofunção vestibular, por exemplo). Porém, em pacientes neurológicos com postura instável (grande deslocamento do centro de gravidade) a informação vestibular será mais solicitada, ocorrendo assim um padrão atípico reativo e menor uso do sistema somatossensorial. O controle postural será mantido pelo aumento do tônus antigravitavional dos membros inferiores por ação excessiva do trato vesticuloespinal.[7]

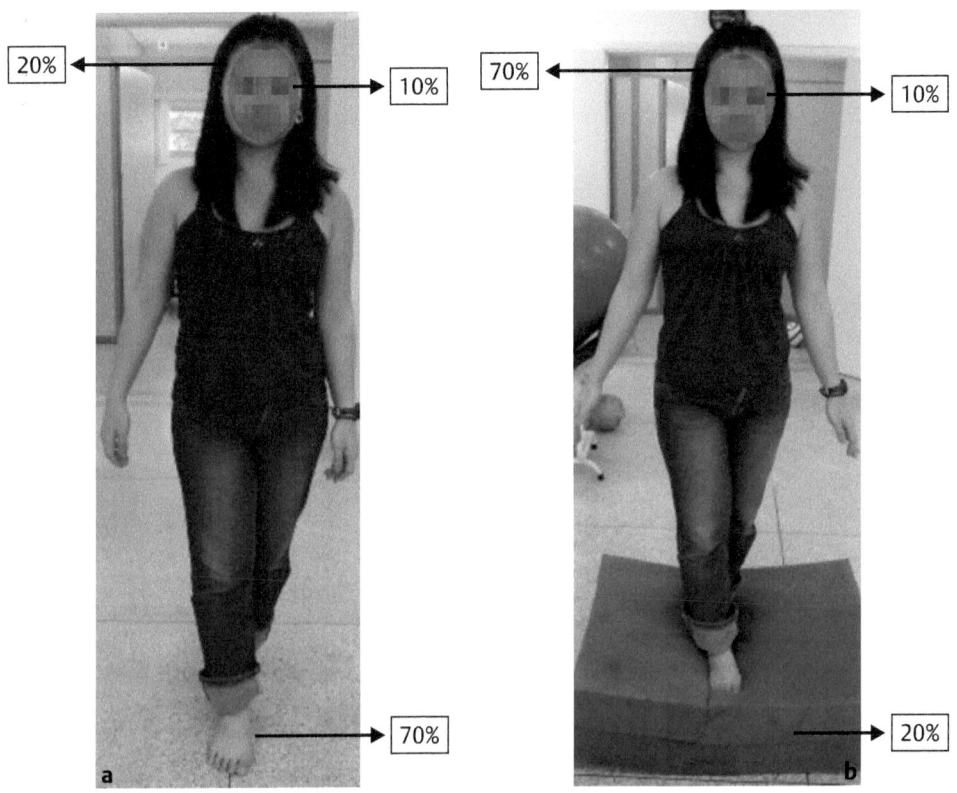

Fig. 14-2. (a) Contribuição de cada sistema sensorial (visual – 10%; vestibular – 20%; somatossensorial – 70%) em uma superfície estável para o controle postural vertical; (b) repesagem do sistema postural em superfície instável (espuma) para o controle postural vertical. (Fonte: o autor.)

CONTROLE POSTURAL E SUAS MÚLTIPLAS ABORDAGENS

Numa visão bem ampla, o tripé indivíduo, tarefa e ambiente também está embutido na reabilitação do controle postural. O treinamento e/ou retreinamento do controle postural deve ser individualizado, respeitando as condições fisiopatológicas. Além disso, toda a parte miscroscópica muscular precisa ser levada em contra neste processo de treinamento/retreinamento postural.[8] O treino também deve envolver a realização de tarefas e atividades funcionais, em diversos contextos que permitam a ativação variável, adaptada dos receptores, das vias sensoriais e motoras e dos efetores.

> Para ajudar a direcionar o tratamento é importante que após a avaliação o terapeuta tenha em mente o problema principal. Para isso podem ser feitas algumas perguntas:
> 1) O problema é de origem sensorial, com déficit visual, vestibular ou proprioceptivo?
> 2) O problema tem um impacto mecânico, em razão, por exemplo, de uma perda de amplitude de movimento e/ou de excursão muscular?
> 3) O problema está diretamente ligado à redução ou à ausência das estratégias de equilíbrio, endireitamento, levando ao uso precoce de reações de proteção?
> 4) Ou o problema é algo amplo, com vários comprometimentos, também em várias posturas, que precisa de uma abordagem mista? Ou seria uma fase mais tardia da reabilitação com possibilidades variadas para explorar as reações antecipatórias?

Assim, para ficar mais didático podemos organizar este retreinamento do controle postural em especificidades sensório-motoras ou mistas, lembrando que elas podem-se complementar de acordo com o quadro do paciente. São elas:

1) Intervenção sensorial,
2) Intervenção mecânica,
3) Intervenção nas estratégias de equilíbrio, nas reações de endireitamento e nas reações de proteção,
4) Intervenções mistas, globais.

Depois de detalhar essas propostas de retreinamento serão apresentados alguns resultados de estudos em distúrbios específicos. E também é importante destacar o caráter multidisciplinar do treino de controle motor. Muitas vezes pode ser feita a associação do treino físico a abordagens cognitivo-comportamentais, uso de medicamentos, atividades dinâmicas e múltiplas.

Intervenção Sensorial

> Interação e participação: Visual + vestibular + proprioceptiva

O ambiente terapêutico deve fornecer condições adequadas para o aprendizado ou reaprendizado motor do paciente, propiciando maior qualidade de estímulos sensoriais possíveis que viabilize a superação de obstáculos gerados pela lesão cerebral.[9]

a) Uso de informação sensorial adicional: a entrada somatossensorial adicional tem efeitos positivos sobre o controle postural.[10] O uso de superfícies com texturas rugosas, sapato com velcros, enfaixamento no pé e pernas aumenta a sensação de transferência de peso nos membros inferiores durante a postura ortostática e diminui respostas tônicas excessivas (Fig. 14-3).

b) Uso de estratégias para aumentar a informação somatossensorial nos pés evitando uso excessivo da visão durante a postura em pé.

Uso de tarefas motoras bimanuais, como segurar bandeja, evita ou reduz o uso da visão para olhar os pés, aumentando o aporte das informações sensorial nos pés e organização do controle postural (Fig. 14-4).

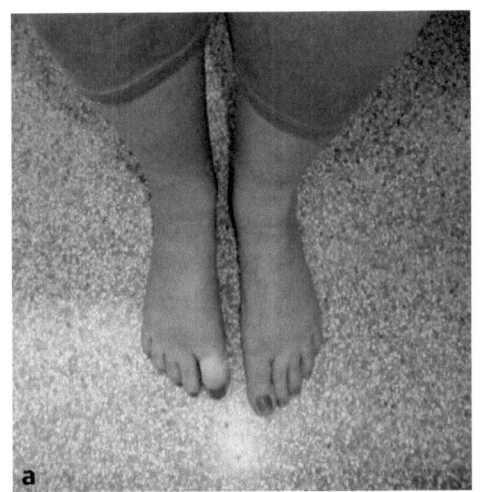

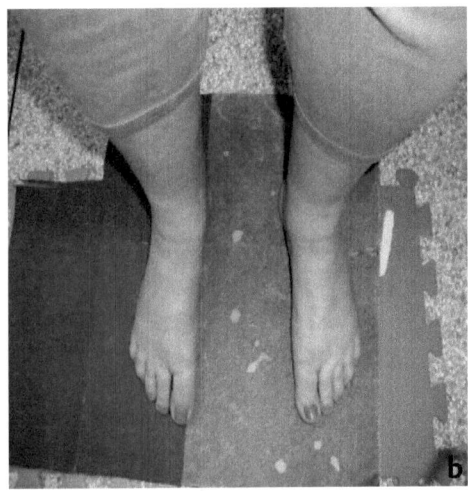

Fig. 14-3. (a) Paciente em pé apresentando garra nos artelhos e pouca resposta do tornozelo na postura ortostática; (b) paciente em pé sob uma superfície rugosa e áspera com redução da resposta de garra nos artelhos permitindo maior mobilidade do tornozelo durante estratégias motoras. (Fonte: o autor.)

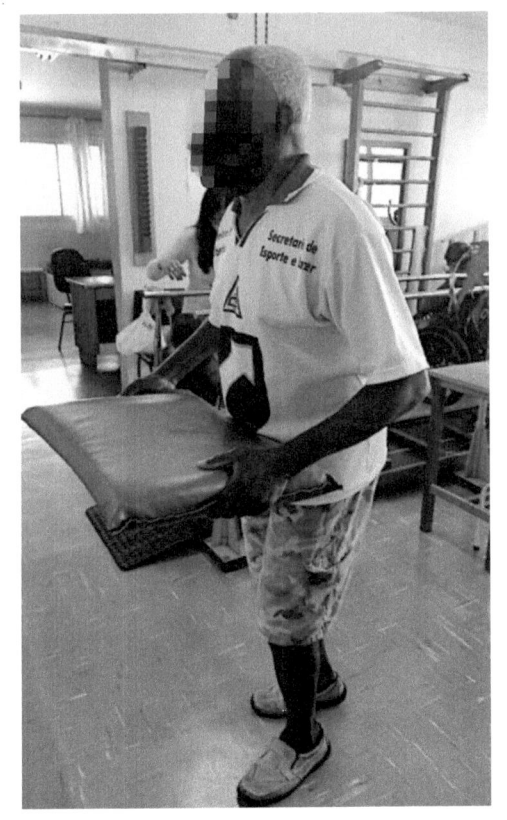

Fig. 14-4. Uso de tarefa motora bimanual para evitar uso excessivo da visão no chão. (Fonte: o autor.)

Exemplo: Paciente olha muito para o chão, maior tendência da cabeça e tronco para frente, aumentando tônus flexor do membro superior e extensor do membro superior por reações associadas excessivas (uso excessivo da via vestibuloespinal) (Fig. 14-5a). Ao usar uma almofada na cabeça com o comando de manter o objeto estável, ocorre redução do movimento da cabeça e do tronco para frente, e neste contexto ocorre outro planejamento motor, maior extensão de tronco pela informação sensorial do peso leve na cabeça (Fig. 14-5b). O uso do peso leve na cabeça gera menor deslocamento da cabeça e tronco no espaço (reduz o uso excessivo da via vestibuloespinal e aumenta a informação sensorial por maior ativação do trato reticuloespinal, gerando maior controle do tônus postural e menor reação associada).

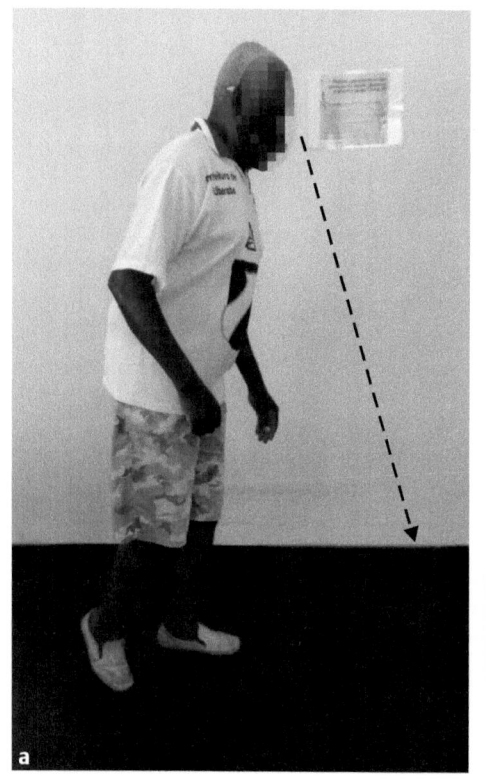

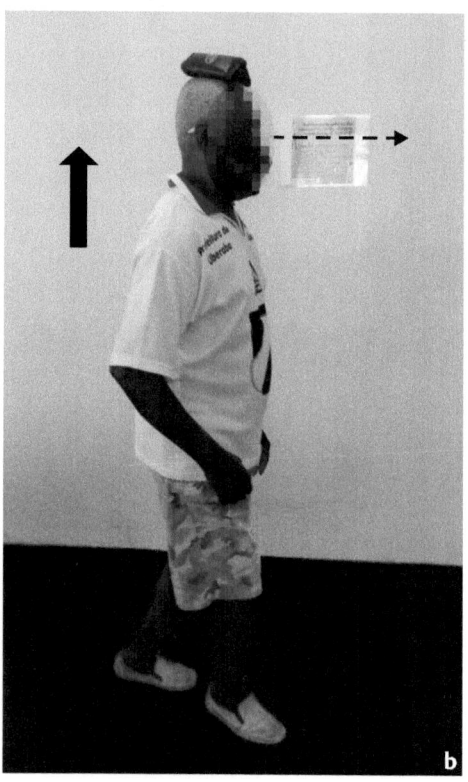

Fig. 14-5. (**a**) Paciente olha muito para o chão, postura flexora e deslocamento anterior do centro de gravidade; (**b**) peso leve na cabeça favorece menor uso da visão para os membros inferior, gera maior extensão e tônus do postural, além de redução da oscilação do centro de gravidade em pé. (Fonte: o autor.)

c) Uso de toque leve: a oscilação postural tende a ser reduzida durante a posição ortostática por meio de toque leve fornecido pelo terapeuta ou toque leve executado pelo paciente em uma superfície de apoio.[11-13] A redução da oscilação postural se deve ao uso de informações somatossensoriais adicionais fornecidas pela estimulação dos mecanorreceptores da ponta do dedo durante o contato, bem como das informações proprioceptivas sobre a posição da mão e do braço para a percepção do movimento do próprio corpo.[14]

Prado-Rico et al. (2018)[15] observaram que a oscilação postural reduziu cerca de 50% com o toque leve em uma superfície externa rígida e continuou diminuindo com o incremento da força aplicada apenas até 4N, principalmente com os olhos fechados. Esses resultados sugerem que existe uma oscilação natural mínima (efeito piso), sendo impossível reduzir sua amplitude mesmo com a aplicação de grandes forças durante o toque.

d) Uso de foco externo: no treinamento motor o objetivo deve ser percebido como relevante e significativo para o indivíduo, pois determina o foco da atenção durante a ação motora/tarefa. O ato de direcionar a atenção para os efeitos do movimento do indivíduo no ambiente (foco externo) geralmente resulta em um desempenho motor mais efetivo e melhor aprendizagem motora. O uso do foco externo pode ser usado para atividades de controle postural em ortostatismo ou sentado (Fig. 14-6).

> **Cuidado com espelho!**
> Quando colocamos espelho na frente de um paciente sem nenhum tipo de foco externo, o paciente pode ficar dependente de saber como está o controle postural somente pela visão. O uso de referências concretas (foco externo) no espelho pode facilitar a habilidade de controle postural sentada ou em pé. Indivíduos com problemas perceptuais têm dificuldade em perceber noções de lateralidade ou profundidade, portanto, o espelho deve sempre ser acompanhado de referências perceptuais concretas (por exemplo, colar uma fita na linha média do espelho na posição vertical, ao mesmo tempo que cola outra fita na posição vertical e na linha média da camiseta do paciente; neste momento, o paciente deverá alinhar as duas fitas, e de maneira voluntária irá corrigir a postura sentada ou em pé).

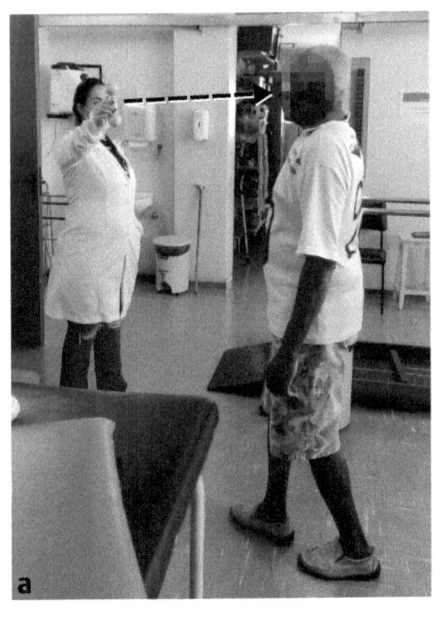

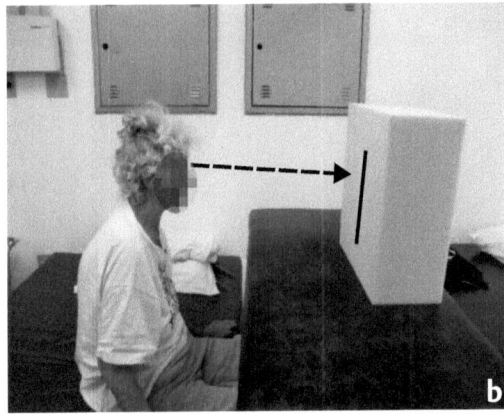

Fig. 14-6. (a) Uso de foco externo para manter a postura de semi-*tandem*; (b) uso de foco externo para manter a postura sentada. (Fonte: o autor.)

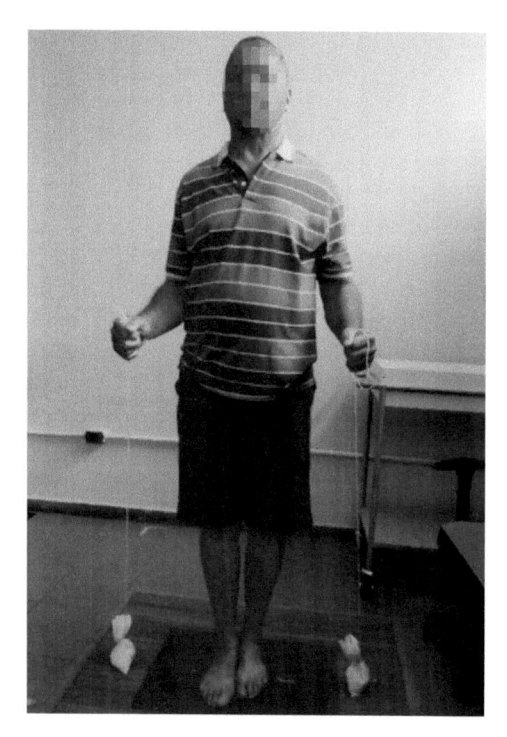

Fig. 14-7. Sistema âncora com cabo flexível acoplado a uma carga de 125 g em contato com a superfície. (Fonte: o autor.)

e) Sistema âncora: o sistema âncora tem como objetivo aumentar o controle postural por meio da percepção háptica contínua pelos membros superiores durante tarefas de equilíbrio por meio de um cabo flexível acoplado a uma carga leve em contato com a superfície, com o intuito de diminuir a oscilação corporal (Fig. 14-7). O sistema âncora aumenta a interação do corpo em movimento com o ambiente, permitindo transmitir informação da orientação do corpo em relação ao solo. Moraes & Mauerberg-De Castro (2009), Freitas et al. (2013) e Costa et al. (2015),[16-18] em seus estudos, demonstraram que o sistema âncora melhorou o controle postural em idosos e melhorou a estabilidade do tronco durante tarefas de equilíbrio e marcha.

Intervenção Mecânica

> Conceitos incluídos: limite estabilidade, envoltório de oscilação, alinhamento do centro de gravidade.

Estas intervenções visam ao ganho mecânico necessário para garantir estabilidade e, ao mesmo tempo, mobilidade em cada postura. Os pacientes precisam se manter estáveis, seguros, equilibrados em cada postura. Porém, tal estabilidade não pode ser estática, enfaixada, deve dar lugar à mobilidade com segurança (Fig. 14-8). Neste sentido, Le Mouel e Brette (2017)[19] afirmam que a postura é continuamente ajustada para gerar o ímpeto para

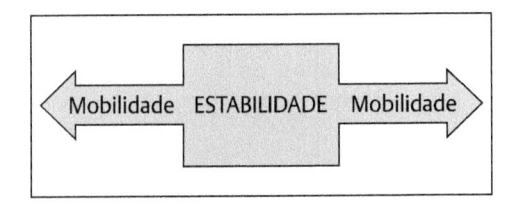

ABORDAGEM BASEADA NO CONTROLE MOTOR I: CONTROLE POSTURAL

Fig. 14-8. Relação entre estabilidade e mobilidade. Proposta de controle postural (ser estável, mas garantindo mobilidade multidirecional). (Fonte: o autor.)

o movimento. Assim, a postura adotada em pé, estaticamente, de fato permite a geração de torques para um movimento em potencial.

Para treinar este binômio, estabilidade e mobilidade, é necessário o ganho na amplitude do limite de estabilidade (triângulo invertido) e no envoltório de oscilação (cone invertido). O aumento da base deste cone invertido, de preferência com alinhamento do mesmo ao centro de gravidade, permite grande amplitude de movimento.

E como conseguir esse ganho de amplitude? Existem várias abordagens que podem ser selecionadas de acordo com os achados da avaliação: 1) o alongamento pode ser eleito quando existem quadros importantes de retração muscular impedindo o movimento, 2) o fortalecimento deve ser usado quando há necessidade de ganho de força, 3) o uso de exercícios ativos, amplos, pode auxiliar no alongamento e no fortalecimento, além do controle em caso de tônus anormais, 4) exercícios de estabilidade postural, com isometrias também podem ser incorporados, 5) deslocamento de peso entre os membros e treino de percepção da descarga de peso e de alinhamento auxiliam no ajuste do CG (podem ser usados espelhos, pesos diversos, balanças, marcadores luminosos em partes corporais, refletindo na parede...). Aqui também lembramos que o uso de bengalas deve ser controlado e evitado sempre que possível, pois este interfere negativamente no alinhamento adequado do CG (Fig. 14-9).

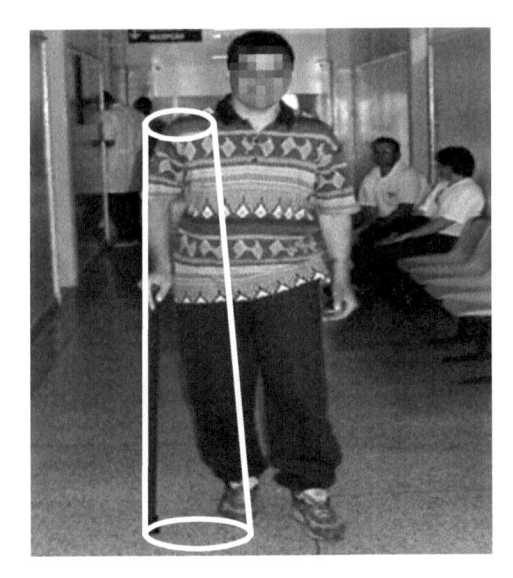

Fig. 14-9. Assimetria com o uso de bengalas. (Fonte: o autor.)

> Em revisão sistemática, Avelino *et al.* (2020)[20] observaram que o uso de bengala de um apoio não melhora os parâmetros espaço-temporais da marcha em pacientes com AVC. Além disso, observaram redução dos parâmetros espaço-temporais da marcha com bengala de quatro pontas, em comparação com nenhuma bengala.

Intervenção nas Estratégias de Equilíbrio

Treino das estratégias de tornozelo, quadril, tronco, passo

As clássicas estratégias observadas em indivíduos saudáveis[21] na posição ortostática devem ser trabalhadas em casos de déficit em controle postural. Assim, o treino que se pode iniciar voluntário, também chamado de autoassistido, ainda com uma intervenção mais mecânica, deve evoluir para automático e o paciente conseguir utilizar as estratégias em situações que precisem de uma resposta rápida.

Na Figura 14-10a,b podemos ver um paciente treinando o uso da estratégia de tornozelo, que é mais acurada e deve estar presente em casos de leves desequilíbrios. Na Figura 14-10c podemos observar o uso da estratégia de quadril, pois o desequilíbrio foi mais intenso. E, na Figura 14-10d, o paciente não conseguiu mais se equilibrar na base de apoio inicial e precisou usar uma estratégia de proteção, que é o passo, aumentando assim sua base de apoio e garantindo estabilidade.

Na Figura 14-11 vemos o paciente treinando alcances associados ao uso da estratégia do tornozelo (anterior e posterior), com o objetivo de deixar o controle postural mais automático.

Mas deve-se destacar que este treino de estratégias reativas deve ser feito em todas as posturas, além do ortostatismo, com o objetivo de aumentar a amplitude de movimento de eixo, com manutenção da estabilidade. A estratégia de tronco, por exemplo, é essencial para manutenção da postura sentada e também muito usada durante as trocas posturais.[22] Na Figura 14-12 observa-se o treino de estratégia de tronco na posição sentada, com algumas evoluções possíveis.

Intervenções Mistas

Treino multissensorial e motor variado, funcional.

Aqui o foco está nas **estratégias antecipatórias**, mais elaboradas, que devem aparecer como previsão e ajustes necessários frente ao futuro desequilíbrio.[23]

As intervenções mistas podem ser aplicadas no início do tratamento, quando já temos um paciente com estratégias e controle sensorial e mecânico satisfatórios, e o objetivo é explorar variações posturais e do ambiente. Também pode ser uma abordagem mais tardia, nos casos em que é preciso focar no ganho sensorial ou mecânico antes de migrar para este treino mais global. Destacamos que este treino com intervenções mistas sempre é necessário, seja na fase inicial ou tardia.

Neste caso é ainda mais importante a criatividade do terapeuta, de modo que o treino seja variado, podendo incluir diversas trocas posturais e o treino de estabilidade com mobilidade nas diferentes posturas. É importante que sejam exploradas atividades funcionais

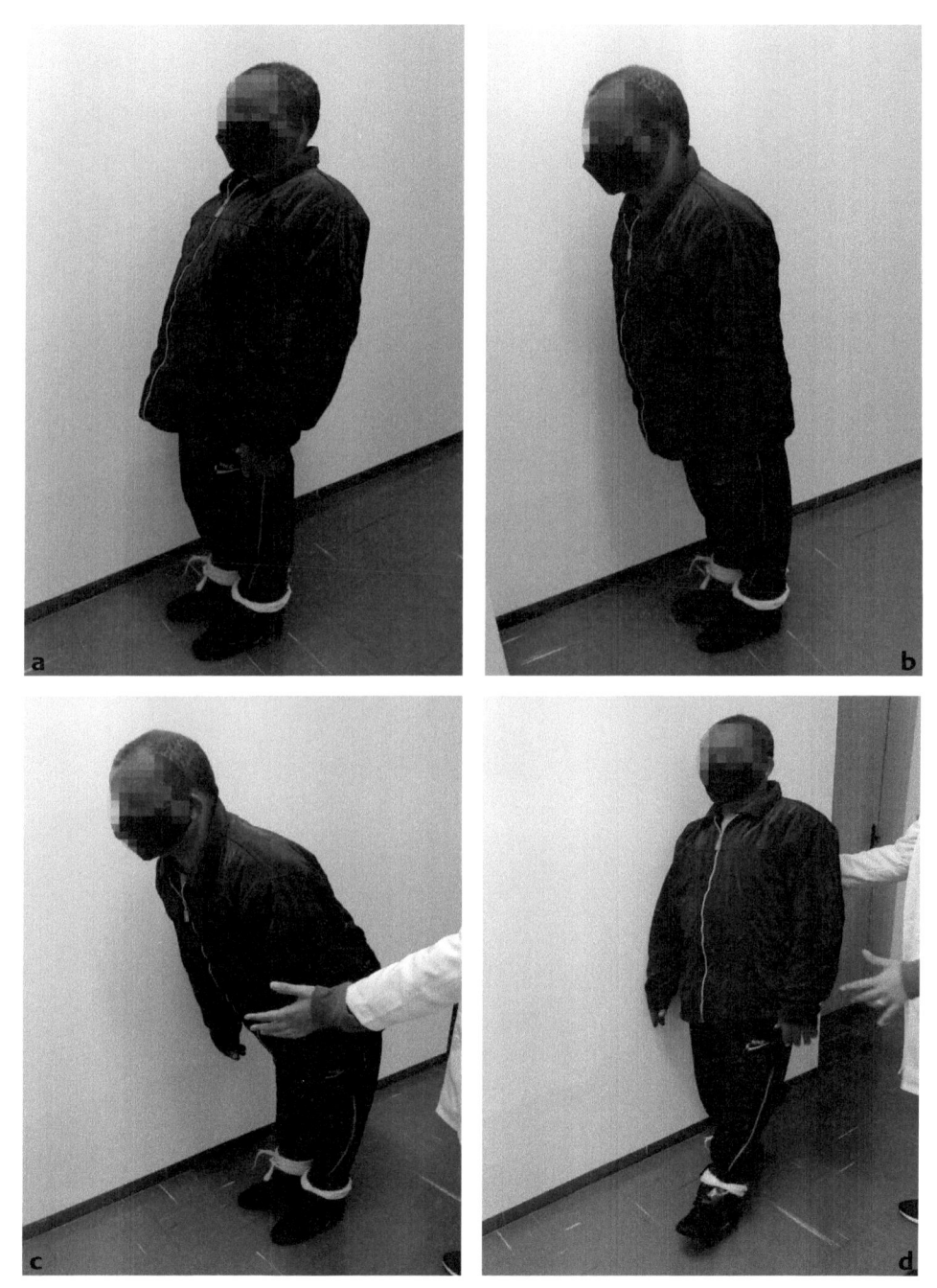

Fig. 14-10. (a,b) Treino da estratégia de tornozelo, **(c)** treino da estratégia do quadril, **(d)** estratégia do passo. Obs.: Ele está com pesos nos tornozelos, para aumentar a percepção dos membros. (Fonte: o autor.)

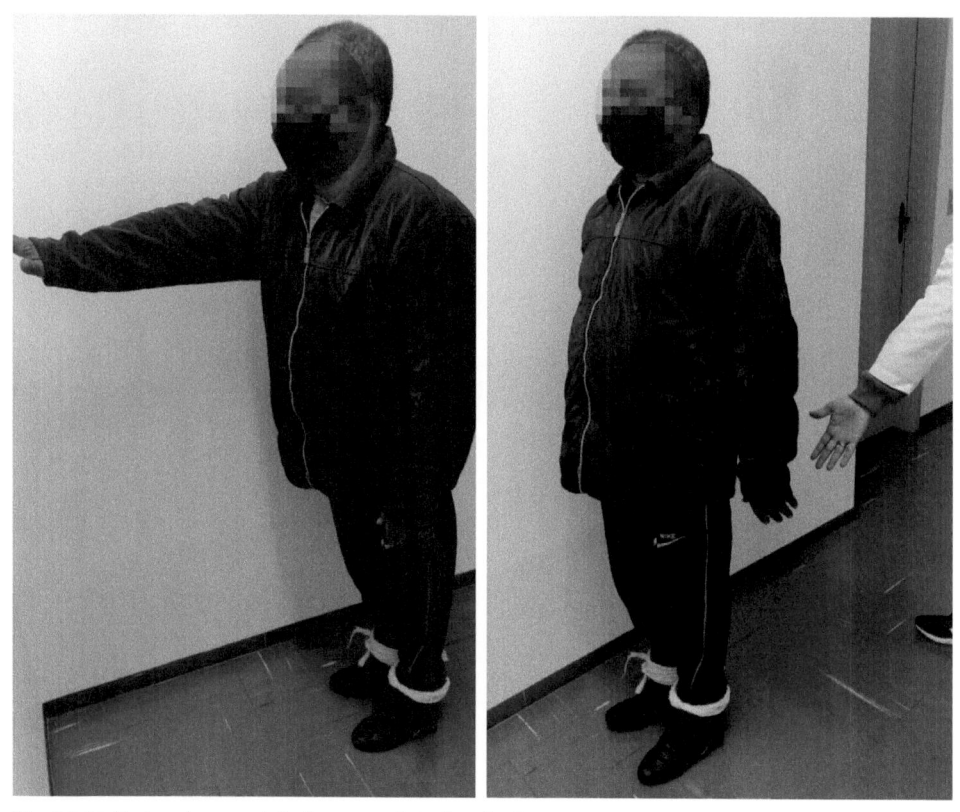

Fig. 14-11. Treino de estratégia de tornozelo incluindo alcances. (Fonte: o autor.)

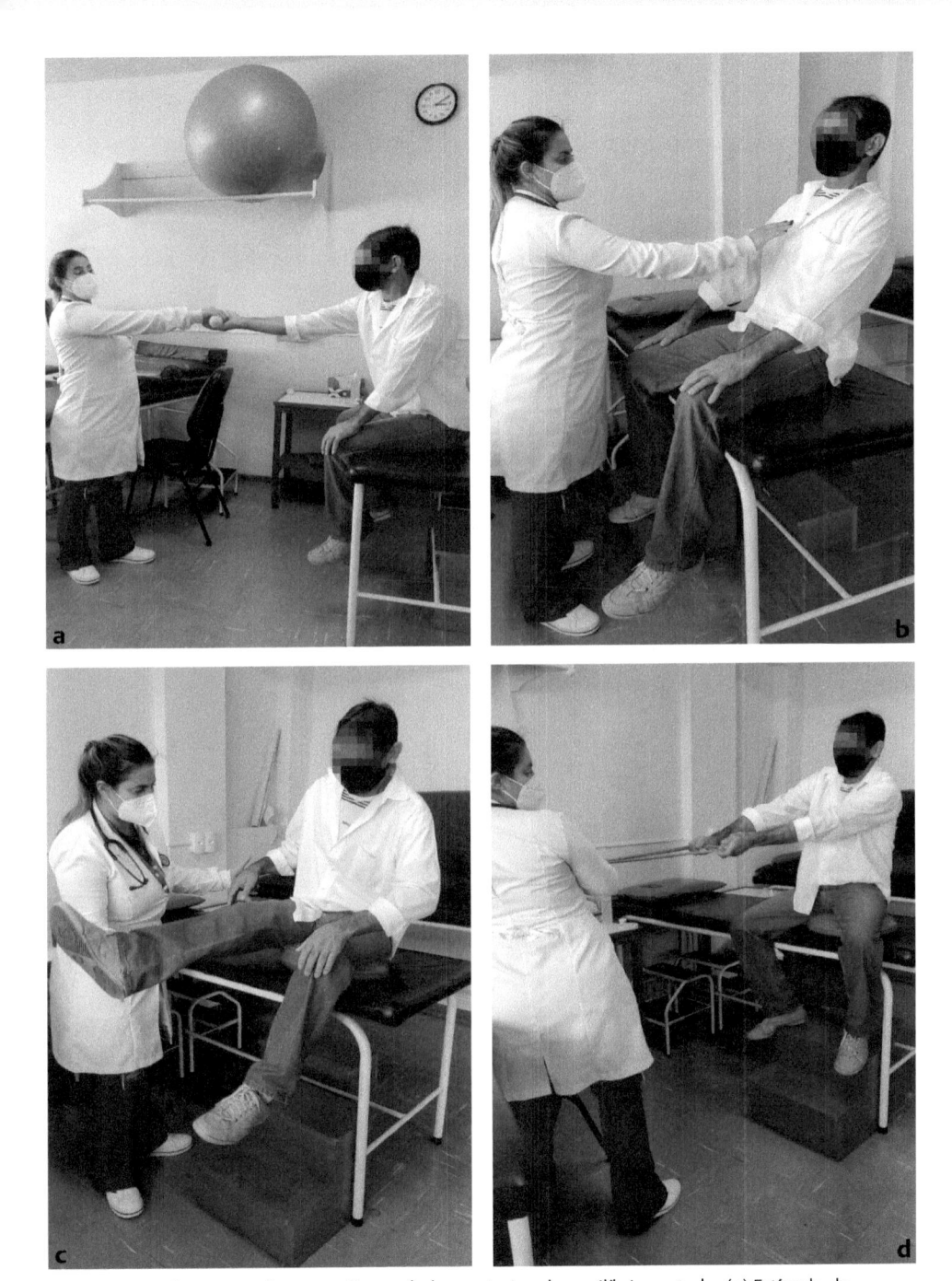

Fig. 14-12. Paciente com degeneração cerebelar em treino de equilíbrio sentado. (**a**) Estímulo da estratégia de tronco, (**b**) evolução para exigir mais ação da musculatura de tronco, (**c**) estímulo para respostas reativas de tronco, usando movimentação inesperada de MI, (**d**) uso de *theraband* para desestabilizar o tronco e exigir respostas reativas. (Fonte: o autor.)

(associando com locomoção e alcance) e que exista evolução deste processo todo, partindo de algo mais voluntário para a aquisição do automático. Na Figura 14-13 podemos ver alguns exemplos destes treinos variados.

Os exercícios físicos multicomponentes/multimodais, em circuitos variados, incluindo também caminhada, podem ser associados ao treino do controle postural.[24] Também a dança, mesmo durante curtos períodos, mostrou ser uma abordagem efetiva na redução da oscilação postural e redução de quedas.[25] As intervenções mistas podem incluir o uso comum de estratégias reativas, antecipatórias, a variabilidade de solos/texturas, de bases de apoio, alternância de descarga de peso em segmentos, além do fortalecimento, alongamento e treino de agilidade. Os exercícios aeróbicos, as variações na marcha e o pivoteio, subir e descer escalas, o treino associado de coordenação e consciência corporal também podem fazer parte das intervenções mistas. Vale também aqui o destaque para o uso de pistas sensoriais quando necessário e o uso de distratores para dificultar as atividades. Neste sentido a progressão também é essencial, incluindo as mudanças na amplitude, velocidade, nas diferentes direções.

O uso de treinos de controle postural adaptados às necessidades de cada paciente deve ser priorizado.[26] Também é importante considerar que as evoluções dependem de características particulares, ligadas ao quadro clínico, doença/trauma de base e aspectos individuais, incluindo motivações, interesses, metas...[27] Na Figura 14-14 o equilíbrio é trabalhado em mesa ortostática, em um paciente com lesão medular (TRM) torácica baixa. Como progressão são utilizados pesos maiores para o alcance e aumento da amplitude do mesmo. Além disso, as

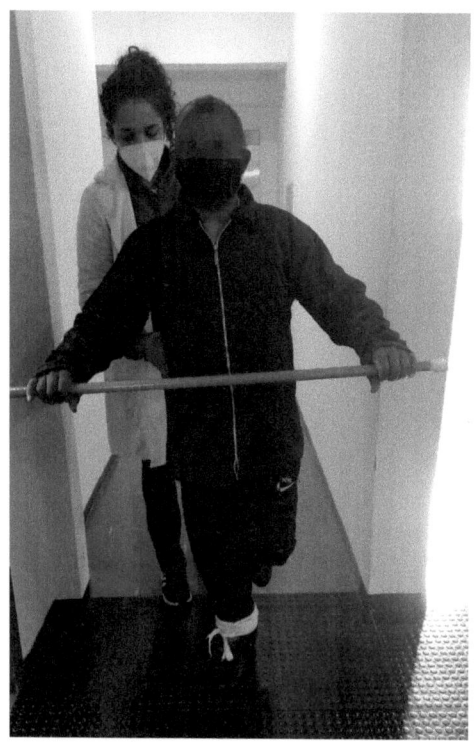

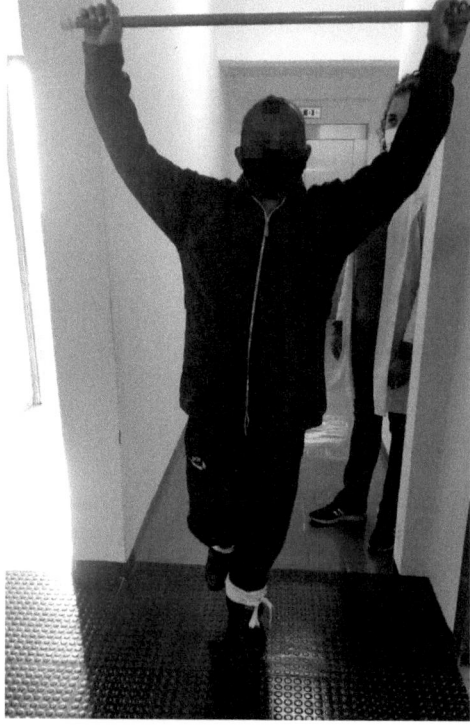

Fig. 14-13. Treino de equilíbrio com intervenções mistas. (Fonte: o autor.)

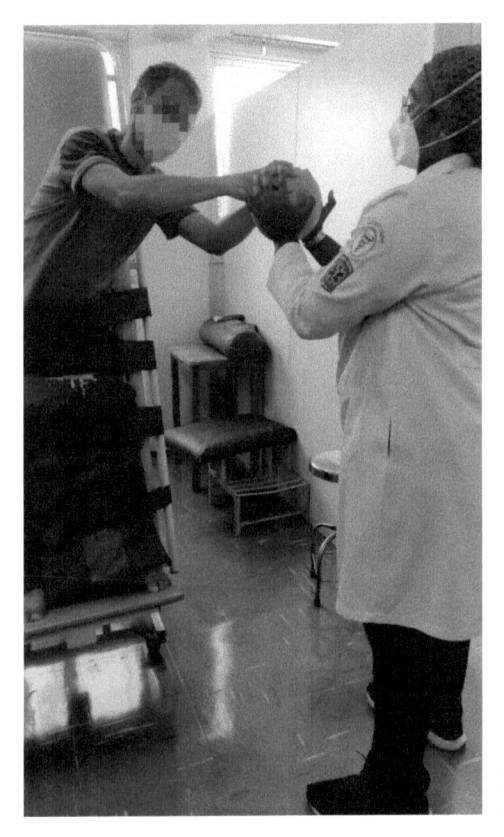

Fig. 14-14. Quadro de TRM, paraplegia, em treino de equilíbrio em mesa ortostática. (Fonte: o autor.)

faixas de velcro mais altas vão sendo afrouxadas e retiradas, exigindo cada vez mais da musculatura do tronco. Este treino pode acontecer também na cadeira do paciente, o que facilita a locomoção cada vez mais independente, mesmo em ambientes bastante desafiadores.

Também se faz essencial o controle de possíveis compensações em todas as etapas do treino de controle postural, garantindo resposta eficaz. Também o uso de demandas posturais progressivas deve ser enfatizado. Na Figura 14-15 podemos ver um esquema com sugestão de sequência para progressão do treino de controle postural.

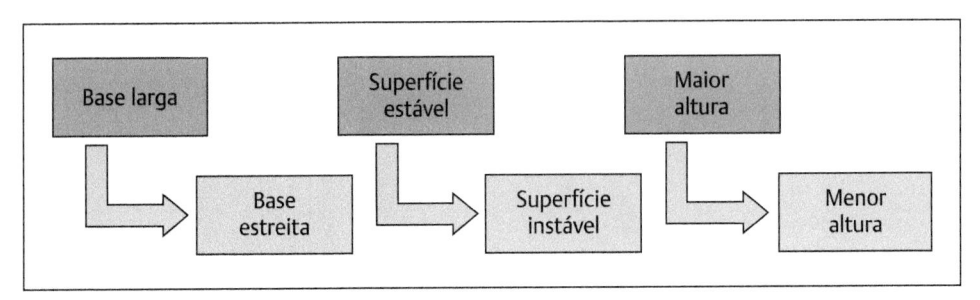

Base larga → Base estreita → Superfície estável → Superfície instável → Maior altura → Menor altura

Fig. 14-15. Proposta de evolução do treino de controle postural. (Fonte: o autor.)

> Todo o foco deve estar em atividades funcionais essenciais e aquelas que são importantes para cada paciente, em sua individualidade. Por exemplo, *se o hobby do paciente era pintar quadros é interessante inserir também um treino que envolva o alcance, manuseio e todo equilíbrio e movimentação em ortostatismo ligada ao ato de pintar em uma tela no cavalete*. Outro exemplo seria de um paciente que era jogador de futebol profissional antes da sua lesão. Neste caso, a inserção de tarefas semelhantes ao treino que ele era submetido, na grama, com saltos, variações de força, velocidades, corridas etc. Será muito proveitosa no processo de reabilitação. Este cuidado na seleção de tarefas impacta de modo positivo na motivação e interesse do paciente em sua recuperação.

No caso de terapia conduzida em domicílio, o terapeuta deve explorar as inúmeras oportunidades deste ambiente para exigir maior controle postural (Fig. 14-16a,b). A quantidade e a variedade da exploração garantirão o sucesso da intervenção.

No caso de não termos uma situação real, podemos fazer simulações no próprio ambiente terapêutico. Por exemplo, na Figura 14-16c temos um paciente com profissão de caminhoneiro antes do AVC. Na terapia, o controle postural está sendo treinado com abordagem mista, incluindo o ato de dirigir adaptado, para auxiliar na transferência desta ação.

Ainda nesta linha, de treinos mistos, é importante destacar achados sobre ganho de estabilidade e menor variabilidade em respostas posturais, tanto em adultos jovens quanto idosos que faziam tarefas cognitivas durante a manutenção postural. Assim, o treino de controle postural pode ser associado a tarefas de raciocínio, como cálculos, memorizações, atividades de tempo de reação etc.[28] Estas são as demandas cognitivas associadas, muito comum em nossas AVDs.

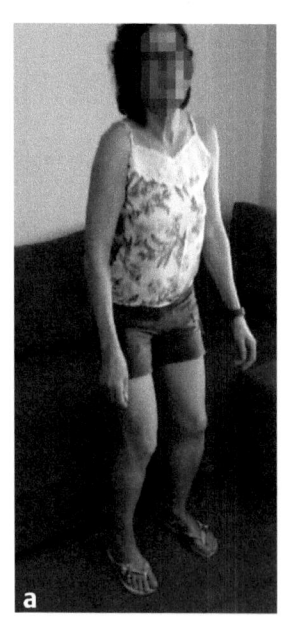

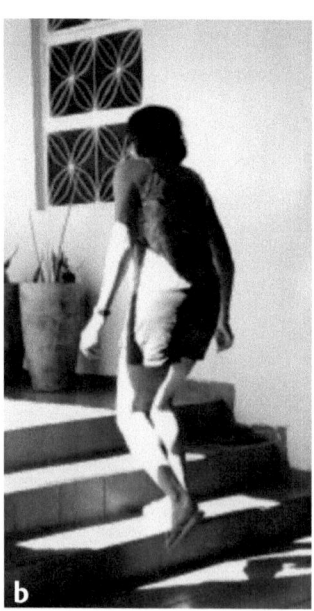

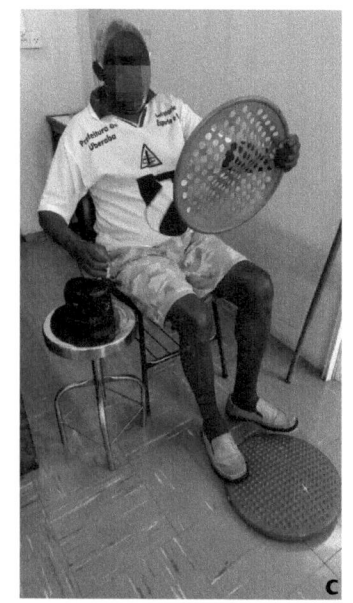

Fig. 14-16. (**a**) Treino de sentar e levantar no sofá da casa da paciente, (**b**) treino de subir e descer escalas na parte externa da casa da paciente, (**c**) treino com simulação global do ato de dirigir. (Fonte: o autor.)

> **E o medo de cair?**
>
> Adkin *et al.* (2002)[29] investigaram a influência do medo de cair no controle postural durante a tarefa de ficar na ponta dos pés em jovens saudáveis. A ameaça postural foi modificada por meio de alterações na altura da superfície em que os indivíduos ficavam (plataforma baixa ou alta) e mudanças na restrição de passos (para longe ou na borda da plataforma). Para ficar na ponta dos pés, um ajuste postural inicial deve desestabilizar o corpo para que ele possa ser movido para frente e elevado a uma nova posição de apoio sobre os dedos dos pés. Os perfis do centro de pressão e do centro de massa, bem como os padrões de atividade dos músculos tibial anterior (TA), sóleo (SO) e gastrocnêmio (GA) foram usados para descrever esse comportamento. Os resultados mostraram que o desempenho da tarefa foi significativamente modificado quando posicionado na borda da plataforma alta. Nessa situação, o sistema nervoso central reduziu a magnitude e a taxa dos ajustes posturais e do movimento voluntário subsequente. Essas mudanças no comportamento na altura dos dedos dos pés foram acompanhadas por evidências de aumento da excitação fisiológica e relatos dos participantes de diminuição da confiança, aumento da ansiedade e diminuição da estabilidade. As evidências dos efeitos do medo de cair sobre o controle postural antecipatório são clinicamente relevantes, pois podem explicar os déficits nesse controle observados em indivíduos com distúrbios do equilíbrio. Por exemplo, indivíduos com doença de Parkinson ou disfunção cerebelar demonstram desempenho prejudicado na tarefa de ficar na ponta dos pés, refletido nas alterações tanto do tempo quanto da magnitude de seus ajustes posturais antecipatórios.

TREINOS EM ALGUMAS CONDIÇÕES CLÍNICAS
A seguir seguem alguns achados da literatura sobre treinos para controle postural no acidente vascular cerebral (AVC) e na doença de Parkinson.

AVC
Especificamente para casos de acidente vascular cerebral (AVC), o treino de controle postural encontrado na literatura é bastante amplo e já existe um ótimo nível de evidência nas publicações. Podemos citar aqui, dentre outras abordagens, o treino do controle reativo e voluntário, a intervenção orientada à tarefa com e sem intervenção multissensorial em fases subagudas e crônicas, o uso de *biofeedback* por plataforma de força, programa de exercícios domiciliares supervisionados, treino em esteira com suporte parcial de peso em fase aguda e subaguda. Ainda não existe evidência de que uma abordagem específica seja superior a outra.[30] Revisões sistemáticas sobre intervenções em equilíbrio/controle postural no AVC destacam importantes evidências com cinesioterapia, exercícios *fitness*, treino repetitivo e orientado a tarefas, realidade virtual, treino em superfícies instáveis.[31]

Doença de Parkinson
A instabilidade postural é um dos sinais/sintomas mais incapacitantes da doença de Parkinson. Ela aumenta com a progressão da doença, pode levar a importantes déficits no equilíbrio e quedas.[32]

Para Crizzle e Newhouse (2006),[33] exercícios de equilíbrio desafiadores podem resultar em melhor aproveitamento no controle postural comparado com exercícios domiciliares mais simples. Dois estudos[34,35] com pacientes nos estágios II e III, duração de 6 semanas (usando a *balance board* do videogame Wii) e 8 semanas, usando os jogos do Wii fit em exercícios desafiadores e progressivos mostraram importantes ganhos no controle postural. Estes autores também relatam que, após o período de treinamento, os pacientes conseguiam permanecer por mais tempo em bases de suporte mais estreitas, diminuir a necessidade de uso dos membros superiores em busca de apoio e controlaram melhor a oscilação do centro de massa.

Apesar de ser muito motivador e atrativo, ainda existe pouca evidência para uma superioridade da reabilitação com realidade virtual *versus* sem realidade virtual (incluindo aqui também a reabilitação imersiva) sobre desfechos controle postural e marcha. Ambos os treinos promovem ganhos em pacientes com Parkinson.[36]

CONCLUSÃO

As evidências mostram cada vez mais a importância do controle postural como um fator prognóstico para diminuir as limitações da atividade e melhorar a participação de pacientes neurológicos. A elaboração do melhor protocolo para treino de controle postural deve ser baseada em uma avaliação sistêmica e dinâmica, identificando os potenciais problemas e os sistemas acometidos. A escolha da melhor opção terapêutica, seja a nível mecânico ou de estratégias motoras, sensoriais ou mistas deve ser estabelecida após minuciosa análise de estrutura e funções acometidas, bem como impacto destas nas atividades e participações do indivíduo.

> **Tarefa de Laboratório**
> **O poder do estímulo sensorial!**
>
> Faça o seguinte experimento. Coloque um indivíduo em pé em uma superfície instável (espuma, trampolim, travesseiros) e observe o controle postural (oscilações do centro de gravidade – CG) com os olhos abertos e olhos fechados. Veja a situação em que há maior oscilação do CG e adicione o toque leve com as pontas dos dedos nos dois ombros do indivíduo ou peça pra ele tocar com o indicador uma superfície em sua frente (mesa, cadeira). Observe se após isso ocorre redução da oscilação do CG.

REFERÊNCIAS BIBLIOGRÁFICAS

1. Nashner LM, Shupert CL, Horak FB, Black FO. Organization of posture controls: an analysis of sensory and mechanical constraints. Prog Brain Res. 1989;80:411-8.
2. Shumway-Cook A, Horak FB. Assessing the influence of sensory interaction on balance. Phys Ther. 1986;66:1548-50.
3. Shumway-Cook A, Woollacott MH. Controle motor: teoria e aplicações práticas. 3. ed. Barueri: Manole; 2008.
4. Kandel ER. Príncipios de neurociências. 5. ed. Porto Alegre: Ed: Mc Hill; 2014.
5. Takakusaki K. Functional neuroanatomy for posture and gait control. J Mov Disord. 2017;10(1):1-17.
6. Peterka RJ. Sensorimotor integration in human postural control. J Neurophysiol. 2002;88(3):1097-118.
7. Sousa AS, Silva A, Tavares JM. Biomechanical and neurophysiological mechanisms related to postural control and efficiency of movement: a review. Somatosens Mot Res. 2012;29(4):131-43.
8. Ivanenko Y, Gurfinkel VS. Human postural control. Frontiers in Neuroscience. 2018;12:171.
9. Annunciato NF. Plasticity of the nervous system. Int J Orofacial Myology. 1995;21:53-60.
10. Vaillant J, Vuillerme N, Janvey A, Louis F, Braujou R, Juvin R, et al. Effect of manipulation of the feet and ankles on postural control in elderly adults. Brain Res Bull. 2008;75(1):18-22.
11. Kouzaki M, Masani K. Reduced postural sway during quiet standing by light touch is due to finger tactile feedback but not mechanical support. Exp Brain Res. 2008 June;188(1):153-8.
12. Baldan AM, Alouche SR, Araujo IM, Freitas SM. Effect of light touch on postural sway in individuals with balance problems: a systematic review. Gait Posture. 2014;40(1):1-10.
13. Dos Santos DG, Prado-Rico JM, Alouche SR, Garbus RB, De Freitas PB, De Freitas SM. Combined effects of the light touch and cognitive task affect the components of postural sway. Neurosci Lett. 2019 June 11;703:99-103.
14. Jeka JJ, Lackner JR. Fingertip contact influences human postural control. Experimental Brain Research. 1994;100:495-502.

15. Prado-Rico JM, Alouche SR, Sodré AC, Garbus RB, Freitas SM. Effect of force magnitude of touch on the components of postural sway. Gait Posture. 2018;65:15-9.
16. Moraes R, Mauerberg-De Castro E. O uso de ferramenta não-rígida reduz a oscilação corporal em indivíduos idosos. Motriz J Phys Ed. 2009;15(2):263-72.
17. Freitas M, Mauerberg-Decastro E, Moraes R. Intermittent use of an "anchor system" improves postural control in healthy older adults. Gait & Posture. 2013;38(3):433-7.
18. Costa AA, Manciopi PA, Mauerberg-Decastro E, Moraes R. Haptic information provided by the "anchor system" reduces trunk sway acceleration in the frontal plane during tandem walking in older adults. Neuroscience Letters. 2015;609:1-6.
19. Le Mouel C, Brette R. Mobility as the purpose of postural control. Frontiers in computational neuroscience. 2017;11:67.
20. Avelino PR, Nascimento LR, Menezes KKP, Ada L, Teixeira-Salmela LF. Canes may not improve spatiotemporal parameters of walking after stroke: a systematic review of cross-sectional within-group experimental studies. Disabil Rehabil. 2020;28:1-8.
21. Horak FB. Clinical measurement of postural control in adults. Physical Therapy. 1987;67(12):1881-5.
22. Tasseel-Ponche S, Yelnik AP, Bonan IV. Motor strategies of postural control after hemispheric stroke. Clinical neurophysiology. 2015;45(4-5):327-33.
23. Laessoe U, Voigt M. Anticipatory postural control strategies related to predictive perturbations. Gait & Posture. 2008;28(1):62-8.
24. De Andrade LP, Gobbi LT, Coelho FG, Christofoletti G, Costa JL, Stella F. Benefits of multimodal exercise intervention for postural control and frontal cognitive functions in individuals with Alzheimer's disease: a controlled trial. Journal of the American Geriatrics Society. 2013;61(11):1919-26.
25. De Almeida HS, Porto F, Porretti M, Lopes G, Fiorot D, Bunn PD, et al. Effect of Dance on Postural Control in People with Parkinson's Disease: A Meta-Analysis Review. Journal of Aging and Physical Activity. 2020;29(1):130-41.
26. Shumway-Cook A, Woollacott M. Attentional demands and postural control: the effect of sensory context. Journals of Gerontology-Biological Sciences and Medical Sciences. 2000;55(1):M10.
27. Zaback M, Cleworth TW, Carpenter MG, Adkin AL. Personality traits and individual differences predict threat-induced changes in postural control. Human Movement Science. 2015;40:393-409.
28. Potvin-Desrochers A, Richer N, Lajoie Y. Cognitive tasks promote automatization of postural control in young and older adults. Gait & Posture. 2017;57:40-5.
29. Adkin AL, Frank JS, Carpenter MG, Peysar GW. Fear of falling modifies anticipatory postural control. Exp Brain Res. 2002;143(2):160-70.
30. Van Duijnhoven HJ, Heeren A, Peters MA, Veerbeek JM, Kwakkel G, Geurts AC, et al. Effects of Exercise Therapy on Balance Capacity in Chronic Stroke: Systematic Review and Meta-Analysis. Stroke. 2016;47(10):2603-10.
31. Arienti C, Lazzarini SG, Pollock A, Negrini S. Rehabilitation interventions for improving balance following stroke: An overview of systematic reviews. PLoS One. 2019;14(7):e0219781.
32. Fernie GR, Gryfe CI, Holliday PJ, Llewellyn A. The relationship of postural sway in standing to the incidence of falls in geriatric subjects. Age Ageing. 1982 Feb;11(1):11-6.
33. Crizzle AM, Newhouse IJ. Is physical exercise beneficial for persons with Parkinson's disease? Clin J Sport Med. 2006;16(5):422-5.
34. Mhatre PV, Vilares I, Stibb SM, Albert MV, Pickering L, Marciniak CM, et al. Wii Fit balance board playing improves balance and gait in Parkinson disease. PM R. 2013;5(9):769-77.
35. Esculier JF, Vaudrin J, Beriault P, Gagnon K, Tremblay LE. Home-based balance training programme using Wii Fit with balance board for Parkinsons's disease: a pilot study. J Rehabil Med. 2012;44(2):144-50.
36. Canning CG, Allen NE, Nackaerts E, Paul SS, Nieuwboer A, Gilat M. Virtual reality in research and rehabilitation of gait and balance in Parkinson disease. Nature Reviews Neurology. 2020;16(8):409-25.

ABORDAGEM BASEADA NO CONTROLE MOTOR II: LOCOMOÇÃO E MOBILIDADE
Andar Com Qualidade, Segurança, Estabilidade e Superando Barreiras

CAPÍTULO 15

Cyntia Rogean de Jesus Alves de Baptista • Gustavo José Luvizutto
Luciana Hata

INTRODUÇÃO

Este capítulo se dedica à reabilitação da marcha e aborda exercícios terapêuticos capazes de promover ganhos funcionais em pacientes com doenças neurológicas. Subsidiados por evidências científicas e pelos achados de uma avaliação fisioterapêutica, disfunções de componentes da marcha identificáveis clinicamente podem direcionar o estabelecimento de objetivos e condutas pertinentes. Também são citadas abordagens terapêuticas menos convencionais, emergentes das tecnologias de reabilitação que mostram resultados promissores.[1-6]

A marcha é uma das capacidades mais importantes para o ser humano e requer adequada estrutura e função dos sistemas musculoesquelético, cardiopulmonar e nervoso.[7-9] Condições patológicas que limitem esses sistemas representam grande parte dos desafios para os profissionais de reabilitação e um dos principais objetivos da reabilitação neurofuncional.[10,11]

Tomando como exemplo os pacientes após acidente vascular cerebral (AVC), as estatísticas mostram que 80% dos pacientes apresentam comprometimento da marcha logo após o evento,[12] no mínimo 50% continuam comprometidos em fase crônica[13] e apenas 30 a 50% readquirem a marcha comunitária.[14] O acometimento de estruturas encefálicas e medulares pode comprometer capacidade de locomoção independente. Movimentos compensatórios emergentes podem-se tornar aprendidos com a cronificação da condição, levando a comprometimentos secundários dos sistemas musculoesquelético e cardiopulmonar.[15-18] E em última análise, o paciente desenvolve limitações de participação em atividades desportivas, recreacionais e ocupacionais, perpetuando um ciclo de baixo nível de atividade física que agrava ainda mais seu desempenho físico, mental e predispõe a fatores adicionais de risco à saúde.[19]

Quanto à estrutura conceitual de treino da marcha, independente da técnica utilizada, conceitos de aprendizado motor[20,21] devem ser incorporados. A aliança entre os conceitos de reabilitação neurofuncional e biomecânica se mostra cada vez mais profícua para subsidiar os exercícios terapêuticos e promover ganhos funcionais, enquanto o uso isolado de abordagens como Bobath não se mostram superiores a abordagens orientadas a tarefa para melhorar a marcha.[22]

> É importante compor as sessões de exercícios terapêuticos com atividades que tenham relevância para o cotidiano do paciente. O fisioterapeuta deve usar instruções verbais ou demonstrações em atividades concretas, oferecer *feedback* adequado, conhecimento do desempenho e conhecimento dos resultados, sendo que o *feedback* visual e da cinemática são os mais usados e apresentam considerável efetividade.[23,24]

É necessário avaliar e reavaliar se o paciente necessita de prática parcial ou integral de determinada atividade. E o treino deve conter volume considerável de repetições de prática propriamente dita e prática mental, respeitando o limiar de fadiga.

O tempo decorrido para iniciar o tratamento (fase aguda, subaguda ou crônica da lesão), a modalidade do exercício e intensidade também surgem como fatores determinantes dos efeitos dos exercícios terapêuticos, desde neuroprotetores até precipitadores de expansão do dano neural.[25]

> Embora seja difícil estabelecer dosimetria ideal para um treino de marcha capaz de promover recuperação da capacidade locomotora após **lesões encefálicas e medulares adquiridas e não progressivas**, há indícios fortes de que o *treino intensivo com alto número de repetições*[26,27] são cruciais para desencadear a neuroplasticidade[28] e ganhos funcionais.[29] O tópico é controverso, mas no caso dos AVC, há recomendações de que o treino para recuperar a capacidade locomotora é seguro se aplicada 24 horas após o evento e deve ser feita 2 a 3 vezes ao dia, menos que 3 horas por dia, envolvendo atividades fora do leito nas posturas sentada, em pé e andando.[30]

SELEÇÃO DE MEDIDAS DE AVALIAÇÃO E PREDITORES PARA A MARCHA

Os fatores relacionados com a marcha deficitária podem envolver desde deficiências biomecânicas (desalinhamento postural, deformidades de membros inferiores e fraquezas musculares), deficiências cognitivas, de controle motor (equilíbrio e coordenação motora grossa) até aspectos relacionados com o condicionamento e resistência à fadiga. As ferramentas de avaliação terão que abarcar os principais fatores presentes no paciente. E o fisioterapeuta deve considerar os fatores mitigáveis, pois em certas condições clínicas os efeitos positivos dos exercícios terapêuticos serão limitados, por exemplo, quando o declínio cognitivo expõe o paciente a alto risco de queda ou, ainda, há um encurtamento muscular ou deformidade musculoesquelética instalada que necessite de órteses ou indicação de correção cirúrgica.

Um dos questionamentos mais frequentes por parte dos pacientes neurológicos e familiares é se haverá recuperação da marcha e quando ela acontecerá. O fisioterapeuta e a equipe de reabilitação devem subsidiar as tomadas de decisão com dados das avaliações físicas, condição geral do paciente e características da doença de base. Por exemplo, no caso das lesões medulares, o uso da ASIA (*American Spinal Injury Association*)[31-33] sistematiza a avaliação das funções motoras e sensoriais e permite identificar preditores para marcha, como por exemplo, a força muscular preservada dos flexores de quadril e dos extensores do joelho nas lesões incompletas.[34] Tais informações permitem programar treino individualizado seja para propulsão de cadeira de rodas, marcha terapêutica, domiciliar ou comunitária. Neste sentido, estabelecer preditores para a capacidade da marcha é fundamental.[35,36]

Considerando as diferenças entre capacidade motora (o que a pessoa faz em ambiente controlado) e desempenho motor (o que a pessoa faz no dia a dia, no meio em que vive), há indícios de que para lesões encefálicas, testes de controle de tronco (*Trunk Control Test*, escala *Fugl-Meyer*) são bons preditores para a marcha[36] e a capacidade de percorrer 350 m ou mais aumenta as chances de deambulação comunitária em paciente paraplégico.[37,38] Dados do teste de ponte unipodal[39] de indivíduos livres de sequelas neurológicas mostraram que a força muscular isométrica dos extensores de quadril é preditora da magnitude de rotação posterior da pelve, ou seja, grande parte da estabilidade lombopélvica depende do grupamento extensor de quadril.[40] Nesta mesma linha, a força muscular dos extensores de quadril são bons preditores para a marcha[36] e a força muscular isométrica dos grupos flexores plantares e extensores de joelho são preditores do desempenho na marcha e equilíbrio de pacientes hemiparéticos.[41] A medida de assimetria de descarga de peso parece ser um bom preditor para a capacidade de marcha após lesões encefálicas e pode ser obtida clinicamente com ferramentas acessíveis como duas balanças.[42] O nível de estabilidade postural e de percepção da verticalidade em pé também é importante.[43,44]

Medidas clássicas como goniometria e fotogrametria são úteis para avaliar o alinhamento postural e deformidades. Os testes manuais de força muscular são os mais usuais na prática clínica (MRC – *Medical Research Council*), contudo, medidas obtidas com dinamômetros/miômetros portáteis têm a vantagem de serem quantitativas e, se usadas adequadamente, são válidas e reprodutíveis para várias condições neurológicas.[45,46] Vale ressaltar que deve haver cautela ao interpretar valores isolados desta variável em pacientes neurológicos, pois a presença de déficit cognitivo, espasticidade, incoordenação motora e somatossensação alterados podem tornar os resultados dos testes imprecisos.[47]

Quanto à avaliação do equilíbrio e coordenação, o *Timed Up and Go*, a escala de equilíbrio de Berg, o teste de Tinetti são usados com frequência. O controle de tronco deficitário tem repercussão negativa na locomoção.[48-50] Escalas como a *Trunk Impariment Scale* (TIS) e *Trunk Control Test* (TCT) também foram capazes de detectar o baixo desempenho do controle de tronco e sua correlação com déficits de marcha em pacientes hemiparéticos crônicos.[50] Pontuações menores que 40 no TCT podem indicar marcha dependente após 12 meses do AVC.[51] Para a avaliação do equilíbrio dinâmico, o *Four Square Foot test*[52] mostrou ser uma ferramenta clínica válida e sensível às mudanças no equilíbrio dinâmico de pacientes neurológicos.[53,54]

Para registrar o desempenho do paciente quanto à resistência à fadiga, o teste de caminhada de 6 minutos (TC6) é simples e informativo.[55,56] Valores de referência para diferentes faixas etárias e doenças neurológicas estão disponíveis[57] e podem guiar o fisioterapeuta quanto ao estabelecimento de metas. Similarmente, testes em esteira também podem ser úteis, mas não são factíveis para alguns pacientes neurológicos, a menos que se tenha um sistema de segurança adequado ou suspensão parcial de peso.

Como ferramentas clínicas de análise observacional da marcha, temos a escala de Tinetti, a *Functional Gait Assessment* (FGS), *Functional Ambulation Classification* (FAC) e *Winsconsin Gait Scale* (WGS), sendo que esta última se mostrou válida, confiável e comparável aos sistemas de análise instrumentalizada,[58] com versão adaptada para o português.[59]

TREINO DE MARCHA NAS LESÕES MEDULARES

As lesões medulares transitam entre as principais causas de morte e incapacidade do mundo independentemente da sua causa.[60] Considerando o modelo da Classificação Internacional da Funcionalidade (CIF), disfunções em diversos segmentos, desde estruturais em diversas partes do corpo abaixo do nível da lesão como a paraplegia ou tetraplegia com atrofias e fraquezas musculares, perda ou alteração de sensibilidade, espasmos, dores neuropáticas, dentre muitos outros acometimentos, podem alterar, restringir e até privar completamente o indivíduo de realizar a marcha.[9,32]

As alterações em múltiplos segmentos corporais limitarão a participação em atividades básicas como propulsionar cadeira de rodas, realizar transferências e enfrentar barreiras arquitetônicas como degraus, rampas e meio-fio. Deambuladores com lesão medular necessitarão de órteses longas como tutores em lesões mais altas, dispositivos auxiliares como muletas e andadores. Tanto deambuladores quanto não deambuladores apresentarão limitações de diferentes graus em suas atividades ocupacionais e sociais.

O planejamento adequado para reabilitação da marcha de lesionados medulares requer considerar segurança e risco de quedas, gasto energético, adequação das órteses e indicação dos auxiliares de marcha, dor, espasmos e espasticidade, deformidades, motivação e outros fatores ambientais e ocupacionais.[61]

Os pacientes com lesão medular incompleta apresentam algum grau de preservação da somatossensação e motricidade e, para o reabilitador é importante aproveitar as capacidades residuais. As terapias pautadas em treino de atividades funcionais favorecem significativamente a habilidade de marcha. Os treinos de atividades funcionais devem incluir treinos de resistência, condicionamento[62] com repetições para ganho de força e controle motor.[5,9,61]

Pacientes com lesão medular cervical e tetraplegia completa, a deambulação terapêutica pode ser praticada com assistência total seja por meio de recursos de robótica, suspensão corporal e movimentos de marcha.[9,18] Esses recursos de robótica são reconhecidos como alternativas para promover mobilidade fora da cadeira de rodas e tablado.[63] Várias áreas do córtex cerebral e medula espinal são estimuladas e mesmo nos casos em que os movimentos ocorram de forma passiva ou com mínimo controle voluntário, tornando-se facilitadores de neuroplasticidade positiva, além dos benefícios fisiológicos já conhecidos do ortostatismo e marcha, incluindo-se controle da espasticidade.[19,25]

Lesões a partir do primeiro nível medular torácico possibilitam algumas formas assistidas de marcha com dispositivos auxiliares, ou seja, marcha terapêutica.[64,65] Nas lesões medulares completas nos níveis medulares de T1 a T4, há funcionalidade preservada de membros superiores, mas não há controle ativo de tronco. Portanto, o uso de aparelhos conhecidos como reciprocadores (RGO – *reciprocating gait orthosis*) proporcionam ortostatismo e troca de passos nas barras paralelas mediante acionamento por meio de movimentos do paciente de um mecanismo pneumático. Os reciprocadores apresentam um colete de polipropileno para posicionamento de tronco acoplado a tutor longo bilateral para garantir a extensão de membros inferiores com bloqueio das articulações dos joelhos, mantendo em extensão e permitindo a descarga de peso sobre os membros. O sistema pneumático acoplado na articulação do quadril é acionado quando há transferência de peso para um membro inferior enquanto o membro inferior contralateral (que tem o peso corporal aliviado) entra em flexão e realiza a fase de balanço da marcha. De modo geral, usar os reciprocadores demanda custo energético elevado para os pacientes, pois são órteses pesadas,[66,67] sendo este um dos motivos pelos quais a prescrição é desencorajada.

Versões mais híbridas de reciprocadores, como os sistemas de exoesqueleto, têm-se mostrado promissoras, mas ainda têm limitações para uso clínico e doméstico.[5,61]

Lesões abaixo do nível medular T4 permitem controle parcial de tronco superior, o que exige o uso de órtese com cinto pélvico que proporciona a estabilidade do tronco inferior. Trata-se, ainda, de uma marcha terapêutica em que alguns pacientes são capazes de realizar marcha de dois pontos quando há força e potência muscular de membros superiores e tronco suficiente para elevar e lançar o corpo em bloco à frente. Vale ressaltar o fortalecimento de membros superiores, de cintura escapular, de alinhamento postural, para sustentar a sobrecarga sobre a articulação dos ombros e alto gasto energético neste tipo de marcha.[68,69] Atividades de marcha terapêutica para este nível de lesão podem incluir exercícios de *push-up* em ortostatismo nas barras paralelas ou nos andadores de treino da marcha de meio balanço associado às habilidades de sentar e levantar com os dispositivos. Contudo, o paciente deve ser orientado que se trata de marcha terapêutica, muitas vezes sem a perspectiva de avançar para a marcha domiciliar por limitações da própria lesão medular.

Lesões entre o nível medular T8 e T12 já apresentam maior controle de tronco inferior em decorrência da preservação de musculatura abdominal parcial ou total. Há capacidade de manter postura ereta e o balanço do tronco na marcha com andadores e muletas canadenses.[65] Ainda é necessário o uso de tutor longo com cinto pélvico para assegurar a extensão dos membros inferiores, pelve e estabilidade para receber a descarga de peso corporal em ortostatismo. Em alguns casos os pacientes são capazes de realizar marcha domiciliar, mas ainda requerem treino intenso e otimização do condicionamento cardiovascular e respiratório por conta do alto gasto energético e cuidados com a sobrecarga das articulações dos ombros.[69]

Os pacientes com lesão abaixo do nível medular de L1 apresentam controle de tronco preservado e iniciam a flexão de quadril, o que permitirá o uso de órteses mais curtas e sem cinto pélvico. Assim, o peso dos tutores é aliviado, pode haver marcha de 4 pontos e os pacientes têm potencial para se tornarem deambuladores domiciliares e até comunitários com uso de muletas canadenses ou andadores. Exercícios terapêuticos que favoreçam o restabelecimento da marcha devem envolver o fortalecimento dos grupos musculares estabilizadores de cintura escapular, extensores de tronco e membro superior e abdominais para permitir a propulsão, a estabilidade postural e a adaptabilidade para a marcha (Tabela 15-1).

Os pacientes com lesão abaixo do nível medular de L2-L3 já são capazes de realizar extensão ativa de joelhos, o que os libera do uso de tutor longo, tornando-se necessário apenas o uso de órteses de tornozelo. Na ausência de espasticidade ou espasmos, o paciente pode beneficiar-se de órteses dinâmicas para pés caídos e se tornar deambulador comunitário com ou sem muletas (Tabela 15-2).

Os níveis medulares L4-L5 e sacrais tendem a se beneficiar de órteses curtas para aumentar a estabilidade dos tornozelos ou, por vezes, podem utilizar palmilhas (Tabela 15-3).

TREINO DE MARCHA NAS LESÕES ENCEFÁLICAS NÃO PROGRESSIVAS

LESÕES DE MOTONEURÔNIO SUPERIOR decorrentes de eventos traumáticos, vasculares, tumorais e processos infecciosos no encéfalo apresentam uma infinidade de comprometimentos dependentes das áreas encefálicas acometidas, suas extensões e características individuais. O paciente pode apresentar limitações na progressão, na estabilidade e na adaptabilidade, ou em todos estes três principais requisitos da marcha.[70]

Tabela 15-1. Níveis medulares abaixo de L1

Exemplo	*Paciente de 26 anos, sexo masculino, lesão medular traumática ocorrida há 5 meses – ASIA C, preservação a partir do nível medular L1*
Comprometimentos	▪ Encurtamento bilateral: flexores de quadril (teste de Thomas +, com 5 graus de flexão de quadril); ▪ Fraqueza muscular: extensores de quadril e extensores de joelho (MRC grau 2); ▪ Resistência muscular reduzida: TC6 incompleto (realizado com andador, percorreu 82 m e interrompeu o teste aos 2 minutos, alegando fadiga muscular em membros superiores e inferiores)
Limitações na atividade	▪ Anda curtas distâncias (50 m) apenas dentro do domicílio
Restrições na participação	▪ Não pratica esporte (interrompeu participação no futebol desde o acidente)
Fatores ambientais e fatores pessoais	▪ Não consegue sair do domicílio usando muletas ou andador
Abordagens	▪ Treino de estabilidade em ortostatismo, iniciado em barras paralelas e evoluindo para muletas canadenses ▪ Treino de marcha de ½ balanço e balanço total iniciado nas barras paralelas e evoluindo para muletas canadenses, uso de extensores de lona em membros inferiores, e uso da cintura pélvica e flexores de quadril para balanço ▪ Treino de *push-up* em posição em pé nas barras paralelas e com o andador ▪ Treino de *endurance* de membros inferiores com cicloergômetro assistido pelo terapeuta e posteriormente imprimindo carga progressiva ▪ Treino de marcha ajoelhado em tablado ▪ Treino de fortalecimento de abdominais, extensores e rotadores de ombro e cotovelo (concêntrico e excêntrico), para extensores de quadril e joelho; exercícios pliométricos de membros superiores; exercícios isométricos de extensores de quadril na posição ajoelhada ▪ Alongamento e autoalongamento dos grupos musculares de flexores de quadril, joelho e extensores de joelho ▪ FNP – técnica de iniciação rítmica, padrão unilateral de flexão, adução e rotação externa de membro inferior em decúbito lateral para favorecer o recrutamento e aprimorar o recrutamento de flexores de quadril ▪ FNP em quatro apoios treino, para melhora da dissociação pélvica, realizando padrão de anteversão e anteroelevação e posterodepressão da pelve ▪ FNP em quatro apoios com padrão de flexão, abdução e rotação externa de membro inferior para melhora do recrutamento de flexores de quadril mantendo estabilidade pélvica

TC6, Teste de caminhada dos 6 minutos; FNP, Facilitação Neuromuscular Proprioceptiva.
Fonte: o autor.

Deficiências na marcha de pacientes com lesões encefálicas raramente podem ser atribuídas a um único fator ou comprometimento. Contudo, existem similaridades nas manifestações patológicas da marcha e fatores preponderantes, como descrevem Ryerson e Levit (1997).[71] As Tabelas 15-4 e 15-5 sumarizam aqueles fatores de maior relevância para explicar uma marcha deficitária em lesões encefálicas.

Tabela 15-2. Níveis medulares abaixo de L2-L3

Abordagens	• Todas as condutas sugeridas para o exemplo da **Tabela 15-1** • Fortalecimento de extensores de joelho, sentado com carga progressiva ou em aparelhos de musculação como Leg Press, mesa extensora • FNP em posição ortostática com ênfase para fase de contato inicial e fase de apoio com manutenção da extensão de joelhos

Fonte: o autor.

Tabela 15-3. Níveis medulares abaixo de L4-L5

Abordagens	• Todas as condutas sugeridas para o exemplo das **Tabelas 15-1 e 15-2** • FNP em posição ortostática, flexão, abdução, rotação externa com irradiação de força de quadril e joelho para ativação de dorsiflexores; treino em esteira com inclinação

Fonte: o autor.

Tabela 15-4. Resumo dos possíveis comprometimentos e manifestações observáveis na **fase de apoio** da marcha de pacientes com lesão encefálica

Fase da marcha	Segmento corporal	Comprometimento	Manifestações identificáveis (exemplos)
Apoio	Tronco superior	Falta de controle e alinhamento da cintura escapular sobre a pélvica com consequentes padrões inapropriados de ativação muscular em tronco	• Flexão e rotação excessivas do tronco • Inclinação lateral do tronco
	Pelve	Alinhamento inadequado para a progressão	• Pelve hipomóvel • Pelve com rotação posterior
	Quadril	Fraqueza de abdutores e rotadores externos de quadril – quadril pouco estável no plano sagital	• Flexão e rotação posterior
	Joelho	Reduzida estabilidade de quadril, encurtamento de flexores plantares, ou ambos Edema em pés	• Hiperextensão
		Estratégia adotada para prevenir hiperextensão que gera movimentos atípicos no quadril e pé	• Excessiva flexão
	Tornozelo	Encurtamento de flexores plantares; (significativo especialmente para a subfase de contato inicial da marcha)	• Flexão plantar
	Pés	Reação exacerbada de equilíbrio na subfase de apoio simples Encurtamento dos músculos dos pés, desalinhamento do membro inferior. Encurtamento em membros inferiores (flexores e rotadores internos de quadril, flexores plantares)	• Artelhos em garra associados à pronação do pé. • Inversão do pé no final da subfase de apoio terminal

Fonte: o autor.

Tabela 15-5. Resumo dos possíveis comprometimentos e manifestações observáveis **na fase de balanço** da marcha de pacientes com lesão encefálica

Fase da marcha	Segmento corporal	Comprometimento	Manifestações identificáveis (exemplos)
Balanço	Tronco e pelve	Ativação muscular atípica Dificuldade de ativar musculatura para estabilizar tronco Iniciação de movimento com segmentos corporais inadequados	▪ Iniciar a fase de balanço com o membro inferior à frente do corpo flexionando o quadril e joelho ▪ Iniciar a fase de balanço com rotação pélvica posterior, trazendo todo o hemicorpo para avançar
	Quadril	Encurtamento de músculos de extensores de joelho Incapacidade de manter a atividade muscular apropriada	▪ Iniciar a fase de balanço rodando externamente e abduzindo a articulação coxofemoral enquanto flete o joelho e o pé inverte
	Joelho	Ativação muscular atípica de extensores de joelho; ou coativação de extensores/flexores	▪ Realizar insuficiente flexão de joelho durante toda a fase de balanço (induz à circundução do membro e elevação pélvica compensatória)
	Tornozelo e pé	Encurtamento de músculos plantiflexores e inversores Ativação muscular atípica (coativação de dorsiflexores/plantiflexores; Iniciação de movimento com segmentos corporais inadequados (deficiência de propulsão com plantiflexores e excessiva ação compensatória dos flexores de quadril e joelho)	▪ Dorsiflexão insuficiente ▪ Inversão do pé

Fonte: o autor.

O Tronco

Um indício de que há controle de tronco deficitário é quando a progressão do corpo na fase de apoio da marcha se inicia no tronco superior que flete, enquanto o tronco inferior faz excessiva rotação posterior. Vale ressaltar que o uso do termo tronco superior diz respeito ao segmento cintura escapular e tórax (acima de T7), enquanto tronco inferior refere-se ao conjunto abdome e cintura pélvica (abaixo de T7).[72,73] A excessiva rotação posterior do tronco inferior é um achado comum na avaliação da marcha de pacientes com acidente vascular cerebral, traumatismo craniencefálico e outras condições de lesão do motoneurônio superior.[71] Muitas vezes um tônus aumentado manifestado por excessiva flexão plantar e hiperextensão de joelhos na fase de apoio tem origem na postura inadequada de tronco. Desse modo, uma abordagem de exercícios terapêuticos para controle de tronco e manutenção do alinhamento corporal pode ser mais eficaz do que abordar diretamente os pés equinos ou os grupos musculares extensores de joelho espásticos. Similar efeito por desalinhamento de tronco ocorre quando o paciente adota a bengala precocemente.[74]

Pacientes hemiplégicos costumam apresentar excessivo *tilt* anterior da pelve, o que leva à redução da estabilidade pélvica.[75] O excessivo deslocamento pélvico reduz o equilíbrio e a velocidade da marcha[76] e este constitui um problema difícil de abordar. Exercícios terapêuticos voltados para o fortalecimento do *core* e para a manutenção do comprimento muscular neste segmento são recomendados.[73,74,77]

O Joelho

Quanto ao joelho, aproximadamente 65% dos hemiplégicos com marcha apresentam hiperextensão na fase de apoio.[78] Os fatores causais envolvem as perdas proprioceptivas, a ativação deficitária dos músculos extensores do joelho, incluindo o pobre controle excêntrico, a espasticidade de extensores de joelho e flexores plantares e a fraqueza dos músculos isquiotibiais.[79] Para pacientes com perdas proprioceptivas, a ativação deficitária dos músculos extensores do joelho, intervenções como exercícios de ponte unipodal e subida de *step* (Fig. 15-1) se mostraram mais efetivas para ativar os músculos extensores de joelho em lesões encefálicas.[80] O controle excêntrico e o equilíbrio unipodal podem ser treinados com séries de exercícios de descida de *step* à frente, enquanto subidas e descidas laterais de *step* adicionam demanda aos grupos musculares estabilizadores de quadril.

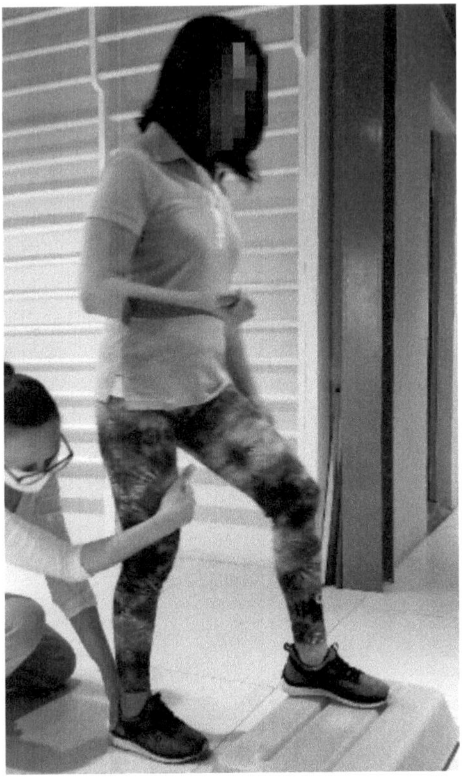

Fig. 15-1. Treino de controle de joelho em apoio unipodal com *step*. (Fonte: o autor.)

O Tornozelo

Quanto ao tornozelo e pé, pacientes com lesões de motoneurônio superior, em especial os hemiplégicos, apresentam, resumidamente: (1) desequilíbrio muscular em termos de força, atividade muscular e comprimento muscular, especialmente nos casos crônicos, causando equino ou equinovaro; (2) fraqueza de flexores plantares e dorsiflexores; hiperatividade dos músculos proximais do membro inferior.[81] Para o caso de contato inicial em antepé (equino ou equinovaro), além das alterações na fase de apoio, uma propulsão inadequada do segmento hemiparético pode limitar a velocidade de marcha e reduzir a flexão de joelho na fase de balanço.[82]

Do ponto de vista dos, o uso da bengala convencional (um ponto) não parece afetar os parâmetros espaço-temporais da marcha, enquanto a bengala de 4 pontos tende a reduzir a velocidade da marcha.[83] Contudo, do ponto de vista da cinemática e da cinética, a marcha com bengala iniciada quando o paciente ainda apresenta pobre controle de tronco pode causar assimetria postural e de descarga de peso, pois num estudo com pacientes hemiplégicos, a marcha de 3 pontos com bengala ocasionou maior descarga de peso no dispositivo e menor ativação muscular do lado parético.[74] Um padrão de marcha assimétrico pode ser reforçado pelo uso prolongado de bengala, e quanto mais dependente do dispositivo, maior a assimetria de marcha. Choi *et al.* (2020)[14] sugerem que o paciente hemiplégico deve ser encorajado a evoluir de uma marcha de 3 pontos para 2 pontos, com gradual redução da dependência da bengala. Um paciente hemiplégico tem condições de começar a andar sem bengala se for capaz de descarregar espontaneamente 40% do peso corporal sobre o membro parético,[84] e isto pode ser avaliado usando plataforma de força ou até mesmo duas balanças. Além disso, na prática clínica, o fisioterapeuta encontra dificuldade em progredir para a marcha sem dispositivo auxiliar quando o paciente teve experiência prévia com a bengala. Assim, a prescrição de dispositivos auxiliares para a marcha deve ser estudada caso a caso, ponderando sobre as capacidades e a segurança do paciente. Outros recursos de suporte para marcha ainda são menos usuais, mas apresentam grande potencial, por exemplo, *thera-togs*. Com seu uso durante o treino de marcha, o paciente não é estimulado a treinar padrões de marcha assimétrica e mantém as mãos livres, já que não precisa se segurar em nenhum dispositivo (Tabela 15-6).[85]

Tabela 15-6. Caso clínico de exemplo

Caso clínico	Paciente de 54 anos, sexo feminino, AVC isquêmico em território de artéria cerebral média esquerda, ocorrido há 18 meses
Comprometimentos	Encurtamento à direita: musculatura flexora do cotovelo (ADM passiva de extensão de 130 graus): flexores de quadril (ADM passiva atinge posição neutra), extensores de joelho (teste de Ely com 110 graus de flexão) e flexora plantar (tornozelo atinge posição neutra) Fraqueza muscular à direita: abdominais; extensores de quadril (MRC 3); dorsiflexores (MRC 3); abdutores e rotadores externos de quadril (MRC 2) Hipertonia à direita: *Ashworth* 1 de flexores plantares, extensores de joelho direito
Limitações na atividade	Anda 120 m, apenas em superfície nivelada e regular Sobe e desce escadas com dificuldade (relata dificuldade em "dobrar o joelho" direito)
Restrições na participação	Não sai do domicílio desacompanhada
Fatores ambientais e fatores pessoais	Necessita descer uma rampa para sair do domicílio – não se sente estável
Abordagens	▪ FNP de marcha[85] e FNP de marcha em rampa (47) ▪ Treino de *endurance* de membros inferiores com cicloergômetro assistido pelo terapeuta e posteriormente imprimindo carga progressiva ▪ Treino de marcha ajoelhado em tablado, com resistência manual do terapeuta ou com *theraband* em pelve ▪ Treino de fortalecimento de abdominais, extensores de quadril, joelho e tornozelo ▪ Treino de equilíbrio com marcha lateral, para trás e para frente, em diferentes superfícies e velocidades ▪ Alongamento e autoalongamento dos grupos musculares de flexores de quadril, joelho e extensores de joelho ▪ Facilitação neuromuscular proprioceptiva – padrão unilateral de flexão, adução e rotação externa de membro inferior[85] em posição ortostática

Fonte: o autor.

Exercícios terapêuticos para treinar o controle pélvico (Fig. 15-2) e escapular (Fig. 15-3) podem ser iniciados com máxima assistência e *feedback* e depois serem requisitados durante a marcha. Convém lembrar que a marcha, salvo sua iniciação e parada, é composta de sequências de movimentos rítmicos automáticos e treinos exclusivamente segmentados não mimetizam sua condição real. Por este motivo, deve ser permitido que, na sequência da prática segmentada, o paciente percorra certa distância com o menor auxílio possível.

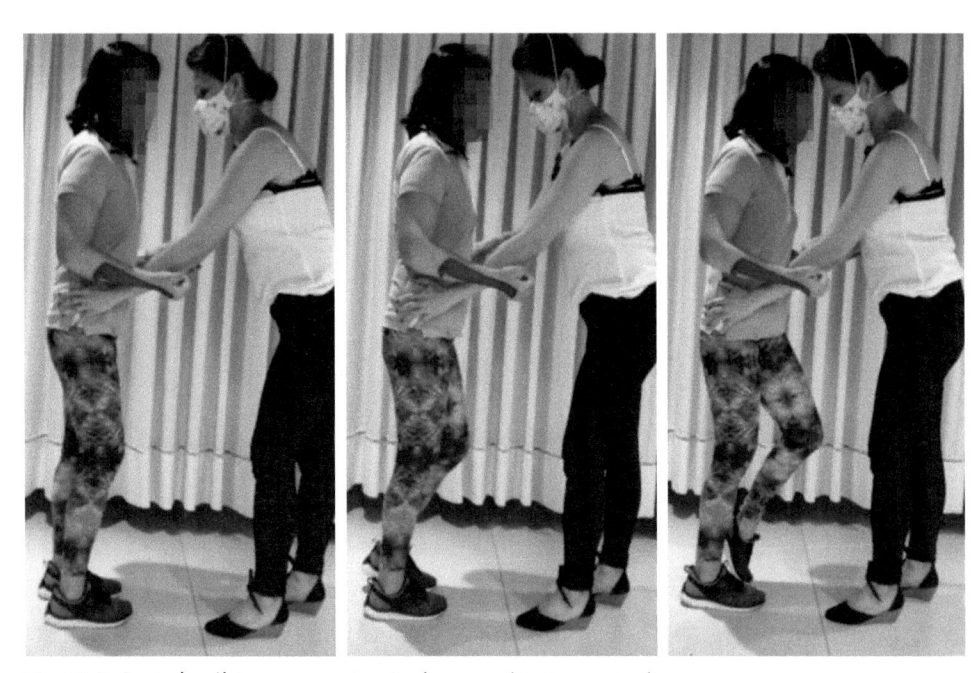

Fig. 15-2. Controle pélvico para progressão do corpo. (Fonte: o autor.)

Controle pélvico para progressão do corpo (Fig. 15-2)

Objetivo terapêutico:
Adequar controle da pelve no plano frontal e da descarga médio-lateral de peso (Fig. 15-2a). Progredir para controle da pelve no plano sagital (Fig. 15-2b) e progressão do corpo (Fig. 15-2c).
- facilitar contrapeso para liberação da oscilação do membro inferior contralateral
- estimular paciente a alinhar e controlar pelve na fase de balanço
- aumentar tamanho do passo e velocidade da marcha

Procedimento:
Paciente na posição de dar um passo. Mãos do terapeuta na pelve do paciente, posicionando-a em neutro. A perna que entrará em oscilação receberá estímulo tátil e proprioceptivo (resistência) para elevação posterior no pré-balanço e elevação anterior no balanço propriamente dito.

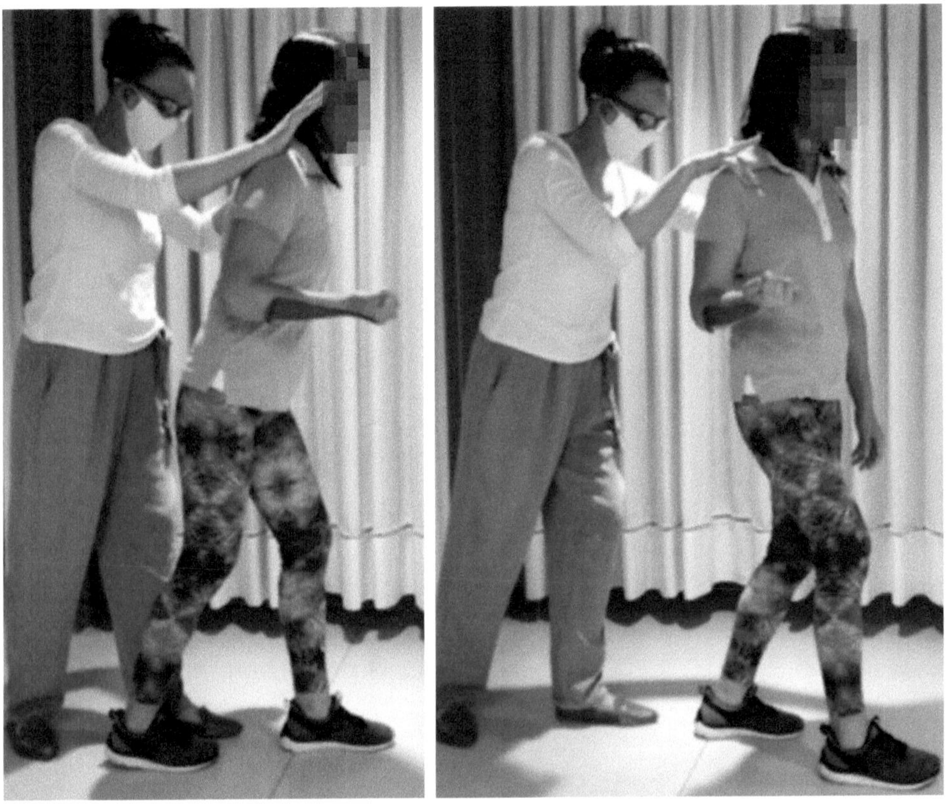

Fig. 15-3. Controle de escapular para o balanço. (Fonte: o autor.)

Controle de escapular para o balanço (Fig. 15-3)

Objetivo terapêutico:
Adequar a posição inicial do tronco para começar a fase de balanço (tronco alinhado nos planos sagital e frontal; quadril e membro inferior em extensão).
Estimular que a fase de balanço seja iniciada pelo membro inferior em vez de pelo tronco.
- facilitar alinhamento, dissociação do tronco superior e inferior
- melhorar comprimento do passo e favorecer contato inicial com calcâneo
Procedimento:
Mãos do terapeuta acompanham movimentos dissociados da cintura enquanto o paciente caminha. A protração e retração escapular durante a marcha pode ser assistida ou resistida, conforme necessidade de *feedback* tátil e proprioceptivo do paciente.

A fase de apoio da marcha de pacientes com lesões encefálicas pode apresentar limitações, como reduzida extensão do membro inferior de apoio, postura de joelho em *recurvatum* e **déficit de propulsão no apoio final.** As Figuras 15-4 a 15-5 ilustram alternativas para abordar tais problemas, como o uso de FNP promovendo irradiação do membro superior para o membro inferior de apoio (Fig. 15-4), o treino de apoio unipodal e transferência de peso (Fig. 15-5).

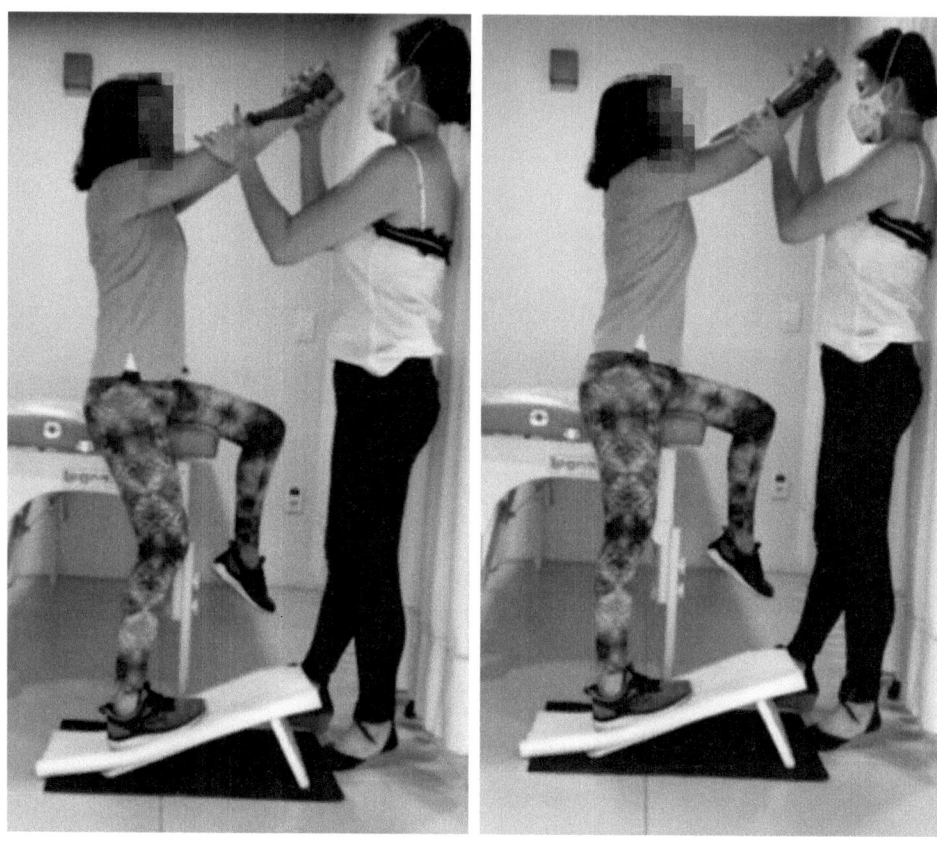

Fig. 15-4. Controle de membro inferior na fase de apoio. (Fonte: o autor.)

Controle de membro inferior na fase de apoio (Fig. 15-4)

Objetivo terapêutico:
- Melhorar a extensão do membro inferior parético na fase de apoio.
Procedimento:
Paciente com membro inferior parético para fora da maca e com apoio plantígrado, quadril e coxas menos afetados apoiados em maca, mãos do paciente entrelaçadas. O terapeuta aplica a técnica de irradiação da FNP usando o padrão de membro superior flexão adução e rotação externa associado à rotação de tronco, imprimindo resistência submáxima em aproximadamente metade do arco de movimento.

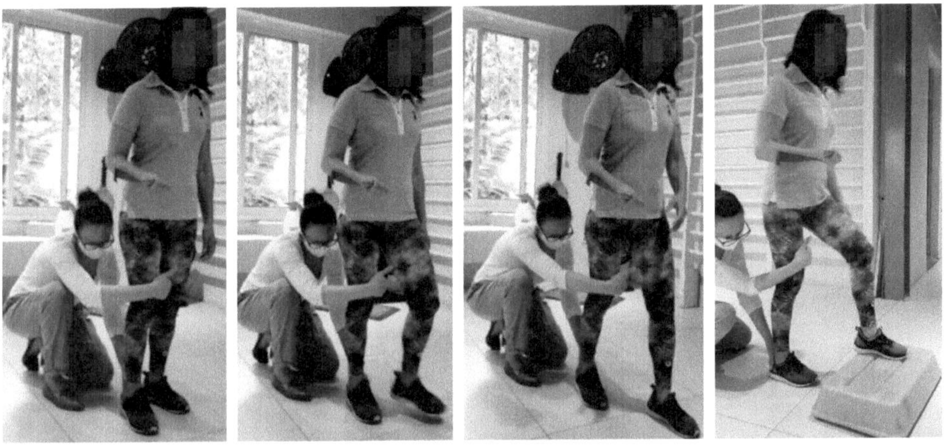

Fig. 15-5. Controle de membro inferior na fase de apoio. (Fonte: o autor.)

Controle de membro inferior na fase de apoio (Fig. 15-5)

Objetivo terapêutico:
Estimular o paciente a controlar o membro parético na fase de apoio:
- Treinar rolamentos do tornozelo
- Treinar transferência de peso sobre membro parético na fase de apoio
- Treinar estabilidade quadril-joelho-tornozelo na fase de apoio (quando há *recurvatum* sem encurtamento significativo de flexores plantares* ou quando há postura fletida de joelho).

Procedimento:
Uma mão do terapeuta "envolve" o tornozelo parético, a outra fica acima do joelho favorecendo a manutenção da extensão da perna e rotação femoral. Solicita-se que o paciente realize o balanço com membro não parético enquanto descarrega peso sobre o membro parético (Fig. 15-5d).

*Se o encurtamento dos flexores plantares já está instalado, alongamentos e ganho de amplitude de movimento devem preceder o treino de controle ativo.

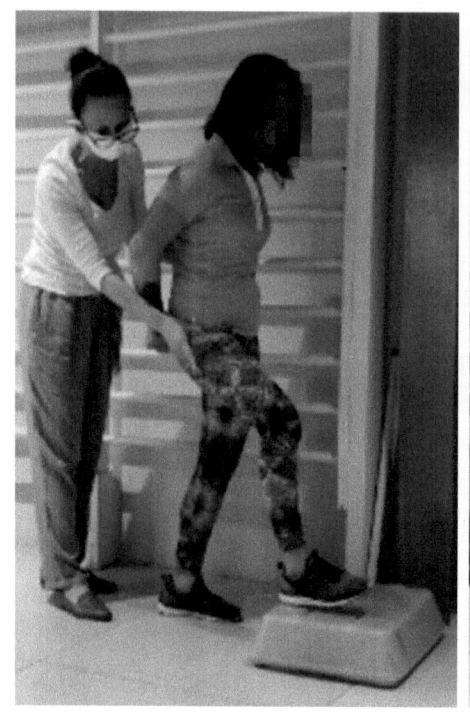

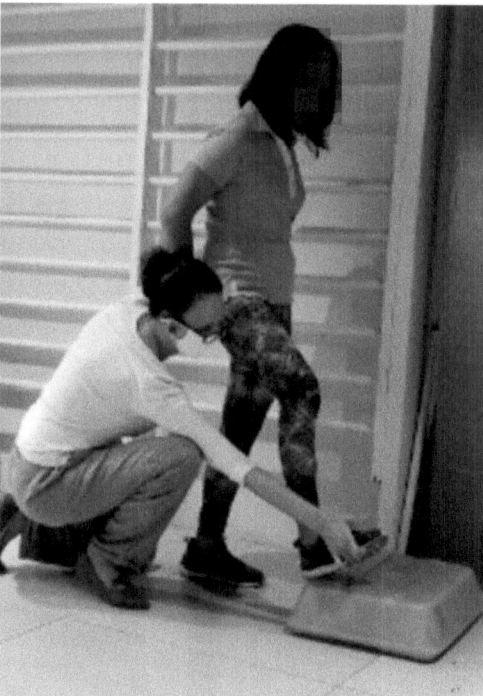

Fig. 15-6. Controle de membro inferior na fase de balanço. (Fonte: o autor.)

A estabilidade pélvica em situação dinâmica é outro desafio e seu desempenho interfere na posição do pé que fará o contato inicial (Fig. 15-6).

Controle de membro inferior na fase de balanço (Fig. 15-6)

Objetivo terapêutico:
Estimular que o paciente controle o membro parético na fase de balanço:
- Reduzir excessiva elevação pélvica, circundução do membro ou inversão do tornozelo

Procedimento:
1. A mão do terapeuta estabiliza a pelve da perna de apoio no plano sagital e frontal ao mesmo tempo em a outra mão assiste à flexão do quadril parético (Fig. 15-5a). Vale ressaltar que a oscilação da perna parética deve ser iniciada a partir da hiperextensão de quadril, extensão de joelho e tornozelo. Enfatize ao paciente que ele deve "empurrar o chão" para trazer a perna à frente.
2. Caso o paciente tenha maior controle pélvico do que distal e exiba dificuldade em conduzir o pé até o *step* como no procedimento da Figura 15-5a, uma alternativa é assistir o contato inicial a partir do contato próximo à cabeça do 5° metatarso (Fig. 15-5b).

Experimente resistir neste ponto anatômico caso o paciente tenha déficit proprioceptivo distal, mas tenha força muscular suficiente.

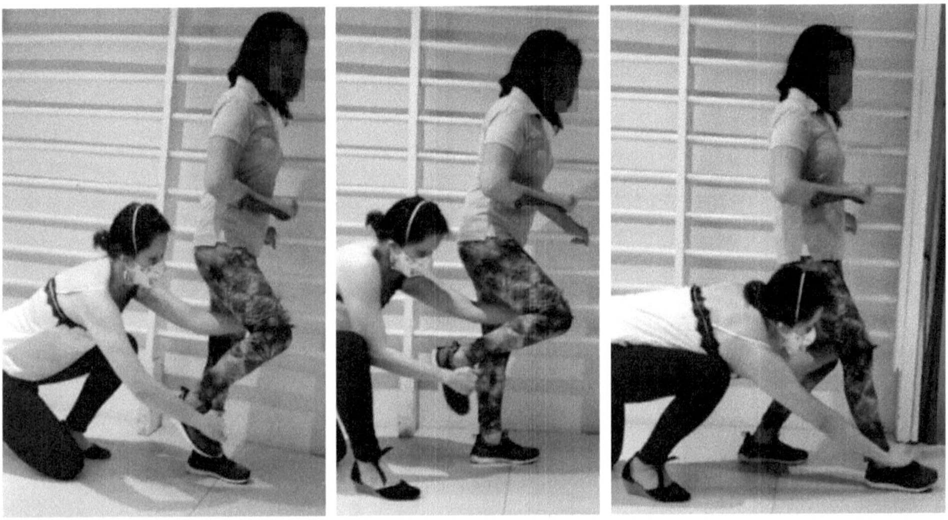

Fig. 15-7. Controle de membro inferior na fase de balanço. (Fonte: o autor.)

Outro exercício terapêutico usado com frequência é a FNP para a tríplice flexão que pode auxiliar no aumento do tamanho do passo (Fig. 15-7).

Controle de membro inferior na fase de balanço (Fig. 15-7)

Objetivo terapêutico:
Estimular a tríplice flexão no balanço e o contato inicial com calcâneo.

Procedimento:
Uma mão do terapeuta sobre a borda lateral e o dorso do pé, favorecendo a dorsiflexão, e a outra na face medial da coxa e acima do joelho, favorecendo flexão de quadril, flexão e rotação interna de joelho. O fisioterapeuta pode realizar movimentos assistidos e gradualmente impor resistência, conforme as características do paciente. Se há predomínio de déficit de coordenação, déficit proprioceptivo distal, a resistência funciona como um *feedback* adicional. Se predomina o déficit de ativação, seja por fraqueza ou apraxia, repetidos movimentos ativoassistidos auxiliam no aprendizado motor.

Conforme o paciente vai exibindo maior confiança e equilíbrio em ortostatismo, o treino de marcha estacionário pode ser uma abordagem de escolha (Fig. 15-8). Em todos os exercícios a manutenção do alinhamento corporal pode ser reforçada por *feedback* verbal, tátil-proprioceptivo ou visual. O fisioterapeuta deve ficar atento para dosar a quantidade e frequência de oferecimento do feedback, para não prejudicar o desempenho do paciente.

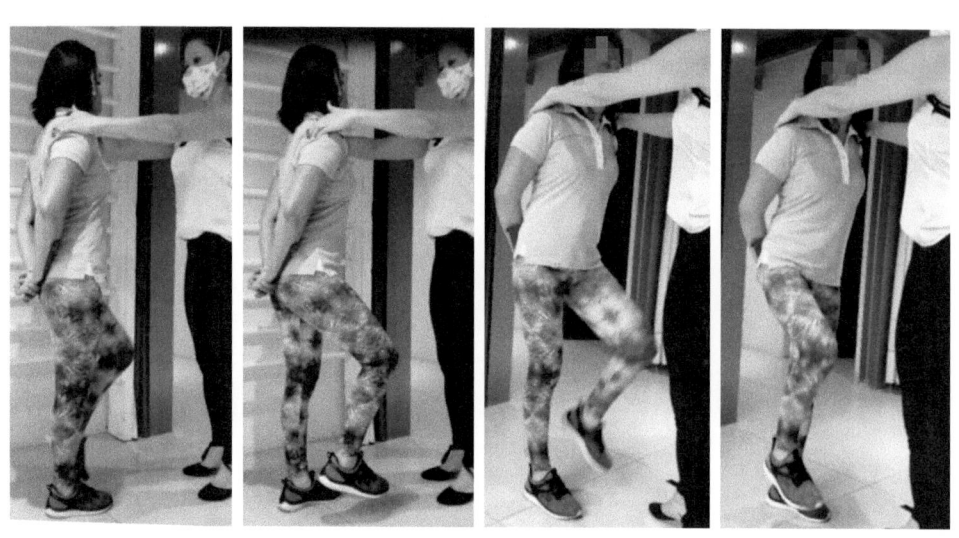

Fig. 15-8. Estabilidade durante movimentos rítmicos. (Fonte: o autor.)

Estabilidade durante movimentos rítmicos (Fig. 15-8)

Objetivo terapêutico:
Melhorar alinhamento corporal dinâmico, evitando excessiva inclinação e rotação do tronco.
Procedimento:
Mãos do terapeuta resistem posteriormente à cintura escapular enquanto paciente realiza marcha estacionária.
Obs.: O ideal é que os membros superiores permaneçam relaxados e ao longo do tronco. As mãos do paciente colocadas para trás do tronco e entrelaçadas podem aumentar a demanda postural do exercício, mas ao mesmo tempo evitam que a projeção do centro de massa fique muito anteriorizada nos casos em que há excessiva postura hipertônica em flexão de cotovelo, punho e dedos. Uma evolução deste exercício é solicitar que os membros superiores fiquem relaxados ao longo do corpo enquanto se pratica a marcha estacionária. Vale ressaltar que neste exercício o componente de propulsão da marcha é pouco requisitado. Caso o fisioterapeuta queira trabalhar a propulsão, a marcha na esteira com inclinação serve melhor a este propósito.

TECNOLOGIAS AVANÇADAS PARA REABILITAÇÃO DE MARCHA DE PACIENTES NEUROLÓGICOS

Nas últimas décadas, o avanço da medicina somado à computação e à informática favoreceu a criação de diversos recursos que vêm-se tornando aliados robustos na reabilitação da marcha de pacientes com afecções neurológicas.[3-6,36] Merecem destaque os dispositivos robóticos estimuladores elétricos com padrões sincronizados e alternados que promovem contrações musculares coordenadas de forma semelhante à marcha humana,[36] o uso de realidade virtual e simuladores[87-89] e de terapia robótica.[2,5,9] Contudo, a aquisição de tais equipamentos às vezes tem custo elevado, necessidade de espaço físico apropriado e treino aperfeiçoado da equipe e profissionais de reabilitação. Além disso, estas novas tecnologias ainda necessitam de exploração quanto às suas vantagens e desvantagens em relação às terapias convencionais, potenciais impactos sobre o paciente quando a mobilidade ocorrer em ambiente real.[4,6]

Esteira com Uso de Suspensão Parcial de Peso

Técnicas como sustentação parcial de peso[11,90] têm como fundamentação teórica original as pesquisas em modelos animais que mostraram as interações das aferências dos fusos musculares, órgãos tendinosos de Golgi (OTG) de músculos extensores do quadril com o ritmo locomotor dos padrões geradores.[91,92] A postura em extensão de quadris de gatos monitorados em esteira disparava os fusos musculares e, por sua vez, evocava atividade dos músculos flexores, ou seja, a transição da fase de apoio para o balanço na marcha. Quanto aos OTG dos músculos extensores dos membros inferiores, suas aferências estimulariam grupos musculares extensores via aumento da atividade dos motoneurônios. Do ponto de vista prático, tal facilitação poderia ocorrer em situações de marcha em esteira com aclive, em que a carga sobre os grupos musculares extensores está aumentada.

Em estudo envolvendo pacientes hemiplégicos crônicos foi encontrado que tanto o treino com FNP quanto com esteira e suporte parcial de peso oferecidos por 20 sessões foram benéficos para a marcha, aumentando a simetria espaço-temporal da marcha e pontuações de escalas funcionais como a MIF.[93] Quando submetidos a treinos de marcha usando suspensão parcial de peso com ou sem esteira, 3 vezes por semana por cerca de 6 semanas consecutivas, hemiparéticos crônicos apresentaram incremento na velocidade da marcha avaliada no teste de 10 metros, e ganhos funcionais registrados pelas escalas Fugl Meyer e Medida de Independência Funcional (MIF).[94]

Treino de Marcha em Esteira com Correia Dividida

O uso de erros como *feedback* para o aprendizado motor vem sendo amplamente discutidos para reabilitação da marcha. Esses erros podem gerar **mudanças reativas rápidas** por meio de *feedback* periférico (por exemplo, aumentando a altura do seu degrau para limpar um meio-fio depois de pegar o dedo do pé nele), ou **mudanças adaptativas lentas** que dependem da prática e ocorrem ao longo de minutos a horas (por exemplo, alterar seu padrão de caminhada para se ajustar a novos sapatos). Eles resultam em novas calibrações de comandos de motor (*feedforward*), que persistem quando as demandas são removidas.

Alguns estudos têm utilizado o erro aumentado durante o treino de marcha em esteira. No estudo de Reisman *et al.* (2007)[95] os indivíduos foram convidados a caminhar em uma esteira sob medida composta por duas correias separadas, cada uma com seu próprio motor, que permitia que a velocidade de cada correia (ou seja, cada perna) fosse controlada de forma independente. Na configuração de correia dividida, uma correia da esteira foi ajustada em velocidade lenta enquanto a outra foi ajustada em velocidade rápida. Os resultados mostram que houve diferença significativa na assimetria do comprimento do passo no período pós-adaptação.

Pessoas com hemiparesia podem apresentar assimetrias no comprimento do passo em qualquer direção.[96,97] A fim de restabelecer a caminhada simétrica, o padrão de treinamento (ou seja, qual perna está na faixa rápida durante a adaptação) deve, portanto, ser baseado na assimetria inicial do sujeito.

> Indivíduos que dão um passo parético mais longo são treinados com a perna parética na correia lenta para induzir maior simetria. Indivíduos que dão um passo parético mais curto são treinados na correia rápida (Fig. 15-9). Se treinarmos na direção errada, obteremos efeitos colaterais que pioram a assimetria do comprimento do passo.

O padrão típico de caminhada é adaptado por meio da prática para acomodar uma mudança nas demandas da tarefa (por exemplo, caminhar em uma esteira com correias divididas com uma perna se movendo duas vezes mais rápido que a outra), essa adaptação resulta em um padrão modificado. Depois que as novas demandas são removidas (por exemplo, as velocidades da correia voltam ao normal), o padrão adaptado continua, e a prática sob as demandas da tarefa original é necessária para retornar ao padrão típico de caminhada.

Uso de Correntes Elétricas na Reabilitação da Marcha

A associação da eletroestimulação com modalidades convencionais de terapia apresenta de moderada a baixa evidência de superioridade nos resultados, uma vez que a maioria dos estudos carece de métodos robustos de randomização.[98] Um estudo piloto controlado-randomizado submeteu hemiparéticos de 7 dias a 6 meses a um treino com cicloergômetro assistido por FES (musculatura parética de coxa) e promoveu melhora em medidas relacionadas com a locomoção como o teste de caminhada de 10 m, a *Functional Ambulation Classification* (FAC), *Performance Oriented Mobility Assessment* (POMA) e, *Motricity Index* (MI).[99] O protocolo de 7 semanas, 3 sessões por semana, 20 minutos por sessão estimulou sincronicamente os grupos musculares dos músculos vasto medial, reto da coxa, semitendinoso e bíceps femoral compulso retangulares bifásicos de 250 ms, frequência de 20

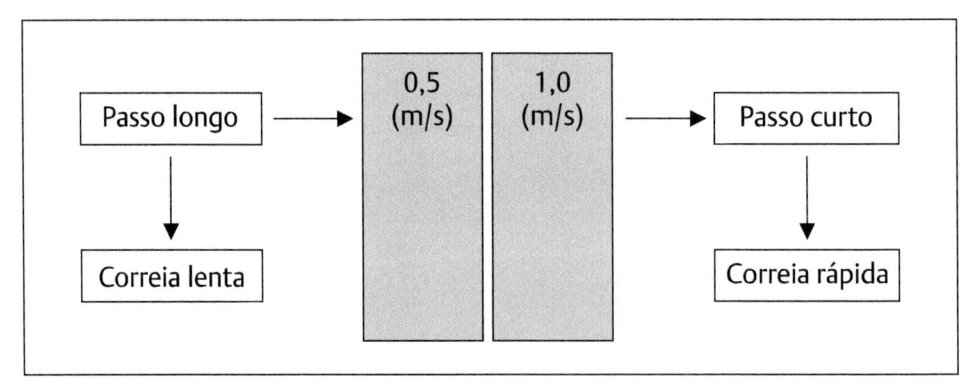

Fig. 15-9. Protocolo de treino de marcha em esteira com correia dividida. (Fonte: o autor.)

a 60 Hz, tamanho de pulso de 300 a 450 ms, com intensidade suficiente para promover movimento. Em outro estudo, pacientes hemiparéticos crônicos submetidos à NMSE (*neuromuscular electrical stimulation*) na musculatura do tibial anterior apresentaram aumento do comprimento do passo, da simetria de marcha e aumento da ativação dos músculos flexores plantares durante a propulsão.[25] No entanto, a NMSE aplicada exclusivamente na musculatura flexora plantar apenas aumentou o comprimento do passo e a simetria temporal da marcha. O protocolo de estimulação consistiu em 20 minutos de NMES, com frequência de 50 Hz, largura de pulso de 0,2 ms, onda bifásica quadrada, ciclo *on:off* de 5:15s e intensidade de 50 mV, capaz de provocar movimento articular no tornozelo.

Realidade Virtual e Terapias Robóticas

O uso de realidade virtual na reabilitação de pacientes neurológicos tem-se mostrado promissor para pacientes com lesões encefálicas[87] e medulares,[88] especialmente quando associado a terapias convencionais.[1,88,100]

Na revisão sistemática de Araujo *et al.* (2019),[88] estudos com lesionados medulares utilizando diversos protocolos de realidade virtual demonstraram achados positivos em funções cardiovasculares respiratórias (aeróbicos), equilíbrio, e funções motoras e de coordenação de membros inferiores.

O uso de exoesqueletos robóticos que foram desenvolvidos e aprimorados na última década vem-se consolidando como forte aliado na reabilitação de pacientes com lesões neurológicas com disfunções ou privação da marcha como em pacientes que sofreram AVC, TCE e lesionados medulares.[5,101] Há evidências de benefício superior à fisioterapia convencional isolada à associação da eletroterapia ou da fisioterapia convencional[102] com o treino de marcha usando equipamentos robóticos. A repetição de movimentos funcionais aprimora funções cardiovasculares e fisiológicas e ainda estimula a neuroplasticidade favorável à recuperação funcional.[6,63] Para pacientes paraplégicos e tetraplégicos acometidos por lesão medular, as terapias envolvem uso de órteses pesadas e/ou restritas ao tablado-tatame e à sedestação. Com o uso dos dispositivos robóticos é possível diversificar as posturas nas terapias, realizando marcha e exercícios terapêuticos em pé e na marcha.[63]

OS TREINOS DE MOBILIDADE SÃO IMPORTANTES?

Não se pode deambular se não for possível levantar da cadeira ou sair da cama. A incapacidade de mudar posições com segurança e de forma independente representa grande impedimento para a recuperação da mobilidade normal.

O **rolar** é uma parte importante das habilidades de mobilidade no leito e uma parte essencial de muitas outras tarefas, como o levantar da cama. As estratégias de movimento utilizadas por adultos não deficientes para rolar de supino para prono são muito variáveis.[70] Características essenciais dessa estratégia incluem o padrão de erguer os braços até o nível dos ombros, com a cintura escapular iniciando o movimento da cabeça e do tronco, e o levantar unilateral da perna, entretanto, não há modo correto para conseguir esse movimento, porém, este deve ser treinado utilizando facilitação (Fig. 15-10) ou não, além de variar o contexto da tarefa (rolar para pegar um objeto) ou o ambiente (rolar em diversas densidades de colchão ou altura da cama).

Outra função importante é de **deitado para sentado**. Os componentes essenciais dessa estratégia incluem empurrar com os braços (ou agarrar ao lado da cama e então empurrar com os braços), fletir a cabeça e o tronco, se empurrando para uma posição sentada parcial, e rolar para o ortostatismo. Outra estratégia comum é o padrão de impulsionar

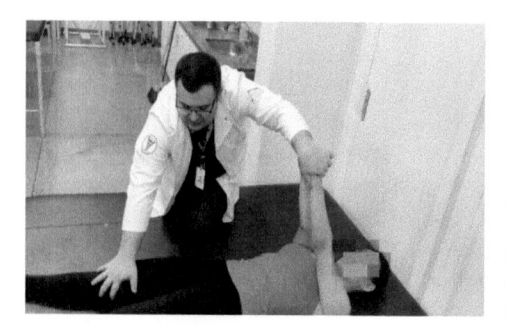

Fig. 15-10. Facilitação para um paciente hemiparético ou hemiplégico rolar sob o lado comprometido. A mão do terapeuta auxilia na rotação externa do quadril do lado afetado, enquanto o paciente realiza um automanuseio com os membros superiores para auxiliar o movimento do tronco superior. (Fonte: o autor.)

com os braços, rolando para o lado e assumindo uma posição sentada simétrica antes de ficar em pé. Podemos facilitar essa transferência a partir do decúbito lateral até o paciente atingir a postura sentada (Fig. 15-11).

Devemos treinar, também, a passagem de **sentado para ortostatismo (SPO)**. Esta tarefa pode ser dividia em três fases: **(1)** estágio de "transferência de peso" com a flexão anterior do tronco. O corpo fica relativamente estável durante essa fase, uma vez que o centro de massa (CM) ainda está dentro da base de sustentação do assento da cadeira e dos pés. A atividade muscular inclui a ativação do eretor da coluna, que contrai excentricamente para controlar o movimento para a frente do tronco;[103,104] **(2)** estágio em que os glúteos saem do assento (fase de transição crítica): durante essa fase, o CM do corpo se move fora da base de sustentação da cadeira para a dos pés. O corpo fica naturalmente instável e a atividade muscular nessa fase é caracterizada pela coativação dos extensores do quadril e do joelho;[104] **(3)** fase do "levantar" ou da "extensão" dos quadris e dos joelhos. O objetivo principal dessa fase é mover o corpo verticalmente, porém, os requisitos

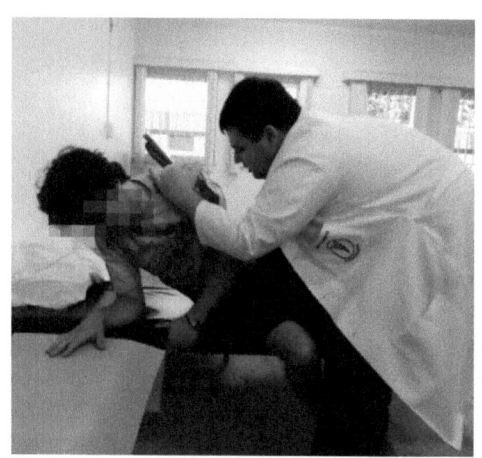

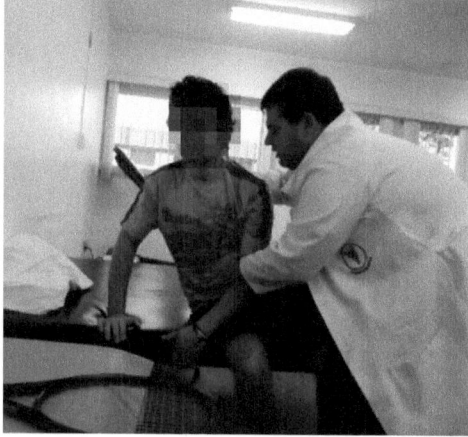

Fig. 15-11. Facilitando a passagem de decúbito lateral para sentado com o lado comprometido para cima. O paciente está com as pernas para fora da cama, e o terapeuta auxilia na flexão lateral do tronco com apoio na cintura escapular e pélvica enquanto o paciente ativamente realiza extensão do cotovelo e apoio do membro superior contralateral. (Fonte: o autor.)

de estabilidade são menores que na fase anterior, uma vez que o CM está dentro da base de sustentação dos pés.[104]

A SPO pode ser facilitada por meio de manuseios específicos (Fig. 15-12), além de estratégias ativas com uso de foco externo e referências perceptuais (Fig. 15-13).

Em todas as atividades que envolvam mobilidade, transferências e transições posturais deve-se sempre oferecer variabilidade, começar ensinando a forma mais fácil (uso ou não de facilitações manuais) e progredir para movimento ativo e maior demanda da tarefa e ambiente.

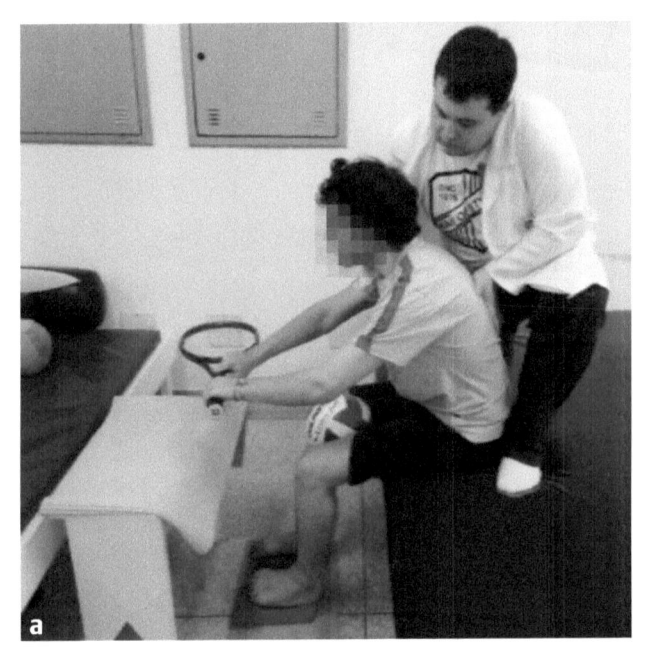

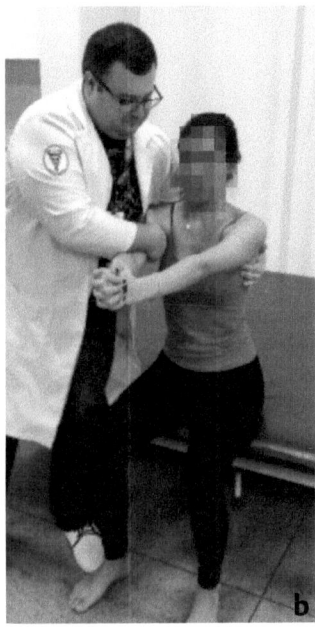

Fig. 15-12. (a) Facilitação da flexão anterior do tronco utilizando foco externo (colocar a raquete de tênis no banco); (b) facilitando a SPO por meio de facilitação do tronco superior. (Fonte: o autor).

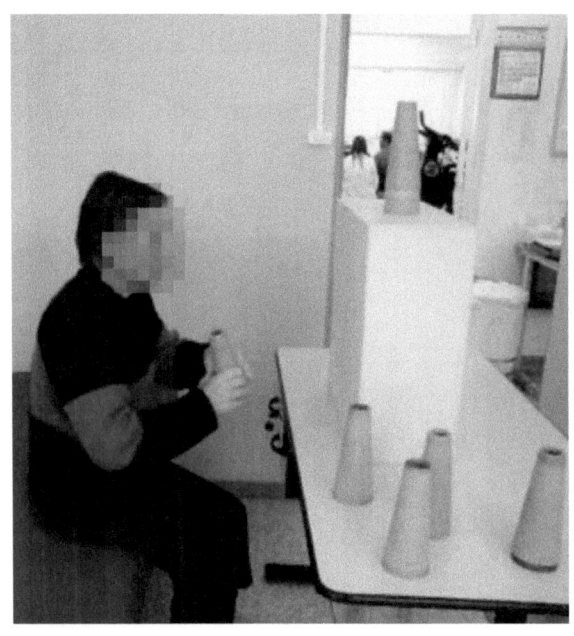

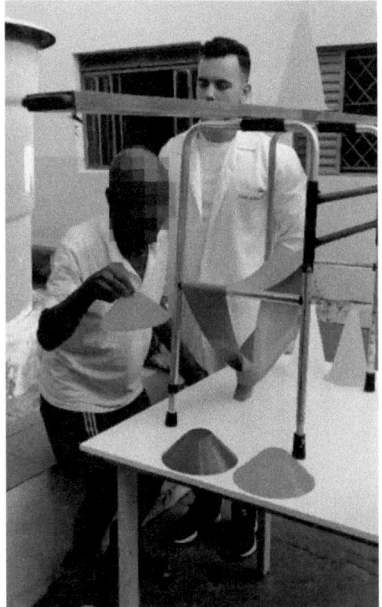

Fig. 15-13. Estratégias de SPO utilizando foco externo e referência perceptual. (Fonte: o autor.)

CONCLUSÃO
De forma resumida, a reabilitação da marcha dos pacientes com lesões encefálicas busca adequá-la às atividades cotidiana no que concerne à velocidade, distância e segurança (equilíbrio). A complexidade envolvida na marcha humana exige que os fisioterapeutas conduzam avaliações e reavaliações criteriosas, com ferramentas sensíveis e confiáveis, independentemente do nível de tecnologia empregada. Quando elencados adequadamente os fatores limitadores da marcha do paciente, o fisioterapeuta terá condições de potencializar sua recuperação funcional, seja com exercícios terapêuticos com ênfase na mobilidade funcional ou terapias inovadoras e dispositivos robóticos, desde que os conceitos de aprendizado motor e as necessidades individuais do paciente sejam observados.

Tarefa de Laboratório
Progredir com segurança e estabilidade!

Perceba como os padrões de marcha alteram em diferentes tarefas ou ambientes.
a) Andar em um terreno irregular sem apoio.
b) Andar em uma superfície molhada e escorregadia.
c) Andar em um ambiente tumultuado, pouco controlado.
O que acontece com os padrões da marcha nestes exemplos? Existem aspectos *variantes* (mudam de acordo com a tarefa e ambiente) e *invariantes* (permanecem constantes) da marcha. Como fica a fase de apoio e balanço nessas situações? Há algum padrão de movimento modificado? Como ficam as estratégias de estabilidade?

AGRADECIMENTOS
À equipe da Clínica de Fisioterapia Ribeirão Preto e aos pacientes que forneceram anuência para os registros fotográficos.

REFERÊNCIAS BIBLIOGRÁFICAS
1. Calabrò RS, Cacciola A, Bertè F, Manuli A, Leo A, Bramanti A, et al. Robotic gait rehabilitation and substitution devices in neurological disorders: where are we now? Neurological Sciences. 2016;37(4):503-14.
2. Nam KY, Kim HJ, Kwon BS, Park JW, Lee HJ, Yoo A. Robot-assisted gait training (Lokomat) improves walking function and activity in people with spinal cord injury: a systematic review. J NeuroEngineering Rehabil. 2017 Mar 23;14(1):24.
3. Anaya F, Thangavel P, Yu H. Hybrid FES-robotic gait rehabilitation technologies: a review on mechanical design, actuation, and control strategies. International Journal of Intelligent Robotics and Applications. 2018;2(1):1-28.
4. Mikolajczyk T, Ciobanu I, Badea DI, Iliescu A, Pizzamiglio S, Schauer T, et al. Advanced technology for gait rehabilitation: An overview. Advances in Mechanical Engineering. 2018;10(7):1-19.
5. Donovan J, Snider B, Miller A, Kirshblum S. Walking after spinal cord injury: current clinical approaches and future directions. Current Physical Medicine and Rehabilitation Reports. 2020;8(3):149-58.
6. Zabel S, Lockhart Z, Badiani N, Cornish J, Falzon L, Flis A, et al. Physiotherapy students' perspectives on the use and implementation of exoskeletons as a rehabilitative technology in clinical settings. Disabil Rehabil Assist Technol. 2020 Sep 15;1-8.
7. Van Hedel HJA, Dietz V, Curt A. Assessment of walking speed and distance in subjects with an incomplete spinal cord injury. Neurorehabilitation and Neural Repair. 2007;21(4):295-301.
8. Ursin MH, Bergland A, Fure B, Thommessen B, Hagberg G, Øksengård AR, et al. Gait and balance one year after stroke; relationships with lesion side, subtypes of cognitive impairment and neuroimaging findings – a longitudinal, cohort study. Physiotherapy (United Kingdom). 2019;105(2):254-61.
9. Hornby TG, Reisman DS, Ward IG, Scheets PL, Miller A, Haddad D, et al. Clinical Practice Guideline to Improve Locomotor Function Following Chronic Stroke, Incomplete Spinal Cord Injury, and Brain Injury. J Neurol Phys Ther. 2020 Jan;44(1):49-100.
10. Schuna JM, Tudor-Locke C. Step by Step: Accumulated Knowledge and Future Directions of Step-defined Ambulatory Activity. Res Exerc Epidemiol. 2012;14(2):107-16.
11. Gama GL, de Lucena Trigueiro LC, Simão CR, de Sousa AV, de Souza E Silva EM, Galvão ÉR, et al. Effects of treadmill inclination on hemiparetic gait: Controlled and randomized clinical trial. Am J Phys Med Rehabil. 2015;94(9):718-27.
12. Duncan PW, Zorowitz R, Bates B, Choi JY, Glasberg JJ, Graham GD, et al. Management of adult stroke rehabilitation care: a clinical practice guideline. Stroke. 2005 Sep;36(9):e100-43.
13. Jørgensen HS, Nakayama H, Raaschou HO, Vive-Larsen J, Støier M, Olsen TS. Outcome and time course of recovery in stroke. Part I: Outcome. The Copenhagen stroke study. Arch Phys Med Rehabil. 1995 May;76(5):406-12.
14. Lord SE, McPherson K, McNaughton HK, Rochester L, Weatherall M. Community ambulation after stroke: how important and obtainable is it and what measures appear predictive? 2004 Feb;85(2):234-9.
15. Finley JM, Bastian AJ, Gottschall JS. Learning to be economical: The energy cost of walking tracks motor adaptation. J Physiol. 2013;591(4):1081-95.
16. Pang MY, Charlesworth SA, Lau RW, Chung RC. Using aerobic exercise to improve health outcomes and quality of life in stroke: Evidence-based exercise prescription recommendations. Cerebrovascular Diseases. 2013;35(1):7-22.

17. Tyson SF, Brown P. How to measure fatigue in neurological conditions? A systematic review of psychometric properties and clinical utility of measures used so far. Clin Rehabil. 2014;28(8):804-16.
18. Holleran CL, Hennessey PW, Leddy AL, Mahtani GB, Brazg G, Schmit BD, et al. High-intensity variable stepping training in patients with motor incomplete spinal cord injury: a case series. J Neurol Phys Ther. 2018 Apr;42(2):94-101.
19. Khan F, Amatya B, Galea MP, Gonzenbach R, Kesselring J. Neurorehabilitation: applied neuroplasticity. J Neurol. 2017 Mar;264(3):603-15.
20. Kafri M, Atun-Einy O. From motor learning theory to practice: A scoping review of conceptual frameworks for applying knowledge in motor learning to physical therapist practice. Phys Ther. 2019;99(12):1628-43.
21. Maier M, Ballester BR, Verschure PFMJ. Principles of neurorehabilitation after stroke based on motor learning and brain plasticity mechanisms. Frontiers in Systems Neuroscience. 2019 Dec;13:1-18.
22. Scrivener K, Dorsch S, McCluskey A, Schurr K, Graham PL, Cao Z, et al. Bobath therapy is inferior to task-specific training and not superior to other interventions in improving lower limb activities after stroke : a systematic review. J Physiother. 2020 Oct;66(4):225-35.
23. Tate JJ, Milner CE. Real-time kinematic, temporospatial, and kinetic biofeedback during gait retraining in patients: a systematic review. Phys Ther. 2010 Aug;90(8):1123-34.
24. van Gelder LMA, Barnes A, Wheat JS, Heller BW. The use of biofeedback for gait retraining: A mapping review. Clin Biomech (Bristol, Avon). 2018 Nov;59:159-66.
25. Xing Y, Yang SD, Dong F, Wang MM, Feng YS, Zhang F. The beneficial role of early exercise training following stroke and possible mechanisms. Life Sciences. 2018 Apr 1;198:32-37.
26. Kwakkel G, van Peppen R, Wagenaar RC, Wood Dauphinee S, Richards C, Ashburn A, et al. Effects of augmented exercise therapy time after stroke: A meta-analysis. Stroke. 2004 Nov;35(11):2529-39.
27. Lohse KR, Lang CE, Boyd LA. Is more better? Using metadata to explore dose-response relationships in stroke rehabilitation. Stroke. 2014;45(7):2053-8.
28. Nudo RJ. Recovery after brain injury: Mechanisms and principles. Frontiers in Human Neuroscience. 2013;7(Dec):1-14.
29. Van Criekinge T, Hallemans A, Herssens N, Lafosse C, Claes D, De Hertogh W, et al. Training on Gait and Trunk. Phys Ther. 2020;100(9):1568-81.
30. Winstein CJ, Stein J, Arena R, Bates B, Cherney LR, Cramer SC, et al. Guidelines for Adult Stroke Rehabilitation and Recovery: A Guideline for Healthcare Professionals From the American Heart Association/American Stroke Association. Stroke. 2016 June;47(6):e98-e169.
31. American Spinal Injury Association. Reference manual for the International Standards for Neurological Classification of Spinal Cord Injury. Chicago: American Spinal Injury Association; 2003.
32. Kirshblum SC, Priebe MM, Ho CH, Scelza WM, Chiodo AE, Wuermser LA. Spinal Cord Injury Medicine. 3. Rehabilitation Phase After Acute Spinal Cord Injury. Arch Phys Med Rehabil. 2007 Mar;88(3 Suppl 1):S62-70.
33. Kirshblum S, Waring W. Updates for the International Standards for Neurological Classification of Spinal Cord Injury. Physical Medicine and Rehabilitation Clinics of North America. 2014 Ago;25(3):505-17.
34. Moon J, Yu J, Choi J, Kim M, Min K. Degree of Contribution of Motor and Sensory Scores to Predict Gait Ability in Patients With Incomplete Spinal Cord Injury. Ann Rehabil Med. 2017 Dec;41(6):969-78.
35. Gianella MG, Gath CF, Bonamico L, Olmos LE, Russo MJ. Prediction of gait without physical assistance after inpatient rehabilitation in severe subacute stroke subjects. J Stroke Cerebrovasc Dis. 2019 Nov;28(11):104367.
36. Selves C, Stoquart G, Lejeune T. Gait rehabilitation after stroke: review of the evidence of predictors, clinical outcomes and timing for interventions. Acta Neurologica Belgica. 2020;120(4):783-90.

37. Lapointe R, Lajoie Y, Serresse O, Barbeau H. Functional community ambulation requirements in incomplete spinal cord injured subjects. Spinal Cord. 2001 June;39(6):327-35.
38. Hasegawa T, Uchiyama Y, Uemura K, Harada Y, Sugiyama M, Tanaka H. Physical impairment and walking function required for community ambulation in patients with cervical incomplete spinal cord injury. Spinal Cord 2014 May;52(5):396-9.
39. Butowicz CM, Ebaugh DD, Noehren B, Silfies SP. Validation of two clinical measures of core stability. Internat J Sports Phys Ther. 2016 Feb;11(1):15-23.
40. Resende RA, Jardim SHO, Filho RGT, Mascarenhas RO, Ocarino JM, Mendonça LM. Does trunk and hip muscles strength predict performance during a core stability test? Braz J Phys Ther. July-Aug 2020;24(4):318-24.
41. Ozgozen S, Guzel R, Basaran S, Coskun Benlidayi I. Residual deficits of knee flexors and plantar flexors predict normalized walking performance in patients with poststroke hemiplegia. J Stroke Cerebrovasc Dis. 2020 Apr;29(4):104658.
42. Guillebastre B, Calmels P, Rougier PR. Assessment of appropriate ankle-foot orthoses models for patients with charcot-marie-tooth disease. Am J Phys Med Rehabi. 2011 Ago;90(8):619-27.
43. Genthon N, Rougier P, Gissot AS, Froger J, Pélissier J, Pérennou D. Contribution of Each Lower Limb to Upright Standing in Stroke Patients. Stroke. 2008 June;39(6):1793-9.
44. Pérennou DA, Mazibrada G, Chauvineau V, Greenwood R, Rothwell J, Gresty MA, et al. Lateropulsion, pushing and verticality perception in hemisphere stroke: a causal relationship? Brain. 2008 Sep;131(Pt 9):2401-13.
45. Stark T, Walker B, Phillips JK, Fejer R, Beck R. Hand-held dynamometry correlation with the gold standard isokinetic dynamometry: a systematic review. PM & R: the Journal of Injury, Function, and Rehabilitation. 2011 May;3(5):472-9.
46. Mentiplay BF, Perraton LG, Bower KJ, Adair B, Pua YH, Williams GP, et al. Assessment of lower limb muscle strength and power using hand-held and fixed dynamometry: A reliability and validity study. PLoS ONE. 2015 Oct 28;10(10):e0140822.
47. Bohannon RW. Considerations and practical options for measuring muscle strength: a narrative review. BioMed Research International. 2019 Jan 17;2019:8194537.
48. Tyson SF. Trunk kinematics in hemiplegic gait and the effect of walking aids. Clinical Rehabilitation. 1999 Ago 1;13(4):295-300.
49. Dickstein R, Shefi S, Marcovitz E, Villa Y. Anticipatory postural adjustment in selected trunk muscles in post stroke hemiparetic patients. Arch Phys Med Rehabil. 2004 Feb;85(2):261-7.
50. Verheyden G, Vereeck L, Truijen S, Troch M, Herregodts I, Lafosse C, et al. Trunk performance after stroke and the ralationship with balance, gait and functional ability. Clin Rehabil. 2006 May;20(5):451-8.
51. Smith MC, Barber PA, Stinear CM. The TWIST algorithm predicts time to walking independently after stroke. Neurorehabil Neural Repair. 2017;31(10-11):955-64.
52. Dite W, Temple VA. A clinical test of stepping and change of direction to identify multiple falling older adults. Arch Phys Med Rehabil. 2002;83(11):1566-71.
53. Blennerhassett JM, Jayalath VM. The four square step test is a feasible and valid clinical test of dynamic standing balance for use in ambulant people poststroke. ArchPhys Med Rehabil. 2008;89(11):2156-61.
54. Moore M, Barker K. The validity and reliability of the four square step test in different adult populations: a systematic review. Systematic Reviews. 2017;6(1):1-9.
55. ATS Committee on Proficiency Standards for Clinical Pulmonary Function Laboratories. ATS statement: guidelines for the six-minute walk test. Am J Respir Crit Care Med. 2002 July 1;166(1):111-7.
56. Bolliger M, Blight AR, Field-Fote EC, Musselman K, Rossignol S, Barthélemy D, et al. Lower extremity outcome measures: considerations for clinical trials in spinal cord injury. Spinal Cord. 2018 July;56(7):628-42.
57. Kubo H, Nozoe M, Kanai M, Furuichi A, Onishi A, Kajimoto K, et al. Reference value of 6-min walk distance in the patients with sub-acute stroke. Topics in Stroke Rehabilitation. 2019;(18):1-7.

58. Guzik A, Drużbicki M, Maistrello L, Turolla A, Agostini M, Kiper P. Relationship Between Observational Wisconsin Gait Scale, Gait Deviation Index, and Gait Variability Index in Individuals Poststroke. Archives of Physical Medicine and Rehabilitation. 2019 Sep;100(9):1680-87.
59. Kirkwood RN, Batista NCL, Marques LBF, de Melo Ocarino J, Neves LLA, de Souza Moreira B. Cross-cultural adaptation and reliability of the Functional Gait Assessment in older Brazilian adults. Brazilian Journal of Physical Therapy. 2021 Jan-Feb;25(1):78-85.
60. Kang Y, Ding H, Zhou HX, Wei ZJ, Liu L, Pan DY, et al. Epidemiology of worldwide spinal cord injury: a literature review. Journal of Neurorestoratology. Dez 2017;6:1-9.
61. Gaspar R, Padula N, Freitas TB, de Oliveira JPJ, Torriani-Pasin C. Physical Exercise for Individuals With Spinal Cord Injury: Systematic Review Based on the International Classification of Functioning, Disability, and Health. J Sport Rehabil. 2019 July 1;28(5):505-16.
62. Harvey LA, Glinsky JV, Bowden JL. The effectiveness of 22 commonly administered physiotherapy interventions for people with spinal cord injury: a systematic review. Spinal Cord. 2016;54(11):914-23.
63. Mekki M, Delgado AD, Fry A, Putrino D, Huang V. Robotic Rehabilitation and Spinal Cord
64. Bromley I. Paraplegia e tetraplegia. Um guia prático para fisioterapeutas, cuidadores e familiares. Rio de Janeiro: Revinter; 1997.
65. Martin S, Kessler M. Neurological intervvention for physical therapy. 3rd Ed. Elsevier; 2016.
66. Johnson WB, Fatone S, Gard SA. Walking mechanics of persons who use reciprocating gait orthoses. J Rehabil Res Dev. 2009;46(3):435-46.
67. Arazpour M, Bani MA, Hutchins SW, Jones RK. The physiological cost index of walking with mechanical and powered gait orthosis in patients with spinal cord injury. Spinal Cord. 2013 May;51(5):356-9.
68. Browley I. Tetraplegia and Paraplegia: A Guide for Physiotherapists. 6th ed. New York: Churchill Livingstone; 2006.
69. Greve JM, Casalis MEP, Barros Filho TEP. Diagnóstico e tratamento da lesão da medula espinal. São Paulo: Roca; 2001.
70. Shummway-Cook A, Woollacott MH. Controle motor: teoria e aplicações práticas. Barueri, SP: Manole; 2007.
71. Ryerson S, Levit K. Functional movement reeducation: a contemporary model for stroke rehabilitation. New York, NY: Churchill Livingstone; 1997.
72. Van Criekinge T, Saeys W, Hallemans A, Vereeck L, De Hertogh W, Van de Walle P, et al. Effectiveness of additional trunk exercises on gait performance: study protocol for a randomized controlled trial. Trials. 2017 June 2;18(1):249.
73. Gamble K, Chiu A, Peiris C. Core Stability Exercises in Addition to Usual Care Physiotherapy Improve Stability and Balance After Stroke: A Systematic Review and Meta-analysis. Archives of Physical Medicine and Rehabilitation.
74. Choi EP, Yang SJ, Jung AH, Na HS, Kim YO, Cho KH. Changes in lower limb muscle activation and degree of weight support according to types of cane-supported gait in hemiparetic stroke patients. BioMed Research International. 2020 Sep 23;2020:9127610.
75. Dubey L, Karthikbabu S, Mohan D. Effects of Pelvic Stability Training on Movement Control, Hip Muscles Strength, Walking Speed and Daily Activities after Stroke: A Randomized Controlled Trial. Annals of Neurosciences. 2018;25(2):80-9.
76. Kong SW, Jeong YW, Kim JY. Correlation between balance and gait according to pelvic displacement in stroke patients. Journal of Physical Therapy Science. 2015;27(7):2171-4.
77. Sharma V, Kaur J. Effect of core strengthening with pelvic proprioceptive neuromuscular facilitation on trunk, balance, gait, and function in chronic stroke. J Exerc Rehabil. 2017;13(2):200-5.
78. Dalal KK, Joshua AM, Nayak A, Mithra P, Misri Z, Unnikrishnan B. Effectiveness of prowling with proprioceptive training on knee hyperextension among stroke subjects

using videographic observation- a randomised controlled trial. Gait and Posture. 2018 Mar;61:232-7.
79. Bleyenheuft C, Bleyenheuft Y, Hanson P, Deltombe T. Treatment of genu recurvatum in hemiparetic adult patients: A systematic literature review. Ann Phys Rehabil Med. 2010 Apr;53(3):189-99.
80. Daly C, Lafferty E, Joyce M, Malone A. Determining the most effective exercise for gluteal muscle activation in children with cerebral palsy using surface electromyography. Gait and Posture. 2019 May;70:270-4.
81. Nonnekes J, Benda N, van Duijnhoven H, Lem F, Keijsers N, Louwerens JWK, et al. Management of gait impairments in chronic unilateral upper motor neuron lesions a review. JAMA Neurology. 2018;75(6):751-8.
82. Hsiao H, Awad LN, Palmer JA, Higginson JS, Binder-Macleod SA. Contribution of paretic and nonparetic limb peak propulsive forces to changes in walking speed in individuals poststroke. Neurorehabilitation and Neural Repair. 2016 Sep;30(8):743-52.
83. Avelino PR, Nascimento LR, Menezes KKP, Ada L, Teixeira-Salmela LF. Canes may not improve spatiotemporal parameters of walking after stroke: a systematic review of cross-sectional within-group experimental studies. Disabil Rehabil. 2020 Aug 28:1-8.
84. Guillebastre B, Rougier PR, Sibille B, Chrispin A, Detante O, Pérennou DA. When might a cane be necessary for walking following a stroke? Neurorehabilitation and Neural Repair. 2012 Feb;26(2):173-7.
85. Maguire CC, Sieben JM, Lutz N, van der Wijden G, Scheidhauer H, de Bie R. Replacing canes with an elasticated orthotic-garment in chronic stroke patients – The influence on gait and balance. A series of N-of-1 trials. Journal of Bodywork and Movement Therapies. 2020 Oct;24(4):203-14.
86. Adler SS, Beckers D, Buck M. PNF Facilitação Neuromuscular Proprioceptiva: um guia ilustrado. 2. ed. São Paulo, SP: Manole: 2007.
87. Cho C, Hwang W, Hwang S, Chung Y. Treadmill training with virtual reality improves gait, balance, and muscle strength in children with cerebral palsy. Tohoku Journal of Experimental Medicine. 2016 Mar;238(3):213-8.
88. de Araújo AVL, Neiva JFO, Monteiro CBM, Magalhães FH. Efficacy of Virtual Reality Rehabilitation after Spinal Cord Injury: A Systematic Review. BioMed Research International. 2019 Nov 13;2019:7106951.
89. Wang B, Shen M, Wang YX, He ZW, Chi SQ, Yang ZH. Effect of virtual reality on balance and gait ability in patients with Parkinson's disease: a systematic review and meta-analysis. Clinical Rehabilitation. 2019 Jul;33(7):1130-8.
90. Hesse S. Treadmill training with partial body weight support after stroke: A review. NeuroRehabilitation. 2008;23(1):55-65.
91. Fouad K, Pearson K. Restoring walking after spinal cord injury. Progress in Neurobiology. 2004;73(2):107-26.
92. Pearson KG. Generating the walking gait: role of sensory feedback. Prog Brain Res. 2004;143:123-9.
93. Ribeiro T, Britto H, Oliveira D, Silva E, Galvão E, Lindquist A. Effects of treadmill training with partial body weight support and the proprioceptive neuromuscular facilitation method on hemiparetic gait: a randomized controlled study. Eur J Phys Rehabil Med. 2013 Aug;49(4):451-61.
94. Gama GL, Celestino ML, Barela JA, Forrester L, Whitall J, Barela AM. Effects of gait training with body weight support on a treadmill versus overground in individuals with stroke. Arch Phys Med Rehabil. 2017;98(4):738-45.
95. Reisman DS, Wityk R, Silver K, Bastian AJ. Locomotor adaptation on a split-belt treadmill can improve walking symmetry post-stroke. Brain. 2007;130(7):1861-72.
96. Olney SJ, Griffin MP, Mcbride ID. Temporal, kinematic, and kinetic variables related to gait speed in subjects with hemiplegia: a regression approach. Physical Therapy. 1994;74(9):872-85.

97. Ada L, Dean CM, Hall JM, Bampton J, Crompton S. A treadmill and overground walking program improves walking in persons residing in the community after stroke: a placebo-controlled, randomized trial. Arch Phys Med Rehabil. 2003;84(10):1486-91.
98. Busk H, Stausholm MB, Lykke L, Wienecke T. Electrical stimulation in lower limb during exercise to improve gait speed and functional motor ability 6 months poststroke. A review with meta-analysis. Journal of Stroke and Cerebrovascular Diseases. 2020 Mar;29(3):104565.
99. Bauer P, Krewer C, Golaszewski S, Koenig E, Müller F. Functional electrical stimulation-assisted active cycling - Therapeutic effects in patients with hemiparesis from 7 days to 6 months after stroke: a randomized controlled pilot study. Arch Phys Med Rehabil. 2015 Feb;96(2):188-96.
100. Chiarovano E, Wang W, Reynolds P, MacDougall HG. Imbalance: Objective measures versus subjective self-report in clinical practice. Gait Posture. 2018 Jan;59:217-21.
101. Esquenazi A, Talaty M. Robotics for lower limb rehabilitation. Physical Medicine and Rehabilitation Clinics of North America. 2019;30(2):385-97.
102. Bruni MF, Melegari C, De Cola MC, Bramanti A, Bramanti P, Calabrò RS. What does best evidence tell us about robotic gait rehabilitation in stroke patients: A systematic review and meta-analysis. J Clin Neurosc. 2018 Feb;48:11-7.
103. Millington PJ, Myklebust BM, Shambes GM. Biomechanical analysis of the sit-to-stand motion in elderly persons. Arch Phys Med Rehabil. 1992 Jul;73(7):609-17.
104. Schenkman M, Berger RA, Riley PO, Mann RW, Hodge WA. Whole-body movements during rising to standing from sitting. Phys Ther. 1990 Oct;70(10):638-48; discussion 648-51.

ABORDAGEM BASEADA NO CONTROLE MOTOR III: ALCANCE, PREENSÃO E MANIPULAÇÃO
Variabilidade e Adaptabilidade!

CAPÍTULO 16

Sandra Regina Alouche ▪ Vivian Farahte Giangiardi
Gabriela da Silva Matuti ▪ Heloise Cazangi Borges
Maria Liane da Silva ▪ Renata Morales Banjai
Flávia Priscila Paiva Vianna de Andrade

INTRODUÇÃO

A função dos membros superiores é o principal meio de exploração e interação do indivíduo com o ambiente. Os movimentos de alcance, manipulação e preensão são componentes básicos desta função e possibilitam atividades cotidianas, como comer, vestir-se, higienizar-se entre outros. O movimento de alcance pode ser definido como o transporte e posicionamento da mão no espaço utilizado para apontar, levar a mão a um objeto ou proteger-se de uma queda. A preensão inclui a formação da pinça, a pegada e soltura do objeto. A manipulação envolve a exploração pela mão e dedos do objeto apreendido.[1]

As características comportamentais dos movimentos de alcance, preensão e manipulação têm sido amplamente exploradas em estudos do controle motor e servem de subsídio para a abordagem terapêutica na reabilitação neurofuncional. De forma geral, no movimento de alcance, é possível verificar que a trajetória do ponto final (a mão ou o dedo) tende a ser linear e suave.

> Dois períodos distintos são verificados durante a trajetória do alcance: um período de **aceleração**, compreendido entre o início do movimento e o instante do pico de velocidade do movimento, e um período de **desaceleração**, a partir do pico de velocidade até o instante em que o ponto final é alcançado. Assim, a velocidade do ponto final em um movimento discreto, dirigido a um alvo, apresenta apenas um pico que ocorre em torno da metade da trajetória, formando o desenho de um sino. Este pico tende a deslocar-se para a esquerda quanto maior for a acurácia requerida para a tarefa, aumentando o tempo de desaceleração do movimento, permitindo que correções da trajetória ocorram.

Há uma clara relação entre a duração do movimento de alcance e a distância e dimensão do alvo a ser atingido. Quanto maior a distância e menor a dimensão do alvo, maior será a duração do movimento. Esta é a conhecida **Lei de Fitts**[2] descrita pela fórmula: $TM = a + b$

$\log_2 2D/W$, onde *TM* é o tempo de movimento para alcançar o alvo, *a* e *b* são constantes determinadas empiricamente, *D* é a distância a ser percorrida, e *W* é o comprimento do alvo.

As características da preensão estão relacionadas com o objeto que será apreendido. A localização, dimensão, forma e função do objeto moldarão o padrão de movimento executado e determinarão se o comportamento da preensão será de força ou de precisão. Se a preensão for de um objeto esférico, por exemplo, uma bolinha de tênis, a polpa do polegar e dos dedos estará voltada para o centro da mão, garantindo uma pinça esférica. Se o objeto for um bastão, a polpa do polegar estará voltada para a polpa dos outros dedos que permanecem unidos, garantindo a força de preensão e o contato com o objeto.

A moldagem da preensão acontece durante a trajetória do movimento de alcance, e a abertura máxima dos dedos será alcançada em até 70% da duração do alcance para depois começar a fechar para a preensão e é proporcional à dimensão do objeto: quanto maior o objeto, maior a abertura da mão. Este comportamento é válido também para atividades bimanuais, ou seja, se o objeto a ser apreendido requer o uso bilateral dos membros superiores, a abertura e formato da preensão entre as mãos serão moldados em proporção ao objeto.[3] Por exemplo, para pegar um vaso, cada um dos membros superiores fará o movimento de alcance para transportar a mão para as laterais do vaso. Cada mão, durante a trajetória do braço, moldará a preensão de acordo com as características do vaso. Adicionalmente, a abertura entre as duas mãos para segurar o vaso será proporcional à dimensão do vaso, assegurando a coordenação entre o alcance e preensão específicos para esta tarefa (Fig. 16-1).

A modificação do comportamento do alcance e preensão relativo à função do objeto é um fator relevante. Na Figura 16-1 vemos um exemplo de preensão de uma caneta. Se, neste caso, o objetivo da tarefa é pegar a caneta para escrever, é possível que o comportamento da preensão mude a fim de facilitar a posição final, apropriada para a escrita. Na Figura 16-2 vemos que o conforto da posição final relativa à função molda o comportamento da preensão inicial da caneta. Esta observação sugere que o planejamento do movimento de alcance e preensão engloba as demandas futuras da manipulação. Mesmo que as posições iniciais da preensão sejam estranhas, o planejamento privilegia, até certo grau, a posição final, relacionada com a função a ser realizada. Esse planejamento não é estanque e

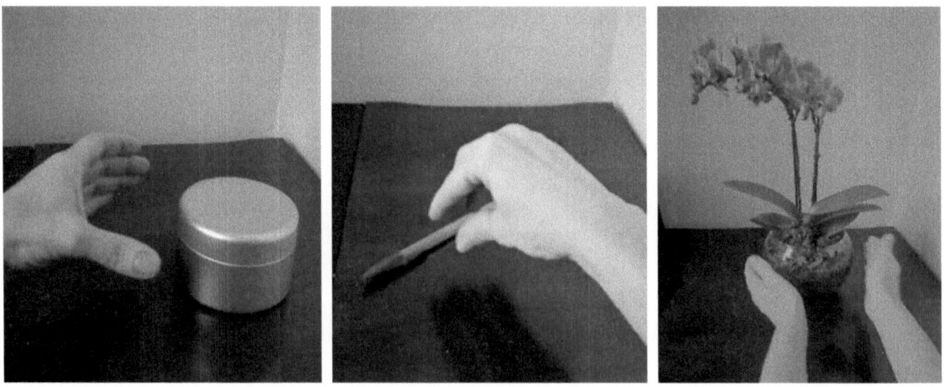

Fig. 16-1. O comportamento do alcance e preensão, incluindo abertura e formato da mão para a função, depende das características do objeto tanto em atividade unimanuais, como bimanuais. (Fonte: o autor.)

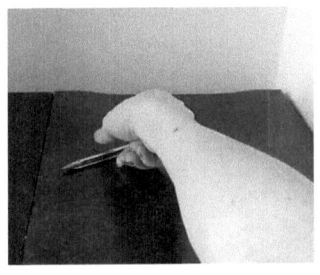

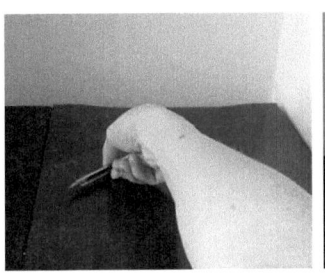

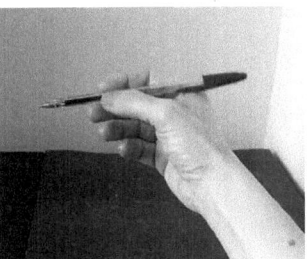

Fig. 16-2. Preensão da caneta de acordo com o conforto da posição final necessária para a tarefa de escrita. (Fonte: o autor.)

também considera fatores, como a acurácia, a segurança, o consumo energético entre outros envolvidos na tarefa.[3]

Quanto à manipulação, a adaptação necessária para acomodação ao peso e características da superfície do objeto ocorrem após o contato inicial. As forças perpendiculares e em paralelo aplicadas pelo dedo no objeto evitam que o objeto escorregue.[4] Estas forças dependem da função da preensão, se de força ou precisão, e da textura do objeto. Se um objeto for escorregadio, maior força perpendicular é necessária; porém, se o objeto for rugoso, o atrito proporcionado pelo contato permite uma menor força perpendicular. Normalmente, a força perpendicular de preensão que indivíduos sadios aplicam ao objeto é maior do que a necessária para evitar que o objeto escorregue, como uma margem de segurança. Porém, o excesso de força perpendicular aplicada ao objeto pode causar fadiga muscular, prejudicar o controle e o desempenho da manipulação.[4]

O comportamento do alcance, preensão e manipulação depende em grande parte das informações visuais e dos receptores somatossensoriais dos músculos, tendões, articulações e pele. Estas informações extrínsecas, provenientes do ambiente, e as intrínsecas, provenientes do próprio corpo, moldam o planejamento e execução dos movimentos dos membros superiores. A informação visual permite a identificação e localização de alvos, bem como suas características relativas à dimensão, forma e função. Os proprioceptores corporais informam a posição do corpo no espaço e a relação entre os segmentos corporais. Tais informações são integradas a partir das áreas primárias sensoriais em áreas associativas e, posteriormente, projetadas para áreas pré-motoras que organizam a geração do movimento voluntário de acordo com os requisitos da tarefa. O movimento planejado inicialmente, no entanto, contém imprecisões. Informações sensoriais geradas durante o movimento fornecem informações sobre os erros gerados no planejamento ou sobre mudanças inesperadas no ambiente e permitem que correções sejam realizadas.

Movimentos balísticos, termo que se refere aos movimentos que, uma vez iniciados, não sofrem correções com base na informação sensorial, são dependentes de controle antecipatório (*feedforward control*). Este controle utiliza a informação sensorial disponível antes do início da realização do movimento para o seu planejamento. Tanto a velocidade inicial, quanto a aceleração da mão são proporcionais à distância até o alvo. No controle antecipatório não ocorrem atrasos causados por possíveis ajustes dados pela informação visual - tais ajustes causam um atraso de aproximadamente 200 ms no movimento; no entanto, erros gerados no planejamento e execução do movimento não são corrigidos, levando a insucessos na tarefa. Para que os erros possam ser corrigidos, o monitoramento durante a execução do movimento é necessário, levando a um controle por retroalimentação (*feedback control*), como ocorre nos movimentos de maior duração e complexidade. Assim, o controle antecipatório é com base em um resultado desejado, enquanto o controle por retroalimentação ocorre como resultado de um erro. Ambos são essenciais para os movimentos de alcance, preensão e manipulação eficientes e dependem da adequada integração sensório-motora.[1,5]

A partir da compreensão do comportamento do alcance, preensão e manipulação típicos, é possível concluir que qualquer intervenção para reabilitação de possíveis alterações deve considerar que o planejamento e execução destes movimentos dependem da tarefa e ambiente em que são executados. O treinamento adequado, portanto, requer o estabelecimento de objetivos claros para a ação, a utilização de objetos, instrumentos e ambientes distintos, oferecendo variabilidade e complexidade crescentes. Assim, o indivíduo conseguirá planejar a ação a partir da informação disponível, encontrar estratégias eficientes para executá-las e corrigir possíveis erros na execução. É apenas por meio desta prática que o indivíduo se tornará habilidoso.

ALTERAÇÕES DO ALCANCE, PREENSÃO E MANIPULAÇÃO NA DISFUNÇÃO DO SN

Lesões em qualquer nível do sistema nervoso afetam a integração sensório-motora e comprometem em diferentes graus os movimentos de alcance, preensão e manipulação. Até 85% dos indivíduos que sofreram uma lesão cerebrovascular acometendo hemisférios cerebrais podem apresentar algum grau de comprometimento das funções do membro superior. As alterações contralaterais à lesão em hemisférios cerebrais podem-se manifestar associadas a alterações no tônus, padrões de ativação muscular anormal (sinergismos em massa) e alterações sensoriais.[6] O movimento de alcance torna-se mais lento, menos consistente e acurado e com menor suavidade na trajetória. Indivíduos com comprometimento motor grave do membro superior contralesional não utilizam o membro no seu dia a dia. Aqueles com comprometimento moderado utilizam o membro principalmente para estabilizar objetos através da preensão, utilizando toda a palma da mão. Indivíduos com comprometimento leve tendem a usar a preensão digital ao fazer o alcance para preensão de objetos.[7] Há um déficit na coordenação espaço-temporal entre transporte da mão e abertura da mesma. Além disso, os indivíduos apresentam déficit na regulação da força para a preensão e manipulação do objeto.[8] Indivíduos com hemiparesia apresentam excesso de força perpendicular aplicada ao objeto durante a preensão com o lado mais comprometido em relação a indivíduos sadios, mesmo com menores níveis de força muscular decorrentes da paresia.[4]

O membro superior do mesmo lado da lesão (ipsilesional) também pode apresentar comprometimento funcional, porém em menor grau que o membro contralesional. Em indivíduos em fase crônica, observa-se o comprometimento na latência para início do movimento, duração e suavidade do movimento, assim como na amplitude do pico de aceleração. Tais alterações são mais acentuadas quanto maior o comprometimento motor do indivíduo.[9,10]

A alteração do comportamento do membro superior nos distúrbios dos núcleos da base é descrita a partir da análise de indivíduos com doença de Parkinson. Os sinais cardinais da doença - bradicinesia (lentidão do movimento), hipocinesia (diminuição do movimento), acinesias súbitas (*freezing*), rigidez muscular e tremor de repouso – alteram a funcionalidade dos membros superiores, prejudicando a independência desses indivíduos.[11,12] Em razão do caráter progressivo e assimétrico da doença, inicialmente um lado do corpo é mais acometido, mas esta assimetria tende a se dissipar, e o acometimento passa a ser mais simétrico.[13] O movimento de alcance é mais lento e menos suave, sendo que o perfil de velocidade é composto por uma fase inicial de aceleração curta seguida por uma fase de desaceleração prolongada.[14] O escalonamento do pico de velocidade e a aceleração em função da distância do alvo estão prejudicados, demonstrando capacidade reduzida de iniciar e regular forças, compatível com os sinais clínicos descritos nessa população.[15]

O cerebelo é uma estrutura envolvida nas funções sensório-motoras que auxiliam tanto no planejamento, quanto na execução dos movimentos. A partir da integração da informação somatossensorial advinda da periferia, o cerebelo é responsável por predizer as consequências de uma ação planejada.[16] O cerebelo tem um papel no controle antecipatório ao assegurar a organização estática, para o controle postural e estabilidade segmentar, e a organização dinâmica dos movimentos, relacionados com sua execução.[17] Também é responsável pelo controle por retroalimentação, promovendo as correções necessárias, que serão implementadas na tentativa subsequente. Por causa de seu papel no ajuste de modelos antecipatórios, o cerebelo torna o movimento acurado e preciso e, desta forma, é estrutura essencial para o aprendizado motor.[18] Assim, a disfunção cerebelar compromete o desempenho funcional do membro superior em vários aspectos que se traduz em alterações na organização e modulação da força necessária para alcançar, segurar, transportar e manipular objetos.[16] Indivíduos com disfunção cerebelar apresentam alterações de integração sensorial apesar da integridade das vias proprioceptivas. Há alterações na parametrização dos movimentos de alcance (*i.e.*, direção, velocidade e força) que tipicamente excedem ou finalizam-se aquém do que foi planejado, caracterizando a dismetria. Os movimentos tendem a ser realizados com maior lentidão. Há um aumento do erro na direção e menor suavidade do traçado com a presença de tremores, principalmente quando o movimento é realizado em maior velocidade, o que causa mais e maiores correções durante sua execução.[19]

A relação entre dor e movimento tem sido alvo de muitos estudos com uma variedade de diagnósticos clínicos. A dor pode afetar o comportamento motor, refletindo em movimentos mais lentos, com menor duração, podendo influenciar o planejamento e execução de movimentos cotidianos. Clinicamente, a dor pode levar a adaptações que vão desde pequenas compensações até a evitação completa do movimento.[20] Borges e colaboradores (2020)[21] avaliaram o desempenho motor do membro superior ipsilesional em indivíduos pós-AVC, em função da presença de dor no ombro contralesional. Os resultados apontaram que a dor influencia diferentes aspectos do planejamento e da execução do movimento. No geral, indivíduos com ombro doloroso contralesional têm mais erros de direção ao iniciar a trajetória de movimento, são menos suaves, mais lentos, e com menor acurácia que indivíduos sadios. Esses resultados sugerem que a presença de dor, mesmo que em sítios não relacionados diretamente com o movimento realizado, afeta o comportamento dos movimentos realizados pelo membro superior. Aspectos, como deficiências de atenção e emocionais, bem como mudanças na atividade neural envolvida durante o planejamento e execução dos movimentos, podem contribuir para tais alterações no comportamento dos movimentos de alcance e preensão.[21]

RECUPERAÇÃO FUNCIONAL DO MEMBRO SUPERIOR NA DISFUNÇÃO DO SN

Há fortes evidências que variáveis, como a idade, severidade da lesão, o potencial motor e somatossensorial evocado e o grau de função, são principais preditores de recuperação da funcionalidade do membro superior após uma lesão vascular cerebral.[22] Porém, cada afecção específica do SN tem o seu próprio prognóstico e preditores da recuperação funcional. Em nível do comportamento motor, a **recuperação** da função de membros superiores é definida como a restauração da função por meio de padrões de movimento similares aos pré-lesão. A **compensação** refere-se à substituição de padrões de movimento por estratégias alternativas.[23] Por estas definições, Jones (2017)[23] aponta que a recuperação e a compensação comportamentais frequentemente se sobrepõem para permitir e/ou melhorar o desempenho de determinadas tarefas. No caso dos membros superiores, a alteração comportamental compensatória mais frequente é a **substituição**. A substituição leva o indivíduo a utilizar cada vez menos o membro superior afetado, mesmo que haja alguma recuperação motora. Somente em 35% das atividades de vida diária o membro superior parético é utilizado quando comparado ao não parético.[24] Essa alteração comportamental foi observada por Edward Taub e colaboradores, inicialmente em modelos animais, e posteriormente em humanos, e denominada de *learned nonuse*, em português, não uso aprendido. O não uso aprendido prejudica a recuperação da área cortical lesionada e estimula o crescimento dendrítico no córtex contralesional. Tais modificações contribuem para o desequilíbrio inter-hemisférico e reduzem as possibilidades de ativação neural do córtex perilesional e o retorno do uso simétrico dos membros superiores.[23] A reorganização cortical das áreas lesionadas é uso dependente, e o uso real dos membros superiores pode ser um importante marcador de recuperação, após uma lesão neurológica.

Matuti *et al.* (2020)[25] mostraram que a capacidade de indivíduos pós-AVC em realizar a atividade de virar cartas do teste *Wolf Motor Function Test* (WMFT), uma tarefa complexa, que envolve todo o membro superior afetado e a manipulação, se mostrou capaz de predizer o uso real, independente da dominância motora manual do indivíduo. Além da predição para o uso real do membro superior, a utilização da análise de atividades cotidianas prediz possíveis mudanças clinicamente relevantes na capacidade motora pós--intervenção em indivíduos com hemiparesia por AVC. Matuti *et al.* (2020)[25] verificaram que atividades, como usar um garfo ou colher para comer e abotoar uma camisa, foram preditoras da mínima mudança clinicamente importante na capacidade motora pós-intervenção. Tais atividades, alimentação e vestuário, são altamente funcionais e complexas na sua execução, uma vez que demandam a combinação de movimentos articulares coordenados do membro superior. Juntas, estas atividades explicam 70% das mudanças clinicamente significativas na capacidade motora desses indivíduos após a intervenção.

É relevante considerar nesse momento que em razão dos graus de liberdade envolvidos nos movimentos de membros superiores, o comportamento motor típico é caracterizado por variabilidade motora. Ou seja, padrões de movimento variam em tentativas sucessivas da mesma tarefa, e as soluções das tarefas não são únicas. Tal variabilidade interpessoal pode ser explicada pela combinação entre a predeterminação genética e a experiência do indivíduo ao longo da vida. Uma variabilidade dentro do espectro da normalidade.[1] Assim, a deficiência na geração de um movimento por, por exemplo, diminuição de amplitude de movimento, fraqueza muscular ou espasticidade diminui os graus de liberdade disponíveis para a ação, diminuindo também as possibilidades de variabilidade motora. Os sinergismos musculares deixam de ser específicos para a tarefa e passam a ocorrer sempre da mesma forma, com o uso de uma estratégia estereotipada e pouco eficaz. A perda de variabilidade é a característica comportamental a ser considerada como de maior relevância na reabilitação da função do membro superior. No entanto, o que vemos com frequência na prática clínica é a relevância dada aos padrões de movimento considerados atípicos ou menos típicos e ao treinamento de padrões de movimento considerados típicos ou "corretos".

É evidente que tais padrões atípicos podem ser prejudiciais em longo prazo e devem ser avaliados e considerados na abordagem fisioterapêutica – por exemplo, um paciente com hemiparesia utiliza excessivo movimento do tronco no movimento de alcance para compensar a diminuição de amplitude e/ou dor no ombro e evoluir para um ombro congelado. Porém, dar condições para que o paciente explore novas estratégias e, com isso maior variabilidade, fazendo emergir padrões preferenciais de movimento, deve ser a ênfase. Cabe ao terapeuta estabelecer estratégias que permitam essa exploração de estratégias.

ABORDAGEM TERAPÊUTICA NA DISFUNÇÃO DO ALCANCE, PREENSÃO E MANIPULAÇÃO

O estabelecimento de metas é parte essencial do processo de reabilitação e deve levar em consideração a queixa funcional do paciente. Quando a terapia é com base na queixa funcional, há maior engajamento do paciente no processo, aumentando sua percepção e a aceitação sobre a sua recuperação, que pode ser restrita. É descrito também o aumento do senso de autonomia, motivação, empoderamento e participação ativa do paciente na reabilitação.[26] As queixas funcionais referentes ao membro superior são as mais prevalentes entre os pacientes pós-AVC. Pacientes que têm a queixa funcional relacionada com a gravidade do quadro (prevalência de 64,7% na fase aguda) permanecem mais tempo em terapia do que aqueles com queixas funcionais de atividade e participação (35,3%).[27] Já nos pacientes crônicos, as prioridades mudam, e as queixas são escolhidas principalmente a partir das atividades diárias, independentemente da idade, gravidade do quadro sensório-motor e dominância manual.[28] É importante ressaltar que, pela perspectiva do indivíduo, os fatores fortemente relacionados com o desempenho relativo ao membro superior são as alterações sensório-motoras e a severidade da paresia, não sua capacidade em realizar determinadas tarefas. Ou seja, do ponto de vista do paciente, é a sua função corporal que determina sua participação, não sua capacidade em realizar as atividades.[29] É possível sugerir que esta autopercepção influencia a queixa funcional do paciente, sendo relevante considerá-la na prática clínica.

> As evidências de maior impacto atuais apontam que o diferencial para que intervenções proporcionem mudanças clinicamente significativas e funcionais na reabilitação do alcance, preensão e manipulação em indivíduos após lesões neurológicas é, principalmente, a <u>intensidade do treino, especificidade das tarefas e a transferência para o cotidiano das habilidades adquiridas em ambiente terapêutico</u>. Tais evidências são demonstradas por meio de revisões sistemáticas específicas para a condição de saúde do indivíduo e, em sua maioria, advêm de estudos em pacientes pós-AVC. Ainda, as abordagens apontadas consideram os aspectos discutidos previamente neste capítulo relativos ao comportamento motor, sejam referentes ao controle e/ou aprendizado motor.

Dentre as intervenções específicas para a reabilitação do membro superior, o **Treinamento Repetitivo ou Orientado à Tarefa** envolve o desempenho ativo e repetitivo em uma única sessão de uma sequência motora realizada com um objetivo funcional claro. Estes objetivos funcionais podem ser relativos à prática de tarefas complexas completas ou de partes da tarefa. Tais tarefas requerem movimentos multiarticulares e desfechos funcionais e, portanto, não se tratam de intervenções por exercícios orientados ao desempenho de um movimento articular ou grupo muscular específico. Componentes-chave deste tipo de treinamento englobam o envolvimento cognitivo, a relevância da tarefa e o conhecimento dos resultados e do desempenho, considerados centrais no aprendizado de tarefas motoras. Revisões sistemáticas, que investigaram o efeito do treinamento repetitivo na melhora funcional após AVC, demonstraram efeitos positivos para a função do braço, mão e alcance funcional, que são mantidos em até seis meses após intervenção, mas não após este período. Tais efeitos não são modificados em função da dose, tipo de intervenção ou tempo de lesão. Esta evidência é de baixa[30] à moderada qualidade.[31]

A **Terapia por Contensão Induzida** é uma abordagem que conta com três componentes principais, sejam eles, a restrição do membro superior menos afetado pelo AVC durante 90% das horas em que o indivíduo se encontra acordado, o treinamento orientado à tarefa com alto número de repetições por aproximadamente 3 a 6 horas por dia e estratégias que aumentem a aderência e transferência para o uso real.[32] Há atualmente moderada qualidade de evidência demonstrando os benefícios desta abordagem para a função dos membros superiores.[31]

A **Realidade Virtual** se refere ao uso de simulações de ambientes reais, com eventos e objetos criados por interfaces computacionais, que permitem a interação do indivíduo. Este tipo de intervenção tornou-se mais popular com o uso de consoles de *games* recreacionais. A imersão e a presença são componentes-chave dessa intervenção. A imersão se refere ao quanto o indivíduo percebe que está em um ambiente virtual, podendo variar entre uma imersão total ou a projeções em uma tela com as quais o indivíduo interage. A presença é a experiência subjetiva do indivíduo e depende das características do sistema de realidade virtual. A realidade virtual permite a prática de movimentos específicos para tarefas e repetição, requerendo a resolução de problemas e o desempenho de tarefas funcionais. Adicionalmente, este tipo de intervenção permite a prática de tarefas que não seriam seguras no mundo real, a prática não supervisionada dependendo do tipo de programa e aumento da dose terapêutica fornecida. As evidências, no entanto, quanto à efetividade da intervenção na função de membro superior são restritas. Há apenas uma evidência moderada demonstrando que a intervenção com realidade virtual é mais efetiva para a melhora da função de membro superior quando comparada a nenhuma intervenção, porém, nenhuma superioridade quando comparada a outras intervenções.[33]

O Treino Orientado à Tarefa, a Terapia de Contensão Induzida e a Realidade Virtual são intervenções eficientes com base nos princípios do controle e aprendizado motor. Tais intervenções, no entanto, requerem algum grau de controle voluntário do movimento do membro superior, não aplicável para pacientes com comprometimento severo. Intervenções, como a Terapia Robótica, a Prática Mental e a Terapia com Espelho, mostram-se como alternativas viáveis para esta população severamente comprometida ou como recurso adicional para indivíduos com menor grau de comprometimento.

A intervenção por **Terapia Robótica** pode ser vista como uma forma de promover ou aumentar o treinamento repetitivo da tarefa e, assim, aumentar a intensidade da intervenção para o membro superior e favorecer o controle e aprendizado motor. Os usos de máquinas eletromecânicas especializadas podem, de forma passiva, assistida e/ou resistida, treinar os movimentos do ombro, cotovelo ou mãos. Há alta qualidade de evidência disponível que aponta para os efeitos benéficos da terapia robótica para as atividades de vida diária, função de membros superior e força, além de alta aceitação do uso por parte dos pacientes.[34]

O método de treinamento por **Prática Mental** envolve a prática cognitiva da atividade, gerando a intenção de desempenhá-las, porém, sem que os movimentos sejam realmente ou fisicamente produzidos. A tarefa é realizada apenas na imaginação do indivíduo. Esta prática pode ocorrer sob a perspectiva da execução do próprio indivíduo ou sob a perspectiva de um observador e gerar um determinado número de repetições ou ser praticada por um tempo predeterminado. Há evidência com moderada certeza e qualidade de que a prática mental em adição a outras intervenções traz benefícios para a melhora da função de membro superior em comparação a outras intervenções isoladas em pacientes pós-AVC. Há ainda moderada evidência para os benefícios relativos à deficiência do membro superior e apenas baixa evidência quanto ao benefício no desempenho de atividades de vida diária.[35]

A **Terapia com Espelho,** com base no estímulo visual, emprega a aferência somatossensorial para assistir à recuperação motora. Para a terapia, um espelho é colocado no plano sagital mediano do indivíduo, permitindo que o membro superior menos afetado seja refletido no espelho, criando uma ilusão de movimento do membro afetado. Adicionalmente, associado à ilusão do movimento, o terapeuta pode assistir ao membro afetado, realizando movimentos similares aos do membro menos afetado de forma simultânea, fornecendo informação somatossensorial adicional à prática. A ilusão pelo espelho pode aumentar a excitabilidade cortical, pelo aumento da ativação do hemisfério contralateral ao membro ilusoriamente em movimento, assim como descrito durante a observação da ação, favorecendo a recuperação funcional. É uma técnica de fácil administração que pode ser autoadministrada em casa pelo paciente, mesmo por aqueles mais comprometidos. Há moderada qualidade de evidência, mostrando efeitos positivos do uso da Terapia com Espelho sobre a função motora do membro superior e atividades de vida diária quando comparada a outras intervenções, e que tais efeitos são mantidos em um período de seis meses após a intervenção.[36]

Revisões sistemáticas de alta qualidade sobre intervenções específicas para o alcance, preensão e manipulação em outras populações com doenças neurológicas são escassas. Braz de Oliveira *et al.* (2021)[37] investigaram o efeito do treinamento resistido na estrutura e função corporal, atividade e participação em indivíduos com doença de Parkinson. Em relação ao membro superior, os autores demonstraram que o exercício resistido aumenta a força de membro superior em pacientes em estágio leve a moderado de comprometimento, porém com baixo nível de evidência. Apesar da escassez de revisões sistemáticas de qualidade, uma série de ensaios clínicos aleatorizados e protocolos registrados mostrou que os potenciais benefícios de diferentes modalidades para a melhora funcional do membro superior em indivíduos com doença de Parkinson, ataxia cerebelar e outros têm sido investigados.

CONCLUSÃO

O comportamento do alcance, preensão e manipulação está estritamente relacionado com as características do objeto, do objetivo da ação e do ambiente em que é realizado. Assim, a reabilitação das funções relativas ao membro superior deve considerar o estabelecimento de metas com base nas queixas funcionais e específicas para a ação, associadas à utilização de objetos, instrumentos e ambientes distintos, oferecendo variabilidade e complexidade crescentes para a prática.

Componentes essenciais no processo de reabilitação do alcance, preensão e manipulação nas doenças neurológicas são a intensidade do treino, a especificidade da tarefa e a transferência para o uso cotidiano das habilidades adquiridas. Intervenções diversas, com base nos princípios do controle e aprendizado motor, mostram-se efetivas na melhora da função do membro superior e nas atividades de vida diária, com moderada qualidade de evidência e devem ser consideradas no processo de reabilitação. Estas evidências advêm principalmente de estudos com pacientes pós-AVC. Estudos com populações com outras doenças neurológicas são ainda escassos e necessários.

> **Tarefa de Laboratório**
> **Moldando o alcance, a preensão e a manipulação do objeto**
>
> Indivíduo sentado em uma cadeira sem apoio. A distância entre o comprimento total do membro superior até a mesa deve ser de 4 cm. Peça para o indivíduo alcançar um objeto próximo e outro distante de tamanho variados. Observe qual o comportamento da mão, a aceleração e desaceleração durante o alcance, relação entre o polegar e os dedos.

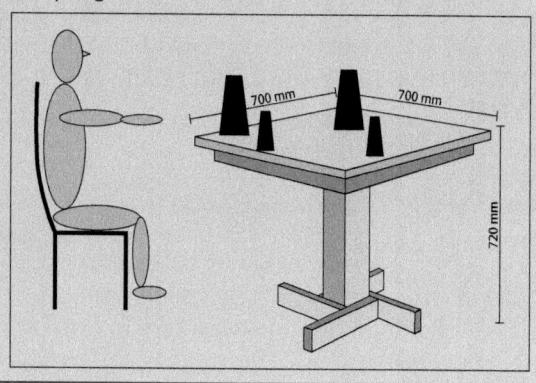

REFERÊNCIAS BIBLIOGRÁFICAS

1. Latash ML. Neurophysiological Basis of Movement. 2. ed. Human Kinetics Publishers; 2015.
2. Fitts PM, Posner MI. Human Performance. Brooks/Cole Publishing Company; 1964.
3. Rosenbaum DA, Chapman KM, Weigelt M, Weiss DJ, Van Der Wel R. Cognition, action, and object manipulation. Psychol Bull. 2012;138(5):924-46.
4. Cunha BP, Freitas S, Gomes GFO, De Freitas PB. Hand Grip and Load Force Coordination of the Ipsilesional Hand of Chronic Stroke Individuals. J Motor Behav. 2019;51(6):610-21.
5. Bastian AJ. Learning to predict the future: the cerebellum adapts feedforward movement control. Curr Op Neurobiol. 2006;16(6):645-9.
6. Raghavan P. Upper limb motor impairment after stroke. Phys Med Rehabil Clin N Am. 2015;26(4):599-610.
7. Demartino AM, Rodrigues LC, Gomes RP, Michaelsen SM. Hand function and type of grasp used by chronic stroke individuals in actual environment. Top Stroke Rehabil. 2019;26(4):247-54.
8. Nowak DA. The impact of stroke on the performance of grasping: usefulness of kinetic and kinematic motion analysis. Neurosci Biobehav Rev. 2008;32(8):1439-50.
9. De Paiva Silva FP, Freitas SM, Banjai RM, Alouche SR. Ipsilesional Arm Aiming Movements after Stroke: Influence of the Degree of Contralesional Impairment. J Mot Behav. 2018;50(1):104-15.
10. De Paiva Silva FP, Freitas SM, Silva PV, Banjai RM, Alouche SR. Ipsilesional arm motor sequence performance after right and left hemisphere damage. J Mot Behav 2014;46(6):407-14.
11. Hayes MT. Parkinson's disease and parkinsonism. Am J Med. 2019;132(7):802-7.
12. Jagadeesan AJ, Murugesan R, Vimala Devi S, Meera M, Madhumala G, Vishwanathan Padmaja M, et al. Current trends in etiology, prognosis and therapeutic aspects of Parkinson's disease: a review. Acta Biomed. 2017;88(3):249-62.
13. Macleod AD, Counsell CE. Predictors of functional dependency in Parkinson's disease. Movement Disorders. 2016;31(10):1482-8.
14. Flash T, Inzelberg R, Schechtman E, Korczyn A. D. Kinematic analysis of upper limb trajectories in Parkinson's disease. Exp Neurol. 1992;118(2):215-26.
15. Weiss P, Stelmach GE, Adler CH, Waterman C. Parkinsonian arm movements as altered by task difficulty. Parkinsonism & Related Disorders. 1996;2(4):215-23.
16. Bodranghien F, Bastian A, Casali C, Hallett M, Louis ED, Manto M, et al. Consensus Paper: Revisiting the Symptoms and Signs of Cerebellar Syndrome. Cerebellum. 2016;15(3):369-91.

17. Koziol LF, Budding D, Andreasen N, D'arrigo S, Bulgheroni S, Imamizu H, et al. Consensus paper: the cerebellum's role in movement and cognition. Cerebellum. 2014;13(1):151-77.
18. Manto M, Bower JM, Conforto AB, Delgado-Garcia JM, Da Guarda SN, Gerwig M, et al. Consensus paper: roles of the cerebellum in motor control--the diversity of ideas on cerebellar involvement in movement. Cerebellum. 2012;11(2):457-87.
19. Giangiardi VF, De Freitas SM, De Paiva Silva FP, Banjai RM, Alouche SR. Functional capacity and motor performance of upper limbs in individuals with cerebellar disorders: a pilot study. Behav Neurol. 2017;2017:8980103.
20. Latremoliere A, Woolf CJ. Central sensitization: a generator of pain hypersensitivity by central neural plasticity. J Pain. 2009;10(9):895-926.
21. Borges HC, Liebano RE, Freitas SM, Alouche SR. Movimento dirigido ao alvo do membro superior ipsilesional em indivíduos com ombro doloroso hemiplégico. (Dissertação de Mestrado). São Paulo: Universidade Cidade de São Paulo, 2020.
22. Coupar F, Pollock A, Rowe P, Weir C, Langhorne P. Predictors of upper limb recovery after stroke: a systematic review and meta-analysis. Clin Rehabil. 2012;26:291.
23. Jones TA. Motor compensation and its effects on neural reorganization after stroke. Nature Reviews Neuroscience. 2017;18(5):267-80.
24. Taub E, Uswatte G, Mark VW, Morris DM. The learned nonuse phenomenon: implications for rehabilitation. Europa Medicophysica. 2006;42(3):241-56.
25. Matuti GS. O não uso aprendido e sua influência na funcionalidade do membro superior afetado de indivíduos pós Acidente Vascular Cerebral. (Dissertação de Mestrado) São Paulo: Universidade Cidade de São Paulo; 2020, 79 p.
26. Rosewilliam S, Roskell CA, Pandyan A. A systematic review and synthesis of the quantitative and qualitative evidence behind patient-centred goal setting in stroke rehabilitation. Clinical Rehabilitation. 2011;25(6):501-14.
27. Rice DB, Mcintyre A, Mirkowski M, Janzen S, Viana R, Britt E, et al. Patient-centered goal setting in a hospital-based outpatient stroke rehabilitation center. PM&R. 2017;9(9):856-65.
28. Waddell KJ, Birkenmeier RL, Bland MD, Lang CE. An exploratory analysis of the self-reported goals of individuals with chronic upper-extremity paresis following stroke. Disability and Rehabilitation. 2016;38(9):853-7.
29. Banjai RM, Freitas SM, Silva FPD, Alouche SR. Individuals' perception about upper limb influence on participation after stroke: an observational study. Top Stroke Rehabil. 2018;25(3):174-79.
30. French B, Thomas LH, Coupe J, McMahon NE, Connell L, Harrison J, et al. Repetitive task training for improving functional ability after stroke. Cochrane Database Syst Rev. 2016 Nov 14;11(11):CD006073.
31. Pollock A, Farmer SE, Brady MC, Langhorne P, Mead GE, Mehrholz J, et al. Interventions for improving upper limb function after stroke. Cochrane Database Syst Rev. 2014 Nov 12;2014(11):CD010820.
32. Kwakkel G, Veerbeek JM, Van Wegen EE, Wolf SL. Constraint-induced movement therapy after stroke. Lancet Neurol. 2015;14(2):224-34.
33. Laver KE, Lange B, George S, Deutsch JE, Saposnik G, Crotty M. Virtual reality for stroke rehabilitation. Cochrane Database Syst Rev. 2017 Nov 20;11(11):CD008349.
34. Mehrholz J, Pohl M, Platz T, Kugler J, Elsner B. Electromechanical and robot-assisted arm training for improving activities of daily living, arm function, and arm muscle strength after stroke. Cochrane Database Syst Rev. 2018 Sep 3;9(9):CD006876.
35. Barclay RE, Stevenson TJ, Poluha W, Semenko B, Schubert J. Mental practice for treating upper extremity deficits in individuals with hemiparesis after stroke. Cochrane Database Syst Rev. 2020 May 25;5(5):CD005950.
36. Thieme H, Morkisch N, Mehrholz J, Pohl M, Behrens J, Borgetto B, et al. Mirror therapy for improving motor function after stroke. Cochrane Database Syst Rev. 2018 Jul 11;7(7):CD008449.
37. Braz de Oliveira MP, Maria dos Reis L, Pereira ND. Effect of resistance exercise on body structure and function, activity, and participation in individuals with parkinson disease: a systematic review. Arch Phys Med Rehabil. 2021.

FISIOTERAPIA VESTIBULAR
O Que Fazer Quando Tudo Está Girando?

CAPÍTULO 17

André Luís dos Santos Silva

INTRODUÇÃO

Conforme dados de uma pesquisa representativa sobre a prevalência de tontura nos Estados Unidos, aproximadamente 33,4 milhões de adultos apresentaram algum tipo de disfunção vestibular. A maioria (> 60%) tinha mais que um tipo de tontura. Sabe-se que 17% dos casos apresentam melhora espontânea dos sintomas. Uma intervenção interprofissional pode alcançar 90% de recuperação nesses pacientes.[1]

Notáveis conquistas nas áreas de neurociências, biotecnologia, imagenologia, genética, robótica, inteligência artificial, computação, fisioterapia entre outras promoveram e fortaleceram os conceitos fisiológicos fundamentais até os mais avançados, como o surgimento dos implantes de próteses vestibulares. A possibilidade de se registrarem sinais biológicos dos movimentos oculares, voluntários ou não, e da captação de dados relacionados com o centro de pressão dos pés na avaliação da estabilidade corporal contribui enormemente para o refinamento do diagnóstico cinético-funcional e configura inestimável avanço terapêutico em síndromes vestibulares.[2]

A Fisioterapia Vestibular foi idealizada, na década de 1940, pelo fisioterapeuta, FS Cooksey, e pelo otorrinolaringologista, T. Cawthorne. Eles observaram redução dos sintomas e melhor recuperação dos pacientes mais ativos na fase pós-operatória vestibular em comparação aos que ficavam sem mobilidade no leito. Esses perspicazes clínicos elaboraram um singelo protocolo de exercícios funcionais, que viria a se consagrar como um efetivo tratamento para reduzir ou resolver as queixas de tontura, sobretudo pelas recentes revisões sistemáticas e metanálises que corroboram essa proposta.[3]

> O objetivo principal deste capítulo será direcionar o leitor para o entendimento da fisioterapia vestibular em pacientes com as principais síndromes vertiginosas. Além disso, tem como objetivos específicos:
> - Compreender os princípios da compensação e adaptação vestibular frente à disfunção;
> - Compreender os elementos fundamentais e o raciocínio clínico para se obter o diagnóstico funcional dos pacientes vertiginosos;
> - Compreender a indicação, prescrição e execução da fisioterapia vestibular nas principais situações clínicas;
> - Compreender a importância da prescrição racional e individualizada do tratamento em casos de vertigem posicional paroxística benigna (VPPB);
> - Compreender a importância da prescrição racional e individualizada do tratamento nos casos de Hipofunção vestibular uni ou bilateral;
> - Apresentar a proposta da Fisioterapia Vestibular em pacientes com instabilidade postural e alterações na marcha.

O SISTEMA VESTIBULAR – PRINCÍPIOS DA COMPENSAÇÃO CENTRAL

O sistema vestibular é necessário para a execução dos movimentos dos olhos e da cabeça. Os reflexos vestibulares devem estabilizar os olhos (e a cabeça) em relação ao ambiente, independente do movimento corporal, para que se possa enxergar enquanto se move. Para entender o processo de compensação mediada pelo sistema nervoso central, torna-se necessária uma breve revisão neuroanatomofisiológica do sistema vestibular e suas conexões. Os labirintos funcionam como acelerômetros da cabeça, além de detectarem a posição da mesma no espaço (Fig. 17-1). As informações desses órgãos periféricos percorrem um trajeto através do nervo vestibular em direção ao complexo nuclear vestibular, localizado no tronco encefálico e onde serão processadas.[4]

Na região intermediária do labirinto existe uma dilatação, o vestíbulo, com duas estruturas em seu interior relacionadas com a detecção da aceleração linear: o **utrículo** e o **sáculo**, cujas células ciliadas possuem cristais de carbonato de cálcio, denominados otocônias ou otólitos. Posteriormente ao vestíbulo, existem três canais semicirculares com disposição espacial de aproximadamente 90° entre eles. São os **canais anterior**, **lateral** e **posterior**, responsáveis pela detecção de aceleração angular da cabeça.

Os canais semicirculares possuem uma apresentação coplanar entre eles. O canal anterior de um lado se encontra alinhado com o canal posterior do lado oposto, e o canal lateral alinha-se com seu homônimo oposto. Essa disposição espacial dos canais está relacionada com os planos de contração dos músculos extraoculares e permite estabilização visual durante e após os movimentos da cabeça. Durante o movimento cefálico, a descarga neural de um labirinto aumenta, enquanto a do seu oposto diminui, influenciando na descarga neuromuscular ocular (Fig. 17-2).[3]

A estimulação de um canal semicircular promove um movimento ocular no mesmo plano do canal e na direção da corrente endolinfática no interior do canal (1ª lei de Ewald) (Tabela 17-1).

No interior do complexo nuclear vestibular no tronco encefálico, os núcleos vestibulares se interconectam, via comissural, com seus pares contralaterais, e também com os núcleos de nervos oculomotores e a medula espinal. Essas estruturas nucleares se relacionam com outros destinos no SNC, como cerebelo, formação reticular, tubérculos quadrigeminais, tálamo e córtex cerebral parietoinsular.

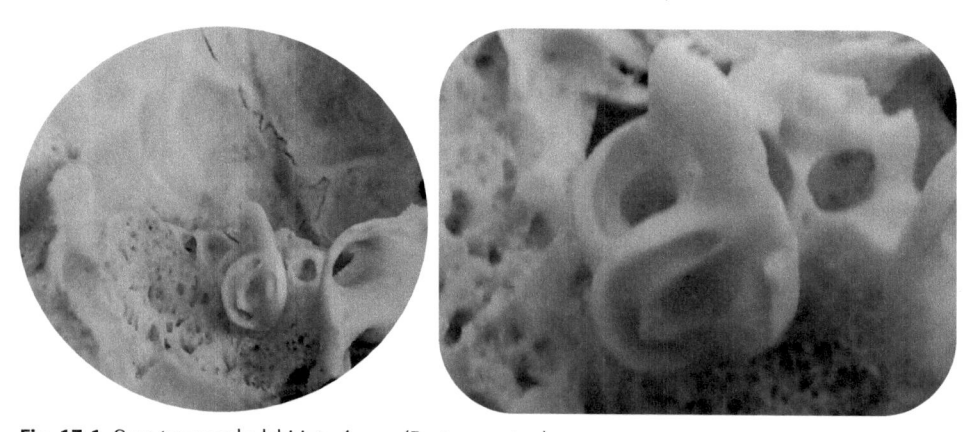

Fig. 17-1. Osso temporal e labirinto ósseo. (Fonte: o autor.)

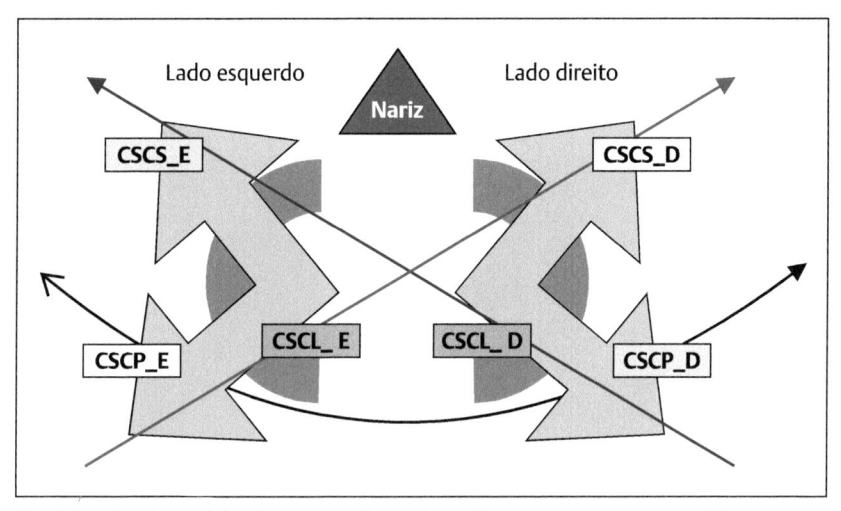

Fig. 17-2. Canais semicirculares e relação coplanar. Vista superior da cabeça. São três pares coplanares: CSCL_E (canal semicircular lateral esquerdo) e CSCL_D (canal semicircular lateral direito); CSCP_D (canal semicircular posterior direito) e CSCS_E (canal semicircular superior esquerdo); CSCP_E (canal semicircular posterior esquerdo) e CSCS_D (canal semicircular superior direito). (Fonte: o autor.)

Tabela 17-1. Relação neurofuncional dos canais semicirculares e dos músculos extraoculares

Canal semicircular	Ativação	Inibição
Posterior	Oblíquo superior ipsilateral Reto inferior contralateral	Oblíquo inferior ipsilateral Reto superior contralateral
Superior	Reto superior ipsilateral Oblíquo inferior contralateral	Reto inferior ipsilateral Oblíquo superior contra lateral
Lateral	Reto medial ipsilateral Reto lateral contralateral	Reto medial contralateral Reto lateral ipsilateral

Fonte: Arquivo pessoal do autor.

> O **Sistema vestibular talamocortical** é responsável pela percepção consciente do movimento e pela orientação espacial.

Diante dessas conexões visuoculomotoras e medulares, observam-se dois principais e importantes reflexos vestibulares: o **Reflexo vestíbulo-ocular** (RVO) e o **Reflexo vestibuloespinhal** (RVE).

As vias comissurais podem agir de forma inibitória com relação aos impulsos dos canais, e de forma excitatória, quando se trata das informações provenientes dos órgãos otolíticos, utrículo e sáculo. Outras vias, como o trato do tecto espinhal (TTE), com origem no colículo do mesencéfalo, recebem aferências visuais, somatossensoriais e auditivas. O TTE é considerado como mediador reflexo em resposta aos estímulos visuais. Outra via descendente importante para a estabilidade corporal é o trato reticuloespinal, contribuindo na postura inicial voltada para movimentos mais delicados.[3,5]

> A presença de *lesão* **periférica** ou **central do sistema vestibular** poderá afetar o equilíbrio corporal, o controle dos movimentos oculares durante movimentos cefálicos e o senso de orientação no espaço, além das queixas de tontura e náusea. Essas manifestações patológicas do comprometimento vestibular apresentam importância para a avaliação da função cerebral. Todavia, provas cinético-funcionais e calóricas podem ser realizadas para determinar o envolvimento central ou como este está reagindo frente às disfunções periféricas.

COMPENSAÇÃO VESTIBULAR

Tontura não rotatória pode ser expressa pelo paciente como uma sensação de desequilíbrio corporal, intolerância ao movimento, sensação de "cabeça vazia", "cabeça cheia" ou visão turva. Outra forma de tontura é a rotatória ou vertigem, em que o paciente refere uma sensação de ilusão de movimento, quando na realidade não há movimento. O paciente relata que "está vendo tudo girar ao seu redor, como se fosse um carrossel." Aproximadamente 90% dos casos de vertigem podem ter relação causal com o labirinto. A queixa de tontura representa um impacto negativo na vida do indivíduo, sendo considerado desafio clínico, sobretudo na presença de sinais neurovegetativos associados, como náusea, sudorese, palidez entre outros funcionalmente incapacitantes. Conexões vestibulares neurovagais com o núcleo hipotalâmico, formação reticular bulbar, mesencefálica e com o núcleo do nervo vago são responsáveis pelas manifestações neurovegetativas. A tontura pode ser consequência de comprometimento em outros órgãos e sistemas, como o cardiovascular, metabólico, cardiopulmonar, hormonal ou doenças sistêmicas. Dados epidemiológicos ilustram que a incidência de tontura aumenta com a idade; 1,3% de todas as visitas médicas de pessoas com idade entre 45-64 anos, 2,9% de pessoas acima dos 65 anos e 3,8% de pessoas acima de 75 anos.[4]

> As causas mais comuns de vertigem de origem periférica incluem vertigem posicional paroxística benigna (VPPB), neurite vestibular, doença de Ménière e autoimunes. Dentre as origens centrais, encontram-se a migrânea ou enxaqueca associada à tontura, doenças desmielinizantes. Distúrbios vasculares e lesões expansivas em fossa posterior do crânio despontam nas origens centrais. Ambas as origens, periférica ou central, podem-se associar a movimentos oculares involuntários ou nistagmo.

O **nistagmo** é definido como uma oscilação involuntária, rítmica ou não, dos olhos. Eles podem ser descritos pelo: tipo, forma, direção, velocidade, amplitude, duração, intensidade e pela resposta frente aos movimentos dos olhos, cabeça e corpo. Nistagmo apresenta duas fases, sendo uma com movimento rápido na direção do olhar (fase rápida), seguida por um movimento de retorno mais lento em direção do ponto de fixação (fase lenta). O cerebelo é responsável em conter a magnitude do estímulo. É importante estabelecer a diferença entre as causas periféricas e centrais nos distúrbios vestibulares (Tabela 17-2).[4]

A recuperação do ganho do RVO é mediada pelo cerebelo, cujas funções são importantes na aquisição das mudanças adaptativas. O flóculo do cerebelo reduz o nistagmo espontâneo e recupera a amplitude e simetria do reflexo durante o movimento cefálico após uma lesão vestibular unilateral. Nesta fase inicial, o cerebelo influencia no ganho do reflexo cérvico-ocular (RCO) durante a rotação cefálica. Os neurotransmissores e

Tabela 17-2. Sistemas envolvidos nas vestibulopatias de origens periférica e central

Sistema	Origem periférica	Origem central
Oculomotor	Nistagmo espontâneo com olhos fechados	Sacadas, oftalmoplegia internuclear, alteração na perseguição e nistagmo semiespontâneo
Reflexo vestíbulo-ocular (RVO)	Nistagmo sem fixação, nistagmo pós-agitação cefálica, perda vestibular uni e bilateral	RVO hiperativo, nistagmo ou vertigem posicional dissociados
Reflexo vestibuloespinhal (RVE)	Marcha cautelosa; movimento espontâneo normal	Aumento da base de sustentação, movimentos espontâneos reduzidos

Fonte: Arquivo pessoal do autor.

neuropeptídeos envolvidos na compensação vestibular são o óxido nítrico, receptores N-metil D-Aspartato (NMDA), acetilcolina e catecolaminas.[6]

- Recalibração, substituição e estratégias alternativas, de forma simultânea e em graus variados, permitem promover a reativação vestibular. Frente a um quadro crônico unilateral agudizado, por exemplo, o lado comprometido do sistema vestibular se recupera em algumas horas, sendo a inibição cerebelar desnecessária ou temporária. Já na fase aguda e severa unilateral, haverá necessidade de um processo de recuperação central, imposto pela atividade cerebelar e núcleos vestibulares. Em poucas semanas, atividades elétricas renovadas de repouso serão geradas, promovendo alívio dos sintomas. Ao se completar este ciclo, ocorre remissão dos sintomas, exceto aqueles gerados por movimentos mais intensos da cabeça. Essas variáveis do reparo possuem uma idiossincrasia individual, como a idade do paciente e viabilidade neural, do aporte vascular adequado para o sistema entre outros. A expressão "adaptação vestibular" é mais usada como um reajuste no reflexo vestíbulo-ocular (RVO). A compensação representa um sentido mais amplo, que abrange os fenômenos de substituição, previsão e estratégias cognitivas. Mecanismos de convivência com a disfunção vestibular são criados, podendo ocasionar alterações e limitações funcionais nesses pacientes, como alteração do ganho do reflexo, fase e direção da atividade vestibular.[7-9]

Outro mecanismo sensorial frente à lesão e que pode envolver sistemas e estruturas diferentes é a substituição, como um complemento para orientar a mesma resposta motora anterior. Um exemplo é o reflexo cérvico-ocular (RCO) complementando o RVO ou o uso de pequenos ajustes oculares ou sacadas corretivas. Considera-se como substituição o uso de antecipação dos movimentos, sendo útil associá-la na reabilitação vestibular em alguns casos clínicos, como nas hipofunções vestibulares bilaterais.[6]

O chamado "período crítico" ou fase aguda é outra forma estratégica de compensação. Se o mecanismo de adaptação do RVO não receber os sinais errôneos neste período, e a recalibração não ocorrer imediatamente, o índice de recuperação e seu grau final podem ser reduzidos. Ao persistir com a restrição sensório-motora, pode haver um atraso no processo de neuroplasticidade e comprometer a recuperação funcional do indivíduo. A restauração das funções neurais e o aprendizado equivalem ao produto da interação dinâmica entre os estímulos apresentados ao paciente e ao ambiente que o envolve. Entende-se que após a lesão vestibular, e já na fase aguda, os pacientes devem ser encorajados a se movimentar, de forma ativa e num ambiente iluminado, a fim de estimular o RVO e o RVE o máximo possível. Essa estratégia provoca o sistema nervoso central para a necessidade do reajuste adaptativo dos reflexos motores.[6]

> Sendo o labirinto um órgão de movimento, existem evidências que suportam a indicação precoce de Fisioterapia Vestibular na fase aguda, com a indicação de exercícios terapêuticos específicos e supervisionados pelo profissional treinado.

Ao considerar esses princípios da compensação vestibular, autores preconizam a adesão ativa e mais precoce do paciente no programa de reabilitação vestibular.

> Os efeitos da neuroplasticidade sobre os núcleos vestibulares após neurectomia vestibular unilateral em modelo experimental provocam a imunorreatividade de neurotrofinas e a proliferação celular. Estas ocorrem já no primeiro dia após lesão e tende ao aumento nos dias posteriores. Os autores descrevem que a plasticidade presente no eixo hipotálamo-hipófise-suprarrenal foi provocada pelo incremento da imunorreatividade do fator de liberação de corticotrofina, presentes nos núcleos paraventriculares do hipotálamo. Como conclusão, eles verificaram que a totalidade dos eventos relacionados com a plasticidade neuronal ocorreu no curso do primeiro mês após o distúrbio, denominado de período crítico. Os autores recomendaram fortemente o início da cinesioterapia (exercícios terapêuticos) pela reabilitação vestibular neste período inicial.

A vertigem aguda é o resultado de uma disfunção do nervo vestibular, do sistema labiríntico periférico ou de comorbidades paralelas. Diante da compensação na fase aguda, os sintomas de tontura tendem à remissão drástica, e com a presença do nistagmo somente quando a fixação visual for eliminada. Entretanto, a instabilidade postural, quando associada, pode persistir diante dos mecanismos inibitórios presentes. Na prática clínica, uma redução sintomática importante frente à vertigem intensa é esperada. Contudo, a vertigem induzida por movimentos da cabeça, ou decúbito-dependente, permanece até que haja uma plena compensação. Para suplantar os sintomas residuais relacionados com o movimento, o sistema vestibular deve ser desafiado para reduzir as inibições mediadas pelo cerebelo e núcleos por ocasião da lesão. Sobretudo para restabelecer a simetria das informações neurais provocadas pelos labirintos, como resposta natural do movimento cefálico. É essencial ter movimento cefálico. A regeneração e o reequilíbrio da atividade vestibular de repouso em nível dos núcleos vestibulares podem ocorrer na ausência de estímulos visuais, independem das informações do núcleo vestibular contralateral e são subordinados às características intrínsecas dos neurônios, suas propriedades neuroquímicas e das alterações sinápticas.

A habituação é com base na estimulação vestibular repetitiva. Estudos experimentais prospectivos têm demonstrado que a base neural para a compensação é distribuída por todo o SNC e não se limita a uma área específica. Pacientes com lesões estáveis ou portadores de lesões mistas (centrais e periféricas) não são excluídos do tratamento, contudo o prognóstico pode ser reservado, comparados àqueles com disfunção periférica estável. Lesões concorrentes no SNC podem dificultar ou mesmo bloquear a capacidade de compensação plena.[6]

> Saliente-se que as drogas supressoras vestibulares podem oferecer redução satisfatória dos sintomas durante a fase aguda. Porém, esses supressores são potencialmente contraproducentes quanto ao processo de compensação vestibular central, especialmente se usados por longos períodos.

DIAGNÓSTICO CINÉTICO-FUNCIONAL (FISIOTERAPIA)
Segundo Herdman SJ & Clendaniel R (2014),[3] o universo clínico do fisioterapeuta pode ser sintetizado e dividido em dois grandes diagnósticos funcionais: **1) VPPB; 2) hipofunções vestibulares**. Ambas as situações podem ser unilaterais ou bilaterais. Nos casos das hipofunções, existem duas possibilidades. As unilaterais, como no caso de um paciente com diagnóstico médico de neurite vestibular unilateral de origem viral, chegaremos ao diagnóstico fisioterapêutico de hipofunção vestibular unilateral periférica daquele lado afetado. Já nos casos da Hipofunção vestibular bilateral, o exemplo mais comum é o uso de vestibulotóxicos, como a gentamicina ou diuréticos de alça. Esta última se caracteriza por um quadro de intensa instabilidade postural, alteração importante da marcha e sensação de movimento do ambiente visual (oscilopsia).[3]

Já a VPPB, cuja nomenclatura é a mesma nas diversas áreas de atuação, é definida como a vertigem decorrente do deslocamento físico de partículas de cálcio no interior do labirinto. A crise ocorre após mudanças de posição da cabeça e do corpo. Esta possui relativa facilidade no diagnóstico mediante provas posicionais. O tipo e a gravidade dos sinais e sintomas variam bastante e de acordo com cada tipo específico de distúrbio vestibular. As pessoas com tontura e/ou desequilíbrio podem apresentar comorbidades e relatar alterações na atenção, memória, fadiga, ansiedade, problemas de concentração, dificuldades para realizar atividades rotineiras e, até mesmo, para levantar/deitar na cama.[3]

A Fisioterapia Vestibular vale-se de aspectos neurossensoriais, a partir da atuação das aferências, sendo favorecida pela plasticidade neuronal. O SNC possui a característica de adaptar-se às informações assimétricas oriundas das alterações do sistema labiríntico periférico. Como resposta aos conflitos sensoriais produzidos pelas doenças vestibulares, ativações neuronais ocorrerão em nível cerebelar e tronco encefálico. Esse processo central tende a compensar completamente os sinais e sintomas. Contudo, pode, também, produzir uma deterioração gradual e progressiva dos sistemas envolvidos. Herdman SJ & Clendaniel R (2014)[3] afirmam que nem todas as causas de tontura são decorrentes da disfunção vestibular ou são tratáveis com exercícios (cinesioterapia), assim como nem todas as causas vestibulares são tratáveis com exercícios ou manobras.

Vertigem Posicional Paroxística Benigna (VPPB)
Um quadro ímpar e mais prevalente é a VPPB. O Dr. A Laskiewicz (Londres) registrou que a primeira descrição de vertigem posicional foi dada num encontro médico alemão em Bonn, em 1882 (Niederrheinische Ges. Naturforscher Heilk), pelo Dr. David William Busch, professor de cirurgia na Universidade de Frankfurt, que também se interessou por fisiopatologia do sistema nervoso central e função dos músculos oculares. A VPPB também foi descrita mais detalhadamente por Bárány, em 1921.

Parnes, Agrawal & Atlas J (2003)[10] relataram que a VPPB representa 17% a 30% das consultas médicas motivadas pela vertigem. Segundo Balatsouras *et al.* (2018),[11] 30% da população idosa com mais de 70 anos já apresentou ao menos um episódio de VPPB. Em outro estudo sobre vertigem periférica, os autores verificaram que a VPPB é a causa mais comum de vertigem, representando 20% desta população.

Essa condição é reconhecida mundialmente com a mesma nomenclatura para todas as áreas profissionais de atuação. A VPPB se distingue por ser a única disfunção em que ocorre o deslocamento físico de partículas no interior do labirinto, *i.e.*, otocônias que se deslocam do utrículo em direção a um determinado canal semicircular (CSC). Nesse caso, um ou mais canais semicirculares ficam excitados inadequadamente após movimento da cabeça no espaço, como virar de um lado para outro na cama. As manifestações clínicas incluem a ocorrência de vertigem, que é fatigável, podendo durar entre 30 segundos a 2 minutos. Os sintomas desaparecem mesmo quando a posição que o precipitou é mantida. Associadamente, surge um movimento rítmico e involuntário dos olhos, o nistagmo, podendo ser acompanhado de reações tônicas posturais. O paciente pode apresentar com sintomas vegetativos, como sudorese, náusea e vômito.[12]

A VPPB é mais comum no gênero feminino e pouco frequente em crianças. O envolvimento bilateral é raro, com 8% dos casos espontâneos, e 20% de origem traumática. Os casos unilaterais ocorrem em 50% dos pacientes que foram vítimas de traumas cranianos, labirintites ou hipofluxo da artéria vestibular.

A remissão espontânea é comum em 17% dos casos, mas as recidivas podem ocorrer. Isso não impede que o fisioterapeuta realize sua rotina de avaliação diagnóstica, uma vez que a definição do estado atual da compensação central seja imperiosa, para nortear a estratégia terapêutica e o prognóstico do paciente. Não é incomum detectar atitudes posturais e comportamentais típicas e secundárias às síndromes vestibulares, como inclinação da cabeça para o lado afetado, limitação funcional, desconforto cervical, redução da amplitude, lentidão dos movimentos corporais, especialmente da região cervical e cabeça, ansiedade e cinesiofobia. É fundamental identificar essas restrições ou "atitudes vestibulares", para serem controladas pelo profissional fisioterapeuta. Importante frisar o aumento progressivo de casos novos de VPPB durante atividades de longa permanência em decúbito dorsal ou com hiperextensão da cabeça associada, por exemplo, na cadeira profissional do dentista em decúbito dorsal, cirurgias de longa duração nessa posição, em lavagem dos cabelos ou maquiagem em cadeiras de salões de beleza, algumas posições da prática do Pilates, Yoga e Reeducação Postural Global, assistir televisão ou ler em decúbito dorsal entre outras. Para evitar essas ocorrências, recomenda-se revisar o tempo de exposição dos pacientes nessas atividades e questioná-los sobre o histórico de síndromes vestibulares. Aqueles com histórico positivo de VPPB são os mais propensos à recorrência. Acrescenta-se, ainda, a necessidade de se realizar uma avaliação vestibular de rotina ou encaminhar para o especialista, caso não tenha experiência na área.[12]

Testes Diagnósticos para Vertigem Posicional Paroxística Benigna

Antes de aplicar os testes para confirmação da VPPB, o paciente deve passar pelas provas oculomotoras e pelo teste das artérias vertebrais (TAV). Este último permite verificar se o paciente é elegível à realização das manobras provocativas posicionais. No TAV, o paciente está sentado na maca com as pernas pendentes, a cabeça em rotação de 45° para o lado a ser examinado, suas mãos apoiadas nos braços do examinador e solicita-se que ele(a) faça uma inclinação do tronco para frente, ao mesmo tempo em que a cabeça adquire uma postura associada de extensão. Aguardar 30 segundos e confirmar se o(a) paciente refere algum sintoma, como tontura não rotatória, escotomas cintilantes, zumbido, cefaleia, visão turva, parestesia facial etc., que requerem que deve retorná-lo para a posição original imediatamente. Caso não refira sintomas, retorne à posição sentada e neutra para, em seguida, realizar as manobras diagnósticas posicionais provocativas.[3]

O principal teste diagnóstico para confirmar VPPB do CSC posterior é a **manobra de Dix-Hallpike**, descrita em 1952 (Fig. 17-3), sendo considerada padrão ouro, por sua alta sensibilidade (82%) e confiabilidade (71%). A mesma pode ser utilizada com ou sem equipamentos de registro do movimento ocular. Na execução da manobra de Dix-Hallpike, o paciente está inicialmente em posição sentada, com a cabeça rodada lateralmente em aproximadamente 45° para o lado a ser testado. Com o examinador segurando a cabeça

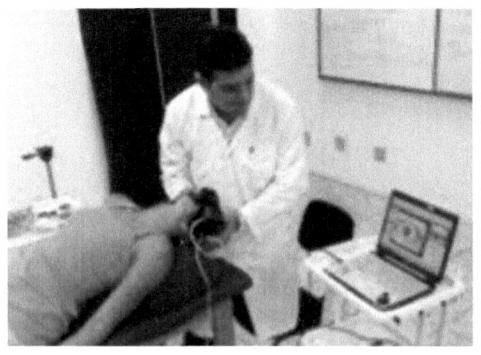

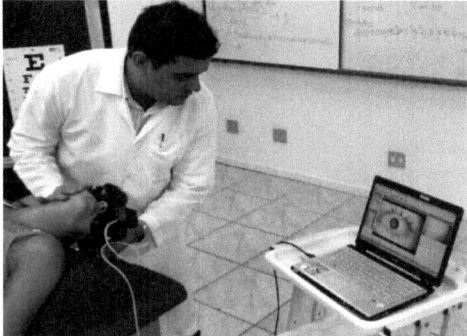

Fig. 17-3. Manobra diagnóstica de Dix-Hallpike para VPPB de CSC_P ou CSC_S para o lado esquerdo da paciente com equipamento de registro do movimento ocular vídeo-Frenzel. (Fonte: o autor.)

do paciente, solicite para que ele fique em decúbito dorsal. Nesse momento, a cabeça fica em extensão de aproximadamente 30° associada à rotação. O paciente fica nessa posição, com os olhos abertos, e o critério diagnóstico inclui a ocorrência de vertigem associada a um nistagmo misto torcional e vertical com o polo superior do olho batendo para a direção da orelha do mesmo lado e para cima (CSCP afetado) ou para baixo (CSCS afetado). A vertigem e o nistagmo podem surgir após um período de latência entre 1 a 5 segundos, nos casos de **canalitíase**, e de 10 a 20 segundos, nos casos de **cupulolitíase**. Em seguida, seguem um padrão crescendo-decrescendo até cessarem. Ao voltar à posição sentada, a vertigem e o nistagmo ressurgem na direção inversa.[12]

Existe uma forma modificada do mesmo teste. No teste de **Dix-Hallpike Modificado**, o paciente sentado na maca com as pernas pendentes, a cabeça é girada 45° para um dos lados e deita-se sobre o lado oposto. Espera-se encontrar as mesmas respostas do teste de Dix-Hallpike, caso haja a VPPB, tanto para CSCS, quanto para CSCP. O paciente então retorna para a posição sentada, com os mesmos achados anteriores de vertigem e nistagmo invertido em relação à posição deitada.[13]

> **IMPORTANTE**
> Fisiopatologicamente, consideram-se dois possíveis mecanismos para explicar seus sinais e sintomas. Um mecanismo é a **cupulolitíase**, com nistagmo de posicionamento com duração superior a um minuto, onde haveria um depósito das otocônias utriculares na cúpula da ampola do CSC, tornando a crista ampular sensível a movimentos lineares. A outra forma é a canalitíase, mais prevalente e com nistagmo de posicionamento com duração inferior a um minuto, resultante de depósitos otolíticos que entraram pelo braço longo do CSC, movendo-se pelo seu interior sob a ação da gravidade. O nistagmo é do tipo rotatório/vertical, fatigável, com tempo de latência de 1 a 10 segundos, aproximadamente.

Na maioria dos casos de VPPB, o diagnóstico é compatível com canalitíase do CSCP. Apenas 2% a 4% apresentam cupulolitíase. Como tratamento, está indicada a manobra de reposicionamento canalítica de Epley. Outra opção é a manobra liberatória de Sémont, que serve para ambos os casos.[12]

Para verificar a VPPB do CSCL, utiliza-se o *"roll-test"*, ou teste de girar, em que o paciente em decúbito dorsal e com a cabeça flexionada anteriormente a 30°, solicita-se que vire a cabeça para um dos lados e observa-se o surgimento dos sinais e sintomas por 30 segundos.

Espera-se que ocorra um nistagmo horizontal, de latência menor e com menor propensão à fadiga, em virtude de as otocônias se moverem dentro do canal. Na canalitíase do CSCL, o nistagmo é geotrópico ou bate em direção à orelha inferior, com fase rápida em direção ao centro da terra, fatigável, com duração menor do que 60 segundos. Na cupulolitíase do canal lateral, o nistagmo será apogeotrópico ou na direção à orelha superior e persistente. Na canalitíase, a direção que causa maior intensidade do nistagmo normalmente identifica o lado comprometido, ao contrário da cupulolitíase.

A manobra diagnóstica de Dix-Hallpike recebe uma classificação de "forte recomendação", devendo ser utilizada pelos fisioterapeutas, a não ser que seja apresentado um motivo claro e convincente para uma abordagem alternativa, por exemplo, como nos casos de limitação cervical por espondilite anquilosante.[12]

Manobras para Tratamento da VPPB

Manobra de Reposição Canalítica de Epley

Considerando um exemplo de VPPB do CSC posterior esquerdo do tipo canalitíase, a manobra de reposição canalítica, descrita por Epley (1992)[14] e modificada por Herdman, está indicada nos casos de VPPB dos CSC posterior ou superior (Fig. 17-4).

Manobra Liberatória de Semont – a Primeira Manobra da História para Tratar VPPB

Foi criada pelo fisioterapeuta francês, Alain Semont (1988).[15] O tratamento consiste em posicionar a paciente em decúbito lateral do lado afetado e, após dois minutos, levá-lo diretamente, sem parar no meio, para o lado contralateral, mantendo a cabeça na mesma posição todo o tempo (Fig. 17-5).

Tratamento para VPPB do Canal Semicircular Lateral

Com respeito à VPPB do CSCL, a reposição canalítica é normalmente efetiva, e a manobra de Gufoni para forma geotrópica está indicada. Paciente começa sentado, em seguida deita-se para o lado oposto à lesão e com a cabeça neutra apoiada no antebraço do fisioterapeuta. Aguardam-se 2 minutos e solicita ao paciente que gire rapidamente a cabeça para baixo, enquanto mantém o corpo em decúbito lateral. Neste momento, a cabeça repousa sobre a mão do terapeuta. Após 2 minutos, retorna com o paciente para posição sentada, pernas pendentes na maca e com leve flexão da cabeça.

Restrições de Atividade Pós-Manobra em VPPB

Algumas controvérsias na literatura são identificadas quando se trata da eficácia das restrições impostas aos pacientes após a manobra de reposição canalítica. Convém orientar o paciente a permanecer em decúbito lateral contrário à orelha afetada por duas noites e orienta-se evitar atividades em decúbito dorsal daí pra frente.

Mesmo sem intervenção específica, a VPPB pode ter resolução espontânea em 17% dos casos. As recidivas podem ocorrer entre seis meses e seis anos. Alguns pacientes podem-se beneficiar da realização de automanobras em casa. A taxa de recorrência acumulada após o reposicionamento de partículas é de 1% ao mês.

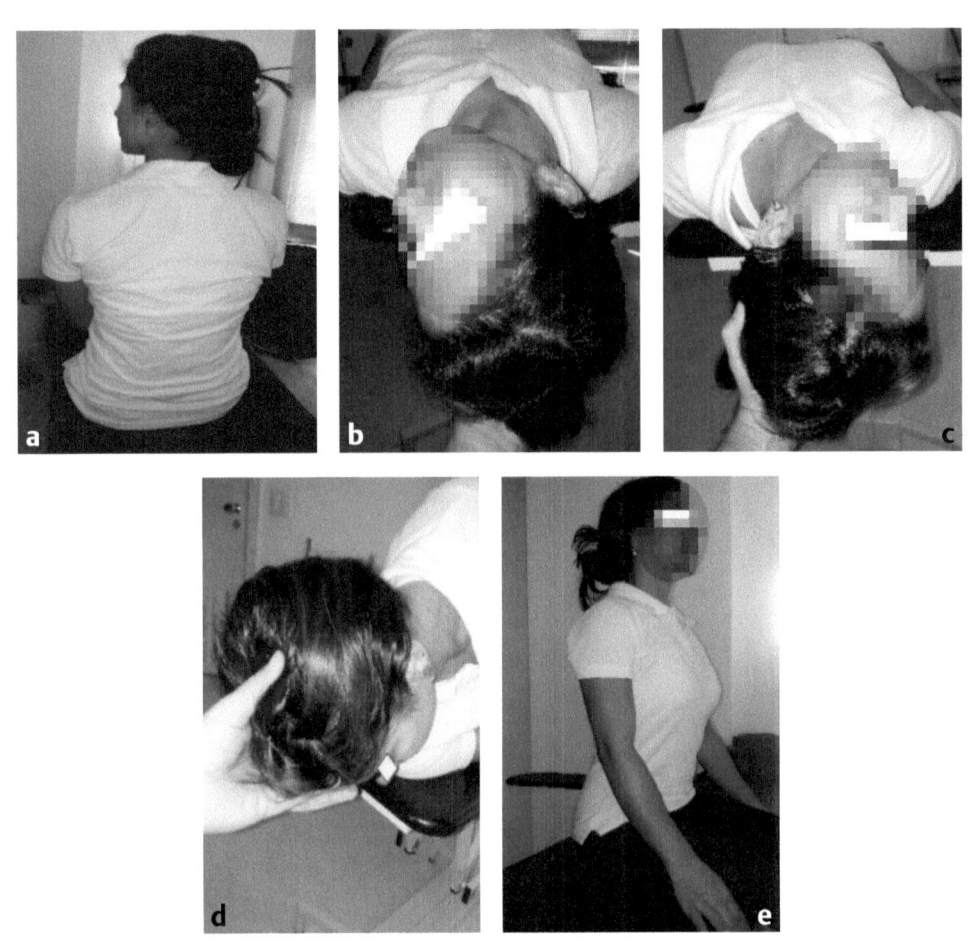

Fig. 17-4. Manobra de reposição canalítica para VPPB de CSCP_Esquerdo. O fisioterapeuta assiste a paciente sair de uma posição sentada (**a**) para decúbito dorsal, similar à posição de Dix-Hallpike, e com a cabeça pendente para o lado da orelha afetada (**b**), permanece por um minuto. A cabeça é então rodada para a posição oposta, mantendo a extensão da cervical e permanece por um minuto (**c**). Em seguida, o fisioterapeuta conduz a paciente a girar em bloco a cabeça e o corpo para o decúbito lateral oposto, até a cabeça estar direcionada para o solo, mantendo assim por mais um minuto (**d**). A partir desta posição, a paciente é posicionada sentada e com leve flexão da cabeça, com ajuda do fisioterapeuta (**f**). (Fonte: o autor.)

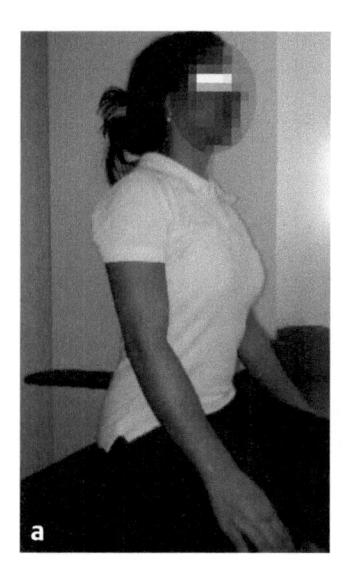

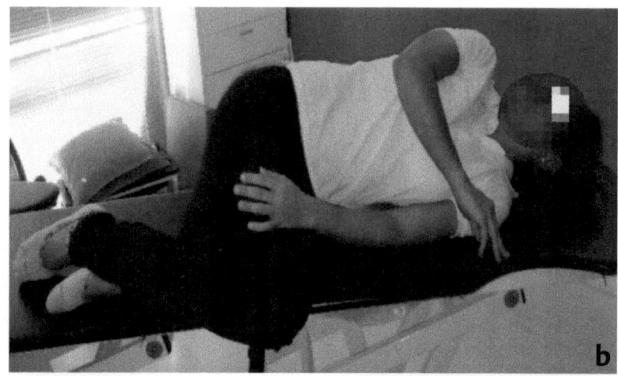

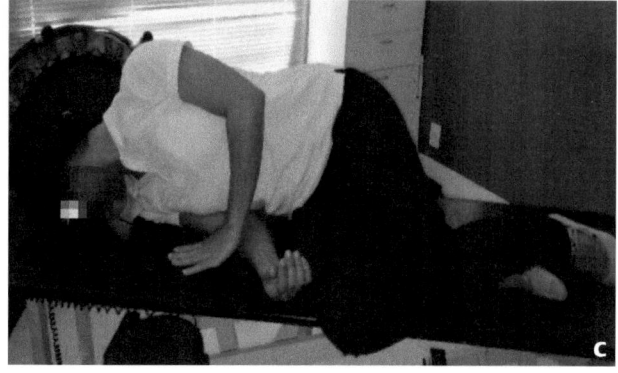

Fig. 17-5. Manobra liberatória de Semont em paciente com VPPB do CSCP_E, tipo cupulolitíase: (**a**) O fisioterapeuta posicionado atrás da paciente sentada orienta a girar a cabeça para o lado sadio – à direita. A proposta é colocar o CSCP_E no plano frontal. Depois será colocada na posição de decúbito lateral afetado (esquerdo), com a cabeça virada para cima (**b**). Após 2 minutos, a paciente é movida rapidamente com ajuda do fisioterapeuta para o lado oposto (direito) sem mover a cabeça e permanecerá por 2 minutos (**c**). Depois retorna lentamente com a cabeça ainda virada até a posição sentada, finalizando com uma leve flexão da cabeça. A mudança na posição da cabeça libera os cristais que estavam aderidos à cúpula, retornando-os à mácula do utrículo. (Fonte: o autor.)

FISIOTERAPIA VESTIBULAR

Na década de 1940, o fisioterapeuta, Cooksey, e o médico, Cawthorne, propuseram o uso de exercícios - a reabilitação vestibular - com objetivo de tratar os distúrbios vestibulares. Os exercícios vestibulares promovem a redução dos sintomas, recuperam o equilíbrio e restauram a capacidade funcional.[3] Atualmente, a Fisioterapia Vestibular (FV) é uma área de atuação da fisioterapia indicada para reduzir os sintomas e promover a adaptação e substituição das disfunções vestibulares relacionadas com uma ampla variedade de distúrbios do equilíbrio. A FV é eficaz na melhora dos déficits funcionais e sintomas subjetivos resultantes da hipofunção vestibular periférica unilateral e bilateral, bem como de distúrbios do equilíbrio. No Brasil, a FV foi reconhecida como área de atuação pelo Conselho Federal de Fisioterapia e Terapia Ocupacional (COFFITO) através da Resolução nº 419/2012 (2 de junho de 2012 - D.O.U. nº 131, Seção 1, 09/07/2012).[16]

Com relação à transição da avaliação para o tratamento, julga-se necessário, pela própria característica multifacetária do processo, observar a identificação precisa dos distúrbios funcionais específicos do paciente através de ferramentas validadas e eficientes. Uma ferramenta de simples aplicação, validada e efetiva é o Inventário de Desvantagens da Vertigem (IDV). É uma escala de incapacidade relacionada com sintomas vestibulares com 25 itens divididos em três domínios: Funcional, Emocional e Físico. Com pontuação máxima de 100, quanto maior o valor, pior a percepção do paciente sobre sua qualidade de vida.[3]

Classificar e pontuar o papel do(a) fisioterapeuta nessa área de atuação significam estabelecer claramente as responsabilidades e o nível de conhecimento que esse(a) profissional necessita para capacitá-lo (a) a elaborar racionalmente a anamnese e os testes específicos, a fim de se obter um diagnóstico fisioterapêutico preciso. Após essa etapa diagnóstica funcional, depreende os objetivos concretos e a escolha da terapêutica adequada para cada caso, sob os auspícios da prática com base em evidência e competência.[17]

Ao melhorar a função vestibular e promover mecanismos de adaptação e compensação central, a FV tem como objetivos.

- Recuperar o equilíbrio e minimizar quedas.
- Reduzir sensações subjetivas de tontura.
- Melhorar a estabilidade durante a locomoção.
- Reduzir a dependência dos sistemas visual e somatossensorial.
- Melhorar a coordenação neuromuscular.
- Diminuir a ansiedade e somatização, por causa da disfunção vestibular.

Fisioterapia Vestibular – Avaliação[3]

A avaliação deve ser simples, e os resultados devem permitir o fisiodiagnóstico, indicar o local da lesão, determinar a funcionalidade e o nível de incapacidade do(a) paciente e determinar o curso terapêutico. Geralmente, os objetivos são alcançados pelas histórias clínica e otoneurológica detalhadas dos sinais e sintomas do(a) paciente e com perguntas direcionadas à história. Qual o tipo de tontura, rotatória ou não rotatória? Por que os sintomas persistem na vertigem crônica? Por que não ocorreu o processo de compensação central natural? O(a) paciente tem uma lesão estável ainda descompensada? Os sintomas ocorrem mediante alguma provocação? Em caso positivo nesse último, provavelmente ele(a) será beneficiado com FV.

Avaliação Vestíbulo-Oculomotora "à Beira do Leito"

Os testes abaixo isoladamente não possuem sensibilidade para definir diagnóstico. Porém, são de extrema importância por permitirem uma avaliação do sistema visuoculomotor. Destaca-se aqui a possibilidade de se encontrarem alterações que revelem comprometimentos de origem central. Podem ser feitos com ou sem equipamento. A avaliação vestíbulo-oculomotora à beira do leito pode incluir:

- Amplitude de movimento ocular e convergência – para avaliar a motricidade ocular.
- Nistagmo espontâneo – pesquisar sua presença.
- Nistagmo semiespontâneo – pesquisar sua presença com alvo a 35° da linha média.
- *Skew Deviation* ou *Cover test:* o desvio oblíquo do olhar é um reflexo natural de alinhamento ocular. Testa-se com a mão do examinador cobrindo alternadamente o olho do paciente e, em seguida o outro. Quando tem alteração, haverá uma correção vertical de ambos os olhos para fixar o alvo (por exemplo, nariz do examinador).

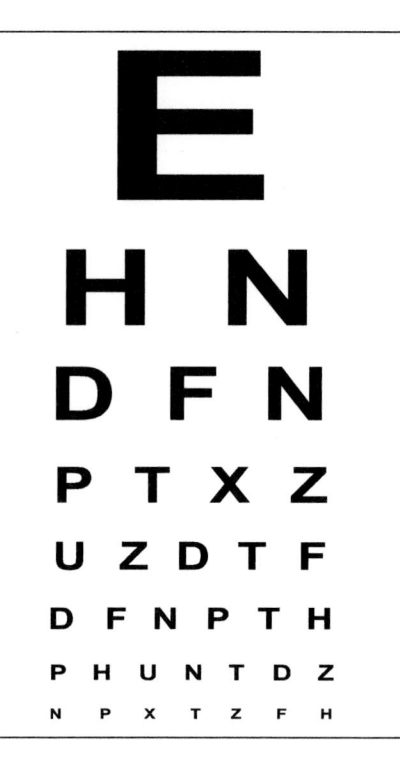

Fig. 17-6. Tábua de Snellen. Avaliação da acuidade visual dinâmica. (Fonte: o autor.)

- Sacádico – desvio do olhar para alvos fixos.
- Perseguição ou rastreio de alvo móvel.
- Optocinético – acompanhar múltiplos alvos.
- Movimentos combinados – todos os anteriores de forma aleatória, para inibir o efeito consciente cortical inerente aos testes.
- RVO lento e RVO cancelado – pesquisar alteração das fases lentas do RVO, enquanto a cabeça oscila de um lado ao outro nos planos horizontal, vertical ou oblíquo.
- *Head impulse test* (teste do impulso cefálico) – movimento de alta velocidade e pequena amplitude da cabeça para um dos lados. Possui alta especificidade para confirmar hipofunções vestibulares, uni ou bilaterais.
- Agitação cefálica – executar 20 rotações cefálicas junto com o paciente de olhos fechados para pesquisar nistagmo e tontura pós-agitação.
- Acuidade Visual Dinâmica – pesquisar alteração do RVO com Tábua de Snellen (Fig. 17-6).

Exame do Sistema Vestibuloespinal

Os testes a seguir isoladamente não possuem sensibilidade para definir diagnóstico relacionado com o comprometimento vestibular. Alguns apresentam dados relacionados com a idade, com o tempo ou com a distância. Recomendam-se fazer 2 a 4 tentativas de cada teste com os pacientes.

- *Teste de Romberg:* paciente de pé, com os pés unidos e os olhos abertos e depois fechados.
- *Teste de Romberg Sensibilizado (Tandem):* um pé à frente do outro (base de apoio mais estreita) com olhos abertos e com olhos fechados.

Tabela 17-3. Valores do teste de apoio unipodal para a idade (expressos em tempo, s = segundos)

Idade (anos)	Olhos abertos	Olhos fechados
20-29	30 (s)	28,8 (s)
30-39	30 (s)	27,8 (s)
40-49	29,7 (s)	24,2 (s)
50-59	29,4 (s)	21 (s)
60-69	22,5 (s)	10,2 (s)
70-79	14,2 (s)	4,3 (s)

Fonte: Mann GC et al, 1996.[19]

- *Teste dos Empurrões:* estratégias de reequilíbrio.
- *Apoio Unipodal: com olhos abertos e fechados:* ficar sobre uma perna com braços entrelaçados na frente do tórax e com a outra perna com flexão de joelho a 90° (Tabela 17-3).
- *Alcance Funcional:* paciente com pés juntos próximo à parede e com os membros superiores elevados a 90° inclina o corpo para frente sem tirar os pés do chão. Através de uma fita ou régua métrica colada na parede e na altura do acrômio, verificam-se quantos centímetros o paciente se deslocou (Tabela 17-4).

Hipofunção Vestibular Unilateral – Tratamento[20]

É uma vestibulopatia unilateral aguda de origem idiopática, mas as evidências apontam para uma causa viral. Pode ter um início até duas semanas antes ou coincidir com a presença de uma infecção viral do trato respiratório superior ou gastrointestinal. Como sintomas, tem-se um início agudo de vertigem rotacional intensa e prolongada, que piora ao movimento cefálico, associada ao nistagmo horizonto-rotatório espontâneo na direção da orelha saudável, instabilidade postural e náusea. Geralmente, não há perda auditiva. Os sintomas geralmente desaparecem com 48 a 72 h, e a remissão dos sintomas ocorre em cerca de 4 a 6 semanas. Acomete indivíduos de ambos os sexos, com idade entre 30 a 60 anos.

O diagnóstico funcional, embora limitado na fase aguda em decorrência da intensidade dos sintomas, necessita de uma história detalhada seguida de criterioso exame físico. Comumente, de 24 a 72 h após a diminuição de náusea e vertigem graves, recomendam-se

Tabela 17-4. Valores do teste do alcance funcional para a idade e o sexo (expressos em distância, cm = centímetros)

Idade (anos)	Masculino	Feminino
20-40	16,7 (42,41 cm)	14,6 (37,08 cm)
41-69	14,9 (37,84 cm)	13,8 (35,05 cm)
70-87	13,2 (33,52 cm)	10,5 (26,67 cm)

Interpretação dos resultados: (a) se incapaz de alcançar = 8 vezes mais propenso à queda; (b) se alcançar menos que 15,24 cm = 4 vezes mais propenso à queda; (c) se alcançar entre 15,24 – 25,40 cm = 2 vezes mais propenso à queda; (d) se alcançar mais que 25,40 cm = não propenso à queda.

Fonte: Mann GC et al, 1996.[19]

a deambulação e a redução dos supressores vestibulares, pois eles prolongam o período para se obter compensação central.[21]

A cinesioterapia vestibular ativa e progressiva estimula a adaptação vestibular através do desafio aos mecanismos de compensação do SNC. Com efeito, melhoram a estabilidade do olhar e da postura. Os exercícios incluem movimentos da cabeça e do corpo direcionados a cada caso. Os programas de retreinamento vestibular são prescritos e administrados por profissionais fisioterapeutas treinados com conhecimento e compreensão do sistema vestibular e sua relação com outros sistemas do corpo.[22]

Exercícios de Habituação de Brandt-Daroff – Indicados para Redução do Sintoma Tontura

Com os exercícios de Reeducação Vestibular Funcional, há presença dos sintomas nas primeiras três ou quatro semanas. Com o investimento diário do paciente na realização dos exercícios ativos para compensação do RVO, com frequência de duas vezes ao dia, os sintomas tendem a diminuir, de forma gradual. Por outro lado, a percepção de melhora autorrelatada apresenta aumento significativo durante o período previsto de três meses consecutivos de exercícios (Fig. 17-7). Devem ser indicados para execução diária, por 3 meses consecutivos.

Exercícios de Adaptação Vestibular – Voltados para Estabilização do Olhar

- Queixas Funcionais:
  - Vertigem aos movimentos cefálicos.
  - Baixa acuidade visual aos movimentos cefálicos.
  - Movimento do ambiente ("visão turva") aos movimentos cefálicos.

Variáveis do tratamento para estabilização/fixação do olhar (Paradigma X1 e X2 visão/alvo, horizontal e vertical):

- **X1:** Paciente realiza movimentos de rotação da cabeça com olhar fixo num alvo **parado** 30 centímetros à frente, na direção do horizonte do olhar. Depois executa a mesma tarefa com movimentos de flexão e extensão da cabeça.
- **X2:** Paciente realiza movimentos de rotação da cabeça com olhar fixo num alvo **móvel** 30 centímetros à frente, na direção do horizonte do olhar. Simultaneamente, o alvo se move na direção contrária ao movimento da cabeça. Depois executa a mesma tarefa com movimentos de flexão e extensão da cabeça e associado ao alvo movendo-se na direção oposta da cabeça.

Progressão da cinesioterapia vestibular:

1. Duração – Iniciar com 1 minuto (se tolerar) e progredir para 2 minutos (lento – rápido).
2. Ambiente de fundo – Estímulo optocinético (2º plano) – Iniciar com alvo simples e progredir primeiramente para conflito visual (p. ex.: tabuleiro de xadrez com letra no meio) e posteriormente para realizar em ambientes amplos ou externos.
3. Posição – Iniciar de pé, se tolerar, progredir para deambulação (p. ex.: andar até o alvo fixo na parede ou andar com alvo nas mãos).
4. Distância – Alvo próximo, 30 cm, progredir para maior distância, 2 a 3 metros.
5. Velocidade – Iniciar lentamente, progredir para mais rápido, enquanto mantém a imagem estável e focalizada.
6. Repetir para garantir o melhor desempenho, caso seja necessário.
7. Frequência – Iniciar duas vezes ao dia, progredir para cinco vezes ao dia, no máximo.

FISIOTERAPIA VESTIBULAR 267

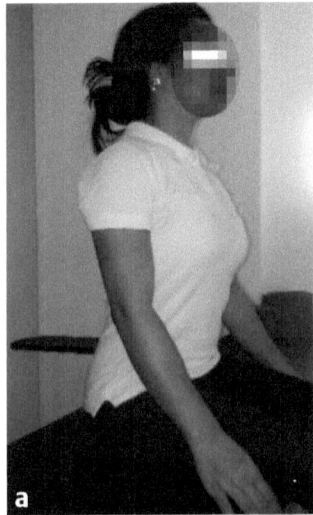

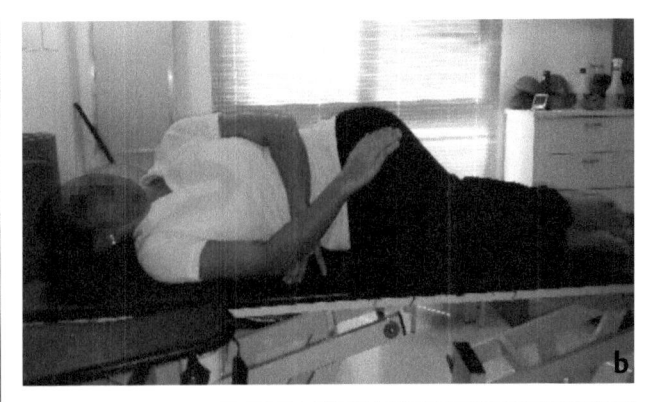

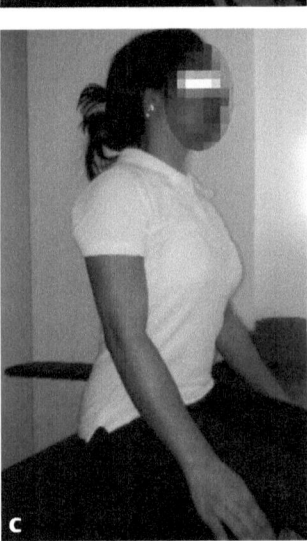

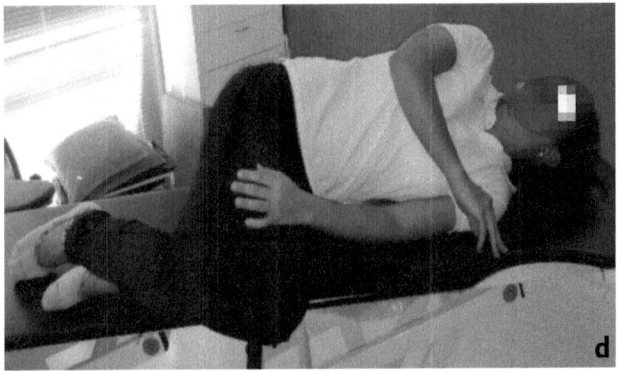

Fig. 17-7. Exercícios de habituação de Brandt Daroff. (**a**) Paciente sentada em uma maca com a cabeça voltada 45° para o lado que não provoca a vertigem; (**b**) ela é orientada a deitar para o lado oposto na posição de decúbito lateral, mantendo a cabeça voltada 45° para cima. Permanece nesta posição por 15 segundos e volta para sentada (**c**). Permanece por 5 segundos. A seguir girar a cabeça 45° para o lado que provoca a vertigem e deita-se em decúbito lateral para o lado oposto com a cabeça voltada 45° para cima, mantendo a posição por 15 segundos (**d**), e volta para sentada. Cada etapa corresponde a 1 ciclo. O procedimento deve ser repetido de 5 a 10 ciclos. (Fonte: o autor.)

Tontura Provocada pelo Movimento – Exercícios de Habituação de Brandt-Daroff

- Progressão da cinesioterapia:
  - Queixa Funcional:
    - Tontura/vertigem com mudanças de posição.
  - Variáveis do tratamento para tontura provocada pelo movimento:
    - Intensidade do sintoma;
    - Duração do Sintoma;
    - Número de Posições.

- Tontura provocada pelo movimento – considerações terapêuticas:
  - Movimentos – estimulação moderada (nunca severa);
  - Número de movimentos – um por vez;
  - Número de repetições – 3-5 em cada etapa;
  - Frequência – uma a duas vezes ao dia;
  - Os sintomas DEVEM retornar ao nível basal antes de passar outro exercício;
  - Esperar 20 segundos adicionais antes de iniciar a próxima repetição;
  - A intensidade e a duração dos sintomas tendem a diminuir após 2 a 3 semanas. Continuar mesmo assim por três meses.

Fisioterapia Vestibular e Hipofunção Vestibular Bilateral[20]

A hipofunção vestibular bilateral (HVB) pode ocorrer secundária à meningite, à infecção labiríntica, otosclerose, doença de Paget, polineuropatia, tumores bilaterais, hidropsia endolinfática, neurite vestibular bilateral, fármacos ototóxicos, doenças autoimunes da orelha interna ou às malformações congênitas. Prevalecem as queixas de instabilidade postural e alteração importante da marcha. Não há indicação de exercícios com base em habituação para os casos de HVB, pois o paciente não apresenta vertigem.

Exercícios de Adaptação Vestibular – Estabilização do Olhar[22]

OBSERVAÇÃO: Semelhante ao realizado na HVU (Paradigma X1).

Considerações terapêuticas para pacientes com vestibulopatia bilateral:

- Acrescentar exercícios de substituição – Movimentos oculocefálicos semelhantes ao paradigma X1, só que entre dois (2) alvos. O paciente direciona o olhar para um alvo e depois gira a cabeça na mesma direção deste alvo; repete para o outro alvo. Equivale a estimular o Reflexo cérvico-ocular (RCO) para substituir a perda do RVO.
- Treinar com alvo imaginário.
- X2 é contraindicado.
- Pode ser necessário realizar os exercícios na posição sentada, em razão da segurança e/ou gravidade dos sintomas.
- Instruções ao paciente – Identificar possíveis ameaças à segurança (superfícies instáveis, iluminação precária, escuridão).
- Instrução sobre medidas de suporte para estabilidade postural.

O paciente deve realizar o X1 a 2 Hz (f) para desenvolver as habilidades em:
- Virar-se ou mover a cabeça enquanto conversa com outras pessoas;
- Escovar os dentes;
- Realizar tarefas caseiras (cozinhar, limpar, arrumar os lençóis das camas);
- Andar independentemente na escola, no trabalho, etc.;
- Dirigir carro e identificar placas e sinais de trânsito;
- Atravessar a rua ou avenida engarrafada enquanto movimenta a cabeça para conferir a posição dos veículos;
- Passear no shopping e identificar as lojas ou estabelecimentos.

Equilíbrio e Marcha - Considerações Comuns para Hipofunções Vestibulares Uni e Bilateral

- Equilíbrio Estático
  - Queixas Funcionais:
    - Instabilidade aos movimentos cefálicos;
    - Perda do equilíbrio aos movimentos cefálicos;
    - Medo de queda aos movimentos cefálicos.
  - Variáveis do Tratamento do Equilíbrio:
    - Alteração da entrada da informação visual: Olhos abertos, olhos fechados, óculos de sol, conflitos visuais no 2º plano, oscilações do ambiente ao redor, rotações cefálicas, arremessando bola;
    - Alteração da entrada da informação somatossensorial: Espuma, grama natural ou sintética, terreno com pedras, rampas, balanço proprioceptivo (inox), gangorra para equilíbrio, tábua proprioceptiva, disco para propriocepção, *skate*, disco para propriocepção, tábua de equilíbrio, giroflex, esteira elétrica, barco, etc.;
    - Alteração de AMBOS, ou seja, das entradas das informações visuais e somatossensoriais: De pé sobre espuma com olhos fechados; associar máscara de realidade virtual ou jogos.
- Marcha (deambulação)
  - Queixas funcionais:
    - Perda do equilíbrio enquanto anda;
    - Vertigem enquanto anda;
    - Dificuldade para subir/descer escadas;
    - Dificuldade sobre terrenos irregulares.
  - Variáveis da marcha:
    - Velocidade;
    - Direção;
    - Distância;
    - Base de suporte;
    - Movimento cefálico – velocidade, amplitude, simetria, frequência e plano.
  - Equilíbrio e marcha – considerações terapêuticas:
    - Preocupação primária com a SEGURANÇA (Atenção!!!!);
    - Explorar o maior nível de desempenho cognitivo;
    - Os pacientes alcançarão variados níveis de desempenho nos exercícios;
    - As variáveis podem ser modificadas independente ou simultaneamente para aumentar o grau de dificuldade;
    - O tratamento deve ser orientado aos objetivos, ou seja, combater a impotência funcional.
    - O paciente deve realizar os exercícios de equilíbrio e marcha para desenvolver as habilidades supracitadas.

> **COMO PROGREDIR COM A FV?**
> Visitas de acompanhamento: Os pacientes normalmente são vistos uma vez a cada 1-2 semanas.
> Programa específico de exercícios diários em casa.
> O fisioterapeuta aborda os problemas e objetivos específicos de cada paciente.
> Tarefas mais difíceis e exigentes, usando velocidades variadas de movimentos, devem ser introduzidas à medida que o paciente melhora.
> Uma vez que todos os exercícios possam ser realizados sem tonturas, os pacientes devem manter um alto grau de atividade física (por exemplo, jogar bola ou dançar) a fim de sustentar a compensação alcançada. Deve-se ter em mente que, após a compensação ser alcançada, períodos de estresse, fadiga ou doenças podem resultar em uma recorrência temporária de vertigem.

FISIOTERAPIA VESTIBULAR E SITUAÇÕES ESPECIAIS[23]

- **Náusea:** os pacientes são orientados a voltar a realizar o exercício anterior em seus programas até que a náusea se torne proibitiva. A medicação antiemética pode ser usada simultaneamente, conforme prescrição médica.
- **Óculos:** embora boas informações visuais sejam recomendadas, os óculos podem agravar a vertigem durante a oscilação da cabeça. Nesses casos, os óculos não devem ser usados durante o exercício.
- **Preocupações de segurança:** os pacientes muito instáveis ou com medo de cair devem praticar os movimentos com suporte parcial de peso conectado ao teto, posicionados entre barras paralelas, próximos a uma parede ou canto da mesma ou em pé, no canto entre paredes, com uma cadeira ou mesa à sua frente.

EFEITOS DA FV EM ADULTOS COM HIPOFUNÇÃO VESTIBULAR UNILATERAL: EVIDÊNCIAS

Um extenso estudo de revisão sistemática Cochrane foi conduzido por Susan Hillier e Michelle McDonnel (2016),[4] do International Centre for Allied Health Evidence, Sansom Institute for Health Research, University of South Australia, Adelaide/Australia. A revisão foi realizada pela consulta das principais bases de dados científicas mundiais e nos registros de ensaios clínicos para identificar os trabalhos prospectivos e randomizados em pacientes com hipofunção vestibular unilateral, comparando a FV *versus* controles (placebo), outros tratamentos, como fármacos ou outra forma de reabilitação (manobras para VPPB). Foram incluídos 39 estudos, envolvendo 2.441 participantes com HVU. As análises individuais e agrupadas do desfecho primário (frequência de tontura) mostraram um efeito estatisticamente significativo a favor da reabilitação vestibular sobre o controle ou nenhuma intervenção (*odds ratio* [OR] 2,67, intervalo de confiança de 95% [IC] 1,85 a 3,86). As medidas de desfechos secundários relacionadas com os níveis de atividade ou participação mostraram uma forte tendência para diferenças significativas entre os grupos (diferença média padronizada -0,83, IC 95% -1,02 a -0,64). No entanto, quando a reabilitação vestibular com base em movimento foi comparada às manobras de reposição para VPPB, esta última se mostrou superior na taxa de cura em curto prazo (OR 0,19, IC 95% 0,07-0,49). Não houve efeitos adversos relatados, e o risco de viés foi geralmente baixo em todos os estudos.

Como resultado dos 39 estudos selecionados, foram observados nos grupos de FV: Redução dos sintomas visuais, melhora do nistagmo, recuperação do equilíbrio e mobilidade, redução do risco de queda, aumento do ganho do reflexo vestíbulo-ocular, melhora global da capacidade funcional, melhora da acuidade visual dinâmica e da integração sensório-motora. Como conclusão, o estudo comprovou a existência de evidências moderadas a fortes que a FV é segura e efetiva para pacientes com disfunção vestibular. Para o grupo diagnóstico específico de VPPB, as manobras de reposicionamento são mais eficazes em curto prazo do que a reabilitação vestibular com base em exercícios; embora uma combinação dos dois seja eficaz para a recuperação funcional de longo prazo. Não há evidências suficientes para discriminar as diferentes formas de reabilitação vestibular.[4]

CONCLUSÃO

Localizados no crânio e com importantes conexões com outros sistemas, como o visual e o somatossensorial, os labirintos funcionam como detectores de aceleração da cabeça e fornecem importante contribuição para o controle postural. A abordagem diagnóstica e terapêutica em pacientes com síndromes vestibulares apresentou consideráveis avanços científico e clínico nos últimos anos. A Fisioterapia Vestibular (FV) foi concebida há 80 anos, sendo fundamentada em movimentos cefálicos e corporais repetitivos, que favorecem a compensação central através dos conceitos de plasticidade neuronal. Este capítulo visa fornecer os elementos primordiais para a compreensão dos principais mecanismos de compensação vestibular frente à disfunção e oferecer suporte para o caminho do diagnóstico funcional dos pacientes. Com base nos dois pilares diagnósticos nesta área de atuação, a vertigem posicional paroxística benigna (VPPB) e as hipofunções vestibulares, pretende-se expor aqui o caminho racional e individualizado para a intervenção indicada. Fortes evidências científicas, pautadas em estudos prospectivos, controlados e nas principais diretrizes recentemente publicadas confirmam a segurança e efetividade da FV. Não há evidências suficientes para discriminar as diferentes formas de reabilitação vestibular.

Tarefa de Laboratório
Vamos entender a importância do sistema vestibular no controle postural?

Vamos fazer as seguintes atividades:
1. Ficar em pé com os pés juntos (postura de Romberg) com os olhos abertos no chão.
2. Ficar em pé com os pés juntos (postura de Romberg) com os olhos fechados no chão.
3. Ficar em pé com os pés juntos (postura de Romberg) com os olhos abertos em cima de uma espuma (o ideal que seja densidade média numa altura de 7,5 cm) ou superfície instável.
4. Ficar em pé com os pés juntos (postura de Romberg) com os olhos fechados em cima de uma espuma (o ideal que seja densidade média numa altura de 7,5 cm) ou superfície instável.

O que muda no controle postural em cada postura? Ao utilizar uma espuma ou superfície instável acontece uma repesagem dos sistemas sensoriais, sendo necessária maior ativação do sistema vestibular. Você consegue ficar nessa postura? Será que seu sistema vestibular está íntegro?

REFERÊNCIAS BIBLIOGRÁFICAS

1. Kerber KA, Callaghan BC, Telian SA, Meurer WJ, Skolarus LE, Carender W, et al. Dizziness Symptom Type Prevalence and Overlap: A US Nationally Representative Survey. The American J Med. 2017 Dec;130(12):1465.e1-1465.e9.
2. Klaus MP, Schöne CG, Hartmann M, Merfeld DM, Schubert MC, Mast FW. Roll tilt self-motion direction discrimination training: First evidence for perceptual learning. Atten Percept Psychophys. 2020 May;82(4):1987-99.
3. Herdman SJ, Clendaniel R. Vestibular Rehabilitation. Fourth Edition. Philadelphia: Contemporary Perspectives in Rehabilitation; FA Davis Co; 2014.

4. Hillier S, McDonnell M. Is vestibular rehabilitation effective in improving dizziness and function after unilateral peripheral vestibular hypofunction? An abridged version of a Cochrane Review. Eur J Phys Rehabil Med. 2016 Aug;52(4):541-56.
5. Lent R. Cem Bilhões de Neurônios? Conceitos Fundamentais da Neurociência. 2. ed. São Paulo: Atheneu; 2009.
6. Lacour M, Bernard-Demanze L. Interaction between vestibular compensation mechanisms and vestibular rehabilitation therapy: 10 recommendations for optimal functional recovery. Front Neurol. 2015 Jan 6;5:285.
7. Herdman SJ, Whitney SL. Interventions in the patient with vestibular hypofunction. In: Herdman SJ (Ed.). Vestibular Rehabilitation. Philadelphia, Philadelphia: FA Davis; 2007. p. 309-37.
8. Trune DR. Ion homeostasis in the ear: mechanisms, maladies, and management. Curr Opin Otolaryngol Head Neck Surg. Oct 2010;18(5):413-9.
9. Silva ALS. Fisioterapia Vestibular. In: Garcia CB, Facchinetti LD (Orgs.). Associação Brasileira de Fisioterapia Neurofuncional. PROFISIO Programa de Atualização em Fisioterapia Neurofuncional: Ciclo 2. 2. ed. Porto Alegre: Artmed Panamericana; 2014;1:55-106.
10. Parnes L, Agrawal SK, Atlas J. Diagnosis and management of benign paroxysmal positional vertigo (BppV). CMAJ. 2003;169(07):681-93.
11. Balatsouras DG, Koukoutsis G, Fassolis A, Moukos A, Apris A. Benign paroxysmal positional vertigo in the elderly: current insights. Clin Interv Aging. 2018;13:2251-66.
12. Bhattacharyya N, Gubbels SP, Schwartz SR, Edlow JA, El-Kashlan H, Fife T, et al. Clinical Practice Guideline: Benign Paroxysmal Positional Vertigo (Update). Otolaryngol Head Neck Surg. 2017 Mar;156(3_suppl):S1-S47.
13. Fife D, Fitzgerald JE. Do patients with benign paroxysmal positional vertigo receive prompt treatment? Analysis of waiting times and human and financial costs associated with current practice. Int J Audiol. 2005;44:50-7.
14. Epley JM. The canalith repositioning procedure: for treatment of benign paroxysmal positional vertigo. Otolaryngol Head Neck Surg. 1992;107(3):399-404.
15. Semont A, Fresys G, Vitte E. Curing the BPPV with a liberatory manouver. Adv Otorhinolaryngol. 1988;42:290-3.
16. COFFITO. Resolução Nº. 419/2012 – Reconhece a Reabilitação Vestibular como área de atuação do fisioterapeuta. (Acesso em 12 dez 2020). Disponível em: https://www.coffito.gov.br/nsite/?p=3182.
17. Rose SJ. Physical therapy diagnosis: Role and function. Phys Ther. 1989;69;535-7.
18. Rossiter-Fornoff JE, Wolf SL, Wolfson LI, Buchner DM. A cross-sectional validation study of the FICSIT common data base static balance measures. Frailty and Injuries: Cooperative Studies of Intervention Techniques. J Gerontol A Biol Sci Med Sci. 1995 Nov;50(6):M291-7.
19. Mann GC, Whitney SL, Redfern MS, Borello-France DF, Furman JM. Functional reach and single leg stance in patients with peripheral vestibular disorders. J Vest Res. 1996;6(5):343-53.
20. Hall CD, Herdman SJ, Whitney SL, Cass SP, Clendaniel RA, Fife TD, et al. Vestibular Rehabilitation for Peripheral Vestibular Hypofunction. Journal of Neurologic Physical Therapy. 2016 Apr;40(2):124-55.
21. Walker MF. Treatment of vestibular neuritis. Curr Treat Options Neurol. 2009 Jan;11(1):41-5.
22. Denham T. Progression treatment. Conference In: Vestibular Rehabilitation: A Competency-Based Course. Emory Conference Center. Course Director: Susan J Herdman. March, 2005.
23. Hamid MA, Samy HM. Vestibular and Balance Rehabilitation. In: Hamid M, Sismanis A (Eds.). Medical Otology & Neurotology. New York, NY: Thieme; 2006.

FISIOTERAPIA NOS DISTÚRBIOS OCULOMOTORES ASSOCIADOS ÀS DISFUNÇÕES NEUROLÓGICAS
O Que os Olhos Podem nos Mostrar Durante a Reabilitação?

CAPÍTULO 18

Josiane Lopes

INTRODUÇÃO

O fisioterapeuta, no processo de reabilitação de um paciente com disfunção neurológica, deve contemplar ampla abordagem nas limitações sensório-motoras, cognitivas, autonômicas, comportamentais e, também, nas incapacidades relacionadas com as disfunções oftálmicas. A Fisioterapia tem auxiliado a oftalmologia tratando indivíduos que apresentam distúrbios oculomotores, disfunções posturais, torcicolos de causa ocular, estrabismos entre outros.[1] A fisioterapia ocular apresenta uma atuação diferenciada, podendo auxiliar na recuperação e/ou prevenção de problemas oculares que devem ser investigados continuamente e abordados em várias disfunções neurológicas.

O sistema visual constitui um dos órgãos do sentido cuja função primordial é aprimorar a percepção do mundo. O olho humano é um complexo sistema óptico que apresenta como funções principais a visão, nutrição e proteção. Ao receber a luz, os olhos a convertem em impulsos elétricos que são enviados ao encéfalo, de onde são processadas as imagens que vemos. As lágrimas, produzidas pelas glândulas lacrimais, protegem os olhos de poeiras e corpos estranhos. Nem as câmeras fotográficas mais modernas chegam perto da complexidade e perfeição dos olhos ao capturar imagens.[2] Trata-se do sistema responsável pelo posicionamento do homem no espaço, dando-lhe a noção correta de equilíbrio e controle postural junto com os sistemas somatossensorial e vestibular.[3]

Considerada a complexidade do sistema visual, diante de disfunções, não é uma tarefa fácil o processo de reabilitação, especialmente quando tais alterações são decorrentes de distúrbios neurológicos. Portanto, na equipe multiprofissional, o fisioterapeuta cada vez mais vem sendo considerado um profissional imprescindível por atuar, sobretudo, nas alterações biomecânicas e musculares que podem ocorrer nestes casos.

Neste capítulo será apresentada a abordagem da fisioterapia nos distúrbios oculomotores de etiologia neurológica. Os distúrbios oculomotores podem-se apresentar por qualquer desvio ou déficit na movimentação do bulbo ocular, gerando sintomas, como a visão dupla, cansaço visual, dificuldade durante a leitura, dores na região cervical e nos olhos e lapsos de atenção.[2] Assim, será apresentada uma revisão anatômica do sistema visual correlacionando com as principais manifestações decorrentes dos distúrbios oculomotores causados por distúrbios neurológicos e sendo apresentadas noções gerais sobre a abordagem da fisioterapia em oftalmologia no âmbito da avaliação funcional do sistema visual, bem como de sua terapêutica.

ANATOMIA, FISIOLOGIA, BIOMECÂNICA E CONTROLE CORTICAL DA VISÃO

O sistema visual humano garante o reconhecimento do mundo que nos cerca e apresenta uma anatomia macroscópica facilmente observável, apesar de sua grande complexidade. O olho humano é um sensor que capta as imagens do mundo exterior em todos os aspectos quanto às formas, cores e movimentos. Essa estrutura é capaz de focalizar objetos situados a quilômetros de distância ou extremamente próximos. Também é possível a visualização de objetivos nos diversos níveis de luminosidade compreendidos entre um sol intenso à penumbra.[4]

Os olhos captam as informações, e o encéfalo as identifica. O olho capta as imagens e as envia, por meio do nervo óptico, para a região occipital do encéfalo.[5] Sem essa interação olho e encéfalo, jamais é possível interpretarmos o que vemos. Portanto, uma pessoa pode ser cega, mesmo com olhos perfeitos, basta que para isso sofra um dano na região do encéfalo responsável pela visão, ou no nervo óptico que conduz a imagem captada até o encéfalo.[6]

> Esquematicamente, o fenômeno da visão pode ser dividido em três etapas: *1ª etapa:* A captação da luz proveniente dos objetos pelo olho humano onde passa por meios transparentes e sofre sucessivas refrações para atingir a retina; *2ª etapa:* A transformação da energia luminosa pelos cones e bastonetes em impulsos elétricos; *3ª etapa:* O processamento das correntes elétricas pelo encéfalo, para desvendar o mundo exterior com todas as suas formas, relevos, cores e movimentos.[4]

Os olhos são órgãos fotossensíveis complexos que atingem alto grau de evolução, permitindo uma análise minuciosa quanto à forma dos objetos, sua cor e à intensidade de luz refletida. Cada olho (Fig. 18-1) fica dentro de uma caixa óssea protetora, denominada

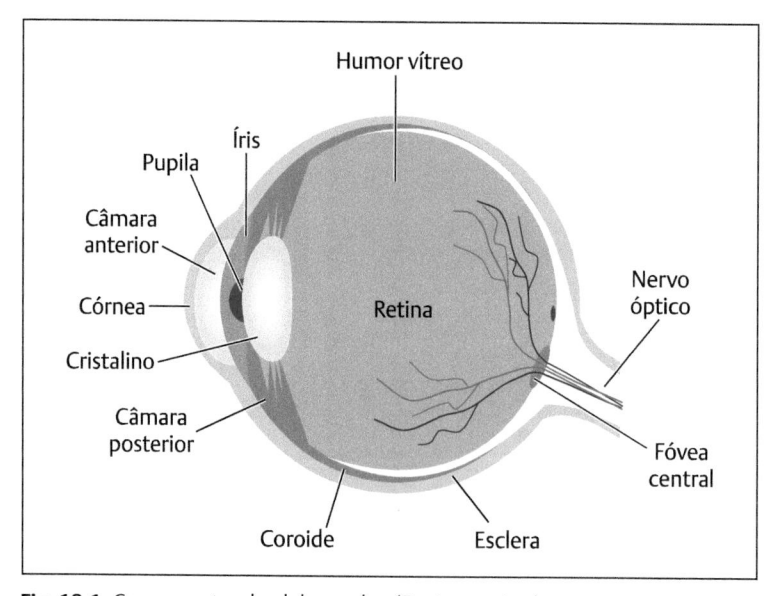

Fig. 18-1. Componentes do globo ocular. (Fonte: o autor.)

órbita, que apresenta basicamente uma câmara escura, uma camada de células receptoras sensoriais, um sistema de lentes para focalizar a imagem e um sistema de células e nervos para conduzir o estímulo ao córtex cerebral. O olho é constituído por três túnicas dispostas concentricamente: a camada externa, formada pela esclera (esclerótica) e pela córnea; a camada média ou túnica vascular, constituída pela coroide, pelo corpo ciliar e pela íris; a camada interna nervosa, constituída pela retina, que se comunica com o cérebro pelo nervo óptico.[7]

Além desses envoltórios, o olho apresenta o cristalino ou lente, uma estrutura biconvexa transparente, que é mantida em posição graças a um ligamento circular, a zônula ciliar, que se insere sobre um espessamento da camada média, o corpo ciliar. Em frente ao cristalino existe uma expansão pigmentada e opaca da camada média que o recobre em parte, a íris. O olho tem três compartimentos: a câmara anterior, situada entre a íris e a córnea; a câmara posterior, entre a íris e o cristalino; e o espaço vítreo, situado atrás do cristalino e circundado pela retina. Nas câmaras existe um líquido que contém proteínas, o humor aquoso. O espaço vítreo apresenta-se cheio de uma substância viscosa e gelatinosa, o corpo vítreo (Fig. 18-1).

O sistema visual detecta e interpreta estímulos fóticos. A luz penetra no olho e incide em fotorreceptores que são os cones e bastonetes. Os bastonetes possuem baixo limiar para a detecção da luz e, portanto, operam melhor em condições de baixa intensidade luminosa. Entretanto, os bastonetes não produzem imagens visuais bem definidas, nem contribuem para a visão de cores. Por outro lado, os cones não são tão sensíveis à luz quanto os bastonetes, mas operam melhor em condições de luz diurna. Os cones são responsáveis pela alta acuidade visual e pela visão de cores.[8] Todas as cores visíveis são o resultado da estimulação de dois ou mais tipos de cones. O sistema nervoso, então, interpreta a relação da atividade dos tipos de cone como uma cor. A estimulação aproximadamente dos cones azuis, verdes e vermelhos é interpretada como a luz branca.[7]

Quando a luz é dirigida para a pupila de um olho, os dois olhos reagem da mesma forma, contraindo as pupilas. Essa resposta pupilar é denominada **reflexo pupilar direto** à luz; a da outra pupila, a não estimulada, é chamada de **reflexo pupilar consensual** à luz. A ativação da retina pala luz é transmitida pelo nervo e trato óptico para núcleos no mesencéfalo, tanto para provocar o reflexo direto, quanto o consensual.

> O tamanho pupilar é controlado pelas vias reflexas e pela atividade de centros superiores. A ativação da inervação simpática do olho faz com que a pupila se dilate (midríase), enquanto o sistema parassimpático provoca a constrição pupilar (miose).[8]

Os movimentos oculares têm como propósito dirigir ou manter o olhar na direção de um objeto de interesse, de modo que este permaneça focado na região foveal. O sistema motor ocular é responsável pela execução destes movimentos, sendo constituído pelos músculos extraoculares, núcleos e nervos oculares motores localizados no tronco encefálico e por estruturas específicas corticais, subcorticais, cerebelares e vestibulares.[7]

Os movimentos oculares são controlados em cada olho por seis músculos oculares externos, conhecidos como músculos extraoculares. São quatro músculos retos (reto superior, reto inferior, reto medial e reto lateral) e dois músculos oblíquos (oblíquo superior e oblíquo inferior). Raramente atuam individualmente na movimentação do bulbo ocular. Os músculos retos medial e lateral são denominados de músculos horizontais, pois pro-

Tabela 18-1. Músculos extraoculares

Músculo	Origem	Inserção	Inervação	Ação no globo ocular
Reto superior	Anel de Zinn	Superfície anteromedial da esclera	Nervo oculomotor	Elevação, adução, inciclodução
Reto inferior	Anel de Zinn	Superfície anterolateral da esclera	Nervo oculomotor	Depressão, adução, exciclodução
Reto medial	Anel de Zinn	Superfície escleral medial	Nervo oculomotor	Adução
Reto lateral	Anel de Zinn	Superfície escleral lateral	Nervo abducente	Abdução
Oblíquo superior	Anel de Zinn	Quadrante posterior, superior e lateral do olho	Nervo troclear	Inciclodução, depressão, abdução
Oblíquo inferior	Parede medial da órbita	Superfície escleral	Nervo oculomotor	Exciclodução, elevação e abdução

Fonte: o autor.

movem apenas um tipo de movimento no plano horizontal. Os demais músculos extraoculares são chamados verticais (Tabela 18-1).

Os movimentos dos olhos podem ser denominados de **duções** ou **vergências**. As duções podem ser caracterizadas como adução (rotação do olho em direção nasal), abdução (rotação do olho em direção à têmpora), supradução ou elevação (rotação do olho para cima), infradução ou abaixamento (rotação do olho para baixo), inciclodução (rotação do olho em torno do eixo anteroposterior, de forma que a parte superior do seu meridiano vertical inclina-se medialmente) e exciclodução (rotação do olho de forma que a parte superior do seu meridiano vertical inclina-se lateralmente). Os movimentos conjugados dos olhos na mesma direção são chamados versões: dextroversão (os dois olhos movimentam-se para a direita), levoversão (os dois olhos movimentam-se para a esquerda), supraversão (os dois olhos movimentam-se para cima), infraversão (os dois olhos movimentam-se para baixo), dextrocicloversão (os dois olhos inclinam-se para a direita), levocicloversão (os dois olhos inclinam-se para a esquerda).[9]

Os movimentos dos olhos em direções opostas são chamados vergências: convergência (o olho direito movimenta-se para a esquerda, e o olho esquerdo movimenta-se para a direita), divergência (o olho direito movimenta-se para a direita, e o olho esquerdo movimenta-se para a esquerda), inciclovergência (o olho direito inclina-se para a esquerda, e o esquerdo inclina-se para a direita), exciclovergência (o olho direito inclina-se para a direita, e o esquerdo inclina-se para a esquerda).[9]

Controle Cortical da Movimentação Ocular

Os olhos realizam determinados movimentos cujo controle advém de áreas específicas das regiões corticais. Na área 8 de Brodmann, localizada nos *giros frontal superior, médio e lobo frontal medial*, partem estímulos em direção aos núcleos do tronco encefálico para a realização de movimentos sacádicos dos olhos. Tais movimentos ocorrem quando o indivíduo cujo olhar está fixo em um objeto dirige, rapidamente, seu olhar a outro objeto.[3]

Dos centros oculares occipitais, situados nas áreas 18 e 19 dos lobos occipitais (**giros occipitais medial** e **lateral**), partem os comandos para os movimentos persecutórios dos olhos, cuja velocidade depende da velocidade do objeto focalizado, até o máximo de 45 graus por segundo, e cuja trajetória e direção varia de acordo com o movimento relativo do objeto. Os movimentos persecutórios são utilizados para manter o objeto de interesse em foco, quando o objeto ou o sujeito movimentam-se, um em relação ao outro.[7]

Há também os movimentos oculares errantes, caracterizados por movimentos lentos, conjugados ou desconjugados, para a direita e para a esquerda, ou verticais. São frequentemente observados no padrão de sono normal. Sua presença indica integridade das áreas do tronco encefálico relacionados com a movimentação ocular. Se o paciente estiver comatoso, sua presença sugere que a lesão está situada acima do tronco encefálico. Um indivíduo saudável, durante o sono, apresenta movimentos oculares lentos semelhantes.[10]

A estimulação das áreas 8, 18 e 19 de Brodmann no hemisfério cerebral esquerdo provoca movimentação dos olhos para o lado direito, e a estimulação no hemisfério direito movimenta os olhos para a esquerda. A estimulação da parte superior dessas áreas encefálicas movimenta os olhos para baixo, enquanto a estimulação da parte inferior movimenta os olhos para cima. As fibras corticais que conduzem os estímulos para movimentos horizontais dos olhos decussam e projetam-se na área parabducente, situada na porção distal da ponte, próximo ao núcleo do nervo abducente. Da área para-abducente direita, partem fibras que vão ao núcleo do nervo abducente (VI par) direito, e outras fibras que, cruzando a linha média, através do fascículo longitudinal medial contralateral, terminam no núcleo do músculo reto medial do complexo nuclear do nervo oculomotor (III par) esquerdo.[8]

Os núcleos dos nervos motores oculares estão conectados entre si e com a área para-abducente e também com os núcleos vestibulares, pelos dois fascículos longitudinais mediais, direito e esquerdo, paralelos entre si, situados próximos à linha média, ventralmente ao aqueduto, estendendo-se por todo o tronco encefálico. As fibras corticais que conduzem os estímulos para movimentos verticais dos olhos atravessam a comissura posterior e terminam nos complexos nucleares dos nervos oculomotores (III par) de onde saem as fibras nervosas para os músculos retos superiores, retos inferiores e oblíquos inferiores e nos núcleos dos nervos trocleares (IV par), de onde saem os nervos para os músculos oblíquos superiores. O complexo nuclear oculomotor e o núcleo do nervo troclear situam-se no mesencéfalo. A estimulação da porção superior das áreas oculares corticais frontais ou das áreas oculares occipitais provoca a contração dos músculos retos inferiores e oblíquos superiores, resultando em infraversão dos olhos. A estimulação das porções inferiores das áreas corticais provoca supraversão dos olhos.[3]

Reflexos Oculares

No sistema visual é imprescindível considerar também os reflexos oculares, pois muitas vezes é a partir da observação desses reflexos que se podem detectar graves lesões. Há o reflexo oculocefálico, também denominado como "olhos de boneca". Neste reflexo os olhos se movimentam no sentido contrário ao da movimentação da cabeça. Ao movimentar-se a cabeça de um paciente girando para um lado ocorre estimulação dos canais semicirculares e dos receptores profundos dos músculos cervicais. Esses estímulos provocam a estimulação reflexa dos músculos extrínsecos dos olhos para que realizem uma movimentação corretiva dos olhos no sentido oposto. O objetivo do reflexo é manter os olhos focalizados no objeto de interesse. Sua presença é facilmente observada no indivíduo torporoso ou comatoso. Quando se gira a cabeça de tal forma que a face se volte para a esquerda, os olhos viram para a direita. Se a cabeça for flexionada para cima, os olhos giram para baixo. No indivíduo totalmente desperto o reflexo não é notado, pois os impulsos oriundos dos centros oculares frontais são mais poderosos, e o indivíduo olha para onde for de seu interesse.[3]

Devem ser também considerados os reflexos oculovestibulares (RVO), testados por meio de provas calóricas. No paciente em decúbito dorsal, levanta-se a cabeça de tal forma que o seu eixo longitudinal forme um ângulo de 30° com o plano horizontal. Nessa posição, os canais semicirculares horizontais ou laterais encontram-se verticalizados. Colocam-se água e gelo numa cuba, e aguarda-se o resfriamento a zero grau. Usando-se uma seringa e um cateter, introduz-se, vagarosamente, água gelada no conduto auditivo externo, para resfriá-lo. O resfriamento envolve a membrana timpânica, ouvido médio, parede lateral do ouvido interno e da endolinfa do canal semicircular lateral, que iniciará uma corrente de convecção que estimulará a crista, dando a falsa percepção de rotação da cabeça para o lado oposto, provocando um movimento reflexo dos olhos, lento, tônico, em direção ao ouvido resfriado, que é seguido por um movimento rápido, clônico, de retorno à posição primária, inicial, em que os olhos tendem a se voltar para o objeto de interesse do sujeito. O movimento lento, tônico, em direção ao ouvido resfriado, é provocado pelo reflexo oculovestibular. O movimento de retorno à posição ocular inicial, rápido, clônico, é provocado por ação dos impulsos corticais frontais de fixação, originários da área 8. O movimento tônico-clônico resultante é um nistagmo. No indivíduo consciente também ocorrerá o nistagmo descrito.[3]

MANIFESTAÇÕES OFTALMOLÓGICAS EM DOENÇAS NEUROLÓGICAS

Muitos diagnósticos neurológicos podem cursar com alterações oftalmológicas consideráveis e que merecem abordagens específicas. Dentre tais alterações destacam-se principalmente alterações decorrentes de defeitos no campo visual, distúrbios da retina, anormalidades no reflexo pupilar e distúrbios da disfunção da motilidade ocular. Os distúrbios supra e internucleares dos movimentos oculares constituem cerca de 10% das patologias oculomotoras.[11]

> Os distúrbios oculomotores são reconhecidos como qualquer desalinhamento dos eixos de captação das imagens que ocasione distúrbio de visão binocular ou do posicionamento central do eixo visual e de sua motilidade.[12]

Muitas condições patológicas neurológicas podem ocasionar tais distúrbios, como condições genéticas, congênitas, traumas (destaque para o traumatismo cranioencefálico), infecções, vasculares (destaque para o acidente vascular cerebral, aneurismas), encefalopatia crônica não progressiva, esclerose múltipla, tumores encefálicos em regiões que controlam áreas visuais e diversas síndromes neurológicas. Independente das condições que causem tais distúrbios oculomotores preveem-se, entre eles, heteroforias e anormalidades de vergência, estrabismos (horizontal, vertical, torcional), paresias e paralisias. Nestes casos, englobam-se lesões do sistema nervoso central, situadas acima dos núcleos oculares motores e manifestam-se clinicamente por paresia do olhar conjugado, desconjugação do olhar horizontal ou vertical, distúrbios da vergência, nistagmo, intrusões sacádicas, estrabismos, diplopia, confusão de nitidez de imagem, insuficiências de mecanismos de adaptação sensorial e motora, supressão, fixação excêntrica.[13,14]

Dentre tais sinais e sintomas os mais comuns, nos distúrbios oculomotores, são representados, principalmente, pelas lesões do nervo oculomotor (III par encefálico), do nervo troclear (IV par encefálico), do nervo abducente (VI par encefálico). A apresentação clínica de uma lesão do nervo oculomotor é variável e complexa, visto que este nervo inerva vários músculos extraoculares (Tabela 18-1) e transporta as fibras parassimpáticas que inervam o esfíncter da pupila e o corpo ciliar. Assim, a forma de apresentação de uma paresia ou paralisia do III par pode combinar déficits das ações dos diversos músculos envolvidos. Se esta paralisia for completa o olho apresentará exotropia (globo ocular voltado para fora e para baixo) não realizando adução, não cruza a linha média, hipotropia, ptose e iridoplegia (pupila em midríase não reativa).

Em condições de paresia do III par, a disfunção da musculatura extrínseca e/ou intrínseca é parcial, ocorrendo adução também parcial. Assim, os músculos extraoculares podem estar completa ou incompletamente envolvidos, havendo um grau variável de ptose e/ou de limitação da adução, elevação e/ou depressão. A pupila pode estar: (1) normal, (2) dilatada e pouco reativa à luz (disfunção parcial da musculatura intrínseca), ou (3) dilatada e não reativa à luz nem à acomodação (disfunção total da musculatura intrínseca). Haverá depressão e intorção no bulbo ocular, blefaroptose, ausência de convergência e midríase (quando a lesão for completa), diplopia, desequilíbrio postural e, às vezes, torcicolo.[11] A **anisocoria**, quando presente, é maior em condições de alta luminosidade. A queixa de diplopia piora quando o paciente procura olhar um objeto situado na direção em que o músculo paralisado moveria o olho. Assim, a diplopia aumenta quando o objeto é colocado à esquerda do paciente. Em relação à acuidade visual, esta é pouco afetada, ao menos que o dano ocorra na fissura orbital superior e envolva o nervo óptico. São muito frequentes lesão do nervo oculomotor, especialmente em condições traumáticas, como no caso de um traumatismo cranioencefálico, fraturas cranianas de modo geral ou indiretamente por lesões expansivas intracranianas (Fig. 18-2).[15]

A lesão do nervo troclear (IV par encefálico) é a principal causa de estrabismo vertical na prática clínica. Em lesões do nervo troclear (IV par encefálico), ocorrem hipertropia do olho afetado, exotropia e rotação para fora. O paciente poderá também apresentar inclinação da cabeça sobre o ombro oposto ao olho afetado para atenuar a diplopia. A diplopia piora quando olha para baixo (p. ex., ao descer uma escada ou ler um livro sobre a mesa), para a esquerda e quando a cabeça está inclinada para a direita.[16]

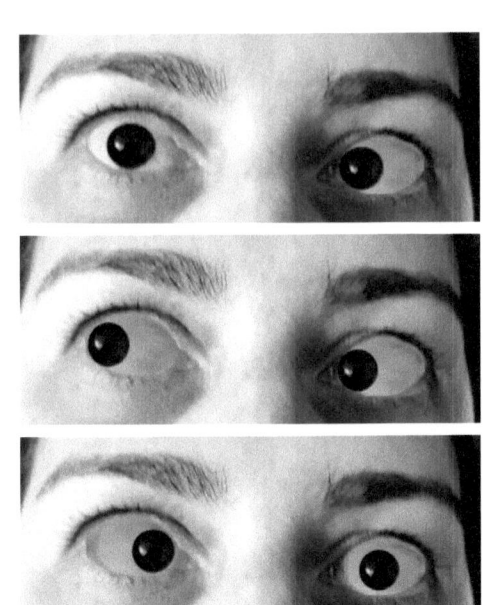

Fig. 18-2. Paralisia do VI nervo (abducente) à esquerda; esotropia esquerda com limitação de abdução, aumentando em levoversão. (Fonte: o autor.)

Dentre os três nervos oculomomotores, o nervo abducente (VI par) é o mais frequentemente lesionado, sobretudo em contextos de urgência. Após a lesão, independentemente de sua causa, é caracterizada por exotropias uni ou bilaterais causadas pelo déficit da força ativa do reto lateral, ocasionada por falta de estimulação do VI nervo encefálico. Nestes casos o olho não abduz, não cruza a linha média em direção lateral. Pode cursar com contratura do músculo reto medial, diplopia homônima (quando adquirida na fase adulta), supressão do olho parético (quando congênito) e torcicolo para o lado do olho afetado.[15]

Dentre os diagnósticos neurológicos devem também ser destacados, sobretudo em condições pediátricas, casos de **estrabismo** e **ambliopia**.

> A **ambliopia**, condição também popularmente denominada como "olho preguiçoso", é um distúrbio que se caracteriza por perda de visão uni ou binocular, que não é corrigível por óculos ou lentes de contato. Há uma alteração no desenvolvimento encefálico de regiões responsáveis pelo processamento visual que não funcionam adequadamente, ocasionando déficits de percepção do movimento, profundidade e/ ou distúrbios quanto à nitidez da visão.[17,18] Além disso, a interferência ou a falta de utilização simultânea de ambos os olhos em conjunto (visão binocular) pode causar uma resposta denominada "supressão" ou "inibição" no encéfalo. As causas mais comuns de Ambliopia são os estrabismos constantes (desvio constante de um olho), anisometropia (grande diferença de prescrição entre os dois olhos) e bloqueio de um olho decorrente da catarata, trauma, queda da pálpebra superior (ptose) e bloqueio do canal lacrimal.[17]
> No **estrabismo** não existe alinhamento entre os olhos. Basicamente, os dois olhos não apontam para a mesma região do espaço. O estrabismo pode permanecer (estrabismo constante) ou esporadicamente (estrabismo intermitente). Vários fatores podem causar estrabismo, como condições genéticas, lesões nos músculos ou nervos. No entanto, a maioria dos casos de estrabismo não resulta de um problema muscular, mas sim de problemas no sistema de controle encefálico. Pacientes com estrabismo podem apresentar diplopia, supressão do olho da região encefálica, os olhos podem desenvolver uma nova relação entre ambos para que ocorra a fusão, mesmo não direcionados para o mesmo local, além de apresentar dores de cabeça, dificuldade de concentração, falta de atenção, olhos pesados, cerrar ou esfregar os olhos, fechar continuamente um dos olhos e enjoos.[19]

FISIOTERAPIA NA REABILITAÇÃO OFTÁLMICA – POSSIBILIDADES DE INTERVENÇÃO NOS DISTÚRBIOS OCULOMOTORES NEUROLÓGICOS

O sistema visual é um dos cinco sentidos do ser humano que se desenvolve a partir de estímulos externos. O fisioterapeuta na reabilitação oftálmica avalia, previne e trata os distúrbios do movimento ocular cujos objetivos são preservar, manter, desenvolver ou restaurar a integridade do sistema visual e dos distúrbios correlatos por meio de mobilizações, exercícios e/ou posicionamentos dos músculos extraoculares. Trata-se de um amplo campo de atuação, porém pouco reconhecido. Mesmo assim, já existem resultados positivos em relação a sua atuação no tratamento de distúrbios oculomotores com enfoque na abordagem da ambliopia, estrabismo, visão dupla, problemas de focagem ocular, insuficiência de convergência, cefaleia de origem ocular.[20]

Para uma correta indicação do tratamento fisioterapêutico ocular é preciso realizar uma **avaliação do sistema oftálmico** com base no movimento funcional. Inicialmente na **anamnese** é abordado um histórico detalhado direcionado às queixas visuais referentes à acuidade visual, diplopia, limitações funcionais decorrentes, uso de medicamentos, sobretudo o questionamento do uso e abuso de colírios, muito recorrente entre os pacientes com alterações oculares. A **inspeção minuciosa** à procura de desvios dos eixos visuais é fundamental, devendo ser investigado o posicionamento da margem palpebral superior, nistagmos e demais alterações. A pesquisa dos **reflexos pupilares**, assim como dos reflexos oculocefálicos e oculovestibulares é fundamental também, pois permite avaliar a integridade funcional do tronco encefálico. A presença de resposta completa dos dois olhos nos dois sentidos, direito e esquerdo, indica integridade funcional das várias estruturas envolvidas no mecanismo: canais semicirculares, nervos vestibulares (VIII par), núcleos vestibulares (bulbo), fascículos longitudinais mediais, núcleos abducentes (parte distal da ponte), nervos abducentes (VI par), núcleo oculomotor (mesencéfalo proximal) e nervos oculomotores (III par). Indica, pois, integridade funcional de extensa área do tronco encefálico e desses nervos.[21]

Na sequência, realizar uma **avaliação oftalmo-optométrica** com o uso das escalas para exame de acuidade visual e a realização do **cover teste, teste de Hirschberg/Krimsky**, avaliar as **amplitudes fusionais** por meio do uso da barra de prisma. Para o exame de acuidade visual utiliza-se a **escala de Snellen** ou por meio do exame para crianças não alfabetizadas, considerando, sobretudo, os desvios de olhar (Fig. 18-3).

Para verificar as amplitudes fusionais e determinar o dioptros de focalização pupilar e desvios utiliza-se a barra de prisma (Fig. 18-4). A barra é deslizada em sentidos horizon-

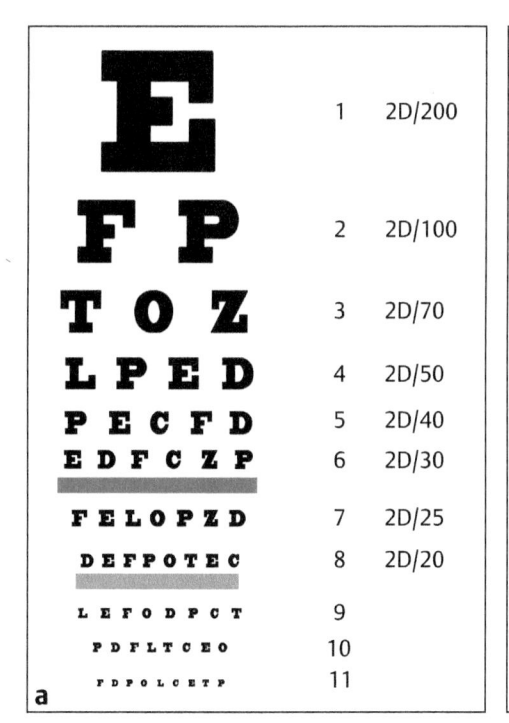

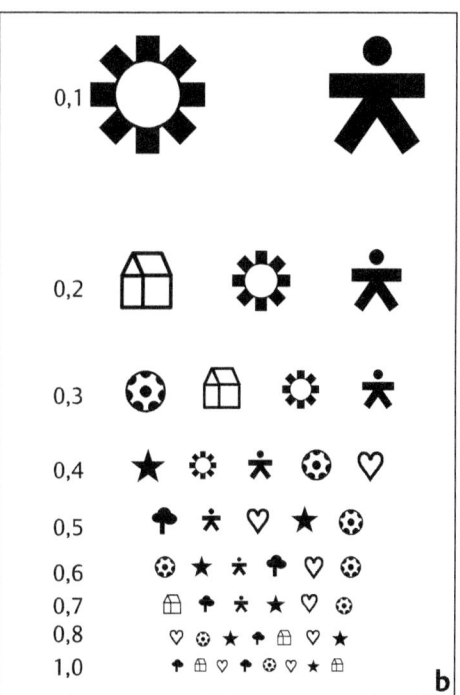

Fig. 18-3. Exame de acuidade visual. (**a**) Escala de Snellen (Fonte: https://www.provisu.ch/images/PDF/Snellenchart_pt.pdf). (**b**) Escala para crianças/adultos não alfabetizados (Fonte: Dantas et al. 2009.)[22]

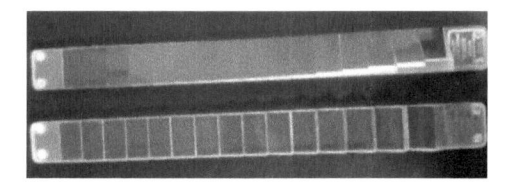

Fig. 18-4. Barra de prisma. (Fonte: o autor.)

tal e vertical com solicitação de focalização ocular. É muito interessante utilizar a barra de prisma no exame, pois já se determina o grau de início das atividades no tratamento a partir da graduação dióptrica que houver desvio do globo ocular.

O Cover teste e o teste Hirschberg/Krimsky devem ser realizados para avaliação das medidas dos desvios. O Cover teste é um teste oclusivo que permite avaliar desvios diferenciando a **foria da tropia**. A foria é a tendência dos olhos desviarem quando se quebra a fusão, isto é, quando se ocluem os olhos. A tropia é o desvio manifesto, em que há desvio de um dos olhos já percebido no reflexo corneano com foco de luz. No Cover teste solicita-se para o paciente fixar um ponto e realiza-se a oclusão abrupta de um dos olhos, investigando se haverá desvios (foria) ou tropia (quando o desvio já foi manifesto pelo teste do reflexo corneano mediante estímulo luminoso). O teste Hirschberg/Krimsky é o mesmo procedimento realizado no Cover teste, mas utilizando o prisma, e pode-se, então, graduar esse desvio (Fig. 18-5).

No teste do olho dominante, solicita-se para o paciente olhar fixamente em uma imagem como a demonstrada na Figura 18-6 e ocluir um olho e depois o outro, o olho que apresentar maior nitidez de imagem é o referido olho dominante.[23]

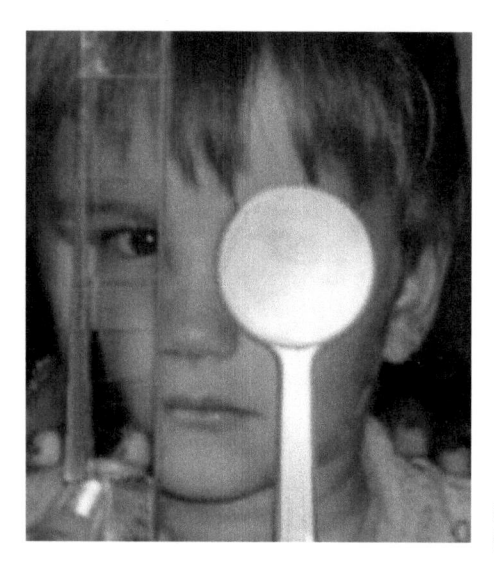

Fig. 18-5. Teste Hirschberg/Krimsky com oclusor. (Fonte: o autor.)

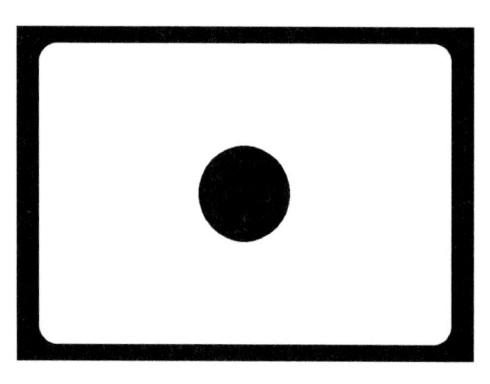

Fig. 18-6. Teste de olho dominante. (Fonte: o autor.)

Por fim, na avaliação, deve-se avaliar a mobilidade ocular extrínseca. Neste caso, consideram-se a ação e inervação da muscular extraocular, conforme já exposto na Tabela 18-1. Solicita-se para o paciente movimentar os olhos nos eixos horizontais, verticais e rotacionais. Sabe-se, conforme já descrito nos distúrbios oculomotores causados por lesões dos III, IV e VI pares, que os déficits de mobilidade e os posicionamentos patológicos do globo ocular e/ou da pálpebra são bem característicos, entretanto, pode-se estar diante de quadros de lesões parciais cabendo, portanto, um exame mais detalhado.

Após uma avaliação fisioterapêutica detalhada é possível determinar se há prescrição para fisioterapia e, então, sendo possível desenvolver um programa progressivo de exercícios visuais e oculomotores.

> Basicamente, a fisioterapia ocular apresenta como principais objetivos:
> a) Desenvolver ou melhorar capacidades visuais fundamentais;
> b) Melhorar o conforto e a eficiência visual;
> c) Mudar a forma como o paciente processa ou interpreta a informação visual;
> d) Eliminar a diplopia;
> e) Recuperar a convergência fusional e a visão binocular única;
> f) Melhorar os sintomas relacionados com as leituras;
> g) Melhorar o controle postural;
> h) Tratar cefaleia e vertigem de origem ocular.

Nas condições de tratamento fisioterapêutico ocular consideraremos as lesões oculomotoras decorrentes dos III, IV, VI pares encefálicos, além das condições de ambliopia e estrabismo. O tratamento deve sempre ser realizado considerando as alterações encontradas em cada paciente, portanto, serão apresentadas algumas condições, e quais recursos podem ser utilizados, mas sem o intuito de apresentar protocolos direcionados às abordagens de condições específicas. Assim, todas as abordagens sempre são consideradas com a finalidade de equilibrar os movimentos musculares dos dois olhos e, portanto, promover a reeducação visual.

Em situações em que um dos olhos não apresente quaisquer alterações, recomenda-se o uso de tampão no olho saudável durante a sessão de tratamento, assim como se pode orientar o paciente a permanecer, o maior tempo possível, com o tampão, visando estimular continuamente o olho comprometido. Diante de paresias musculares também podem ser utilizadas bandagens na pálpebra do olho parético para estímulo.

Para o paciente iniciar adequadamente os movimentos em termos de percepção e facilitação biomecânica do estímulo da musculatura extraocular iniciamos a reabilitação com a terapia manual. Entretanto, é preciso considerar que toda terapia manual sobre os olhos para ser eficaz deverá ser aplicada sobre os dois olhos. Destacam-se excelentes resultados da terapia manual na prática clínica para abordagem de heteroforias. Como em qualquer região corporal, é preciso considerar que nos olhos também há o mecanismo de cadeia muscular. Assim, quando um músculo é estirado em um olho, outro músculo no outro olho encurta-se, modificando a posição do globo ocular. Para manter o posicionamento recíproco dois eixos visuais, na terapia manual precisamos realizar a toma e contratomadas.

Como é uma região mais sensível, superficial e com maior exposição, faz-se necessário grande cuidado no toque na região ocular, mas é possível manipular e ter ótimos benefícios advindos desta. Os estímulos de tomadas na região ocular devem ser realizados promovendo estimulação e as contratomadas, apoio e/ou resistência. Na região ocular, o toque da tomada sem solicitar que o paciente realize o movimento já estimula a contração muscular. Em uma fase inicial é interessante iniciar o tratamento com o toque e conforme avanços do paciente solicitam-se os movimentos, estimulando a musculatura que se deseja estimular mais especificamente. Nas contratomadas, como se trata de uma região mais sensível, ressalta-se que a resistência deve ser realizada com muito cuidado para não promover dores, tampouco muita pressão na região de globo ocular (Fig. 18-7).

Além da terapia manual, há vários recursos que podem ser utilizados na fisioterapia ocular para estimular ainda mais a mobilização e fortalecimento da musculatura ocular. A barra de prisma é muito indicada para iniciar os movimentos, pois, além de intensificar os exercícios, também funciona como *biofeedback* para o paciente (Fig. 18-8). O grau de início do trabalho com a barra de prisma será determinado na avaliação prévia quando o paciente apresenta início de heteroforia e, portanto, dependendo da necessidade de estimular mais os músculos retos ou oblíquos, a barra é deslizada na horizontal ou vertical, respectivamente.

Exercícios de convergência e divergência também devem ser indicados em casos de insuficiência. Deve-se solicitar para o paciente olhar para diferentes objetos posicionados próximos ou distantes, promovendo convergência ou divergência, respectivamente. Há também outros recursos para estimular ainda mais o trabalho de tais insuficiências como a corda de Brock, régua de abertura, cartas de vergências, bola de Marsden. Como ilustrado na Figura 18-9, pode-se utilizar a corda de Brock associada à barra de prisma. Solicita-se para

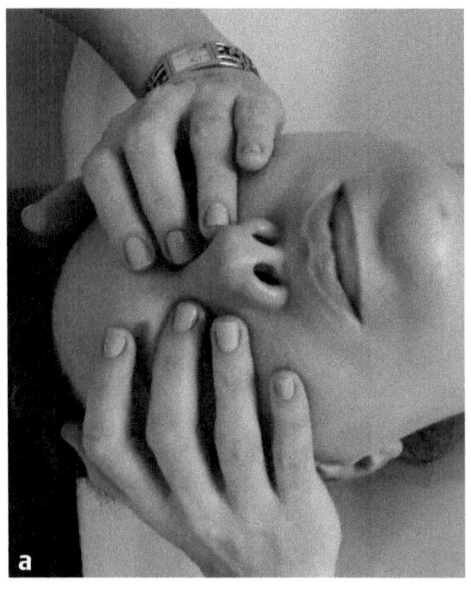

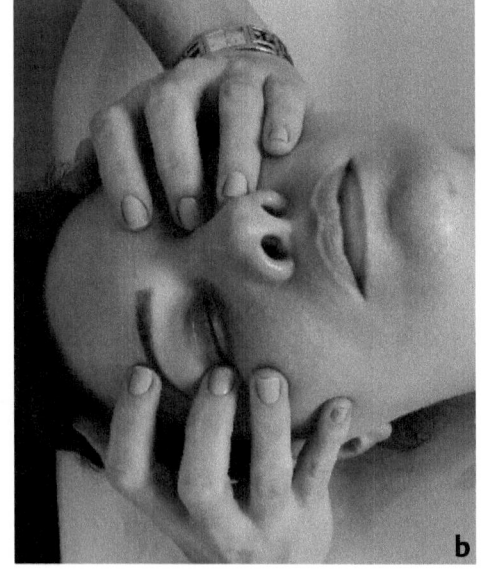

Fig. 18-7. Terapia manual. (a) Tomada bimanual para os retos mediais. (b) Tomada para reto medial esquerdo e contratomada para o reto lateral direito (impedir abdução do olho direito). (Fonte: o autor).

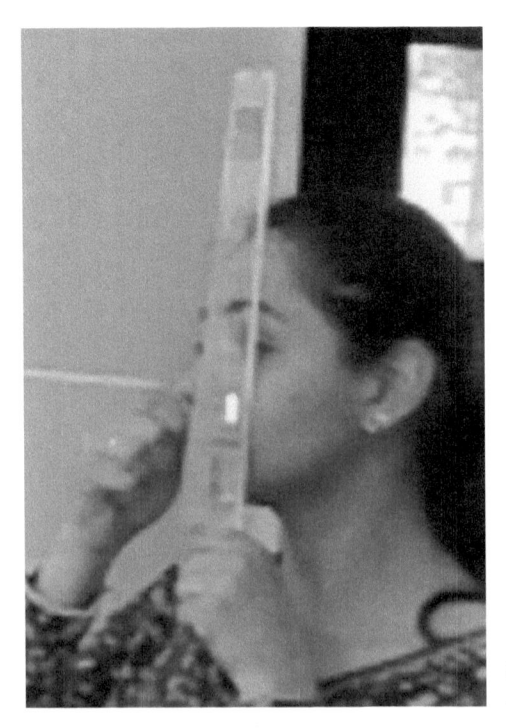

Fig. 18-8. Barras de prisma associada a exercícios de convergência. (Fonte: o autor.)

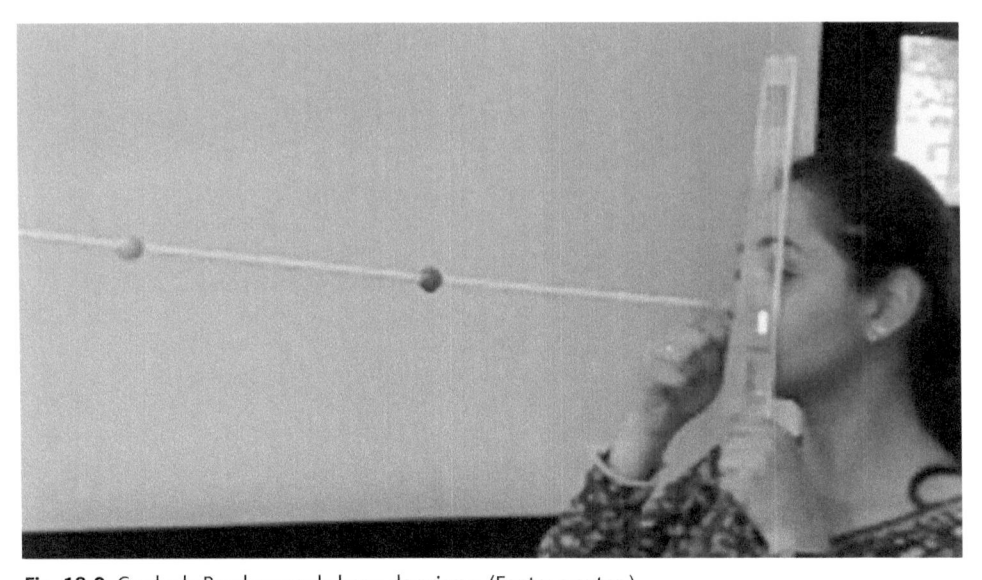

Fig. 18-9. Corda de Brock e uso de barra de prisma. (Fonte: o autor.)

o indivíduo olhar a bola amarela para estimular a divergência ou bola verde para estimular a convergência. Neste caso a barra de prisma pode ser usada como um recurso (dependendo da graduação que se coloca para exigir mais força da musculatura extraocular). Há evidências de que a realização de tais exercícios melhora as insuficiências de vergências com diminuição dos sintomas, sobretudo associados à cefaleia, diploplia, dificuldade de concentração na leitura.[1,24]

A régua de abertura (Fig. 18-10) é mais utilizada nos casos de divergência em que se posiciona o paciente, e olhando as figuras posicionadas na régua estimula-se a divergência com maior angulação. As cartas de vergências (Fig. 18-11) (réguas, anaglifos, etc.) são estratégias também muito utilizadas para promover melhora das insuficiências de divergência ou convergência. Utilizando estas cartas, estimula-se o paciente a olhar fixamente juntan-

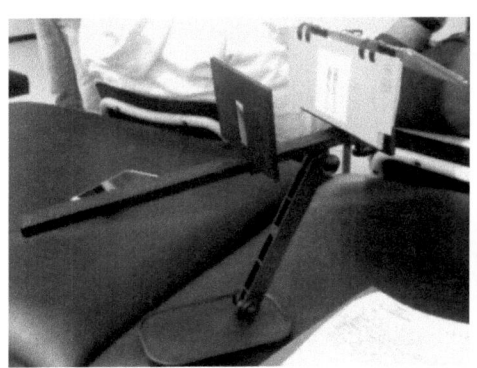

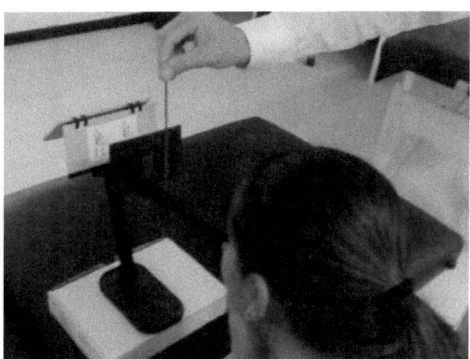

Fig. 18-10. Régua de abertura. (Fonte: o autor.)

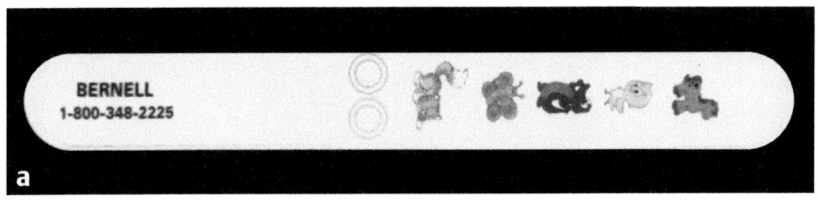

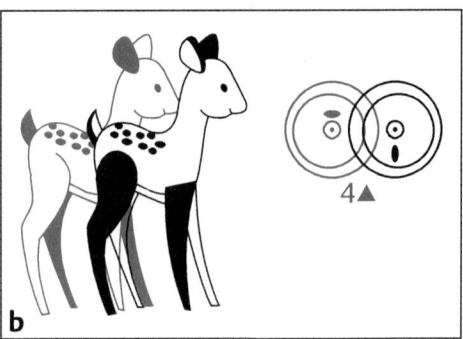

Fig. 18-11. (a) Régua pediátrica e (b) Anaglifo móvel. (Fonte: o autor.)

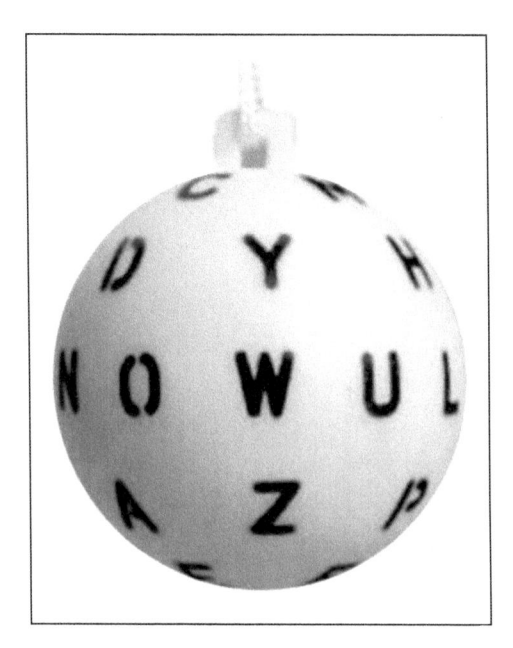

Fig. 18-12. Bola de Marsden (pode ser móvel ou fixa). Fonte: o autor.

do as figuras ou separando para trabalhar a convergência ocular ou insuficiência ocular. Para estímulo de visão monocularem que é preciso estimular movimentos específicos do globo ocular em um único olho, pode-se utilizar a bola de Marsden (Fig. 18-12), solicitando a realização de fixação ocular nas letras com a bola fixa ou móvel.[25]

Independente do recurso é preciso ensinar adequadamente o paciente exatamente o que ele deve realizar, como a aproximação dos movimentos do globo ocular (adução em casos de insuficiência de convergência) ou afastamento (insuficiência de divergência). Ressalta-se o cuidado com esses pacientes na dose de tais exercícios, pois muitas vezes o paciente pode referir cefaleia durante ou após o exercício, tensão cervical, diplopia acentuada.

Na reabilitação ocular, o fisioterapeuta também precisa considerar a relação do sistema vestibular, cerebelo, tronco encefálico e sistema visual. Portanto, considerar exercícios de adaptação, habituação e de compensação do sistema vestibular,[3] treino de equilíbrio e proprioceptivo também precisam ser considerados em fases avançadas da reabilitação ocular.

CONCLUSÃO

A fisioterapia apresenta muitas abordagens nos distúrbios oculomotores associados às mais diversas disfunções neurológicas. Os exercícios, manipulações e recursos utilizados, quando bem prescritos a partir de uma avaliação minuciosa, apresentam desempenho satisfatório na melhora do quadro clínico com redução dos sintomas, melhora dos desconfortos visuais decorrentes.

Há muito a ser pesquisado para que a fisioterapia ocular seja praticada com base em evidências. Ressalta-se que grande parcela dos estudos científicos, que abordam a fisioterapia ocular, ainda apresenta delineamentos de série de casos e quase experimentais, considerando-se extremamente relevante expandir as amostras e realizar estudos que possam generalizar os resultados com maior poder científico, como no caso de ensaios clínicos aleatórios, pois há muitos questionamentos sobre a efetividade da fisioterapia na oftalmologia que merecem ser explorados, vislumbrando potencialidades clínicas em benefícios dos pacientes.

> **Tarefa de Laboratório**
> **O fluxo óptico interfere no controle motor?**
>
> Durante a manutenção da postura em pé, a oscilação corporal aumenta até mais que o dobro quando a informação visual não está disponível. Além disso, quanto maior a precisão da imagem na retina, menor é a oscilação corporal. A oscilação corporal na posição em pé aumenta conforme a distância entre a pessoa e o ponto de fixação.
> Vamos fazer o paradigma da sala móvel?
> Fique em pé e peça para outra pessoa segurar uma cartolina com ponto fixo vermelho no centro à sua frente. Peça para a pessoa movimentar a cartolina para frente (próxima a você) e depois distante. Observe em ambas as situações o que ocorre com o controle postural.
> Os movimentos da cartolina produzem deslocamentos das imagens na retina que induzem a percepção de movimentos ilusórios do corpo na direção oposta aos movimentos da cartolina.

REFERÊNCIAS BIBLIOGRÁFICAS

1. Kmetzki RCF, Taglietti M. Efetividade dos exercícios domiciliares na insuficiência de convergência. Centro Universitário da Fundacao Assis Gurgacz – Fag. Journal Of Health. 2019 Jul 19;1(2):88-96.
2. Chaikin LR. Distúrbios da Visão e Disfunção Perceptiva Visual. In: Umphred DA. Reabilitação Neurológica. 5. ed. Rio de Janeiro: Elsevier; 2010. p. 881-911.
3. Herdman SJ. Reabilitação Vestibular. 2. ed. Barueri: Manole; 2002.
4. Sousa HP, Piscalho I. Contributos da intervenção precoce na rede de apoio à criança com cegueira. Interacções. 2016;12(41):95-120.
5. Massa EBM. Anatomia e fisiologia do olho. 2013. Acesso em: 15 out 2021. Disponível em: <http://drerickabrasilmassa.site.med.br/index.asp?PageName=Anatomia-20e-20Fisiologia-20do-20Olho>.
6. Sabel BA. Are visual field defects reversible? Visual rehabilitation with brains. Klin Monbl Augenheilkd. 2017;234(2):194-204.
7. Guyton A, Hall JE. Tratado de Fisiologia Médica. 13. ed. Rio de Janeiro-RJ: Editora Guanabara Koogan; 2017.
8. Stanton BA, Koeppen BM. Berne & Levy – Fisiologia. 6. ed. São Paulo: Elsevier; 2009. p. 864.
9. Maia NCF. Fundamentos básicos da oftalmologia e suas aplicações. Universidade Federal do Tocantins. Palmas: EDUFT; 2018. 122 p.
10. Khanna S, Sharma A, Huecker J, Gordon M, Naismith RT, Van Stavern GP. Magnetic resonance imaging of optic neuritis in patients with neuromyelitis optica versus multiple sclerosis. J Neuro-ophthalmol.. 2012;32(3):216-20.
11. Sorgun MH, Isikay CT, Kuzu Z. Plus-minus lid syndrome caused by thalamic hematoma. Acta Neurologica Belgica. 2014;114:151-2.
12. Rocha MNA, Sanches A, Pessoa FF, Braz GS, Rego LP, Auad LJ, et al. Clinical forms and risk factors associated with strabismus in visual binocularity. Revista Brasileira de Oftalmologia. 2016;75(1):34-9.
13. Balshem H, Helfand M, Schunemann HJ, Oxman AD, Kunz R, Brozek J, et al. GRADE guidelines: 3. Rating the quality of evidence. J Clin Epidemiol. 2011 Apr;64(4):401-6.
14. Andrews J, Guyatt G, Oxman AD, Alderson P, Dahm P, Falck-Ytter Y, et al. GRADE guidelines: 14. Going from evidence to recommendations: the significance and presentation of recommendations. J Clin Epidemiol. 2013;66(7):719-25.

15. Tamhankar MA, Biousse V, Ying GS, Prasad S, Subramanian PS, Lee MS, et al. Isolated third, fourth, and sixth cranial nerve palsies from presumed microvascular versus other causes: a prospective study. Ophthalmology. 2013;120(11):2264-9.
16. Murchison AP, Gilbert ME, Savino PJ. Neuroimaging and Acute Ocular Motor Mononeuropathies: A Prospective Study. Arch Ophthalmol. 2011;129(3):301-5.
17. Wu EIH. Review of corneal inlays for presbyopia. Adv Ophthalm Optom. 2017;2(1):355-65.
18. Bartlett J. Florey's book signing Once blind, author Meir Schneider teaches how to improve vision. Merc News; 2013.
19. Haddad MAO. Habilitação e reabilitação visual em escolares com baixa visão: aspectos médico-sociais. 2006. (Tese de Doutorado em Ciências Médicas) São Paulo: Universidade de São Paulo, 2006.
20. Fontinele AGM, Cardoso LJG, Sousa MB, Fontes MHA, Soares PRM, Gonçalves TS, et al. Reabilitação oculomotora: novos desafios na prática clínica fisioterapêutica. Anápolis: Centro Universitário de Anápolis; 2019.
21. Alves MR, Jesus DL, Villela FF, Victor G. Métodos de rastreamento refrativo baseados em equipamentos. In: Alves MR, Nishi M, Carvalho KM, Ventura LMVO, Schellini AS, Kara-José N (Eds.). Refração ocular: uma necessidade social. Rio de Janeiro: Cultura Médica; 2014. p. 84-101.
22. Dantas TA, Pagliuca LMF, de Almeida PC. Validação de escala optométrica regionalizada para pré-escolares: contribuição da enfermagem. Rev Esc Enferm USP. 2009;43(2):279-286.
23. Souza-Dias CR, Goldchmil M. Os Estrabismos: teoria e casos comentados. Rio de Janeiro: Cultura Médica: Guanabara Koogan; 2011.
24. Bezerra NKMS, Oliveira EFAL, Matos LRRS, Matos TS, Andrade MAFD. Reabilitação visual com exercícios oculomotores no estrabismo em crianças: estudo de casos. In: II Congresso Brasileiro de Ciências da Saúde. Campina Grande: Editora Realize; 2017.
25. Wolff CM, Taglietti M. Exercícios oculares na insuficiência de convergência: série de casos. Oftalmologia. 2019;43(1).

EQUOTERAPIA E TERAPIA ASSISTIDA POR ANIMAIS EM ADULTOS E CRIANÇAS COM ALTERAÇÕES NEUROLÓGICAS
O Poder Mágico dos Animais em Potencializar os Efeitos da Reabilitação!

Liana Santos ▪ Luciane Aparecida Pascucci Sande de Souza

INTRODUÇÃO

> A equoterapia "é um método terapêutico e educacional que utiliza o cavalo dentro de uma abordagem interdisciplinar nas áreas de saúde, educação e equitação, buscando o desenvolvimento biopsicossocial de pessoas com deficiência".[1,2]

Resgatando um pouco de História, podemos ver que vários pensadores, filósofos já observavam a importante associação entre a atividade equestre e a saúde, todos citados em ANDE, (2012).[3] Hipócrates (458-377 a.C.) faz referências à equitação como elemento regenerador da saúde, principalmente quando realizada ao ar livre. Galeno (130-199) enfatizou os benefícios da atividade equestre. Mais tarde, Merkurialis (1569) em "Da Arte Gimnastica" menciona que a equitação exercita não só o corpo, mas também os sentidos. Também Thomas Sydenham (1676), médico inglês, emprestava seus cavalos a pacientes que necessitavam de tratamento e não tinham recursos. E, Samuel T. Quelmalz (1747) registra em seu livro, "A Saúde Por Meio Da Equitação", a primeira referência histórica ao movimento tridimensional do dorso do cavalo.[3]

No Brasil a terapia com o cavalo é conhecida como **equoterapia** (*EQUUS*: Utilização do cavalo com técnicas de equitação e atividade equestre; *THERAPEIA*: Aplicação de conhecimento técnico-científico no campo da terapia e da educação) O termo equoterapia foi difundido e oficializado pela Associação Nacional de Equoterapia (ANDE-BRASIL) desde 1998, sendo reconhecida como método terapêutico pelo Conselho Federal de Medicina (resolução nº 196/96 do Conselho Nacional de Saúde). Esta abordagem utiliza o cavalo dentro de uma abordagem interdisciplinar nas áreas de Educação, Saúde e Equitação, buscando o desenvolvimento global de pessoas com necessidades especiais, proporcionando ganhos físicos e psicológicos. Esta atividade exige a participação do corpo inteiro, contribuindo, assim, para o desenvolvimento da força muscular, conscientização corporal, aperfeiçoamento da coordenação motora, postura e equilíbrio.

A interação do praticante com o animal, desde os primeiros contatos e cuidados preliminares até o ato de montar, desenvolve, ainda, novas formas de comunicação, socialização, autoconfiança e autoestima. A utilização do cavalo como meio terapêutico não é uma técnica nova, no entanto, o seu uso tem-se aprimorado e se expandido graças às pesquisas modernas, o que tem provocado evoluções e desenvolvimento em todas as áreas de trabalho que envolvem a saúde humana.

PROGRAMAS

Existem três programas básicos de equoterapia, de acordo com a ANDE-Brasil (2012):[3] (1) Hipoterapia, (2) Educação/reeducação e (3) Pré-esportivo.

1) A **hipoterapia** é direcionada a pessoas portadoras de necessidades especiais (PPNE); casos onde o praticante não tem condições físicas e/ou mentais para se manter sozinho no cavalo. Portanto, necessita da presença do auxiliar guia e do auxiliar lateral. Neste programa se enfatizam as ações dos Profissionais de Saúde, um terapeuta ou mediador auxiliam na execução dos exercícios programados. O cavalo atua como instrumento cinesioterapêutico.
2) A **educação/reeducação** é considerada um Programa de reabilitação ou educativo que pode se feito em casos em que o praticante tem condição de exercer alguma atuação sobre o cavalo e até pode mesmo conduzi-lo. Assim, há menor dependência dos auxiliares guia e lateral. Há maior ou menor ação dos profissionais de cada área, dependendo do programa, se reabilitativo e/ou educativo. Neste programa, geralmente, a ação do profissional de equitação é mais intensa, embora os exercícios possam ser programados por toda a equipe. O cavalo atua como instrumento pedagógico.
3) O **pré-esportivo** é um Programa reabilitativo ou educativo para praticantes com boas condições para atuar e conduzir o cavalo. Também são possíveis exercícios específicos de hipismo. A ação do profissional de equitação é mais intensa, mas profissionais das áreas de saúde e educação continuam orientando o trabalho; o cavalo atua como instrumento de inserção social.

Nos últimos anos houve crescimento da equoterapia no Brasil e tornou-se um método terapêutico reconhecido. A Lei 13.830, de 2019, regulamentou a equoterapia como método de reabilitação de pessoas com deficiência no Brasil. A nova legislação determina que a prática de reabilitação – que utiliza o cavalo em abordagem interdisciplinar nas áreas de saúde, educação e equitação voltada ao desenvolvimento biopsicossocial da pessoa com deficiência – será exercida por uma equipe multiprofissional, integrada por médico, médico veterinário e profissionais, como psicólogo, fisioterapeuta e da equitação. Também poderão fazer parte da equipe pedagogos, fonoaudiólogos, terapeutas ocupacionais e professores de educação física, desde que possuam curso específico na área da equoterapia. Outra exigência é que deve haver o acompanhamento das atividades desenvolvidas pelo praticante, por meio de um registro periódico, sistemático e individualizado das informações em prontuário.

Os centros de equoterapia somente poderão operar se obtiverem alvará de funcionamento da vigilância sanitária, de acordo com as normas sanitárias previstas em regulamento. Esses centros devem ser responsáveis pelo atendimento médico de urgência ou pela remoção para unidade de saúde, em caso de necessidade. Existem várias características importantes aos centros de equoterapia. Além dos espaços específicos para a prática da equoterapia, são também considerados os locais e cuidados gerais com os animais. Nas Figuras 19-1 e 19-2 podem ser vistos alguns destes espaços. Também são necessárias salas próprias para avaliação multiprofissional dos praticantes e demais dependências.

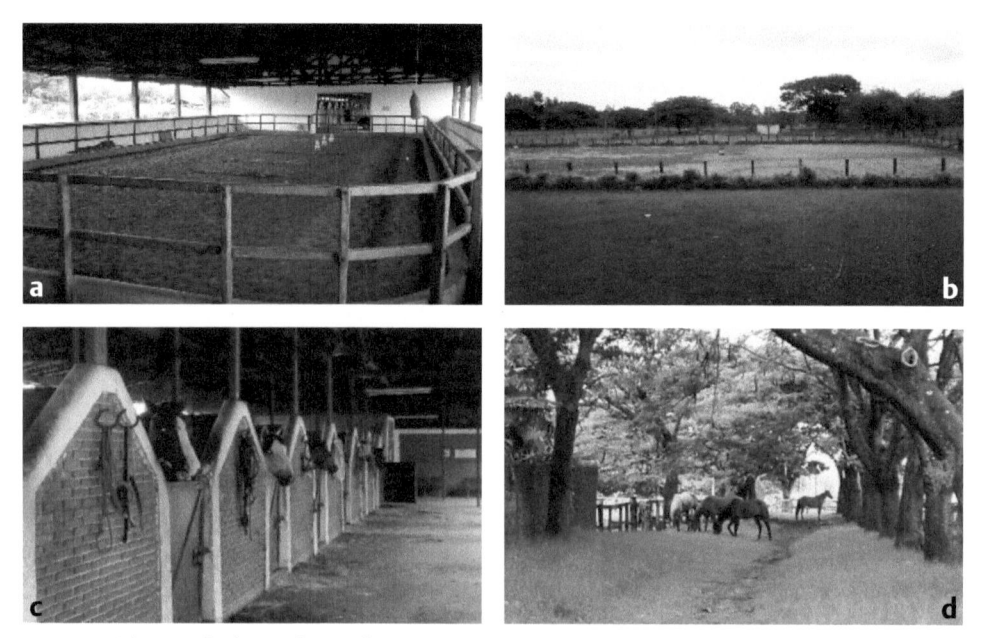

Fig. 19-1. (a) exemplo de picadeiro coberto pode também ser um redondel. Importante que tenha a rampa de montaria; **(b)** exemplo de pista de areia e grama; **(c)** cavalos em suas baias; **(d)** área externa que pode ser explorada durante as sessões. (Fonte: o autor.)

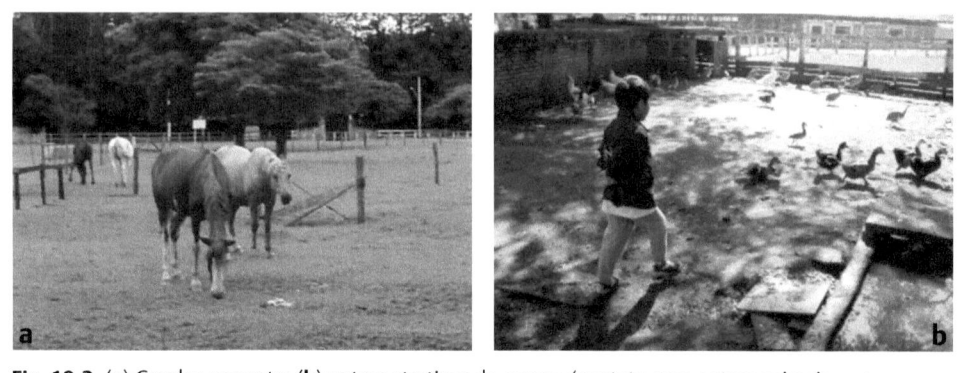

Fig. 19-2. (a) Cavalos no pasto; **(b)** outros atrativos do campo (contato com outros animais, outros ambientes). (Fonte: o autor.)

MOVIMENTO TRIDIMENSIONAL

O passo é a andadura em que o cavalo produz e transmite ao cavaleiro uma série de movimentos sequenciados e simultâneos, que tem como resultante o movimento tridimensional, que se traduz no *eixo vertical* em movimento para cima e para baixo; no *plano frontal*, em movimentos para direita e para esquerda; e no **plano sagital** para frente e para trás. Este movimento é completado com pequena rotação da pelve do cavaleiro que é provocada pelas inflexões laterais do dorso do animal.

O alinhamento gravitário homem/cavalo (imóveis um em relação ao outro, porém móveis em relação ao solo), pode promover **melhora do equilíbrio, ajuste tônico, alinhamento corporal, consciência corporal, coordenação motora e força muscular**. O ritmo oscilante do cavalo na prática equoterápica estimula os mecanismos reflexos posturais que resultam no desenvolvimento da flexibilidade e controle motor.[4,5]

O praticante é posicionado sobre o cavalo de acordo com o seu grau de desenvolvimento cinético. Os impulsos são transferidos do cavalo para o cavaleiro em uma frequência de 90 a 110 impulsos por minuto, 1,5 a 1,8 Hz, em três planos de movimento: laterolateral, súpero-inferior e anteroposterior.[6]

> **Qual é o cavalo ideal para a prática da equoterapia?**
> Ele deve ser manso, calmo, ter, aproximadamente, 1,40 a 1,55 metro de altura (sernelha/garrote), idade entre 7 a 15 anos. Raça ideal Luzitano.
> E, com relação à andadura do cavalo e ao programa, podemos assumir, de modo geral:
> 1) Passo: Hipoterapia, 2) Trote: Educação / Reeducação, 3) Galope: Pré-esportivo.

Os equipamentos de montaria também são importantes e podem promover efeitos distintos nos praticantes. Neste sentido, no estudo de Espindula et al., 2014,[7] em praticantes com síndromes de Down, o uso de manta com os pés fora do estribo promoveu um maior recrutamento muscular comparando ao uso de selas e pés no estribo e fora dele. Em outro estudo do mesmo grupo,[8] o movimento tridimensional do cavalo na andadura ao passo, com o praticante sentado sobre a manta e com os pés fora do estribo, foi benéfico para melhorar o alongamento da cadeia muscular posterior dos praticantes com deficiência intelectual.

O QUE PODE SER ASSOCIADO AO MOVIMENTO TRIDIMENSIONAL?

Já são bem descritos os benefícios globais, principalmente motores, do movimento tridimensional, porém podemos fazer muitas atividades, tarefas funcionais durante a sessão de equoterapia. Com o cavalo ao passo, podemos explorar diferentes movimentos corporais, expandindo assim os ganhos potenciais. Muitas vezes, com criatividade e de modo lúcido, as brincadeiras propostas garantem um ambiente ainda mais estimulante. Alguns exemplos simples, de posições corporais possíveis e atividades motivadoras, podem ser vistos nas Figuras 19-3 a 19-5.

Na Figura 19-3 observa-se que, mesmo estando "fora" do cavalo, é possível explorar muitas sensações, garantir novas percepções e gerar pensamentos, emoções, formas de comunicações, expressões corporais e movimentos que, em condições mais convencionais, talvez não poderiam ser evocados.

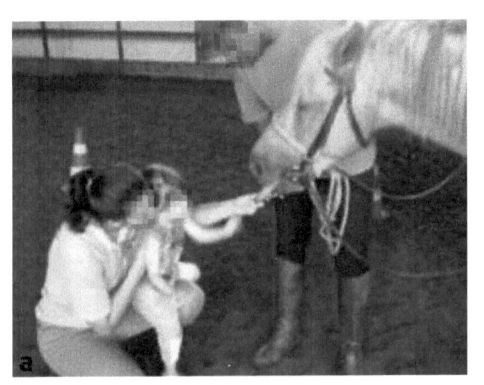

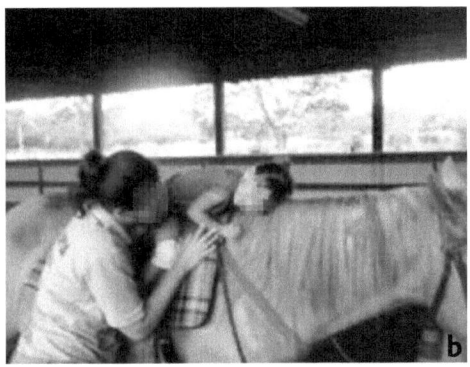

Fig. 19-3. (a) Praticante alimentando o cavalo no início ou final da terapia; **(b)** praticante montada e recebendo estímulos sensoriais a partir da manta e do cavalo. (Fonte: o autor)

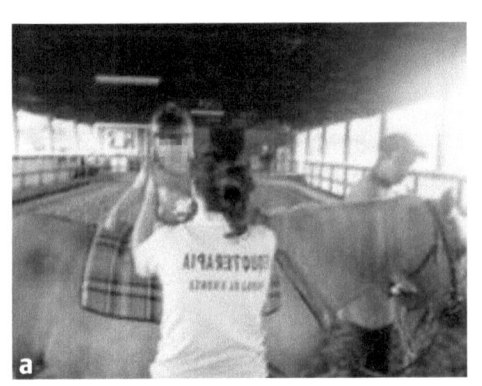

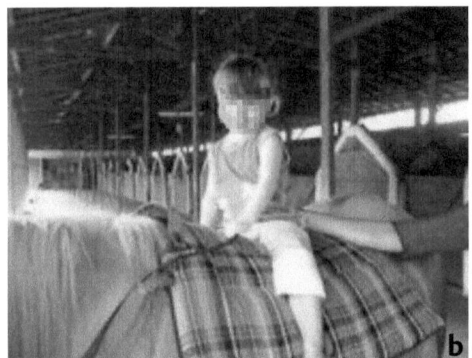

Fig. 19-4. (a) praticante em montaria lateral, permitindo ajustes laterolaterais durante o movimento do cavalo; **(b)** praticante montada convencional, com rédeas, auxiliando na condução do cavalo. (Fonte: o autor.)

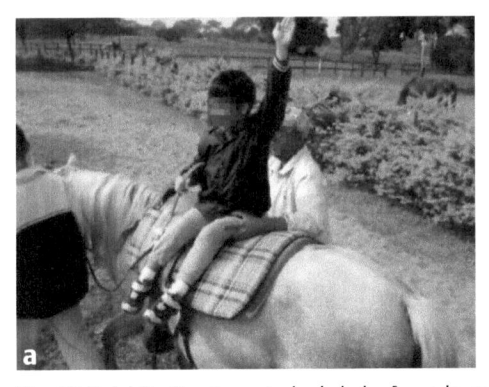

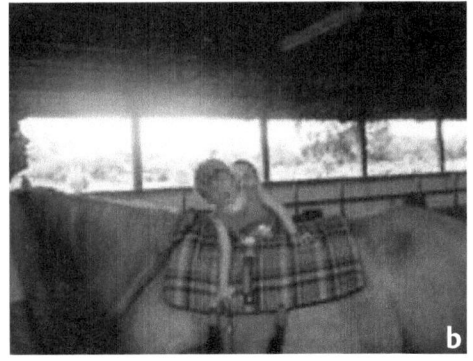

Fig. 19-5. (a) Praticante sentado de lado, fazendo exercícios para os membros durante movimento do cavalo ao passo; **(b)** praticante em prono, na lateral, permitindo contatos distintos e ajustes posturais variados durante movimento do cavalo. (Fonte: o autor.)

> Sobre os adultos e crianças com alterações neurológicas os benefícios da equoterapia são:
> - Mobilização pélvica, coluna lombar e articulações do quadril.
> - Melhora do equilíbrio e da postura.
> - Desenvolvimento de coordenação de movimentos entre tronco, membros e visão.
> - Estimulação das sensibilidades tátil, visual, auditiva, olfativa, melhorando a integração sensório-motora.

TERAPIA ASSISTIDA POR ANIMAIS

Embora a equoterapia envolva o uso do cavalo na reabilitação, esta se caracteriza como "uso de animais de grande porte". Atualmente, um termo mais amplo, que engloba muitos outros animais, tem sido adotado: a Terapia Assistida com Animais (TAA) também chamada de *Pet Therapy* ou Zooterapia que tem como objetivo utilizar o animal como um agente facilitador (coterapeuta) entre o tratamento proposto e o paciente.

A TAA envolve serviços profissionais da área médica e outras, que utilizam o animal como parte do trabalho e do tratamento. Tem o acompanhamento do proprietário ou condutor, com critérios estabelecidos, dos quais o animal é parte integrante do tratamento, sendo dirigida para promover a saúde física, social, emocional e/ou funções cognitivas. Teve origem, em 1792, na Inglaterra com a inserção de animais em uma instituição de saúde mental. Contudo, considera-se que o psicanalista, Boris Levinson, foi o introdutor do uso da terapia facilitada por cão no tratamento com crianças que apresentavam problemas de sociabilização. De acordo com seus achados, houve melhora da sociabilização e integração quando a criança ficou acidentalmente em contato com seu cão.

No Brasil, a psiquiatra, Nise da Silveira, aplicou a TAA com cães em pacientes esquizofrênicos, no Centro Psiquiátrico D. Pedro II – Engenho de Dentro, Rio de Janeiro, na década de 1950. Ela observou que, para os pacientes, o animal era um ponto de referência, afeto, alegria e aconchego a um ambiente pouco acolhedor.

> A TAA é um processo terapêutico formal com procedimentos e metodologia amplamente documentados, planejado, tabulado, medido, e seus resultados avaliados. Todos os progressos são verificados e reavaliados com a finalidade de se atingir os objetivos do programa. Pode ser desenvolvida em grupos ou de forma individual.[9]

Diversos autores comprovam a importância dos animais para as crianças e para o próprio ser humano, principalmente para as crianças em fase de desenvolvimento.[10-12] No elo entre o paciente e o tratamento proposto estão presentes o animal e os profissionais que atuarão neste tratamento, ou seja, uma equipe multidisciplinar (psicólogos, fonoaudiólogos, veterinários, médicos, terapeutas, fisioterapeutas, pedagogos e adestradores).

Alguns autores relatam que cães, por apresentarem afetividade estável, poderiam ter papel importante no tratamento de pacientes institucionalizados ao relatar melhora da estruturação verbal durante a comunicação com o animal. Vale ressaltar que este trabalho clínico não é uma mera atividade lúdica a fim de ocupar o tempo da criança ou do paciente adulto, mas um trabalho que envolve um processo terapêutico formal com procedimentos e metodologia. Existe também o trabalho de Atividades Assistidas por Animais (AAA) em que não há a exigência formalizada do processo terapêutico, o objetivo é de **recreação**.[9]

Os efeitos da TAA sobre os aspectos emocionais e sociais geralmente são espontâneos e muitas vezes inesperados. Podem gerar resultados apenas pela presença do animal. Autores, como Piaget, Vygotsky, Freinet, Wallon, confirmam em sua **práxis e arcabouço teórico** que estímulos internos e externos são fontes para o desenvolvimento emocional, cognitivo e motor. Freinet (1996)[13] afirma que sua longa "experiência dos homens simples, das crianças e dos animais o persuadiu de que as leis da vida são gerais, naturais e válidas para todos os seres." Como ressalta Wallon (1995),[14] "a afetividade, o ato motor, a inteligência são campos funcionais entre os quais se distribui a atividade infantil. A pessoa é o todo que integra esses vários campos e é, ela própria, outro campo funcional."

> Quando o paciente entra em contato com um animal (visual/toque), ocorre um estímulo interno, liberando neurotransmissores, como a endorfina e a serotonina, resultando em resposta física de relaxamento, prazer, bem-estar e alívio da dor. Desta forma, as atividades propostas na TAA ficam mais fáceis de serem realizadas, considerando-se o público envolvido.

Realizar um trabalho terapêutico com animais e crianças com diferentes déficits cognitivos e motores transcende a atuação do terapeuta. Envolve um trabalho afetivo, com uma colaboração entre aquilo que é consciente e tangível. Becker (2003)[15] ressalta o papel decisivo dos animais na melhora da qualidade de vida de pacientes com deficiência física ou cognitiva (Fig. 19-6). Observa-se que a TAA atua de forma ampla no corpo da criança e adulto, promovendo melhora da saúde física, bem como nas partes social, emocional e cognitiva.

É importante salientar que o termo *Pet Therapy* é muitas vezes confundido como sendo uma terapia para tratar ou brincar com animais de estimação. No Brasil, muitas vezes, confunde-se esta prática com simples brincadeira ou passatempo com animais de estimação. É preciso conhecer para compreender esta prática, comprometida e eficaz no trabalho de inclusão ou de inserção de crianças ou adultos com deficiências, proporcionando-lhes oportunidades que a beneficiarão em diversos aspectos, já ressaltados anteriormente.

A relação entre seres humanos sem ou com deficiência gera conflitos e situações de *stress*. Já a relação entre o homem e o animal, como demonstram os psicanalistas citados, não apresenta confrontos ou competições, proporciona uma relação relaxante, afetiva e prazerosa.

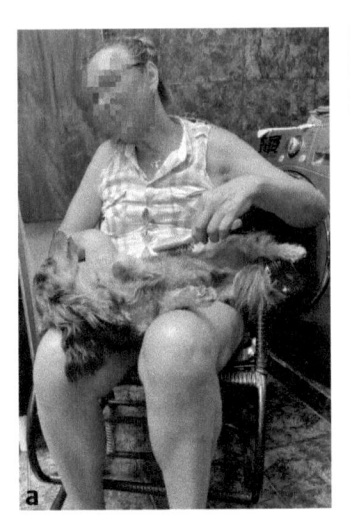

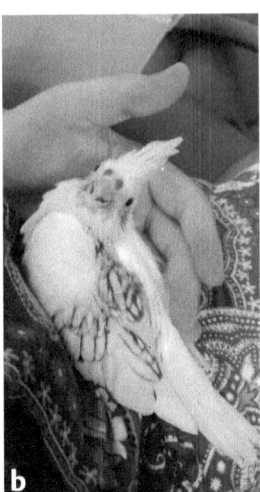

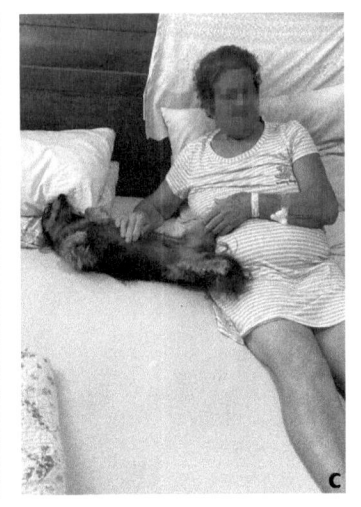

Fig. 19-6. (a) Cachorro e paciente com sequela sensório-motora, fase crônica: estímulo para movimentação; (b) calopsita e criança: relato de melhora em aspectos emocionais; (c) cachorro e paciente em pós-operatório, fase subaguda: impacto positivo na velocidade e qualidade da recuperação, alívio da dor. (Fonte: o autor.)

Os animais utilizados na TAA são, frequentemente: cães, cavalos, coelhos, tartarugas, calopsitas, gatos, golfinhos etc. O animal a ser utilizado varia de acordo com o caso e a compatibilidade de cada assistido. A escolha do animal mais adequado e utilizado em cada sessão está atrelada a uma análise do histórico do assistido.

> É preciso também pensar nos cuidados que se deve ter com os animais utilizados em TAA, como: estar em plena saúde, vacinados, vermifugados, limpos, não apresentar nenhum parasita; ser dócil e obediente ao comando.

No que se refere ao dono ou ao profissional que trabalhe com o animal, este deve respeitar o ritmo do mesmo, não impondo excessiva carga de trabalho. Também deve preservar o animal fisicamente, não deixando que o mesmo possa sofrer agressões físicas.

As atividades propostas com o animal e as respectivas atuações com o paciente podem englobar as seguintes metas seguir:

a) *Cognição:* explorar nomes, características e histórias das raças ou espécies; informações sobre como cuidar dos animais; aprender sobre utensílios e nome de objetos relativos ao animal; aprender sobre os alimentos de cada animal; lembrar-se do nome das partes do corpo do animal e o nome do próprio animal; tipo; cor.

b) *Exercícios físicos:* exercitar membros superiores e inferiores, ganhos de força muscular, alongamentos e diversas propostas funcionais (atividades psicomotoras preestabelecidas). Caminhar com o animal (treino de marcha); brincar com objetos (bolinhas/bambolê); correr com o animal. Trabalhar as mãos, coordenação fina e sensibilização; acariciar o animal (mãos e dedos abertos); escovar e pentear o animal; segurar e manusear a coleira; colocar acessórios; colocar água na tigela; colocar comida; alimentar o animal; carregar pequenos animais; sentir a textura do corpo do animal.

c) *Fala e comunicação:* dar comandos; resgatar a história do animal (passado, presente e opiniões sobre o futuro); socialização com outras pessoas (experiências compartilhadas); imitação, sinais; comunicação não verbal; descrição de sentimentos pelo animal e como ele faz sentir; descrição do aspecto físico do animal; escrever ou ditar uma história sobre o animal; falar com o animal, estabelecendo contato e vínculo.

d) *Atividades de vida diária:* rotina diária (cuidados com o animal); comprar coisas para o animal; responsabilidade; pontualidade.

EVIDÊNCIAS CIENTÍFICAS DA TAA

Na revisão sistemática de Mandra *et al.* (2019)[16] sobre TAA, a casuística retratada nos estudos tinha grande diversidade quanto ao número, diagnóstico e faixa etária dos participantes. Em média, os estudos revisados foram realizados com 43 participantes, variando de 1 a 1.960 participantes, com faixa etária entre 3 e 99 anos, de ambos os gêneros. Assim notam-se a grande diversidade e possibilidades de atuação. Neste levantamento houve predomínio de estudos com transtornos do Espectro Autista (TEA), demências, câncer, Paralisia Cerebral, transtornos psiquiátricos diversos e quadros de dor.

Os estudos revisados citaram como mediadores o cão, cavalo, elefante, associação entre cão e gato, inseto (grilo), peixe (aquário) e cobaia, sendo que em 72% o cão participava da TAA, seguido pelo cavalo com 18,6%. Outra observação dos autores foi quanto ao termo técnico, pois muitas vezes AAA e ET foram usados como sinônimos para a TAA. AAA se refere ao desenvolvimento de atividades de entretenimento, recreação, motivação para melhorar a qualidade de vida, enquanto na TAA (*Animal Assisted Therapy*) há uma intervenção direcionada com critérios específicos, realizada por profissional da área de saúde com objetivos claros e dirigidos para desenvolver e/ou aprimorar aspectos sociais, físicos, emocionais e cognitivos. Assim, os autores também levantam a importância do consenso entre os pesquisadores sobre a base teórica para seu trabalho e/ou pesquisa, pois, além de trazer credibilidade científica, contribui para a replicação do método em outras pesquisas.

Apesar de tantos efeitos positivos apontados, é necessário observar alguns riscos ou danos que podem estar associados à TAA e/ou a *Pet therapy*. No estudo de Cherniack e Cherniack (2014)[17] são levantados os benefícios e riscos em potencial envolvendo uma população idosa. Os benefícios já foram bem descritos ao longo deste capítulo, então vamos nos ater aos riscos: as quedas e fraturas no cuidado com o animal ou mesmo pela sua movimentação, os altos custos na manutenção dos *pets* (higiene, alimentação e veterinária), a necessidade de gastar tempo e todo o cuidado envolvido, risco de infecções e traumas causados pelos *pets*, eventos sociais adversos (vizinhos, amigos com medo do *pet*), além do luto pela morte do *pet* e todas as suas consequências.

CONCLUSÃO

Historicamente, há provas de que foi por meio dos animais que o ser humano aprendeu muitas coisas, inclusive descobriu elementos que auxiliaram nos progressos científico e técnico, implicando assim em outras conquistas da humanidade. A TAA é importante e adjuvante na melhora da qualidade de vida das crianças e adultos com deficiência ou outros distúrbios. Como ressalta Becker (2003)[15] "os animais, além de trazerem grandes contribuições na saúde física e emocional, auxiliam também no aprendizado motor e intelectual dos seres humanos".

Cabe salientar que a equoterapia enquadra-se nas Terapias Assistidas por Animais na área de animais de grande porte. Na área de TAA, há muitos anos, é desenvolvido o trabalho no Brasil com o "quarteto fantástico": cães, aves, répteis e roedores acrescidos da equoterapia.

O paciente passa inicialmente por uma triagem e posteriormente realiza vivências para "eleger" o animal mais adequado, e lógico que a conduta de tratamento pode mudar a qualquer momento de acordo com a evolução do paciente. O contato com o animal de forma terapêutica, independente do animal escolhido a partir da demanda individual de cada um, sempre trabalhará os conteúdos psicológicos do paciente, ter um animal como co-terapeuta trabalha o indivíduo, tendo como estímulo psicológico a vinculação e a projeção de seus conteúdos internos psicológicos. O animal funciona sempre como um "apoio projetivo", podendo auxiliar nos conflitos internos do paciente. Conclui-se que as TAA de pequeno e grande portes são indicadas para crianças e adultos com alterações neurológicas.

Tarefa de Laboratório
O animal como instrumento de reabilitação!

Essa vai ser fácil e muito divertida: selecione um caso clínico, que pode ser um paciente que você atenda e agora elabore como poderia ser, de modo geral, uma abordagem de tratamento explorando essa interação do animal com o indivíduo! Explore possibilidades de intervenção para cada problema que o paciente apresenta! E veja como realmente é mágico o poder dos animais neste processo!

REFERÊNCIAS BIBLIOGRÁFICAS

1. ANDE, Associação Nacional de Equoterapia. Fundamentos sobre Equoterapia. In: Coletânea de trabalhos do I Congresso Brasileiro de Equoterapia. Brasília: Associação Nacional de Equoterapia, 1999.
2. Dias E, Medeiros M. Equoterapia: bases e fundamentos. Rio de Janeiro: Revinter; 2002.
3. ANDE, Associação Nacional de Equoterapia (ANDE-Brasil). Apostila do curso Básico de Equoterapia. Brasília; 2012.
4. Engel BT. Therapeutic riding II: strategies for rehabilitation. Durango, CO: Barbara Engel Therapy Services; 2003.
5. Rothaupt T, Laser T, Ziegler H. Hippotherapy and its position in rehabilitation [in Czech]. Rehabilitacia. 1998;1:34-37.
6. Tauffkirchen E. Kinder-Hippotherapie. In: Strauss I (Ed.). Hippotherapie, neurophyisiologische Behandlung mit und auf dem Pferd. Stuttgart: Hippokrates; 2000. p. 107-66.
7. Espindula AP, Assis ISA, Simões M, Ribeiro MF, Ferreira AA, Ferraz PF, et al. Material de montaria para equoterapia em indivíduos com síndrome de Down: estudo eletromiográfico. Conscientiae Saúde. 2014;13(3):349-56.
8. Espindula AP, Fernandes M, Ferreira AA, Ferraz MLF, Cavellani CL, de Souza LAPS, et al. Flexibilidade muscular em indivíduos com deficiência intelectual submetidos à equoterapia: estudo de casos. Rev Ciênc Ext. 2012;8(2):125-33.
9. Dotti J. Terapia e animais. 2. ed. São Paulo: Noética; 2014.
10. Levinson BM. Pets and Human Development. Springfield, Ilinois: Charles C Thomas; 1975.
11. Corbin J. Temperament Evolution. Community Animal Control. 1990;2(5):6-7.
12. Martins MF. Zooterapia ou terapia assistida por animais (TAA). Rev Nosso Clínico. 2004;40:22-6.
13. Freinet C. Pedagogia do Bom Senso. São Paulo: Martins Fontes; 1996.
14. Wallon H. Psicologia e Educação. São Paulo: Ed. Loyola; 2006.
15. Becker M, Morton D. O Poder Curativo dos Bichos: como aproveitar a incrível capacidade dos bichos de manter as pessoas felizes e saudáveis. Rio de Janeiro: Bertrand Brasil; 2003.
16. Mandrá PP, Moretti TCDF, Avezum LA, Kuroishi RCS. Terapia assistida por animais: revisão sistemática da literatura. CoDAS. 2019;31(3):e20180243.
17. Cherniack EP, Cherniack AR. The benefit of pets and animal-assisted therapy to the health of older individuals. Curr Gerontol Geriatr Res. 2014;2014:623203.

FISIOTERAPIA AQUÁTICA NAS DISFUNÇÕES NEUROLÓGICAS
Já Dizia Tales de Mileto: "A Água É o Princípio de Todas as Coisas..."

CAPÍTULO 20

Suraya Gomes Novais Shimano ▪ Márjory Harumi Nishida
Joyce Xavier Muzzi de Gouvea ▪ Douglas Martins Braga

INTRODUÇÃO: POR QUE O AMBIENTE AQUÁTICO É DIFERENCIADO?

Todo o diferencial deste ambiente pode ser explicado pelos princípios da hidrostática, hidrodinâmica (mecânica de fluidos) e termodinâmica. Um corpo em imersão em água aquecida está exposto à influência de diferentes forças e, no caso do corpo humano, irá adaptar seu funcionamento para continuar em equilíbrio (Fisiologia e Biomecânica da imersão). Este novo ambiente terapêutico elevou a Fisioterapia Aquática (FA) a uma "Especialidade de Contexto" reconhecida pelo COFFITO, única especialidade da Fisioterapia Brasileira deste tipo. Nela, utilizam-se os efeitos fisiológicos e terapêuticos do exercício realizado em imersão em água aquecida para atingir objetivos específicos (p. ex.: facilitar ou resistir um movimento, oferecer suporte ao corpo, favorecer atividades motoras) e inespecíficos (p. ex.: melhorar o funcionamento do sistema cardiocirculatório, respiratório, hormonal) para benefício do usuário.[1]

Conhecer estes princípios e seus efeitos fisiológicos, biomecânicos e terapêuticos e saber aplicá-los de diferentes formas, adaptando e direcionando às diversas disfunções e individualidades de cada paciente, é fundamental para uma intervenção terapêutica de qualidade. Para fins didáticos, estes princípios serão abordados separadamente, para facilitar a correlação dos exercícios mostrados ao longo do capítulo.

Densidade

A densidade é a relação entre a massa e volume de um material, seu símbolo é a letra grega "Rô" ρ.[2] Porém, na água, outra variável compõe esta fórmula: a densidade da água, que, por definição é 1. Tem-se um novo conceito: densidade relativa, que é a relação entre a densidade do corpo e a da água. A densidade pode variar de um ponto a outro, sendo determinada uma densidade média, que em um humano adulto é próxima a 0,95. Valores abaixo de 1 determinam que o corpo flutue. A maneira mais fácil de entender é solicitar ao indivíduo que se deite na água (Fig. 20-1).[3]

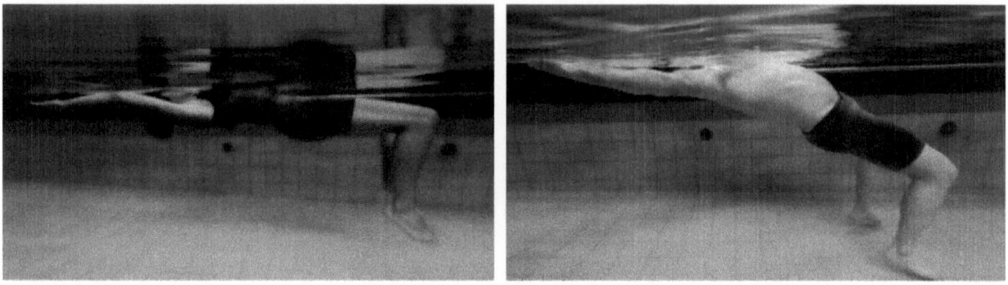

Fig. 20-1. Efeitos da flutuação, dependendo da densidade do corpo. (Fonte: o autor.)

Empuxo

Um corpo imerso na água tende a ser levado à superfície por uma força igual ao peso do líquido deslocado (Princípio de Arquimedes), que atua em sentido oposto à força da gravidade. Estas forças podem ser alteradas, dependendo da porção imersa do corpo, modificando a descarga de peso (Fig. 20-2a).[2]

Quando as forças de empuxo/flutuação e gravidade estão na mesma linha vertical, o corpo é mantido em equilíbrio estável. Se essas forças não estiverem na mesma linha vertical, elas atuarão sobre o corpo fazendo com que ele gire até atingir uma posição de equilíbrio estável e alinhamento das forças; esse efeito rotacional é chamado de **efeito metacêntrico**.

Pressão Hidrostática

É a pressão do líquido sobre o corpo imerso, e essa força é exercida igualmente sobre toda área da superfície de um corpo em repouso (Lei de Pascal). É medida pela razão entre a força e a área onde ela atua, e sua unidade de media é a Pascal = $1Pa = 1 \ N/m^2$. A pressão hidrostática aumenta 1 mmHg a cada 1,36 cm de profundidade, ou seja, quanto maior a profundidade, maior é a pressão hidrostática (Fig. 20-2b).[2]

Viscosidade

A viscosidade é o atrito que ocorre entre as moléculas de um fluido, que causa resistência ao fluxo/movimento. O atrito entre as moléculas é diretamente proporcional à velocidade do movimento realizado, quanto maior a velocidade, maior será a resistência oferecida.[3]

Turbulência

Um fluxo laminar ocorre de acordo com a chamada Equação de continuidade, onde há movimento de um fluido em lâminas d'água, no caso do movimento dentro da piscina. Já no fluxo turbulento há variação de velocidade como movimento do fluido de forma turbulenta.

Quando uma pessoa caminha na piscina, há uma diferença na pressão à sua frente (quando ela está "vencendo" a resistência da água) e atrás, de forma que a pressão da frente é maior que a de trás. Essa diferença de pressão faz com que ocorra um direcionamento do fluxo de água para a parte de trás (esteira) e também propicia a formação de redemoinhos que seguem o corpo (arrasto), gerando turbulência.[3]

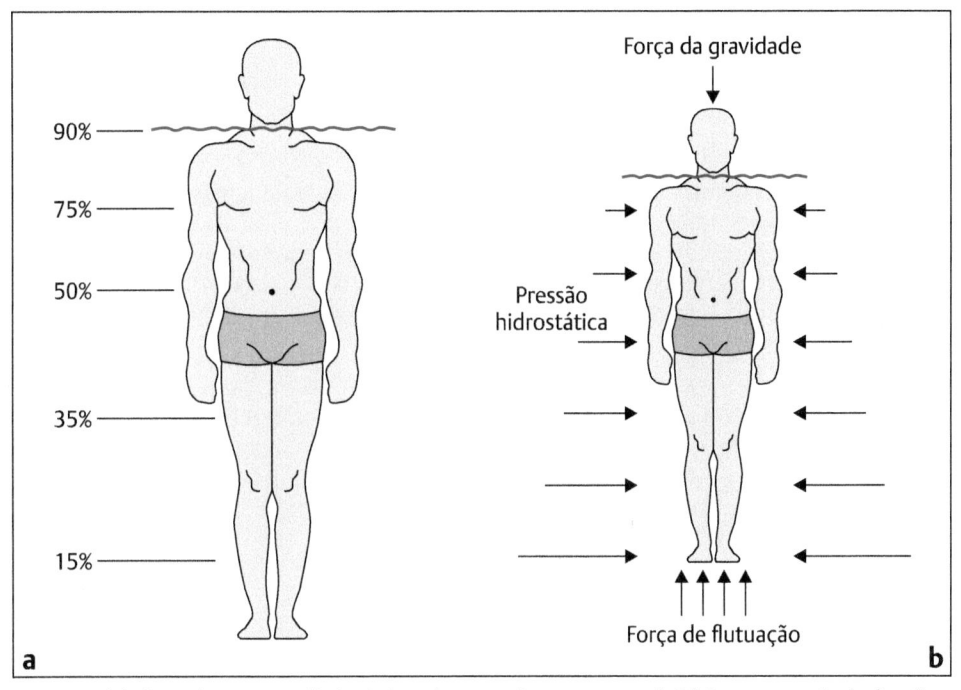

Fig. 20-2. (a) Efeito do empuxo, diminuindo a descarga de peso corporal. (b) Representação da direção de ação da pressão hidrostática, juntamente ao empuxo/flutuação. (Fonte: o autor.)

Termodinâmica

A temperatura periférica do indivíduo é modificada de acordo com a temperatura do ambiente.[4] Ao atender um paciente em uma piscina aquecida, uma temperatura diferente do habitual é imposta ao corpo. Para que o corpo consiga dissipar calor, é preciso que a temperatura ambiente seja inferior à temperatura da pele, caso o contrário, o corpo ganhará mais calor do que perder. Uma solução para a perda de calor cutânea é a evaporação; se a umidade do ar do ambiente da piscina estiver alta, fica difícil de essa evaporação ocorrer.[3,4] Desta forma, é importante controlar a temperatura da água, assim como a do ambiente, e a umidade do ar.[3] O excesso ou queda acentuada de temperatura pode provocar desequilíbrios ao organismo do paciente.

> Recomenda-se uma temperatura da água (termoneutra) entre 32,5 e 34,5°C, dependendo do tipo de movimento/exercício que será realizado, bem como da capacidade individual de controle de temperatura corporal. No ambiente em torno da piscina, aconselha-se uma temperatura entre 20 e 21°C, e a umidade do ar em torno de 55%.

Refração e Reflexão

A refração é o desvio que a luz sofre ao passar de um meio menos denso a um mais denso e vice-versa. Há uma distorção com alteração da imagem real de um segmento corpóreo.[2] Já a reflexão é a mudança da direção de uma parcela do raio luminoso que incide sobre a superfície da água e retorna para o meio inicial.

COMO FAZER UMA BOA AVALIAÇÃO EM SOLO E NA ÁGUA?

A eficácia de um tratamento está diretamente relacionada com uma boa avaliação fisioterapêutica. Esta será resultante da somatória de informações, capacidade observacional e análise diante da aplicação de escalas e medidas diretas.[5]

Tanto a avaliação em solo, quanto na água deve seguir duas etapas:

1) Avaliação Centrada no Indivíduo, que considera as particularidades de cada pessoa (anamnese, observação).
2) Avaliação Padronizada, que utiliza instrumentos com *background* científico, de uso global, normalmente, multidimensionais (exame físico-funcional). Ambas são importantes e se complementam.

A Classificação Internacional de Funcionalidade, Incapacidade e Saúde (CIF) integra a família das classificações internacionais desenvolvidas pela OMS e permite desenvolver aspectos úteis de funcionalidade, incapacidade e saúde dos indivíduos.[6] O uso da CIF durante a avaliação permite classificar os resultados obtidos, expondo de forma mais fácil e multidirecional os objetivos funcionais, e facilitando também a relação entre eles e atividades propostas no meio, para que a transferência dos ganhos obtidos seja a mais precisa possível. Além disso, facilita a comunicação Interprofissional.

O objetivo funcional será determinado após a avaliação, porém, ao longo do processo de reabilitação, o objetivo deverá acompanhar a evolução e ser renovado conforme a necessidade. Com base no modelo biopsicossocial, a relação Indivíduo – Tarefa – Ambiente será sempre o guia para a escolha dos objetivos/metas a serem trabalhados a cada sessão.

Porém, conhecer o paciente em solo, suas habilidades motoras e dificuldades relatadas, só terá valor quando confrontadas com informações colhidas no meio líquido, em que o tratamento irá se desenvolver. Assim, deve-se considerar a associação de duas partes para obter melhores resultados no tratamento aquático: em solo e no meio líquido.[7-9]

Avaliação em Solo

Após uma anamnese minuciosa e observação detalhada, o exame físico de capacidades físico-funcionais poderá ser conduzido, com ênfase em avaliações padronizadas, tais como, avaliação da motilidade e força muscular, do equilíbrio e verticalidade, sensação, percepção e cognição, além da mobilidade funcional e marcha.

Saber quais informações serão relevantes para um bom tratamento e ser assertivo no estabelecimento dos objetivos dependerá das características do paciente, da doença, do objetivo a ser alcançado, do momento da intervenção e das expectativas envolvidas.

Há escalas padronizadas gerais e específicas para as disfunções relacionadas com as doenças neurológicas, e a escolha do melhor instrumento dependerá do raciocínio clínico do fisioterapeuta. Na fisioterapia aquática, este raciocínio clínico também irá considerar os efeitos fisiológicos da imersão e riscos ambientais de contaminação cruzada, estabelecendo contraindicações e precauções para esta intervenção, que podem ser visualizadas na Tabela 20-1.

Assim, a linha de raciocínio, direcionada à nova visão e modelo biopsicossocial, irá integrar as informações e permitirá uma abordagem mais completa.

Tabela 20-1. Contraindicações e precauções relativas à fisioterapia aquática

Contraindicações relativas	Contraindicações absolutas	Precauções
• Doenças virais • Úlceras • Convulsões • Estado febril • Medo da água • Período menstrual • Estados de imunodepressão • Doença renal descompensada • Hipotensão postural • Desconforto respiratório	• Doenças dermatológicas • Doenças infectocontagiosas • Úlceras sem condições de oclusão • Pressão arterial descompensada • Infecção urinária • Alergia ao produto de tratamento • Febre • Disfagias Graves	• Incontinência esfincteriana • Traqueostomia • Craniotomia (sempre com dois acompanhantes ou use o capacete na área externa da piscina) • Gastrostomia (verifica-se se não há pontos de infecção próximos ao orifício; uso de curativo bio-oclusivo) • Disfagias leves

Fonte: o autor.

Avaliação na Água/Piscina

A avaliação na piscina começa desde a forma de entrada, que deverá ser favorável à adaptação do paciente, e, futuramente, pode ser associada aos próprios objetivos a serem trabalhados na terapia. Neste momento, verificar a adaptação ao meio é de extrema importância para o desenvolvimento da terapia; ter controle do próprio corpo na água, dominar efeito metacêntrico para se manter em uma postura, adaptar-se à água entrando pelos ouvidos, nariz, boca, ter controle respiratório. Para isso é necessária uma inversão mental (saber que não importa o que aconteça ele sempre voltará para a superfície e respirará de novo). Exemplos que podem interferir no tratamento desde o início: um paciente, que não permite que a água entre em contato com as orelhas, não poderá iniciar seu tratamento na posição supina; ou pacientes, que possuam dificuldade no controle de cabeça ou tronco, deverão ter cuidado mais minucioso durante os desequilíbrios caso não possuam controle oral no meio líquido. Em seguida, avalia-se a capacidade de deslocamento em imersão.

> Será observada a necessidade de apoios em cada situação, além do oferecido pela água (em barras, no terapeuta ou auxílio parcial com flutuadores) para manutenção de postura ou realização de movimento. Sempre se levando em conta os efeitos fisiológicos da imersão, e com cuidados direcionados para não gerar interferências, como turbulência, ondas, efeitos metacêntricos durante a avaliação, o que alteraria o resultado.

COMO É A INTERVENÇÃO EM FISIOTERAPIA AQUÁTICA NAS DISFUNÇÕES NEUROLÓGICAS?

De modo geral, o raciocínio clínico na água é diferente, e existem diversas vantagens no trabalho neste ambiente, quando se consideram todos os fatores que compõem os princípios físicos e características únicas do meio líquido, já descritas anteriormente.

Os princípios físicos abordados anteriormente provocam efeitos fisiológicos e terapêuticos que devem ser considerados durante o planejamento de uma intervenção em piscina aquecida,[8-11] como descrito na Tabela 20-2.

O planejamento da intervenção terapêutica também prevê movimentos vinculados a atividades que permitam o levantar, puxar, alcançar, andar entre outros. Destaca-se que o ambiente aquático permite um tipo de participação social diferenciada, podendo

Tabela 20-2. Princípios físicos da imersão em água aquecida e seus efeitos (fisiológicos e terapêuticos)

Princípios físicos	Efeitos fisiológicos	Efeitos terapêuticos
Densidade	1. Determina flutuadores naturais ($\rho < 1$): bebês, idosos, obesos, distróficos, hipotônicos entre outros. Realizam-se mudanças posturais com menor esforço 2. Determina afundadores naturais ($\rho > 1$): maior massa óssea, muscular e espásticos	1. Promove suporte às articulações 2. Proporciona assistência e resistência durante o movimento na água
Flutuação	Associada aos efeitos térmicos, aumenta os graus de liberdade articulares	1. Permite evoluir com descarga de peso parcial – total 2. Juntamente com a viscosidade, permite realizar treino de marcha sem risco de queda 3. Permite realizar movimentos e posturas difíceis de serem realizadas em solo
Empuxo	Diminui o peso corporal	1. Permite realizar movimentos com maior exigência biomecânica e fisiológica por exigir menor atividade muscular na água 2. Facilita ou resiste aos movimentos 3. A relação empuxo-gravidade faz com que o equilíbrio estático seja diferente em diferentes profundidades 4. Auxilia no equilíbrio dinâmico, durante a realização das transferências, e dá condições de realizar atividades funcionais em membros com eficiência
Efeito metacêntrico	Produz estímulos que têm como respostas (ativação muscular) tentativas de ajustes posturais, reações de equilíbrio e endireitamento, simetria, coordenação	1. Estimula estratégias de controle do equilíbrio: o indivíduo primeiro usará movimentos de cadeias cinéticas fechadas e evoluirá para cadeias cinéticas abertas 2. Exigirá maior estabilidade em pessoas com diferenças de densidade entre hemicorpos (como indivíduos pós-AVE) ou ausência de parte do corpo (malformações congênitas ou amputações), que geram o efeito metacêntrico e afundam áreas de maior densidade

(Continua)

Tabela 20-2. (*Cont.*) Princípios físicos da imersão em água aquecida e seus efeitos (fisiológicos e terapêuticos)

Princípios físicos	Efeitos fisiológicos	Efeitos terapêuticos
Pressão hidrostática	1. Aumenta o retorno venoso e volume de ejeção, com diminuição da pressão arterial e diminuição da frequência cardíaca (Reflexo do mergulho) 2. Comprime a caixa torácica, com diminuição da capacidade vital, aumento da frequência respiratória, mas também o aumento da ativação do diafragma 3. Diminui edema: atuação nos processos inflamatórios 4. Aumenta o suprimento sanguíneo aos músculos	1. Permite atividade cardiorrespiratória mais intensa sem risco de aumento relevante da PA 2. Ganho importante da pressão inspiratória máxima (PImáx) 3. Permite protocolos com maiores exigências deste sistema com boa tolerância ao exercício e boa taxa de recuperação, além de menor percepção de fadiga por maior aporte de oxigênio muscular
Viscosidade	Proporciona um tempo maior de reação a um desequilíbrio (por causa do tempo maior de resposta para o ajuste postural que o meio proporciona)	1. Trabalha ativação muscular e condicionamento por meio da resistência ao movimento 2. Associado ao empuxo, influencia os padrões de marcha com ciclos mais longos, menor dorsiflexão de tornozelo, mais flexão de quadril, menor atividade muscular 3. *Feedback* e *feedforward* mais eficazes do que em solo
Turbulência	1. Aumenta a sensibilidade local e articular 2. Promove relaxamento muscular quando direcionado	1. Pode facilitar a marcha caso terapeuta se posicione à frente do paciente, gerando um fluxo laminar com menor pressão 2. Resiste aos movimentos 3. Promove contrações concêntricas e excêntricas em um mesmo movimento, trabalhando de forma eficaz o sinergismo muscular
Termodinâmica	Mudança da temperatura periférica do indivíduo de acordo com a temperatura do ambiente	1. Promove o relaxamento muscular, com diminuição de dor e maior mobilidade articular
Refração e reflexão	Distorção com alteração da imagem real de um segmento corpóreo ou objeto imersos	1. Cuidado com crises convulsivas, alterações visuais, vestibulares ou somatossensoriais

Fonte: o autor.

estimular o nado em clubes esportivos até o nado competitivo de alto nível (paralímpico), em um contexto ambiental seguro e prazeroso.

A água, por si só, é um ambiente enriquecido em possibilidades de realização de tarefas. Desta forma, os exercícios propostos podem simular tarefas que exijam movimentos em diversos planos e eixos simultaneamente, incluindo movimentos rotacionais que serão facilitados pelos princípios físicos da água. Estes movimentos rotacionais devem ser estimulados para que haja constante mudança do centro de flutuação e ative constantemente a musculatura do "CORE" durante a execução dos exercícios/tarefas.

O planejamento sempre será orientado à tarefa com foco nos princípios de aprendizagem motora e princípios neurofisiológicos, como a inibição recíproca e o relaxamento pós-isometria. Além disso, a intervenção deverá seguir uma prática com base em evidências, unindo experiência profissional, características individuais do paciente, e melhores pesquisas disponíveis no momento.[12]

No plano de intervenção terapêutica, devem-se considerar "evoluções", para promover maior desafio na execução e maior ganho físico-funcional (Tabela 20-3).

Tabela 20-3. Evoluções ou aumento do grau de dificuldade em fisioterapia aquática

Evolução dos apoios	<ul><li>Proximal para distal</li><li>Cranial para caudal</li><li>Superfície grande para pequena</li><li>Firme para leve</li><li>Nenhum apoio</li></ul>
Evolução dos graus de dificuldade com a mudança da mecânica dos fluidos	<ul><li>Profunda para rasa</li><li>Fluxo laminar para turbulento</li><li>Movimentos que provoquem efeito metacêntrico</li><li>Arrasto</li></ul>
Evolução dos graus de dificuldade a mudança da mecânica geral	<ul><li>Variação de velocidade: lento para rápido</li><li>Mudança da base de apoio: larga para estreita para unipodal</li><li>Braço de alavanca pequeno para grande</li></ul>
Evolução dos graus de dificuldade com a mudança da fisiologia do exercício	<ul><li>Aumento de repetições</li><li>Aumento de série</li><li>Diminuição de intervalos</li><li>Aumento da intensidade</li><li>Mudança de tipo de contração muscular</li><li>Aumento da amplitude de movimento</li></ul>
Incluir variações	<ul><li>Foco no movimento para foco no ambiente</li><li>Retirada do contato visual – olhos fechados</li><li>Mudança de pontos fixos visuais</li><li>Incluir duplas tarefas</li><li>Ritmo: constante para variável</li><li>Antecipação da perturbação</li><li>Mudanças bruscas de direção e cargas excêntricas</li><li>Padrões de para-anda</li><li>Incluir obstáculos subaquáticos</li><li>Incluir tarefas que exijam orientação espacial, demanda cognitiva</li></ul>

Fonte: o autor.

Deve-se sempre enfatizar a participação social com atendimento em grupo, porém com acompanhamento individual. De forma didática, serão apresentadas algumas sugestões de exercícios, por segmento corporal.

Cervical
Facilitação da reação de endireitamento cervical através do contato do ouvido do indivíduo na água. Este tende a afastar o ouvido, estimulando desta forma a reação de endireitamento cervical (manuseio indicado para o paciente pediátrico) (Fig. 20-3).

Tronco
A ativação da musculatura de tronco pode ser realizada com diferentes apoios. Apoio na região de tronco inferior para estimular a ativação dos músculos abdominais (Fig. 20-4a). Apoio na região de ângulo poplíteo para ativação dos músculos de tronco posterior, anterior e lateral associado à liberação de MMSS (Fig. 20-4b). Apoio na região dorsal dos pés para progressão de um exercício (Fig. 20-4c). Também pode utilizar o efeito metacêntrico para estimular o rolar.

Os alongamentos podem ser realizados de forma passiva ou ativa, como, por exemplo, da musculatura lateral de tronco (passivo com suporte da barra lateral [Fig. 20-5a], e ativo, realizado pelo paciente com suporte da água e direcionamento do terapeuta [Fig. 20-5b]).

Membros Superiores e Inferiores
A descarga de peso MMSS na posição prono com apoio de flutuador em tronco inferior e MMII, evoluindo para ativação de MMII (flexão e extensão) (Fig. 20-6a,b), partindo para postura em pé (Fig. 20-6c).

Exercícios para estimular a função de MMSS (Fig. 20-7a), exercício estimulando o alcance (Fig. 20-7b) exercício ativo de MMSS utilizando flutuador (Fig. 20-7c).

A ativação de dorsiflexores e glúteo, com apoio do terapeuta na região poplítea e resistência das mãos do terapeuta em dorso de pé, paciente em flutuação, passando para sentado (Fig. 20-8).

A ativação de MMII com descarga de peso utilizando implementos de carga (Fig. 20-9a,b).

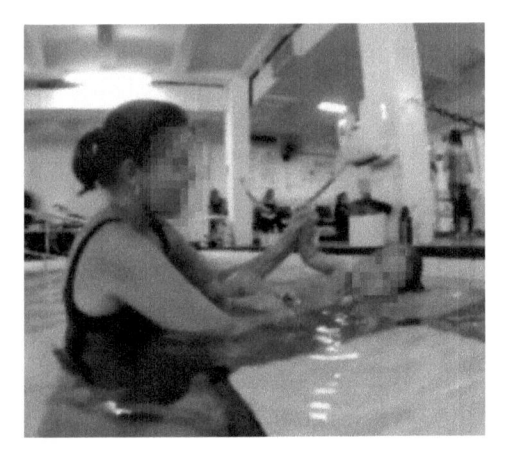

Fig. 20-3. Estímulo do endireitamento cervical. (Fonte: o autor.)

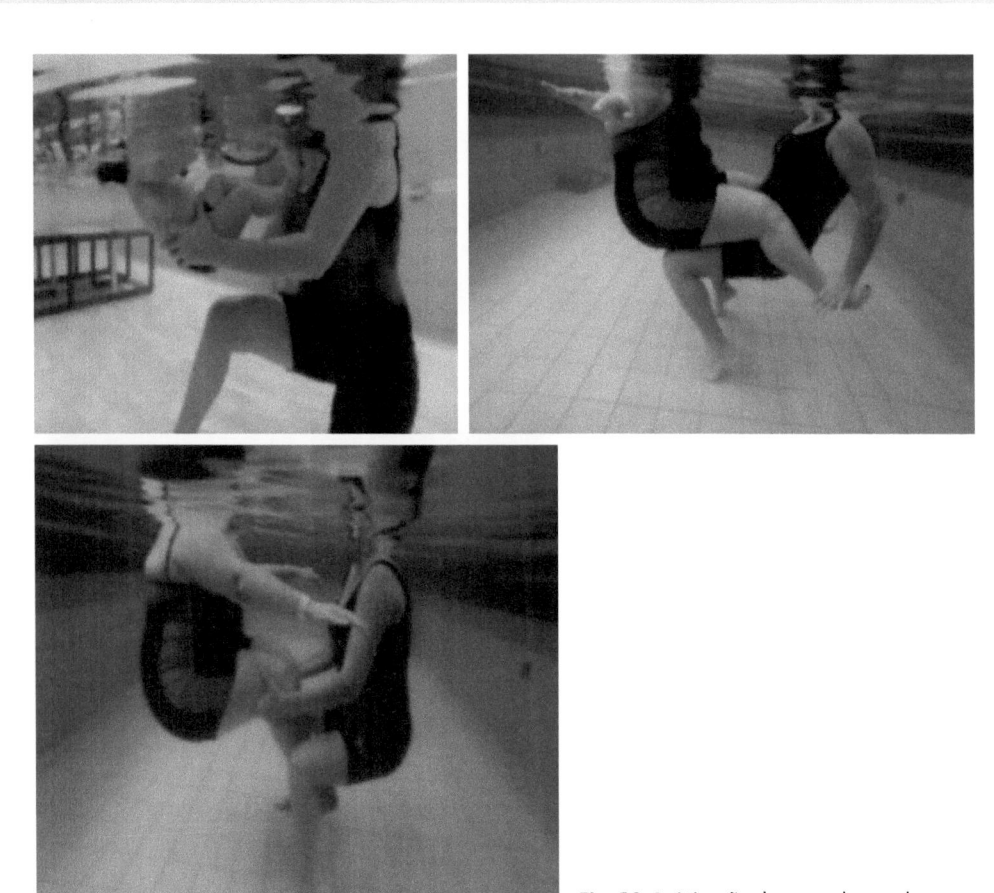

Fig. 20-4. Ativação da musculatura de tronco. (Fonte: o autor.)

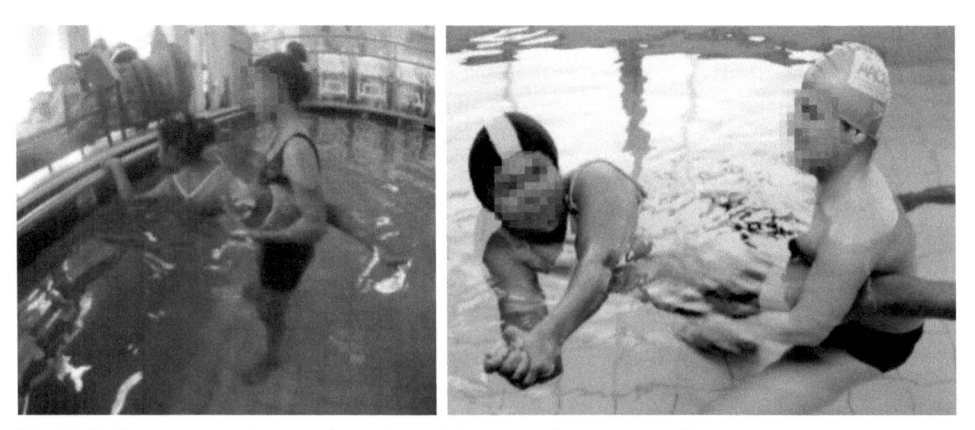

Fig. 20-5. Alongamentos da musculatura lateral de tronco. (Fonte: o autor.)

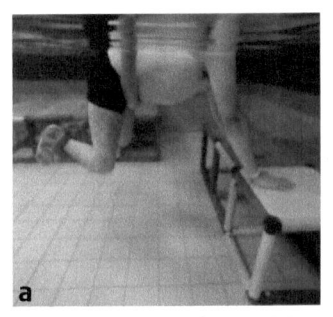

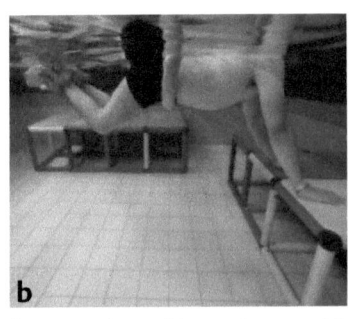

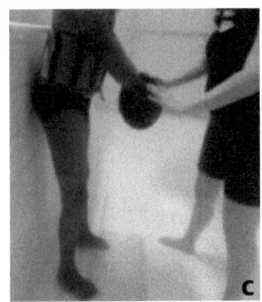

Fig. 20-6. Descarga de peso (**a**) membros superiores, (**b**) membros superiores com movimentação, (**c**) membros inferiores. (Fonte: o autor.)

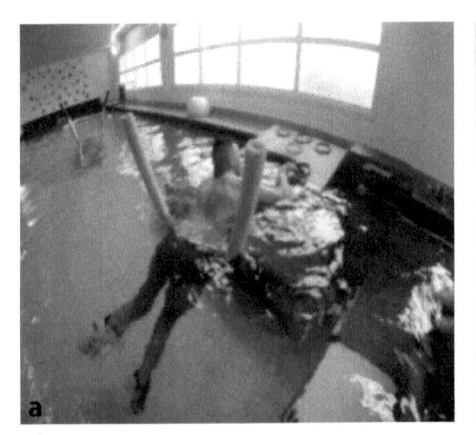

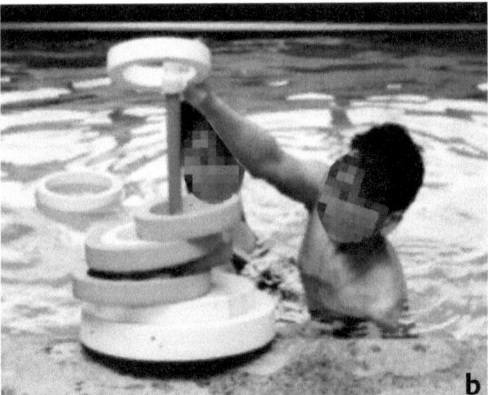

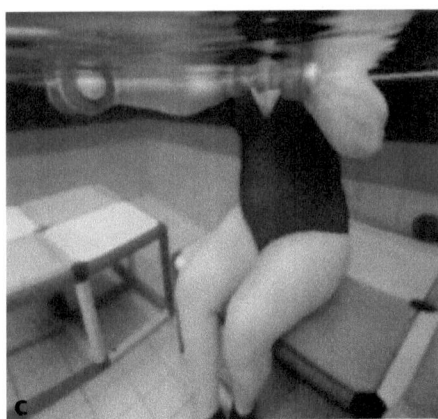

Fig. 20-7. (**a**) Treino funcional de MMSS, (**b**) alcance de MMSS, (**c**) com flutuador. (Fonte: o autor.)

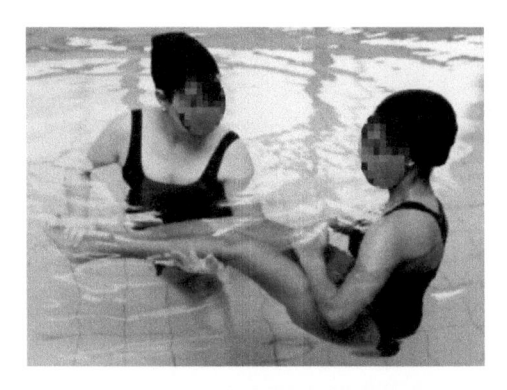

Fig. 20-8. Ativação de MMII. (Fonte: o autor.)

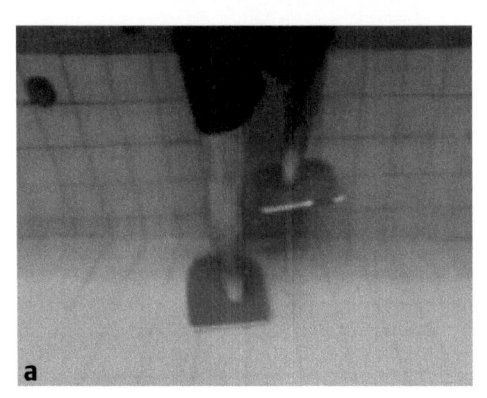

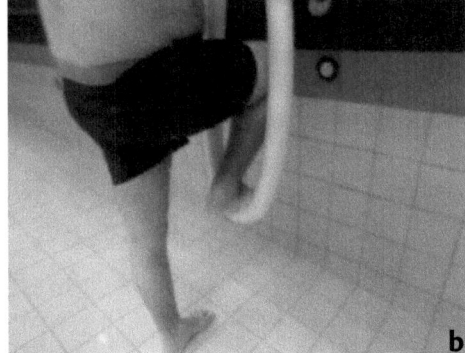

Fig. 20-9. (a) Descarga de peso com prancha de flutuação, **(b)** com aquatubo. (Fonte: o autor.)

Controle Postural

Segue uma relação de exercícios para treino de controle de postural onde o paciente deverá ser capaz de manter uma posição ou mudá-la de forma controlada: com estabilidade centralizada, partindo de cadeias cinéticas fechadas para abertas. Alguns exercícios priorizam o estímulo vestibular (girar, acelera-desacelera, para-vai-para-muda de direção), estímulo proprioceptivo (gerar turbulência), retirada da visão, exercícios de dupla tarefa, utilizando diversos recursos e implementos (Fig. 20-10).

> Revisões sistemáticas e ensaios clínicos confirmam os benefícios do exercício em imersão para diferentes disfunções decorrentes de doenças neurológicas (Tabela 20-4).

ESTUDO DE CASO I: PACIENTE NEUROLÓGICO – INFANTIL

História Pregressa: Paciente H.C.S.D., 6 anos, nasceu de parto normal, induzido, 42 semanas, pesando 3.482g, após uma gestação sem intercorrências, conforme relato da mãe. Ao nascer apresentou-se cianótico, não chorou, e necessitou ser reanimado, mantendo-se por 24 h em IOT + VM, com crises convulsivas durante o período de internação, totalizando 21 dias de internação. Após a alta teve o diagnóstico de Paralisia Cerebral Tetraparesia Espástica com componente atetoide e classificado dentro da escala de classificação GMFCS como nível motor V. Chegou para reabilitação aos 5 anos. Expectativa materna: melhora da coordenação motora e de tronco quando sentado ou deitado e melhora da movimentação involuntária para brincar.

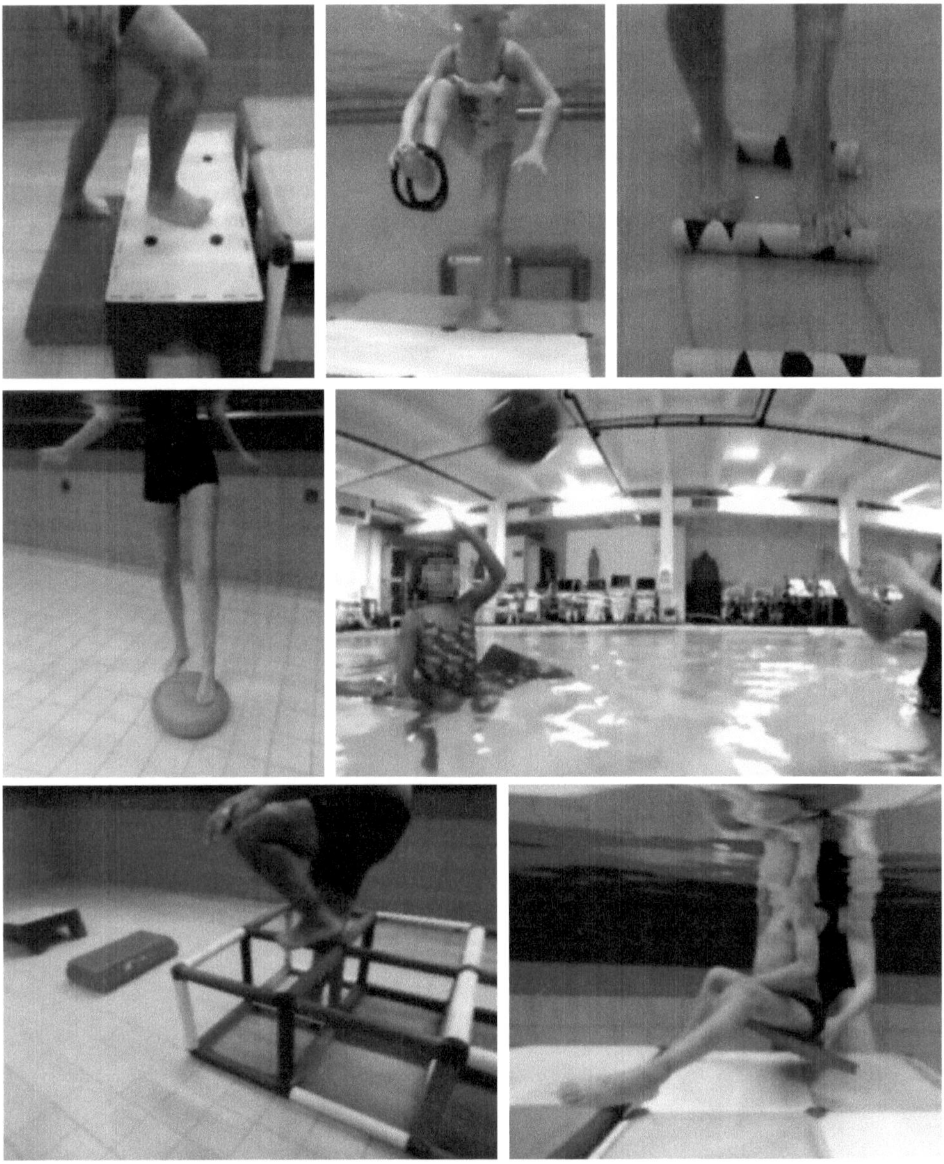

Fig. 20-10. Seleção de exercícios de treino de equilíbrio. (Fonte: o autor.)

Tabela 20-4. Revisões sistemáticas e ensaios clínicos

Autores (Ano)	Revista	Desfechos
Chan K, Phadke CP, Stremler D, Suter L, Pauley T, Ismail F, Boulias C (2016)[13]	Topic in Stroke Rehabilitation	Ambiente adequado para treino de equilíbrio, força (torque) de extensores de joelho em pacientes com AVC crônico
Amedoro A, Berardi A, Conte A, Pelosin E, Valente D, Maggi G, Galeoto G (2020)[14]	Multiple Sclerosis and Related Disorders	Melhora das condições físicas e funcionais de pacientes com Esclerose Múltipla.
Terrens AF, Soh SE, Morgan PE (2020)[15]	Disability and Rehabilitation	Repercussão na dor, equilíbrio e função, elementos para melhorar os padrões biomecânicos de marcha de pacientes com doença de Parkinson
Giuriati S, Servadio A, Temperoni G, Curcio A, Valente D, Galeoto G (2020)[16]	Stroke Rehabilitation	Melhora na independência funcional pós-AVC
Zivil I, Maffia S, Ferrari V, Zarucchi A, Molatore K, Maestri R, Frazzitta G (2017)[17]	Clinical Rehabilitation	Melhora na marcha de pacientes com neuropatia periférica
Roostaei M, Baharlouei H, Azadi H, Fragala-Pinkham MA (2016)[18]	Physical & Occupational Therapy in Pediatrics	O exercício aquático é viável, e os efeitos adversos são mínimos
Muñoz-Blanco E, Merino-Andrés J, Aguilar-Soto B, García YC, Puente-Villalba M, Pérez-Corrales J, Güeita-Rodríguez J (2020)[19]	International Journal of Environmental Research and Public Health	Programas multidisciplinares de terapia aquática em escolas especializadas, como ambiente motivador, promovem benefícios físicos, cognitivos e sociais
Lima AAR, Cordeiro L (2020)[20]	Fisioterapia e Pesquisa	A maior parte dos estudos mostra ganhos pulmonares, do controle postural e desempenho funcional
De Moraes Ramalho V, Kakihata AM, Kanashiro MS, Cardoso Oliveira L, Oliveira L, Rodrigues Branco F, Martins Braga D (2019)[21]	Revista Brasileira de Ciência e Saúde	Ganhos no controle de tronco e funcionalidade de crianças com paralisia cerebral diparética e espástica, GMFCS nível IV
Albuquerque A, Lopes UBL, Braga DM, Lourenço MA, Oliveira LC, Rizzo FV, Kanashiro MS (2016)[22]	Revista Portuguesa de Ciência do Desporto	Melhora da capacidade física, função motora grossa e na qualidade de vida de crianças e adolescentes com PC
Araujo LB, Silva TC, Oliveira LCO, Tomasetto LC, Kanashiro MS, Braga DM (2018)[23]	Fisioterapia Brasil	Melhora do controle de tronco de indivíduos com PC diparética e espástica, GMFCS II ou III, sendo efetivo na melhora das reações de equilíbrio e no equilíbrio dinâmico

Fonte: o autor.

Exame físico: o paciente apresentou ausência de controle de cabeça antigravitacional, pobre controle de tronco, presença de reflexos primitivos e assimetria em supino, espasticidade importante de membros inferiores (maior em adutores e rotadores internos de quadril), pés equinos, movimentação involuntária em todas as posturas, e sem deformidades fixas presentes. Após algumas semanas de tratamento, paciente apresentou melhora da simetria, e controle cervical, conseguindo rolar de forma independente (com dificuldade para iniciar o movimento e tirar os MMSS debaixo do corpo). Permaneceu sentado com apoio em tronco, mantendo base alargada e controle cervical instável nesta postura, fixações de MMSS e cintura escapular, porém a queixa da família permanecia quanto à melhora da seletividade no alcance para o brincar e controle de tronco na postura sentada.

Objetivo funcional: Estimular o controle de MMSS para facilitar o alcance dos brinquedos na postura sentada.

Exercícios realizados: Paciente posicionado à frente e no colo do terapeuta, que irá proporcionar maior sustentação do controle de tronco associado ao nível de água aproximadamente em T10 (Fig. 20-11a), favorecendo a postura e permitindo maior foco no controle e direcionamento no início do alcance. No início do movimento o paciente é favorecido pela densidade (aumentando o tempo de resposta aos ajustes posturais) e pela viscosidade (permite melhor direcionamento e controle do movimento de MSD na tentativa de alcance) (Fig. 20-11b). Ao chegar ao objetivo (Fig. 20-11c), a transferência de peso controlada, e o menor risco de desequilíbrio oferecido pelo suporte dado pela pressão hidrostática e efeitos de flutuação permitem melhor seletividade e concentração na movimentação mais distal.

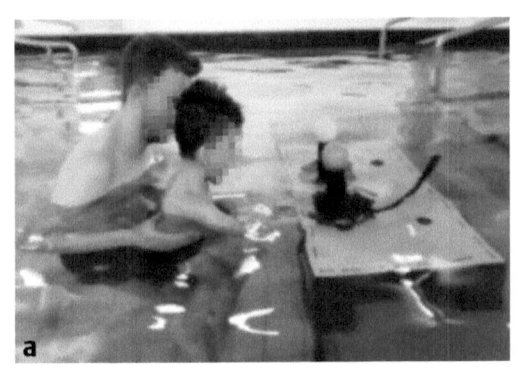

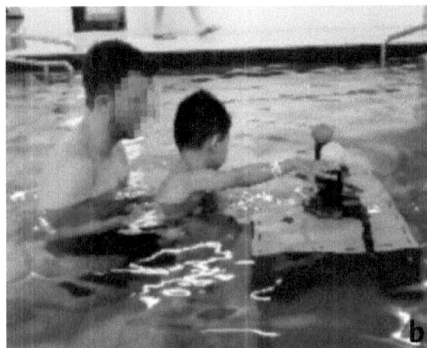

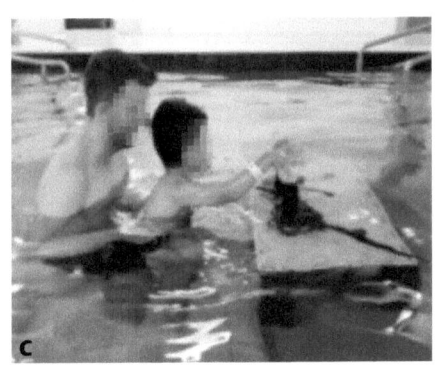

Fig. 20-11. (a) Manutenção da postura com apoio, (b) início do movimento de alcance, (c) final do alcance. (Fonte: o autor.)

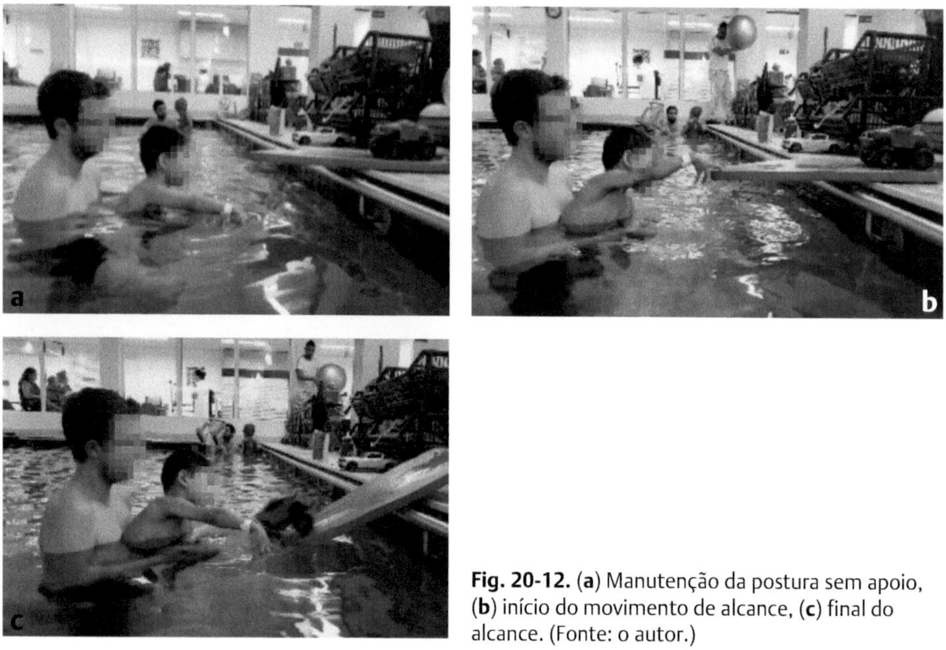

Fig. 20-12. (a) Manutenção da postura sem apoio, (b) início do movimento de alcance, (c) final do alcance. (Fonte: o autor.)

A seguir outra proposta de exercícios com o intuito de estimular o alcance, porém com uma postura mais desafiadora, exigindo maior ativação de tronco e MMSS para alcançar o objetivo. O paciente foi instigado a abaixar a plataforma de EVA, para o deslocamento do carrinho (Fig. 20-12).

ESTUDO DE CASO II: PACIENTE NEUROLÓGICO – ADULTO

História Pregressa: Paciente WAR, 26 anos, teve o diagnóstico de traumatismo cranioencefálico (TCE), após um golpe na cabeça durante um treino de luta. Seguiu internado e realizou uma craniotomia descompressiva. Após 6 meses, realizou a cranioplastia e iniciou com episódios de convulsões com perda funcional importante.

Exame físico: Controle cervical estável, controle de tronco ruim (precisando de apoio em tronco para permanecer sentado), força muscular global de membros inferiores = 2 e força muscular global de membros superiores = 3, dependente para todas as trocas posturais e atividades de vida diária. Quadro motor de tetraparesia após TCE.

Objetivo funcional: Melhora das transferências posturais baixas para auxiliar os familiares e se tornar o mais independente (rolar e passar de deitado para sentado).

Exercícios realizados: Indivíduo apoiado por flutuadores na região dorsal de troncos superior e inferior, terapeuta solicita que o paciente alcance o alvo com o objetivo de estimular a flexão de tronco e o alcance (Fig. 20-13a). Indivíduo realiza o movimento de rotação, com o objetivo de ativação de oblíquos, associado ao alcance (Fig. 20-13b).

A Figura 20-14a, o paciente está sentado no colo da terapeuta, com apoio das mãos da terapeuta na região dos quadris; a terapeuta trabalha o controle de tronco com o nível de imersão na altura dos ombros. Na Figura 20-14b, o paciente permanece na mesma posição e precisa vencer a turbulência que chega à região lateral do tronco, realizando

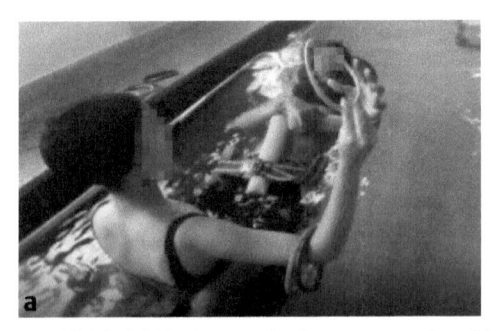

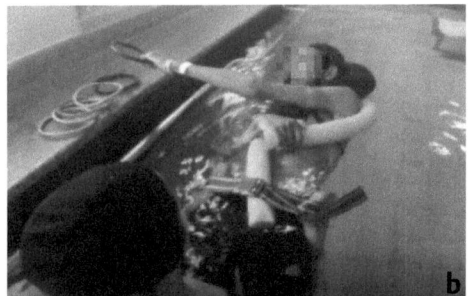

Fig. 20-13. (a) Movimento de alcance em supino, (b) alcance com rotação de tronco. (Fonte: o autor.)

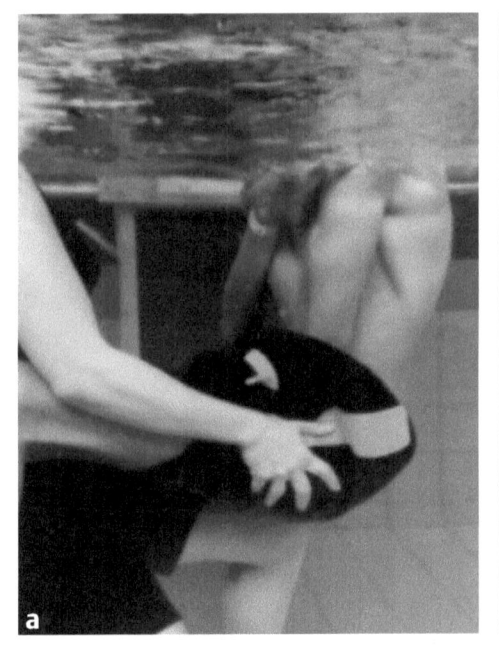

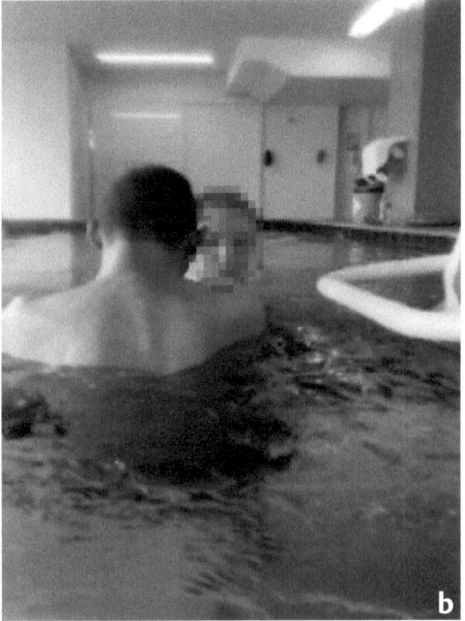

Fig. 20-14. (a) Apoio no terapeuta para manutenção da postura sentada, (b) manutenção da postura sentada contra a força da turbulência para desestabilizar. (Fonte: o autor.)

ativação muscular da musculatura lateral do tronco. A turbulência está sendo gerada por um aparelho, com velocidade constante e programável.

O paciente está sentado em sela, com apoio das mãos da terapeuta na região pélvica. Na Figura 20-15a, realiza o alcance para pegar uma argola na mão de outra terapeuta. Na Figura 20-15b, precisa vencer a turbulência que chega à região lateral do tronco esquerdo, realizando rotação de tronco, levando a argola ao aparelho de turbulência.

A Figura 20-16 mostra o paciente sentado no tablado, com apoio de membros superiores na prancha, dando referência anterior (Fig. 20-16a), progredindo para o deslocamento anterior (Fig. 20-16b). A Figura 20-16c o paciente está com caneleiras, com o intuito de promover a referência na posição que os pés devem permanecer apoiados no chão.

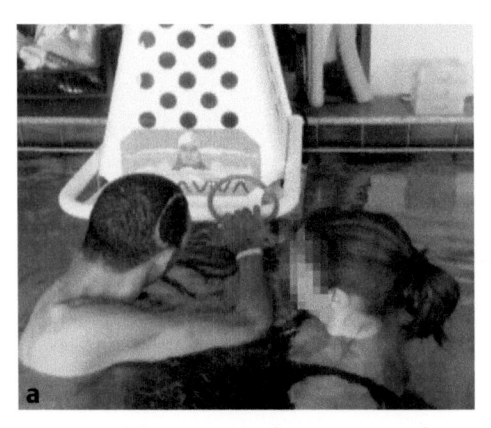

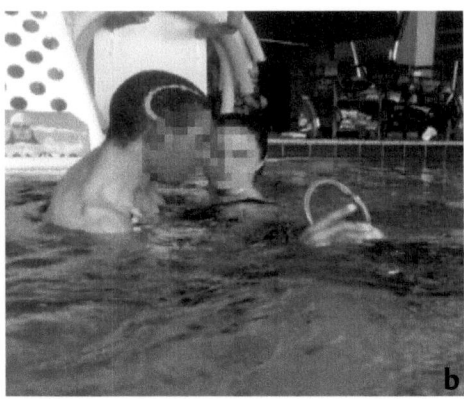

Fig. 20-15. (a) Manutenção da postura sentada em sela, (b) manutenção da postura sentada com rotação de tronco contra a força da turbulência para desestabilizar. (Fonte: o autor.)

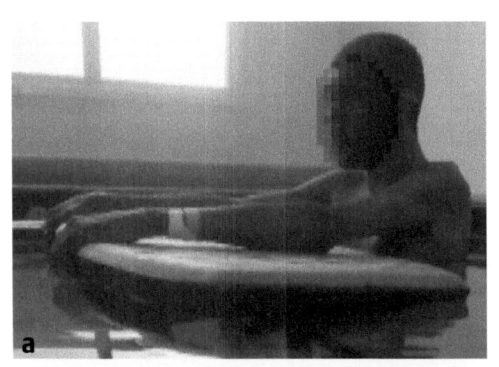

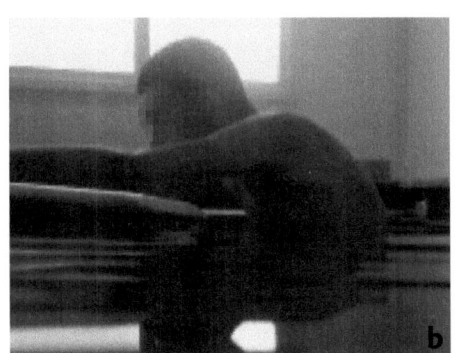

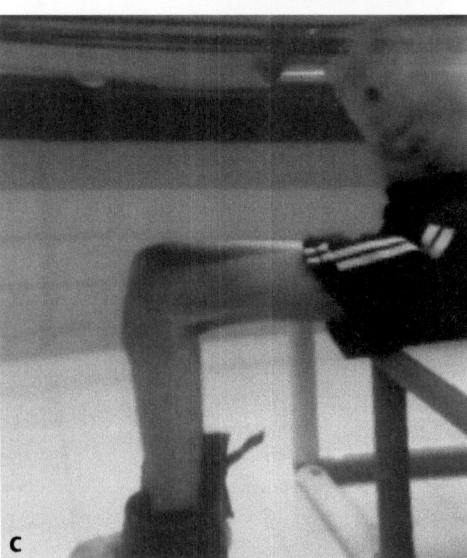

Fig. 20-16. (a) Manutenção da postura sentada sem apoio do terapeuta (somente da prancha), (b) realização de deslocamento anterior, (c) caneleiras para estímulo proprioceptivo de posicionamento articular. (Fonte: o autor.)

CONCLUSÃO

Estar na água, em imersão é ter diante de si inúmeras possibilidades.

O ambiente tridimensional, com redução da força gravitacional e com enriquecimento sensorial proporcionado pela propriedade da água, permite intervenções precoces e multissensoriais. Soma-se a isto a temperatura controlada para cada objetivo (terapêutico ou de promoção de saúde).

Os resultados da combinação de tais fatores incluem facilitação de execução de movimentos e tarefas funcionais, aquisição de controle postural antigravitacional, excelente manejo de dor (aguda e crônica) e ganhos sensoriais, sem risco de quedas. Estes ganhos neuropsicomotores são transferidos para o solo (transferência positiva).

Desta forma, planos de intervenção terapêutica e de promoção de saúde, que incluem a fisioterapia aquática, oferecem inúmeros benefícios, com fortes evidências científicas que suportam tal afirmativa, com ludicidade e segurança.

Tarefa de Laboratório 1

Entendendo a importância da combinação entre densidade relativa e empuxo, provocando um efeito físico específico no corpo imerso.
Faça as seguintes atividades:
1. Fique em pé com os pés afastados na linha do quadril, joelhos e quadril flexionados (posição de cubo), braços estendidos à frente (flexão de ombro de 90°), com palmas das mãos apoiadas na superfície da lâmina de água.
2. Eleve um dos membros superiores com a mão na altura dos olhos.
3. Eleve os dois membros superiores na altura dos olhos.
4. Por fim, abduza um dos membros superiores até ±140°.
O que muda no controle postural, na manutenção do "cubo"?
Esta dificuldade de manter a posição de cubo ocorre por qual efeito físico?
Quais músculos você sente que estão sendo recrutados para a manutenção em cada situação?

Tarefa de Laboratório 2

Entendendo a turbulência e o arrasto.
Vamos fazer as seguintes atividades:
1. Na postura em pé, ande pela piscina em uma única direção.
2. Agora, mantendo a direção, aumente a velocidade do movimento.
3. Vire drasticamente e vá contra este fluxo de movimento.
4. Em dupla, tente caminhar à frente de uma pessoa. Em seguida, caminhe atrás da pessoa, veja o que é mais fácil e por quê?
5. Formando uma fila, com o máximo de pessoas que tiver na piscina, andem na maior velocidade possível com as mãos nos ombros da pessoa da frente. O que acontece com as pessoas que estão mais atrás da fila?
Você percebeu que ao andar na água, formam-se redemoinhos entre as pernas? O que aconteceu com estes redemoinhos quando a velocidade aumentou?
Ainda, com o aumento da velocidade, a resistência ao deslocamento do seu corpo na água é maior ou menor?
Quando você se virou e andou contra o fluxo, o que observou?
É mais fácil caminhar a frente ou atrás de uma pessoa?
E atrás de várias pessoas.

REFERÊNCIAS BIBLIOGRÁFICAS

1. Candeloro JM, Caromano FA. Discussão crítica sobre o uso da água como facilitação, resistência ou suporte na hidrocinesioterapia. Acta Fisiátrica. 2006;13(1):7-11.
2. Moura EW, Lima E, Borges D, Silva PAC. Fisioterapia – aspectos clínicos e práticos da reabilitação. 2. ed. São Paulo: Artes Médicas; 2010.
3. Caromano FA, Nowotny JP. Princípios físicos que fundamenta a hidroterapia. Rev Fisioter Bras. 2002;3(4):237-41.
4. Guyton AC, Hall JE. Tratado de Fisiologia Médica. 11. ed. Rio de Janeiro: Elsevier; 2006.
5. Magee DJ. Avaliação musculoesquelética. 4. ed. São Paulo: Manole; 2005.
6. Organização Mundial da Saúde. CIF: Classificação Internacional de Funcionalidade, Incapacidade e Saúde. 1ª Ed. São Paulo: Editora da Universidade de São Paulo; 2015.
7. Barbosa AD, Camargo CR, Arruda ES, Israel VL. Avaliação fisioterapêutica aquática. Fisioterapia em Movimento. 2006 Abril/Jun;19(2):135-47.
8. Bates A, Hanson N. Exercícios aquáticos terapêuticos. São Paulo: Manole; 1998.
9. Becker BE, Cole AJ. Terapia aquática moderna. São Paulo: Manole; 2000.
10. Carter HH, Spence AL, Pugh CJA, Ainslie P, Naylor LH, Green DJ. Cardiovascular responses to water immersion in humans: impact on cerebral perfusion. American Journal of Physiology-Regulatory, Integrative and Comparative Physiology. 2014 May 1;306(9):R636-R640.
11. Wilmore JH, Costill DL. Fisiologia do esporte e do exercício. 2a Ed. São Paulo: Manole; 2002.
12. Sackett DL, Rosenberg WMC, Gray JAM, Haynes RB, Richardson WS. Evidence based medicine: what it is and what it isn't. BMJ. 1996 Jan 13;312(7023):71-2.
13. Chan K, Phadke CP, Stremler D, Suter L, Pauley T, Ismail F, et al. The effect of water-based exercises on balance in persons post-stroke: a randomized controlled trial. Topics in Stroke Rehabilitation. 2016 Nov 3;24(4):228-35.
14. Amedoro A, Berardi A, Conte A, Pelosin E, Valente D, Maggi G, et al. The effect of aquatic physical therapy on patients with multiple sclerosis: a systematic review and meta-analysis. Multiple Sclerosis and Related Disorders. 2020 Jun;41:102022.
15. Terrens AF, Soh S, Morgan PE. The efficacy and feasibility of aquatic physiotherapy for people with Parkinson's disease: a systematic review. Disability and Rehabilitation. 2017 Ago 9;40(24):2847-56.
16. Giuriati S, Servadio A, Temperoni G, Curcio A, Valente D, Galeoto G. The effect of aquatic physical therapy in patients with stroke: a systematic review and meta-analysis. Topics in Stroke Rehabilitation. 2020 Abril 27;28(1):19-32.
17. Zivi I, Maffia S, Ferrari V, Zarucchi A, Molatore K, Maestri R, et al. Effectiveness of aquatic versus land physiotherapy in the treatment of peripheral neuropathies: a randomized controlled trial. Clinical Rehabilitation. 2017 Dez 13;32(5):663-70.
18. Roostaei M, Baharlouei H, Azadi H, Fragala-Pinkham MA. Effects of Aquatic Intervention on Gross Motor Skills in Children with Cerebral Palsy: a systematic review. Physical & Occupational Therapy in Pediatrics. 2016 Dez 14;37(5):496-515.
19. Muñoz-Blanco E, Merino-Andrés J, Aguilar-Soto B, García YC, Puente-Villalba M, Pérez-Corrales J, et al. Influence of Aquatic Therapy in Children and Youth with Cerebral Palsy: a qualitative case study in a special education school. International Journal of Environmental Research And Public Health. 2020 May 23;17(10):3690.
20. De Lima AAR, Cordeiro L. Fisioterapia aquática em indivíduos com distrofia muscular: uma revisão sistemática do tipo escopo. Fisioterapia e Pesquisa. 2020 Jan;27(1):100-11.
21. Ramalho VM, Kakihata AM, Kanashiro MS, Oliveira LC, Oliveira LMM, Branco FR, et al. Protocolo de controle de tronco em ambiente aquático para crianças com paralisia cerebral: ensaio clínico randomizado. Revista Brasileira de Ciências da Saúde. 2019 Mar 21;23(1):23-32.
22. Albuquerque A, Lopes UBL, Braga DM, Lourenço MA, de Oliveira LC, Rizzo FV, et al. Efeitos dos exercícios aquáticos no condicionamento físico de indivíduos com paralisia cerebral após cirurgia ortopédica. Revista Portuguesa de Ciências do Desporto. 2016;2016(2):62-76.
23. De Araujo LB, Silva TC, Oliveira LC, Tomasetto LC, Kanashiro M, Braga DM. Efeitos da fisioterapia aquática na função motora de indivíduos com paralisia cerebral: ensaio clínico randomizado. Fisioterapia Brasil. 2018 Dez 25;19(5):613-23.

REABILITAÇÃO VESICAL EM PACIENTES NEUROLÓGICOS
Muito Além da Micção...

CAPÍTULO 21

Dulcegleika Villas Boas Sartori ▪ Mônica Orsi Gameiro

INTRODUÇÃO

As disfunções miccionais por alteração funcional do trato urinário inferior emergem nos mais variados contextos clínicos, sendo consideradas mais graves quando são secundárias a lesões neurológicas do sistema nervoso central (SNC) e periférico (SNP), podendo ocasionar, em casos não tratados adequadamente, deterioração do trato urinário superior (TUS) com consequente insuficiência renal. Podem estar associadas às alterações da sensibilidade vesical, disfunção vesicoesfincteriana (DVE), aumento da pressão intravesical (PIV), esvaziamento vesical incompleto, inabilidade de iniciar ou interromper a micção e incontinência urinária (IU).[1,2] O objetivo deste capítulo é abordar a reabilitação vesical em casos de disfunções neurogênicas.

Os pacientes com bexiga neurogênica (BN) podem ter alterações do padrão miccional nas fases de enchimento e esvaziamento vesical.[3,4] A função do trato urinário inferior (TUI) é determinada pelo ciclo miccional de armazenamento sob baixa pressão e esvaziamento vesical completo. O sistema de controle neural do cérebro e medula espinal regula e coordena esse enchimento e a micção, envolvendo coordenação sincrônica e sinérgica entre função vesical e uretral, além de inúmeros arcos reflexos e circuitos neurológicos.[5]

Em doenças neurológicas congênitas como mielomeningocele, agenesia sacral, paralisia cerebral (PC), cisto medular ou nas adquiridas como trauma raquimedular (TRM), Parkinson, esclerose múltipla (EM), acidente vascular cerebral (AVC), tumor cerebral, diabetes entre outras, tais disfunções alteram a contratilidade do músculo detrusor, determinando hipotonia ou hipertonia, comprometendo a sinergia muscular e esfincteriana.[2]

FISIOLOGIA DA MICÇÃO

Para execução da micção normal é fundamental a integridade da musculatura lisa vesical e uretral, musculatura estriada uretral além de inervação central e periférica ilesa. A micção é dividida em duas fases: (1) enchimento envolvendo a função de armazenamento de urina; (2) esvaziamento ou micção.

Durante o enchimento a bexiga mantém o detrusor relaxado, acumula urina a baixas pressões com boa capacidade e complacência impedindo o refluxo miccional pela contração do esfíncter estriado externo da uretra (EUE), a distensão vesical ocorre em 400 a 500 mL desencadeando desejo miccional intenso. No esvaziamento há contração do detrusor e relaxamento sinérgico do EUE, ocasionando micções com bom fluxo, baixa pressão e resíduo desprezível. Esta atividade é controlada pelo sistema nervoso autônomo (SNA) simpático, parassimpático e somático eferente, incluindo a modulação pelo SNC.[1,6]

Na fase de enchimento há elevação da pressão, compressão dos receptores da parede da bexiga que enviam sinais aferentes ao centro pontino que organiza e coordena a micção. Ocorre ativação descendente dos neurônios simpáticos de T11 a L2 por duas vias (nervos hipogástricos e cadeias simpáticas paravertebrais), até chegar ao plexo pélvico, atingindo bexiga e uretra pelo trígono e colo vesical, liberando noradrenalina, que estimula receptores beta-adrenérgicos no detrusor e relaxa a musculatura lisa da bexiga. Também são ativados receptores alfa-1 adrenérgicos do colo vesical e uretra, promovendo contração da musculatura lisa e aumento da resistência uretral. Os neurônios somáticos partem de S2-S4 (nervos pudendos) de controle voluntário, liberam acetilcolina, que age sobre receptores nicotínicos na musculatura estriada da uretra (esfíncter estriado) aumentando a resistência uretral. Nessa fase, os neurônios parassimpáticos estão inibidos, partem do plexo sacral pelos nervos pélvicos, juntam-se aos neurônios simpáticos e seguem para a bexiga. Após relaxamento esfincteriano uretral (micção), os neurônios parassimpáticos são estimulados liberando acetilcolina no detrusor, provocando sua contração pelos receptores muscarínicos M2 e M3. Sob controle neurológico, a continência é controlada por três (3) níveis: espinhal, pontino e cerebral. No enchimento vesical, as fibras aferentes parassimpáticas levam impulsos pelos nervos pélvicos até o centro sacral da micção. No início dessa fase, há impulsos inibitórios (detrusor) que chegam ao centro sacral. No aumento de volume, há maior descarga dos receptores da bexiga para que o desejo seja percebido conscientemente. Assim, o córtex é incluído na inibição do detrusor e se a micção for adiada. Além disso, a eferência simpática por meio dos nervos hipogástricos T11-L2, reduz a contratilidade da bexiga, aumenta a pressão uretral e a contração voluntária dos músculos do assoalho pélvico (MAP), associando-se a esse mecanismo. Quando ocorre a micção, impulsos eferentes são liberados, relaxando os MAP e EUE, inibindo os impulsos simpáticos e a contração do detrusor, diminuindo a pressão de fechamento do colo da bexiga e da uretra. O córtex e o centro pontino estimulam o centro sacral pelos nervos parassimpáticos eferentes (S2-S4) provocando a contração do detrusor. A pressão vesical supera a uretral e a micção é realizada.[7,8] A inervação da bexiga é demonstrada na Figura 21-1.

Um resumo simples, em esquema, pode ser visto a seguir:

Controle da continência urinária é espinhal, pontino e cerebral

- Fase de enchimento

↑ Pressão vesical → centro pontino estimulado.

Ocorre ativação simpática (T11 a L2) → atinge a bexiga → libera noradrenalina → relaxamento da musculatura lisa da bexiga.

Ação somática (S2-S4) → libera acetilcolina → ↑ resistência do esfíncter estriado uretral

- Fase de esvaziamento

Centro pontino interrompe a inibição sobre o centro sacral (parassimpático) → ativa contração do detrusor → relaxamento do esfíncter uretral externo (EUE) por inibição da ativação somática → relaxamento dos músculos do AP.

Os tratos urinário e intestinal têm controle central semelhante e a sensação de enchimento da bexiga influencia a sensação do reto e vice-versa, sendo assim, disfunções intestinais também são comuns em pacientes neurológicos.[3,6,9]

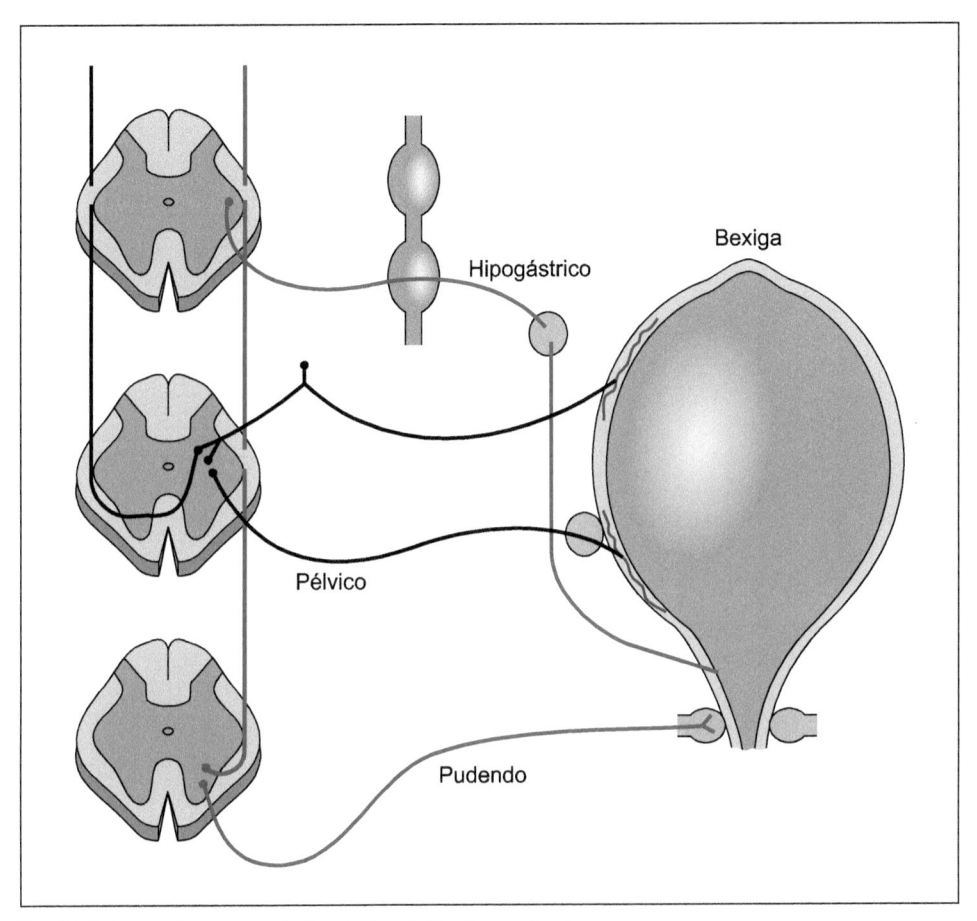

Fig. 21-1. Inervação para controle miccional. (Fonte: o autor.)

As bases neurofisiológicas da função urinária são fundamentais para compreensão da BN e suas correlações clínicas entre os diferentes tipos de disfunções miccionais com avaliação do risco de complicações objetivando direcionamento terapêutico.

Os pacientes neuropatas com sintomas do TUI necessitam de abordagem abrangente da disfunção miccional, além de avaliação e observação do seu quadro clínico global.

EPIDEMIOLOGIA

Não há dados exatos sobre a prevalência das disfunções neurológicas, os disponíveis estão relacionados com a prevalência de condições subjacentes e risco para aparecimento desses sinais/sintomas.[4]

Uma revisão sistemática com metanálise demonstrou que a prevalência da IU por causa neurogênica é de 50,9% nos pacientes com esclerose múltipla (EM), 52,3% naqueles com danos na coluna vertebral, 33,1% nos doentes de Parkinson e 23,6% na população com acidente vascular cerebral (AVC).[10] Não foram encontrados esses dados no contexto brasileiro.

CLASSIFICAÇÃO DA DISFUNÇÃO DO TRATO URINÁRIO INFERIOR (DTUI)

Portadores de BN podem apresentar mínimas ou complexas alterações do padrão miccional normal nas fases de enchimento e esvaziamento vesical. A classificação da BN adotada pela Associação Europeia de Urologia é baseada na localização, disfunção e na fase em que ela ocorre, sendo mais válida para adultos onde as lesões neurogênicas geralmente são em decorrência de trauma e identificáveis. A localização e a extensão da lesão determinarão sua sintomatologia e reversibilidade.[11] De acordo com a natureza do déficit neurológico, tanto a bexiga quanto o esfíncter podem-se tornar inativos ou hiperativos. A bexiga pode ser hiperativa quando há aumento das contrações e baixa capacidade e complacência ou inativa quando não há contrações efetivas. O esfíncter, independentemente, pode ser hiperativo, causando obstrução funcional, ou inativo, quando não há resistência ao fluxo urinário. Estas condições podem-se apresentar em diferentes combinações.

Durante a fase de enchimento, as alterações podem ser causadas pelo tônus do detrusor (normal ou aumentado) e quanto à complacência do mecanismo de contração uretral (se é competente ou não). Na fase de esvaziamento, a alteração pode ser em decorrência de contração do detrusor e sincronismo de contração uretral.

A classificação funcional das disfunções miccionais de origem neurogênica está pautada nas características de funcionamento da bexiga (detrusor) e do esfíncter uretral, como demonstrado na Figura 21-2.

Lesões Suprapontinas

Qualquer lesão suprapontina (doença cerebrovascular, hidrocefalia, neoplasias intracranianas, lesão traumática cerebral, doença de Parkinson, esclerose múltipla) pode comprometer a micção. O achado urodinâmico esperado é hiper-reflexia do detrusor, em geral, sem DVE, em razão do esfíncter, normalmente, permanecer relaxado durante a contração vesical.[1,12,13]

Lesão Medular Suprassacral

A princípio resulta em choque medular, durante o qual se evidencia ausência de contração vesical ou atonia, após a recuperação dos reflexos músculo esqueléticos, ocorrem contrações involuntárias (6 a 8 semanas). Clinicamente ocorre IU, sensações viscerais como

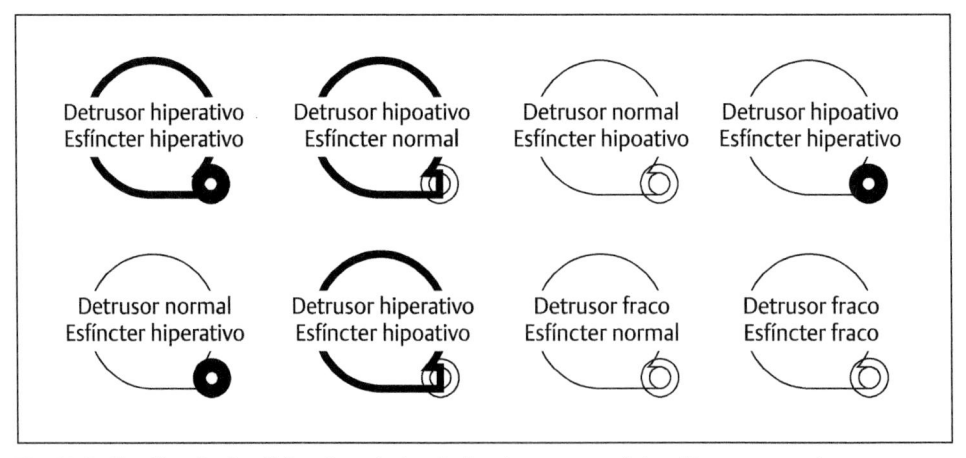

Fig. 21-2. Classificação das disfunções miccionais de origem neurogênica. (Fonte: o autor.)

formigamento, vermelhidão, hiper-reflexia com ou sem DVE, aumento da pressão intravesical (PIV), podendo desencadear hidronefrose, refluxo vesicouretral e deterioração renal. O estudo urodinâmico é fundamental para determinar esses parâmetros miccionais.[1,12,13]

Lesão Medular Sacral

Acomete a medula sacral ou suas raízes resultando, geralmente, em atonia vesical e alta complacência. Nas lesões incompletas, a arreflexia pode estar acompanhada de elevação progressiva da PIV durante o enchimento, diminuindo a complacência.[1] O comprometimento do EUE pode não ter a mesma extensão que o detrusor. A combinação de bexiga arreflexa com esfíncter competente (intacto) contribui para distensão da bexiga e descompensação.[12,13]

NEUROPATOLOGIAS ESPECÍFICAS

Algumas doenças desencadeiam neuropatias específicas que comprometem o trato urinário e intestinal, em razão da inervação similar do esfíncter uretral externo e anal externo.[14] Neste capítulo descreveremos apenas as disfunções urinárias.

Demência

Complexo de doenças que envolvem substâncias branca e cinzenta dos lobos frontais cerebrais, preferencialmente. Alzheimer é a principal e acomete idosos, podendo ocorrer perda do controle urinário por alterações cognitivas ou hiperatividade detrusora (HD) em 23 a 48% dos casos.[15] Após avaliação física e cognitiva pode ser indicada micção programada, terapia comportamental e medicamentosa.[11,15]

Doença de Parkinson

É uma desordem neurodegenerativa progressiva do movimento de causa desconhecida, com sintomas urinários frequentes de urgência, polaciúria, noctúria e IU de urgência em 37 a 71% dos casos. A HD é o achado urodinâmico mais comum.[16] Após avaliação física e cognitiva, o tratamento pode incluir micção programada, cateterismo intermitente limpo, treinamento dos músculos do assoalho pélvico (TMAP), *biofeedback* (BFB), treino sensorial e estimulação elétrica, além de terapia medicamentosa.[6,13,16]

Acidente Vascular Cerebral (AVC)

Ocorre quando há obstrução ou rompimento de vasos cerebrais. A disfunção miccional decorrente depende de grau, tamanho e local da lesão. Em 80% dos casos pode acometer o TUI e, sem tratamento adequado, 20 a 30% podem permanecer incontinentes após 6 meses da lesão.[1,12] Na fase aguda há retenção urinária decorrente de arreflexia detrusora, podendo persistir. O achado urodinâmico mais comum é HD decorrente da redução da sensibilidade vesical e da capacidade do córtex de suprimir as contrações do detrusor.[12,13] O tratamento é feito de acordo com avaliação física e cognitiva e pode incluir terapia medicamentosa, cateterismo, micção programada, TMAP, BFB, acupuntura e estimulação elétrica.[1,6]

Diabetes

Trata-se de doença metabólica cuja repercussão mais comum é polineuropatia. A BN é decorrente de neuropatia periférica e autonômica por desmielinização segmentar, ocorrendo em 43 a 87% dos insulinodependentes. Nos achados urodinâmicos há diminuição da sensibilidade vesical, aumento do intervalo miccional e da capacidade cistométrica com esforço abdominal para micção, jato urinário fraco, hipocontratilidade detrusora, baixo fluxo e resíduo urinário elevado.[17,18] A HD provoca sintomas de urgência, polaciúria e urgeincontinência e, a longo prazo, infecção de trato urinário (ITU) de repetição. O tratamento após avaliação física pode incluir terapia comportamental, micção programada, cateterismo, TMAP, BFB, acupuntura e estimulação elétrica.[6,13]

Traumatismo Raquimedular (TRM)

A lesão da medula espinal provoca alterações, temporárias ou permanentes, na função motora, sensibilidade ou função autonômica do indivíduo, cuja incidência é de 6 a 8 mil casos novos/ano, com sequelas importantes.[12,19] Entre as alterações do TUI estão aumento da PIV associada ao esvaziamento ineficaz da bexiga com predisposição à dilatação do trato urinário superior (TUS), ITU ou obstrução dos ureteres, que pode comprometer a função renal. O tratamento após avaliação física e cognitiva inclui preservação da função renal e controle da continência urinária para readaptação social. Como recurso terapêutico pode ser feito treinamento vesical, neuromodulação elétrica, estimulação elétrica, acupuntura, TMAP, terapia medicamentosa e cirúrgica, dependendo da avaliação criteriosa do tipo de lesão e disfunção miccional.[19]

Esclerose Múltipla (EM)

Trata-se de uma doença autoimune caracterizada por desmielinização neural, cujos sinais clínicos dependem da área afetada. No TUI os achados urodinâmicos mais comuns são perda da inibição sacral das contrações do detrusor, urgência, frequência, urgeincontinência, retenção e hesitação.[20-23] O tratamento após avaliação física e cognitiva pode incluir terapia comportamental, TMAP, BFB, estimulação elétrica e acupuntura.[19,22]

Mielomeningocele

Trata-se de malformação congênita da coluna vertebral da criança em que as meninges, a medula e as raízes nervosas estão expostas, determinando alterações ortopédicas, neurológicas e urológicas. Entre as disfunções mais comuns estão IU e hidronefrose.[1,24] A indicação do tratamento depende da idade da criança e da natureza da disfunção. Há necessidade de avaliar o risco do TUS para tratamento profilático e acompanhamento longitudinal em intervalos mais curtos. A terapêutica conservadora beneficia a maioria dos indivíduos (autocateterismo e medicamentos) além de proteger o TUS.[1] Pode ser utilizada estimulação elétrica e BFB em casos selecionados.

Paralisia Cerebral (PC)

É um distúrbio não progressivo que ocorre durante o desenvolvimento do cérebro fetal ou infantil, podendo acarretar desordens permanentes do desenvolvimento do movimento e postura. As disfunções miccionais ocorrem em 30 a 40% dos casos e os sintomas mais frequentes são IU, aumento de frequência e ITU.[1] O tratamento após avaliação física e cognitiva pode incluir terapia medicamentosa, BFB e treinamento comportamental.

AVALIAÇÃO

Inicialmente deve ser colhida história clínica, antecedentes associados às questões do TUI e AP, avaliação neurológica (congênitas ou adquiridas) e sintomas (somáticos ou autônomos; habilidades manuais), capacidade cognitiva, estado mental, tratamentos cirúrgicos e farmacológicos pelos prováveis efeitos deletérios no TUI.[19] É importante avaliar o grau de independência funcional do indivíduo e comprometimento familiar. A história ginecológica, obstétrica (fluxo menstrual, sexual e intestinal), fatores de risco hereditários ou familiares, doenças metabólicas e estilo de vida devem constar (tabagismo, etilismo, drogadição).[19] Investigar o início e a natureza da disfunção neurogênica, sensação, modo e tipo de esvaziamento vesical (espontâneo, cateterização, entre outros).[13]

AVALIAÇÃO URODINÂMICA

Segundo a The European Association of Urology (EAU) Guidelines, trata-se de método que avalia objetivamente a função e a disfunção do trato urinário para decisões clínicas. A Sociedade Internacional de Continência (ICS) baseia-se em critérios urodinâmicos para classificar as anormalidades detrusoras (contração vesical), uretrais e de sensibilidade. Estão envolvidos quatro (4) padrões específicos e suas combinações: detrusores hiperativo e hipoativo, esfíncteres hiperativo e hipoativo. O tratamento clínico proposto tem como objetivo reduzir as complicações decorrentes de cada padrão e obter melhor resultado terapêutico.[19,25]

TIPOS DE TRATAMENTOS

A terapia adequada para a bexiga neurogênica e o resultado de tratamento bem-sucedido são baseados em diagnóstico preciso de história clínica, exame físico, diário miccional, juntamente com exames complementares, incluindo avaliação urodinâmica e de imagem.

Os tratamentos podem ser farmacológicos, não farmacológicos ou cirúrgicos, sendo que os pacientes necessitam de avaliação especializada da função urinária e intestinal para melhor terapêutica. Segundo a ICS, o tratamento conservador com várias opções é padrão-ouro.[26]

> **Tratamento conservador:** inclui procedimentos minimamente invasivos como cateterismo intermitente, treinamento comportamental, medicamentos, manobras vesicais, sonda de demora, micção programada e produtos de continência (uropen, absorventes), aplicação de toxina botulínica (detrusor/esfíncter), estimulação elétrica vesical ou do nervo tibial posterior (PTNS) ou transcutânea (TTNS) e modulação neurossacral (fase estável).
> **Tratamento cirúrgico:** inclui procedimentos como esfíncter artificial, *sling* de colo vesical, fitas suburetrais, agentes de preenchimento, fechamento do colo vesical, *stent* intrauretral, esfincterotomia, desaferentação sacral, estimulador de raiz sacral anterior e enterocistoplastia.[19,27]

Tratamento Fisioterapêutico

A terapia a ser instituída dependerá do padrão correspondente à disfunção neurológica, definida por exames clínicos e avaliação urodinâmica. É importante acompanhamento de equipe multiprofissional, tendo em vista as inúmeras intercorrências que podem ocorrer durante o tratamento.

O exame físico é fundamental para estabelecer o grau da incapacidade motora, de espasticidade, transtorno mental ou complicações graves. É feita inspeção do abdome inferior, região lombar e genitália externa para analisar coloração e aspecto da pele na região perineal e presença de eritema.[13] Além de palpação (vagina/ânus) para avaliar a

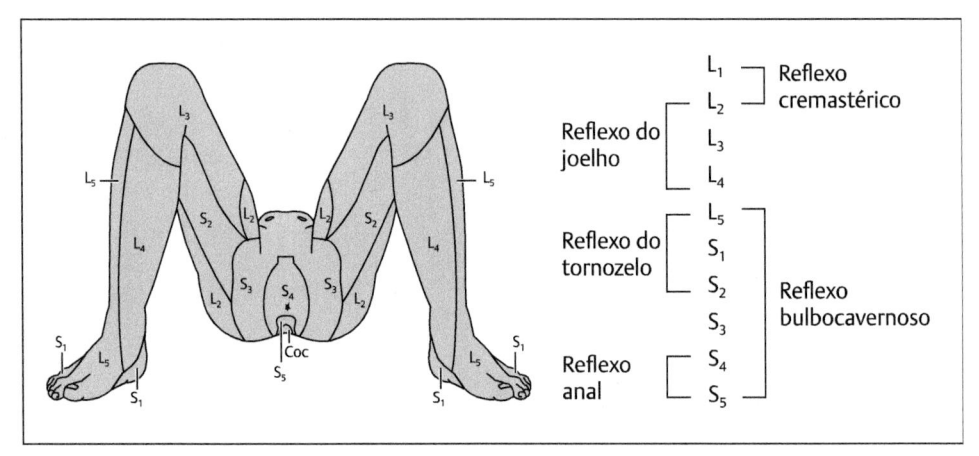

Fig. 21-3. Exame neurológico dos dermátomos perineais. (Fonte: Nambiar et al., 2018.)[28]

presença de prolapsos de órgão pélvico (POP), tônus muscular, força e resistência dos MAP.[6,13] O exame neurológico avalia a inervação lombossacra (dermátomos perineais) (Fig. 21-3), reflexo bulbocavernoso, anal e cremastérico, tônus muscular e controle voluntário do AP.

Com BFB eletromiográfico (EMG) é possível mensurar a contração e o uso de musculatura acessória e, quando comparado ao estudo urodinâmico, fornece dados funcionais.[19]

O diário miccional deve ser preenchido por pelo menos 3 dias, para registro do hábito urinário (frequência e noctúria), ingesta líquida (tipo, volume e horário ingerido), volume e perda urinária e presença de urgência.[29] Esse registro distingue o comportamento urinário e é utilizado para impedir possíveis complicações e possibilitar autonomia, além de permitir ajustar a ingesta líquida, orientar micção programada e esvaziamento vesical, pode ser comparado ao estudo urodinâmico.[4,6,13]

O Questionário de Qualidade de Vida (QV) tem baixo custo, não é invasivo e valoriza a opinião do paciente sobre seu estado de saúde e tipos de tratamentos, além de proporcionar uma visão abrangente. O QV pode ser conquistado não somente curando a doença, mas preservando suas funções e desenvolvendo o bem-estar físico e mental.[4,30] Entre os mais utilizados estão: Instrumento de Qualidade de Vida da Incontinência (I-QOL), *King's Health Questionnaire* (KHQ) ou *Short Form*, Questionários de Pesquisa em Saúde de 12 ou 36 itens (SF-12, SF-36), ou específicos de função intestinal e sexual.[4,19,30]

Treinamento Comportamental

Tem como objetivo restabelecer o controle da continência urinária, possibilitando melhora da frequência e da capacidade vesical, controle da urgência, aumento do intervalo entre as micções, diminuição dos episódios de IU e recuperação da confiança. Estratégias de controle do desejo miccional, orientações de dieta e ingesta hídrica também fazem parte.[19] A indicação das manobras de Credé ou Valsalva deve ser cuidadosa, sendo que são contraindicadas de forma absoluta na presença de hiper-reflexia esfincteriana, DVE e AP flácido, e de forma relativa na presença de hérnias, POP, hemorroidas e patologias uretrais.[4,19] Na micção programada, cujo objetivo é restaurar a função normal, evitar volume excessivo de urina e perda da sensação vesical, não há consenso dos intervalos e a base deve ser o diário miccional e o estudo urodinâmico. Quando associada a outros tipos de tratamento, torna-se mais efetiva.[29] A presença da família ou cuidador é fundamental para o sucesso e o programa de intervenção é adaptado individualmente considerando análise dos padrões miccionais.

Cateterismo
Na indicação de cateterismo, avaliar se é possível o autocateterismo ou a orientação para que familiares ou cuidadores realizem. É indicado para reduzir a IU ou retomada da continência, decorrente da manutenção da capacidade vesical normal, baixa pressão vesical, resistência uretral alta o suficiente e manutenção do equilíbrio entre a ingestão de líquidos, urina residual e frequência.[6,13] Deve ser orientado de 4 a 6 vezes/dia, caso seja a única forma de esvaziamento e diminuído de acordo com a evolução do paciente, é considerada padrão-ouro, pois protege o TUS e melhora a QV.[4,6]

Treinamento dos Músculos do Assoalho Pélvico (TMAP)
Prática de exercícios específicos para o AP, com base nos movimentos voluntários repetidos que proporcionam manutenção ou aumento de força muscular, ganho de resistência, flexibilidade e melhora da coordenação.[31-33] Esse treinamento auxilia na inibição do desejo, da sensação, ou urgência urinária, e a inervação dos MAP deve estar íntegra, para a ativação do reflexo de Mahony. Além de melhorar a força dos MAP, incrementar a resistência e pressão de fechamento uretral pode ser realizada várias vezes ao dia.[31,33,34]

Biofeedback (BFB) Pressórico ou Eletromiográfico (EMG)
São procedimentos terapêuticos que utilizam instrumentos para medir e retroalimentar o paciente com informações sobre atividades autonômicas e/ou neuromusculares na forma de sinais auditivos ou visuais.[35]

O modelo pressórico utiliza sonda inflável no canal vaginal ou anal, registrando a variação de pressão, melhorando a cinestesia. O modelo eletromiográfico detecta a atividade elétrica da contração dos MAP, amplificando e processando o sinal a ser emitido ao paciente.[36,37]

Terapia Manual
A liberação miofascial consiste no alongamento e compressão de pontos-gatilho (*trigger points*) no AP com objetivo de melhorar a propriocepção, ganhar força e *endurance* muscular.[19]

Eletroestimulação
Trata-se de recurso muito utilizado com várias formas de aplicabilidade como neuromodulação elétrica, estimulação elétrica dos MAP e estimulação elétrica intravesical. A neuromodulação se apresenta como opção terapêutica para casos com falha nos resultados da terapia medicamentosa. Até o momento acredita-se que promova restauração dos reflexos vesicais normais.[4] O tratamento requer implante de eletrodo em contato com nervos envolvidos no controle da função da bexiga e uretra, conectados a um gerador que fornece estímulo elétrico de baixa voltagem.[22,27]

A estimulação do nervo tibial posterior (ENTP) é minimamente invasiva e pode ser indicada em IU de urgência, decorrente de hiperatividade neurogênica do detrusor (HND), pois ativa reflexos inibitórios pelos aferentes dos nervos pudendos. Tem baixo custo, ausência de efeitos colaterais, menos desconforto ou constrangimento.[19,27,38]

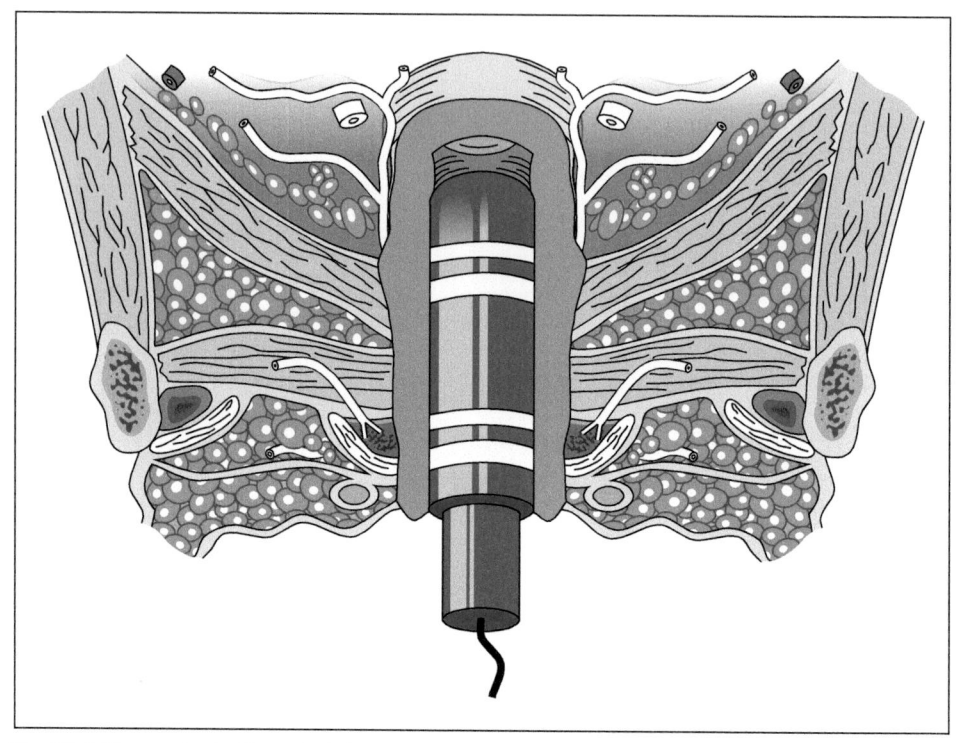

Fig. 21-4. Eletroestimulação vaginal. (Fonte: o autor.)

Utiliza corrente bifásica, alternada, equilibrada e retangular com dois canais (eletrodo negativo no maléolo e positivo aproximadamente 10 cm acima, no músculo tibial posterior). Os parâmetros não estão padronizados, no entanto, os mais utilizados são frequência de 10 Hz, largura de onda de 200 a 250 ms, 20 a 30 minutos por sessão. A intensidade da corrente deve ser aumentada constantemente até o limiar sensitivo do paciente.[39]

A eletroestimulação vaginal ou anal pode ser utilizada nos pacientes com desnervação incompleta do AP e esfíncter estriado, para melhora da função e da IU. Os parâmetros dependem do objetivo do tratamento, podendo variar de 35 a 50 Hz, com intensidade de corrente de 10 a 100 mA, 3 vezes por semana por 20 minutos (Fig. 21-4).[19,40]

A estimulação elétrica intravesical deve ser feita em casos especialmente selecionados com sonda intravesical, bexiga parcialmente cheia, monitoramento constante, utilizando corrente exponencial de baixa frequência cuja variação de amplitude é maior que 10 ms e por 15 minutos de aplicação, com o objetivo de aumentar a capacidade vesical e diminuir as contrações involuntárias do detrusor.

As complicações urológicas mais comuns em BN incluem infecções do trato urinário recorrentes e cálculos urinários. Hidronefrose com refluxo pode ocorrer quando há grande elevação da pressão intravesical com sobrecarga sobre a junção vesicoureteral, causando disfunção com refluxo e em casos graves, a nefropatia. Pacientes com lesões medulares torácica alta ou cervical estão em risco de disreflexia autonômica com hipertensão arterial, bradicardia ou taquicardia, dor de cabeça, piloereção e sudorese em decorrência de hiperatividade simpática não regulada, que pode ser desencadeada pela distensão aguda da bexiga (em razão de retenção urinária) ou distensão intestinal (causada por constipação ou fecaloma).

Caso Clínico

Paciente do sexo feminino de 14 anos, com mielomeningocele em L4/L5, corrigida cirurgicamente ao nascimento, com derivação ventriculoperitoneal pela hidrocefalia, cadeirante desde os 3 anos, com histórico de infecções do trato urinário (ITU) de repetição apresentando risco ao TUS. É obesa e independente para autocateterismo que realiza 4 vezes/dia. Está medicada para contrações involuntárias do detrusor. Apresenta bexiga e intestino neurogênico, com perda frequente de fezes. Deambula na reabilitação (barra paralela) com auxílio de tutor longo por curta distância.
Foi colhida história clínica completa, avaliação de autocuidado e nível de assistência nas atividades de vida diária (AVDs) (PEDI) verificada presença e grau de deformidades, independência funcional (FIM), mobilidade na cadeira de rodas (CR) e adequação da mesma, força muscular global, avaliação postural e cognitiva, hábitos alimentares, cuidados com a bexiga e intestino.
Na avaliação clínica apresentou postura sentada cifótica, anteriorização da cabeça, dificuldade na realização de transferências e condução da CR, obesidade grau II, ausência de alteração cognitiva, deambulação de curta distância (3 metros) com tutor longo na barra paralela, autocateterismo prejudicado pelas condições da CR e do peso, perda de fezes sem controle ou sensibilidade prejudicando a higiene constantemente.
O estudo urodinâmico revelou bexiga hiperativa com pressão maior do que 40 cm H_2O, complacência abaixo de 3 mL/cm H_2O. Foi orientada pelos profissionais de saúde envolvidos (médicos, nutricionista, psicólogo, fisioterapeuta, técnico ortopédico) ao seguinte tratamento: dieta alimentar para controle da obesidade e melhora da perda de fezes; oxibutinina e reorientação do autocateterismo; manutenção da postura em pé com tutor longo; acompanhamento psicológico; corrente interferencial alternada de média frequência (2.000 Hz) com diferencial de 10 Hz, sobre a região vesical, técnica tetrapolar com eletrodos na região periumbilical e nas tuberosidades isquiáticas, por 20 sessões, 2 vezes/semana, 15 minutos por sessão, para minimizar contrações involuntárias do detrusor e auxiliar no controle da ITU; BFB com sonda anal com o objetivo de controlar a perda de fezes, auxiliando na higiene e controle da ITU; adequação da CR facilitando sua independência; manutenção da amplitude de movimentos e força muscular global.

CONCLUSÃO

As disfunções miccionais neurogênicas são patologias complexas que dependem de avaliação minuciosa e diagnóstico preciso para traçar conduta adequada, individualizada e eficaz considerando a especificidade de cada lesão.

Além disso, o tratamento deve considerar as diferentes condições do paciente: física, mental, emocional e social. Em decorrência das implicações do mesmo, a terapia combinada e o tratamento multiprofissional têm demonstrado serem mais efetivos.

Para o paciente, o entendimento de sua condição e o limite da reabilitação são fundamentais e devem ser considerados para que não determinem falsas expectativas e frustações futuras.

> **Tarefa de Laboratório**
> **Reabilitação vesical e CIF!**
>
> E agora vamos lá novamente... Sua vez de aplicar os conhecimentos. Neste caso, de forma mais ampla! Alinhando este caso clínico descrito acima com a proposta da CIF, procure separar quais estruturas e funções estão comprometidas, quais atividades e participações estão limitadas pelas alterações vesicais e urodinâmicas. Liste também fatores ambientais que são facilitadores e aqueles que são barreira para este caso e, a seguir, como a terapia proposta poderia auxiliar nestes componentes da CIF.

REFERÊNCIAS BIBLIOGRÁFICAS

1. Zerati Filho M, Nardozza Júnior A, Borges dos Reis RB. Urologia fundamental. São Paulo: Planmark; 2010.
2. Patel DP, Elliott SP, Stoffel JT, Brant WO, Hotaling JM, Myers JB. Patient reported outcomes measures in neurogenic bladder and bowel: a systematic review of the current literature. Neurourology And Urodynamics. 2014 Out 18;35(1):8-14.
3. Cameron AP, Rodriguez GM, Gursky A, He C, Clemens JQ, Stoffel JT. The Severity of Bowel Dysfunction in Patients with Neurogenic Bladder. The Journal of Urology. 2015;194(5):1336-41.
4. Groen J, Pannek J, Castro Diaz D, Del Popolo G, Gross T, Hamid R, et al. Summary of European Association of Urology (EAU) Guidelines on Neuro-Urology. Eur Urol. 2016;69(2):324-33.
5. Diniz MSC. Doenças neurológicas e trato urinário. In: Girão MJB, Sartori MGC, Ribeiro RM, Castro RA, Jármy-Di Bella ZI (Orgs.). Tratado de uroginecologia e disfunções do assoalho pélvico. São Paulo: Manole; 2015. p. 673-92.
6. Baracho E. Fisioterapia aplicada à Saúde da Mulher. 6. ed. Rio de Janeiro: Guanabara Koogan; 2018.
7. Guyton AC, Hall JE. Tratado de Fisiologia Médica. 11. ed. São Paulo: Elsevier; 2006.
8. Fowler CJ, Griffiths D, Groat WC. de. The neural control of micturition. Nature Reviews Neuroscience. 2008 June;9(6):453-66.
9. Çetinel B, Önal B, Can G, Talat Z, Erhan B, Gündüz B. Risk factors predicting upper urinary tract deterioration in patients with spinal cord injury: a retrospective study. Neurourology And Urodynamics. 2017 Mar 2;36(3):653-8.
10. Ruffion A, Castro-Diaz D, Patel H, Khalaf K, Onyenwenyi A, Globe D, et al. Systematic review of the epidemiology of urinary incontinence and detrusor overactivity among patients with neurogenic overactive bladder. Neuroepidemiology. 2013;41(3-4):146-55.
11. Nambiar AK, Bosch R, Cruz F, Lemack GE, Thiruchelvam N, Tubaro A, et al. EAU Guidelines on assessment and nonsurgical management of urinary incontinence. Eur Urol. 2018 Apr;73(4):596-609.
12. Nardi AC, Nardozza Jr A, Bezerra CA, Fonseca CEC, Truzzi JC, Rios LAS, et al. (Eds.). Urologia Brasil. São Paulo: Plan Mark; Rio de Janeiro: SBU-Sociedade Brasileira de Urologia; 2013.
13. Palma PCR, Berghmans B, Seleme MR, Ricetto CLZ, Pereira SB. Urofisioterapia: Aplicações Clínicas das Técnicas Fisioterapêuticas nas Disfunções miccionais e do assoalho pélvico. 2. ed. Campinas: Personal Link Comunicações; 2014.
14. Bastos Netto JM, Rondon A, Bacelar H. Disfunção neuropática do trato urinário inferior. 110 C, editor. Rio de Janeiro: PlanMark; 2013.
15. Na HR, Park MH, Cho ST, Lee BC, Park S, Kim KH, et al. Urinary incontinence in Alzheimer's disease is associated with Clinical Dementia Rating-Sum of Boxes and Barthel Activities of Daily Living. Asia-Pacific Psychiatry. 2012 Dec 11;7(1):113-20.
16. Sakakibara R, Panicker J, Finazzi-Agro E, Lacovelli V, Bruschini H, Subcomittee PD. A guideline for the management of bladder dysfunction in Parkinson's disease and other gait disorders. Neurourol Urodyn. 2016;35(5):551-63.

17. Elk B, Morrow S, Madarasz W, Baverstock R, Macnab J, Sequeira K. The validity and reliability of the neurogenic bladder symptom score. Journal of Urology. 2014;192(2):452-7.
18. Schneider MP, Gross T, Bachmann LM, Blok BF, Castro-Diaz D, Del Popolo G, et al. Tibial Nerve Stimulation for Treating Neurogenic Lower Urinary Tract Dysfunction: a systematic review. European Urology. Nov 2015;68(5):859-67.
19. Sekido N, Igawa Y, Kakizaki H, Kitta T, Sengoku A, Takahashi S, et al. Clinical guidelines for the diagnosis and treatment of lower urinary tract dysfunction in patients with spinal cord injury. Int J Urol. 2020 Apr;27(4):276-88.
20. Rotar M, Blagus R, Jeromel M, Skrbec M, Tršinar B, Vodušek DB. Stroke patients who regain urinary continence in the first week after acute first-ever stroke have better prognosis than patients with persistent lower urinary tract dysfunction. Neurourology And Urodynamics. 2011;30(7):1315-8.
21. Khalaf KM, Coyne KS, Globe DR, Malone DC, Armstrong EP, Patel V, et al. The impact of lower urinary tract symptoms on health-related quality of life among patients with multiple sclerosis. Neurourology and Urodynamics. 2014 Oct 18;35(1):48-54.
22. Lúcio A, D'ancona CA, Perissinotto MC, McLean L, Damasceno BP, de Moraes Lopes MH. Pelvic Floor Muscle Training With and Without Electrical Stimulation in the Treatment of Lower Urinary Tract Symptoms in Women With Multiple Sclerosis. Journal Of Wound, Ostomy & Continence Nursing. 2016 July;43(4):414-9.
23. Ineichen BV, Schneider MP, Hlavica M, Hagenbuch N, Linnebank M, Kessler TM. High EDSS can predict risk for upper urinary tract damage in patients with multiple sclerosis. Multiple Sclerosis Journal. 2017 Apr 3;24(4):529-34.
24. Grivell RM, Andersen C, Dodd JM. Prenatal versus postnatal repair procedures for spina bifida for improving infant and maternal outcomes. Cochrane database of Systematic Reviews. 2014 Oct 28;2014(10):CD008825.
25. Gammie A, Clarkson B, Constantinou C, Damaser M, Drinnan M, Geleijnse G, et al. International continence society guidelines on urodynamic equipment performance. Neurourology And Urodynamics. 2014 Jan 4;33(4):370-9.
26. Abrams P, Cardozo L, Wagg A, Wein A. Incontinence: 6th International consultation on incontinence, 6th ed. Tokyo: September; 2016.
27. Monteiro ÉS, de Aquino LM, Gimenez MM, Fukujima MM, do Prado GF. Eletroestimulação transcutânea do nervo tibial posterior para bexiga hiperativa neurogênica. Revista Neurociências. 2001 Mar 31;18(2):238-43.
28. Nambiar AK, Bosch R, Cruz F, Lemack GE, Thiruchelvam N, Tubaro A, et al. EAU Guidelines on Assessment and Nonsurgical Management of Urinary Incontinence. Eur Urol. 2018 Apr;73(4):596-609.
29. Guidi HGC. Estudo Urodinâmico. In: Palma PCR (Org.). Urofisioterapia: aplicações clínicas das técnicas fisioterapêuticas nas Disfunções Miccionais e do Assoalho Pélvico, 2.ed. Campinas: Personal Link Comunicações; 2014. p. 55-66.
30. Tamanini JTN. Questionários: Por que Usá-los? In: Palma PCR (Org.). Urofisioterapia: aplicações clínicas das técnicas fisioterapêuticas nas Disfunções Miccionais e do Assoalho Pélvico. 2. ed. Campinas: Personal Link Comunicações; 2014. p. 157-63.
31. de Andrade RL, Bø K, Antonio FI, Driusso P, Mateus-Vasconcelos ECL, Ramos S, et al. An education program about pelvic floor muscles improved women's knowledge but not pelvic floor muscle function, urinary incontinence or sexual function: a randomised trial. Journal of Physiotherapy. 2018 Apr;64(2):91-6.
32. Ferreira APS, Pegorare ABGS, Salgado PR, Casafus FS, Christofoletti G. Impact of a Pelvic Floor Training Program Among Women with Multiple Sclerosis. American Journal Of Physical Medicine & Rehabilitation. 2016 Jan;95(1):1-8.
33. Aljuraifani R, Stafford RE, Hall LM, Hoorn WD, Hodges PW. Task-specific differences in respiration-related activation of deep and superficial pelvic floor muscles. Journal of Applied Physiology. 2019 May 1;126(5):1343-51.

34. Figueiredo VB, Nascimento SL, Martínez RFL, Lima CTS, Ferreira CHJ, Driusso P. Effects of individual pelvic floor muscle training vs individual training progressing to group training vs group training alone in women with stress urinary incontinence: A randomized clinical trial. Neurourol Urodyn. 2020 June;39(5):1447-55.
35. Malik K, Dua A. Biofeedback. In: StatPearls. Treasure Island (FL): Stat Pearls Publishing; 2021
36. Agostinho AD, Bertotto A. Biofeedback aplicado ao tratamento das incontinências urinárias. In: Palma PCR (Org.). Urofisioterapia: aplicações clínicas das técnicas fisioterapêuticas nas disfunções miccionais e do assoalho pélvico. 2. ed. Campinas: Personal Link Comunicações; 2014. p. 259-71.
37. Kopańska M, Torices S, Czech J, Koziara W, Toborek M, Dobrek Ł. Urinary incontinence in women: biofeedback as an innovative treatment method. Ther Adv Urol. 2020 June 25;12:1756287220934359.
38. Gross T, Schneider MP, Bachmann LM, Blok BF, Groen J, Hoen LA, et al. Transcutaneous Electrical Nerve Stimulation for Treating Neurogenic Lower Urinary Tract Dysfunction: a systematic review. European Urology. 2016 June;69(6):1102-11.
39. Maciel LC, Souto S. Estimulação do Nervo Tibial Posterior (PTNS) no Tratamento da Bexiga Hiperativa. In: Palma PCR (Org.). Urofisioterapia: aplicações clínicas das técnicas fisioterapêuticas nas disfunções miccionais e do assoalho pélvico, 2.ed. Campinas: Personal Link Comunicações; 2014. p. 223-8.
40. Gameiro MO, Amaro JL. Eletroestimulação. In: Haddad JM, Amaro JL, Ribeiro RM (Org.). Reabilitação do assoalho pélvico nas disfunções urinárias e anorretais. 2. ed. São Paulo: Segmento Farma; 2012.

TECNOLOGIA ASSISTIVA PARA PACIENTES NEUROLÓGICOS
Tecnologia, Auxílio Sempre Atual e Essencial no Dia a Dia

CAPÍTULO 22

Alessandra Cavalcanti de Albuquerque e Souza
Fabiana Caetano Martins Silva e Dutra ▪ Maíra Ferreira do Amaral

INTRODUÇÃO

As condições neurológicas englobam diversos diagnósticos congênitos ou adquiridos e podem acometer qualquer faixa etária ao longo do ciclo de vida. De acordo com a Organização Mundial da Saúde (OMS), o impacto de doenças, distúrbios, lesões e traumas na condição de saúde de uma pessoa pode levar a alterações nas funções e estruturas do corpo, limitar o envolvimento em atividades e restringir a participação em situações do dia a dia.[1] Cada pessoa é única em suas demandas e necessidades, e possui um contexto no qual desempenha tarefas, atividades e/ou ocupações. Este contexto é potencialmente limitado por fatores ambientais, classificados como barreiras físicas, sociais ou atitudinais que são observadas durante a realização de atividades e/ou durante o envolvimento em situações cotidianas e refletem a relação entre os determinantes ou fatores de risco para a saúde e o contexto ambiental em que a pessoa estabelece suas relações.[2]

Neste cenário, equipamentos e dispositivos de Tecnologia Assistiva (TA) podem ser facilitadores para a melhora da funcionalidade de pessoas com condições neurológicas. A TA é uma das estratégias utilizadas por terapeutas para melhorar ou manter o envolvimento em tarefas, atividades e/ou ocupações que são necessárias, desejadas ou esperadas ao longo de um dia e durante todas as etapas da vida.[3] Por meio da seleção adequada de dispositivos ou equipamentos, as pessoas com condições neurológicas podem melhorar sua funcionalidade em uma perspectiva individual e/ou social, aumentar sua autonomia e tornarem-se mais independentes.

Assim, este capítulo tem como objetivo contextualizar, histórica e conceitualmente, a TA, apresentar as definições e os principais marcos, além de discutir elementos do processo de implementação da TA em indivíduos com condições neurológicas, desde o levantamento da sua necessidade, a seleção, aquisição, treinamento, acompanhamento e manutenção.

TECNOLOGIA ASSISTIVA – CONTEXTUALIZAÇÃO HISTÓRICA E CONCEITUAL

A tecnologia assistiva é um campo do conhecimento historicamente delineado por uma legislação norte-americana promulgada em meados da década de 1980[4] e uma legislação europeia na década seguinte.[5] No Brasil, somente no ano de 2009, diretrizes sobre tecnologia assistiva foram organizadas e sistematizadas pelo governo.[6] Essas diferenças temporais e históricas, somadas à ausência de um critério internacionalmente padronizado para o processo de seleção e indicação de tecnologia assistiva e/ou de prestação de serviços têm contribuído para a manutenção de uma lacuna sobre pesquisas envolvendo os usuários, os contextos nos quais desempenham ocupações e se relacionam, e o produto (dispositivo ou equipamento) por eles utilizados.

A complexidade destes fatores tem levado estudiosos a revisarem os modelos conceituais que auxiliam no complexo processo de seleção do recurso de TA.[7] Neste movimento, pesquisadores e profissionais da área da saúde e da reabilitação têm-se empenhado para verificar a congruência e a relação dos modelos existentes com a Classificação Internacional de Funcionalidade, Incapacidade e Saúde (CIF), publicada em 2001 e continuamente atualizada pela Organização Mundial da Saúde.[1]

Observa-se, portanto, que a CIF tem sido apontada como um importante referencial teórico para auxiliar o raciocínio clínico e para a análise entre as inter-relações das demandas do contexto, da atividade, da pessoa e a seleção da tecnologia assistiva.[8] Tecnologia assistiva é descrita no Capítulo 1 do componente "Fatores Ambientais" da CIF, intitulado "Produtos e Tecnologia", como "qualquer produto, instrumento, equipamento ou tecnologia adaptado ou especialmente projetado para melhorar a funcionalidade de uma pessoa incapacitada".[1] Desde 2001, a implementação e o uso da tecnologia assistiva por profissionais da área da saúde e da reabilitação têm tentado acompanhar o referencial teórico sobre deficiência e funcionalidade da OMS, incorporando os marcos conceituais da CIF.

No Brasil, o primeiro marco legal publicado nomeia a tecnologia assistiva como "ajudas técnicas" e foi descrito no Decreto nº 3.298/99.[9] Cinco anos depois este decreto foi revogado por meio de uma nova promulgação, o Decreto nº 5.296/04,[10] que, ampliando os conceitos de acessibilidade, manteve a adoção do termo "ajudas técnicas", ao mesmo tempo em que estabeleceu a formação de um Comitê de Ajudas Técnicas (CAT) com a missão de:

> *"(i) estruturação das diretrizes da área de conhecimento; (ii) estabelecimento das competências desta área; (iii) realização de estudos no intuito de subsidiar a elaboração de normas a respeito de ajudas técnicas; (iv) levantamento dos recursos humanos que atualmente trabalham com o tema; e (v) detecção dos centros regionais de referência em ajudas técnicas, objetivando a formação de rede nacional integrada".[10]*

Após a implantação efetiva do CAT, este comitê publicou, em 2009, um documento que se tornou-se referência na área de tecnologia assistiva com diretrizes básicas para aperfeiçoar a regulamentação desse campo do conhecimento no país. A partir desta obra, o Brasil estabeleceu que:

> *"Tecnologia assistiva é uma área do conhecimento, de característica interdisciplinar, que engloba produtos, recursos, metodologias, estratégias, práticas e serviços que objetivam promover a funcionalidade, relacionada à atividade e participação de pessoas com deficiência, incapacidades ou mobilidade reduzida, visando sua autonomia, independência, qualidade de vida e inclusão social".[11]*

Ainda nas bases de formulação conceitual, o CAT estabeleceu que o termo tecnologia assistiva seria usado no singular por se tratar de uma área do conhecimento e declarou que, frente às inúmeras classificações existentes, naquele momento, não era possível estabelecer padrões para a categorização de TA. Desta forma, o CAT sugeriu que qualquer classificação adotada por profissionais ou pesquisadores deveria estar "de acordo com os objetivos de catalogação de recursos, ensino, trocas de informação, organização de serviços de aconselhamento e concessão".[11]

TECNOLOGIA ASSISTIVA PARA PACIENTES NEUROLÓGICOS   337

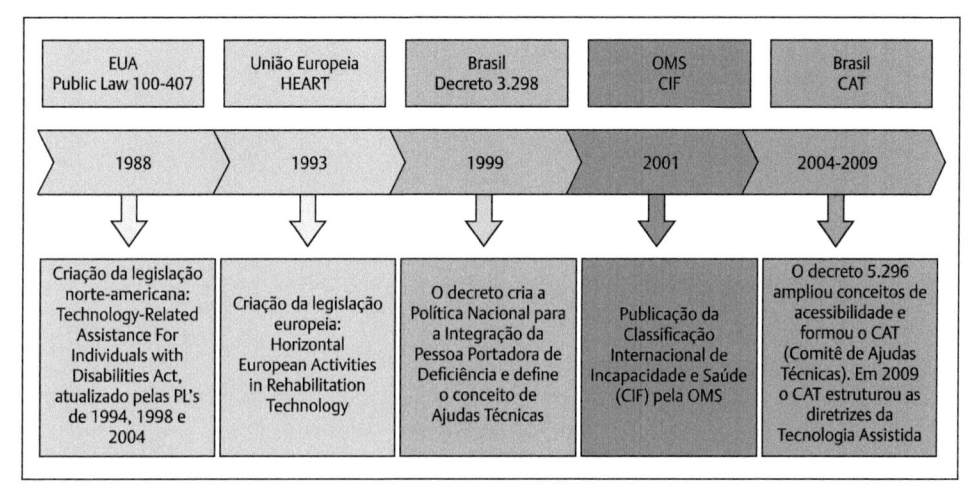

EUA Public Law 100-407	União Europeia HEART	Brasil Decreto 3.298	OMS CIF	Brasil CAT
1988	1993	1999	2001	2004-2009
Criação da legislação norte-americana: Technology-Related Assistance For Individuals with Disabilities Act, atualizado pelas PL's de 1994, 1998 e 2004	Criação da legislação europeia: Horizontal European Activities in Rehabilitation Technology	O decreto cria a Política Nacional para a Integração da Pessoa Portadora de Deficiência e define o conceito de Ajudas Técnicas	Publicação da Classificação Internacional de Incapacidade e Saúde (CIF) pela OMS	O decreto 5.296 ampliou conceitos de acessibilidade e formou o CAT (Comitê de Ajudas Técnicas). Em 2009 o CAT estruturou as diretrizes da Tecnologia Assistida

Fig. 22-1. Principais marcos legais e teóricos da tecnologia assistiva. (Fonte: o autor.)

A Figura 22-1 apresenta os principais marcos legais e teóricos da TA, no Brasil e no mundo, que fundamentam a concepção e os delineamentos atuais dessa área do conhecimento.

TECNOLOGIA ASSISTIVA – PROCESSO DE IMPLEMENTAÇÃO

O processo para implementação de TA deve ser centrado no usuário e direcionar atenção para suas necessidades e perspectivas. A indicação, prescrição e/ou concessão de TA, com coerência e prudência, pode aumentar a autonomia de uma criança ou de um adulto com condições neurológicas, reduzindo as consequências da dependência nas tarefas e atividades do dia a dia como também auxiliando a família, os cuidadores e os profissionais no processo de atenção e cuidado à saúde.[12]

Sob esta perspectiva, a tecnologia assistiva também pode favorecer participação em situações cotidianas e ser um elemento importante no processo de inclusão destas pessoas no seu território, comunidade e/ou sociedade.

> Por exemplo, uma criança com paralisia cerebral diparética de nível III no Sistema de Classificação da Função Motora Grossa (GMFCS) pode ampliar sua autonomia para mobilidade em diferentes ambientes utilizando mais de um equipamento de tecnologia assistiva. Para seu deslocamento em grandes distâncias, o uso de uma cadeira de rodas seria mais indicado, enquanto para curtas distâncias um andador seria oportuno. Em ambas as situações a autonomia e a independência da criança foram priorizadas conjuntamente com a demanda para melhorar sua mobilidade funcional.

Apesar de existirem contextos diferentes, a seleção de dois equipamentos assistivos para uma mesma demanda – a de mobilidade –, cria oportunidades de envolvimento em mais de uma atividade e, consequentemente, amplia a participação da criança em situações cotidianas.

Desta forma, a tecnologia assistiva é uma ferramenta potente para melhorar a qualidade de vida de diferentes pessoas em condições neurológicas. Contudo, é um equívoco estabelecer que para seleção de TA com um desfecho satisfatório seja necessária apenas avaliação das demandas, indicação e aquisição de um dispositivo e/ou serviço. Outros fatores como a falta de treinamento para uso do equipamento e de acompanhamento sistemá-

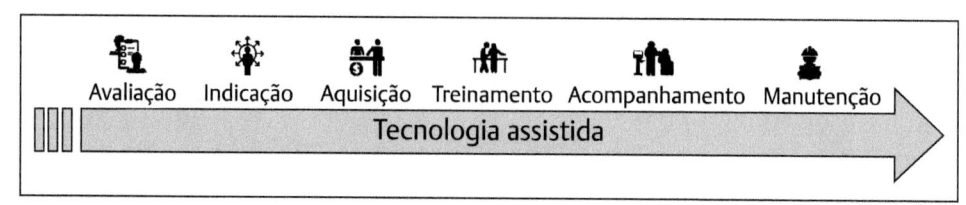

Fig. 22-2. Processo de implementação da TA. (Fonte: o autor.)

tico do desempenho do usuário, além da necessidade de manutenção periódica constante do dispositivo, entre outros pontos, vêm sendo apontadas por diversos pesquisadores da área como reflexões importantes sobre as causas para o abandono a curto, médio e longo prazos.[13] Levar estes fatores em consideração é essencial para a efetividade da tecnologia no processo de reabilitação de pessoas com condições neurológicas.

Assim, o uso de um recurso, produto ou equipamento de tecnologia assistiva envolve um processo complexo e contínuo, que necessita de sistematização criteriosa para sua implementação e eficácia.[14] Para a aderência de uma criança ou adulto a um equipamento de TA, a literatura tem apontado ser necessária ampla compreensão das demandas do usuário (incluindo domínio sobre as características de sua condição de saúde), da atividade a ser desempenhada (seja uma tarefa, uma atividade simples ou complexa, ou uma ocupação), do contexto ambiental em que a pessoa estará inserida, dos tipos de dispositivos disponíveis no mercado, associado à qualificação da equipe (para o processo de avaliação, prescrição, treinamento e acompanhamento dos resultados) e às possibilidades financeiras do indivíduo para aquisição.[15,16] A Figura 22-2 apresenta um desenho esquemático que ilustra os principais elementos a serem considerados durante o processo de implementação da TA, que serão descritos a seguir neste capítulo.

Avaliação da Tecnologia Assistiva

Atualmente existe uma diversidade de modelos teóricos que auxiliam o terapeuta no processo de avaliação das necessidades do usuário para seleção de TA. Bromley (2001),[17] em análise de alguns modelos teóricos utilizados na área, verificou que existem similaridades entre os modelos que representam as principais concepções teóricas de TA. Dentre essas similaridades o autor destaca:

(1) Ênfase nos processos de avaliação da TA e estabelecimento de metas a serem alcançadas;
(2) Avaliação centrada na pessoa, no ambiente e na tarefa, com uma perspectiva orientada pelo modelo ecológico;
(3) Ênfase em uma abordagem multidisciplinar para a avaliação da TA; e
(4) Ênfase na meta de facilitar uma combinação efetiva entre a pessoa e a TA visando seu uso no contexto funcional.

Edyburn (2001)[18] revisou 12 modelos conceituais de TA e os agrupou em 3 categorias: (1) modelos de considerações da TA, que contêm questões específicas para guiar e facilitar o processo de implementação da TA; (2) modelos para aprimoramento do desempenho, que abordam a implementação da TA visando à melhora do desempenho humano; e (3) modelos desenvolvimentais, que delineiam fases para a entrega da TA.

Dentre os modelos conceituais mais comumente utilizados observa-se que a abordagem centrada na tecnologia tem guiado o percurso dos profissionais e fornecedores, envolvidos no processo de seleção e aquisição de tecnologia assistiva. Contudo, Bernd, Pijl e

Witte (2009)[19] registraram a importância de uma mudança na forma de condução deste percurso. Para melhorar a prestação de serviço de TA e reduzir o índice de abandono dos equipamentos, a adoção de uma abordagem centrada no usuário, que valoriza sua participação ativa em todo o processo e mantém a escuta de suas demandas ao longo de todas as fases tem sido relatada como a melhor estratégia para atingir desfechos satisfatórios. Desta forma, a concessão do equipamento não deve ser estruturada com base apenas no diagnóstico clínico, mas também envolve conhecimento sobre a tarefa, as demandas relatadas pelo usuário que precisam de intervenção para melhorar sua funcionalidade e o contexto em que ele estará inserido e no qual desempenha uma ocupação/atividade.

Recentemente, pesquisadores brasileiros realizaram a tradução e adaptação cultural de um modelo conceitual utilizado para guiar a avaliação de TA.[20] Trata-se do "Quadro de Estruturação para a Modelagem Conceitual de Resultados de Dispositivos de TA" (QEMCR-DTA), que converge três considerações na aquisição de dispositivos/equipamentos de TA: (1) necessidades de um dispositivo, (2) tipo de dispositivo (considerando suas propriedades intrínsecas e extrínsecas), e (3) serviços que podem estar envolvidos. Tais considerações são importantes no processo de identificação da TA e contribuem para o raciocínio de toda a equipe buscando minimizar as possibilidades de abandono em curto prazo. O QEMCR-DTA destaca que a TA continuará a ser utilizada ou será abandonada em uma relação de valor sobre o quanto ela é eficaz, eficiente e fonte de satisfação e bem-estar do usuário.[15]

A Figura 22-3 representa o Quadro de Estruturação para a Modelagem Conceitual de Resultados de Dispositivos de TA (QEMCRDTA).[20] Observa-se que a aquisição, o uso inicial e o uso em longo prazo são determinados pelos fatores moderadores de estruturas e funções do corpo, atividades, participação, fatores ambientais e fatores pessoais da CIF, além de intervenções simultâneas, comorbidades, manutenção dos serviços e custos. Tais fatores devem ser considerados no processo de avaliação inicial para indicação de TA, uma vez que estes são indicadores fundamentais para as demais etapas do processo de implementação, sendo determinantes para o abandono (uso interrompido) ou o sucesso no uso da TA.

Indicação/Seleção da Tecnologia Assistiva

A partir da avaliação inicial, o terapeuta, juntamente com o usuário, identifica as necessidades, os resultados desejados, as habilidades remanescentes e, dentre uma ampla gama de recursos e serviços disponíveis, realiza a seleção e a indicação daquela tecnologia que melhor atenderá às demandas elencadas.

Atualmente, os recursos e serviços de TA são classificados em categorias, de forma a facilitar seu cadastro e uso. A quantidade e o tipo de categorias variam conforme as classificações. Para a OMS (2020),[1] os produtos e tecnologias são classificados em (1) uso pessoal na vida diária; (2) mobilidade e transporte pessoal em ambientes internos e externos; (3) comunicação; (4) educação; (5) trabalho; (6) atividades culturais, recreativas e esportivas; (7) prática religiosa e vida espiritual; e (8) produtos e tecnologias usados em projeto, arquitetura e construção de edifícios públicos e (9) uso privado.

Bersch (2017)[21] propõe uma classificação didática em 12 categorias, comumente adotada no ensino de TA: (1) auxílios para a vida diária e vida prática; (2) CAA – comunicação aumentativa e alternativa; (3) recursos de acessibilidade ao computador; (4) sistemas de controle de ambiente; (5) projetos arquitetônicos para acessibilidade; (6) órteses e próteses; (7) adequação postural; (8) auxílios de mobilidade; (9) auxílios para ampliação da função visual e recursos que traduzem conteúdos visuais em áudio ou informação tátil; (10) auxílios para melhorar a função auditiva e recursos utilizados para traduzir os

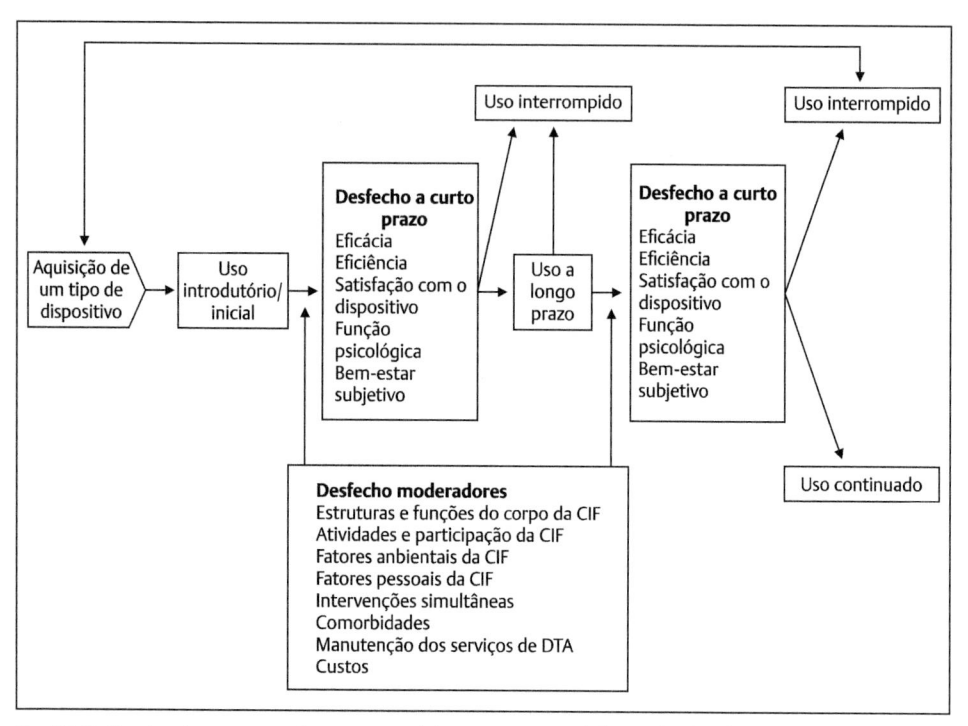

Fig. 22-3. Quadro de estruturação para a modelagem conceitual de resultados de dispositivos de TA. (Fonte: Barroso e Lancman, 2020.)[20]

conteúdos de áudio em imagens; texto e língua de sinais; (11) mobilidade em veículos e (12) esporte e lazer.

Em cada proposta de categoria há um vasto número de recursos e produtos que poderão auxiliar nas demandas de crianças e adultos com condições neurológicas. O uso destes recursos e produtos pode ampliar a funcionalidade e a autonomia dessas pessoas, na medida em que compensa deficiências permanentes. Além disso, esses recursos e produtos também podem ser utilizados no processo de reabilitação como alternativa ao tratamento usual ou um complemento da reabilitação.[22]

Embora existam diferentes categorias de TA e distintos modelos conceituais que orientam o processo de implementação, não existe uma fórmula para recomendação de recursos, produtos e equipamentos, devendo o terapeuta ter como base o diagnóstico e o desempenho ocupacional do usuário. Pessoas com alguma condição neurológica usam tecnologia assistiva para melhorar a função, o que inclui possibilidades de compensar, substituir, aumentar ou restaurar uma habilidade. Neste processo, a identificação/seleção da TA leva em consideração os princípios do desenho universal, as possibilidades de mudanças no ambiente ou adaptações e graduações na própria atividade, de forma a apoiar o envolvimento da pessoa na atividade.

A Tabela 22-1 ilustra algumas limitações de desempenho comumente encontradas em pessoas com diversas condições neurológicas e quais dispositivos geralmente são utilizados. Destaca-se que não se tem a intenção de fomentar um guia para indicação/seleção de TA, mas de enriquecer o raciocínio para o processo de seleção e indicação dos recursos, produtos e equipamentos.

TECNOLOGIA ASSISTIVA PARA PACIENTES NEUROLÓGICOS 341

Tabela 22-1. Principais limitações de desempenho em pessoas com condições neurológicas e exemplos de dispositivos de Tecnologia Assistiva

Atividade: Tomar Banho	
Habilidade de Desempenho	<ul><li>Obter e usar utensílios</li><li>Ensaboar, enxaguar e secar as partes do corpo</li><li>Manter-se na posição de banho</li><li>Entrar e sair do box</li></ul>
Dispositivo de Tecnologia Assistiva	<ul><li>Cadeira ou banco de banho</li><li>Bucha de cabo alongado</li><li>Escova para banho de cabo longo</li><li>Barras de apoio</li><li>Chuveiro manual</li><li>Tapete de banho antiderrapante</li></ul>

Atividade: Uso do Vaso Sanitário	
Habilidade de Desempenho	<ul><li>Sentar, manter-se na posição no vaso sanitário e levantar</li><li>Ajustar roupas</li><li>Alcançar partes íntimas para higiene</li><li>Lavar ambas as mãos</li></ul>
Dispositivo de Tecnologia Assistiva	<ul><li>Assento sanitário elevado</li><li>Barra de apoio</li><li>Assento sanitário elevado com barras laterais</li><li>Substituição de fechos nas roupas por velcro ou elástico</li><li>*Dispenser* para saboneteira líquida</li></ul>

Atividade: Vestuário	
Habilidade de Desempenho	<ul><li>Retirar as roupas dos locais em que estão guardadas</li><li>Vestir-se e despir-se</li><li>Ajustar e fechar roupas e sapatos</li></ul>
Dispositivo de Tecnologia Assistiva	<ul><li>Abotoadores</li><li>Alcançadores</li><li>Calçadeiras de cabo longo</li><li>Substituição de fechos por velcro</li></ul>

(Continua)

Tabela 22-1. *(Cont.)* Principais limitações de desempenho em pessoas com condições neurológicas e exemplos de dispositivos de Tecnologia Assistiva

	Atividade: Alimentação	
▪ Habilidade de Desempenho	▪ Agarrar utensílios ▪ Abrir potes ▪ Estabilizar objetos ▪ Uso bimanual ▪ Alcançar partes do lado não acometido	
▪ Dispositivo de Tecnologia Assistiva	▪ Correia universal (substituição de preensão) ▪ Engrossar, estender e/ou angular cabos ▪ Faca de balanço (faca hemi) ▪ Prato com borda elevada (clipe de prato) ▪ Prato com divisórias ▪ Tapete antiderrapante ▪ Copo com alça (unilateral ou bilateral), com tampa e/ou canudo	
	Atividade: Mobilidade Funcional	
▪ Habilidade de Desempenho	▪ Mover-se de uma posição ou lugar para outro ▪ Transferências (por exemplo, cadeira de rodas para cama) ▪ Deambulação funcional ▪ Transporte de objetos	
▪ Dispositivo de Tecnologia Assistiva	▪ Disco giratório de transferência ▪ Tábua de transferência ▪ *Lift* de perna ▪ Andador, bengala ▪ Carrinho de transporte com rodízio	
	Atividade: Preparar Refeições e Limpeza	
▪ Habilidade de Desempenho	▪ Estabilizar panelas e pratos ▪ Despejar líquidos ▪ Abrir jarras, potes e latas ▪ Lavar pratos ▪ Carregar itens	
▪ Dispositivo de Tecnologia Assistiva	▪ Suporte de panela ▪ Abridor de jarras e potes ▪ Abridor elétrico para latas ▪ Mesas de transporte com rodízios ▪ Avental com bolso frontal	

Fonte: o autor.

Aquisição da Tecnologia Assistiva

No Brasil, a aquisição de produtos de TA pode ocorrer pelo Sistema Único de Saúde (SUS), em instituições filantrópicas ou em lojas e empresas privadas. Em qualquer destas opções faz-se necessária a avaliação de profissional habilitado nesta área de conhecimento. Por exemplo, uma prescrição de cadeira de rodas pode ser feita somente por médico, fisioterapeuta ou terapeuta ocupacional, em consonância com a legislação vigente, mas é esperado que estes profissionais sejam capacitados nesta categoria de TA. Assim, apenas a formação profissional não encerra a demanda para capacitações específicas no processo de prescrição de TA.

Embora, aparentemente, dispositivos e equipamentos de TA possam ser adquiridos por qualquer pessoa em estabelecimentos comerciais, incluindo o *e-commerce*, esta prática passa pela compreensão equivocada de que qualquer pessoa não habilitada pode prescrever ou sabe selecionar equipamentos nesta área de conhecimento. O processo de aquisição de uma TA envolve indicadores importantes que se relacionam com a saúde e bem-estar das pessoas. Desta forma, recomenda-se fortemente que aqueles que se envolvam com a prescrição de qualquer TA tenham formação específica na área e sejam capacitados para as categorias de produtos que prescrevem.

Com a implementação e o monitoramento do Plano Nacional dos Direitos da Pessoa com Deficiência - Viver sem Limites,[23] o Governo Federal por meio do Decreto nº 7.612/11[24] criou quatro eixos temáticos para a promoção dos direitos das pessoas com deficiência: (1) acesso à educação; (2) atenção à saúde; (3) inclusão social e (4) acessibilidade. Em cada eixo existem recursos, serviços, ações e diretrizes para aquisição de inúmeras possibilidades de TA. Por exemplo, transporte acessível é contemplado no eixo da educação; concessão de órteses e próteses na atenção à saúde; inserção de pessoas no mercado de trabalho no eixo de inclusão social; e, adaptação ambiental em acessibilidade. A concessão de todas estas possibilidades de TA está vinculada a políticas públicas específicas e é subsidiada com recursos do governo federal.

Outro marco regulatório importante no processo de aquisição de TA foi a publicação da Portaria nº 1.272/13 que inclui "Procedimentos de Cadeiras de Rodas e Adaptação Postural em Cadeira de Rodas" no rol de dispensação e concessão pelo SUS. Esta portaria concede equipamentos e dispositivos de TA envolvendo as categorias de órtese, prótese, adequação postural, auxílios de mobilidade e auxílios para melhorar a função auditiva. Por meio desta, a cadeira de rodas motorizada passou a ser concedida pelo SUS de forma gratuita para usuários a partir de 12 anos de idade e de acordo com características funcionais especificadas na mesma. Além da cadeira motorizada, outros equipamentos também passaram a compor o rol de equipamentos e dispositivos da tabela de concessão de TA.[25]

De forma complementar aos serviços da rede pública, a aquisição de TA para estes equipamentos também pode ser feita na esfera privada. Inúmeras lojas e empresas privadas se especializaram na comercialização de TA e dispõem de profissionais e fornecedores habilitados para o assessoramento dos usuários, familiares e cuidadores. Dentre os serviços oferecidos por estes espaços, algumas lojas e empresas dispõe de *show-room* com mostruário dos produtos que comercializam. Esta possibilidade amplia a aproximação do usuário com a tecnologia, permitindo experimentação prévia e reconhecimento físico do objeto e, assim, maiores chances de sucesso. Entretanto, a aquisição particular depende de recursos específicos do usuário e da família, assim como das formas de pagamento que o estabelecimento disponibiliza.

Treinamento

O treinamento para uso de uma TA envolve dois segmentos em tempos diferentes: usuário e pessoas envolvidas na prestação do serviço. Para o usuário, o treinamento possui estreita relação com o desenvolvimento de habilidades relacionadas com o uso da TA, as formas de higienização e limpeza, conservação, tempo de uso e *expertise* para verificar possíveis problemas. No entanto, não há legislação que oriente estes procedimentos e ainda não existe uma padronização dos serviços prestados no SUS em relação às necessidades e demandas de treinamento do usuário.[26] Assim, cada serviço acaba desenvolvendo seu próprio protocolo de treinamento e de orientações ao usuário que acredita ser pertinente. Cabe destacar, no entanto, que essa etapa é essencial na implementação da TA uma vez que a falta de treinamento no uso dos recursos e serviços já foi identificada como um dos fatores preditivos do abandono do uso de TA.[27]

Para os profissionais, o treinamento tem o objetivo de melhorar a prestação de assistência e serviços, e de enriquecer seu nível de conhecimento, ampliando o domínio sobre os produtos e equipamentos disponíveis no SUS e atualizando-se constantemente em relação ao que está disponível no mercado em termos de novas tecnologias. Apesar de serem fortemente recomendadas pela OMS[14] e estarem pactuadas mundialmente por meio da Convenção sobre os Direitos das Pessoas com Deficiência,[11] estes procedimentos de atualização e de domínio do conhecimento sobre a TA ainda são incomuns na rede pública que possui prestação de serviço de TA. Programas locais de capacitação acontecem, eventualmente, por ações isoladas de empresas em parcerias com seus fornecedores. Especificamente, para serviços de concessão de cadeiras de rodas, a OMS elaborou diretrizes que estabelecem requisitos para treinamento destinado às pessoas envolvidas em redes de encaminhamento, gestores dos serviços, além de clínicos e técnicos em dois níveis: básico e intermediário.[28]

Acompanhamento

O abandono do dispositivo de TA é comumente descrito na literatura[27] e está relacionado com diferentes fatores como o baixo desempenho dos dispositivos e as mudanças nas necessidades dos usuários ao longo da reabilitação.[29] Dessa forma, o acompanhamento deve fazer parte do processo de implementação da TA como uma das medidas para prevenção do abandono, assim como para ser uma das estratégias para avaliação da eficácia/indicação da TA. Para tanto, os profissionais podem programar diferentes abordagens para o acompanhamento como, por exemplo, visitas domiciliares, agendamento periódico para revisões, registro dos dados em roteiros de entrevistas como, por exemplo, o "formulário de acompanhamento de cadeira de rodas" proposto pela OMS[28] e uso de instrumentos padronizados.

A Avaliação da Satisfação do Usuário com a Tecnologia Assistiva de Quebec (*quebec user evaluation of satisfaction with assistive technology* – QUEST) é um instrumento padronizado que foi desenvolvido com o objetivo de mensurar a satisfação do usuário de TA em diferentes aspectos, como dimensões, peso, ajustes, segurança, durabilidade, facilidade de uso, conforto, eficácia, entrega, reparos, serviços profissionais e serviços de acompanhamento. Este instrumento foi desenvolvido nas línguas inglesa e francesa[30] e foi traduzido e validado para o Brasil (B-QUEST), demonstrando bons índices de propriedades psicométricas.[31]

O B-QUEST é um instrumento composto por 12 itens, divididos em duas subescalas. A primeira delas, com 8 itens, avalia aspectos relacionados com o dispositivo, e a segunda, com 4 itens, avalia a prestação de serviços relacionados com a TA. A satisfação do usuário é mensurada em cada item a partir de uma escala *likert* de 5 pontos: (1) insatisfeito; (2) pouco satisfeito; (3) mais ou menos satisfeito; (4) bastante satisfeito e (5) totalmente satisfeito. São calculados escores em cada subescala a partir da soma das pontuações dos itens correspondentes. O instrumento também gera um escore de satisfação total, computado a partir da soma dos escores nos itens válidos, seguida da divisão do resultado pelo número de itens válidos, sendo considerados itens válidos aqueles que são respondidos pelos usuários.[31] Este instrumento tem sido utilizado para acompanhar e documentar a implementação de inúmeros dispositivos e serviços de TA voltados para pessoas com alterações em condições de saúde, incluindo condições neurológicas.[32-34]

Manutenção
A manutenção de dispositivos assistivos é parte integrante da Convenção sobre os Direitos das Pessoas com Deficiência.[11] O compromisso dos Estados-Parte exige que os países signatários desta convenção garantam, além do desenvolvimento e produção de tecnologia, a distribuição e manutenção dos dispositivos assistivos por meio de serviços de apoio e instalações ou outras formas de assistência, visando sempre as demandas e necessidades dos usuários. No entanto, a manutenção e o acompanhamento são também lacunas nos serviços de TA existentes no Brasil, o que corrobora com as hipóteses relatadas em estudos sobre os registros de abandono dos dispositivos. Dessa forma, é essencial que profissionais e serviços que realizam a indicação e concessão de TA também direcionem esforços para implementação de rotinas de manutenção nos dispositivos na rede pública de saúde e de cuidados à pessoa com deficiência.

CONSIDERAÇÕES FINAIS
A reabilitação é um processo contínuo que envolve identificar os problemas e necessidades, relacionar tais problemas com fatores relevantes da pessoa e do ambiente, definir os objetivos da terapia, planejar e executar as intervenções e avaliar os efeitos dessas intervenções por meio de desfechos relevantes.

> A tecnologia assistiva é um recurso da reabilitação e pode auxiliar na melhora do desempenho ocupacional, na construção de um repositório de competências para a realização de atividades do cotidiano e em maior envolvimento em situações de participação social para cada pessoa.

De acordo com a Organização Mundial da Saúde, a oferta, o acesso, os tipos e níveis de serviços de reabilitação são classificados como fator ambiental e definidos como programas destinados ao fornecimento de intervenções para indivíduos para o seu bem-estar físico, psicológico e social.[1] Inovações em reabilitação, como dispositivos de TA, são importantes recursos disponibilizados para auxiliar no desempenho de tarefas, atividades e/ou ocupações únicas para cada pessoa.

Os dispositivos de TA, comumente utilizados por pessoas com condições neurológicas, estão relacionados com demandas para melhora da funcionalidade e do desempenho em atividades de seus usuários. De forma geral, este capítulo fornece a visão de alguns tipos de TA relacionadas com a alimentação (como um talher engrossado e copo adaptado com tampa e canudo), higiene pessoal (cadeira de banho, bucha de cabo alongado), autocuidado (escova de cabelo de cabo engrossado e/ou alongado), comunicação (prancha de comunicação alternativa com letras ou símbolos pictóricos), mobilidade (cadeira de rodas, andador, bengala).

CONCLUSÃO

Em qualquer condição, a incorporação de uma TA para melhorar a função e oportunizar possibilidades de participação social deve ocorrer somente após uma avaliação das necessidades do usuário, de suas habilidades remanescentes, da sua expectativa, de uma identificação prévia dos possíveis dispositivos e produtos, seguida da seleção, fornecimento, treinamento para uso e acompanhamento sistemático. Além disso, este capítulo destaca que profissionais e serviços, principalmente da rede pública de saúde, têm papel essencial na manutenção e no processo de acompanhamento do uso de TA.

Tarefa de Laboratório
Aplicação da TA na prática clínica

E vamos agora pensar um pouco... Selecione possíveis dispositivos de TA que possam ser incorporados na abordagem aos seguintes casos clínicos:
a) Jovem, vítima de trauma raquimedular (nível C6), apresenta-se tetraplégico com controle de músculos proximais de membro superior e extensores de punho mais distalmente, porém, sem ação de tríceps e, portanto, sem extensão ativa de cotovelo.
b) Idosa, com doença progressiva comprometendo seu equilíbrio em pé, marcha e atividades comuns de dona de casa, como preparar o almoço.

REFERÊNCIAS BIBLIOGRÁFICAS

1. Organização Mundial da Saúde (OMS). CIF: Classificação Internacional de Funcionalidade, Incapacidade e Saúde. São Paulo: Editora da Universidade de São Paulo (EdUSP); 2020.
2. Widehammar C, Lidström H, Hermansson L. Environmental barriers to participation and facilitators for use of three types of assistive technology devices. Assistive Technology. 13 Sep 2017;31(2):68-76.
3. American Occupational Therapy Association (AOTA). Occupational therapy practice framework: Domain and process. 4th Ed. The American Journal of Occupational Therapy. 2020;74(Suppl. 2):7412410010.
4. USA. Public Law 100-407. Aug. 19, 1988. 100th Congress. Technology Related Assistance for Individuals With Disabilities Act Amendments of 1988. 29 USC 2201 note. Acesso em 31 jan 2021. Disponível em: <https://www.govinfo.gov/content/pkg/STATUTE-102/pdf/STATUTE-102-Pg1044.pdf>
5. Horizontal European Activities In Rehabilitation Technology (HEART). Legal and Economic Factors Impacting Rehabilitation Technology Availability D.1.1. Census of Legislation Affecting the Rehabilitation Technology Market August, 1993. Acesso em 25 jan 2021. Disponível em: <https://www.w3.org/WAI/EO/heart.html>
6. Brasil. Subsecretaria Nacional de Promoção dos Direitos da Pessoa com Deficiência. Comitê de Ajudas Técnicas. Tecnologia Assistiva. Brasília: CORDE, 2009. 138 p. Acesso em 09 Jun 2021. Disponível em: <http://www.galvaofilho.net/livro-tecnologia-assistiva_CAT.pdf>
7. Lenker JA, Paquet VL. A Review of Conceptual Models for Assistive Technology Outcomes Research and Practice. Assistive Technology. 30 June 2003;15(1):1-15.
8. Lenker JA, Jutai J. Assistive technology outcomes research and clinical practice: What role for ICF. In: 8th North American Collaborating Center Conference on ICF, Toronto; 2002. p. 2-4. (Acesso em 15 Fev 2021). Disponível em <https://static.aminer.org/pdf/PDF/000/288/762/the_study_of_assistive_technology_outcomes_in_the_united_states.pdf>
9. Brasil. Decreto nº 3.298, de 20 de dezembro de 1999. Disponível em: <http://www.andi.org.br/file/51328/download?token=RDL1NJoK> Acesso em 31 Jan 2021.

10. Brasil. DECRETO n° 5.296 de 2 de dezembro de 2004. Regulamenta as Leis n° 10.048, de 8 de novembro de 2000, que dá prioridade de atendimento às pessoas que especifica, e 10.098, de 19 de dezembro de 2000, que estabelece normas gerais e critérios básicos para a promoção da acessibilidade das pessoas portadoras de deficiência ou com mobilidade reduzida, e dá outras providências. Brasília: 2004. (Acesso em 31 Jan 2021). Disponível em: <http://www2.camara.leg.br/legin/fed/decret/2004/decreto-5296-2-dezembro-2004-534980-publicacaooriginal-21548-pe.html>

11. Brasil. Convenção sobre os Direitos das Pessoas com Deficiência: Protocolo Facultativo à Convenção sobre os Direitos das Pessoas com Deficiência. Decreto n ° 6.949, de 25 de agosto de 2009. (Acesso em 09 Jun 202). Disponível em: <http://www.planalto.gov.br/ccivil_03/_ato2007-2010/2009/decreto/d6949.htm>

12. Layton N, Borg J. Global perspectives on assistive technology: proceedings of the GReAT Consultation 2019. Volume 1. World Health Organization: Geneva, Switzerland, 2019. (Acesso em 7 Jan 2021). Disponível em: <https://apps.who.int/iris/bitstream/handle/10665/330371/9789241516853-eng.pdf>

13. Steel EJ. Understanding assistive technology as a pre-requisite for choice and participation. Journal Of Occupational Science. 2 Sep 2018;26(1):87-98.

14. World Health Organization (WHO). Guidelines on the Provision of Manual Wheelchairs in Less-Resourced Settings. Genebra: OMS, 2008. Traduzido pela Secretaria de Estado dos Direitos da Pessoa com Deficiência de São Paulo. Diretrizes para o fornecimento de Cadeiras de Rodas Manuais em locais com poucos recursos. Secretaria de Estado dos Direitos da Pessoa com Deficiência de São Paulo. São Paulo; 2014. Disponível em: <https://apps.who.int/iris/bitstream/handle/10665/43960/9789241547482_por.pdf?sequence=38&isAllowed=y#:~:text=O%20foco%20aqui%20%C3%A9%20melhorar,principais%20crit%C3%A9rios%20para%20o%20design>

15. Fuhrer MJ, Jutai JW, Scherer MJ, Deruyter F. A framework for the conceptual modelling of assistive technology device outcomes. Disability And Rehabilitation. 18 Nov 2003;25(22):1243-51.

16. Lund ML, Nygård L. Incorporating or Resisting Assistive Devices: different approaches to achieving a desired occupational self-image. OTJR: Occupation, Participation and Health. Apr 2003;23(2):67-75.

17. Bromley BE. Assistive technology assessment: A comparative analysis of five models. Paper presented at the CSUN Conference on Technology and People with Disabilities. Los Angeles, CA; 2001.

18. Edyburn DL. Models, theories, and frameworks: contributions to understanding special education technology. Special Education Technology Practice. 2001;(4):16-24.

19. Bernd T, Pijl DD, de Witte LP. Existing models and instruments for the selection of assistive technology in rehabilitation practice. Scandinavian Journal of Occupational Therapy. Jan 2009;16(3):146-58.

20. Barroso BIL, Lancman S. Adaptação transcultural do quadro de estruturação para a modelagem conceitual de resultados de dispositivos de tecnologia assistiva para o português (Brasil). Cadernos Brasileiros de Terapia Ocupacional. 2020;28(2):845-99.

21. Bersch R. Introdução à tecnologia assistiva. Porto Alegre: CEDI, v. 21, 2017. Disponível em: <https://www.assistiva.com.br/Introducao_Tecnologia_Assistiva.pdf> Acesso em 02 Fev 2021.

22. Waerling RD, Kjaer TW. A systematic review of impairment focussed technology in neurology. Disability And Rehabilitation: Assistive Technology. 1 July 2020. p. 1-14.

23. Brasil. Viver sem Limite – Plano Nacional dos Direitos da Pessoa com Deficiência / Secretaria de Direitos Humanos da Presidência da República (SDH/PR) / Secretaria Nacional de Promoção dos Direitos da Pessoa com Deficiência (SNPD): SDH-PR/SNPD, 2014. (Acesso em 09 Jun 2021). Disponível em: <https://www.gov.br/mdh/pt-br/centrais-de-conteudo/pessoa-com-deficiencia/cartilha-viver-sem-limite-plano-nacional-dos-direitos-da-pessoa-com-deficiencia/view>

24. Brasil. DECRETO n° 7.612, de 17 de novembro de 2011. (Acesso em 31 Jan 2021). Disponível em: <http://www.planalto.gov.br/ccivil_03/_ato2011-2014/2011/decreto/d7612.htm>

25. Brasil. Ministério da Saúde. Portaria nº 1.272, de 25 de Junho de 2013 - Inclui Procedimentos de Cadeiras de Rodas e Adaptação Postural em Cadeira de Rodas na Tabela de Procedimentos, Medicamentos, Órteses, Próteses e Materiais Especiais (OPM) do Sistema Único de Saúde. (Acesso em 13 Fev 2021). Disponível em: <http://bvsms.saude.gov.br/bvs/saudelegis/gm/2013/prt1272_25_06_2013.html#:~:text=Inclui%20Procedimentos%20de%20Cadeiras%20de,OPM)%20do%20Sistema%C3%9Anico%20de%20Sa%C3%BAde>
26. Brasil. Guia para para prescrição, concessão, adaptação e manutenção de órteses, próteses e meios auxiliares de locomoção. Brasília: Ministério da Saúde, 2019. (Acesso em 17 Fev 2021). Disponível em: <https://bvsms.saude.gov.br/bvs/publicacoes/guia_manutencao_orteses_proteses_auxiliares_locomocao.pdf>
27. Petrie H, Carmien S, Lewis A. Assistive technology abandonment: research realities and potentials. In: International conference on computers helping people with special needs. Springer, Cham; 2018. p. 532-40.
28. World Health Organization (WHO). Wheelchair Service Training Package: Basic Level. Genebra: WHO, 2012. 88 p. (Acesso em 15 Fev 2021). Disponível em: <http://apps.who.int/iris/bitstream/10665/78236/48/9789241503471_reference_manual_por.pdf?ua=1> Traduzido pela Secretaria de Estado dos Direitos da Pessoa com Deficiência de São Paulo. Cadeira de Rodas Pacote de Treinamento em Serviços. Manual de Referência para os Participantes. Nível Básico. São Paulo; 2014.
29. Phillips B, Zhao H. Predictors of Assistive Technology Abandonment. Assistive Technology. 30 June 1993;5(1):36-45.
30. Demers L, Weiss-Lambrou R, Ska B. The Quebec User Evaluation of Satisfaction with Assistive Technology (QUEST 2.0): an overview and recent progress. Technology and Disability. 2002;14(3):101-5.
31. de Carvalho KEC, Gois Júnior MB, Sá KN. Tradução e validação do Quebec User Evaluation of Satisfaction with Assistive Technology (QUEST 2.0) para o idioma português do Brasil. Revista Brasileira de Reumatologia. 2014;54(4):260-7.
32. Bergström AL, Samuelsson K. Evaluation of manual wheelchairs by individuals with spinal cord injuries. Disability And Rehabilitation: Assistive Technology. Jan 2006;1(3):175-82.
33. Chan SC, Chan AP. User satisfaction, community participation and quality of life among Chinese wheelchair users with spinal cord injury: a preliminary study. Occupational Therapy International. 2007;14(3):123-43.
34. Karmarkar AM, Collins DM, Kelleher A, Cooper RA. Satisfaction related to wheelchair use in older adults in both nursing homes and community dwelling. Disability And Rehabilitation: Assistive Technology. Jan 2009;4(5):337-43.

ABORDAGENS NÃO CONVENCIONAIS: MÚSICA E REABILITAÇÃO
A Música, os Sons, a Alma em Versos, Expressões de Vida, de Emoções!

CAPÍTULO 23

Fernando de Sousa Mota ▪ Glenda Matias de Oliveira Rosa
Luciane Aparecida Pascucci Sande de Souza ▪ Maristella Borges Silva

INTRODUÇÃO

Os sons estão inseridos no cotidiano do ser humano desde os primórdios da humanidade e, sabendo que a música também tem origem antiga, é importante estabelecê-la como parte de nossa maquinaria mental humana. Não se sabe ao certo porque ela se desenvolveu, mas Darwin comenta sobre ela em *The Descent of Man*, como nem o prazer nem a capacidade de produzir notas musicais são faculdade de no mínimo uso direto para o homem em relação a seus hábitos ordinários de vida. Dez anos depois, em sua autobiografia, ele reflete sobre isso e lamenta sua ignorância musical, com estas palavras... *se eu pudesse viver minha vida novamente, eu faria uma regra para ler mais poesia e ouvir mais música pelo menos uma vez por semana, para que, talvez, as partes do meu cérebro, agora atrofiadas, pudessem se manter ativas pelo uso.*[1]

MÚSICA E SEUS ASPECTOS HISTÓRICO-CULTURAIS E REGIONAIS

Podemos recordar da passagem de um filme "Uma odisseia do espaço" do ano de 1968, que ilustra bem o despertar, interesse e relação do homem com os sons. No filme há uma cena em que um homem pré-histórico se sente evoluído ao pegar ossos de um animal e perceber que os mesmos podem ser utilizados como ferramentas e, além disso, também percebe os sons que vinham daqueles ossos ao bater uns contra os outros.[2] Em relação à histórica da música e sua relação com o ser humano, é importante lembrar que ela já está inserida no meio da sociedade desde a época de antigas civilizações. Os indígenas, por exemplo, realizavam seus rituais espirituais utilizando-se da música para aproximações com deuses que seu povo acreditava. Nesse mesmo sentido, há registros que na América do sul, civilizações como as dos Maias e Incas também já faziam uso de instrumentos musicais como, por exemplo, os de sopro - utilizados antes mesmo do contato com os europeus. A era medieval também é outro exemplo de tempos antigos em que a música teve sua importância, principalmente em rituais da igreja católica, que contribuiu com maestria para o desenvolvimento da melodia e, consequentemente, da harmonia através dos cantos gregorianos, cantochão, trovadorismo e da música polifônica. A igreja e a sociedade dessa época experimentavam uma imersão musical voltada às suas tradições religiosas que lhes proporcionava emoções a ponto de se conectarem à sua espiritualidade.

É bom salientar que até nos dias de hoje a música é utilizada nas igrejas como elemento essencial do ritual dos fiéis.[3]

É interessante abordarmos aspectos histórico-culturais e sua relação com estilos musicais que marcaram épocas, impactaram as pessoas e ainda exercem influência sobre o comportamento. A começar pelos Beatles dos anos 1960, época em que a moçada jovem se deparou com músicas marcantes e bem elaboradas pelo quarteto mágico. Toda uma geração vivenciou de perto o poder que a música tem quando atinge internamente o ser humano e o emociona, ou pode-se dizer, em termos científicos, o belo fenômeno em que as ondas sonoras musicais se movem no canal auditivo e vão ser processadas no córtex cerebral que é integrado a distintas regiões, como o sistema límbico correlacionado com a emoção.[4]

De modo geral, foi possível perceber a força, influência e poder que a música pode gerar no ser humano. A música não tem limites quando a questão é se aproximar do ser humano, podemos notar que o significado dela para muitos de nós pode variar. Consideremos um gênero musical que é bem difundido mundialmente, o Rock. O rock já percorreu e desbravou fronteiras por ser uma música que é conhecida do oriente ao ocidente. É um gênero musical que trouxe mudanças na sociedade jovem da época em que foi difundido. Por exemplo, ao recordarmos do festival de *Woodstock*, no fim da década de 1960, em que se manifestaram milhares de jovens que desejavam expor suas ideias contra um sistema predefinido, é possível perceber que o *rock* esteve presente em grande parte da trilha sonora desse evento que ficou marcado por apresentações de grandes artistas como Jimi Hendrix, Janis Joplin, The Who, Santana, entre outros. Nesse quesito, destaca-se a relevância das composições e sonoridade que o gênero rock trouxe para aqueles jovens da época, e que é possível que mesmo com idades avançadas esses jovens da década de 1960 possam, até hoje, se lembrar das músicas que ali foram tocadas em um momento histórico nacional para os Estados Unidos, porém, também significativo para o mundo todo.[5]

Nesse contexto da relação entre influência musical e comportamento, a música africana, séculos atrás, já balançava os sentidos e esqueletos de toda uma nação que se alegrava por sua cultura musical, levando em conta seus instrumentos percussivos que se faziam recheados de batuques e envolvimento com a dança. Não seria absurdo relacionar a música africana com o ritmo samba do Brasil, que quando escutado também nos remete à alegria e à lembrança de aglomerações.[3]

E em relação ao Brasil, há uma ampla riqueza musical de melodias, harmonias e ritmos. Mapa acima, não se pode abster da fartura de ritmos dançantes como o baião nordestino que fora esmiuçado por mestres como "Luiz Gonzaga" e "Dominguinhos". Todo o alvoroço causado por esses grandes músicos teve e ainda tem bastante influência na sociedade daquela região. Nesse ínterim de gerações podemos perceber a contribuição da música nordestina para a dança, já que esse gênero musical também se destaca por dois elementos, o acordeom e o ritmo de seus instrumentos musicais percussivos. Na região sudeste do nosso mapa vamos nos lembrar do Triângulo Mineiro. Qual brasileiro mineiro que nunca ouviu falar da famosa catira? Pode até existir quem nunca tenha conhecido essa tradição mineira que envolve ritmo, dança e viola caipira, porém, é necessário perceber a influência desse gênero musical brasileiro na sociedade do interior de Minas Gerais que configurou toda uma tradição atrelada a festas locais com diversão por meio da música e dança proporcionada pelo ritmo e coreografias que eram apresentadas por voluntariados. Na região sul do Brasil é notável a influência que os imigrantes alemães trouxeram para a cultura dos que ali habitam, e na música isso não poderia ser diferente. A própria festa *Octoberfest*, que acontece todos os anos no mês de outubro, é uma tradição alemã que acontece em solo nacional e que é recheada de danças e músicas apreciadas por visitantes de todo o país. Isso mais uma vez demonstra a importância da música no meio cultural e tradicional de uma comunidade.[6]

Nos países do oriente há uma cultura musical que ainda nos dias de hoje é pouco conhecida pelo ocidente. A música é totalmente diferente do que conhecemos por música aqui do outro lado do globo. Uma diferença marcante é o seu sistema de afinação das notas musicais que não é temperado como o utilizado no ocidente. A música oriental é de característica peculiar e se difunde por vários segmentos, por exemplo: em atividades como a ioga é certo que encontraremos trilhas sonoras orientais presentes em seus segmentos tradicionais. Esse é mais um exemplo dos benefícios que a música traz para o ser humano, em vários aspectos físicos e psicológicos, independentemente da sua origem local.[7]

A música, enfim, é componente da vida do ser humano tanto para ser apenas ouvida, para ser sentida, quanto para ser utilizada como aprendizagem motora e cognitiva. Acredita-se que quando um indivíduo ouve certo tipo de som como uma música, ruído ou até mesmo o som da chuva sem se atentar para o fenômeno sonoro que está acontecendo, tal acontecimento não faz sentido para ele, porém, quando ele consegue parar e perceber que ali há diferentes tipos de sons, nesse instante ele já começa a sentir, significar e notar as distintas frequências ali contidas. A música está em diversos lugares. Pare e se atente no seu dia a dia que ela está presente em seu carro, na trilha sonora de um vídeo que você vê pelo *Instagram*, no telejornal que você assiste quando está em casa, no exercício físico que você faz, no toque do celular, no filme que você assiste e até mesmo em anúncios que você odeia quando assiste algo pelo *Youtube*.

> Então podemos nos perguntar: como algo que está diante do nosso cotidiano há séculos não pode ser utilizado em benefício do ser humano? Nesse sentido, a música pode ser um recurso terapêutico importante para o contexto de pessoas em processo de reabilitação.

A MÚSICA COMO RECURSO TERAPÊUTICO NA REABILITAÇÃO DE PESSOAS

O processo de reabilitação de pessoas faz emergir, necessariamente, algumas questões existenciais importantes que precisarão ser trabalhadas e elaboradas, como: a busca por um sentido, a liberdade humana, a responsabilidade, angústia, resiliência, vazio existencial, entre outras. A reabilitação não pode estar limitada apenas ao aspecto físico, mas deve-se considerar a pessoa em si de modo integral.

O psiquiatra Viktor Emil Frankl (1905-1997) buscou considerar a realidade existencial da pessoa, considerando o homem como unidade de corpo, alma e espírito, dispostos no que ele denominou de dimensões. Para o autor, o homem é um ser tridimensional e há uma organização dialética das três dimensões estruturantes do homem: corpo, psiquismo e espírito.[8] Desconsiderar alguma delas, portanto, é adotar uma postura reducionista que acaba por despersonalizar o próprio homem. Na visão de Frankl, corpo, psiquismo e espírito não podem ser compreendidos separadamente, pois a "constituição de uma presume, logicamente, a da outra".[9] Não há uma categoria que seja superior à outra, no sentido de desmerecimento, hierarquia ou juízo de valor. Assim, já está claro que não é possível dissociar o ser humano em um enfoque apenas físico/corporal no âmbito da reabilitação. Para além do corpo, há a dimensão psíquica e a espiritual. O corpo é a categoria de entrada do ser humano, compreende os processos biofisiológicos, e é dotado de intencionalidade. Na dimensão psíquica habitam os desejos, sensações, instintos, impulsos, hábitos sociais e nela se faz presente uma consciência cognitiva. Este é o domínio em que a psicologia, ao longo da história, mais se dedicou e ainda é responsável pela mediação dos dois outros: corpo e espírito. É na dimensão espiritual que reside a consciência moral humana (*Gewissen*), residindo também a liberdade e responsabilidade do homem. É nessa dimensão que está presente a capacidade humana de posicionar-se, decidir-se livremente frente aos condicionantes corporais e psíquicos. Vale ressaltar que os termos "espírito" e "espiritual" presentes na obra "frankliana" foram aos poucos sendo substituídos pelo termo "noético", ou "dimensão noológica" – *noous*, etimologicamente, é entendido por espírito – que representa a mesma ideia. Essa substituição ocorreu em virtude das confusões e mal-entendidos teóricos que se criaram em torno da palavra "espírito", especialmente nos Estados Unidos da América – e no Brasil – onde o termo traz consigo a ideia de religiosidade, ao contrário do que sugere a palavra alemã *Geist*. A dimensão noética, portanto, é especificamente humana. A partir dela, torna-se possível ao homem ser livre frente aos condicionamentos psicofísicos para se posicionar. O sistema biológico e o psicológico presentes no homem, portanto, são sistemas que se interpenetram entre eles e entre a dimensão noética.

A partir dessas definições propostas por Viktor Frankl, tendo em vista que o homem é um ser tridimensional, somos capazes de refletir a respeito da força de resistência do espírito humano que, após enfrentar o adoecimento neurofuncional, portanto, das dimensões corpórea e psíquica, é capaz de superar a si mesmo e iniciar o processo de reabilitação. A capacidade de superação humana só é possível por ser o homem um ser espiritual, já que a resiliência e o sentido que se atribui ao sofrimento, às perdas e dificuldades são próprios da dimensão poética.

> Nesse sentido, sabemos que a música é um recurso riquíssimo a ser utilizado, pois é uma atividade propriamente humana e, portanto, espiritual. Ela irá, assim, impactar nas três dimensões do homem e auxiliará o indivíduo em seu processo de superação à medida em que auxilia na reorientação da pessoa do seu ser – sua condição atual, sua existência – para o seu dever-ser – aquilo que pode chegar a ser, a sua essência propriamente dita.

A natureza possui seus próprios sons e ruídos. Porém, ela não produz música. O único ser que produz música é o homem. Podemos pontuar que ao longo da história da música alguns compositores se inspiraram nos sons da natureza para criarem suas peças musicais, porém, a criação da música em si é uma atividade própria do ser humano. A música é, assim, uma realidade da vida humana que pode humanizar o próprio homem e, nesse sentido, ela é uma atividade terapêutica, pois possui a característica de inclinar o nosso espírito para uma realidade ou para outra, de acordo com sua proposta rítmica, melódica e harmônica. A música entra, inicialmente, pelos sentidos humanos e produz, portanto, impactos em nosso ser como um todo.

Podemos afirmar que a música auxilia o homem, também, a conferir um pouco mais de leveza e a tornar a própria existência mais plena de sentido. Ao ouvir uma música, a pessoa pode associá-la a algum fato vivenciado, a lembranças, a pessoas amadas, a situações difíceis, a emoções que estão guardadas e que necessitam ser externalizadas e expressadas, por exemplo. Diante de um sofrimento, esse valor criativo e vivencial proporcionado pela atividade musical poderá ajudar o homem a crescer, amadurecer, elevar-se acima de si mesmo, transcender. O homem só poderá ser realizado se conseguir olhar para fora de si e servir aos demais, à comunidade, a partir da partilha de si mesmo e da compreensão de si como um ser único e irrepetível. Portanto, a autorrealização é sempre efeito colateral da autotranscendência.¹⁰

Assim, Frankl (2016)¹¹ comunica que os valores vivenciais são aqueles que se realizam por meio também da beleza da natureza ou da arte, e comenta:

> (...) imagine-se que um homem, amante da música, está sentado na sala de concertos e que, precisamente no instante em que lhe soam os ouvidos os compassos mais tocantes da sua sinfonia predileta, sente aquela forte comoção que só se experimenta perante a beleza mais pura. Suponha-se agora que, neste momento, alguém lhe pergunta se a sua vida tem um sentido; a pessoa assim interrogada não poderá deixar de responder que valeria a pena viver, mesmo que fosse só para experimentar a vivência desse doce instante.¹¹

Nesse sentido, a música é capaz de nos mobilizar por inteiro e de inclinar nosso espírito para absorver certas realidades, certos sentimentos e emoções mais íntimos e sagrados da nossa condição humana, à medida que nos aponta para o sentido. Assim, a relação do indivíduo com a música é uma atividade espiritual, como já se afirmou anteriormente.

> Algumas canções, a partir das suas vertentes *rítmicas, melódicas e harmônicas* em questão, podem nos levar a nos comportarmos de um modo mais automático, a desejarmos mais os bens materiais e terrenos, por exemplo.

> **Exemplos:** Dificilmente um *funk* fará com que o sujeito que o escuta se incline a contemplar coisas transcendentes. Esse estilo musical não se propõe a isso. As marchas de guerra, por exemplo, possuíam ritmo compassado para que os soldados estivessem mais disponíveis a se comportarem de forma disciplinada e mais automática.

Portanto, a música pode sim mudar o comportamento das pessoas ao impactar no homem em sua tridimensionalidade. Algumas músicas ajudam a elevar nosso espírito para realidades superiores, nos inscrevem em nossa instalação da circunstância presente para que sejamos mais humanos e vejamos o mundo de forma mais ampla e cheia de sentido. Outras músicas parecem nos levar a entrar em contato com nossa baixeza, com a parte mais instintiva e animalesca que existe em nós.

O que queremos afirmar neste capítulo é que a música pode, de fato, comunicar beleza, e "a beleza salvará o mundo"¹² não apenas no que diz respeito à busca de fruição e bem-estar, mas na busca de um sentido de vida para si e para seu processo de tornar-se, de fato, humano diante da realidade de passar pelo desafio de uma reabilitação neurofuncional.

EFEITOS FÍSICOS, COGNITIVOS E COMPORTAMENTAIS DA EXPERIÊNCIA MUSICAL

Na perspectiva da neurociência, a experiência musical modifica estruturalmente o cérebro. Pessoas sem treino musical processam melodias, preferencialmente, no hemisfério cerebral direito, enquanto nos músicos há uma transferência para o hemisfério cerebral esquerdo. O treino musical também aumenta o tamanho, a conectividade (maior número de sinapses-contatos entre os neurônios) de várias áreas cerebrais como o corpo caloso (que une um lado a outro do cérebro), o cerebelo e o córtex motor (envolvido com a execução de instrumentos). Ativação maior de áreas do hemisfério cerebral esquerdo pode potencializar não só as funções musicais, mas também as funções linguísticas, que são sediadas neste mesmo lado do cérebro. Vários circuitos neuronais são ativados pela música, uma vez que o aprendizado musical requer habilidades multimodais que envolvem a percepção de estímulos simultâneos e a integração de várias funções cognitivas como a atenção, a memória e das áreas de associação sensorial e corporal, envolvidas tanto na linguagem corporal quanto simbólica.[13]

Já existem evidências de que o aprendizado de música pode facilitar habilidades locomotoras[14] e habilidade motoras finas.[15] Clift e Hancox (2001) estudaram um coral composto por universitários e perguntaram sobre melhoras físicas.[16] Houve relatos de melhoras na respiração, função pulmonar, humor, circulação, postura e sistema imunológico. Posteriormente, melhoras espirituais, emocionais e sociais foram destacadas. Estudos têm mostrado outros benefícios físicos relacionados com a prática musical.[7] Vários autores confirmam que existem menores taxas de mortalidade naqueles que se envolvem em eventos culturais, leem livros ou revistas, fazem música ou cantam em um coral.[17-19] Compor música também contribui para a percepção de boa saúde, qualidade de vida e bem-estar mental.[20,21] Garza-Villarreal *et al.* (2017) evidenciaram efeito analgésico da música em pacientes com dor crônica quando escolhidas por eles próprios.[22]

MUSICOTERAPIA E REABILITAÇÃO NEUROFUNCIONAL

A musicoterapia utiliza o som e seus elementos como ferramenta terapêutica em busca da produção de efeitos benéficos para a saúde de um indivíduo ou de um grupo. Com o avanço dos estudos neurocientíficos sobre a influência da música e seus múltiplos impactos nos aspectos biológicos, cognitivos e comportamentais, há uma tendência potencial de mudança de paradigma para que o uso da musicoterapia, de forma apropriada, (mediada por profissionais capacitados) não seja apenas coadjuvante no processo terapêutico, mas assuma papel de destaque em virtude de seus benefícios.[23] No âmbito neurocientífico, a prática da musicoterapia pode atuar na modulação de fatores como atenção, emoção, cognição, comunicação e comportamento.[24] No contexto da reabilitação neurológica, a música atua como um estímulo multissensorial capaz de ativar diferentes processamentos neurais que podem gerar benefícios terapêuticos para pacientes com disfunções resultantes de doenças relacionadas com o sistema nervoso.[25] Além das áreas do processamento auditivo, a música e seus componentes estimulam muitas outras áreas do cérebro. Por exemplo, a tonalidade musical é processada nos lobos temporais direito, mesma área de processamento da prosódia da fala; o ritmo envolve estruturas como o córtex motor pré-frontal e cerebelo, além de uma grande rede de processamento neural. Áreas límbicas, relacionadas com a emoção, também estão envolvidas no processamento rítmico e melódico da música.[26,27] Quando escutamos uma pessoa cantar um verso, o processamento cerebral ocorre de maneira distinta de quando escutamos essa pessoa falar o mesmo verso. Isso porque a música é capaz de ativar uma ampla e complexa rede de conexões neurais cerebrais e, dessa maneira, pode ser explorada como alternativa para estimular funções cerebrais em pacientes com disfunções neurológicas.[25]

No início dos anos 1990 verificou-se o benefício da estimulação auditiva rítmica como um estímulo temporal para a reabilitação funcional da marcha em pacientes com hemiparesia após Acidente Vascular Cerebral (AVC). Esse foi um marco para início das investigações dentro dessa temática e, desde então, estudos subsequentes comprovaram os efeitos do uso da estimulação rítmica para melhoria de diversos aspectos de controle motor em pacientes após AVC, com melhora do padrão de execução de movimentos em relação às suas características cinemáticas como: controle da trajetória, da velocidade e do tempo do movimento, especialmente em membros superiores.[28,29] O uso da musicoterapia após AVC também tem demonstrado efeitos positivos na produção da fala, na melhoria de aspectos sociais, emocionais, cognitivos, além de possuir aplicações potenciais na reabilitação da síndrome de negligência que pode ocorrer em alguns casos.[30]

Em pacientes com Parkinson, a aplicação de um protocolo de treinamento da marcha com uso da estimulação auditiva rítmica foi eficaz na redução do número de quedas e melhoria das características da marcha como velocidade e comprimento do passo.[31] De modo geral, intervenções baseadas em música para pacientes com Parkinson, especialmente envolvendo estímulo rítmico sincronizado com execução de uma tarefa motora, têm obtido efeitos de melhoria dos sintomas motores e não motores da doença. A música é capaz de modular as vias cerebrais dopaminérgicas e a liberação de dopamina no corpo estriado, além de estimular a atividade de regiões cerebrais associadas como o cerebelo, tonsila, entre outros.[32]

A utilização dos elementos musicais relacionados com tonalidade e melodia também pode ser explorada no âmbito da musicoterapia aplicada à reabilitação neurofuncional. A percepção de tons e melodias pode fornecer uma representação cognitiva das características espaciais do movimento, por exemplo, melodias ascendentes e descendentes podem ser utilizadas como pistas sensoriais para indicar movimentos ascendentes e descendentes. Nesse sentido, o estudo de Kang *et al.* (2020) evidenciou que a utilização de pistas auditivas melódicas na reabilitação motora do ombro parético após AVC foi efetiva para melhoria da qualidade do movimento, com diminuição de sua variabilidade e aumento de sua antecipação e preparação para a execução motora.[33]

A utilização da musicoterapia também pode auxiliar na modulação de funções cognitivas, como atenção e memória. Assim, pode ser empregada para tratamento de déficits de atenção[24] e ser uma ferramenta útil para combater o declínio cognitivo relacionado com a idade.[30] As evidências disponíveis sugerem que em pacientes com Alzheimer a musicoterapia pode produzir efeitos positivos nos aspectos cognitivos e comportamentais.[34]

CONCLUSÃO

A música em suas diferentes formas promove uma complexa ativação cerebral multimodal e é capaz de induzir a plasticidade cerebral. Nesse sentido, o uso de intervenções baseadas em música é um campo a ser explorado na prática da reabilitação neurológica visando contribuir para melhora funcional do paciente.[35]

Tarefa de Laboratório
Aplicação da música na reabilitação

Sua vez de elaborar um tratamento associando música para os seguintes casos:
a) PC quadriplégica espástica, 4 anos, agitada e hostil a tratamentos;
b) TCE, 43 anos, hiporresponsivo, hipotônico;
c) Parkinson, 78 anos, marcha festinante, dificuldade nas trocas posturais.

REFERÊNCIAS BIBLIOGRÁFICAS

1. Zatorre RJ, Valorie NS. Music perception and pleasure. Proceedings of the National Academy of Sciences. 2013;110(Supplement 2):10430-7.
2. Kubrick S. Uma Odisséia no Espaço. 2001. (Acesso em 14 Mar 2021). Disponível em: <https://www.youtube.com/watch?v=EGrKMF5OgfE>
3. Cunha R, Arruda M, Silva SM. Homem, música e musicoterapia. Revista do Núcleo de Estudos e Pesquisas Interdisciplinares em Musicoterapia. Curitiba; 2010;1:9-26.
4. Levitin DJ, Tirovolas AK. Current advances in the cognitive neuroscience of music. Annals of the New York Academy of Sciences. 2009;1156:211-31.
5. Ciappino CA. Rock'n Roll: a dança da Ideologia. 2006. Dissertação (Pós-graduação em Ciências da Linguagem) Florianópolis: Universidade do Sul de Santa Catarina, 2006.
6. Napolitano M, Wasserman MC. Desde que o samba é samba: a questão das origens no debate historiográfico sobre a música popular brasileira. Revista Brasileira de História. 2000;20(39):167-89.
7. Gasenzer ER, Leischik R. Musik, Puls, Herz und der Sport [Music, pulse, heart and sport]. Herz. 2018;43(1):43-52.
8. Frankl VE. The will to meaning. Nova Iorque: Meridian Books; 1988.
9. Pereira IS. A ética do sentido da vida: fundamentos filosóficos da logoterapia. Aparecida, SP: Idéias e Letras; 2013.
10. Frankl VE. Em busca de sentido: um psicólogo no campo de concentração. 19. ed. Petrópolis: Vozes; 2004.
11. Frankl VE. Psicoterapia e Sentido da vida: fundamentos da logoterapia e análise existencial. Tradução de Alípio Maia de Castro. 6. ed. São Paulo: Quadrante; 2016.
12. Dostoiévski F. O Idiota. Lisboa: Editorial Presença; 2001.
13. Muszkat M, Correia CMF, Campos SM. Música e Neurociências. Revista de Neurociências. 2000;8(2):70-5.
14. Deli E, Bakle I, Zachopoulou E. Implementing intervention movement programs for kindergarten children. Journal of Early Childhood Research. 2006;4(1):5-18.
15. Schlaug G, Norton A, Overy K, Winner E. Effects of music training on the child's brain and cognitive development. Annals of the New York Academy of Science. 2005;1060:219-30.
16. Clift S, Hancox G. The perceived benefits of singing: Findings from preliminary surveys of a university college choral society. The Journal of the Royal Society for the Promotion of Health. 2001;121(4):248-56.
17. Bygren LO, Konlaan BK, Johansson SE. Attendance at cultural events, reading books or periodicals and making music or singing in a choir as determinants for survival: Swedish interview survey of living conditions. British Medical Journal. 1996;313:1577-80.
18. Hyppa MT, Maki J. Individual-level relationships between social capital and self-rated health in a bilingual community. Preventative Medicine. 2001;32:148-55.
19. Johansson SE, Konlaan BB, Bygren LO. Sustaining habits of attending cultural events and maintenance of health: A longitudinal study. Health Promotion International. 2001;16(3):229-34.
20. Coffman DD, Adamek M. The contribution of wind band participation to quality of life of senior adult band members. Dialogue in Instrumental Music Education. 1999;20(1):25-34.
21. Wise GW, Hartmann DJ, Fisher BJ. Exploration of the relationship between choral singing and successful aging. Psychological Reports. 1992;70:1175-83.
22. Garza-Villarreal EA, Pando V, Vuust P, Parsons C. Music-induced analgesia in chronic pain conditions: a systematic review and meta-analysis. Pain Physician. 2017;20(7):597-610.
23. Thaut MH. The future of music in therapy and medicine. Annals of the New York academy of sciences. 2005;1060:303-8.
24. Koelsch S. A neuroscientific perspective on music therapy. Annals of the New York Academy of Sciences. 2009;1169:374-84.
25. Galińska E. Music therapy in neurological rehabilitation settings. Psychiatria polska. 2015;49(4):835-46.

26. Patel AD. Music, language, and the brain. New York: Oxford University Press; 2008.
27. Tomaino CM. Using rhythmic auditory stimulation for rehabilitation. In: Berger J, Turow G (Eds.). Music, science, and the rhythmic brain: Cultural and clinical implication. New York, London: Routledge; 2011. p. 11-121.
28. Thaut MH, Kenyon GP, Hurt CP, Mcintosh GC, Hoemberg V. Kinematic optimization of spatiotemporal patterns in paretic arm training with stroke patients. Neuropsychologia. 2002;40:1073-81.
29. Thaut MH, Hoemberg V. Neurologic music therapy in neuropsychological rehabilitation. In: Wilson BA, Winegardner J, Van Heugten CM, Ownsworth T (Eds.). Neuropsychological rehabilitation: Abingdon: Routledge; 2017. p. 414-24.
30. Särkämö T. Cognitive, emotional, and neural benefits of musical leisure activities in aging and neurological rehabilitation: A critical review. Annals of Physical and Rehabilitation Medicine. 2018;61(6):414-8.
31. Thaut MH, Rice RR, Braun Janzen T, Hurt-Thaut CP, Mcintosh GC. Rhythmic auditory stimulation for reduction of falls in Parkinson's disease: a randomized controlled study. Clinical Rehabilitation. 2019;33(1):34-43.
32. Koshimori Y, Thaut MH. Future perspectives on neural mechanisms underlying rhythm and music based neurorehabilitation in Parkinson's disease. Ageing Research Reviews. 2018;47:133-9.
33. Kang S, Shin JH, Kim IY, Lee J, Lee JY, Jeong E. Patterns of enhancement in paretic shoulder kinematics after stroke with musical cueing. Scientific Reports. 2020 Oct 22;10(1):18109.
34. Leggieri M, Thaut MH, Fornazzari L, Schweizer TA, Barfett J, Munoz DG, et al. Music Intervention Approaches for Alzheimer's Disease: A Review of the Literature. Frontiers in Neuroscience. 2019;13:132.
35. Chatterjee D, Hegde S, Thaut M. Neural Plasticity: The Substratum of Music-based Interventions in Neurorehabilitation. NeuroRehabilitation. 2021;48(2):155-66.

ABORDAGENS NÃO CONVENCIONAIS: ARTES TEATRAIS E ARTE-REABILITAÇÃO
"Ser ou Não Ser...." A Arte da Interpretação Tem Poder na Reabilitação

Luciana Rocha Nunes Nogueira • Mayron Engel Rosa Santos
Gustavo José Luvizutto • Luciane Aparecida Pascucci Sande de Souza

INTRODUÇÃO

A participação em atividades artísticas e intervenções artísticas clínicas podem ser benéficas para a saúde física e mental de pacientes neurológicos. O uso terapêutico das artes expressivas e teatrais tem demonstrado resultados consistentes na reabilitação e benefícios na qualidade de vida, comunicação funcional, fala, como também nas funções motora, sensorial, socioemocional e cognitiva dos pacientes com Parkinson, acidente vascular cerebral, traumatismo craniencefálico, demência, transtorno do espectro autista, entre outras doenças.[1,2]

> "O teatro é um dos aspetos de uma sociedade, mas um aspecto vital. Por sua própria natureza o teatro pressupõe a comunicação, e este é um processo social primário. Uma peça (de Shakespeare, ou Sófocles, Hauptmann ou Hroswitha) é uma tentativa de comunicação de tipo particularmente importante dentro de uma sociedade. No mundo moderno é uma tentativa de comunicação entre homem e homem, entre o dramaturgo e a comunidade ou como diria um psicanalista, entre o inconsciente do artista e o do público."[3]

ARTES PARTICIPATIVAS

Os programas de artes participativas não clínicas e também as intervenções artísticas clínicas permitem a utilização de técnicas como as pantomimas, dramatização, jogos teatrais, improvisação, criação de cena e fornecem ideias criativas como o uso de música, desenho, pintura, montagem de marionetes, podendo ser trabalhado com o paciente neurológico como terapia individualizada ou em grupo.

As artes dramáticas estimulam o controle e a organização dos movimentos corporais, provocando a atenção ao esquema corporal, audição e visão, com forte exigência dos componentes emocionais. Promove a interação lúdica e vivências que mobilizam expressões espontâneas, desenvolvendo habilidades tanto sensório-motoras quanto cognitivas e emocionais, de maneira mais motivada e leve, pois no teatro é permitido errar.

> *O enfoque terapêutico difere assim do estético em um fator essencial. Interessa-se pela personalidade privada do paciente e por sua catarses, e não pelo papel representado ou por seu valor estético.*[4]

Essa perspectiva terapêutica possibilita ao paciente o envolvimento em um processo criativo, incluindo atividades de desenvolvimento de personagens e suas histórias, encenação, improvisação, interação, o uso da voz e da expressão corporal levando a possível produto terapêutico final, mesmo não sendo essa a finalidade primeira da intervenção teatral.[5]

ABORDAGEM CENTRADA NO PACIENTE
Os pacientes com lesões cerebrais podem apresentar alterações sensório-motoras, na sua comunicação, alterações cognitivas como déficit de atenção, memória, velocidade de processamento das informações, e comprometimento comportamental e emocional.

> Assim o teatro pode ser utilizado, pois além de trabalhar todos estes itens ainda tem uma grande vantagem, pois envolve questões motivacionais e troca de experiências, assim complementando o trabalho interdisciplinar (artes e saúde) tanto na reabilitação quanto na reintegração do paciente na sociedade.

Cada vez mais se torna essencial o tratamento alinhado ao modelo da Classificação Internacional de Funcionalidade, Incapacidade e Saúde (CIF) reconhecendo a importância da atividade e participação quanto aos fatores ambientais a serem abordados durante as terapias. O teatro permite esta participação com integração em diferentes ambientes e o enfretamento destes de forma mais lúdica e motivadora, contribuindo tanto com a função corporal quanto para o bem-estar psicossocial e a qualidade de vida.[5,6]

> As artes teatrais terapêuticas colocam o paciente no centro do processo, buscando identificar os processos latentes, estimulando a resolução de conflitos emocionais e cognitivos, promovendo, de forma complexa, todos os pontos expressivos do paciente, acionando voz, gesto, imaginação e a ação de corpo inteiro destes pacientes.

BENEFÍCIOS DO TEATRO COMO UMA MODALIDADE TERAPÊUTICA NO PROCESSO DE REABILITAÇÃO NEUROLÓGICA
Motricidade, Coordenação e Aprendizado Motor
O teatro estimula que o praticante conheça seu corpo, reconheça suas potencialidades e fragilidades, acionando uma gama de atividades corporais que necessitam de controle dos movimentos, da postura, da marcha e das atividades manuais.[7] Por isso ele é uma adequada modalidade terapêutica para estimular os pacientes neurológicos que podem apresentar alteração do controle motor com mudanças nos parâmetros espaço-temporais, cinemáticos e cinéticos dos movimentos corporais. Assim, as artes teatrais permitem estimular a funcionalidade por meio de atividades e participações em um ambiente preparado, pois os pacientes apresentam limitações em decorência dos comprometimentos motores, sensoriais, proprioceptivos, alterações de tônus muscular, na coordenação e no equilíbrio e comprometimento no padrão da marcha, dentre outros.[8]

Durante o repertório teatral o participante, de acordo com a atividade proposta, precisa atender à alta demanda física, pois para o teatro o instrumento de trabalho é o corpo, os movimentos corporais e a comunicação, utilizando os movimentos simples e complexos durante o desempenho, executando diversas tarefas e ações que permitem a estimulação sensório-motora e o treinamento de atividades para vivenciar a movimentação corporal.[9]

Exemplo:
Em desempenhos físicos de imitação de pessoas tais como um homem velho ou animal (por exemplo: gato), estas atividades exigem do participante execução de movimentos como tremores posturais, movimentos lentos ou, no animal, a agilidade e movimentação que exigem grande concentração física, precisão e domínio dos movimentos corporais.[9] Estas atividades permitem uma estimulação proprioceptiva, de esquema corporal, e exigem controle dos movimentos e de consciência espacial de seus movimentos, como também uma postura de tronco mais consistente, pois no teatro os pacientes têm que utilizar os movimentos corporais de maneira consciente e controlada como forma de se expressar[7] e este controle é extremamente importante nos indivíduos com lesões neurológicas para melhora na sua mobilidade, funcionalidade e uso do membro comprometido.

Observa-se o impacto positivo das intervenções teatrais na função motora, pois o aprendizado de uma nova tarefa motora inicialmente caracteriza-se por alta variação de movimento para explorar os padrões de movimento eficiente. Com o treinamento repetitivo das tarefas pode ser observada menor variação e desorganização dos movimentos em razão do aprendizado, possibilitando a aquisição de padrão motor mais determinado e eficaz, com capacidade de incorporar o movimento e aumentar a consistência dos padrões de movimento.[9]

> Podem ser trabalhadas diferentes oficinas com tarefas vivenciadas nas atividades de vida diária e direcionadas aos déficits motores específicos, utilizando de atividades combinadas para a melhora com a prática diária e a retenção da aprendizagem motora,[10] permitindo a fase exploratória destas vivências e a prática do comportamento motor com maior interação com o ambiente externo e social de uma forma mais motivadora e menos tecnicista (Fig. 24-1).

Propostas de Atividade

Caminhada no Espaço[11]

- Objetivo: Familiarizar os pacientes com o elemento (espaço) em que estão inseridos.
  Foco: Sentir o espaço com o corpo todo.
- Descrição: Os jogadores caminham e investigam fisicamente o espaço como se fosse uma substância desconhecida.
- Notas: Na caminhada o terapeuta caminha com os pacientes enquanto dá as instruções: "Caminhe por aí e sinta o espaço à sua volta!"; investigue o espaço como algo desconhecido"; "Sinta o espaço com as costas!" Uma nova situação seria delimitar o espaço corporal com objetos pessoais ou lúdicos (Fig. 24-2).

Utilize as características físicas dos pacientes para dar as instruções sem que eles percebam que seja específico para alguém, pois uma instrução direcionada a alguém ajuda todo o grupo.

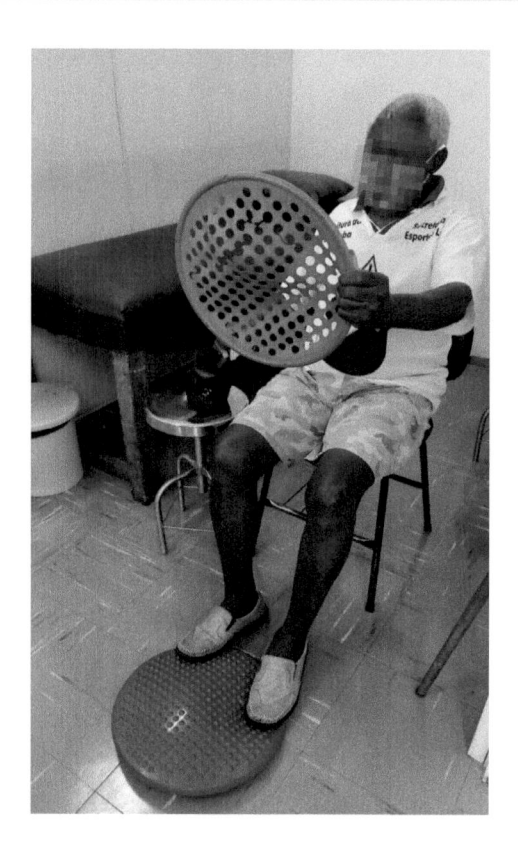

Fig. 24-1. Atividade e participação de forma motivadora trabalhando força, coordenação, equilíbrio em uma simulação do ato de dirigir. (Fonte: o autor.)

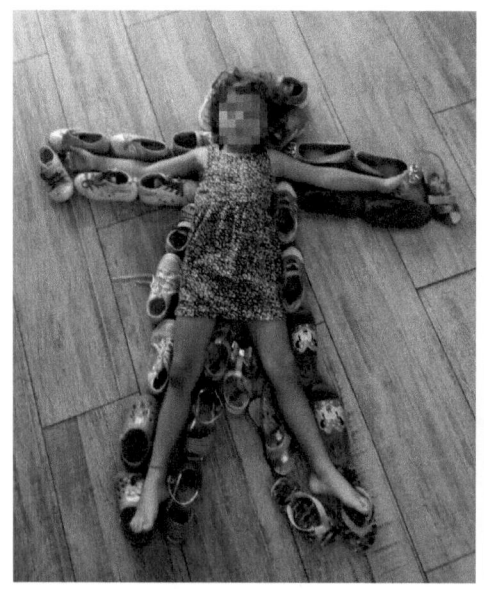

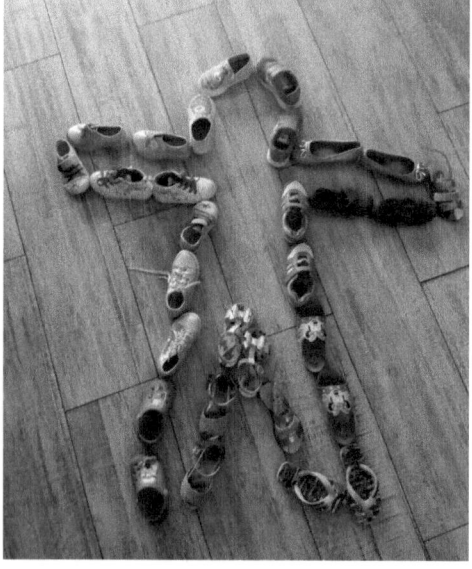

Fig. 24-2. Atividade para aumento da percepção e esquema corporal. (Fonte: o autor.)

Jogo do Espelho[12]
- Objetivo: Reconhecer gestos e movimentos.
- Foco: Observar o outro.
- Descrição: Os pacientes dispõem-se dois a dois, a pessoa inicia o movimento e gestos, quanto maiores, exagerados e lentos, melhor, e a outra pessoa, o reflexo os imita.
- Notas: O terapeuta deve orientar os pacientes para realizarem movimentos lentos e exagerados e o reflexo deve tentar seguir fielmente, crie o código para eles pararem quando você disser estátua, para manter o controle e atenção dos pacientes. Dê instruções para trocar os "papéis" e continue o jogo até ver que os movimentos estão repetindo, então troque as duplas.

Caminhada dos Animais[11]
- Objetivo: Estimular movimentos expressivos e gestuais fora do cotidiano dos pacientes.
- Foco: Buscar os movimentos dos animais, consciência corporal.
- Descrição: Os jogadores caminham pelo espaço, ao comando do terapeuta começam a caminhar como animais.
- Notas: Na caminhada o terapeuta caminha com os pacientes enquanto dá as instruções: "Caminhe agora como um gato!"; "Perceba seu corpo, ritmo, movimentos"; "Perceba seu corpo fazendo força!"

Perceba o tempo do grupo. Assim que esgotar os movimentos, passe para outro animal. Sempre explorando os planos de altura, no gato (plano baixo), passe para o pássaro (plano alto), depois pode ser o macaco (plano médio), além da variação de planos de altura perceba que cada animal vai explorar um ritmo corporal, não perca essas dimensões, pois irá te ajudar com as instruções durante o jogo.

Melhora nas Funções Sociais e na Comunicação

Durante o desempenho teatral e fora do espaço cênico, os pacientes têm de interagir de forma contínua e nessa direção acabam por se socializar, pois temos a necessidade inata de pertencermos a um grupo enquanto seres sociais que somos e nada mais depressivo que a exclusão.[13]

Assim, os jogos teatrais podem potencializar as habilidades comunicativas dos pacientes, abrindo espaços para construções de comunicações afetivas, além disso observam-se ganhos na interpretação de pistas não verbais, na capacidade de identificação (memória) e percepção social, uma oportunidade para os participantes interagirem entre si, compartilharem experiências e tornarem-se base para a formação de novos laços de amizade.[5]

> Identifica-se o aprimoramento do envolvimento com os outros com melhor comunicação, compreensão e empatia, com um sentimento de união e diminuindo a exclusão social (Fig. 24-3).[14]

O uso do teatro como ferramenta terapêutica cria um ambiente favorável e motivador para permitir maior interação social, envolvendo o paciente no uso da comunicação dirigida e também podendo explorar a comunicação não verbal, e envolvendo-o em brincadeiras imaginativas apoiando a aprendizagem ativa tanto individual quanto em grupo (Fig. 24-4).[15]

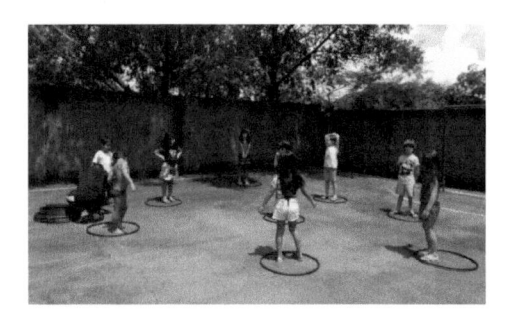

Fig. 24-3. Atividade lúdica em grupo para estimular a comunicação, compreensão e empatia, além do sentimento de união. (Fonte: o autor.)

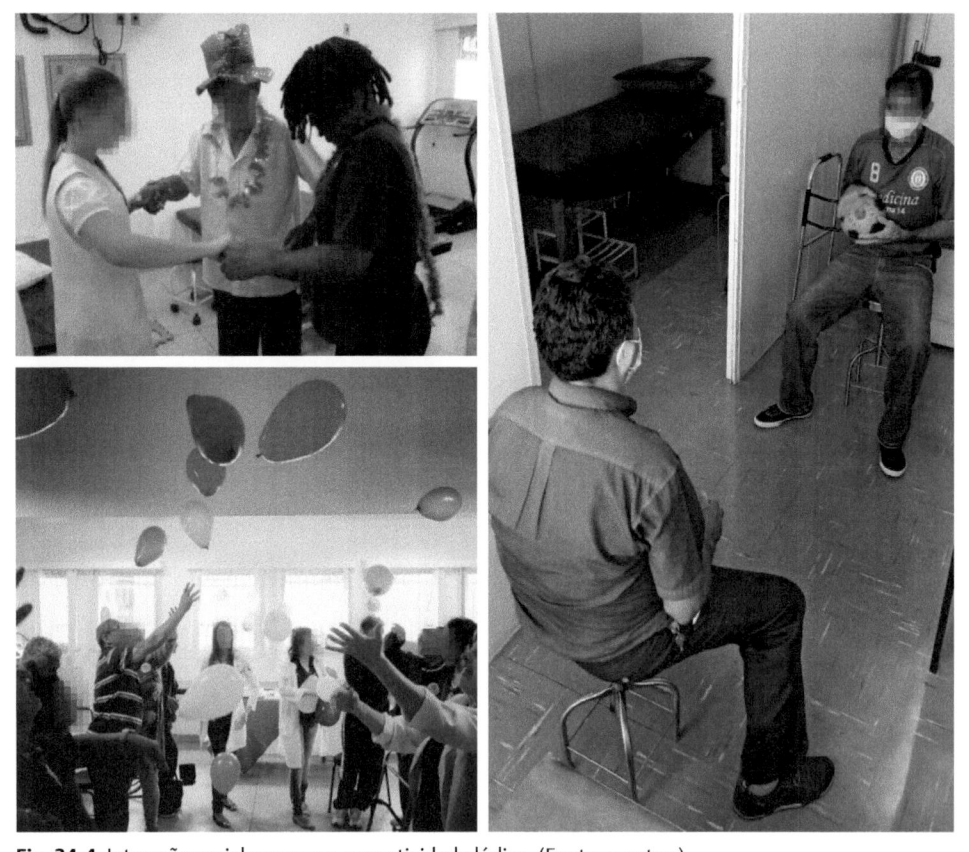

Fig. 24-4. Interação social em grupo com atividade lúdica. (Fonte: o autor.)

Propostas de Atividade[11]
Caminhada com Cumprimentos
- Objetivo: Familiarizar os pacientes com os outros pacientes.
- Foco: Percepção musical e contato com o outro.
- Descrição: Os jogadores caminham pelo espaço, ouvindo uma música.
- Notas: Na caminhada o terapeuta caminha com os pacientes enquanto dá as instruções: "Caminhe por aí enquanto a música estiver tocando!" Quando a música parar, encontre uma pessoa e cumprimente-a pegando na mão"; assim que perceber que o grupo assimilou as instruções adicione: "Quando a música parar, encontre uma pessoa e cumprimente-a pegando na mão e fale seu nome".

Perceba se os pacientes estão se olhando ao cumprimentar, dê instruções para que percebam o outro por inteiro.

Posando
- Objetivo: Interação com o outro e a expressão gestual.
- Foco: Criação coletiva de uma pose.
- Descrição: Organize grupos de no mínimo 5 pacientes. Os pacientes de cada grupo farão uma pose que será o início de uma pose coletiva. Instrua os pacientes no sentido de tentar formar uma escultura com características definidas: árvore, fonte, ponte, igreja etc. Os demais pacientes tentam adivinhar, elaborar qual pose foi construída. Estimule a imaginação dos que estão montando a pose e a argumentação dos que estão observando.

Quadro Vivo
- Objetivo: Interação com o outro e a expressão gestual.
- Foco: Criação coletiva de um quadro.
- Descrição: Organize grupos de no mínimo 5 pacientes. Cada grupo irá receber uma imagem de obra clássica que deverá reproduzir. No primeiro momento o quadro vivo deve ficar parado, os demais grupos tentam adivinhar, qual é a obra, ou ao menos do que se trata a cena reproduzida. No segundo momento, de acordo com as comorbidades dos pacientes, estimule que cada grupo improvise uma continuação para os quadros, de forma livre e espontânea.

Melhora nas Funções Cognitivas
As atividades artísticas estão fortemente associadas a melhoras cognitivas. As práticas teatrais, através do processo de treinamento e aprendizado requerem a interação entre as funções cognitivas superiores e diversas modalidades funcionais como auditivas, verbais, visuais, motoras, cinestésicas e táteis.

O desenvolvimento de intervenções terapêuticas norteados pelos jogos teatrais[11] utilizados por meio do uso de tarefas cognitivas favorecem a melhora no funcionamento executivo, na memória, raciocínio e na fluência, estimulando as funções executivas e a velocidade de processamento.[16]

> Durante os processos criativos observa-se melhora no funcionamento cognitivo, no pensamento divergente, na flexibilidade, na resolução de problemas, na geração e compreensão de palavras, na construção e na memória, promovendo as relações interpessoais e o aprimoramento das suas próprias qualidades, proporcionando autoconhecimento e bem-estar.[17]

Em pacientes com déficits de memória e Parkinson já foram utilizadas técnicas de improvisação que requerem o desenvolvimento da capacidade de concentração, ouvir atentamente, aceitar as ideias dos outros e apoiar-se mutuamente. Ele desenvolve as funções executivas como fluidez e flexibilidade, processamento de informações, além de assumir riscos e perseverança. O teatro de improvisação permite ações e movimentos espontâneos e autônomos, não necessitando de memorização, maximizando o foco, possibilitando viver o momento, subir no palco sem decoração, sem uma única palavra preparada, exigindo correr riscos, estimulando a perseverança para continuar caindo e se levantando a cada desempenho, o que é extremamente importante para o indivíduo com lesão neurológica nas dificuldades diárias, desenvolvendo esta capacidade de continuar persistindo.[17,18]

> As situações cênicas estimulam a resolução de problemas, pois criam desafios aos participantes, motivando para que tomem decisões, criem resoluções e concluam as propostas (Fig. 24-5).

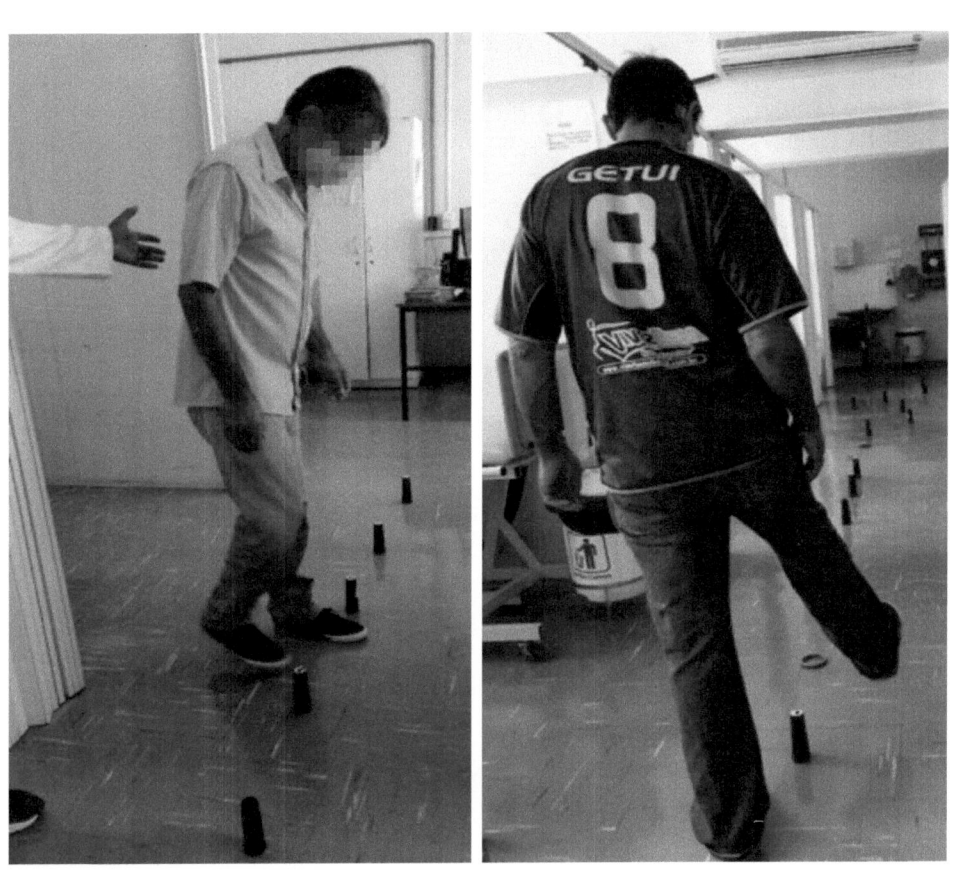

Fig. 24-5. As situações cênicas (obstáculos no ambiente) estimulam a resolução de problemas durante a marcha. (Fonte: o autor.)

Propostas de Atividade
Cabo de Guerra[11]
- Objetivo: Despertar a comunicação invisível entre os pacientes.
- Foco: Imaginação e atenção, mantendo a corda no espaço como um elo entre os jogadores.
- Descrição: Divida em duplas. Uma dupla por vez; cada jogador tenta puxar o outro, fazendo-o atravessar a linha do centro, exatamente como no jogo do cabo de guerra. Aqui, contudo, a corda é imaginária. Se o grupo tiver muita dificuldade em executar o jogo, acrescente a corda real, para estimular os movimentos concretos, depois retire a corda real e peça que façam o jogo imaginando a corda.

Viagem Imaginária[12]
- Objetivo: Estimular a comunicação corporal e gestual entre os pacientes, a imaginação e a memória.
- Foco: Representar a história narrada pelo terapeuta.
- Descrição: Comece pelo jogo já mencionado "Caminha no espaço", assim que o grupo estiver concentrado comece dando a instrução: "Agora iremos fazer uma viagem imaginária, vocês devem reproduzir toda a história que irei contar, somente com gestos e movimentos. Vamos começar."

    Assim, comece a história: "Você está andando pela praia (importante esperar os pacientes vivenciarem cada cena, antes de narrar a próxima), ao longe você vê belas montanhas e vai em sua direção. Observam por algum tempo as montanhas que agora o cercam em todas as direções. Decide preparar um lanche para um piquenique. Escolhe cuidadosamente frutas e bebidas de um armário que acaba de se materializar; faz sanduíches grandes e corta fatias de seu bolo predileto, embrulha tudo e coloca em cestas.

    Começa, então, a subir as montanhas. A trilha fica cada vez mais tortuosa, fazendo zigue-zagues. Para, ocasionalmente, para olhar uma maravilhosa paisagem, toma fôlego e enxuga a testa. Na trilha você encontra com um amigo (neste momento pode ser que escolham um amigo invisível ou alguém no grupo, deixe que escolham, não tem certo nem errado). Conte, em pantomima, seus planos para o dia e decidem continuar juntos. Sobem cada vez mais, ajudando-se nos trechos mais íngremes. Ficam cansados. O dia está quente e ensolarado. Encontram um local para piquenique e sentam-se, admirando a vista. Desembrulham seus lanches e saboreiam lentamente a comida, sorvendo as bebidas e comendo os sanduíches. Está quente e o silêncio é grande. Adormecem."

    Neste momento o terapeuta avalia o envolvimento do grupo, podendo terminar a história neste ponto ou continuar. Essa avaliação é importante para não perder a experiência pelo cansaço, pois pode ser difícil manter a atenção e imaginação por tanto tempo.

    Se for o caso continue a história: "Subitamente, vocês acordam, ambos pensam ouvir algo, algo incomum. Viram-se um para o outro, questionando-se com os olhos. Não ouvem mais nada e começam a guardar as coisas do piquenique. De repente ouvem outra vez o som, mais alto: percebem que estão ouvindo o som de uma tempestade. Reagem – Como? Agarrando-se um ao outro? Correndo? Tentando se esconder?"

    Neste ponto a história termina com a reação final de cada dupla; deixe que interpretem a resolução total do problema da tempestade, somente depois finalize a atividade.

    O terapeuta pode criar a história ou estimular que escrevam, desenhem, contem uma história para ser utilizada nesta intervenção. O essencial é que as situações sejam exageradas o suficiente para poderem imaginar e responder rapidamente em pantomima, e que haja um mínimo de interação entre os pacientes.

Melhora na Função Comportamental

A experiência artística agrega valor à vida das pessoas, possibilitando melhora e mudanças comportamentais no paciente.[2] As artes teatrais no contexto terapêutico potencializam nos pacientes o maior autocontrole e autoconhecimento, promove a capacidade de se colocar no lugar do outro e entender o que os outros estão pensando, e usar este conhecimento para perceber como os outros podem agir, aumentando os comportamentos adaptativos, diminuindo o comportamento solitário e problemático.[5]

> Vários são os benefícios das intervenções artísticas sobre a saúde mental dos pacientes, sendo estes a melhoria da capacidade de enfrentamento, o sentimento menos negativo, maior bem-estar, redução da ansiedade, melhor compreensão do próprio corpo, agitação reduzida, redução do estresse, aumento da autoconfiança e senso de autoestima, níveis baixos de depressão e aumentado senso de esperança.[1]

Pode-se utilizar de exercícios de atuação teatral entre pacientes e pessoas sem deficiência para possibilitar a oportunidade da observação de modelos competentes e troca de vivências[19] e também pode ser utilizado para adequação do autoconceito apropriado, fortalecimento do domínio pessoal, processamento e comunicação das emoções, possibilitando atuação em casos depressivos.[20]

Propostas de Atividade
Pantomima em Grupo[12]
Objetivo: Estimular a expressão de sentimentos.
- Foco: Potencializar a expressividade.
- Descrição: Divida em duplas. O terapeuta escolhe uma situação ou sentimento; um realiza a pantomima (sons e gestos) e outro tenta identificar a ação/sentimento.

   Ideias para as cenas:

1. Fazer caretas engraçadas.
2. Dor de barriga.
3. Abrir um presente.
4. Em um velório.
5. Praticar boxe, tiro ao alvo, reger uma banda.
6. Orar.
7. Aula de ginástica.
8. Em um parque de diversões.

Feira de Poesias[21]
Objetivo: Desenvolver a espontaneidade criando pequenas poesias e recitando.
- Foco: Linguagem verbal e escrita.
- Descrição: Essa atividade pode ser feita individualmente, em duplas ou grupos. Selecione palavras sobre determinado tema: amor; amizade; fé. É importante que as palavras estejam impressas, cada grupo ou paciente, tem que criar uma poesia com no máximo cinco linhas com as palavras disponibilizadas.

   Assim que concluído, o paciente/grupo tem que preparar apresentação.

O Que Se faz do Outro Lado do Muro?[22]
- Objetivo: Estimular a expressão de sentimentos.
- Foco: Linguagem verbal e expressão de sentimentos.

- Descrição: Essa atividade pode ser feita individual, em duplas ou grupos. Divida seu espaço cênico, crie um muro, pode ser imaginário ou marcado no chão com linha ou objetos, se for individual o paciente imagina que tem alguém do outro lado do muro, e grita para ele o que faria se estivesse do outro lado do muro. Se for em grupo, primeiro um grupo fala e depois o outro responde.

Perceba as necessidades do grupo, estimule que falem e que respondam, deixe que cada indivíduo/grupo se expresse.

E ALÉM DO TEATRO?

Atividades de arte-reabilitação como pintura em tela, construção de esculturas, brinquedos de sucata e contação de histórias podem permear o ambiente terapêutico. A arte-reabilitação favorece funções motoras, visuais, auditivas e de fala receptiva e expressiva, além de possibilitar a comunicação de pensamentos e sentimentos, pois é um modo de exploração da realidade quanto do domínio dela.[23]

Em crianças pode-se fazer o uso de pinturas ou atividades com uso de massas para exploração manual e sensorial. Uso de papéis em diferentes tamanhos também é indicado para a percepção espacial. A pintura facial ou da mão hemiplégica podem ser atividades para explorar o esquema corporal. Também devemos levar em consideração que materiais leves e adaptados, que não exijam tanta força do paciente, como aquarelas, tintas, canetas hidrográficas, facilitam seu envolvimento nas atividades.

Em adultos, a arte-reabilitação pode ser usada com o objetivo de estimular a atenção, concentração, cognição, além de treino manual. Algumas atividades, como a cópia de imagem em carbono ou papel vegetal, estimulam o paciente à maior atenção e percepção espacial. O artesanato também deve ser explorado, com objetivo de trabalhar planejamento, atenção e coordenação do paciente. Além disso, o artesanato pode ser usado tanto para reabilitação quanto como forma de trabalho autônomo (Fig. 24-6).

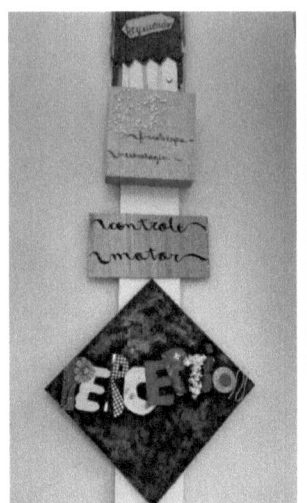

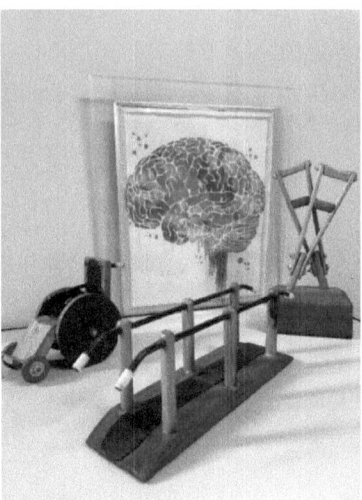

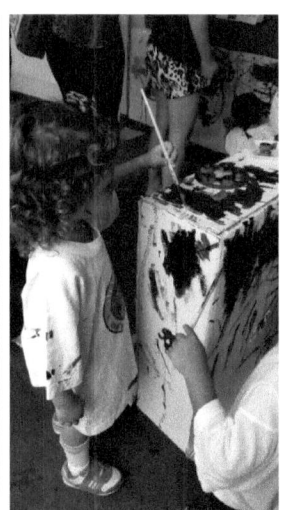

Fig. 24-6. Arte-reabilitação com uso de atividade de artesanato e pinturas. (Fonte: o autor.)

CONCLUSÃO

As intervenções teatrais são eficazes na melhoria geral relacionada com saúde, qualidade de vida e também benefício no bem-estar emocional dos pacientes.[2]

Os pacientes com lesões neurológicas muitas vezes se sentem solitários e privados de oportunidades de se envolver em atividades sociais significativas, especialmente no estágio crônico. Assim, a reabilitação utilizando de artes teatrais com atividades em grupo destaca o papel da recompensa e motivação na aprendizagem quando é utilizado este recurso durante a reabilitação.[24]

As propostas inseridas neste trabalho não têm a intenção de serem fórmulas fechadas, mas iniciativas para o desenvolvimento de atividades terapêuticas com as artes teatrais, ficando a cargo do profissional a sensibilidade para utilizá-las.

Todos os jogos deverão ser encerrados com tempo suficiente para que os participantes possam expressar o que vivenciaram. O terapeuta precisa estimular formas diferentes para essa expressão, através de linguagens diferentes da escrita e oral, como: tinta; argila; colagem; desenho; mímica; dança.

Tarefa de Laboratório
Use a criatividade das artes teatrais!

E chegou a hora de criar, do improviso, da criatividade!! Monte sua ação terapêutica com arte teatral participativa: 1) selecione seu objetivo, 2) selecione sua terapêutica clássica, 3) agora incremente com uma pitada teatral, seguindo as dicas e propostas apresentadas neste capítulo! Será fascinante para você e seu paciente!!

REFERÊNCIAS BIBLIOGRÁFICAS

1. Jensen A, Bonde LO. The use of arts interventions for mental health and wellbeing in health settings. Perspectives In Public Health. 30 Apr. 2018;138(4):209-14.
2. Barnish MS, Barran SM. A systematic review of active group-based dance, singing, music therapy and theatrical interventions for quality of life, functional communication, speech, motor function and cognitive status in people with Parkinson's disease. BMC Neurology. 10 Oct 2020;20(1):371.
3. Courtney R. Jogo, Teatro & Pensamento. 2. ed. São Paulo: Perspectiva; 2003.
4. Moreno JL. Psicodrama. Campinas: Papirus; 1974.
5. Edwards BM, Smart E, King G, Curran CJ, Kingsnorth S. Performance and visual arts-based programs for children with disabilities: a scoping review focusing on psychosocial outcomes. Disability And Rehabilitation. 18 Nov 2018;42(4):574-85.
6. Lisboa PV, Brandão L. Teatro um complemento na reabilitação de lesões cerebrais: revisão sistemática de literatura. (Especialização em Neuropsicologia). Porto Alegre, RS: Universidade Federal de Rio Grande do Sul; 2017.
7. da Silva EGF, Ferreira LP. Reabilitação em pessoas com Doença de Parkinson: os benefícios do Teatro para tratamento de sintomas motores e não-motores. Distúrbios da Comunicação. 2012;24(3).
8. Sheffler LR, Chae J. Hemiparetic Gait. Physical Medicine And Rehabilitation Clinics Of North America. Nov 2015;26(4):611-23.
9. Jacobs E, Hallemans A, Gielen J, Van den Dries L, Van Moorsel A, Rutgeerts J, et al. Unravelling motor learning processes in theater performers. Motor Control. 2018 Apr 1;22(2):134-48.
10. Krakauer JW. Motor learning: its relevance to stroke recovery and neurorehabilitation. Current Opinion In Neurology. Feb 2006;19(1):84-90.

11. Spolin V. Jogos teatrais para a sala de aula: um manual para o professor. São Paulo: Perspectiva; 2008.
12. Novelly M. Jogos teatrais: Exercícios para grupos e sala de aula. Campinas: Papirus; 1994.
13. Yalom ID, Leszcz M. The theory and practice of group psychotherapy. Hachette UK; 2020.
14. Bernard M, Rickett M. The Cultural Value of Older People's Experiences of Theater-making: a review. The Gerontologist. 2017 Apr 1;57(2):e1-e26.
15. Ioannou S, Key AP, Muscatello RA, Klemencic M, Corbett BA. Peer actors and theater techniques play pivotal roles in improving social play and anxiety for children with autism. Frontiers In Psychology. 27 May 2020;11(0):1-9.
16. Groussard M, Coppalle R, Hinault T, Platel H. Do musicians have better mnemonic and executive performance than actors? Influence of regular musical or theater practice in adults and in the elderly. Frontiers In Human Neuroscience. 15 Sep 2020;14:1-11.
17. Hainselin M, Aubry A, Bourdin B. Improving teenagers' divergent thinking with improvisational theater. Frontiers In Psychology. 25 Sep 2018;9:1-9.
18. Bega D, Palmentera P, Wagner A, Hovde M, Barish B, Kwasny MJ, et al. Laughter is the best medicine: the second city® improvisation as an intervention for parkinson's disease. Parkinsonism & Related Disorders. Jan 2017;34:62-5.
19. Corbett BA, Ioannou S, Key AP, Coke C, Muscatello R, Vandekar S, et al. Treatment Effects in Social Cognition and Behavior following a Theater-based Intervention for Youth with Autism. Developmental Neuropsychology. 2019 Oct;44(7):481-94.
20. Dunphy K, Baker FA, Dumaresq E, Carroll-Haskins K, Eickholt J, Ercole M, et al. Creative arts interventions to address depression in older adults: a systematic review of outcomes, processes, and mechanisms. Frontiers In Psychology. 8 Jan 2019;9:1-24.
21. Reverbel OG. Jogos teatrais na escola: atividades globais de expressão. São Paulo: Scipione; 2009.
22. Vidor HB. Drama e teatralidade: o ensino do teatro na escola. Mediação; 2010.
23. Fernandes AC, Ramos ACR, Filho MCM, Ares MJJ. Reabilitação. 2. ed. São Paulo: Manole; 2015.
24. Grau-Sánchez J, Segura E, Sanchez-Pinsach D, Raghavan P, Münte TF, Palumbo AM, et al. Enriched Music-supported Therapy for chronic stroke patients: a study protocol of a randomised controlled trial. BMC Neurology. 12 Jan 2021;21(1):1-16.

ABORDAGENS NÃO CONVENCIONAIS: DANÇA NA REABILITAÇÃO NEUROFUNCIONAL
Quem Canta os Males Espanta... Imagine Então Quem Dança?

Flávia Guirro Zuliani ▪ Gustavo José Luvizutto
Luciane Aparecida Pascucci Sande de Souza ▪ Maíra Cardoso Barale

INTRODUÇÃO

A busca da palavra "dança" em dicionários fornece ao leitor inúmeras possibilidades de entendimento. Uma das definições mais simples considera a dança como sequência de movimentos corporais executados de maneira ritmada, geralmente, ao som de uma música.[1] Outra definição traz a dança como arte e/ou técnica de dançar, estilo, gênero ou modo particular de se dançar.[2] Na linguagem artística ela pode ser definida como transferência do peso do corpo no tempo e espaço, segundo Suquet (2008).[3]

A dança é uma área de conhecimento, com suas especificidades e campo próprio de atuação, tratando de aspectos históricos, tradições, questões contemporâneas, poéticas e políticas, instigando questionamentos sobre o meio ambiente ou sobre a urbanidade, fantasias e ou tecnologias.[4] Essa modalidade é considerada a arte do movimento do corpo, sendo toda informação sensório-motora decorrente do nosso sistema interno do movimento corporal que favorece as ações.[5]

Quando vista como uma linguagem, é considerada uma expressão cultural por ser uma construção humana, que possui regras, rituais, padrões, reflexões e inovações, porém, não se pode negligenciar que a dança, vista por outro lado, torna-se real num corpo totalmente biológico.[6] Sob outro ponto de vista, a dança é uma atividade motora altamente complexa que demanda habilidades visuoespaciais, cinestésicas, auditivas.[7]

> Somando as definições existentes, o ato de dançar coloca-se em movimento, de forma aparente ou não, ideologias, valores, visões de estética, sentimentos e também todo o sistema nervoso, que une equilíbrio, sistema límbico, contrações e relaxamentos musculares, respiração, batidas cardíacas e, além disso, desperta os sentidos, ativa as memórias, faz rápidas associações e ainda está apto a mudar se algo de diferente acontecer, tudo isso ocorre para que consigamos de fato dançar.[6]

Breve História da Dança
Há registros da Dança retratados na sociedade desde a época dos primatas, nas Eras Paleolítica e Mesolítica, onde era chamada Dança Primitiva e por meio dela o homem se expressava e exteriorizava suas emoções com manifestações ligadas ao movimento corporal.[5,8] Já por volta do ano 5000 a.C., após a Dança Primitiva, no Egito surge a Dança Milenar, essa possuía caráter sagrado, sendo executada como oferenda aos deuses, Hathor e Bés, além de dançarem em funerais, pois na crença egípcia da época os movimentos feitos pelos dançarinos asseguravam ao morto a ascensão a uma nova vida, enquanto na Índia os hindus procuravam a união com a natureza através da dança.[9]

Séculos depois, chegando na Idade Média, o pensamento cristão-católico repressivo da época caracterizava a dança um pecado, pois qualquer manifestação corporal era proibida e estava relacionada com o pecado, mas ao mesmo tempo, os camponeses promoviam suas danças populares para festejar semeadura e colheita camuflando a partir da introdução de personagens da religião, como anjos e santos, com isso a Igreja não interferia nessas festividades.[10] Por volta dos anos 1960, a dança modernista entra em crise com os modelos modernos, sofrendo transformações e, nessa época, surge a dança contemporânea, linha que está presente até os dias atuais.[10]

> A dança, nos últimos tempos, passou a ser utilizada de forma terapêutica com o objetivo de promover recuperações físicas e psíquicas.[11] E através disso vê-se o aumento de pesquisas relacionando a neurociência e a dança, assim como a reabilitação neurofuncional e a dança.

Benefícios da Dança
Segundo Aleixo e Cruz (2008),[12] os principais aspectos positivos que a dança pode promover são:

1. Equilíbrio: estático, dinâmico, educação das sensações;
2. Coordenação: global, segmentar, oculomanual;
3. Respiração: inspiração nasal e expiração bucal;
4. Imagem do corpo: vocabulário, sensações cinestésicas ou sensibilidade; consciência do eixo corporal, consciência segmentar, consciência do tronco, consciência das sensações;
5. Lateralização: em relação a si, aos objetos e a terceiros;
6. Organização espacial: noções de próximo, distante, intervalos, direções e superfícies;
7. Organização temporal: noções de velocidade, duração, ritmo e andamento;
8. Socialização: afetividade, companheirismo, respeito e solidariedade;
9. Disciplina: respeito às regras e controle das emoções;
10. Pantomima: autoexpressão;
11. Criatividade: descobrir novas potencialidades, personalidade.

Estilos de Dança
Os estilos de danças que mais são encontrados na literatura em geral são: danças clássicas (balé), dança contemporânea, *jazz*, dança de salão (valsa, tango, bolero, foxtrote, *zouk*, samba, forró, danças urbanas).

Dentro da reabilitação neurofuncional é importante ressaltar que a dança de salão é uma das modalidades mais aplicadas nas pesquisas com dança e isso se deve ao fator motivacional e, principalmente, à possibilidade de socialização, tanto entre indivíduos jovens quanto em adultos e idosos.[13] O balé, apesar de sua complexidade, também é utilizado, muitas vezes de forma adaptada e seus princípios e movimentos básicos trabalham o controle da extensão e flexão da articulação dos joelhos; busca de coordenação geral para realização de movimentos, a consciência da lateralidade do peso para transferência do mesmo de um membro inferior para o outro, movimentação dos membros inferiores em diversas direções (trás, frente, lado) e graduação de exercícios mais simples ao mais complexo, assim como do mais lento para o mais rápido, fatores que aprimoram o movimento para a dança e para a vida quotidiana das pessoas.[14]

DANÇA E NEUROCIÊNCIA

A neurociência da dança investiga como o envolvimento *na* e *com a* dança afeta a estrutura do cérebro e função, visto que a dança fornece acesso exclusivo aos processos envolvidos na ação e percepção, transformações motoras, aprendizagem e especialização. Ela também envolve a produção de complexos motores e sequências sincronizadas com pistas externas, como a música, outras pessoas e o ambiente ou estúdio de dança,[15] assim como exige o envolvimento síncrono dos domínios motor e cognitivo, incluindo assim uma coordenação de sistemas envolvidos em tempo, memória e aprendizagem.[15]

Uma de suas principais características é que os movimentos corporais são organizados em padrões espaciais, abrangendo um mapa da trajetória do corpo no espaço alocêntrico,[16] assim como um mapa cinestésico e visual do esquema corporal no espaço egocêntrico.[17] A dança é composta por uma mistura dinâmica rica de processos motores e cognitivos, bem como a dinâmica neural interagindo para permitir a sincronização com ritmos fornecidos externamente e ocorrendo num contexto espacial e social específico.[15] Além disso, ela é uma abordagem terapêutica corporal integrativa promotora de inúmeros estímulos táteis, auditivos, cognitivos, motores e afetivos.[18] Por carregar essa natureza multimodal, ela pode oferecer novos caminhos à reabilitação, estimulando vários níveis e funções cerebrais, assim como recuperação funcional de indivíduos com distúrbios neurológicos.[14]

A importância da experiência com movimentos é cada vez mais vista como a base para restaurar todas ou parte das funções de um indivíduo após doença do sistema nervoso.[19] A aprendizagem motora e a cognitiva estão em uma relação explícita, e diversos estudos têm associado esses conceitos com a dança.[20-24] Já como atividade de reabilitação, a dança demonstra potencial para retardar a neurodegeneração[25] e promover a neuroplasticidade.[26,27]

Brown *et al.* (2005),[28] por meio do estudo da tomografia por emissão de pósitrons (PET), observou que na prática da dança em rampa inclinada a ativação de regiões do córtex parietal posterior, que organiza todas as informações sensoriais (somestésicas, visuais, vestibulares) e envia esses sinais às áreas de planejamento do movimento ao córtex pré-motor e na área motora suplementar. Cross *et al.* (2006) mediu o efeito da incorporação na simulação de ação restringida pela observação simultânea de dançarinos profissionais de vídeos de um dançarino profissional conhecido pelos participantes, realizando sequências de movimentos.[29] Foi observada ativação das seguintes regiões: área motora suplementar bilateral, córtex pré-motor ventral esquerdo, giro parietal superior bilateral, sulco temporal superior direito e córtex motor primário direito. E Blasing (2012) demonstrou que o treinamento baseado na dança aperfeiçoa as funções de controle sensório-motor, como o equilíbrio estático e dinâmico.[30]

Portanto, terapias e programas de reabilitação utilizando essa modalidade atuam como atividade terapêutica e adjuvante na reabilitação neurofuncional trazendo inúmeros benefícios e melhorias ao paciente neurológico.

DANÇA ADAPTADA

A dança adaptada ou inclusiva é uma modalidade onde os focos terapêuticos e educacionais não são desprezados e a dança, nesse caso, é utilizada como meio preventivo e terapêutico na área da saúde.[31] Nesse campo a dança explora a diversidade e multiplicidade, trazendo para sua composição corpos híbridos, mescla entre as fontes culturais, técnicas corporais e gêneros artísticos diferentes, permitindo maiores oportunidades de envolvimento em uma atividade social, além de proporcionar benefícios terapêuticos.[32-35]

Por ser caracterizada como uma arte criativa e expressiva quando incorporada na reabilitação, a dança tem a capacidade de ultrapassar as barreiras mais tradicionais na terapia tendo uma visão diferenciada em relação às deficiências e limitações que o indivíduo possa apresentar[36] carregando a possibilidade de desenvolvimento do talento, permitindo, dessa forma, um ganho físico, psíquico e cultural, além de maior e melhor inclusão social pelo palco da vida - do belo, do real e também do imaginário, porém, concreto.[37]

A dança adaptada também pode ser denominada dança inclusiva ou integrada. Benjamin (2002)[38] vê o termo "integração" no contexto artístico como processo de fazer dança e coreografia, ou seja, é a composição de partes ou elementos diferentes que somados dão origem a uma combinação integral, considerada completa e complexa, e que não está relacionada linguística ou intrinsecamente associada à deficiência. Assim como o termo "inclusivo" refere-se a algo que estava ou está fora e precisa ser reajustado para passar de "excluído" para "incluído".

Atualmente, essa modalidade permite maior convivência de corpos diversos, quebrando, de certa forma, o padrão e a estética que sempre existiu nesse meio, e isso enfraquece as imposições culturais arraigadas sobre os atributos do corpo "perfeito" e "imperfeito", belo ou grotesco, hábil ou deficiente.[35]

A dança inclusiva tem como objetivo: proporcionar a todos igualdade de condições para desenvolver seu potencial de movimento e habilidades artísticas, oferecer meios que possibilitem a prática da dança a todos, tendo como foco principal a capacidade e não a limitação, assim como promover o rompimento da prática da segregação e constante reavaliação de crenças, valores, atitudes pessoais e sociais sobre a deficiência, semelhanças e diferenças humanas, criando assim formas para o indivíduo se sentir integrado.[39,40] Seguindo o mesmo ponto de vista, Tolocka e Ferreira (2006)[41] mostram que a dança inclusiva é uma das atividades da cultura corporal mais benéficas por favorecer: o desenvolvimento de expressão (individual e coletiva), de criatividade, de espontaneidade, de concentração, de autodisciplina e a interação do indivíduo consigo mesmo e com os outros, gerando uma inclusão social; a melhora nas qualidades físicas como esquema corporal, equilíbrio, ritmo, coordenação motora, organização espacial e flexibilidade e em relação às condições orgânico-funcionais: aparelho circulatório, respiratório, digestivo, reprodutor e excretor.

Além disso, na dança inclusiva é explorado e desenvolvido o autoconhecimento, pelo sentido tátil-toque; aumentando a percepção corporal, relaxando a musculatura; aumentando a autoestima, a independência, a experiência intensiva de situações de sucesso e fracasso e também contribuindo para a melhoria da autoimagem, autoestima, da autovalorização e autoconfiança pelo estímulo das percepções e sensações sinestésicas e visuais, que se expressam por meio da linguagem corporal. Portanto, a dança adaptada promove melhora do estado emocional, social, cognitivo, físico e proporciona maior integração do indivíduo na sociedade visando à melhora de sua saúde e bem-estar.

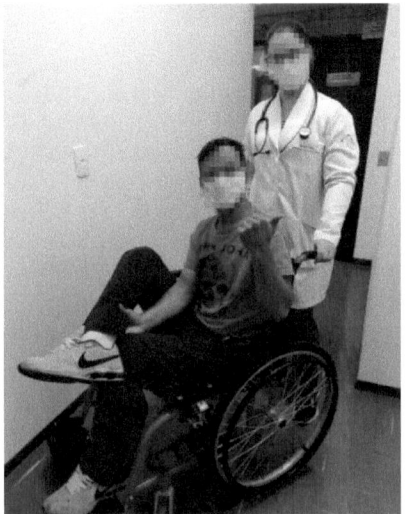

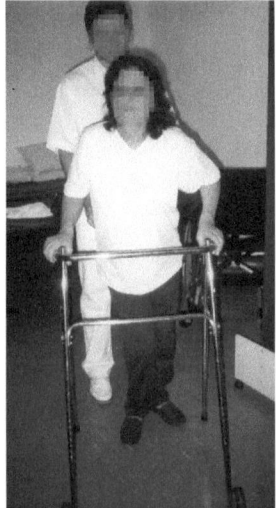

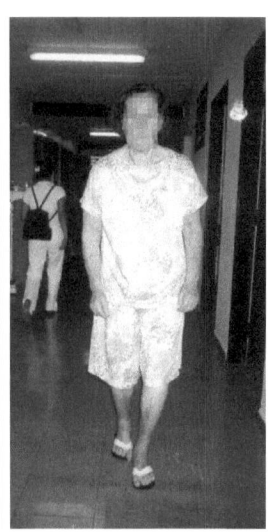

Fig. 25-1. Dança adaptada em um indivíduo em cadeira de rodas, usando andador e sem auxílio. (Fonte: o autor.)

A atividade pode ser realizada de forma individual ou em grupo, sendo esta última a mais utilizada. Um ponto muito importante que garante a adesão e envolvimento ativo do indivíduo (Fig. 25-1).

Benefícios da Dança Adaptada

1. *Psicológico:* através da dança é possível expressar os sentimentos - como desejos, raiva, alegria, gratidão, poder, pesares, temor, respeito – e isso funciona como uma válvula de escape onde o indivíduo libera a tumultuosa vida interior que escapa à análise;[42]
2. *Social:* a prática promove a interação do indivíduo consigo mesmo e com outras pessoas, propiciando maior interação, integração e inclusão social. Nesse caso a dança é vista como meio facilitador para inclusão.[43]
3. *Motor:* como é um recurso terapêutico auxiliar na reabilitação, a dança objetiva melhorar as capacidades físicas: esquema corporal, ritmo, equilíbrio, organização espacial, coordenação motora e flexibilidade.[43,44]
4. *Autoconhecimento:* através do toque há aumento da percepção corporal, relaxamento da musculatura que favorece o desenvolvimento físico, motor, neurológico e intelectual.[43,45]
5. *Autoimagem:* é melhorada por meio de estímulos das percepções e sensações visuais e cinestésicas, que orientam o tempo e o espaço.[43,45]
6. *Linguagem corporal:* por meio do movimento o indivíduo pode perceber-se, sentir-se, conhecer-se e manifestar-se.[45,46]
7. *Organização corporal-espacial-energética:* obtém-se por meio de qualquer ação funcional que pode converter-se em dança. O aspecto temporal controla a velocidade do movimento, o espacial regula o lugar onde o movimento é realizado e o energético abrange as variações da força do movimento.[45-47]

Estudos sobre o Tema na Reabilitação Neurofuncional
Paralisia Cerebral
Withers, Muzzolon e Zonta (2019)[36] pesquisaram a influência da dança *hip-hop* adaptada em crianças e adolescentes com paralisia cerebral, após a aplicação do protocolo de dança foi observada melhora significativa da qualidade de vida dos participantes, principalmente, em relação à transferência e à mobilidade básica, esportiva, física, funcional, de domínios de função e sintomas globais. Constatou-se, também, impacto positivo da prática de dança do *hip-hop* adaptado no perfil biopsicossocial dos participantes por meio da redução dos sintomas relacionados com as escalas de problemas emocionais e comportamentais e um aumento dos sintomas de temas associados à competência social.

Parkinson
Kunkel *et al.* (2017)[48] analisaram a aplicação de dança de salão com pessoas com doença de Parkinson; no grupo intervenção houve aumento da distância percorrida no teste de caminhada de 6 minutos, melhora do equilíbrio e confiança de equilíbrio. Além disso, foi relatado pelos participantes, por meio de questionário, que dentre as danças de salão aplicadas – foxtrote social, valsa, tango, chá-chá-chá, *rock and roll* e rumba –, as mais desafiadoras foram a valsa, em razão do cruzamento dos pés e mudanças de direção, e o chá-chá-chá, em virtude de sua velocidade e falta de apoio que a própria dança propõe. Já o grupo controle, que não recebeu o protocolo de dança mas continuou com seus cuidados habituais, teve diminuição da distância percorrida no teste de caminhada de 6 minutos em média de 1 metro. Delabary *et al.* (2017)[49] apontam que a prática de dança mostra respostas nos sinais motores e na mobilidade funcional melhores em indivíduos com Parkinson, quando se compara com outro exercício. Além disso, a dança trabalha nesses indivíduos aspectos objetivos e motores, a interação social, aprendizagem motora, memória, a percepção emocional e a expressividade[50] e por, geralmente, sua prática estar associada à música, os estímulos sonoros parecem provocar aumento do sistema de recompensa, liberando dopamina via área tegmentar ventral,[51] o que promove melhora da qualidade de vida.[52]

Síndrome de Down
McGuire *et al.* (2019)[53] realizaram um estudo com aplicação de protocolo de dança adaptada com movimentos criativos e atividades de balé clássico tradicional com crianças com síndrome de Down; após a intervenção os resultados foram os seguintes: melhora significativa em dimensões D e E do *The Gross Motor Function Measure* (GMFM-88), o que indica melhorias nas habilidades motoras grossas. As pontuações não foram significativas para o desempenho no COPM, porém, 5 de 6 participantes obtiveram melhora: os cuidadores de cada criança identificaram maior interação dela com os outros participantes, como melhora no desempenho relacionado com as habilidades motoras grossas como pular, habilidades com bola no desempenho relacionado com a resistência; melhora relacionada com a conscientização sobre segurança.

Acidente Vascular Cerebral
Beaudry, Fortin e Rochette (2019),[54] em seu estudo, analisaram os impactos proporcionados por um protocolo de dança adaptada com base em movimentos com abordagens educacionais (movimentos estruturados e improvisados, movimentos expressivos, rítmicos e sincronizados em grupos ou em pares, consciência corporal e respiração) e movimentos sugeridos pelos fisioterapeutas com pacientes em reabilitação de pacientes com AVC isquêmico subagudo e a

percepção desses impactos segundo os mesmos, seus terapeutas e seus parentes. Os resultados mostram melhora na mobilidade relacionada com a mudança e a manutenção da posição corporal, manuseio de objetos com as mãos, dedos e polegar, mobilidade articular, potência muscular, tônus muscular, caminhada, equilíbrio, controle e coordenação de movimentos alternativos. Também foi observada melhora das funções mentais e fatores pessoais como humor, moral, motivação, confiança em suas habilidades e sensação de bem-estar.

As interações interpessoais e na vida social também apresentaram melhora em decorrência da maior interação social dos pacientes em sua vida pessoal e em relação às relações dentro do próprio grupo de intervenção. E, por fim, foi observado maior aumento de fadiga muscular, porém, este fator acompanhou outro fator positivo que foi o relato de melhora na resistência muscular. Fortes (2008),[55] em seu estudo, mostrou que o treinamento com dança em seniores promoveu melhora da autoestima, da sensação de bem-estar, da socialização, aumento da força muscular, o que gerou melhora da qualidade de vida dos participantes. Esses benefícios são explicados pelas coreografias que estimulam atenção, memória recente, concentração, diminuição do isolamento, promovendo ao indivíduo socialização, descontração, motivação, alegria e divertimento.

Lesão Medular
Peres, Mello e Gonçalves (2007)[56] avaliaram o efeito de um treinamento baseado no método terapia através do movimento no aumento da movimentação de tronco em indivíduos paraplégicos. A intervenção de dança em cadeira de rodas mostrou que o grupo experimental apresentou tendência a aumento de amplitude de movimento nos movimentos de flexão, extensão e flexão lateral (direita e esquerda) de tronco, enquanto o grupo controle não obteve diferença estatisticamente significativa.

Alzheimer/Demência
Lazarou *et al.* (2017),[57] por meio de seu estudo analisou os efeitos da dança de salão sobre a função cognitiva em idosos com amnésia cognitiva leve. Após a intervenção com dança, nenhum dos participantes do GC relatou mudanças em desafios físicos ou mentais durante o período. Já no GI foram encontradas melhoras significativas na maioria dos parâmetros investigados no *Mini Mental State Examination* (MMSE), *Verbal Fluency F-A-S test* (FAZ), *Rivermead Behavioral Memory Test* (RBMT), *Trail Making Test part-B* (TRAIL-B), *Rey Osterrieth Complex Figure Test copy and delay recall* (ROCFT- *copy and delayed recall, Rey Auditpry Verbal Leraning Test* (RAVLT), *Neuropsychiatric Inventory* (NPI), *Test of Everyday Attention (TEA), Functional and Cognitive Assessment Test* (FUCAS), *Global Deterioration Scale GDS e Beck Depression Inventory* (BDI), *Perceived Stress Scale* (PSS), *Beck Anxiety Inventory*. Em contrapartida, o grupo GC mostrou declínio no desempenho.

Autismo
Machado (2015)[58] observou, em sua pesquisa, os efeitos de um protocolo de dança, como terapia em um adolescente com transtornos autistas, após 120 sessões, ou seja, os 12 meses de intervenção, que o score da CARS foi de 41,5 pontos (autismo grave) para 32,5 pontos, caracterizando o jovem como autista de leve a moderado. Após 6 meses finalizado o protocolo o jovem apresentou score 34. Sua função motora também melhorou, aumentando de 31 para 57 pontos na Medida de Função Motora (MFM) após o protocolo. Já o teste de Tinetti mostrou melhora na marcha e equilíbrio do paciente. Com isso houve melhora da qualidade de vida do jovem.

Ataxia Espinocerebelar
Song (2017)[59] analisou os efeitos de um programa de reabilitação utilizando a dança de salão, especificamente o tango, em um caso de ataxia espinocerebelar tipo II (grave). Em 24 sessões de intervenção num período de 3 semanas, o paciente não apresentou mudança no quadro de sintomas gerais de ataxia de acordo com os escores da *Ataxia Rating Scale* (ARS) e da *Scale of the Assessment and Rating of Ataxia* (SARA), porém, o indivíduo demonstrou melhoras no equilíbrio na posição ortostática de forma independente, na marcha e na mobilidade funcional, além da diminuição da depressão autorrelatada e melhora da qualidade de vida, o que indicou aumento do bem-estar psicológico. Os ganhos na capacidade de equilíbrio e marcha não se mantiveram após 1 mês de finalizado o protocolo, mas ganhos na mobilidade funcional autorrelatada e benefícios psicológicos persistiram.

Esclerose Múltipla
Scheidler *et al.* (2018)[60] aplicaram um programa de balé adaptado para mulheres com esclerose múltipla (EM) com ataxia, com duração de 16 semanas (32 sessões). Os participantes apresentaram melhora da suavidade da marcha, no equilíbrio, assim como pontuações nos domínios antecipatório, controle postural reativo e marcha dinâmica do *Mini BESTest* melhoraram de forma significativa. Os escores totais do *International Cooperative Ataxia Rating Scale* (ICARS) reduziram significativamente na ataxia, com destaque na postura e marcha e cinética. Já Ribeiro e Braga (2011),[61] ao analisarem a qualidade de vida de pacientes portadores de EM, constataram ganhos significativos nos domínios Saúde Mental, Vitalidade, Estado Geral de Saúde e Limitação por Aspecto Físico na Escala SF-36 e na Escala DEFU que houve melhora significativa nos seguintes domínios: pensamento e fadiga, sistema social e familiar, aspecto físico e vitalidade.

Doença de Huntington
Trinkler *et al.* (2019)[62] investigaram se a intervenção com dança contemporânea melhora a função motora, cognição, volume cerebral e variáveis neuropsiquiátricas em pacientes com doença de Huntington. Após aplicado o protocolo em 125 sessões por 5 meses, os resultados foram: melhora da função motora, evidências preliminares de que houve alterações de volume cerebral induzidas pela dança no córtex parietal e somatossensorial superior; do esquema corporal e aumento da interação social.

DANÇA – UM CAMINHO TERAPÊUTICO
Dançaterapia
A dança, quando utilizada como auxiliar terapêutica, pode ser denominada Dança Movimento Terapia (DMT) ou Dançaterapia. Em meados dos anos 1960, a modalidade foi desenvolvida por Maria Fux, dançarina e coreógrafa argentina, diante de suas próprias vivências pessoais.[63]

Maria Fux (1996)[64] relata:

> *Sofri uma grande depressão, durante a qual compreendi, com meu corpo, que este se tornara estático e endurecera. E encontrei, nesse caminho de crise e angústia, aberturas para poder sair unida ao movimento. Não foi fácil. Foi um longo, longo ano de medo, de sentir que o corpo não crescia, sentindo-me parada, estática. Perguntava-me: poderei sair disso, poderei dançar novamente, minha boca poderá sorrir, poderei sentir o gosto da*

comida, poderei olhar o azul do céu e sentir-me feliz? [...] No dia em que voltei a dançar, senti a felicidade de renascer. Digo isso porque aprendia a reconhecer em meu próprio corpo o "não" de quando ele está enfermo. Creio que nesse encontro extraordinário com minha própria depressão aprendi a valorizar e compreender tanta gente que recorre a mim dizendo: "Não sinto meu braço", "Minhas pernas são de pedra", "Não posso sorrir".

Segundo o ponto de vista de Fiamengui (2009),[65] a dança considera o corpo como um referencial direto da existência ou de expressão, seja de sentimentos, sensações ou emoções, e essa relação com o trabalho corporal vai se estruturando e consolidando, vindo a ganhar uma dimensão terapêutica, pois coloca o indivíduo em contato com esses conteúdos e através deles podem-se elaborar movimentos como forma de se entender, se expressar.

A aplicação dessa modalidade como trabalho terapêutico pode ser feita em hospitais, centros de reabilitação, clínicas e até mesmo em escolas.[66] Na dançaterapia são utilizados os seguintes estilos de dança: os solos, as danças folclóricas, as improvisações e também a dança de salão. Essas atividades e técnicas de consciência corporal podem ser aplicadas individualmente ou em grupos.[67]

Terapia Através do Movimento (TAM)

Foi desenvolvida na década de 1950 pela bailarina e educadora Angel Vianna em parceria com Klauss Viana e era denominada como método de Conscientização do Movimento, tendo como um de seus princípios básicos a proposta de conhecimento fundamentalmente experimental do corpo e isso se dá por meio da pesquisa do próprio movimento (livre e espontâneo, não codificado e não sistematizado).[68] A TAM concilia em mesmo plano a consciência corporal, por meio de técnicas visando, principalmente, à escuta e ao conhecimento do corpo como terapias corporais e educação somática; e a dança, que trabalha e desenvolve a parte lúdica, expansiva e a expressiva.[68]

Para Vianna (1998),[69] "o corpo é um meio de expressão, não um meio de atuar automático. O trabalho corporal desenvolve a sensibilidade, a imaginação, a criatividade e a comunicação. [...] Nossa história se inscreve em nosso corpo e os movimentos são reflexos de emoções e sentimentos".

A conscientização do movimento foi ponto de partida para a dança como utilidade terapêutica instituindo o curso de formação em Recuperação Motora e a Terapia Através do Movimento que tinha como premissa de trabalho descrita por Imbassaí (2006)[70] "a autorregulação e organização corporal que utiliza como técnicas o relaxamento, a consciência corporal através dos micromovimentos, a criatividade e a dança livre".

Miller (2005)[71] propôs um esquema em relação à aplicação da conscientização do movimento criada por Vianna, onde ela sugere 3 estágios:

1) *Processo Lúdico:* caracteriza-se pelo momento de despertar o corpo, o acordar o corpo. É o momento em que se sai do estado de **tensão** para um estado de **atenção** com o corpo. Esta fase é composta por 7 aspectos corporais inter-relacionados: presença, articulações, peso, apoios, resistência, oposições e eixo global.
Inicialmente o indivíduo pode apresentar um distanciamento do próprio corpo, denominada como ausência corporal, e passa por exercício gradual estimulando o reconhecimento do corpo para atingir a **presença** corporal. Esse exercício se desenvolve de maneira lúdica, como um jogo de experimentações, e nele há o reconhecimento das **articulações**, e na possibilidade de movimento por meio de mudança de posição

no espaço, incluindo movimentos do cotidiano, como andar, sentar, correr, levantar, agachar. Nessa etapa é fundamental a observação do **peso** do corpo em suas partes e no todo, em diferentes posições. A partir desse momento o chão assume uma função em decorrência da relação de **apoios** do corpo com o mesmo por meio da pausa, do movimento, da passagem de uma posição para outra e de um nível para o outro. Essa relação também se dá pela relação de apoio do corpo com objetos e com o próprio corpo. A partir disso é estimulada a percepção de *resistência* da musculatura corporal, tanto a agonista quanto a antagonista.

Vivenciadas as etapas anteriores, o indivíduo encontra-se com um "novo" chão, um "novo" peso, um "novo" centro de gravidade e sustentação - um "novo" corpo, e partir disso começa a estabelecer as linhas de **oposições** do corpo, gerando uma sensação ampliada da tridimensionalidade corporal, levando em consideração os três planos anatômicos: plano transversal (divide o corpo em parte inferior e superior), plano sagital (divide o corpo em dois lados, direito e esquerdo) e plano frontal (divide o corpo em parte anterior e posterior). Conquistando-se esses aspectos através de estudo e prática, pode-se experimentar o **eixo global**, que atua diretamente na reorganização do corpo a respeito da distribuição do peso, equilíbrio e centralização corporal, ou seja, ocorre a integração do corpo com a gravidade, na busca do eixo de equilíbrio.

2) *Processo dos Vetores:* é definido pelo trabalho de direções ósseas que está mapeado em 8 vetores de força (1º - metatarsos, 2º - calcâneos, 3º - púbis, 4º - sacro, 5º - escápulas, 6º - cotovelos, 7º - metacarpos, 8º - sétima vértebra cervical) distribuídos no corpo, tendo início nos pés e finalizado no crânio. Na TAM, a referência anatômica é muito utilizada e serve para que se respeitem os limites anatômicos. Esse enfoque na ossatura permite simplificar o entendimento sobre a anatomia humana por parte do aluno/paciente, pois quando solicitado o direcionamento ósseo, há mobilização de várias musculaturas, e com a consciência adquirida evita-se a tensão excessiva da força muscular, o alongamento exacerbado.

3) *Processo Coreográfico, Processo Didático e/ou Processo Pedagógico-Terapêutico:* nessa etapa associa-se às conquistas realizadas a partir dos Processos Lúdico e dos Vetores visando ao melhor uso do corpo no movimento e na expressão. Assim, o corpo se torna gradativa e continuamente mais disponível para as atividades diárias, num desenvolvimento que expande melhora da propriocepção, do sentido sinestésico, da sensopercepção e dos cinco sentidos integrados entre si, numa sinestesia das sensações. A TAM proporciona um despertar sensorial do corpo para o indivíduo em sua globalidade psicofísica.

Sobre os processos da TAM, Resende (2008)[68] ressalta:

> Quando começamos a despertar e abrir espaços no corpo, a busca por novas possibilidades de movimento vai-se transformando numa necessidade diária para conquistar um corpo mais livre e capaz de se integrar com as suas sensações. Aguçar a capacidade proprioceptiva é poder ir ao encontro da nossa singularidade, (re)conhecendo os limites, capacidades, memórias e vivências do corpo, respeitando-os. Trata-se de um processo de (re)encontro com o corpo no seu eixo global, uma (re)educação-terapêutica que torna o indivíduo autônomo de seu movimento.

Essa prática já foi utilizada no campo da reabilitação neuromotora pela Rede Sarah de Hospitais de Reabilitação e Lar Escola São Francisco de Paula (FUNLAR).[68]

CASOS CLÍNICOS
Caso 1
L.R., 61 anos, sexo feminino, casada, advogada, queixa-se de dificuldade em realizar atividades diárias como alimenta-se e banhar-se, além de perda de memória recente, como por exemplo, ao ler um processo jurídico, esquecimento de compromissos e problemas em se organizar e se planejar para suas atividades diárias. L.R. apresenta os sintomas acima citados há aproximadamente 2 anos, quando percebeu leve dificuldade ao lembrar onde colocava objetos (como, por exemplo, celular, chave do carro), além da percepção do marido e dos filhos sobre o esquecimento de compromissos por parte de L.R. Diante da situação, L.R. marcou consulta com um neurologista, através do histórico familiar, queixas e aplicação do Miniexame de Estado Mental e a Escala de Avaliação da Doença de Alzheimer. L.R. foi diagnosticada com doença de Alzheimer, ainda no estágio inicial. É hipertensa e não tem diabetes, já em seu histórico familiar L.R. relatou que sua mãe também possuía esse tipo de demência. A paciente não é tabagista, não faz uso de drogas, não é alcoolista, mas relata beber doses de bebidas alcoólicas em comemorações. Atualmente faz aulas de ioga somente, diz manter uma alimentação relativamente saudável para manter um bom estado de saúde e faz uso de anti-hipertensivo (inibidores da enzima conversora de angiotensina (ECA)).

Com o aumento dos sintomas, mesmo que de forma branda, a hipótese é que L.R., aos poucos, possua quadro de perda de memória de forma mais frequente, assim como perda da função gerada com o agravamento da doença de forma mais acelerada caso não seja realizado tratamento adequado. Diante disso foi indicado um programa de reabilitação neurofuncional para amenizar os mesmos e desacelerar o progresso da doença, tendo como principais objetivos estimulação da memória em geral, mas, principalmente, a recente, estimulação de atividades e movimentos funcionais.

Analisado o caso da paciente foi indicada a dançaterapia como tratamento e o módulo escolhido foi "Construção da casa". Cada etapa também é representada por um elemento da natureza: Construir = Terra, Pintar = Água, Decorar = Fogo e Dançar = Ar. Vale lembrar que nesse processo, a cada sessão, são estimuladas as aptidões físicas, a cognição e são feitos registros para estes serem mostrados na sessão seguinte para auxiliar L.R. a lembrar do processo que está sendo feito por ela, trabalhando assim a memória e a memorização.

Este tratamento consiste em 4 etapas com duração de 50 minutos planejadas das seguintes formas:

Sessão 1 - Construir: nessa sessão é trabalhado o processo de "construir a casa". O espaçamento da casa será demarcado no chão com fita crepe auxiliando a memorização para que na sessão seguinte L.R. lembre-se do que ela construiu (quarto, sala, cozinha, paredes), perguntar se essa casa que estará sendo construída assemelha-se à que ela reside, também serão realizados movimentos fortes pela paciente, utilizando-se de formas geométricas mais retas, como quadrados, movimentações de braços com alternância entre o forte e o leve com linhas marcantes ao som de música com marcação de pulso a partir de percussão mais intensa com o intuito de estimular a memória (Fig. 25-2). A parte/elemento trabalhado é "terra", o que caracteriza a movimentação forte e marcante. Devemos lembrar de que toda essa prática trabalhará amplitude de movimento (ADM), deambulação.

Sessão 2 - Pintar: já essa parte consiste em "pintar a casa" (Fig. 25-3). A paciente lembrará os cômodos que construiu e desejou ter na casa e escolherá as cores dos cômodos, mais uma vez estimulando a memória perguntando ao que remete a cor para ela, por exemplo, se L.R. escolhe a cor vermelha: "Em sua casa há um cômodo vermelho? Ou

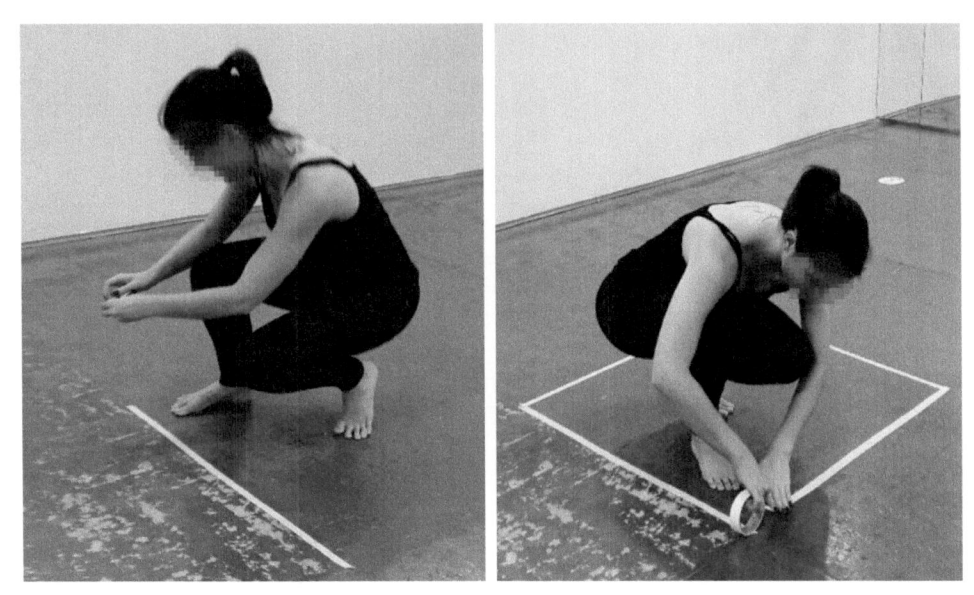

Fig. 25-2. Etapa de construção dos cômodos da casa com demarcação no chão utilizando fita crepe. (Fonte: o autor.)

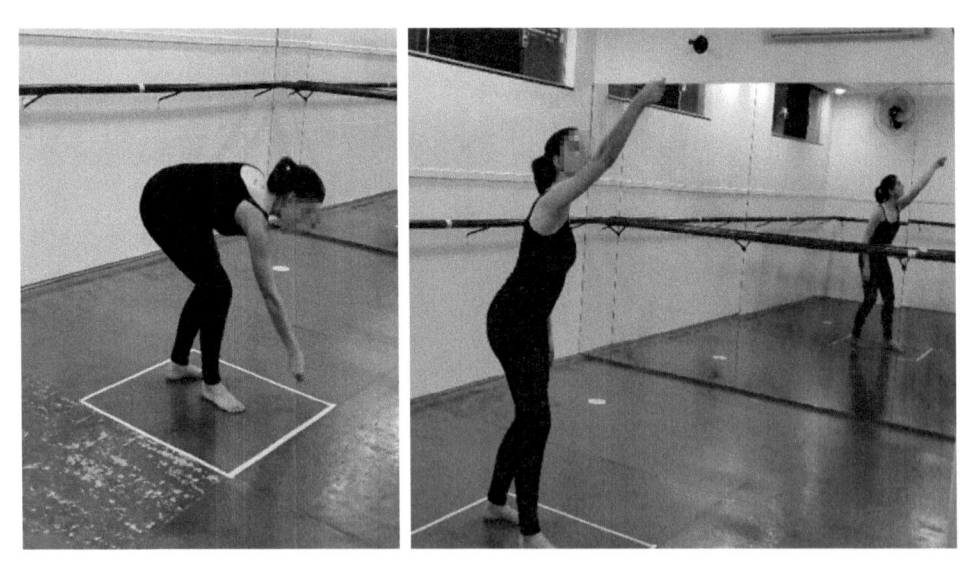

Fig. 25-3. Processso de pintura dos cômodos da casa (interpretação com movimentos livres). (Fonte: o autor.)

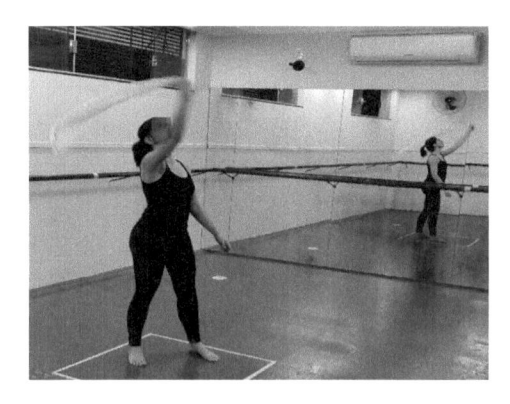

Fig. 25-4. Dançando pela casa através de movimentação livre. Nesse caso podem-se adicionar objetos na dança caso o paciente queira. (Fonte: o autor.)

objeto dessa cor?"; "O que essa cor te remete?" Essas perguntas auxiliarão a estimular a memória afetiva da paciente. Ainda será trabalhado ADM em várias direções através de movimentos multidirecionais, porém, esses mais leves do que realizados na sessão anterior, onde o elemento era "terra", agora utiliza-se da leveza do elemento "água". A música é mais lenta e com melodia mais suave para possibilitar trabalhar essa leveza no corpo. Ela dançará como se fosse a tinta ou um pincel, deverá realizar movimentos livres que para ela simbolizem e representem esse ato.

Sessão 3 - Decorar: a terceira etapa é o processo de "decorar a casa". Utilizam-se músicas "fogo" que têm como característica melodias fortes e que estimulem a integração física, mental, emocional e espiritual (não a identificação com dogmas) como um todo. L.R., nesse momento, é livre para trabalhar como quiser na decoração, por exemplo, se ela quer colocar um porta-retratos em algum cômodo pode-se questionar como ela que estar na foto, também é válido a paciente levar para a sessão fotos dela mesma, da família, de lugares, casas, viagens, e pedir para que ela imite as poses. Caso ela queira adicionar um vaso (qualquer objeto pode ser incluído) ela pode imitar a forma do vaso que foi imaginado.

Sessão 4 - Dançar: a última sessão é a que se dançará por todos os cômodos da casa já finalizada (Fig. 25-4). Nessa etapa final, L.R. dará um *feedback* sobre a casa construída, sobre dores físicas - o que dói, o que foi mais difícil criar e mostrar fisicamente durante as sessões. O terapeuta leva a paciente para os cômodos, por exemplo, ela fez uma sala, acompanhe-se L.R. relembrando os processos feitos nesse lugar e é nesse momento em que ela escolhe a música que quer dançar em cada cômodo, não necessariamente precisa estar ligada ao "fogo", elemento trabalhado na sessão anterior. Essa escolha musical dará informações para analisar como ela entendeu o processo de dançaterapia. Pode-se fazer uso de objetos como lenços, pedaços de pano, fitas, bambolê, bolas, por exemplo.

Caso 2

J.L., 13 anos, sexo feminino, solteira, estudante, portadora de paraplegia adquirida por trauma em acidente automobilístico há 6 meses. J.L. relata que após o acidente tem sentido dificuldade para se adaptar à sua nova realidade, principalmente em relação à prática de esportes e atividades de vida diária, com isso ela prefere ficar em sua residência, o que tem diminuído o contato com pessoas de seu círculo social. Ela apenas tem frequentado o espaço escolar e sessões de fisioterapia tradicional. Anteriormente ao acidente era praticante de balé clássico e dança contemporânea. J.L. apresenta lesão medular completa em nível neurológico de T8 por conta de um acidente automobilístico, ou seja, trata-se de uma paciente com paraplegia espástica (contração muscular voluntária) com musculatura abdominal preservada e funcional. A paciente faz uso de cadeira de rodas manual como meio de locomoção, importante fator para manter sua funcionalidade. J.L. não é hipertensa, não tem diabetes, em seu histórico familiar a mãe possui hipertensão controlada. A paciente não é tabagista, não bebe bebida alcoólica, não faz uso de drogas. Atualmente possui alimentação equilibrada e não faz uso de medicamentos.

J.L. procurou, de forma espontânea, a reabilitação que utiliza dança, pois além dos benefícios gerados, ela quer voltar a dançar e precisa de adaptações à sua nova realidade, reaprender movimentos, explorar suas potencialidades diminuindo suas limitações.

Os objetivos nesse caso são explorar as potencialidades de J.L. com seu conhecimento em dança e aprimorá-los e adaptá-los com a dança em cadeira de rodas, trabalhar movimentos funcionais e coreografados, e prepará-la para voltar a frequentar aulas de balé clássico adaptado individual e em grupo.

O treinamento consistiu em uma sessão semanal com duração de 50 minutos durante 8 semanas de dança em cadeira de rodas. A abordagem baseou-se na técnica Terapia Através do Movimento, de Angel Vianna, aplicado por Peres, Mello e Gonçalves (2007)[56] e Peres, Gonçalves e Barata (2001)[72] em seus estudos utilizando-se de movimentos globais de MMSS, cabeça, tronco e automobilização de MMII. As músicas utilizadas durante as sessões possuíam frases regulares; esse fator possibilita maior entendimento da contagem da música para quem está iniciando a prática de dança. A sessão seguiu uma abordagem coreográfica de forma que a cada sessão íam sendo aumentadas 4 frases musicais na coreografia e ao final do tratamento foi realizada uma apresentação coreográfica. Foi dividida em 5 etapas: aquecimento, treinamento com música lenta, treinamento com música rápida, treinamento com música mista e relaxamento. A seguir estão descritas as etapas:

1) **Alongamento:** foram realizados alongamentos globais com automobilização de MMSS, de flexão anterior, posterior e lateral de cervical, flexão de tronco, extensão e flexão lateral de tronco e alongamento passivo de MMII com o auxílio do terapeuta. Manteve-se a manutenção de alongamento por 30 segundos em cada posição.
2) **Treinamento com música lenta:** nessa etapa foi utilizada uma faixa elástica. A paciente realizou movimentos de abdução de ombros associada à extensão e flexão de cotovelos + circundução de punhos retornando à posição de MMSS relaxados, flexão de ombro com elevação dos MMSS com cotovelos estendidos, flexão e rotação de tronco associada a movimentos livres de braço. Todos os movimentos foram realizados de forma lenta e a cada sessão eram adicionados novos movimentos. (Fig. 25-5). Vale lembrar que não eram feitas séries e repetições dos movimentos, pois esses são parte de uma coreografia.
3) **Treinamento com música rápida:** nessa etapa foi utilizada uma bola onde J.L. fazia movimento de circundução com o ombro, movimentação de tronco (flexão de tronco, rotação de tronco, flexão lateral de tronco – direita e esquerda), movimentos escapulares de forma rápida. Assim como no treinamento com música lenta, nessa etapa também não foram realizadas séries e repetições e a cada sessão agregavam-se novos movimentos (Fig. 25-6).
4) **Treinamento com música mista:** nesse momento foram realizados movimentos livres pela paciente e estímulos em conjunto com o terapeuta a fim de trabalhar a imagem e a expressão corporal de J.L. (Fig. 25-7);
5) **Relaxamento:** exercícios de controle de respiração.

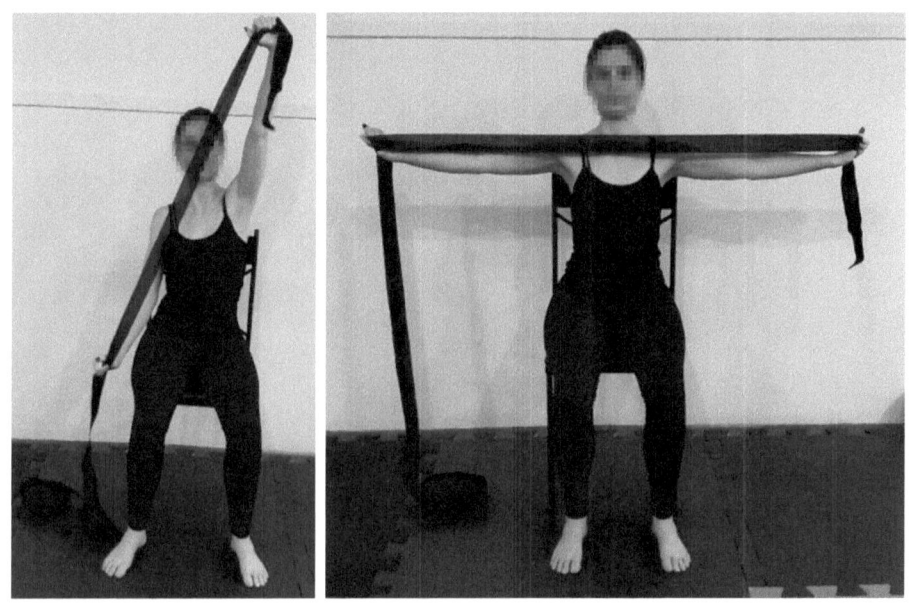

Fig. 25-5. Movimentos de membro superior com faixa elástica seguindo orientações do terapeuta. (Fonte: o autor.)

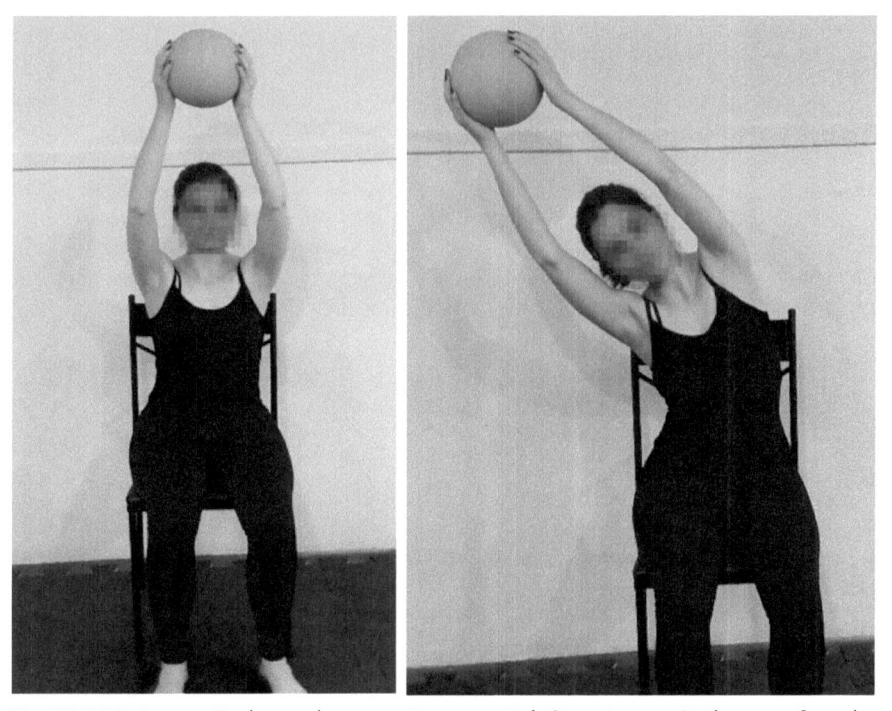

Fig. 25-6. Movimentação de membros superiores associada à movimentação de tronco fazendo uso de bola. (Fonte: o autor.)

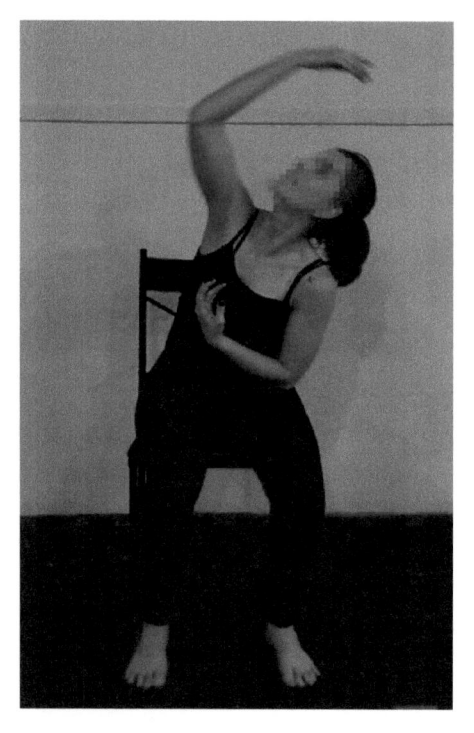

Fig. 25-7. Movimentação livre ao som de música mista. (Fonte: o autor.)

CONCLUSÃO

Diante das informações expostas ao longo desse capítulo é visto que a aplicação da dança como ferramenta para a reabilitação proporciona inúmeros benefícios sobre os aspectos motores (manutenção da mobilidade funcional, diminuição da espasticidade, melhora das atividades de vida diária), aspectos psicológicos (diminuição da ansiedade, diminuição da depressão) e aspectos sociais (maior inclusão social do indivíduo na comunidade, aumento da interação social), gerando assim maior adesão do indivíduo ao tratamento. Logo, com esses aspectos a dança entra em cena como mais um recurso a ser utilizado na reabilitação como estratégia motivante nos serviços de reabilitação neurofuncional.

Tarefa de Laboratório
O ritmo e a consciência corporal!

Primeiramente, escolha músicas de 4 diferentes estilos musicais (por exemplo, clássica, *pop*, *jazz* e eletrônica) e que apresentem ritmos diferentes também, por exemplo, uma com ritmo lento, outra com ritmo rápido. Escolhidas as músicas, escolha espaços de diferentes tamanhos, com e sem objetos, e explore-os, movimentando-se como preferir. Solte-se!
Durante e após essa vivência perceba os movimentos que realizou seguindo o ritmo da música. Preste atenção em como seu corpo respondeu aos estilos. Houve dor durante os movimentos? Onde foi a dor? Ela impediu algum movimento? Se não, o que impediu?
Repita essa experiência quantas vezes achar necessário, e fique atento se realizou movimentos de velocidades e ângulos semelhantes das experiências anteriores.

REFERÊNCIAS BIBLIOGRÁFICAS

1. Ferreira ABH. Novo Aurélio Século XXI: o dicionário da língua portuguesa. 3. ed. Rio de Janeiro: Nova Fronteira; 1999.
2. Houaiss A, Villar M. Dicionário Houaiss da língua portuguesa. Rio de Janeiro: Objetiva; 2009. p. 594.
3. Suquet A. O corpo dançante: um laboratório da percepção. In: Corbin A, Courtine JJ, Vigarello G (Orgs). História do corpo: as mutações do olhar: o século XX. Petrópolis: Editora Vozes; 2008. p. 509-40.
4. Rengel LP, Schaffner CP, Oliveira E. Dança, Corpo e Contemporaneidade. Salvador: UFBA; 2016. 42 p.
5. Infante R. Fundamentos da dança: "corpo-movimento-dança". Paraná: Unicentro; 2011. 81 p.
6. Pereira LB. Dança dos Neurônios: ensaios para uma educação complexa. (Dissertação de Mestrado) Natal: Universidade Federal do Rio Grande do Norte, 2017, 80 f. (Acesso em 3 dez 2020). Disponível em: <https://repositorio.ufrn.br/jspui/bitstream/123456789/22588/1/LidiaBorbaPereira_DISSERT.pdf>
7. Ribeiro MM, Teixeira AL. "Ensaiando dentro da mente": dança e neurociências. Repertório: Teatro & Dança, Bahia. 20 Jul 2012;12(12):95. Universidade Federal da Bahia.
8. Gariba CMS, Franzoni A. Dança escolar: uma possibilidade na Educação Física. Revista de Ed. Física da UFRGS Movimento. 2007;13(2):155-71.
9. Lima NC. A dança educativa na Educação Física infantil: uma revisão da literatura. (Trabalho de Conclusão de Curso da Graduação do Curso de Educação Física) Vitória de Santo Antão: Universidade Federal de Pernambuco; 2017. 41 f.
10. Campos ER. A expressão Dança Inclusiva em artigos online: um breve panorama. 2014. (Trabalho de Conclusão de Curso da Graduação do Curso de Dança) Pelotas: Universidade Federal de Pelotas; 2014, 62 f.
11. Fux M. Dançaterapia. 4. ed. São Paulo: Summus Editorial; 1988.
12. Aleixo G, Ruiz MC. A dança como forma de inserção social aos portadores da síndrome do Autismo Asperger: relato de caso (Monografia de Graduação em Educação Física). São Paulo: Centro Universitário Católico Salesiano; 2008.
13. Fonseca CC, Vecchi RL, Gama EF. A influência da dança de salão na percepção corporal. Motriz: Revista de Educação Física. Mar 2012;18(1):200-207. FapUNIFESP (SciELO).
14. Alves FPM. Dança, neurorreabilitação e inclusão: potencialidades do recurso à dança em programas de reabilitação em casos de acidentes vascular cerebral, doença de Alzheimer e doença de Parkinson. (Dissertação de Mestrado em Performance Artística - Dança) Lisboa: Universidade de Lisboa, 2015, 83 f.
15. Barnstaple R, Protzak J, Desouza JF, Gramann K. Mobile Brain/body Imaging (MoBI) in dance: a dynamic transdiciplinary field for applied reserarch. European Journal of Neuroscience, Europe. June2020;1(1):1-21.
16. Longstaff JS. Re-Evaluating Rudolf Laban's Choreutics. Perceptual And Motor Skills. 2000;91(1):191-210.
17. Haggard P, Wolpert D. High-Order Motor Disorders: from neuroanatomy and neurobiology to clinical neurology. In: Freund J, Jeannnerod M, Hallett M, Leiguarda R. High-Order Motor Disorders: disorders of body schema. Oxford: Oxford University Press; 2005. p. 261-71.
18. Bambirraa W. Dançar e sonhar: a didática do ballet infantil. Belo Horizonte: Del Rey; 1993.
19. Azevedo MFS. Dança e reabilitação neurológica infantil: estudo de caso exploratório em uma proposta artístico-educativa. (Dissertação de Mestrado do Curso de Dança) Salvador: Universidade Federal da Bahia; 2019. 135 f.
20. Katz H. Um, dois, três. A dança é o pensamento do corpo. Belo Horizonte: Helena Katz; 2005.
21. Wachowicz F. Cognição coreográfica: investigações sobre a habilidade da memória do movimento. (Tese de Doutorado do Curso de Artes Cênicas) Salvador: Universidade Federal da Bahia; 2009. 221 f.
22. Cross ES, Ticini LF. Neuroaesthetics and beyond: new horizons in applying the science of the brain to the art of dance. Phenomenology and the cognitive sciences. 2012;11(1):5-16.

23. Calvo-Merino B, Glaser DE, Grèzes J, Passingham RE, Haggard P. Action observation and acquired motor skills: an FMRI study with expert dancers. Cerebral Cortex, Inglaterra. 2005 Aug;15(8):1243-9.
24. Hagendoorn I. Dance, aesthetics and the brain. (Tese de Doutorado do Curso de Filosofia) Holanda: Tilburg University; 2011. 471 f.
25. DeSouza J, Bearss K. Progression of Parkinson's disease symptoms halted using dance over 3-years as assessed with MDS-UPDRS. In: Neuroscience Meeting Planner. San Diego: Society for Neuroscience Abstracts. 2018.
26. Burzynska AZ, Finc K, Taylor BK, Knecht AM, Kramer AF. The dancing brain: structural and functional signatures of expert dance training. Frontiers in Human Neuroscience, Lausanne. 2017;11(566):1-20.
27. Rehfeld K, Lüders A, Hökelmann A, Lessmann V, Kaufmann J, Brigadski T, et al. Dance training is superior to repetitive physical exercise in inducing brains plasticity in the elderly. PLoS ONE. 2018July;1(1):1-15.
28. Brown S, Martinez MJ, Parsons LM. The neural basis of human dance. Cerebral Cortex, New York. 2005;16(8):1157-67.
29. Cross ES, Hamilton AFC, Grafton ST. Building a motor simulation de novo: observation of dance by dancers. Neuroimage. 2006 July;31(3):1257-67.
30. Blasing B, Calvo-Merino B, Cross ES, Jola C, Honisch J, Stevens CJ. Neurocognitive control in dance perception and performance. Acta Psychlogica. Feb 2012;139(2):300-8.
31. Mattos E, Mello AP. Apostila de Pós-Graduação LatoSensu em Neurofisioterapia – Módulo Esporte Adaptado e Dança. São Paulo: UNIBAN, 2000.
32. López-Ortiz C, Egan T, Gaebler-Spira DJ. Pilot study of a targeted dance class for physical rehabilitation in children with cerebral palsy. Sage Open Medicine. 1 Jan 2016;4:205031211667092.
33. López-Ortiz C, Gladden K, Deon L, Schmidt JR, Girolami G, Gaebler-Spira D. Dance program for physical rehabilitation and participation in children with cerebral palsy. Arts & Health. 13 June 2011;4(1):39-54.
34. López-Ortiz C, Gaebler-Spira DJ, Mckeeman SN, Mcnish RN, Green D. Dance and rehabilitation in cerebral palsy: a systematic search and review. Developmental Medicine & Child Neurology. 23 Out 2018;61(4):393-8.
35. Nunes SM. Fazer dança e fazer com dança: perspectivas estéticas para os corpos especiais que dançam. Ponto de Vista: Revista de Educação e Processos Inclusivos. 2005;(6/7):43-56.
36. Withers JW, Muzzolon SB, Zonta MB. Influence of adapted hip-hop dancing on quality of life and social participation among children/adolescents with cerebral palsy. Arquivos de Neuro-Psiquiatria, Curitiba. 2019;77(10):712-22.
37. Braga DM, Melo APG, Labronici RHDD, Cunha MCB, Oliveira ASB. Benefícios da dança esporte para pessoas com deficiência física. Rev Neurociências. 2002 Jan;10(3):153-7.
38. Benjamin A. Making an entrance: theory and practice for disabled and non-disabled dancers. London: Routledge; 2002.
39. Forchetti D. Projeto Arteiros: Uma Proposta de Dança Inclusiva. In: Anais do I Simpósio Internacional de Estudos sobre a Deficiência. São Paulo: SEDPcD/Diversitas/USP Legal; Jun/2013.
40. Laban R. Dança educativa moderna. São Paulo: Ícone; 1990.
41. Tolocka RE, Ferreira EL. Dança em cadeira de rodas: uma possibilidade de transcendência. In: Rodrigues D (Org). Atividade motora adaptada: a alegria do corpo. São Paulo: Artes Médicas; 2006. p. 183-98.
42. Ossoma P. A Educação pela dança. São Paulo: Summus; 1988.
43. Mello AP. Dança adaptada: interfaces da arte e saúde. (Tese de Conclusão de Curso de Pós-graduação Latu Sensu de Praxis Artísticas e Terapêutica) São Paulo: Faculdade de Medicina da Universidade de São Paulo; 2000. pp. 1-70.
44. Brikman L. A linguagem do movimento corporal. São Paulo: Summus; 1992.
45. Feldenkrais M. Consciência pelo movimento. São Paulo: Summus; 1977.

46. Vianna K. A dança. São Paulo: Martins Fontes; 1991.
47. Stoke P, Harf R. A expressão corporal na pré-escola. São Paulo: Summus; 1987.
48. Kunkel D, Fitton C, Roberts L, Pickering RM, Roberts HC, Wiles R, et al. A randomized controlled feasibility trial exploring partnered ballroom dancing for people with Parkinson's disease. Clinical Rehabilitation. 2017;31(10):1340-50.
49. Delabary MS, Komeroski IG, Monteiro EP, Costa RR, Haas AN. Effects of dance practice on functional mobility, motor symptoms and quality of life in people with Parkinson's disease: a systematic review with meta-analysis. Aging Clinical And Experimental Research. 2017;30(7):727-35.
50. Sharp K, Hewitt J. Dance as an intervention for people with Parkinson's disease: a systematic review and meta-analysis. Neuroscience & Biobehavioral Reviews. 2014;47:445-56.
51. Romenets SR, Anang J, Fereshtehnejad SM, Pelletier A, Postuma R. Tango for treatment of motor and non-motor manifestations in Parkinson's disease: a randomized control study. Complementary Therapies in Medicine. 2015;23(2):175-84.
52. Hackney M, Kantorovich S, Levin R, Earhart G. Effects of Tango on Functional mobility in Parkinson's Disease: a Preliminary Study. Journal of Neurologic Physical Therapy. Dez 2007;31(4):173-9.
53. Mcguire M, Long J, Esbensen AJ, Bailes AF. Adapted dance improves motor abilities and participation in children with Down Syndrome: a pilot study. Pediatric Physical Therapy. Jan 2019;31(1):76-82.
54. Beaudry L, Fortin S, Rochette A. Adapted dance used in subacute rehabilitation post-stroke: impacts perceived by patients, relatives and rehabilitation therapists. Disability And Rehabilitation. 23 Mar 2019;42(21):2997-3006.
55. Fortes FM. A superação das limitações da terceira idade através de danças adaptadas. Anuário da produção acadêmica docente. 2009;2(3):419-34.
56. Peres MS, Mello F, Gonçalves CA. Efeitos da dança em cadeira de rodas no controle de movimentos de tronco em paraplégicos. Arquivos em Movimento: Revista eletrônica da Escola de Educação Física e Desportos - UFRJ. Dez 2007;3(2):56-66.
57. Lazarou I, Parastatidis T, Tsolaki A, Gkioka M, Karakostas A, Douka S, et al. International Ballroom Dancing Against Neurodegeneration: a randomized controlled trial in greek community-dwelling elders with mild cognitive impairment. American Journal of Alzheimer's Disease & Other Dementias. 2017 Dec;32(8):489-99.
58. Machado LT. Dançaterapia no autismo: um estudo de caso. Fisioter Pesq. 2015;22(2):205-11.
59. Song YG, Ryu YU, Im SJ, Lee YS, Park JH. Effects of dance-based movement therapy on balance, gait, and psychological functions in severe cerebellar ataxia: a case study. Physiotherapy Theory and Practice. 2018;35(8):756-63.
60. Scheidler AM, Kinnett-Hopkins D, Learmonth YC, Motl R, López-Ortiz C. Targeted ballet program mitigates ataxia and improves balance in females with mild-to-moderate multiple sclerosis. Plos One. 2018;13(10):1-16.
61. Ribeiro FC, Braga DM. A interferência da dança na qualidade de vida de indivíduos portadores de esclorose mútipla: relato de caso. Rev. Neurocienc. 2011;19(2):258-65.
62. Trinkler I, Chéhère P, Salgues J, Monin ML, Tezenas du Montcel S, Khani S, et al. Contemporary dance practice improves motor function and body representation in Huntington's disease: a pilot study. J Huntingtons Dis. 2019;8(1):97-110.
63. Fontinele GGB, Nascimento PD. Da arte à terapia: implicações terapêuticas da dança à luz da psicologia corporal. Revista Latino-Americana de Psicologia Corporal. Out 2019;8(1):1-19.
64. Fux M. Formação em dançaterapia. São Paulo: Summus Editorial; 1996.
65. Fiamenghi AR. A potência da improvisação em dança: uma abordagem arquetípica. (Dissertação de Mestrado em Psicologia) São Paulo, Pontifícia Universidade Católica de São Paulo; 2009. 132 f.
66. Wolberg L. The Technique of Psychotherapy, 4th ed. Philadelphia: Jason Aronson; 1988.
67. Lima DM, Silva Neto NA. Danças Brasileiras e Psicoterapia: um estudo sobre efeitos terapêuticos. Psicologia: Teoria e Pesquisa, Brasil. Mar 2011;27(1):41-8.
68. Resende C. O que pode um corpo? O método Angel Vianna de conscientização do movimento como um instrumento terapêutico. Physis Revista de Saúde Coletiva. 2008;18(3):563-74.

69. Vianna A. Prefácio. In: Teixeira L. Conscientização do movimento: uma prática corporal. São Paulo: Caioá; 1998. p. 11-12.
70. Imbassaí MH. Sensibilidade no cotidiano: conscientização corporal. Rio de Janeiro: Editora UAPÊ; 2006.
71. Miller J. A escuta do corpo: abordagem da sistematização da Técnica Klauss Vianna. (Dissertação de Mestrado em Artes Corporais) Campinas: Instituto de Artes, Universidade Estadual de Campinas; 2005. 112 p.
72. Peres MS, Gonçalves CA, Barata C. Dança e equilíbrio de tronco em pessoas com lesão medular: um estudo preliminar. Fisioterapia Brasil. 2001;2(1):49-52.

IMPORTÂNCIA DA EQUIPE MULTIPROFISSIONAL NA REABILITAÇÃO NEUROFUNCIONAL
Juntos Vamos Mais Longe!

Angelita Maria Stabile ▪ Dennise Lanna Barbosa Costa
Isabel Aparecida Porcatti de Walsh ▪ Jessica Carvalho Lima
Patricia Ribeiro Marcacine ▪ Shamyr Sulyvan de Castro
Thaissa Pinto de Melo

INTRODUÇÃO

Os distúrbios neurológicos são cada vez mais reconhecidos como as principais causas de morte e incapacidade em todo o mundo, sendo, globalmente, em 2016, a principal causa de incapacidades (276 milhões) e segunda principal causa de mortes (9,0 milhões). Os únicos que tiveram uma diminuição nas taxas e número absoluto de mortes e incapacidade foram o tétano, a meningite e a encefalite. Os quatro maiores contribuintes para incapacidades foram acidente vascular cerebral (AVC), com 42,2%, enxaqueca (16,3%), Alzheimer e outras demências (10,4%) e meningite (7,9%).[1]

Considerando que o conhecimento sobre os dados epidemiológicos das doenças neurológicas é essencial para se propor medidas de prevenção e concentrar recursos técnicos e humanos em serviços de referência ao atendimento e tratamento dos acometidos, aqui traremos os dados globais e nacionais do AVC, lesões traumáticas da medula espinal, doença de Parkinson e doença de Alzheimer.

Na esfera global, o AVC é uma das principais causas de mortalidade e deficiência e existem custos econômicos substanciais para seu pós-cuidado,[2] não havendo nenhum país do mundo onde, em termos de número absoluto, pessoas afetadas ou que morreram por esta causa tenha diminuído de 1995 a 2015.[3] Estimativas do Global Burden of Disease (GBD) indicam que a carga global de AVC é alta. Em 2016 houve 5,5 milhões de mortes, 13,7 milhões de novos casos e 80,1 milhões de casos prevalentes.[4] O aumento dos números absolutos se deve, em grande parte, ao crescimento, envelhecimento da população e à sobrevida, levando à maior prevalência de AVC crônico.[4]

As lesões traumáticas da medula espinal têm incidência global estimada em 23 casos por milhão, com aproximadamente 179.312 casos novos por ano, com dados regionais de 40 casos/milhão de habitantes na América do Norte; 16 casos/milhão de habitantes no Oeste Europeu; 15 casos/milhão de habitantes na Austrália; 25 casos/milhão de habitantes na Ásia-Central; 21 casos/milhão de habitantes no Sul da Ásia; 19 casos/milhão de habitantes no Caribe; 25 casos/milhão de habitantes na América Latina e 29 casos/milhão de habitantes no continente africano.[5-8]

Quanto à doença de Parkinson, segunda doença neurodegenerativa com longa sobrevida mais prevalente no mundo,[9,10] a Organização Mundial da Saúde estima que 1% da população acima de 65 anos seja acometida pela mesma e em 2005 estimava-se que mais de 4 milhões de indivíduos com idade superior a 50 anos possuíam a doença; a projeção para 2030 é que esse número duplique. Nos Estados Unidos, surgem cerca de 59 mil casos por ano.[11,12]

A doença de Alzheimer representa cerca de 50% dos casos de demência nos EUA e na Grã-Bretanha e se estima que corresponda à quarta causa de morte de idosos nestes países.[13]

> No Brasil, de acordo com os dados do Sistema de Informações sobre Mortalidade (SIM), da Secretaria de Vigilância em Saúde, entre janeiro e maio de 2020 já ocorreram 12.524 mortes por doenças relacionadas com o sistema nervoso (CID-10: G00 – G99).[14] Além disso, das 10 principais causas de morte no Brasil em 2017, duas são por doenças neurológicas, sendo o segundo lugar as doenças cerebrovasculares, com taxa de mortalidade de 56,6%, e em quarto lugar o Alzheimer e outras demências, com taxa de mortalidade de 35,5%.[15]

O AVC representa a primeira causa de morte e incapacidade no país. Dados provenientes de estudo prospectivo nacional indicaram incidência anual de 108 casos por 100 mil habitantes, taxa de fatalidade aos 30 dias de 18,5% e aos 12 meses de 30,9%, sendo o índice de recorrência após 1 ano de 15,9%. Não existem, estatísticas sobre AVC em crianças e adolescentes no Brasil.[16] A Pesquisa Nacional de Saúde (PNS), realizada em 2013, maior e mais importante pesquisa de amplitude nacional, aponta que 1,5% da população brasileira relata diagnóstico de AVC ou derrame, representando aproximadamente 2,2 milhões de pessoas acometidas.[17]

Estudo Longitudinal de Saúde do Adulto (ELSA-Brasil), realizado em 2014, encontrou prevalência do AVC de 1,3% na população de 35 a 74 anos,[18] e estudo descritivo com dados do GBD realizado em 2016 indica que houve 107.258 óbitos em decorrência de AVC, com os maiores números observados em homens (exceto para a prevalência de AVC hemorrágico) e no grupo de indivíduos acima de 70 anos.[19]

Estudo transversal sobre o perfil e a reclassificação de óbitos de pessoas com 30 anos de idade ou mais, cujas causas básicas registradas na declaração de óbito foram classificadas como AVC não especificado, em 2017, evidenciou que, após as investigações, foram reclassificados com maior percentual para AVC isquêmico (com maior frequência na faixa etária mais avançada – 70 anos e mais), seguido de AVC hemorrágico (com maior frequência na faixa etária de 30 a 69 anos).[20] Ainda, considerando as grandes regiões do país, a distribuição do diagnóstico de AVC se encontra da seguinte forma: 1,6% no Norte; 1,7% no Nordeste; 1,4% no Sudeste; 1,5% no Sul e 1,5% no Centro-Oeste.[17]

Quanto ao coeficiente de incidência de lesão medular no Brasil, este é estimado em 71 novos casos por milhão de habitantes por ano, com maior incidência na Região Nordeste, seguida pela região Centro-Oeste e Sudeste, e as causas mais frequentes são os acidentes de trânsito, seguidos de mergulhos, quedas e perfurações por arma de fogo.[7]

Estudos epidemiológicos referentes à doença de Parkinson no Brasil são escassos, mas estimava-se 200 mil portadores da doença,[11] havendo estudos internacionais que sugerem que este número mais que dobrará até 2030.[21]

Para a doença de Alzheimer, no Brasil, pela inexistência de pesquisa nacional específica, não há dados oficiais, porém, segundo o IBGE/PNAD (2017),[22] estima-se que exista 1,2 milhão de acometidos no país e uma incidência de cerca de 100 mil novos casos a cada ano.[23-26]

IMPACTO DAS DOENÇAS NEUROLÓGICAS NA INCAPACIDADE E NA QUALIDADE DE VIDA DOS INDIVÍDUOS

As doenças neurológicas implicam significativo impacto na funcionalidade e na qualidade de vida dos indivíduos.[27] Nesse material, usaremos algumas condições neurológicas de saúde para ilustrar esses impactos. Falaremos sobre AVC, doença de Parkinson, esclerose múltipla, trauma raquimedular e doenças neuromusculares, que embora tenham manejos específicos, trazem em comum uma significativa parcela de estigma, alterações físicas, dor crônica e isolamento social. Essas complicações podem culminar em outros distúrbios neuropsiquiátricos, por exemplo, fadiga, transtorno de ansiedade e depressão.[28]

O AVC, no contexto de qualidade de vida, implicaria redução nos domínios de capacidade funcional, aspectos físicos, dor, estado geral de saúde, vitalidade, aspectos sociais, aspectos econômicos e saúde mental. Maiores impactos foram notados em indivíduos com menos tempo de doença, muito provavelmente pelo fato de ainda estarem desenvolvendo habilidades técnicas e emocionais perante a nova condição de saúde.[29] Além disso, em decorrência do AVC pode haver comprometimento funcional em 81,8% dos indivíduos, destes, 60,7% apresentaram deficiência de moderada a grave, com consequentes alterações de qualidade de vida.[30]

Considerando o trauma raquimedular, a lesão implica mais problemas do que a incapacidade de movimento dos membros. Um estudo multicêntrico sobre qualidade de vida desses indivíduos em diversas nações mostrou que os pacientes brasileiros ocuparam a última posição em uma ordem decrescente em comparação com outros países.[31] Adicionalmente, outra evidência negativa detectada em outra casuística é que não se observou melhora nos componentes físicos e mentais mesmo com o decorrer do tempo que se segue após a lesão instalada.[32] Em relação à incapacidade, Jörgensen, Iwarsson e Lexell (2016)[33] avaliaram a limitação à atividade de 123 pacientes e o escore médio registrado foi de 65,2 em uma escala que varia de 0-100 (sendo 0 o menor comprometimento). Os tetraplégicos apresentaram as menores médias em relação aos paraplégicos, 27,9 e 62, respectivamente.

Em pacientes com esclerose múltipla, a realidade também não é diferente. A gravidade e a frequência dos surtos da doença estão diretamente relacionadas com a diminuição na qualidade de vida, tanto por limitação ocasionada pelas lesões neurológicas quanto por aumento dos efeitos colaterais das medicações usadas no tratamento da doença.[34] Além disso, as pessoas com essa condição de saúde podem, ainda, relatar dificuldades na mobilidade, função vesical, fadiga, subir escadas, caminhar e dormir.[35]

No Alzheimer, além da deterioração física, a perda de memória e cognição tem forte influência na redução da qualidade de vida dos indivíduos. Alguns domínios mais comprometidos em sujeitos com essa condição de saúde seriam a memória e a capacidade de fazer tarefas e a capacidade para atividades de lazer.[36] Quanto à mobilidade, parece haver correlação estatisticamente significante entre o nível de mobilidade e o tempo de diagnóstico da doença. Isso pode ser explicado pelo fato de as estruturas neurais responsáveis pela função motora serem preservadas nas fases iniciais da doença, sofrendo progressiva degeneração com o avançar da mesma.[37] Comprometimentos como dificuldades graduais nas atividades de vida diária (AVDs) e atividades instrumentais de vida diária (AIVDs) também são reportados longitudinalmente entre as pessoas com Alzheimer.[38]

A Tabela 26-1 mostra um resumo de algumas evidências dos impactos das doenças neurológicas nos indivíduos.

Tabela 26-1. Resumo dos impactos das doenças neurológicas na qualidade de vida e na incapacidade

Doenças	Impacto na qualidade de vida		Impacto na Incapacidade	
	Instrumento de avaliação	Resultados	Instrumento de avaliação	Resultados
Acidente vascular cerebral	SF-36[29]	Todos os domínios da escala foram comprometidos nesses pacientes, porém, aspectos físicos foram os que apresentaram valores mais baixos	Escala de Rankin modificada[30]	Houve acometimento funcional em 81,8% dos indivíduos, destes, 60,7% apresentaram deficiência de moderada a grave.
Trauma raquimedular	SF-36[32]	Comparados aos controles saudáveis, os escores médios dos 8 domínios da SF-36 foram significativamente menores no grupo com lesão	Medida de independência da medula espinal – III[33]	As limitações da atividade foram moderadas nessa população.
Esclerose múltipla	Escala de Determinação Funcional da Qualidade de Vida na EM (Defu)[34]	Comprometimento da qualidade de vida acentua-se segundo a gravidade da doença	Patient Determined Disease Steps (PDDS); Performance Scales (PS)[35]	Mais de 80% dos pesquisados relataram espasticidade, que estava associada a pior mobilidade, função vesical, fadiga, dificuldade para subir escadas, andar e dormir
Alzheimer	Escala de Avaliação da Qualidade de Vida na Doença de Alzheimer (CQdV-DA)[36]	Os cuidadores indicaram perdas de: memória, capacidades de realizar tarefas, capacidade para atividades de lazer, saúde física, disposição, humor, amigos, casamento e a vida em geral	Disability Assessment for Dementia Scale (DAD)[38]	Comprometimento funcional progressivo para AVDs e AIVDs

Fonte: o autor.

INTEGRALIDADE NA DOENÇA NEUROLÓGICA

A integralidade é uma das diretrizes básicas do Sistema Único de Saúde (SUS), descrita como *"atendimento integral, com prioridade para as atividades preventivas, sem prejuízo dos serviços assistenciais"*.[39] Segundo a Lei 8.080/1990, *a integralidade da assistência é entendida como conjunto articulado e contínuo das ações e serviços preventivos e curativos, individuais e coletivos, exigidos para cada caso em todos os níveis de complexidade do sistema*, por meio da atenção integral e pelas atividades preventivas e de promoção à saúde, sem prejuízo dos serviços assistenciais, integrando as ações dos diversos níveis de complexidades e competências em prol do cuidado do indivíduo. Envolve atuação dos gestores em organizar os serviços e estabelecer a articulação integral entre as redes de serviços de saúde.[40] Essa definição envolve reconhecer o ser humano como ser integral e a saúde como qualidade de vida e não apenas ausência de doenças.

> Nesse sentido, para que a rede de atenção à saúde dê condições de acesso e que seja resolutiva para os problemas apresentados, com a coordenação do cuidado, em ações de promoção da saúde e prevenção, tratamento e reabilitação de doenças e agravos, em todos os seus níveis de complexidade, faz-se necessária a integração dos serviços, com uma sistematização eficaz no referenciamento e contrarreferenciamento,[41-43] dispondo de recursos e competências necessárias para a solução dos problemas de saúde da população em seus diversos ciclos de vida, reconhecendo a interdependência dos diversos atores e organizações.[44]

As doenças neurológicas, em geral, apresentam quadros complexos que resultam em déficits temporários ou permanentes, podendo acarretar comprometimentos na funcionalidade e independência dos indivíduos, ocasionando mudanças estruturais, socioeconômicas e emocionais. Esta condição se estende aos membros da família, que passam a utilizar estratégias de acolhimento e cuidados, embora não tenham conhecimento e não estejam preparados para desenvolver essas tarefas.[45]

Nesse sentido, o preparo da alta hospitalar de pessoas com lesões neurológicas incapacitantes precisa ser mais elaborado, planejado, de forma que essas pessoas e seus familiares possam ser adequadamente orientados para a continuidade do tratamento de reabilitação, de acordo com a complexidade exigida por cada caso específico, nos diversos pontos de atenção disponíveis na rede, fora do hospital. No entanto, raros são os hospitais que oferecem essa orientação e treinamento.[46,47]

Ainda, a Portaria nº 963, de 27 de maio de 2013, que define a abrangência da Atenção Domiciliar no âmbito do SUS, esclarece que a atenção domiciliar deve ser concebida como nova modalidade de atenção à saúde, substitutiva ou complementar às já existentes (como a internação hospitalar ou o atendimento ambulatorial), em um conjunto de ações prestadas em domicílio, com garantia de continuidade de cuidados e integrada às redes de atenção à saúde, por meio de Equipes Multiprofissionais de Atenção Domiciliar.[48]

Já na atenção primária se dá o acompanhamento longitudinal do usuário, em todo o seu ciclo de vida, desenvolvendo-se, nesse nível, o mais alto grau de descentralização e capilaridade, ocorrendo o acompanhamento dos usuários nos locais mais próximos de suas vidas.[49] Considerando as repercussões das doenças neurológicas, o acompanhamento desses usuários nesse nível de atenção é de extrema relevância, permitindo conhecer a realidade vivenciada e os impactos biopsicossociais referentes às sequelas e limitações apresentadas em decorrência da lesão, possibilitando o estabelecimento de estratégias adequadas do cuidado integral para o auxílio da sua recuperação física, funcional e social.[50]

Dentro da integralidade, destacam-se ainda as ações de educação em saúde como estratégia articulada entre a concepção da realidade do contexto de saúde e a busca de possibilidades de atitudes geradoras de mudanças a partir de cada profissional de saúde, do trabalho em equipe e dos diversos serviços que buscam uma transformação no quadro da saúde da população.[51]

Ainda, a assistência à saúde da pessoa com deficiência, nelas incluídas as doenças neurológicas, deve-se pautar, ainda, no pressuposto de que, além da necessidade de atenção à saúde específica da sua própria condição, esses indivíduos também podem ser acometidos por doenças e agravos comuns aos demais, necessitando, portanto, de outros tipos de serviços além dos estritamente ligados à sua deficiência e, portanto, não poderá ocorrer somente nas instituições específicas de reabilitação, mas em toda a rede de serviços no âmbito do SUS.[52]

Desta forma, o cuidado necessário aos usuários que apresentem acometimentos neurológicos deve ser realizado por uma equipe multiprofissional, que tenha a sua atuação pautada na interdisciplinaridade e que construam seu conhecimento na transdisciplinaridade, para que possam atender a todas as demandas advindas das necessidades destes indivíduos,[53] comtemplando as necessidades de cada um nos mais diversos ciclos da vida.

Portanto, a integralidade da assistência em saúde requer uma preocupação constante com o atendimento e a eficácia das ações dos serviços prestados à população. Requer, ainda, profissionais conscientes de seu papel social, comprometidos com as reais necessidades de vida e saúde[54] buscando, em todos os níveis de atenção, a ampliação do olhar sobre o cuidado, analisando o contexto e a complexidade em que o usuário está inserido.[53]

A atuação profissional fragmentada, hierarquizada e compartimentalizada, com valorização excessiva da técnica e da especialidade, intrínseca ao modelo biomédico, com resolubilidade questionável,[55] constitui-se como um entrave para a construção da integralidade, enquanto um cuidado integral composto das diversas áreas e saberes permite uma visão ampla do sujeito e a responsabilização do sistema de saúde pelo seu atendimento nas redes de serviço do SUS.[56]

INTEGRALIDADE E EQUIPE MULTIPROFISSIONAL

A Organização Mundial da Saúde (OMS) conceitua reabilitação como "um conjunto de medidas que ajudam pessoas com deficiências ou prestes a adquirir deficiências a terem e manterem uma funcionalidade ideal na interação com seu ambiente".[57] Adicionalmente, ela também pode ser definida como uma estratégia para equalização de oportunidades e integração social de todas as pessoas com deficiência.[58] Essa perspectiva se mostra muito importante para o caso de países com sistema de saúde equitativo, como é o caso do Brasil. Porém, nosso sistema de reabilitação ainda é marcado pela fragmentação e descontinuidade assistencial.[59]

No contexto da prática da reabilitação neurológica há exigência de um conhecimento básico dos mecanismos de recuperação de aspectos físicos, psicológicos e sociais, visto que a deficiência física pode envolver diferentes sistemas, como o nervoso, o musculoesquelético, o articular, o cardíaco e respiratório. Ao mesmo tempo, todos esses aspectos precisam ser integrados a uma abordagem multiprofissional[27] que tenha metas em comum.

A multidisciplinaridade é um princípio de troca ou completude de saberes e práticas que implica a valorização do cognitivo e do afetivo, da intuição e da sensibilidade própria e do outro, com possibilidade de ampliação do diálogo e do vínculo entre os componentes da equipe. Para o fisioterapeuta, os profissionais são sujeitos promotores do cuidado à saúde que detêm um saber que se complementa com outros saberes, para desenvolver ações que possam promover melhor condição de existir, uma qualidade de vida para as pessoas sob seus cuidados.[60]

O trabalho multiprofissional em saúde possibilita ultrapassar barreiras que o modelo medicalocêntrico impõe e que, nitidamente, quando se fala em reabilitação neurológica, não é efetivo. Para isso, ainda é preciso romper paradigmas que são fruto de uma formação de recursos humanos na área da saúde ainda pautada em aspectos técnicos, em detrimento de uma educação mais ampla que priorize o indivíduo em vez da doença.[27,61]

> É preciso que o profissional de saúde se perceba interdisciplinar. Para isso há a necessidade de acreditar que o outro, ou seja, aquele que faz parte de outra disciplina, também possa ter atitudes interdisciplinares, que incluem reciprocidade, diálogo, humildade diante da limitação do próprio saber, compromisso e responsabilidade.[27,61]

Nessa interação de ciências, o alcance da integralidade torna-se real, pautando o cuidado de maneira ampliada, transformadora, centrada no indivíduo, sem redução do mesmo ao seu aspecto biológico.[62]

A integralidade da assistência é o alicerce para o alcance de uma melhor qualidade de ações e serviços voltados para a promoção da saúde, prevenção, recuperação e reabilitação.[62]

Nas doenças neurológicas, os impactos à saúde são consideráveis. Por isso, qualquer metodologia de tratamento/reabilitação deve ser pautada na integralidade, atuando desde o atendimento hospitalar, com suas respectivas peculiaridades, até o atendimento no domicílio.

EVIDÊNCIAS APOIANDO A ATENÇÃO MULTIPROFISSIONAL

Apesar da complexidade do paciente neurológico e da incansável batalha na superação de paradigmas que impedem a construção de um projeto terapêutico comum, existem diversas experiências de sucesso registradas na literatura científica. Madureira *et al.* (2018)[63] elaboraram uma revisão sistemática que evidenciou a importância de programas multidisciplinares e de reabilitação cognitiva eficazes em pacientes com doença de Alzheimer, atuando, principalmente, em sintomas neuropsiquiátricos, como depressão, estresse, ansiedade e agitação. Um dos artigos que compõem essa revisão chama a atenção pelo refinado percurso metodológico e pelo público-alvo: idosos com demência avançada. Nele, comparou-se o uso do protocolo multiprofissional com um protocolo padrão para redução de agitação, depressão e uso de medicações psicotrópicas. Os resultados foram promissores. Houve melhora significativa de agitação, que perdurou por 3 meses subsequentes. O mesmo aconteceu com o uso de medicamentos, sendo observada no grupo intervenção uma tendência menor de uso de fármacos psicotrópicos. No âmbito da depressão, o estudo utilizou duas escalas de avaliação, nos quais os piores resultados pertenciam ao grupo-controle.[64] Outro estudo avaliou, na perspectiva psicopatológica, a eficácia de uma intervenção multidisciplinar com outra equipe, estruturada em um modelo medicalocêntrico em pacientes com Alzheimer e seus cônjuges e verificou a presença de episódio depressivo maior em 25% dos pacientes que tiveram tratamento convencional e porcentagem nula no grupo assistido pela equipe multidisciplinar. Adicionalmente, a ansiedade do cônjuge foi maior no programa tradicional.[65]

Pesquisas diversas com abordagens e intervenções pautadas em intercâmbio de ciências também estão sendo feitas em pessoas com Esclerose Múltipla (EM). Um estudo propôs uma intervenção que teve a duração de 10 semanas com direcionamento de resultados nas atividades de vida diária. Observou-se que, de um total de 30 pacientes, apenas 6 não apresentaram melhora clínica. Além disso, as imagens de ressonância magnética evidenciaram que redes neuronais antes não utilizadas para determinada tarefa foram ativadas, enquanto as áreas sabidamente responsáveis pela mesma função tinham menor ativação. Isso sugere que uma mesma tarefa pode ser realizada utilizando menos recursos neuronais.[66] Outra pesquisa avaliou a aplicabilidade de um programa multidisciplinar envolvendo fisioterapia, terapia ocupacional, neuropsicologia e reabilitação cognitiva em pacientes com EM. Os dois grupos de pacientes (intervenção e controle) passaram por avaliação clínica, cognitiva, motora e de neuroimagem. Os resultados mostraram redução de fadiga percebida, melhora da marcha e da qualidade de vida ao longo das 4 semanas no grupo intervenção. Eles também apresentaram incremento no componente físico da escala de qualidade de vida relacionada com a saúde. Esses resultados possivelmente estão associados ao estímulo da plasticidade cerebral.[67] Atualmente, acredita-se que, em paciente com esclerose múltipla, a reabilitação neurofuncional estimule uma resposta fisiológica que proporciona uma reorganização cerebral com o aumento da ativação de áreas cerebrais saudáveis. Isso funciona como mecanismo compensatório, permitindo um desempenho normal do corpo mesmo com as perdas neurais.[68]

> Outra experiência interessante é da atuação da equipe multidisciplinar na reabilitação neurofuncional do paciente após AVC. Pensando na história natural da doença, esse cuidado integral pode estar presente desde a fase aguda com o atendimento pré-hospitalar contemplando a identificação precoce do diagnóstico e tratamento oportuno, até a fase subaguda.[69] Nesse sentido, as unidades de AVC ganharam notoriedade, sendo a única intervenção aplicável potencialmente a todos os pacientes com AVC. Seu ambiente é pautado por uma visão de integralidade, permitindo que os sujeitos acometidos pela lesão cerebral possam ter acesso rápido e qualificado a dispositivos de reabilitação.[69] Uma revisão sistemática selecionou 29 ensaios clínicos, totalizando 5.902 participantes e avaliou os efeitos do atendimento multidisciplinar organizado em unidade de AVC. Maior probabilidade de sobreviver, maior perspectiva de ser independente e cuidar de si, menor tempo de internação e melhor qualidade de vida foram os principais resultados encontrados, reforçando a necessidade de abordagem hospitalar multidisciplinar para essa condição de saúde.[70]

Na doença de Parkinson, a literatura traz modelos variados de intervenção multidisciplinar, como modelo comunitário baseado em rede, de hospital-dia, de ambulatório e modelo intensivo de reabilitação hospitalar.[71] Em uma perspectiva hospitalar de trabalho em equipe, há evidências de melhora na capacidade motora e independência funcional após de atendimento multidisciplinar, podendo retardar danos progressivos da doença, como síndrome do desuso, pneumonia e fraturas ósseas.[72] Em um ensaio clínico com acompanhamento de 6 meses, no grupo-controle a média de consultas médica foi 24% maior que no grupo intervenção. Seguindo essa mesma tendência, os escores de qualidade de vida no grupo intervenção foram superiores em 12% aos do grupo-controle.[73]

Diante desse escopo, um grupo de *experts* pactuou recomendações e considerações a respeito do cuidado integral ao paciente com doença de Parkinson. O principal foco foi um plano terapêutico sempre compartilhado com a família, havendo, rotineiramente, reavaliações sobre o tratamento. Sugeriram-se, também, reuniões periódicas de, no mínimo, uma vez por mês com toda a equipe. O ambiente ambulatorial foi o mais recomendado, deixando o hospitalar somente para os pacientes que requerem maior complexidade de serviços. De inovador, a telessaúde apareceu como ferramenta de suporte para consultas e comunicação multidisciplinar.[74]

Outros acometimentos neurológicos importantes são as lesões traumáticas no sistema nervoso central, podendo ser traumas craniencefálicos ou traumas raquimedulares. Em razão das altas incidências e potenciais incapacitantes, há esforços permanentes de se identificar a forma mais acurada de reabilitação nessa população.[75-77] Uma revisão sistemática trouxe como desfecho da reabilitação neurofuncional o retorno ao trabalho do indivíduo acometido pelo trauma cerebral.[78] Observou-se, nos estudos que compuseram artigo, a implementação de intervenções holísticas abrangendo o aprimoramento de habilidades físicas e sociais; como resultado, 64% dos pacientes que receberam suporte integral retornaram a postos de emprego, enquanto somente 36% das pessoas retornaram à reabilitação tradicional.[79] No caso de trauma raquimedular, uma pesquisa implementou um programa com base na comunidade e 84% do total dos participantes conseguiram reintegrar-se ao mercado de trabalho. Adicionalmente, como resultados secundários, o autor também encontrou melhora significativa na integração social e na independência funcional desses indivíduos após o programa de reabilitação.[80] Uma intervenção multidisciplinar baseada em educação em saúde e agregando fisioterapia, terapia ocupacional e enfermagem mostrou efeitos positivos em escores de independência em pacientes com trauma raquimedular.[81]

Diante disso, fica claro que há uma tendência mundial a uma rotina de saúde mais integral e longitudinal. Espera-se que, com essas experiências exitosas, a melhora no cuidado desses pacientes seja um fato concreto, demonstrando, assim, que o desejo em melhor assistir esses pacientes tem um propósito firme e claro.

LIMITAÇÕES PERSISTENTES NO CUIDADO INTEGRAL EM SAÚDE

Dentro da perspectiva biopsicossocial, a integralidade se destaca como um princípio, um valor, que deve ser continuamente buscado numa boa assistência de saúde. Mas, o que é exatamente essa integralidade? Segundo Silva *et al.* (2017), a integralidade assume diferentes sentidos: primeiro, quando está relacionado com a busca do profissional e do serviço em compreender o conjunto de necessidades de ações e serviços de saúde que um usuário necessita; segundo, relacionado com a organização dos serviços e práticas de saúde, voltado à articulação entre assistência e práticas de saúde pública, onde se investigam as necessidades de saúde da população; e terceiro, relativo à definição de políticas pelo Governo.[82]

Apesar dos avanços na implementação da integralidade, urge ainda a necessidade de quebra de um paradigma que engloba profunda mudança cultural, não só entre os profissionais de saúde, mas entre os usuários dos serviços de saúde, que muitas vezes enxergam o sistema com o viés curativo, biomédico e desintegrador.[83]

Observa-se ainda a predominância de uma abordagem estritamente técnica, onde a atividade de cada área profissional e a articulação dos trabalhos não é problematizada. Essa prática segmentada vem colidir com a possibilidade da integralidade, como uma diretriz e um conceito central na construção do SUS e da política em saúde.[84]

Silva *et al.* (2017)[82] alertam, ainda, que duas práticas devem ser superadas: a que se fundamenta no trabalho com simples agrupamento de especialidades, a partir de uma articulação burocrática, e outra, que se baliza numa falsa horizontalização em que "todos fariam tudo e ninguém seria pessoalmente responsável por nada em particular".

Reforçam Severo e Seminotti (2010)[84] que quando a atenção foca na doença (característica do modelo biomédico), geralmente o profissional da área médica disponibiliza bem os recursos/tecnologias ao tratamento e, assim, torna-se o detentor de uma posição de poder/saber hierarquicamente superior. Este poder se institui designado por outros trabalhadores/usuários, ou seja, uma cultura que se retroalimenta pela delegação a determinado profissional, prejudicando a integralidade e a resolutividade das ações em saúde.

Nesse sentido, a integralidade possui uma importância estratégica para a consolidação do novo modelo de saúde (abordagem biopsicossocial), quebrando paradigmas, infelizmente ainda muito vigentes, como as relações verticais de poder entre os membros da equipe multiprofissional.

Entre os desafios a serem superados, outro aspecto que merece destaque é a autonomia e a coparticipação dos trabalhadores, que estão muito interligadas ao modelo de gestão. Num modelo de gestão verticalizada e hierárquica, sem abertura para a participação dos trabalhadores, diminuem-se as possibilidades de produção de saúde e da valorização dos sujeitos.[84]

Desse modo, as limitações quanto à pratica da reflexão e do diálogo nas equipes multiprofissionais favorecem a repetição de lógicas embasadas na separação entre as disciplinas e seus diferentes objetos de estudo e intervenção, gerando no trabalhador, na equipe de modo geral, e, consequentemente, no usuário, sentimentos de dissociação e desagregação, se mostrando como um grande empecilho à integralidade em saúde.[84]

PERSPECTIVAS FUTURAS NO ATENDIMENTO MULTIPROFISSIONAL

Apesar das conquistas ao longo desses anos de Reforma Sanitária no Brasil, observa-se, ainda, que a compreensão desse cenário, junto da consolidação da integralidade na abordagem multiprofissional em saúde, merece ainda bastante atenção e deve ser amplamente discutida e disseminada por todos os componentes do sistema de saúde, inclusive com fomento acadêmico, independentemente da natureza, nível de complexidade ou área de atuação dos profissionais.

Dentre esses avanços, verifica-se, positivamente, que as instituições de saúde assumem importante papel na concretização da proposta da multidisciplinaridade que, após ampla difusão da Estratégia Saúde da Família (ESF), quando deixou a equipe multidisciplinar de ser um mero aspecto formal do organograma do serviço, passando a ser um ponto estruturante do trabalho em equipe.[85]

A organização do trabalho em unidades que trabalham com modalidades ambulatoriais tem apresentado uma integração disciplinar predominantemente multi ou pluridisciplinar. Assim, as equipes ESF e os Centros de Atenção Psicossocial (CAPS) que trabalham sob a necessidade de processos inter e transdisciplinares, são os melhores exemplos de trabalho multiprofissional hoje.[84]

No contexto da reabilitação neurológica, as pessoas com alterações funcionais secundárias ao AVC, por exemplo, estão sendo recebidas em unidades ambulatoriais por uma equipe multiprofissional, composta por profissionais de várias áreas, recebendo rico suporte e intervenções específicas de diversas áreas do conhecimento.[86]

Continuam Vieira *et al.* (2017) que o trabalho em reabilitação neurofuncional deve contemplar discussões periódicas, incluindo as estratégias de atendimento e envolver a família também, coparticipante desse processo, que deverá receber orientações uniformes pela equipe, facilitando o acesso e a adesão à reabilitação.[86]

Entretanto, os estudos que abordam a equipe multidisciplinar na reabilitação neurológica são ainda escassos ou muitas vezes abordam a equipe numa perspectiva bastante fragmentada, onde cada profissão atua apenas sobre seu saber técnico naquele paciente/

condição de saúde, sem interações, numa abordagem reducionista, focada ainda na doença, e desintegradora do verdadeiro trabalho em equipe.

Pondera Peduzzi (2007)[87] que não basta os trabalhadores interagirem cordialmente ou compartilharem uma mesma situação de trabalho para constituírem uma equipe integrada. É necessário um investimento na integração das ações, preservando as especificidades de cada componente da equipe, por meio do reconhecimento do trabalho do outro.

Para que haja efetividade no trabalho de reabilitação faz-se necessário, primeiramente, conhecer e discutir as dificuldades para que elas sejam de conhecimento e responsabilidade de todos os envolvidos na busca de soluções assertivas e adequadas à realidade de cada profissional em seu contexto.

A literatura ressalta que para realização desse trabalho é preciso entender, por primeiro, suas bases conceituais. Assim, ressalta Velloso (2016),[88] que a multidisciplinaridade consiste na justaposição do conhecimento de vários especialistas; já a interdisciplinaridade busca extrapolar essa mera justaposição de saberes disciplinares, estabelecendo-se um intercâmbio e um diálogo entre especialistas e uma interdependência entre os saberes. Ou seja, o que distingue a multidisciplinaridade da interdisciplinaridade é o grau de interação que se estabelece entre as disciplinas.

De acordo com dos Anjos Filho e Souza (2017),[89] as atividades profissionais ainda são pouco integradas, sendo a maioria das ações realizada isoladamente; quando ocorre a interação, ela se dá em momentos muito pontuais. Tal configuração direciona mais para uma complementaridade entre as disciplinas do que uma interação verdadeira com trocas entre os campos, sendo esta característica fundamental da interdisciplinaridade, apontada como esse caminho para melhora do trabalho em equipe.

Nessa perspectiva teórica, os autores argumentam que a interdisciplinaridade deve ser entendida para ser almejada na estrutura de trabalho de uma equipe de saúde, visando extrapolar essa mera justaposição de disciplinas, estabelecendo-se intercâmbio entre especialistas, pois em virtude das mudanças ocorridas no campo da saúde coletiva com a inclusão de disciplinas oriundas de diferentes campos científicos - biomédicas, humanas e físicas, aumentou-se ainda mais o nível de interação e a necessidade de trocas entre os saberes.[88,89]

Para Bonaldi (2007),[90] esse entendimento envolve não somente uma agregação de profissões, mas preconiza diálogos, tensões, conflitos, embates, consensos e tudo aquilo que permeia o universo do trabalho em equipe na sua essência.

Desse modo, a mudança para uma assistência integral exige não só uma reestruturação dos estabelecimentos e das organizações do campo da saúde, por meio de uma organização e articulação entre os serviços, como também a reformulação do próprio trabalho desenvolvido pelas equipes.[89]

A partir dessa reflexão, cada trabalhador necessita, então, estar referenciado à equipe, ao serviço e à rede assistencial em que está inserido. É através dessa compreensão sobre o processo de trabalho e das ações e discussões intersetoriais entre trabalhadores que a organização do fazer nas equipes e nos serviços constrói o cuidado integral diferenciado da reprodução de práticas fragmentadas e descontextualizadas.[84]

CONCLUSÃO

Por fim, reforça-se a importância de uma equipe multidisciplinar que trabalhe de modo comprometido com a filosofia da interdisciplinaridade, tão vital para implementação do cuidado integral, buscando esse rearranjo na interação e troca de conhecimentos numa atitude de valorização do outro, potencializando essa prática em todos os serviços, infelizmente hoje mais restrito à realidade dos serviços ambulatoriais e de iniciativa pública, como ressaltam os trabalhos publicados.

Ainda que a mudança seja árdua, na formação profissional e no comportamento cultural, e residam no plano dos grandes desafios a serem superados para melhoria do trabalho em equipe, urge continuarmos lutando e caminhando nessa direção, conscientes e confiantes dos princípios que regem nossas ações, enquanto profissionais, corresponsáveis desse processo, buscando por meio de constantes atualizações, educação continuada e discussões, a melhor forma de refletir e reagir sobre todo o complexo cenário que envolve a equipe no sistema de saúde brasileiro, a partir da sua própria realidade cotidiana... Somos os grandes protagonistas desse futuro!

> **Tarefa de Laboratório**
> **Raciocínio clínico dentro do atendimento multiprofissional!**
>
> *Fatores pessoais:* homem, 62 anos, destro, hipertenso, diabético, profissão: cozinheiro, *hobby*: pescar e jogar futebol.
> *Estrutura e funções:* hemiparesia à direita e afasia motora em decorrência de AVC isquêmico sofrido há 6 meses. Apresentou lesão em córtex motor primário, giro frontal interior do hemisfério esquerdo.
> *Atividades e participação:* dificuldade em movimentos mais habilidosos de membro superior direito, insegurança nos apoios unipodais em membro inferior direito, dificuldade para se comunicar, principalmente com quem não é da família.
> *Fatores ambientais:* mora com a esposa em um apartamento. Não tem elevador e as escadas são estreitas. Pensando no quadro acima, quais seriam o objetivo e a conduta da equipe multiprofissional? Alguns exemplos:
> *Médico(a):* Ajustes de medicamentos, monitoramento dos sintomas neurológicos e clínicos;
> *Fisioterapeuta:* Incentivar o uso do membro superior, treinar componentes perdidos para execução da tarefa, estratégias para aumentar o controle postural;
> *Terapeuta Ocupacional:* Explorar o uso do membro superior esquerdo em algumas AVDs: arrumar a mesa para o almoço, picar os legumes e as carnes;
> *Fonoaudiólogo(a):* Estratégias terapêuticas para incentivar a comunicação;
> *Nutricionista:* Controle do peso e massa corporal, adequação da alimentação para auxiliar no processo de reabilitação, reduzir fatores de risco e evitar recorrências do AVC;
> *Psicólogo(a):* engajamento, motivação para o processo terapêutico;
> *Profissional da educação física:* treinamento aeróbico, em grupo, atividades lúdicas e dinâmicas.
> E lembre-se! O ideal é que toda tomada de decisão terapêutica seja em conjunto, buscando sempre a maior potencialidade do indivíduo.

REFERÊNCIAS BIBLIOGRÁFICAS

1. Feigin VL, Nichols E, Alam T, Bannick MS, Beghi E, Blake N, et al. Global, regional, and national burden of neurological disorders, 1990–2016: a systematic analysis for the global burden of disease study 2016. The Lancet Neurology. May 2019;18(5):459-80.
2. Rajsic S, Gothe H, Borba HH, Sroczynski G, Vujicic J, Toell T, et al. Economic burden of stroke: a systematic review on post-stroke care. The European Journal of Health Economics. 2018 June 16;20(1):107-34.
3. Feigin VL, Krishnamurthi RV, Parmar P, Norrving B, Mensah GA, Bennett DA, et al. Update on the Global Burden of Ischemic and Hemorrhagic Stroke in 1990-2013: the GBD 2013 study. Neuroepidemiology. 2015;45(3):161-76.
4. Johnson CO, Minh Nguyen MN, Roth GA, Nichols E, Alam T, Abate D, et al. Global, regional, and national burden of stroke, 1990–2016: a systematic analysis for the global burden of disease study 2016. The Lancet Neurology. May 2019;18(5):439-58.

5. Brunnekreef GB, Heijmen RH, Gerritsen WB, Schepens MA, Ter Beek HT, Van Dongen EP. Measurements of cerebrospinal fluid concentrations of S100beta protein during and after thoracic endovascular stent grafting. Eur J Vasc Endovasc Surg. 2007;34:169-72.
6. Furlan JC, Sakakibara BM, Miller WC, Krassioukov AV. Global incidence and prevalence of traumatic spinal cord injury. Canadian Journal of Neurological Sciences. 2013 July;40(4):456-64.
7. Gerlt JA, Babbitt PC, Jacobson MP, Almo SC. Divergent evolution in enolase superfamily: Strategies for assigning functions. Journal of Biological Chemistry. 2012;287:29-34.
8. Guéz M, Hildingsson C, Rosengren L, Karlsson K, Toolanen G. Nervous Tissue Damage Markers in Cerebrospinal Fluid after Cervical Spine Injuries and Whiplash Trauma. Journal of Neurotrauma. Set 2003;20(9):853-8.
9. Guo X, Song W, Chen K, Chen X, Zheng Z, Cao B, et al. Gender and onset age-related features of non-motor symptoms of patients with Parkinson's disease – A study from Southwest China. Parkinsonism & Related Disorders. 2013 Nov;19(11):961-5.
10. Spottke AE, Reuter M, Machat O, Bornschein B, von Campenhausen S, Berger K, et al. Cost of Illness and its Predictors for Parkinson's Disease in Germany. Pharmacoeconomics. 2005;23(8):817-36.
11. dos Santos, Steidl EM, Ziegler JR, Ferreira FV. Doença de Parkinson: revisão bibliográfica. Disciplinarum Scientia, Série: Ciências da Saúde, Santa Maria. 2007;8(1):115-29.
12. Wirdefeldt K, Adami H, Cole P, Trichopoulos D, Mandel J. Epidemiology and etiology of Parkinson's disease: a review of the evidence. European Journal of Epidemiology. 28 May 2011;26(1):1-58.
13. Almeida MC, Gomes CM, Nascimento LF. Spatial distribution of deaths due to Alzheimer's disease in the state of São Paulo, Brazil. São Paulo Medical Journal. 2014;132:199-204.
14. Brasil. Secretaria de Vigilância em Saúde. Departamento de Análise de Saúde e Vigilância de Doenças Não Transmissíveis. Sistema de Informações sobre Mortalidade (SIM). Painel de Monitoramento da Mortalidade CID-10. 2020. (Acesso em 11 jun 2020). Disponível em: <http://svs.aids.gov.br/dantps/centrais-de-conteudos/paineis-de-monitoramento/mortalidade/cid10/>
15. Brasil. Secretaria de Vigilância em Saúde. Departamento de Análise de Saúde e Vigilância de Doenças Não Transmissíveis. Global Burden of Disease Study 2017 (GBD 2017). Principais causas de morte. Disponível em: <http://svs.aids.gov.br/dantps/centrais-de-conteudos/paineis-de-monitoramento/mortalidade/gbd-brasil/principais-causas/> Acesso em 11 Jun 2020.
16. Brasil. Portaria nº 963, de 27 de maio de 2013. Redefine a atenção domiciliar no âmbito do Sistema Único de Saúde (SUS). Diário Oficial [da] República Federativa do Brasil, 2013. Disponível em: <http://bvsms.saude.gov.br/bvs/saudelegis/gm/2013/prt0963_27_05_2013. (Acesso em 10 jun 2020). html>
17. Instituto Brasileiro de Geografia e Estatística (IBGE). Percepção do estado de saúde, estilos de vida e doenças crônicas: Brasil, grandes regiões e unidades da Federação. Rio de Janeiro: Instituto Brasileiro de Geografia e Estatística - IBGE, 2014. (Acesso em 11 jun 2020). Disponível em: < https://biblioteca.ibge.gov.br/visualizacao/livros/liv91110.pdf>
18. Schmidt MI, Duncan BB, Mill JG, Lotufo PA, Chor D, Barreto SM, et al. Cohort Profile: longitudinal study of adult health (ELSA-brasil). International Journal of Epidemiology. ePub 2014 Feb;44(1):68-75.
19. de Santana NM, dos Santos Figueiredo FW, de Melo Lucena DM, Soares FM, Adami F, de Carvalho Pádua Cardoso L, et al. The burden of stroke in Brazil in 2016: an analysis of the global burden of disease study findings. BMC Research Notes. 2018 Oct 16;11(1):735.
20. Mamed SN, Ramos AMO, de Araújo VEM, de Jesus WS, Ishitani LH, França EB. Perfil dos óbitos por acidente vascular cerebral não especificado após investigação de códigos garbage em 60 cidades do Brasil, 2017. Revista Brasileira de Epidemiologia. 2019;22(3):e190013.
21. Dorsey ER, Constantinescu R, Thompson JP, Biglan KM, Holloway RG, Kieburtz K, et al. Projected number of people with Parkinson disease in the most populous nations, 2005 through 2030. Neurology. 2007;68(5):384-6.

22. Instituto Brasileiro de Geografia e Estatística (IBGE). Pesquisa Nacional por Amostra de Domicílios (PNAD) 2017. (Acesso em 15 jan 2020). Disponível em: <https://www.ibge.gov.br/estatisticas/multidominio/ciencia-tecnologia-e-inovacao/9127-pesquisa-nacional-poramostra-de-domicilios.html?=&t=o-que-e>
23. Chaimowicz F. Saúde do idoso. 2. ed. Belo Horizonte: NESCON UFMG; 2013.
24. Garcia CR, Cipolli GC, dos Santos JP, Fretias LP, Braz MC, Falcão DVS. Cuidadores familiares de idosos com a doença de Alzheimer. Revista Kairós: Gerontologia. 2017;20(1):409-26.
25. Gratão ACM, Talmelli LFS, Figueiredo LC, Rosset I, Freitas CP, Rodrigues RAP. Dependência funcional de idosos e a sobrecarga do cuidador. Revista da Escola de Enfermagem da USP. Fev 2013;47(1):137-44.
26. da Silva MIS, Alves ANO, Salgueiro CDBL, Barbosa VFB. Doença de Alzheimer: repercussões biopsicossociais na vida do cuidador familiar. Rev Enferm UFPE Online; 2018. p. 1931-9.
27. Sandrini G. European core curriculum in neurorehabilitation. Functional Neurology. 2017;32(2):63.
28. Andrade SM, Moreira KLAF, de Oliveira EA, dos Santos JBO, Quirino MAB. Independência funcional e qualidade de vida em pacientes com sequelas neurológicas: a contribuição de um grupo terapêutico interdisciplinar. Ciências & Cognição, Rio de Janeiro. Set 2010;5(2):155-64.
29. Scalzo PL, de Souza ES, Moreira AGO, Vieira D, Aparecida F. Qualidade de vida em pacientes com Acidente Vascular Cerebral. Revista Neurociências. 2001 Mar 31;18(2):139-44.
30. Moreira NRTL, de Andrade AS, Ribeiro KSQS, do Nascimento JÁ, de Brito GEG. Qualidade de vida em indivíduos acometidos por Acidente Vascular Cerebral. Revista Neurociências. 2015 Dez 31;23(4):530-7.
31. Geyh S, Ballert C, Sinnott A, Charlifue S, Catz A, D'Andrea Greve JM, et al. Quality of life after spinal cord injury: a comparison across six countries. Spinal Cord. 2013 Apr;51(4):322-6.
32. Sunna T, Elias E, Summaka M, Zein H, Elias C, Nasser Z. Quality of life among men with spinal cord injury in Lebanon: a case control study. Neurorehabilitation. 2019 Dec 18;45(4):547-53.
33. Jörgensen S, Iwarsson S, Lexell J. Secondary Health Conditions, Activity Limitations, and Life Satisfaction in Older Adults With Long-Term Spinal Cord Injury. PM&R. 2016 Sep 17;9(4):356-66.
34. Silva MCN, Cavalcanti DBA. Avaliação da qualidade de vida em portadores de esclerose múltipla: impacto da fadiga, ansiedade e depressão. Fisioterapia e Pesquisa, [S.L.]. Dez 2019;26(4):339-45.
35. Bethoux F, Marrie RA. A cross-sectional study of the impact of spasticity on daily activities in multiple sclerosis. The Patient - Patient-Centered Outcomes Research. 6 May 2016;9(6):537-46.
36. Borghi AC, Sassá AH, de Matos PCB, Decesaro MN, Marcon SS. Qualidade de vida de idosos com doença de Alzheimer e de seus cuidadores. Revista Gaúcha de Enfermagem. 2011;32(4):751-8.
37. Borges LL, Albuquerque CR, Garcia PA. O impacto do declínio cognitivo, da capacidade funcional e da mobilidade de idosos com doença de Alzheimer na sobrecarga dos cuidadores. Fisioterapia e Pesquisa. 2009;16(3):246-51.
38. Suh G, Ju Y, Yeon BK, Shah A. A longitudinal study of Alzheimer's disease: rates of cognitive and functional decline. International Journal of Geriatric Psychiatry. 2004 Aug 26;19(9):817-24.
39. Brasil. Constituição (1988). Constituição da República Federativa do Brasil. Brasília, DF: Senado Federal; 1988.
40. Brasil. Lei 8.080, de 19 de setembro de 1990. Presidência da República do Brasil. (Acesso em 18 set 2020). Disponível em: <http://www.planalto.gov.br/ccivil_03/leis>
41. Reis CB, de Andrade SMO. Representações sociais das enfermeiras sobre a integralidade na assistência à saúde da mulher na rede básica. Ciência & Saúde Coletiva. 2008 Fev;13(1):61-70.
42. Alencar MN, Coimbra LC, Morais APP, da Silva AAM, Pinheiro SRA, Queiroz RCS. Avaliação do enfoque familiar e orientação para a comunidade na Estratégia Saúde da Família. Ciênc. Saúde Coletiva, Rio de Janeiro. 2014;19(2):353-64.
43. Pereira JS, Machado WCA. Referência e contrarreferência entre os serviços de reabilitação física da pessoa com deficiência: a (des)articulação na microrregião centro-sul fluminense, rio de janeiro, brasil. Physis: Revista de Saúde Coletiva. 2016 Set;26(3):1033-51.

44. Hartz ZM, Contandriopoulos A. Integralidade da atenção e integração de serviços de saúde: desafios para avaliar a implantação de um "sistema sem muros". Cadernos de Saúde Pública. 2004;20:S331-S336.
45. Brito ES, Rabinovich EP. Desarrumou tudo! O impacto do acidente vascular encefálico na família. Saúde e Sociedade. 2008;17:153-69.
46. Machado WCA, da Silva VM, da Silva RA, Ramos RL, de Figueiredo NMA, Castelo Branco EMS, et al. Alta hospitalar de clientes com lesão neurológica incapacitante: impreteríveis encaminhamentos para reabilitação. Ciência & Saúde Coletiva. Out 2016;21(10):3161-70.
47. Weber KT, Guimarães VA, Pontes Neto OM, Leite JP, Takayanagui OM, Santos-Pontelli TEG. Predictors of quality of life after moderate to severe traumatic brain injury. Arquivos de Neuro-Psiquiatria. May 2016;74(5):409-15.
48. Brasil. Ministério da Saúde. Diretrizes de atenção à reabilitação da pessoa com acidente vascular cerebral; 2013.
49. Brasil. Ministério da Saúde. Portaria nº 2.436, de 21 de setembro de 2017. Brasília, DF: Ministério da Saúde; 2017. (Acesso em 20 ago 2020). Disponível em: <http://www.brasilsus.com.br/index.php/legislacoes/gabinete-do-ministro/16247-portaria-n-2-436-de-21-de-setembro-de-2017>
50. Gomez PVL, Balk RS, de Castro AAM, Lara S, Graup S. Perfil de pacientes com acidente vascular cerebral atendidos por um programa de extensão universitário na atenção básica. Fisioterapia Brasil. 15 Set 2018;19(4):464-71.
51. Machado MF, Monteiro EM, Queiroz DT, Vieira NF, Barroso MG. Integralidade, formação de saúde, educação em saúde e as propostas do sus: uma revisão conceitual [Integrality, health professional education, health education and sus proposals: a conceptual review]. Cien Saude Colet. 2007;12(2):335-42.
52. Machado WCA, Figueiredo NMA, Barbosa LA, Machado MCI, Shubert CO, Miranda RS. Política Nacional de Saúde da Pessoa com Deficiência. In: Figueiredo NMA, Machado WCA (Orgs). Tratado de Cuidados de Enfermagem. São Paulo (SP): Editora Roca; 2012. v. 2. p. 2502-39.
53. Martins AB, D'Avila OP, Hilgert JB, Hugo FN. Atenção primária à saúde voltada às necessidades dos idosos: da teoria à prática. Ciência & Saúde Coletiva, Rio de Janeiro. 2014;19(8):3403-16.
54. Silva S, Carmo F. Princípio da Integralidade e os desafios de sua aplicação em saúde coletiva. Revista Saúde e Desenvolvimento. 2016;7(4):94-107.
55. dos Santos AM, Assis MMA. Da fragmentação à integralidade: construindo e (des)construindo a prática de saúde bucal no Programa de Saúde da Família (PSF) de Alagoinhas, BA. Ciência & Saúde Coletiva. Mar 2006;11(1):53-61.
56. Gawryszewski ARB, Oliveira DC, Gomes AMT. Acesso ao SUS: representações e práticas de profissionais desenvolvidas nas Centrais de Regulação. Physis Rio de Janeiro. 2012;22(1):119-40.
57. World Health Organization, The World Bank. World report on disability 2011. Geneva, Switzerland: World Health Organization, 2011.
58. International Labour Organization, United Nations Educational, Scientificand Cultural Organization, The World Health Organization. CBR: A Strategy for Rehabilitation, Equalization of Opportunities, Poverty Reduction and Social Inclusion of People with Disabilities. Joint Position Paper. Geneva: WHO; 2004. p. 27.
59. Machado WCA, Pereira JS, Schoeller SD, Júlio LC, Martins MMF, Figueiredo NMA. Integralidade na rede de cuidados da pessoa com deficiência. Texto & Contexto-Enfermagem. 2018;27(3).
60. Viegas SMF, Penna CMM. A construção da integralidade no trabalho cotidiano da equipe saúde da família. Escola Anna Nery. Mar 2013;17(1):133-41.
61. Braga LW, Rossi L, Cole M. Criar uma idiocultura para promover o desenvolvimento de crianças com paralisia cerebral. Educação e Pesquisa. 2010;36:1-15.
62. Fontoura RT, Mayer CN. Uma breve reflexão sobre a integralidade. Revista Brasileira de Enfermagem. Ago 2006;59(4):532-36.
63. Madureira BG, Pereira MG, Avelino PR, Costa HS, de Menezes KKP. Efeitos de programas de reabilitação multidisciplinar no tratamento de pacientes com doença de Alzheimer: uma revisão sistemática. Cadernos Saúde Coletiva. 2018 Jun;26(2):222-32.

64. Pieper MJ, Francke AL, van der Steen JT, Scherder EJ, Twisk JW, Kovach CR, et al. Effects of a Stepwise Multidisciplinary Intervention for Challenging Behavior in Advanced Dementia: a cluster randomized controlled trial. Journal of the American Geriatrics Society. 2016 Jan 25;64(2):261-9.
65. Negovanska V, Hergueta T, Guichart-Gomez E, Sarazin M, Dubois B, Bungener C. Bénéfice d'un programme cognitivo-comportemental et pluridisciplinaire de prise en charge de la maladie d'Alzheimer sur l'anxiété du conjoint: étude française ELMMA. Revue Neurologique. 2011;167(2):114-22.
66. Péran P, Nemmi F, Dutilleul C, Finamore L, Falletta Caravasso C, Troisi E, et al. Neuroplasticity and brain reorganization associated with positive outcomes of multidisciplinary rehabilitation in progressive multiple sclerosis: a fMRI study. Multiple Sclerosis and Related Disorders. 2020 July;42:102127.
67. Zuber P, Tsagkas C, Papadopoulou A, Gaetano L, Huerbin M, Geiter E, et al. Efficacy of inpatient personalized multidisciplinary rehabilitation in multiple sclerosis: behavioural and functional imaging results. Journal of Neurology. 2020 June;267(6):1744-53.
68. Pantano P, Mainero C, Caramia F. Functional Brain Reorganization in Multiple Sclerosis: evidence from FMRI studies. Journal of Neuroimaging. Apr 2006;16(2):104-14.
69. Clarke DJ, Forster A. Improving post-stroke recovery: the role of the multidisciplinary health care team. Journal of Multidisciplinary Healthcare. 2015;8:433.
70. Langhorne P, Ramachandra S. Organized inpatient (stroke unit) care for stroke: network meta-analysis. Cochrane Database of Systematic Reviews, 23 Apr. 2020. p. 1-7.
71. Lidstone SC, Bayley M, Lang AE. The evidence for multidisciplinary care in Parkinson's disease. Expert Review Of Neurotherapeuticsv. 2020 June ;20(6):539-49.
72. Kaseda Y, Ikeda J, Sugihara K, Yamawaki T, Kohriyama T, Matsumoto M. Therapeutic effects of intensive inpatient rehabilitation in advanced Parkinson's disease. Neurology And Clinical Neuroscience. 5 Set 2016;5(1):18-21.
73. Montgomery EB Jr, Lieberman A, Singh G, Fries JF. Patient education and health promotion can be effective in Parkinson's disease: a randomized controlled trial. PROPATH Advisory Board. Am J Med. 1994 Nov;97(5):429-35.
74. Radder DLM, Nonnekes J, van Nimwegen M, Eggers C, Abbruzzese G, Alves G, et al. Recommendations for the Organization of Multidisciplinary Clinical Care Teams in Parkinson's Disease. Journal of Parkinson's Disease. 2020 May 16:1-12.
75. Aravamudhan S, Bellamkonda RV. Toward a convergence of regenerative medicine, rehabilitation, and neuroprosthetics. J Neurotrauma. 2011 Nov;28(11):2329-47.
76. Lee BB, Cripps RA, Fitzharris M, Wing PC. The global map for traumatic spinal cord injury epidemiology: update 2011, global incidence rate. Spinal Cord. 2014 Feb;52(2):110-6.
77. Magalhães ALG, Souza LC, Faleiro, RM, Teixeira AL, Miranda AS. Epidemiology of traumatic brain injury in Brazil. Rev Bras Neurol. 2017;53(2):15-22.
78. Donker-Cools BHPM, Daams JG, Wind H, Frings-Dresen MHW. Effective return-to-work interventions after acquired brain injury: a systematic review. Brain Injury. 8 Dec 2015;30(2):113-31.
79. Trexler LE, Trexler LC, Malec JF, Klyce D, Parrott D. Prospective randomized controlled trial of resource facilitation on community participation and vocational outcome following brain injury. J Head Trauma Rehabil. 2010;25(6):440-6.
80. Kee KM, Mohamad NZ, Koh PPW, Yeo JPT, Ng YS, Kam JC, Asano M. Return to work after spinal cord injury: a Singaporean pilot community-based rehabilitation program. Spinal Cord. 2020;58(10):1096-103.
81. Derakhshanrad N, Vosoughi F, Yekaninejad MS, Moshayedi P, Saberi H. Functional impact of multidisciplinary outpatient program on patients with chronic complete spinal cord injury. Spinal Cord. 2015 Aug 4;53(12):860-5.
82. da Silva MVS, Miranda GBN, de Andrade MA. Sentidos atribuídos à integralidade: entre o que é preconizado e vivido na equipe multidisciplinar. Interface-Comunicação, Saúde, Educação. 2017;21:589-99.

83. Schenker M, da Costa DH. Avanços e desafios da atenção à saúde da população idosa com doenças crônicas na Atenção Primária à Saúde. Ciência & Saúde Coletiva. 2019 Abr;24(4):1369-80.
84. Severo SB, Seminotti N. Integralidade e transdisciplinaridade em equipes multiprofissionais na saúde coletiva. Ciência & Saúde Coletiva. 2010 Jun;15(1):1685-98.
85. Gomes RS, Herbert F, Pinheiro R, Barros MEB. Integralidade como princípio ético e formativo: um ensaio sobre os valores éticos para estudos sobre o trabalho em equipe na saúde. In: Trabalho em equipe sob o eixo da integralidade: valores, saberes e práticas. (2007. p. 19-36.
86. Vieira DCD, Callegaro CC, Bittencourt VLL, da Silva TP, Winkelmann ER. Reabilitação de acidente vascular encefálico: revisão de literatura. Revista Brasileira Ciências da Saúde – USCS. 2017 Abr;15(52):89-95.
87. Peduzzi M. Trabalho em equipe de saúde no horizonte normativo da integralidade, do cuidado e da democratização das relações de trabalho. Trabalho em equipe sob o eixo da integralidade: valores, saberes e práticas. 2007. p. 161-77.
88. Velloso MP, Guimarães MBL, Cruz CRR, Neves TCC. Interdisciplinaridade e formação na área de saúde coletiva. Trabalho, Educação e Saúde. 2016 Mar;14(1):257-71.
89. dos Anjos Filho NC, de Souza AMP. A percepção sobre o trabalho em equipe multiprofissional dos trabalhadores de um Centro de Atenção Psicossocial em Salvador, Bahia, Brasil. Interface - Comunicação, Saúde, Educação. 2016 Ago 25;21(60):63-76.
90. Bonaldi C, Gomes RS, Louzada APF, Pinheiro R. O trabalho em equipe como dispositivo de integralidade: experiências cotidianas em quatro localidades brasileiras. Trabalho em equipe sob o eixo da integralidade: valores, saberes e práticas. 2007. 1. p. 53-74.

INFLUÊNCIA DO AMBIENTE NA PARTICIPAÇÃO SOCIAL DE PESSOAS COM DEFICIÊNCIA
Aprendendo a Superar Barreiras

Lílian de Fátima Dornelas

INTRODUÇÃO

O envolvimento em diferentes áreas da vida, como escola, família, trabalho e comunidade, é vital para o bem-estar e a identidade de um indivíduo. Uma parte importante da reabilitação de pessoas com deficiência envolve a participação e a autonomia. Enquanto a **participação** é influenciada por diferentes aspectos da saúde, a **autonomia** inclui o direito de participar na tomada de decisões que dizem respeito à saúde.[1]

Vários fatores podem estar relacionados com a participação e autonomia, como o grau de capacidade física, o nível de independência nas atividades da vida diária, relações sociais, saúde psicoemocional e acesso a serviços de saúde.[2,3] Em contrapartida, experiências negativas envolvem restrições às atividades na vida familiar, ao ar livre, de convivência com amigos da escola, da comunidade, ocupacionais, tarefas que englobam papéis familiares e capacidade de ajudar outras pessoas.[4]

As evidências sugerem que as pessoas com deficiência são mais propensas a experimentarem restrições de participação e autonomia como menor acesso à educação de qualidade, menos chance de conseguirem empregos, taxas mais elevadas de pobreza, dificuldades de acesso a serviços de saúde e reabilitação e enfrentam barreiras da própria família do que as pessoas sem deficiência.[5-7] Entretanto, a promoção de facilitadores ambientais sociais, atitudinais e físicos busca garantir a inclusão e a acessibilidade de todas as pessoas, equidade de acesso à educação, serviços de saúde, trabalho e outras atividades sociais, como recreação.[8] Além disso, as pessoas com deficiência e suas famílias precisam estar ativamente envolvidas no processo e ser capazes de expressar suas necessidades e valores e ter a oportunidade de tomar decisões.[9,10]

Dessa forma, percebe-se que o contexto de vida da pessoa com deficiência apresenta uma correlação quanto à participação e autonomia.[11] De fato, estamos falando de aspectos pessoais e ambientais que influenciam na participação social do indivíduo. Assim, ao explorar os fatores subjacentes às muitas necessidades das pessoas com deficiência é fundamental não apenas conhecer os fatores específicos da condição de saúde, mas também as perspectivas e o contexto de vida dos mesmos.

DESENVOLVIMENTO

Por muitas décadas, o modelo centrado na doença foi utilizado para o direcionamento do tratamento e reabilitação das pessoas com deficiência. No entanto, com a publicação e aprovação da Classificação Internacional de Funcionalidade, Incapacidade e Saúde (CIF) pela World Health Organization (WHO), em 2001,[12] (traduzida para o português em 2003

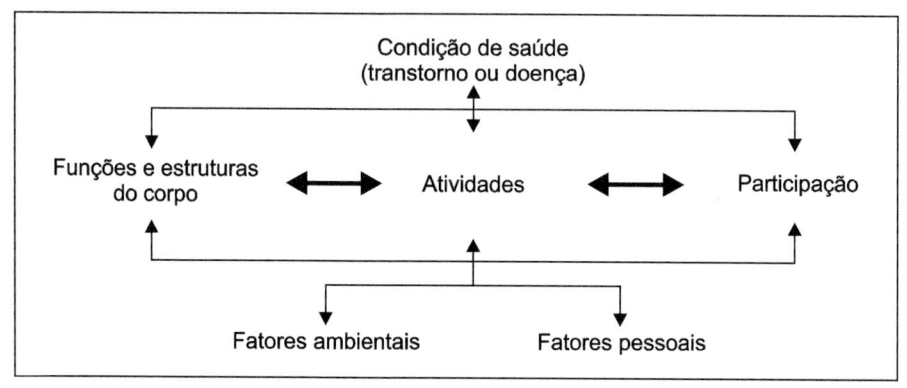

```
                    Condição de saúde
                   (transtorno ou doença)
                            ↕
   Funções e estruturas  ←→  Atividades  ←→  Participação
       do corpo
                            ↕
              Fatores ambientais    Fatores pessoais
```

Fig. 27-1. Modelo dinâmico da Classificação Internacional de Funcionalidade, Incapacidade e Saúde (CIF). (Fonte: OMS, 2003.)[14]

e a versão para crianças e jovens em 2015), esta visão transformou-se, onde a CIF passa, então, a pressupor um modelo multidirecional e dinâmico, que integra os modelos biomédico e social e os amplia ao considerar a complexidade do que constitui a saúde.[13]

Nesse modelo, os domínios da saúde interagem de forma complexa, conforme mostra a Figura 27-1.

Onde:

> "Funções do corpo são as funções fisiológicas dos sistemas orgânicos (incluindo as funções psicológicas). Estruturas do corpo são as partes anatômicas do corpo, como órgãos, membros e seus componentes. A atividade é a execução de uma tarefa ou ação por um indivíduo. Participação é o envolvimento de um indivíduo numa situação da vida real. Fatores ambientais constituem o ambiente físico, social e atitudinal em que as pessoas vivem e conduzem sua vida Fatores pessoais são o histórico particular da vida e do estilo de vida de um indivíduo que não são parte de uma condição de saúde".[14]

Este modelo ficou conhecido como modelo biopsicossocial em que a funcionalidade e a incapacidade associadas aos estados de saúde são classificadas e os domínios são descritos com base na perspectiva do corpo, do indivíduo e da sociedade: estrutura/função do corpo, atividade e participação. Além disso, a CIF relaciona os fatores ambientais que interagem com os componentes de saúde.[14]

Embora os fatores ambientais não façam parte do que se chama funcionalidade ou incapacidade, é um componente complementar que assume posição de protagonista na influência sobre o estado de funcionalidade/incapacidade.[11,15-17] Os fatores ambientais constituem o ambiente físico, social e atitudinal em que as pessoas vivem e conduzem sua vida. Esses fatores são externos e podem influenciar positiva ou negativamente sobre a capacidade do indivíduo de executar ações ou tarefas, participar socialmente ou sobre a função ou estrutura do corpo (Fig. 27-2).

Assim, o ambiente precisa ser uma ferramenta investigatória dos profissionais de saúde, uma vez que o ambiente pode ser uma barreira, tanto quanto um facilitador para a promoção da participação e autonomia das pessoas com deficiência.[18,19]

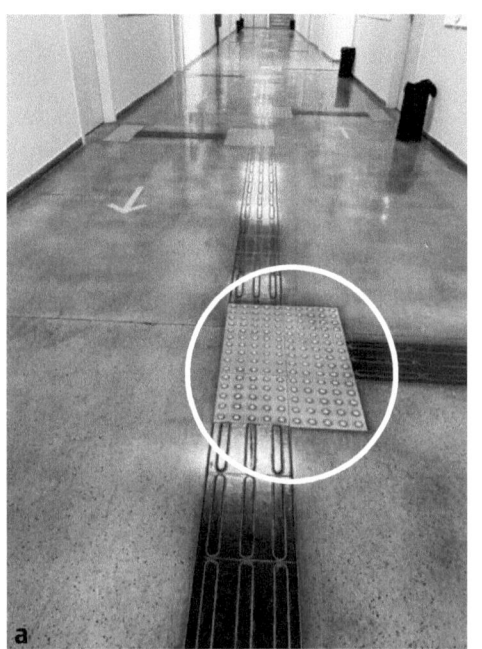

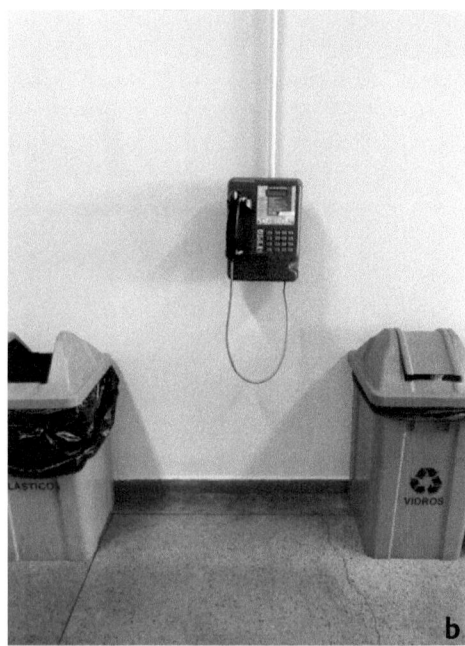

Fig. 27-2. Fatores ambientais físicos (arquitetônicos) facilitadores. (**a**) Piso tátil direcional e piso tátil de alerta (circulado); (**b**) telefone em altura mais baixa. (Fonte: o autor.)

> **Vejamos um caso.** Um menino de 10 anos, curioso, gosta de conversar e mora com os pais. Foi encaminhado para a fisioterapia com o diagnóstico de Paralisia Cerebral Diparética Espástica, secundária à encefalopatia hipóxico-isquêmica causada por prematuridade, sem história de crises convulsivas. Durante o exame foram encontradas deficiências, como fraqueza muscular no tronco e nos membros inferiores, déficit da coordenação motora, perda de amplitude de movimento de joelhos e pés. Além disso, foram identificadas limitações para andar longas distâncias e dificuldades para participar das aulas de educação física. A professora relata dificuldades da criança em frequentar o recreio, pois não participa das brincadeiras e não interage com os colegas. A escola tem estrutura de acessibilidade e os professores possuem pouca experiência com crianças com deficiência. A família relata boa condição socioeconômica e desconhece as dificuldades vivenciadas pelo filho na escola.

Neste exemplo, temos a interação de deficiências, limitações de atividades e restrições de participação resultando numa experiência negativa, que conceituamos de incapacidade. Ao descrever o estado funcional de uma pessoa a partir da CIF, percebe-se uma mudança conceitual em que o termo deficiência compreende várias deficiências.[16,20] Diante disso, para que as deficiências tenham referências claras, a OMS adotou termos diferentes para sintetizar cada um desses conceitos, isto é, prejuízos funcionais e estruturais no nível do corpo são chamados de deficiências (do inglês, *impairments*); prejuízos funcionais no nível das atividades são chamados de limitações das atividades (do inglês, *activity limitations*); prejuízos funcionais no nível da participação social são chamados de restrições da participação (do inglês, *participation restrictions*). O termo genérico que engloba um ou mais desses níveis de disfunção é incapacidade (do inglês, *disability*).[14]

Dessa forma, a CIF conceitua deficiência como uma alteração que ocorre no corpo e não considera os aspectos sociais. Já o termo incapacidade é abrangente e considera as interações entre o corpo e o contexto social. Ao usar este termo em detrimento do anterior (deficiência), localizamos o problema funcional não mais na pessoa, mas na sua relação com o meio externo a ela.[16,17] Assim, no exemplo proposto, a criança com PC apresenta uma situação de vida onde o problema está na interação entre todos os componentes de saúde e não um problema isolado, restrito à sua deficiência.

Se por um lado, a incapacidade refere-se à experiência negativa, por outro, o termo funcionalidade envolve a experiência com relação aos aspectos positivos da interação entre as funções e estruturas do corpo, atividades e participação. Alguns autores[21-23] relatam que as crianças apresentam maior funcionalidade quando desenvolvem habilidades, tornam-se independentes, formam relacionamentos por meio da participação e contam com facilitadores ambientais físicos, atitudinais e sociais.

A casa, a escola e a comunidade são exemplos de ambientes que compreendem o acesso à sociedade, permitindo envolvimento pessoal e socialmente significativo, satisfação pessoal na competência da atividade com outras pessoas e participação em papéis sociais.[24] A escola, por exemplo, reduz a sensação de isolamento, aumenta o funcionamento mental e físico e é um indicador de saúde e bem-estar, mas para acontecer este processo é preciso identificar as barreiras e os facilitadores neste ambiente (Fig. 27-3).[22,23,25]

No estudo feito no município de São Paulo, com 31 escolas da zona leste, a fim de identificar as incapacidades que possam dificultar o processo de inclusão escolar, foi aplicado o Inventário de Avaliação Pediátrica de Incapacidade (PEDI) nos cuidadores de crianças com disfunções neurológicas (deficiência física, global do desenvolvimento, múltiplas deficiências, síndrome de Down e síndromes genéticas). Os autores identificaram coerência entre o desempenho e tipo de deficiências avaliadas, isto é, no autocuidado as crianças que tinham deficiência global do desenvolvimento e física foram as mais comprometidas, as com síndrome de Down, e múltiplas deficiências foram menos favoráveis na função social, enquanto as com deficiência física com maior prejuízo na mobilidade. Entretanto, a função social foi o domínio mais comprometido em todas as condições de saúde, demonstrando que independe do tipo de condição de saúde. Os autores concluem que a escola possui as ferramentas da participação que promovem a socialização, mas são necessários atenção e cuidado para serem facilitadores de base para a formação da criança com deficiência.[25]

A recreação, as atividades ao ar livre, em grupo e a prática de esportes são também elementos que promovem engajamento social, incluindo os fatores benéficos de estrutura e função do corpo. Todavia, crianças com deficiência praticam menos atividade física em comparação com seus pares em desenvolvimento típico.[26,27] Estudos[28,29] apontam que, razões para níveis mais baixos para a participação na atividade física envolvem não levar em conta as preferências das crianças, medo, atitudes negativas dos pais em relação à deficiência, falta de conhecimento e habilidades por parte dos profissionais que lidam com as crianças com deficiência, locais inadequados, falta de transporte, falta de programas e alto custo. Já os potencializadores da participação das crianças com deficiência na atividade física envolvem o desejo de a criança estar apta, motivada e ativa, o envolvimento com os colegas, o apoio familiar, locais próximos e acessíveis, oportunidades adaptáveis, prática de habilidades e o pessoal de esportes e da recreação qualificado e engajado.

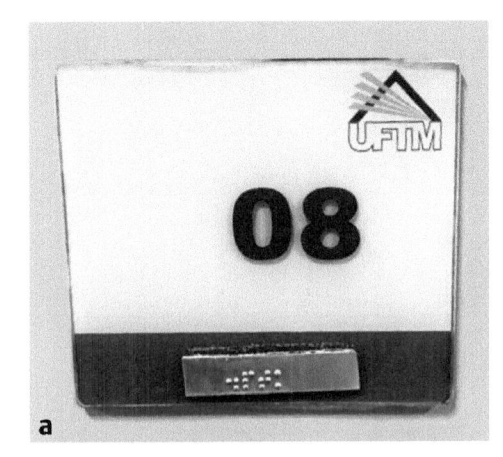

Fig. 27-3. Ambiente escolar facilitador. (**a**) Leitor em braile para verificar o número da sala; (**b**) escalas com corrimão e atrativo visual para incentivar a leitura; (**c**) rampas de acesso com corrimão e piso tátil direcional e de alerta. (Fonte: o autor.)

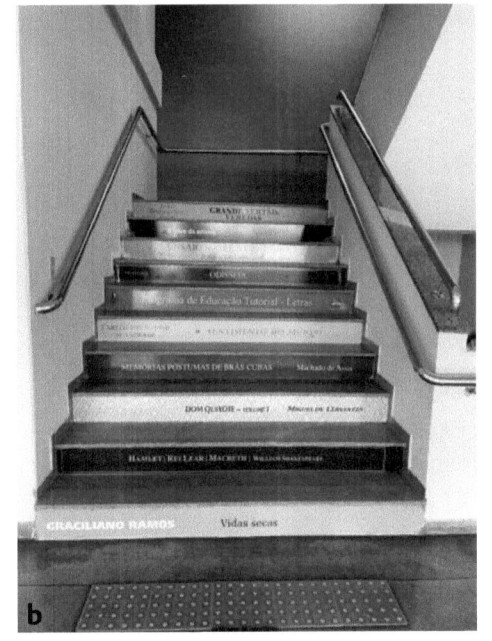

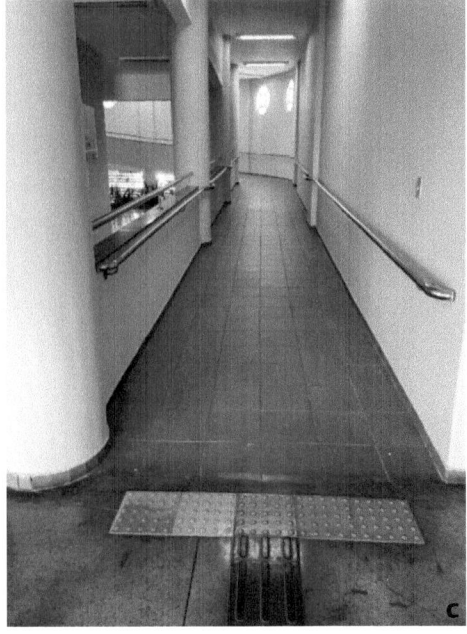

> No estudo realizado por Shields e Synnot (2016)[24] foi evidenciado que as barreiras sociais e atitudinais foram as mais influentes do que outros tipos de barreiras, como a falta de empatia e presença de estereótipos tendem a inibir o interesse em participar de atividades físicas. Já os programas de conscientização sobre deficiência, investimento em capacitação de profissionais e a promoção de acessibilidade em praças e em locais que trabalham com esportes podem colaborar na mudança de atitudes, sugerindo que o contato, a vivência e a oportunidade de amizade podem mudar positivamente as atitudes, minimizando os mal-entendidos sobre as necessidades e habilidades das pessoas com deficiência.

Crianças e adultos com deficiência podem apresentar diferenças na participação, em termos de fatores pessoais e ambientais, conforme mostra a Tabela 27-1,[28] porém, barreiras enfrentadas pelas crianças com deficiência podem virar obstáculos quando elas tornarem adultas.

> **Vejamos outro caso**. R.M.A. tem 21 anos, diagnóstico de paralisia cerebral. Ao longo de sua infância realizou vários tratamentos em decorrência de problemas neurológicos, dificuldades motoras e fala ocasionados pela lesão cerebral ao nascer. Ele conta que iniciou os estudos em uma escola convencional e teve muitas dificuldades por conta da falta de especialização das escolas no atendimento a pessoas com deficiência. Os pais resolveram mudar R.M.A. de escola e isso ocorreu por três vezes. R.M.A. conseguiu finalizar o ensino fundamental e está à procura de emprego. Dentre as dificuldades enfrentadas, ele destaca sua baixa escolaridade.

Para o adulto com deficiência, o domínio emprego é o mais forte indicador de participação e autonomia.[30] No estudo feito por Martins (2015)[31] com o objetivo de explorar indicadores chave de participação social relacionado com o trabalho de pessoas com deficiência em idade produtiva foram encontradas correlações moderadas entre a partici-

Tabela 27-1. Exemplos de fatores contextuais associados à participação social de crianças e adultos com deficiência

Fatores contextuais	
Crianças com deficiência	**Adultos com deficiência**
Idade	Idade
Comunicação	Cognição
Mobilidade	Independência
Comportamento adaptativo	Autoeficácia
Diversão	Relações sociais
Preferências da criança	Tempo da condição de saúde
Comportamento adaptativo	Condições emocionais
Escola	Nível de escolaridade
Atitudes dos pais	Emprego/renda
Amigos	Atitudes dos familiares

Fonte: o autor.

pação social e os fatores contextuais (ambientais e pessoais), como nível de escolaridade, autoeficácia e atitudes dos colegas em relação à deficiência, porém, a idade e a duração da deficiência não foram associadas ao *status* de emprego. Ainda segundo o estudo, as pessoas com deficiência empregadas se sentem mais satisfeitas com a vida, têm atitudes mais positivas em relação à deficiência e aumentam suas redes sociais que aquelas desempregadas ou aposentadas.

A baixa escolaridade relatada no caso apresentado reflete o que muitos adultos com deficiência passam, conforme apontam os dados do Censo 2010, do Instituto Brasileiro de Geografia e Estatística.[32] Entre as pessoas com deficiência com mais de 15 anos no país, 61,13% não têm instrução ou têm somente o ensino fundamental completo. Outros 14,15% têm ensino fundamental completo ou médio incompleto, 17,67% têm ensino médio completo ou superior completo e apenas 6,66% concluíram um curso superior.[32] Achterberg *et al.* (2009)[33] realizaram uma revisão sistemática a fim de identificar os fatores que dificultam a inserção de jovens com deficiência no mercado de trabalho e dentre as barreiras, como o baixo quociente intelectual, a falta de tecnologias assistivas e a presença de comorbidades, o baixo nível educacional foi o motivo mais frequente entre os estudos analisados. Angell *et al.* (2020)[11] destacam que a presença de barreiras físicas, atitudinais e sociais trazem desmotivação às pessoas com deficiência, pois a falta de facilitadores fortalece o movimento pela busca da aposentadoria.

Em contrapartida, aumentar os facilitadores pode aperfeiçoar a participação, trazendo mais oportunidades de emprego. Shahin *et al.* (2020)[34] realizaram uma revisão sistemática a fim de conhecer a participação social de jovens adultos com deficiência, nas idades de 18 a 35 anos, e verificaram que a maioria dos estudos (77%) destacou que os fatores ambientais físico, social e atitudinal têm um papel fundamental em facilitar ou dificultar a conquista de um emprego e que a escolaridade, o acesso a serviços inclusivos e flexíveis, a disponibilidade de tecnologia assistiva e o apoio social, principalmente da família, amigos e colegas foram considerados os principais facilitadores para promover a maior participação no trabalho de pessoas com deficiência.

Dessa forma, percebe-se que todos estão envolvidos neste processo, desde a pessoa com deficiência, a família, os serviços de saúde, os amigos, a escola, o trabalho e a comunidade, onde a força motriz são os fatores ambientais que impulsionam a participação e autonomia da pessoa com deficiência na sociedade (Fig. 27-4).

Neste contexto, o processo que envolve o atendimento a pessoas com deficiência deve incluir uma perspectiva holística, com envolvimento ativo das pessoas e familiares, os serviços e a equipe multidisciplinar. A equipe deve ter conhecimento interdisciplinar sobre a vida cotidiana, as necessidades de reabilitação e apoio a curto e a longo prazos para trabalhar com a pessoa com deficiência, com atividades significativas de maneira resolutiva, integral, atitudes inclusivas e voltadas para a participação, sob a luz do ambiente físico, atitudinal e social.[11]

Para isso, durante a avaliação é necessário identificar e conhecer os fatores contextuais da pessoa com deficiência, **questionando sobre rotina, valores, família, escola, trabalho e comunidade**, isto é, basear-se nos pressupostos da CIF. Além disso, poderão ser incorporadas na avaliação escalas que contemplam o componente "participação" da CIF e que podem nortear o processo terapêutico. Na Tabela 27-2 são apresentados alguns instrumentos:

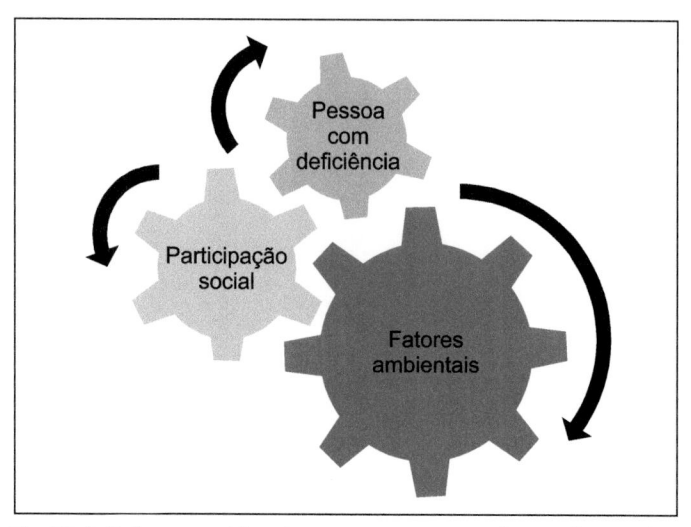

Fig. 27-4. Os fatores ambientais como protagonista sobre a influência da participação de pessoas com deficiência. (Fonte: o autor.)

Tabela 27-2. Exemplos de instrumentos de avaliação que contemplam o componente "participação" da CIF

Participação	
Crianças com deficiência	**Adultos com deficiência**
■ *Pediatric Evaluation of Disability Inventory* (PEDI) é um instrumento padronizado, traduzido e validado no Brasil, que utiliza informações fornecidas pelos pais ou responsáveis pela criança (de 6 meses e 7 anos e meio) na forma de uma entrevista estruturada. Os itens do questionário são agrupados em três domínios: autocuidado, mobilidade e função social, e para cada domínio são calculados três escores independentes: (1) nível de habilidade funcional; (2) ajuda de um cuidador e (3) modificações.[35,36]	■ *World Health Organization Disability Assessment Schedule 2.0 (WHODAS 2.0)* é um questionário de avaliação da incapacidade da OMS, já traduzido e validado no Brasil, que proporciona um perfil e uma medida geral da funcionalidade e deficiência. Propõe medir o impacto de qualquer condição de saúde em termos de funcionalidade. Fundamenta-se na Classificação Internacional de Funcionalidade (CIF) e seus domínios estão mapeados nos componentes de atividade e participação.[37]
■ *Assessment of Life Habits* (LIFE-H) busca avaliar hábitos de vida e situações desvantajosas, que são conceitos relacionados à participação social. O instrumento inclui 12 categorias: nutrição, autocuidado, aptidão física, comunicação, atividades domésticas, mobilidade, responsabilidades, relações interpessoais, vida na comunidade, educação, trabalho e recreação.[38]	■ *Short Form 36* (SF-36) é uma medida genérica que pode ser aplicada em todas as condições de saúde. O objetivo é quantificar o estado de saúde e medir a qualidade de vida relacionada à saúde. Aborda o funcionamento físico e social.[39]

(Continua)

Tabela 27-2. *(Cont.)* Exemplos de instrumentos de avaliação que contemplam o componente "participação" da CIF

Participação	
Crianças com deficiência	**Adultos com deficiência**
▪ School Function Assessment (SFA) School Function Assessment é um questionário padronizado norte americano, desenvolvido para medir o desempenho do estudante nas tarefas funcionais que dão suporte a participação nos aspectos sociais e acadêmicos em um programa escolar de crianças com idades de cinco a 12 anos e informa sobre a participação ativa em atividades e tarefas da rotina escolar, sem incluir o desempenho no conteúdo acadêmico.[40]	▪ WHOQOL/Bref avalia a qualidade de vida dentro do contexto da cultura de um indivíduo, sistemas de valores, objetivos pessoais, padrões e preocupações. É um questionário que avalia quatro domínios de qualidade de vida: saúde física, saúde psicológica, relações sociais e meio ambiente.[41]
▪ Children Helping Out: Responsibilities, Expectations and Supports (CHORES) é um instrumento que tem como objetivo mensurar, sob a perspectiva dos pais, a participação de crianças e adolescentes com idade escolar em atividades do contexto domiciliar. Esse instrumento informa sobre o envolvimento das crianças na rotina das atividades domésticas e permite a documentação de mudanças ao longo do tempo.[42]	▪ Craig Handicap Assessment & Reporting Technique (Chart) é uma escala que avalia como as pessoas com deficiência funcionam na comunidade. Engloba os domínios, independência física, cognitiva, mobilidade, ocupação, integração social e autossuficiência econômica.[43]
▪ Children Assessment of Participation and Enjoyment (CAPE) e o Preferences for Activities in Children (PAC) são instrumentos desenvolvidos juntos para avaliar a natureza da participação e para avaliar a eficácia de intervenções destinadas a aumentar essa participação (social e na comunidade) que inclui cinco categorias: atividade física, recreação, atividades sociais, autocuidado e habilidades. São usados em crianças a partir dos 6 anos, e podem ser empregados até os 21 anos de idade.[44]	

Fonte: o autor.

CONCLUSÃO

Por fim, é preciso inserir as pessoas com deficiência em redes sociais de apoio, como organizações, núcleos ou associações, pois estas representações promovem a socialização, viabilizam o acesso aos serviços de saúde, incentivam e exigem acessibilidade, vagas de emprego e programas de bem-estar, facilitando a transição para ambientes comunitários, por meio do suporte contínuo e promovendo a participação e autonomia em longo prazo.[45,46] Dessa forma, a pessoa com deficiência oportunizará situações de vida mais próximas de sua realidade, desde o nível individual até os níveis da comunidade e sociedade.[1,11]

> **Tarefa de Laboratório**
> **Vamos identificar barreiras e facilitadores em nosso dia a dia?**
>
> a) Barreiras arquitetônicas: verifique na sua cidade a acessibilidade para a pessoa com deficiência. Há transporte adaptado? As escolas possuem rampas de acesso para pessoas em cadeira de rodas? Há praça com aparelhos para atividade física adaptada? As calçadas são regulares e possuem pisos de informações táteis para indivíduos com alteração visual? Há sinalização em braile em portas de *shopping*, lojas ou escolas? Há sinalização sonora em vias de cruzamento de veículo para auxiliar indivíduos com alterações auditivas?
> b) Barreiras atitudinais: você já conheceu ou conhece alguma atitude que menosprezou alguma pessoa com deficiência? Atitudes de preconceito em restaurantes ou locais públicos? Atitudes que diminuem a motivação e o engajamento dessas pessoas?
>
> Caso já tenha visto algum dos exemplos acima, cabe a nós, profissionais da reabilitação, identificarmos, orientarmos e proporemos mudanças, seja em políticas públicas de saúde para adequação arquitetônica, seja em mudanças sociais e comportamentais da população.

REFERÊNCIAS BIBLIOGRÁFICAS

1. Grills NJ, Hoq M, Wong CP, Allagh K, Singh L, Soji F, et al. Disabled People's Organisations increase access to services and improve well-being: evidence from a cluster randomized trial in north India. BMC Public Health. 2020 Jan 31;20(1):145.
2. Grills N, Singh L, Pant H, Varghese J. Access to Services and Barriers faced by People with Disabilities: a quantitative survey. Disability CBR & Inclusive Development. 22 Aug 2017;28(2):23.
3. Mithen J, Aitken Z, Ziersch A, Kavanagh AM. Inequalities in social capital and health between people with and without disabilities. Social Science & Medicine. Feb 2015;126:26-35.
4. Kumaran KP. Role of Self-help Groups in Promoting Inclusion and Rights of Persons with Disabilities. Disability CBR & Inclusive Development. 15 Oct 2011;22(2):105.
5. Palstam A, Sjödin A, Sunnerhagen KS. Participation and autonomy five years after stroke: a longitudinal observational study. Plos One. 2019 July 8;14(7):1-13.
6. Gadidi V, Katz-Leurer M, Carmeli E, Bornstein NM. Long-Term Outcome Poststroke: predictors of activity limitation and participation restriction. Archives of Physical Medicine And Rehabilitation. Nov 2011;92(11):1802-8.
7. Chau JPC, Thompson DR, Twinn S, Chang AM, Woo J. Determinants of participation restriction among community dwelling stroke survivors: a path analysis. BMC Neurology. 2009 Sep 7;9(1):40-9.
8. Pallesen H. Body, coping and self-identity. A qualitative 5-year follow-up study of stroke. Disability and Rehabilitation. 2014;36(3):232-41. Epub 2013 Apr 30.
9. Lund Ml, Fisher AG, Lexell J, Bernspång B. Impact on participation and autonomy questionnaire: internal scale validity of the swedish version for use in people with spinal cord injury. Journal of Rehabilitation Medicine. 2007;39(2):156-62.
10. Larsson J, Björkdahl A, Esbjörnsson E, Sunnerhagen K. Factors affecting participation after traumatic brain injury. Journal of Rehabilitation Medicine. 2013;45(8):765-70.
11. Angell AM, Goodman L, Walker HR, McDonald KE, Kraus LE, Elms EHJ, et al. "Starting to Live a Life": understanding full participation for people with disabilities after institutionalization. American Journal of Occupational Therapy. 2020 June 1;74(4):7404205030p1-7404205030p11.
12. World Health Organization (WHO). International Classification of Functioning Disability and Health: ICF. Geneva, Switzerland: 2001.
13. Organização Mundial da Saúde. Como usar a CIF: Um manual prático para o uso da Classificação Internacional de Funcionalidade, Incapacidade e Saúde (CIF). Versão preliminar para discussão. Genebra: OMS, Outubro de 2013.

14. Organização Mundial da Saúde. Classificação Internacional de Funcionalidade, Incapacidade e Saúde. Editora da Universidade de São Paulo – EDUSP; 2003.
15. Pokryszko-Dragan A, Marschollek K, Chojko A, Karasek M, Kardyś A, Marschollek P, et al. Social participation of patients with multiple sclerosis. Advances In Clinical And Experimental Medicine. 2020 Apr;29(4):469-73.
16. Jardim PM. Deficiência e Incapacidade: a Importância do Consenso na Terminologia em Saúde Funcional. Revista CIF Brasil. 2020;12(1):6-15.
17. de Araujo ES, Martins AC. Deficiência não é incapacidade: o que isso significa? Revista CIF Brasil. 2015;3(3).
18. Chang F, Coster WJ. Conceptualizing the construct of participation in adults with disabilities. Archives of Physical Medicine and Rehabilitation. 2014 Sep;95(9):1791-8.
19. Shahin S, Reitzel M, Di Rezze B, Ahmed S, Anaby D. Environmental factors that impact the workplace participation of transition-aged young adults with brain-based disabilities: a scoping review. Int J Environ Res Public Health. 2020;17(7):2378.
20. di Nubila HBV, Buchalla CM. O papel das Classificações da OMS - CID e CIF nas definições de deficiência e incapacidade. Revista Brasileira de Epidemiologia. 2008 June;11(2):324-35.
21. Heah T, Case T, Mcguire B, Law M. Successful Participation: the lived experience among children with disabilities. Canadian Journal of Occupational Therapy. 2007 Feb;74(1):38-47.
22. Holloway JM, Long TM. The interdependence of motor and social skill development: influence on participation. Physical Therapy. 2019 June;99(6):761-70.
23. Ploeg HPD, Beek AJD, Woude LHVD, Van Mechelen W. Physical activity for people with a disability. Sports Medicine. 2004;34(10):639-49.
24. Shields N, Synnot A. Perceived barriers and facilitators to participation in physical activity for children with disability: a qualitative study. BMC Pediatrics. 2016 Jan 19;16(1):1-10.
25. Teles FM, Resegue R, Puccini RF. Habilidades funcionais de crianças com deficiências em inclusão escolar: barreiras para uma inclusão efetiva. Ciência & Saúde Coletiva. Out 2013;18(10):3023-31.
26. Damiano DL, Forssberg H. International initiatives to improve the lives of children with developmental disabilities. Developmental Medicine & Child Neurology. 2 Sep 2019;61(10):1121.
27. Anaby D, Avery L, Gorter JW, Levin MF, Teplicky R, Turner L, et al. Improving body functions through participation in community activities among young people with physical disabilities. Developmental Medicine & Child Neurology. 2019 Oct 31;62(5):640-6.
28. Wintels SC, Smits D, Van Wesel F, Verheijden J, Ketelaar M. How do adolescents with cerebral palsy participate? Learning from their personal experiences. Health Expectations. 2018 June 1;21(6):1024-34.
29. Carlon SL, Taylor NF, Dodd KJ, Shields N. Differences in habitual physical activity levels of young people with cerebral palsy and their typically developing peers: a systematic review. Disability And Rehabilitation. 2012 Oct 17;35(8):647-55.
30. Tough H, Siegrist J, Fekete C. Social relationships, mental health and wellbeing in physical disability: a systematic review. BMC Public Health. 2017 May 8;17(1):414-20.
31. Martins AC. Using the International Classification of Functioning, Disability and Health (ICF) to address facilitators and barriers to participation at work. Work. 2015;50(4):585-93.
32. Instituto Brasileiro de Geografia e Estatística (IBGE). Censo Demográfico 2010. (Acesso em 12 jan 2020). Disponível em: <http://www.ibge.gov.br/home/presidencia/noticias/27062003censo.shtm>
33. Achterberg TJ, Wind H, Boer AGEM, Frings-Dresen MHW. Factors that Promote or Hinder Young Disabled People in Work Participation: a systematic review. Journal of Occupational Rehabilitation. 2009 Mar 24;19(2):129-41.
34. Shahin S, Reitzel M, Di Rezze B, Ahmed S, Anaby D. Environmental factors that impact the workplace participation of transition-aged young adults with brain-based disabilities: a scoping review. International Journal of Environmental Research and Public Health. 2020 Mar 31;17(7):2378.

35. Haley SM. Pediatric Evaluation of Disability Inventory (PEDI): Development, standardization and administration manual. Therapy Skill Builders. 1992.
36. Mancini MC. Inventário de Avaliação Pediátrica de Incapacidade (PEDI): manual da versão brasileira adaptada. Belo Horizonte: Ed. UFMG. Coleção Didática. 2005.
37. Organização Mundial da Saúde. Avaliação de Saúde e Deficiência: Manual do WHO Disability Assessment Schedule (WHODAS 2.0). OMS, 2015.
38. Noreau L, Desrosiers J, Robichaud L, Fougeyrollas P, Rochette A, Viscogliosi C. Measuring social participation: reliability of the life-h in older adults with disabilities. Disability And Rehabilitation. 2004 Mar 18;26(6):346-52.
39. Ciconelli RM, Ferraz MB, Santos W, Meinão I, Quaresma MR. Tradução para a língua portuguesa e validação do questionário genérico de avaliação de qualidade de vida SF-36 (Brasil SF 36). Rev Bras Reumatol. 1999;39(3):143-150.
40. Coster WJ, Deeney TA, Haltiwanger JT, Haley SM. School Function Assessment. San Antonio: Pearson, 1998.
41. Jang Y, Hsieh C, Wang Y, Wu Y. A validity study of the WHOQOL-BREF assessment in persons with traumatic spinal cord injury. Archives of Physical Medicine And Rehabilitation. Nov 2004;85(11):1890-1895.
42. Dunn L. Validation of the CHORES: a measure of school-aged children's participation in household tasks. Scandinavian Journal of Occupational Therapy. Nov 2004;11(4):179-190.
43. Hall K, Dijkers M, Whiteneck G, Brooks CA, Krause JS. The Craig Handicap Assessment and Reporting Technique (CHART): metric properties and scoring. Topics In Spinal Cord Injury Rehabilitation. Jul 1998;4(1):16-30.
44. Imms C. Review of the Children's Assessment of Participation and Enjoyment and the Preferences for Activity of Children. Physical & Occupational Therapy In Pediatrics. Jan 2008;28(4):389-404.
45. Imms C, Granlund M, Wilson PH, Steenbergen B, Rosenbaum PL, Gordon AM. Participation, both a means and an end: a conceptual analysis of processes and outcomes in childhood disability. Developmental Medicine & Child Neurology. 19 Sep 2016;59(1):16-25.
46. Miller AR, Rosenbaum P. Perspectives on "Disease" and "Disability" in Child Health: the case of childhood neurodisability. Frontiers In Public Health. 26 Oct 2016;4:226-230.

ABORDAGEM MÉDICA NA REABILITAÇÃO NEUROFUNCIONAL
Da Visão Biomédica para a Biopsicosocial

CAPÍTULO 28

Vitor Hugo Vieira ▪ Rodrigo Bazan
Alex Eduardo da Silva

INTRODUÇÃO

De acordo com a Organização Mundial da Saúde, a incapacidade faz parte da condição humana, podendo ser experimentada temporária ou permanentemente por quase todos, em algum momento da vida. As suas causas são variadas, englobando problemas de saúde como paralisia cerebral, traumas, acidentes vasculares cerebrais, depressão e também questões sociais e ambientais que impedem ou limitam o acesso a bens e serviços, impactando negativamente a qualidade de vida das pessoas. Portanto, a incapacidade é uma situação complexa, dinâmica, multidimensional e contestada, com representações tanto médicas quanto sociais.[1]

> Segundo a Classificação Internacional de Funcionalidade, Incapacidade e Saúde,[2] os problemas de funcionamento humano podem ser classificados em três áreas interconectadas, apresentadas a seguir.[3] Dificuldades encontradas em qualquer uma dessas áreas representam uma incapacidade:
> 1) *Deficiências:* problemas relacionados com o funcionamento do corpo ou alterações em sua estrutura, como por exemplo, as paralisias e a surdez;
> 2) *Limitações de atividades:* representam dificuldades na realização de tarefas, como caminhar ou comer; e
> 3) *Restrições à participação:* compreendem problemas envolvidos em qualquer área da vida, como discriminação no emprego ou problemas de acessibilidade.

Estimativas apontam que aproximadamente 15% da população mundial, ou seja, mais de 1 bilhão de pessoas, vive com alguma forma de incapacidade, número este crescente em nossos dias. Cerca de 190 milhões (3,8%) das pessoas com 15 anos ou mais têm dificuldades significativas de funcionamento e, muitas vezes, necessitam de serviços de saúde.[1]

A Classificação Internacional de Funcionalidade, Incapacidade e Saúde não distingue a incapacidade de acordo com seu tipo e causa. Ainda assim podemos entender as condições de saúde como doenças, lesões e desordens de diversas origens, ao passo que deficiências traduzem diminuições específicas no funcionamento dos indivíduos e de suas estruturas orgânicas, frequentemente identificadas como sinais ou sintomas de condições de saúde. Neste contexto, assume importância a participação do profissional médico junto à equipe de reabilitação.[1]

Neste capítulo vamos dar enfoque às questões médicas relacionadas com a incapacidade, pontuando sobre o papel do médico enquanto integrante da equipe de reabilitação.

Também é importante conhecer o papel que o médico pode desempenhar, desde a atenção primária até a terciária, ao encaminhar e acompanhar pacientes com incapacidades em processo de reabilitação física.

O PAPEL DO MÉDICO NA REABILITAÇÃO NEUROFUNCIONAL

A Medicina Física e de Reabilitação é a área do conhecimento médico que se preocupa com a melhora do funcionamento individual por meio do diagnóstico e do tratamento das condições de saúde, reduzindo as deficiências e prevenindo ou tratando as complicações. Os médicos com formação específica em Medicina Física e de Reabilitação são os fisiatras, que se dedicam ao diagnóstico e tratamento não cirúrgico de afecções relacionadas com a deficiência física, os distúrbios musculoesqueléticos, a dor crônica e a aguda dos pacientes que necessitam de reabilitação.[4] No entanto, outros especialistas como ortopedistas, neurologistas, neurocirurgiões, pediatras, psiquiatras, geriatras, cardiologistas, pneumologistas, reumatologistas e oftalmologistas têm participação efetiva no processo de reabilitação[5] assumindo importante papel no diagnóstico e acompanhamento clínico dos pacientes.

Ao longo dos anos vem-se destacando a evolução das intervenções para a reabilitação dos pacientes com as mais diversas doenças neurológicas, o que se pode chamar de reabilitação neurofuncional.[6,7] As condições mais frequentemente encontradas em um serviço de reabilitação neurofuncional são doença cerebrovascular, lesão encefálica traumática, lesão medular, esclerose múltipla, doença de Parkinson, e neuropatias periféricas, como a síndrome de Guillain-Barré. Os pacientes com essas condições correspondem a 2/3 dos pacientes em qualquer hospital de reabilitação.[8]

A Sociedade Portuguesa de Medicina Física e Reabilitação estabelece que o papel do médico dentro da equipe de reabilitação compreende:
1. Realização de *exames complementares de diagnóstico* como prova de função respiratória, prova de esforço cardiopulmonar, eletroneuromiografia e estudo da condução nervosa, estudo urodinâmico, ecografia musculoesquelética, dentre outros;
2. *Administração de medicamentos* destinados a restaurar ou melhorar as estruturas orgânicas e/ou a sua função, nomeadamente terapêutica da dor, da inflamação, da bexiga e intestino neurogênicos, regulação do tônus muscular, melhora da cognição e do comportamento, melhora do desempenho físico, tratamento da depressão;
3. *Realização de procedimentos práticos*, incluindo injeções e outras técnicas de administração medicamentosa;
4. Treinamento da bexiga e do intestino neurogênicos para controle dos esfíncteres;
5. *Prescrição e supervisão de programas de readaptação* ao esforço em doentes com patologia respiratória, da parede torácica, cardíaca e patologia neuromuscular;
6. *Prescrição de produtos de apoio*, como auxiliares de marcha, próteses e órteses;
7. Avaliação e revisão das intervenções;
8. Determinação do prognóstico.

O papel do médico deve-se iniciar na atenção básica, nas ações de prevenção primária, trabalhando fatores ambientais (como por exemplo, a higiene, o consumo de água tratada, o controle do tabagismo e do etilismo, a dieta) e pessoais (como identificação e tratamento de doenças prevalentes como a hipertensão arterial sistêmica e o diabetes melito) que são importantes causas de incapacidade.

Para isso, o médico deve lançar mão de procedimentos simples e pouco dispendiosos representados pela anamnese e exame físico,[9] que também são importantes na atenção secundária e terciária, para onde são encaminhados os pacientes com complicações das doenças mais prevalentes ou que necessitem de investigação e tratamento mais especializado. Por outro lado, os especialistas têm condição de compreender a neuroplasticidade, com seus conhecimentos de neurociência básica, antecipando os efeitos em longo prazo das afecções neuromusculares e manejando as consequências médicas e sociais das lesões neurológicas e decorrentes de outras etiologias.[6]

Anamnese

A anamnese consiste na entrevista clínica e tem três objetivos: identificar a doença, permitir o conhecimento do indivíduo doente e criar espaço para uma boa relação médico-paciente.[10] É construída a partir das queixas trazidas pelo paciente, acrescida das informações relevantes requeridas pelos médicos para o estabelecimento de uma relação causal entre uma afecção e os sintomas. Deve ser conduzida em local tranquilo, confortável, arejado e com boa iluminação. Deve-se prestar atenção ao relato do doente, evitando-se anotações excessivas que demandem contínuos desvios de olhares, incentivando-o e, eventualmente, direcionando-o para o fornecimento de informações relevantes.

Ela deve conter os seguintes elementos básicos:[11]
- *Identificação:* corresponde aos dados biográficos do entrevistado (nome, gênero, idade, estado civil, profissão, religião, naturalidade, procedência).
- *Queixa principal e duração:* a causa que motivou a procura pelo atendimento médico.
- *História pregressa da moléstia atual:* quando e como se iniciaram os sintomas. Como foi a progressão dos mesmos: é uma condição progressiva ou remitente (com períodos assintomáticos), há estabilidade ou piora ao longo do tempo, quais os fatores desencadeantes ou de piora e de melhora; há sintomas associados? Quais tratamentos foram realizados? Qual sua duração e resultado?
- *Interrogatório sobre os diversos sistemas e aparelhos:* há alguma outra alteração orgânica observável? Sintomas neurológicos? Sintomas respiratórios? Sintomas cardiovasculares? Sintomas digestivos? Intestinais? Urinários? Sintomas relacionados com os órgãos reprodutivos? Perda ou ganho de peso? Sintomas musculoesqueléticos?
- *História mórbida prévia:* doenças e cirurgias prévias; alergias?
- *História familiar:* doenças presentes em parentes, o que pode sugerir uma afecção de caráter hereditário, como no caso de algumas neuropatias periféricas e miopatias.
- *Hábitos e condições de vida:* revelam informações importantes em relação a etilismo e tabagismo; atividades físicas; hábitos alimentares; condições de habitação e trabalho. Por exemplo, um paciente com um problema de marcha importante pode apresentar uma deficiência de vitamina B12 em decorrência de erro alimentar.

Estes elementos ajudam na formulação de diagnósticos direcionando a investigação complementar e a abordagem terapêutica. Além disso, permitem o direcionamento para as terapias de reabilitação mais apropriadas. Por outro lado, permite se antecipar à ocorrência de complicações durante a reabilitação como dor e alterações hemodinâmicas, que podem complicar o trabalho de reabilitação.

Exame Físico

O exame físico permite a averiguação das alterações levantadas durante a anamnese, a extensão das lesões e as limitações físicas provocadas pelas mesmas. Dessa forma, terminada a anamnese, inicia-se, de maneira sistematizada, o exame físico. O paciente deve ser examinado nas posições de decúbito, sentada, de pé e caminhando. A realização do exame físico compreende a combinação de habilidades como inspeção, palpação, percussão e ausculta combinadas entre si conforme o sistema ou estrutura que se deseja avaliar.

Não há uma sequência rígida para os componentes do exame físico geral. No entanto, este deve permitir uma avaliação global das condições do paciente, podendo ser adaptado conforme suas queixas, sinais e sintomas. O detalhamento em relação ao exame físico pode ser encontrado em livros-textos especializados. Classicamente, avaliam-se os tópicos a seguir:[11,12]

Exame Físico Geral

1) Estado geral.
2) Nível de consciência.
3) Fala e linguagem.
4) Fácies.
5) Biotipo ou tipo morfológico.
6) Postura ou atitude na posição de pé.
7) Atitude e decúbito preferido no leito.
8) Medidas antropométricas (peso, altura, envergadura, índice de massa corporal, circunferência da cintura e abdominal, circunferência da panturrilha).
9) Desenvolvimento físico.
10) Estado de nutrição.
11) Estado de hidratação.
12) Pele, mucosa, fâneros.
13) Veias superficiais.
14) Enfisema subcutâneo.
15) Musculatura.
16) Exame dos linfonodos.
17) Temperatura corporal.
18) Movimentos involuntários.
19) Marcha.

Exame dos Diferentes Sistemas e Aparelhos

Compreende a avaliação direcionada dos diversos sistemas orgânicos, na busca de desvios de suas funções normais. Compreende avaliações:

1) Do segmento cefálico: crânio, olhos, nariz, ouvido, seios da face e mastoide, boca, orofaringe e pescoço.
2) Do tórax:
   - Aparelho respiratório: inspeção estática e inspeção dinâmica, palpação, percussão e ausculta.
   - Aparelho circulatório: precórdio - inspeção, palpação, percussão, ausculta e artérias.
3) Do abdome: inspeção, ausculta, percussão, palpação superficial e palpação profunda e deslizante (fígado, baço e rins).
4) Do períneo: ânus e reto, genitais externos.
5) Da coluna: inspeção, percussão e manobra de compressão.
6) Dos membros: do ponto de vista da reabilitação, é importante se determinar a amplitude de movimento dos segmentos, em graus (ADM), bem como a força. As Tabelas

28-1 e 28-2 mostram, para os músculos das extremidades superiores inferiores, os valores de ADM bem como os nervos e raízes de inervação.
7) Do sistema nervoso: que detalharemos a seguir.
8) O exame psíquico.

Tabela 28-1. Musculatura das extremidades superiores. Valores de ADM, inervação e função

Movimento (graus de ADM)	Músculo	Inervação
• Flexão do ombro (180)	• Deltoide, porção anterior • Coracobraquial	• Axilar C5, C6 • Musculocutâneo C6, C7
• Extensão do ombro (60)	• Deltoide, porção posterior • Latíssimo do dorso • Redondo maior	• Axilar C5, C6 • Toracodorsal C6, C7, C8 • Subescapular inferior C5, C6, C7
• Abdução do ombro (180)	• Deltoide, porção média • Supraespinal	• Axilar C5, C6 • Supraescapular C5, C6
• Adução do ombro (30)	Peitoral maior Latíssimo do dorso	• Peitoral medial/lateral C5-T1 • Toracodorsal C6, C7, C8
• Rotação interna do ombro (70)	• Subescapular • Peitoral maior • Latíssimo do dorso • Redondo maior	• Subescapular superior/inferior C5, C6 • Peitoral medial/lateral C5-T1 • Toracodorsal C6, C7, C8 • Subescapular inferior C5, C6, C7
• Rotação externa do ombro (90)	• Infraespinal • Redondo menor	• Supraescapular C5, C6 • Axilar C5, C6
• Encolhimento do ombro	Trapézio Levantador da escápula	• Espinal acessório (NC XI) • C3, C4, escapular dorsal C5
• Flexão de cotovelo (150)	• Bíceps braquial • Braquial • Braquiorradial	• Musculocutâneo C5, C6 • Musculocutâneo C5, C6 • Radial C5, C6
• Extensão de cotovelo (10)	• Tríceps braquial	• Radial C6, C7, C8
• Pronação de antebraço (90)	• Pronador redondo • Pronador quadrado	• Mediano C6, C7 • Interósseo anterior C8, T1
• Supinação de antebraço (90)	• Supinador • Bíceps braquial	• Interósseo posterior C5, C6, C7 • Musculocutâneo C5, C6
• Flexão de punho (80)	• Flexor radial do carpo • Flexor ulnar do carpo	• Mediano C6, C7, C8 • Ulnar C7, C8, T1
• Extensão de punho (70)	• Extensor radial longo do carpo • Extensor radial curto do carpo • Extensor ulnar do carpo	• Radial C6, C7 • Radial C6, C7 • Interósseo posterior C7, C8
• Flexão MCF (90)	• Lumbricais • Interósseos	• Mediano, ulnar C8, T1 • Ulnar C8, T1

(Continua)

Tabela 28-1. *(Cont.)* Musculatura das extremidades superiores. Valores de ADM, inervação e função

Movimento (graus de ADM)	Músculo	Inervação
▪ Flexão IFP (100)	▪ Flexor superficial dos dedos ▪ Flexor profundo dos dedos	▪ Mediano C7-T1 ▪ Mediano, ulnar C7, C8, T1
▪ Flexão IFD (80)	▪ Flexor profundo dos dedos	▪ Mediano, ulnar C7, C8, T1
▪ Extensão MCF (20)	▪ Extensor dos dedos ▪ Extensor do indicador ▪ Extensor do dedo mínimo	▪ Interósseo posterior C7, C8 ▪ Interósseo posterior C7, C8 ▪ Interósseo posterior C7, C8
▪ Abdução dos dedos (20)	▪ Interósseos dorsais ▪ Abdutor do dedo mínimo	▪ Ulnar C8, T1 ▪ Ulnar C8, T1
▪ Adução dos dedos (tocar dedo adjacente)	▪ Interósseos palmares	▪ Ulnar C8, T1
▪ Oposição do polegar	▪ Oponente do polegar ▪ Flexor curto do polegar ▪ Abdutor curto do polegar	▪ Mediano C8, T1 ▪ Mediano, ulnar C8, T1 ▪ Mediano C8, T1
▪ Flexão do polegar (90)	▪ Flexor curto do polegar ▪ Flexor longo do polegar	▪ Mediano, ulnar C8, T1 ▪ Interósseo anterior C7, C8, T1
▪ Extensão do polegar (15)	▪ Extensor curto do polegar ▪ Extensor longo do polegar	▪ Interósseo posterior C7, C8 ▪ Interósseo posterior C7, C8
▪ Abdução do polegar	▪ Abdutor longo do polegar ▪ Abdutor curto do polegar	▪ Interósseo posterior C7, C8 ▪ Mediano C8, T1
▪ Adução do polegar	▪ Adutor do polegar	▪ Ulnar C8, T1

ADM, amplitude de movimento; NC, nervo craniano; MCF, metacarpofalângica; IFP, interfalângica proximal; IFD, interfalângica distal.
Modificado de Manne; Nasser & Maitin, 2016[13]

Tabela 28-2. Musculatura das extremidades inferiores. Valores de ADM e invervação e função

Movimento (graus de ADM)	Músculo	Inervação
▪ Flexão de quadril (100)	▪ Ilíaco ▪ Psoas ▪ Tensor da fáscia lata ▪ Reto femoral ▪ Pectíneo ▪ Adutor longo, curto, porção anterior do magno	▪ Femoral, L2-L4 ▪ Plexo lombar, L1-L4 ▪ Glúteo superior, L4, L5, S1 ▪ Femoral, L2-L4 ▪ Femoral ou obturador, L2, L3 ▪ Obturador, L2-L4
▪ Extensão de quadril (30)	▪ Glúteo máximo	▪ Glúteo inferior, L5, S1, S2
▪ Abdução de quadril (40)	▪ Glúteo médio, mínimo, tensor da fáscia lata	▪ Glúteo superior, L4, L5, S1

(Continua)

Tabela 28-2. *(Cont.)* Musculatura das extremidades inferiores. Valores de ADM e inervação e função

Movimento (graus de ADM)	Músculo	Inervação
• Adução de quadril (20)	• Adutor curto, longo • Adutor magno, porção anterior • Pectíneo	• Obturador, L2-L4 • Obturador, L3, L4 • Femoral ou obturador, L2, L3
• Rotação interna de quadril (40)	• Tensor da fáscia lata • Pectíneo • Glúteo mínimo, porção anterior	• Glúteo superior, L4, L5, S1 • Femoral ou obturador, L2, L3 • Glúteo superior, L4, L5, S1
• Rotação externa de quadril (60)	• Piriforme • Glúteo máximo • Gêmeo superior ou obturador interno • Gêmeo inferior ou quadrado femoral	• Nervo até o piriforme, S1, S2 • Glúteo inferior, L5, S1, S2 • Nervo até obturador interno, L5, S1, S2 • Nervo até o quadrado femoral, L4, L5, S1
• Flexão de joelho (135)	• Semitendinoso, semimembranoso • Bíceps femoral	• Porção tibial do ciático, L5, S1 • Porção tibial do ciático, L5, S1, S2
• Extensão de joelho (10)	• Quadríceps femoral	• Femoral, L2-4
• Dorsiflexão de tornozelo (20)	• Tibial anterior, extensor longo dos dedos, extensor longo do hálux	• Fibular profundo, L4, L5, S1
• Flexão plantar do tornozelo (40)	• Gastrocnêmio, sóleo	• Tibial, S1, S2
• Inversão do tornozelo (30)	• Tibial anterior • Tibial posterior • Flexor longo dos dedos • Flexor longo do hálux	• Fibular profundo, L4, L5, S1 • Tibial, L5, S1 • Tibial, L5, S1 • Tibial, L5, S1, S2
• Eversão do tornozelo (20)	• Extensor longo dos dedos • Fibular longo, curto	• Fibular profundo, L4, L5, S1 • Fibular superficial, L4, L5, S1
• Extensão IF do primeiro dedo (0)	• Extensor longo do hálux	• Fibular profundo, L4, L5, S1
• Extensão IFP do segundo ao quinto dedos (0)	• Extensor longo dos dedos • Extensor curto dos dedos	• Fibular profundo, L4, L5, S1 • Fibular profundo, L5, S1
• Flexão IF do primeiro dedo (60)	• Flexor longo do hálux • Flexor curto do hálux	• Tibial, L5, S1, S2 • Plantar medial, L5, S1
• Flexão IFP do segundo ao quinto dedos (35)	• Flexor longo dos dedos • Flexor curto dos dedos	• Tibial, L5, S1 • Plantar medial, L5, S1

IF, interfalângica; IFP, interfalângica proximal.
Modificado de Manne; Nasser & Maitin, 2016[13]

Exame Neurológico

Como grande parte das afecções que determinam necessidade de reabilitação decorre de lesões neurológicas e neuromusculares,[8] é importante que se tenha noção da rotina desse exame clínico especializado. Aqui se busca classificar os achados dentro de uma síndrome, que por sua vez decorre de uma lesão em determinada estrutura do sistema nervoso, que se origina de uma afecção específica. Assim, limitam-se as possibilidades diagnósticas e pode-se direcionar a investigação de modo mais objetivo e eficiente.

> Por conseguinte, podemos ser procurados por uma mulher jovem com quadro de paraparesia, reflexos tendinosos vivos em membros inferiores, com presença de Sinal de Babinski, nível sensitivo no nível do processo xifoide e retenção urinária e fecal. Nesse caso temos uma paciente com componentes que caracterizam uma síndrome medular completa, com sinais de liberação piramidal (**diagnóstico sindrômico**), resultante de uma lesão medular que alcança o nível de T6 (**diagnóstico topográfico**) e que dentre as principais hipóteses diagnósticas se incluem as doenças desmielinizantes do sistema nervoso central, como a esclerose múltipla (**diagnóstico etiológico**). Essa situação exemplifica o que o médico que encaminha pacientes para a reabilitação pode encontrar em sua prática diária.

O exame neurológico sistematizado proporciona a avaliação fidedigna de situações como a exemplificada acima. Os seus principais componentes são elencados na Tabela 28-3. Ele pode ser adaptado conforme a afecção em estudo. Pode-se, inicialmente, realizar um exame neurológico de triagem (Tabela 28-4) e, conforme as anormalidades ou sintomas

Tabela 28-3. Componentes do exame neurológico

Miniexame do estado mental (minimental ou MOCA teste)
Nervos cranianos (I a XII)
Motor (tônus e volume muscular, força, movimentos anormais)
Sensitivo (toque, temperatura, dor, vibração, propriocepção)
Reflexos tendíneos (bíceps, braquiorradial, tríceps, patelar e Aquileu; reflexo cutâneo plantar)
Coordenação e marcha

Modificado de Campbell WW, 2014[14]

Tabela 28-4. Componentes do exame neurológico inicial ou de triagem

1. Durante a conversa com examinador: atividade mental e comunicação
2. Acuidade visual, campos visuais, fundoscopia, reações luminosas das pupilas e movimentos oculares extrínsecos: referem-se às funções dos nervos cranianos II, III, IV e VI
3. Mímica facial, audição, fala/voz, movimentação da língua: referem-se às ações dos nervos cranianos VII, VIII, IX, X, XII
4. Motilidade: força proximal e distal dos membros, tônus, volume muscular, presença de movimentos anormais
5. Sensibilidade: dor ou temperatura medial e lateral em membros, vibração nos tornozelos
6. Coordenação: postura, teste dedo nariz, movimentos rápidos e alternados das mãos e marcha
7. Reflexos: evocar respostas em bíceps, tríceps, braquiorradiais, quadríceps, aquileus, plantares e clônus

Modificado de Campbell WW, 2014[14]

específicos encontrados, proceder-se à realização do exame neurológico completo.[14] A graduação da força muscular pode ser vista na Tabela 28-5, o nível de integração dos reflexos de estiramento muscular na Tabela 28-6, a classificação dos reflexos de estiramento dos músculos na Tabela 28-7.

Avaliação Complementar

Após a avaliação clínica, o médico pode, então, solicitar exames complementares que serão importantes para a confirmação diagnóstica, avaliação da extensão da(s) lesão(ões),

Tabela 28-5. Graduação da força muscular de acordo com a escala MRC (Medical Research Council)

0	Nenhuma contração muscular observada
1	Traço de contração é notado no músculo, por palpação, enquanto o paciente tenta contraí-lo
2	Capaz de mover ativamente o músculo quando a gravidade é eliminada
3	Pode mover o grupo muscular contra a gravidade, mas não contra a resistência do examinador
4	Pode mover o grupo muscular contra alguma resistência do examinador
5	O paciente move o grupo muscular e se sobrepõe à resistência do examinador; é a força normal.

Fonte: Modificado de Campbell WW, 2014[14]

Tabela 28-6. Reflexos de estiramento muscular

Músculo	Inervação
Bíceps	C5, C6
Braquiorradial	C5, C6
Tríceps	C7, C8
Patelar	L3, L4
Isquiotibiais	L5, S1
Aquiles	S1, S2

Fonte: Campbell WW, 2014[14]

Tabela 28-7. Classificação do reflexo de estiramento do músculo

Grau	Resposta
0	Sem resposta
1+	Resposta diminuída
2+	Resposta normal
3+	Resposta brusca
4+	Hiperativa com clônus

Fonte: Modificado de Campbell WW, 2014[14]

determinação do prognóstico e acompanhamento da evolução do paciente. Podem ser laboratoriais (sangue, urina, liquor ou secreções), de imagem (radiografia, ultrassonografia, tomografia computadorizada, ressonância magnética, angiotomografia, angiorressonância, densitometria óssea, cintilografia ou termografia) e testes específicos como o eletroencefalograma, a eletroneuromiografia, o ergométrico, de função pulmonar, de análise da marcha, análise urodinâmica e avaliação isocinética.

PLANO TERAPÊUTICO

O ideal é que se estabeleça, então, um plano terapêutico com objetivos alcançáveis e mensuráveis que servirá de guia para o trabalho de reabilitação neurofuncional.[15] Essa intervenção deve ter início o mais precocemente possível, de acordo com as melhores evidências disponíveis na atualidade.[16] O paciente deve ter reavaliações médicas regulares e a qualquer tempo caso a equipe de reabilitação perceba alguma intercorrência durante a intervenção ou o surgimento de novas queixas que demandem pronta avaliação, como por exemplo, síncope, dor torácica, dispneia, crise epilética, piora acentuada dos déficits, dentre outras.

É importante salientar que o atendimento do médico também deve ser pautado na funcionalidade humana. É imprescindível usar estratégias de intervenção baseadas no modelo biopsicosocial (CIF), tais como, estratégias ambientais (uso de medicamentos, internações em unidades estruturadas de internação ou reabilitação, encaminhamento para unidades especializadas), bem como o controle dos fatores de risco do paciente (acompanhamento e manejo clínico da pressão arterial, glicemia, tabagismo, obesidade, entre outros). Essas estratégias poderão melhorar o quadro clínico-funcional e aumento da inserção do paciente em atividades ou tarefas do cotidiano, por exemplo, se o paciente estiver bem controlado da glicemia, pressão arterial, poderá caminhar por distâncias mais longas.

Um exemplo de intervenção importante é em relação à dor. A dor é comum em pacientes que se submetem à reabilitação neurofuncional e pode impactar negativamente o processo, prejudicando-o e piorando o prognóstico do paciente. As medicações usadas para o tratamento da dor podem, por outro lado, piorar os sintomas neurológicos e a cognição, com reflexos negativos sobre o processo de reabilitação. Daí a necessidade da judiciosa avaliação médica para que seja escolhida a intervenção mais adequada para o paciente.[17-19]

O tratamento da dor engloba medidas farmacológicas e não farmacológicas, além de tratamento intervencionista. Diversos medicamentos podem ser utilizados para o controle da dor, sendo recomendada sua classificação (aguda ou crônica; musculoesquelética ou neuropática, por exemplo) e gradação (leve, moderada ou intensa), de modo que a terapêutica seja adequada. Os medicamentos mais utilizados são os analgésicos, anti-inflamatórios e medicações adjuvantes (como os antidepressivos, fármacos antiepilépticos e neurolépticos, no tratamento da dor neuropática) (Tabela 28-8).[20]

Para os pacientes com espasticidade, podemos lançar mão de relaxantes musculares (baclofeno, tizanidina, benzodiazepínicos, gabapentina) e da toxina botulínica.[21] A sialorreia pode ser tratada com o emprego de medicações anticolinérgicas e de toxina botulínica nas glândulas salivares, além de outras medidas (Tabela 28-9).[22]

Tabela 28-8. Tratamento da dor neuropática

Tratamento farmacológico		
Primeira linha	**Segunda linha**	**Terceira linha**
- Duloxetina - Gabapentina - Antidepressivos tricíclicos	- Opioides fracos (tramadol), em associação a medicamentos de primeira linha - Lamotrigina - Venlafaxina - Pregabalina	- Opioides fortes (metadona e oxicodona), em associação a fármacos de primeira linha
Tratamento não farmacológico		
- Exercícios físicos, acupuntura, massoterapia, psicoterapias		
Tratamento intervencionista		
- Bloqueio de nervos epidural ou paravertebral, injeção epidural de esteroides, injeção de medicação intratecal, tratamento com pulsos de radiofrequência, bloqueio de nervos simpáticos, estimulação cerebral profunda		

Modificado de Tamburin et al, 2016[19] e de Oliveira et al, 2020[20]

Tabela 28-9. Vantagens e desvantagens das principais modalidades terapêuticas empregadas no tratamento da sialorreia

Modalidade terapêutica	Vantagens	Desvantagens
- Treino para consciência sensorial e habilidades motoras orais	- Trata a causa básica - Efeito duradouro	- Depende da capacidade intelectual - Demanda acesso à terapia regular e a profissional treinado
- Aplicação de toxina botulínica	- Alta eficácia - Seguro - Efeito transitório	- Demanda equipamentos e equipe multidisciplinar treinada - Requer boa condição clínica para sedação ou anestesia - Não trata a causa básica
- Tratamento cirúrgico	- Eficácia definitiva	- Efeitos colaterais definitivos - Requer anestesia geral - Demanda equipamentos e equipe cirúrgica treinada - Não trata a causa básica
- Tratamento farmacológico com anticolinérgicos (atropina, escopolamina, triexifenidil)	- Eficácia comprovada - Autoadministrado (pelo paciente ou pelo cuidador) - Dispensa sedação e anestesia - Efeitos colaterais transitório	- Efeitos anticolinérgicos frequentes (vômitos, diarreia, irritabilidade, mudanças no humor e insônia) - Não trata a causa básica

Modificado de Dias, Fernandes e Filho, 2016[22]

PAPEL DA UNIDADE DE AVC E DO MÉDICO

A unidade de AVC por definição é uma unidade semi-intensiva, com média permanência (até 15 dias) onde a equipe multiprofissional realiza o atendimento do paciente vítima de AVC desde a fase aguda (primeiras 48 horas) até o planejamento da alta do paciente.[23] Nesse espaço são planejadas as diversas modalidades, desde o diagnóstico até a terapêutica por parte dessa equipe, respeitando-se suas diferentes e complementares abordagens junto ao paciente.

Nesse contexto o médico desempenha um papel importante desde a confirmação diagnóstica do AVC assim como caracterização dos seus subtipos isquêmico ou hemorrágico e do mecanismo fisiopatológico na gênese desses AVCs. Outra questão e importância da interação do médico com a equipe multiprofissional é quanto à estabilidade clínica do paciente para realização das estratégias de reabilitação de maneira individualizada, assim como questões relativas ao impacto da reabilitação nas questões clínicas desde a fase aguda. Questões como a pressão arterial média do paciente, hemodinâmica cerebral e aspectos cardiovasculares, entre outras, devem ser discutidas frequentemente com o time da reabilitação.

A interação desse profissional de saúde com os demais como enfermagem, fisioterapeutas, terapeutas ocupacionais, fonoaudiólogas entre vários outros, nas decisões de planejamento da reabilitação e, muitas vezes, de avaliação do prognóstico do paciente será fundamental para o sucesso das técnicas empregadas nesse processo de reabilitação neurofuncional do paciente.[24]

CONCLUSÃO

A reabilitação neurofuncional apresenta um campo intenso de atuação do médico, em conjunto com a equipe multidisciplinar. O médico tem papel fundamental no diagnóstico clínico e na proposição de terapêutica medicamentosa e intervencionista para o paciente em reabilitação, realizando seu acompanhamento e o ajuste desta terapêutica conforme as necessidades ao longo do processo de reabilitação. Esse profissional da saúde exerce papel importante também junto à equipe multiprofissional no planejamento das ações no ambiente da unidade de AVC, desde a internação do paciente e respectiva confirmação diagnóstica até o melhor planejamento terapêutico e momento da alta.

Tarefa de Laboratório
Escolhendo melhor o plano terapêutico

Após a leitura do capítulo e a compreensão do papel do médico na reabilitação neurofuncional, podemos avaliar criticamente o processo de diagnóstico e proposição de um plano terapêutico. Assim... Pensando no conceito de incapacidade, quais são os passos importantes para a determinação de sua causa? Quais as contribuições do médico para o tratamento farmacológico e não farmacológico em exemplos de situações relacionadas com a reabilitação neurofuncional?

REFERÊNCIAS BIBLIOGRÁFICAS

1. World Health Organization. World Report on Disability 2011. Geneva: World Health Organization; 2011. (Acesso em 22 fev 2021). Disponível em: <https://www.ncbi.nlm.nih.gov/books/NBK304079/>
2. Organização Mundial da Saúde. CIF: Classificação Internacional de Funcionalidade, Incapacidade e Saúde. São Paulo: Editora da Universidade de São Paulo; 2008. (Acesso em 18 fev 2021). Disponível em: <https://apps.who.int/iris/bitstream/handle/10665/42407/9788531407840_por.pdf?sequence=111&isAllowed=y>

3. Farias N, Buchalla CM. A classificação internacional de funcionalidade, incapacidade e saúde da organização mundial da saúde: conceitos, usos e perspectivas. Rev Bras Epidemiol São Paulo. 2005 Jun;8(2):187-93. (Acesso em 07 mai 2021). Disponível em: <http://www.scielo.br/scielo.php?script=sci_arttext&pid=S1415-790X2005000200011&lng=en&nrm=iso>
4. Sociedade Portuguesa de Medicina Física e Reabilitação. Especialidade Médica. (Acesso em 22 fev 2021). Disponível em: <http://www.spmfr.org/a-fisiatria/especialidade-medica/>
5. Grabljevec K, Singh R, Denes Z, Angerova Y, Nunes R, Boldrini P, et al. Evidence-based position paper on Physical and Rehabilitation Medicine professional practice for Adults with Acquired Brain Injury. The European PRM position (UEMS PRM Section). Eur J Phys Rehabil Med. 2018;54(6):971-9.
6. Dimyan MA, Dobkin BH, Cohen LG. Emerging subspecialties: neurorehabilitation: training neurologists to retrain the brain. Neurology. 2008;70(16):e52-e54.
7. Lin C, Hawes J. Emerging subspecialties in neurology: neurorehabilitation. Neurology. 2015 Aug;85(4):e50-e52.
8. Mcdowell FH. Neurorehabilitation. West J Med. Sep 1994;161(3):323-7.
9. Schultz MA, Doty M. Why the history and physical examination still matter. JAAPA. 2016 Mar;29(3):41-45.
10. Porto CC. Como fazer uma boa entrevista clínica. Rev Med Minas Gerais. 2017;26:e-1842.
11. Pinho FMO, Branco RFGR, Porto CC. Anamnese. In: Porto CC, Porto AL (Eds.). Semiologia médica, 8.ed. Rio de Janeiro: Guanabara Koogan; 2019. 1440 p.
12. Speciali JG. Semiotécnica neurológica. Medicina Ribeirão Preto. 1996 Jan/Mar;29:19-31.
13. Manne BB, Nasser ME, Maitin IB. Abordagem ao paciente de medicina física e reabilitação. In: Maitin IB, Cruz E (Orgs). CURRENT medicina e reabilitação: diagnóstico e tratamento. Porto Alegre: AMGH; 2016.
14. Campbell WW. O exame neurológico. 7. ed. Rio de Janeiro: Guanabara Koogan; 2014.
15. Lexell EM, Lexell J, Larsson-Lund M. The rehabilitation plan can support clients' active engagement and facilitate the process of change - experiences from people with late effects of polio participating in a rehabilitation programme. Disabil Rehabil. 2016;38(4):329-336. Epub 2015 Apr 20.
16. Bagherpour R, Dykstra DD, Barrett AM, Luft AR, Divani AA. a comprehensive neurorehabilitation program should be an integral part of a comprehensive stroke center. Front Neurol. 2014 Apr;22(5):57.
17. Paolucci S, Martinuzzi A, Scivoletto G, Smania N, Solaro C, Aprile I, et al. Assessing and treating pain associated with stroke, multiple sclerosis, cerebral palsy, spinal cord injury and spasticity. Evidence and recommendations from the Italian Consensus Conference on Pain in Neurorehabilitation. Eur J Phys Rehabil Med. 2016 Dec;53(6):827-40. Epub 2016 Aug 31.
18. Porro CA, Sandrini G, Truini A, Tugnoli V, Alfonsi E, Berliocchi L, et al. Diagnosing and assessing pain in neurorehabilitation: from translational research to the clinical setting. Evidence and recommendations from the Italian Consensus Conference on Pain in Neurorehabilitation. Eur J Phys Rehabil Med. Oct 2016; 52(5):717-29. Epub 2016 Aug 31.
19. Tamburin S, Lacerenza MR, Castelnuovo G, Agostini M, Paolucci S, Bartolo M, et al. Pharmacological and non-pharmacological strategies in the integrated treatment of pain in neurorehabilitation. Evidence and recommendations from the Italian Consensus Conference on Pain in Neurorehabilitation. Eur J Phys Rehabil Med. Oct 2016;52(5):741-52. Epub 2016 Aug 31.
20. Oliveira RAA, Baptista AF, Sá KN, Barbosa LM, Nascimento OJM, Listik C, et al. Pharmacological treatment of central neuropathic pain: consensus of the Brazilian Academy of Neurology. Arq Neuro-Psiquiatr São Paulo. Nov 2020;78(11):741-752. Epub Dec 14, 2020. (Acesso em 7 mai 2021). Disponível em: <http://www.scielo.br/scielo.php?script=sci_arttext&pid=S0004-282X202000 1100741&lng=en&nrm=iso>
21. Comi G, Solari A, Leocani L, Centonze D, Otero-Romero S, Italian Consensus Group on treatment of spasticity in multiple sclerosis. Italian consensus on treatment of spasticity in multiple sclerosis. Eur J Neurol. 2020;27(3):445-53. Epub 2019 Dec 3.

22. Dias BLS, Fernandes AR, Maia Filho HS. Sialorreia em crianças com paralisia cerebral. J Pediatr (Rio J) Porto Alegre. Dez 2016;92(6):549-58 . (Acesso em 07 Mai 2021). Disponível em <http://www.scielo.br/scielo.php?script=sci_arttext&pid=S0021-75572016000700549&lng=pt&nrm=iso>
23. Pontes-Neto OM. Neurologia Vascular - Tópicos Avançados. São Paulo: Editora Atheneu; 2015.
24. Camargo NA, Bazan R. Orientações multidisciplinares para pacientes pós AVC. Botucatu: NEAD TIS; 2019. Disponível em: <http://www.hcfmb.unesp.br/publicacoes>

O PAPEL DA ENFERMAGEM NA REABILITAÇÃO
O Ato de Cuidar, Gerenciar e Educar...

CAPÍTULO 29

Priscila Masquetto Vieira de Almeida

INTRODUÇÃO

Nos últimos anos vivemos uma transição demográfica acelerada atrelada à urbanização, o que impacta na mudança do perfil de morbimortalidade do país. Apesar das baixas taxas de fecundidade, a estimativa é de que a população brasileira continuará crescendo nos próximos anos com projeções de que a população idosa supere o número de jovens nos meados de 2050.[1,2]

O processo de urbanização possibilitou melhora da qualidade de vida, o aumento da estimativa de vida da população, uma vez que o acesso à assistência de saúde e condições ambientais, como água tratada e esgoto, permitem melhores condições de vida da população. Como consequência desse cenário há aumento das doenças crônicas, principalmente as relacionadas com o aparelho circulatório, como o infarto agudo do miocárdio (IAM) e o acidente vascular cerebral (AVC), além do aumento no número de acidentes de trânsito e violências.[3] Essas doenças representam a maior causa de mortalidade e incapacidade no país, o que torna o processo de reabilitação fundamental.

Com o desenvolvimento das políticas de urgência e emergência nos últimos anos, os pacientes possuem maiores chances de sobrevida em decorrência de assistência precoce, entretanto, é inevitável que cada vez mais pacientes em condição clínica grave e com maiores chances de sequelas tenham acesso ao tratamento hospitalar ressaltando a importância de uma assistência de saúde integral.[3,4] Essa mudança no perfil de morbimortalidade do país evidencia a necessidade não apenas de medidas curativas, mas também medidas de prevenção, promoção e reabilitação à saúde em todas as esferas e serviços de saúde.

Neste cenário destaca-se o papel da enfermagem, uma vez que estes profissionais atuam desde o âmbito pré-hospitalar até os cuidados domiciliares prestados por equipes de reabilitação. Apesar da importância do cenário de reabilitação no país, o escopo de atuação da enfermagem ainda não está definido e a literatura na área ainda é escassa. Este capítulo faz uma reflexão sobre a evolução e a importância à assistência de enfermagem em reabilitação além de trazer fundamentos teóricos importantes para a prática.

EVOLUÇÃO DAS AÇÕES DE ENFERMAGEM NO ÂMBITO DA REABILITAÇÃO

O campo de atuação da reabilitação teve seu início a partir da Segunda Guerra Mundial, onde muitas pessoas que retornaram da guerra eram vítimas de traumas, amputações e ferimentos que necessitavam de cuidados. Nos Estados Unidos esse cenário foi muito marcante. Após a guerra, um grupo de profissionais realizou um treinamento intensivo em técnicas e táticas de reabilitação, o que permitiu a distribuição desses especialistas nas diversas regiões do país e uma assistência padronizada e qualificada. Já no Brasil as políticas de reabilitação não tiveram como motivação a guerra, mas as sequelas em decorrência da epidemia de poliomielite, que ocorreu por volta da década de 1950. Essa doença ocasionava paralisias de forma assimétrica no sistema musculoesquelético, que eram tratadas em grandes hospitais encontrados apenas nos centros urbanos mais desenvolvidos.[5]

O papel educativo e reabilitador do enfermeiro tem suas raízes com o início da Enfermagem Moderna, quando Florence Nightingale, em 1859, na Guerra da Crimeia, foi responsável pela diminuição das taxas de mortalidade baseando seu cuidado em princípios de reabilitação. Na América do Norte, Isabel Adams Hampton (1860-1910) foi uma das enfermeiras líderes na promoção de reabilitação pregando a importância de técnicas assépticas para a prevenção de infecções secundárias.[6,7] Em 1974 foi fundada a Association of Rehabilitation Nurses e, no ano seguinte, foi publicado seu primeiro jornal científico, o *ARN Journal*, mais tarde intitulado como *Rehabilitation Nursing*. Em 1976 houve a primeira publicação cientifica no *ARN Journal*.[8]

No Brasil a assistência de enfermagem voltada para a reabilitação começou a ganhar espaço a partir de 1977, por meio do XXIX Congresso Brasileiro de Enfermagem, quando foi publicado o primeiro estudo científico sobre as ações de enfermagem voltadas à área.[9] Ao longo dos anos alguns acontecimentos históricos permitiram o desenvolvimento de práticas assistenciais de enfermagem voltadas à reabilitação no país (Fig. 29-1).

Apesar da mudança no perfil de morbimortalidade no país e o aumento de pacientes com sequelas que necessitam de reabilitação, este ainda é um campo "novo" para a enfermagem brasileira. Um estudo mostrou que existem poucas pesquisas nacionais direcionadas à enfermagem em reabilitação relacionada com a dependência do paciente e que a maior parte das publicações são em decorrência de pesquisas associadas à deficiência, suas causas e os cuidados de enfermagem, sob a ótica do cuidado terapêutico e não da reabilitação.[11] Além disso, o Conselho Federal de Enfermagem, órgão que regulamenta a profissão no país e determina seu escopo de atuação, não reconhece a reabilitação como uma especialidade da enfermagem.[12]

As ações de reabilitação realizadas pela enfermagem brasileira ocorrem expressivamente no contexto hospitalar, centros especializados em reabilitação, ambulatórios e domicílios e estão voltadas para o cuidado em diversas situações clínicas e cirúrgicas. Algumas das áreas mais comuns em que os enfermeiros atuam em reabilitação incluem as atividades relacionadas com as ações de alimentação, eliminações, mobilidade, avaliação da pele, banho e higiene corporal, administração de medicamentos, além da educação do paciente e seus familiares.[10]

BASES TEÓRICAS PARA ATUAÇÃO DA ENFERMAGEM NO ÂMBITO DA REABILITAÇÃO

A reabilitação envolve tanto os pacientes em fase aguda como crônica e a equipe de enfermagem está presente em todas estas etapas, desde a emergência até a assistência ambulatorial, entretanto, com objetivos distintos. Enquanto na fase aguda o principal papel dos enfermeiros é prover o cuidado com o foco na sobrevivência do paciente e nas necessidades humanas básicas, na reabilitação o foco está voltado para a educação visando à melhoria do autocuidado e da realização das Atividades de Vida Diária (AVD's) de cada indivíduo.[13] As AVD's são relacionadas com o cuidado pessoal do paciente e incluem: alimentar-se, ir

Década de 1940	Década de 1950	Década de 1970	Década de 1980	Década de 1990
Participação de 67 enfermeiras na Força Expedicionária Brasileira na II Guerra Mundial para cuidar dos feridos da guerra.	Mudança no perfil epidemiológico nacional acarretando na maior necessidade de cuidados de reabilitação.	Declaração da década da Reabilitação pela Assembleia Geral das Nações Unidas.	Publicações sobre as atribuições do enfermeiro de reabilitação no Brasil (Revista Brasileira de Enfermagem).	Surgimento do I Curso de Especialização em Estomaterapia no Brasil.
	Inauguração dos primeiros serviços de reabilitação no país: Centro Piloto de Reabilitação pelo Serviço Social da Indústria em São Paulo e a Associação de Assistência à Criança Deficiente.	Primeira publicação científica que utiliza o conceito Enfermagem em Reabilitação no país.	Envio das atribuições do Enfermeiro de reabilitação ao Ministério do Trabalho.	
		Divulgação de trabalhos no XXIX Congresso Brasileiro de Enfermagem sobre reabilitação	Inauguração do Primeiro CAPS.	
		Movimento dos Trabalhadores de Saúde Mental.	Inauguração do Núcleo de Assistência aos Ostomizados no HC-USP-SP.	

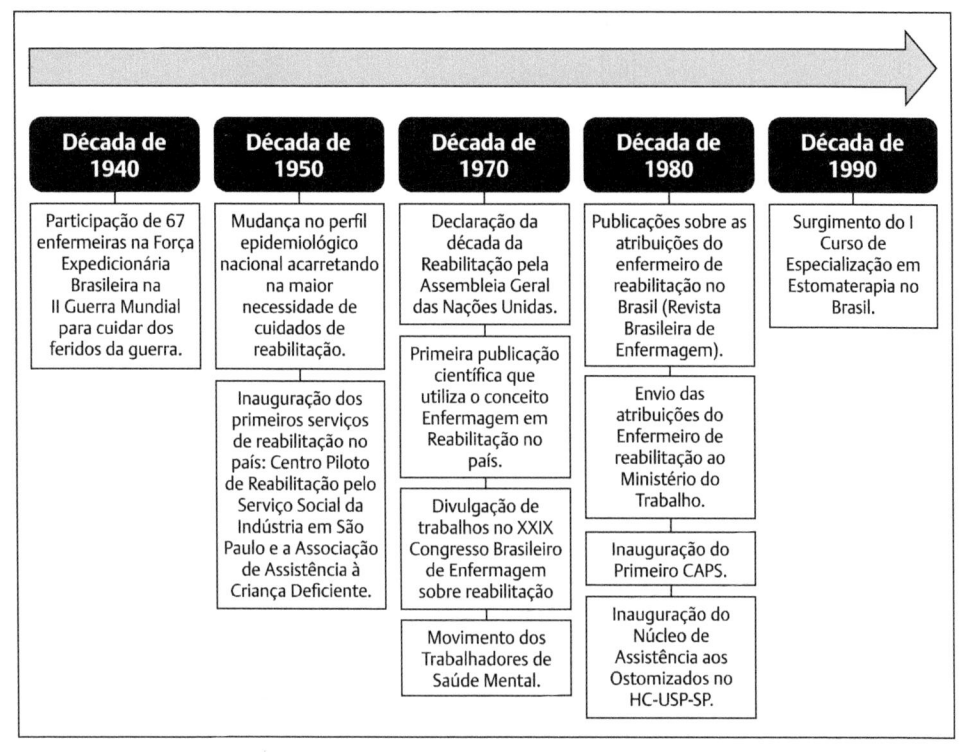

Fig. 29-1. Linha do tempo dos principais acontecimentos que permitiram o desenvolvimento da assistência de enfermagem voltada à reabilitação no Brasil. (Fonte: Dantas DNA, 2019.)[10]

ao banheiro, escolher a própria roupa, arrumar-se e cuidar da higiene pessoal, vestir-se e tomar banho.

Uma das principais premissas da reabilitação é que todo indivíduo tem seu próprio valor e deve ser responsável pela sua própria saúde. Cada pessoa deve ser vista como um ser único, compreensivo e holístico. Neste sentido, as equipes de reabilitação, incluindo os enfermeiros, devem promover a educação e o treinamento ao paciente e família visando ao autocuidado e à maximização da autonomia e independência além da prevenção de complicações e o encorajamento de cada paciente. Promover o autocuidado é a chave do processo de reabilitação.[13]

Pensando em um cuidado qualificado, é de extrema importância que as práticas de enfermagem no contexto da reabilitação sejam pautadas em preceitos teóricos e científicos. A utilização de um embasamento teórico permite ao enfermeiro a melhor definição de seu papel na aproximação da realidade e, consequentemente, a adequação e qualidade do desempenho profissional, bem como na produção de conhecimento e o planejamento da assistência.[14]

No âmbito da reabilitação, várias teorias de enfermagem ganham destaque como a Teoria das Necessidades Humanas Básicas de Wanda Horta, a Teoria da Adaptação de Callista Roy e a Teoria de Alcance de Metas de Imogene M. King. Entretanto, como o foco da assistência em reabilitação é o autocuidado e bem-estar de cada paciente, a Teoria de

Enfermagem do Déficit do Autocuidado de Dorothea Orem ganha destaque e vem sendo disseminada e aplicada nas ações de reabilitação.[15]

A Teoria de Enfermagem do Déficit do Autocuidado é originária de outras três teorias e possui cinco conceitos centrais e inter-relacionados (Fig. 29-2).

Na teoria do autocuidado, Orem enfatiza que o autocuidado é uma prática de atividades em que o indivíduo realiza para seu benefício próprio visando à manutenção da vida, da saúde e bem-estar. A capacidade que o indivíduo tem de cuidar de si mesmo é chamada de intervenção de autocuidado e a capacidade de cuidar dos outros, de intervenção de cuidados dependentes. Neste modelo, o objetivo é ajudar as pessoas a satisfazerem suas próprias exigências terapêuticas de autocuidado. Além disso, tem como premissa básica a ideia de que o indivíduo possui habilidades próprias para promover o autocuidado, podendo-se beneficiar da equipe de enfermagem em situações que geram uma incapacidade no autocuidado em decorrência de alguma patologia ou acidente.[15,16]

A teoria do déficit de autocuidado é a essência da Teoria de Orem. Considera-se que um indivíduo possui déficit no autocuidado quando o mesmo se considera incapacitado ou limitado para promover autocuidado contínuo e eficaz. Existem cinco métodos de ajuda que são: agir ou fazer para a outra pessoa, guiar e orientar, proporcionar apoio físico e psicológico, proporcionar e manter em ambiente de apoio ao desenvolvimento pessoal e, ensinar.[15,16]

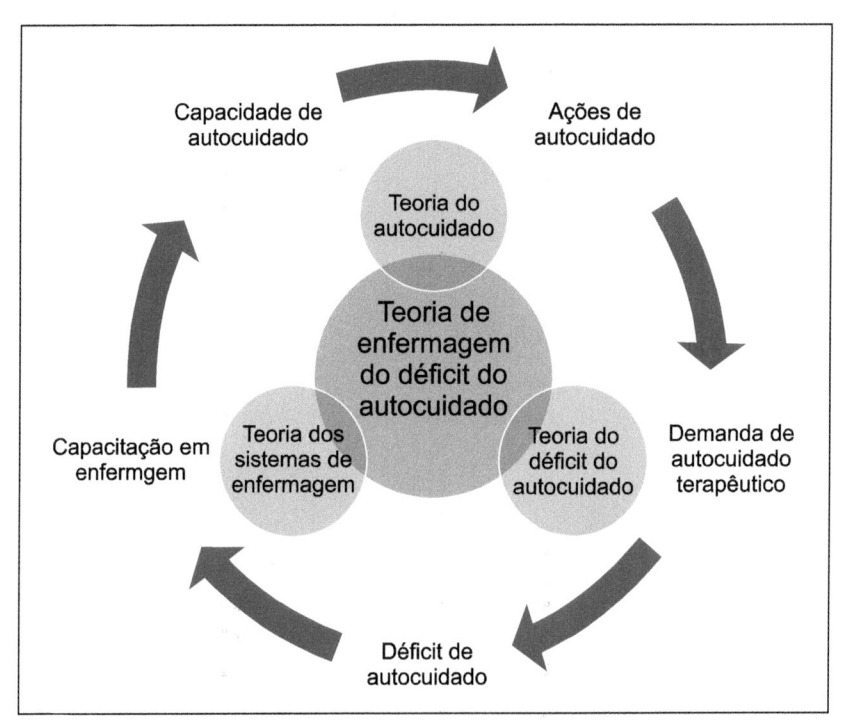

Fig. 29-2. Teoria de Enfermagem do Déficit do Autocuidado e seus conceitos centrais. (Fonte: Silva *et al.*, 2011.)[15]

A teoria dos sistemas de enfermagem é baseada nas necessidades de autocuidado e na capacidade do indivíduo executá-lo, sendo classificada em três sistemas de enfermagem: sistema totalmente compensatório, parcialmente satisfatório e o sistema de apoio-educação. O primeiro refere-se ao indivíduo incapaz de empenhar-se nas ações de autocuidado onde o enfermeiro atuará compensando essa incapacidade através do apoio e proteção ao paciente. No sistema parcialmente compensatório o indivíduo e o enfermeiro realizam ações de autocuidado. Já no sistema de apoio-educação o indivíduo é capaz de realizar, ou pode aprender as medidas de autocuidado, sendo o enfermeiro responsável por promover o indivíduo a se autocuidar.[15,16]

Em relação à aplicação prática desta teoria na área de reabilitação, ela se torna adequada uma vez que vai ao encontro do objetivo da reabilitação que é possibilitar o alcance da independência proporcionando melhor qualidade de vida para os pacientes.[17]

É importante que o enfermeiro fundamente o Processo de Enfermagem em bases teóricas e modelos de cuidados, a fim de utilizar o pensamento crítico, formando a base para tomada de decisão e planejamento da assistência.

ASSISTÊNCIA DE ENFERMAGEM EM REABILITAÇÃO

O enfermeiro tem um papel importante como integrante da equipe multiprofissional, desde a promoção da saúde até o tratamento das complicações e na adaptação às limitações decorrentes das doenças. É importante que haja um direcionamento do plano de cuidados de enfermagem para o atendimento às necessidades de cada paciente e família, sempre objetivando e orientando a busca pela independência dele em relação aos seus limites físicos, cognitivos e comportamentais e valorizando seus potenciais.[13,18]

O enfermeiro deve executar o processo de enfermagem constituído, inicialmente, pelo exame físico e entrevista que nortearão as ações de enfermagem voltadas à assistência qualificada ao paciente. Este processo deve ser sistematizado, pautado em premissas legais, éticas, científicas e metodológicas. Como mencionado anteriormente, o principal objetivo da assistência de enfermagem na reabilitação é auxiliar o paciente a se tornar independente o máximo possível dentro de suas limitações, promover e incentivar o autocuidado através de orientações e treinamento, preparar o paciente para uma vida social e familiar da melhor maneira possível e com qualidade. O processo de enfermagem deve estar pautado nestes objetivos buscando elencar os diagnósticos de enfermagem e a elaboração e planejamento de intervenções que busquem a melhoria da qualidade de vida do paciente, valorizando seu potencial terapêutico.

Países desenvolvidos, como os Estados Unidos da América (EUA), possuem a definição do escopo das práticas de enfermagem em reabilitação.[19] Um recente estudo realizado nos EUA publicou um modelo de competência para profissionais de enfermagem em reabilitação delimitando quatro domínios da prática e as competências essenciais (Tabela 29-1).

No Brasil ainda não há a definição clara das competências do profissional de enfermagem no cenário da reabilitação, o que muitas vezes dificulta a elaboração de um plano de cuidados uma vez que algumas intervenções de enfermagem são comuns a outros profissionais da equipe multidisciplinar, como médicos, fisioterapeutas e nutricionistas. Fica clara a importância de uma assistência interdisciplinar, porém, não há legislação no país que defina o escopo das práticas intrínsecas do enfermeiro.

Tabela 29-1. Modelo de competências para enfermagem de reabilitação profissional, publicado nos Estados Unidos

	Domínios	Competências
PAPEL PROFISSIONAL DA ENFERMAGEM EM REABILITAÇÃO	Promoção de uma vida de sucesso	Promoção da saúde e prevenção de incapacidades
		Fomentar a autogestão
		Promover e facilitar a segurança e o cuidado efetivo
	Intervenções conduzidas por enfermeiras	Promover a educação do paciente e cuidador
		Implantar intervenções baseadas nas melhores evidências
		Usar suporte tecnológico para promover a qualidade de vida
		Oferecer cuidado centrado no paciente e família
	Cuidado interprofissional	Promover efetiva colaboração interprofissional
		Implantar um plano de cuidado interprofissional holístico
		Desenvolver relações interprofissionais
	Liderança	Promover a responsabilidade para o cuidado
		Disseminar conhecimentos de enfermagem em reabilitação
		Impactar política de saúde para pessoas com deficiência e/ou doenças crônicas
		Empoderar os pacientes para a autodefesa

Fonte: Vaughn et al., 2016.[18]

É importante ressaltar que a enfermagem em reabilitação deve incluir atributos essenciais para a assistência, como cuidar, gerenciar, educar e o suporte emocional. O enfermeiro deve ser responsável pela gestão do cuidado. É de extrema importância para um cuidado qualificado que haja o dimensionamento correto da equipe de enfermagem, evitando a sobrecarga de cuidado e melhorando a qualidade da assistência prestada. O ensino para o desempenho das AVD's também é um atributo essencial. Um exemplo são os pacientes que fazem uso de sonda para alimentação, para eliminações intestinais, algumas fazem uso de oxigênio por cateter nasal, possuem estomia, cateteres implantáveis, dentre outros. Estes devem ser orientados quanto aos cuidados seguros visando prevenir complicações. Quando o paciente possui um déficit do autocuidado, é a família ou os cuidadores que devem ser orientados adequadamente para que prestem um cuidado adequado e seguro.[20]

Como vimos anteriormente, o primeiro estudo descrito na literatura nacional que descreveu as atividades do enfermeiro foi publicado apenas na década de 1980.[9] Os autores descreveram 12 atividades que deveriam ser realizadas por enfermeiros voltados à reabilitação. São elas:

1. Identificar as necessidades de enfermagem dos clientes.
2. Realizar o diagnóstico de enfermagem.

3. Executar o planejamento de enfermagem considerando:
   - Cuidado corporal;
   - Cuidado com a aparência pessoal;
   - Cuidados com a alimentação;
   - Reeducação vesical e intestinal;
   - Cuidados com as roupas e objetos pessoais;
   - Higienização e ordem no meio ambiente;
   - Possibilidade de reintegração do paciente ao domicílio;
   - Ajuda na mobilidade;
   - Desenvolvimento de um plano de educação;
   - Assistência aos familiares
4. Avaliar o programa de enfermagem.
5. Registrar os dados.
6. Integrar a equipe multiprofissional.
7. Participar e contribuir com a evolução técnico-científica da equipe de reabilitação e da enfermagem em particular.
8. Realizar atendimento emergencial.
9. Participar da elaboração, execução e avaliação do Programa de Prevenção de Acidentes no Trabalho.
10. Organizar e administrar os serviços de enfermagem em reabilitação.
11. Supervisionar a execução de cuidados de enfermagem mais simples, planejadas pelo enfermeiro e executadas, junto aos pacientes, pelos demais membros da equipe de enfermagem.
12. Colaborar na formação de estudantes e no desenvolvimento de profissionais.

Atualmente existem instrumentos padronizados internacionalmente utilizados pela enfermagem brasileira que permitem o planejamento da assistência pautada em preceitos teóricos, como é o caso dos Diagnósticos de Enfermagem desenvolvidos pela NANDA International,[21] as intervenções da Classificação das Intervenções de Enfermagem[22] e os resultados da Classificação de Resultados de Enfermagem.[23]

Quando analisamos, por exemplo, a Classificação das Intervenções de Enfermagem[22] voltadas à reabilitação, nota-se que há 43 delas descritas:

1. Apoio familiar.
2. Apoio à tomada de decisão.
3. Melhora da imagem corporal.
4. Assistência no autocuidado.
5. Assistência no autocuidado: atividades essenciais da vida diária.
6. Assistência quanto a recursos financeiros.
7. Reunião para avaliação dos cuidados multidisciplinares.
8. Controle do ambiente: preparação do lar.
9. Controle do ambiente: segurança.
10. Gerenciamento de caso.
11. Controle do comportamento.
12. Controle da dor.
13. Controle da eliminação urinária.
14. Controle de energia.
15. Controle de medicamentos.
16. Controle da negligência unilateral.

17. Controle intestinal.
18. Controle da nutrição.
19. Cuidados com úlceras de pressão.
20. Cuidados na amputação.
21. Educação em saúde.
22. Ensino: indivíduo.
23. Estabelecimento de metas mútuas.
24. Facilitação da autorresponsabilidade.
25. Facilitação da aprendizagem.
26. Promoção de esperança.
27. Melhora da autocompetência.
28. Melhora da comunicação: déficit da fala.
29. Melhora da socialização.
30. Melhora do enfrentamento.
31. Plano de alta.
32. Posicionamento precauções contra embolia.
33. Prevenção de ulceras de pressão.
34. Promoção da mecânica corporal.
35. Promoção do exercício: treino para fortalecimento.
36. Promoção de normalidade.
37. Promoção do envolvimento familiar.
38. Redução do estresse por mudança.
39. Apoio emocional.
40. Terapia de relaxamento.
41. Terapia de deglutição.
42. Treinamento da memória.
43. Vestir.

Estudos também mostram que os principais cuidados realizados por enfermeiros a pacientes em reabilitação estão relacionados com a prevenção e o tratamento de Úlceras de Pressão (UP), cuidados relacionados com a higiene, alimentação e hidratação, eliminações, deambulação e monitoramento de sinais vitais.[24-27]

Pele

Os pacientes em reabilitação podem apresentar vários problemas relacionados com a integridade da pele, principalmente com aqueles que apresentam dificuldade de mobilidade física em decorrência de sequelas motoras, pois possuem risco elevado de desenvolvimento de úlceras de pressão (UP). A UP é uma lesão na pele e tecido subjacente, comumente localizada em locais de proeminência óssea, como resultado do déficit de circulação que ocorre em pontos de pressão, principalmente em pacientes acamados ou que fazem uso de cadeira de rodas.[28,29] Os pontos de pressão mais comuns para o desenvolvimento dessas úlceras são os calcanhares, tornozelos, cotovelos, quadril, sacro, áreas proeminentes da cabeça e orelhas (Fig. 29-3).

Existem alguns fatores relacionados com a condição do paciente que podem contribuir para o surgimento de UP como o estado nutricional alterado, a presença de incontinência urinária e/ou fecal, alterações no nível de consciência, idade avançada além de doenças preexistentes como diabetes melito e alterações na perfusão tissular. Todas essas condições podem estar presentes em pacientes neurológicos, aumentando ainda mais o risco

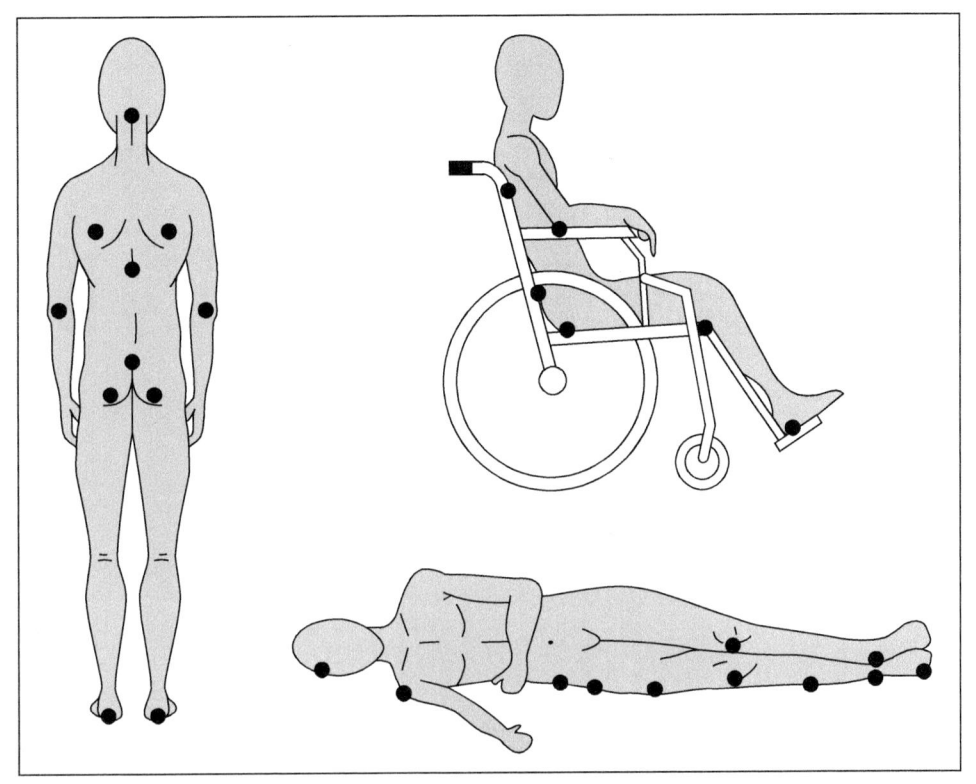

Fig. 29-3. Pontos de pressão que devem ser observados e protegidos para evitar o aparecimento de UP. (Fonte: o autor.)

de integridade da pele prejudicada. Estudos mostram alta incidência de UP em pacientes neurológicos, tanto os que permaneceram internados em enfermarias e unidades de terapia intensiva como os atendidos em unidades de reabilitação.[30-34]

Para prevenir o aparecimento de úlceras de pressão é importante que seja realizada a mudança de decúbito do paciente a cada 2 a 3 horas. Além disso, manter a pele limpa, realizar a hidratação com creme hidratante e evitar o excesso de peso nos pontos de pressão do corpo com o uso de colchão piramidal são medidas de prevenção de fácil operacionalização e de extrema importância. A equipe de enfermagem deve evitar massagear as áreas hiperemiadas, pois pode aumentar o dano traumático na pele e tecidos subjacentes. Outra prática a ser evitada é a aplicação de forças de cisalhamento durante a movimentação e o reposicionamento do paciente, devendo levantar o paciente evitando-se arrastá-lo na cama ou cadeira de rodas.[20] Para facilitar uma avaliação sistemática e identificar o risco de o paciente desenvolver UP, o enfermeiro pode utilizar algumas escalas, como a Escala de Braden, que utiliza seis parâmetros para a avaliação do paciente e estratifica o risco em baixo, moderado, alto e muito alto.[35,36]

Higiene
A dificuldade no autocuidado pode levar a comportamentos inefetivos terapeuticamente, como o isolamento social, dependência de cuidadores e depressão. O enfermeiro deve

motivar o paciente quanto à aceitação de sua condição a fim de que o mesmo assuma as responsabilidades de seu autocuidado. É importante que o paciente identifique seus limites seguros de independência e solicite ajuda quando preciso.

Se o paciente tiver dificuldade na realização das ADV's, dispositivos adaptados podem ser úteis. Há uma variedade de dispositivos comercializados, entretanto, também podem ser construídos por enfermeiros e terapeutas ocupacionais. Esses dispositivos incluem alças embutidas em escova de dente, cabos longos e curvados em espelhos, cadeiras de banho, elevação para assento sanitário, dentre outros.[20]

Para os pacientes que necessitam de banho no leito, é importante realizar a proteção da cama com materiais impermeáveis sobre o colchão visando manter o local seco e limpo após o procedimento. O banho deve ser realizado mantendo a limpeza no sentido cefalocaudal e de interior para exterior, enxaguando o corpo com água e sabão neutro. A área genital deve ser limpa da frente para trás. Deve-se atentar para a temperatura do ambiente e da água (40°C). Também é importante usar uma loção hidratante para umedecer a pele após a higienização.[20,29]

É importante se atentar às infecções, que são complicações comuns em pacientes em reabilitação, principalmente após AVC. Eles costumam apresentar algumas dificuldades que aumentam o risco de infecção como a dificuldade na deglutição e higiene oral. Outro fator importante a ser considerado é a higienização íntima do paciente visando prevenir os casos de infecção do trato urinário, principalmente em pacientes em uso de sonda vesical.[37]

Alimentação

A alimentação em conjunto com os membros da família na mesma mesa deve ser estimulada, visando à reintegração social e bem-estar do paciente. Nos pacientes em reabilitação, os problemas sensoriais, dificuldade de deglutir e músculos faciais relaxados podem dificultar a alimentação. Alguns cuidados devem ser tomados como dividir a comida em porções pequenas, providenciar uma dieta pastosa, quando indicado, além de higienizar a boca do paciente e usar avental. A higiene bucal também é um componente importante da alimentação.[20,37]

Alguns pacientes podem necessitar de sondas (nasogástrica, nasoenteral, gastrostomia) para se alimentar. Nestes casos deve-se manter o decúbito elevado (30 a 45°) durante a alimentação e até 2 horas depois, visando evitar broncoaspiração. Antes e após cada alimentação os cateteres devem ser lavados com 20 mL de água. Além disso, o local do cateter deve ser inspecionado diariamente e verificado quanto a edema e eritema, e deve ser mantido limpo e seco, evitando a adesão do mesmo à pele.[20,29]

Eliminações

Incontinência urinária, fecal e a constipação são alguns dos problemas frequentes que acometem os pacientes com incapacidades e podem impactar a inserção social, uma vez que restringem sua liberdade.

A incontinência urinária pode ser resultante de várias causas como infecção ou obstruções do trato urinário, comprometimento neurológico, espasmos ou contratura da bexiga e incapacidade de chegar ao banheiro no tempo adequado. Já a incontinência fecal e constipação podem ser resultados de diminuição ou ausência de controle esfincteriano, deficiência cognitiva ou perceptual, fatores neurogênicos, dieta e restrição da mobilidade. A origem do problema sempre deve ser determinada visando um plano terapêutico adequado ao paciente.[28,29]

Para promover um programa de continência urinária, é fundamental que haja a participação ativa do paciente e o desejo de evitar os episódios de incontinência. A ingestão inadequada de fluidos é uma das causas de retenção urinária, por isso é importante que o paciente faça uma ingestão hídrica adequada (2.000 a 3.000 mL por dia, de acordo com suas necessidades). Organizar um calendário de ingestão de líquidos durante o dia pode minimizar a necessidade de eliminações frequentes no período noturno, melhorando também o sono do paciente. É importante ressaltar que a ingestão de bebidas carbonadas como refrigerantes, *milkshakes*, bebidas alcóolicas e sucos de frutas cítricas são bebidas que geram urina alcalina e promovem o crescimento bacteriano na urina. Os pacientes devem ser encorajados a evitar essas bebidas e preferir a ingestão de água.[20]

Alguns pacientes podem necessitar de cateterismo vesical intermitente que consiste na drenagem periódica de urina através de um cateter inserido pela uretra até a bexiga. Pacientes vítimas de lesão medular se beneficiam da técnica, uma vez que estes não possuem controle urinário voluntário. A autocaterização intermitente pode ser difícil para os pacientes com limitada movimentação, destreza ou visão. Neste caso, os familiares ou cuidadores devem ser treinados para realizar o procedimento.[38] Dispositivos externos (Uripen) com bolsas coletoras acopladas na perna também podem ser úteis para pacientes masculinos. Neste caso, tanto o paciente quanto a família devem receber treinamento adequado quanto à utilização correta do dispositivo além de medidas de higiene diária e inspeção da pele.[20]

Já a promoção da continência fecal deve envolver regularidade, periodicidade, nutrição e ingestão hídrica adequadas, exercícios e correta posição durante a defecação. Um horário regular de defecação deve ser estabelecido. As tentativas de evacuação devem ser realizadas em ao menos 15 minutos do tempo diário designado para esta atividade. Os reflexos gástricos e duodenais costumam ocorrer cerca de 30 minutos após as refeições sendo o período após o café da manhã o melhor horário para implantar um plano de evacuação intestinal. Entretanto, nada impede que ocorra em outro horário, se for melhor para o paciente. O importante é que haja regularidade e consistência na implantação do plano terapêutico.[20,39]

Pacientes acamados com o uso de fraldas devem lateralizados à esquerda com as pernas flexionadas e a cabeceira da cama elevada em 30 a 45° para aumentar a pressão intra-abdominal e facilitar a evacuação. Quando possível, o paciente pode ser estimulado a realizar uma contração dos músculos abdominais além da realização de massagem na região abdominal do lado direito para o esquerdo.[20]

CONCLUSÃO

Definir o papel da enfermagem em reabilitação no Brasil ainda é um desafio. Nos últimos anos tem-se observado crescente aumento de pacientes que necessitam de reabilitação em decorrência do aumento no número de violências e doenças crônico-degenerativas que acometem a população mundial. Está claro que os profissionais de enfermagem prestam cuidados em tempo integral a estes pacientes, entretanto, não há no país um escopo definido de suas atribuições. Com isso algumas ações, inclusive publicadas em instrumentos internacionalmente padronizados na área da enfermagem, podem sobrepor o escopo de atuação de outras profissões. A enfermagem em reabilitação no Brasil tem longo caminho a ser percorrido na busca de um cuidado integral ao paciente. Trata-se de um novo campo que deve ser estudado, investigado para que os enfermeiros estejam preparados para prestar uma assistência de enfermagem qualificada e pautada em preceitos éticos, legais, científicos e metodológicos. Neste contexto, a Teoria do Autocuidado de Orem torna-se uma ferramenta útil a fim de nortear a prática assistencial.

> **Tarefa de Laboratório**
> **Aprofundando preceitos teóricos**
>
> Para entender melhor a aplicabilidade da Teoria do Autocuidado de Orem, sugerimos que selecione um ou dois artigos científicos sobre o cuidado de enfermagem ao paciente vítima de acidente vascular cerebral. Após a leitura minuciosa deste capítulo e dos artigos, responda: Se você precisasse explicar como seria a aplicabilidade da Teoria do Autocuidado no paciente pós-AVC em fase de reabilitação, o que você comentaria? Como você estruturaria o Processo de Enfermagem? Quais seriam as suas principais intervenções de enfermagem? Esse exercício fará com que você tenha um olhar diferenciado para a assistência do paciente, sob a ótica da reabilitação.

REFERÊNCIAS BIBLIOGRÁFICAS

1. Brito F. Transição demográfica e desigualdades sociais no Brasil. Revista Brasileira de Estudos de População. 2008;25(1):5-26.
2. Giacomelli G, Chiapinoto F, Marion Filho P. Sistema de saúde suplementar brasileiro e transição demográfica: crescimento e perfil etário. Jornal Brasileiro de Economia da Saúde. 2017;9(3):242-8.
3. Brasil. Ministério da Saúde. Manual Instrutivo da Rede de Atenção às Urgências e Emergências no Sistema Único de Saúde (SUS). Brasília; 2013.
4. Mendes EV. As redes de atenção à saúde. Ciência & Saúde Coletiva. 2010;15(5):2297-305.
5. Lianza S. Medicina de Reabilitação, 4.ed. Rio de Janeiro: Guanabara Koogan; 2007.
6. Hampton IAR. Nursing: Its principles and practice. Philadelphia: WB Saunders, 1898.
7. Nightingale F. Notes on Nursing: What It Is, and What It Is Not. New York: Dover Publications; 1969.
8. Steels MM. Perceptual style and the adaptation of the aged to the hospital environment. ARN Journal. 10 Sep 1976;1(6):9-14.
9. Comarú MN, Santos WLR, Neves TA, Tonaki AO, Donadel NA. Subsídios para determinação das atividades do(a) enfermeiro(a) de reabilitação. Revista Brasileira de Enfermagem. 1980;33(2):173-89.
10. Dantas DNA. Desenvolvimento do conceito enfermagem em reabilitação para o contexto brasileiro; 2019. 192 f. Universidade Federal do Rio Grande do Norte - UFRN; 2019.
11. Schoeller SD, Padilha MICZ, Ramos FRS, Silva DMGV, Leopardi MT, Lorenzini A. Pesquisa em enfermagem de reabilitação: apontamentos da realidade brasileira. Investigação em Enfermagem de Reabilitação: um novo conhecimento para guiar a prática de cuidados. Porto: Escola Superior de Enfermagem do Porto; 2014. p. 36-45.
12. Conselho Federal de Enfermagem (COFEN). Resolução Cofen no 581/2018. Brasil: 2018. Disponível em: <http://www.cofen.gov.br/resolucao-cofen-no-581-2018_64383.html>
13. Mauk KL. Rehabilitation nursing: a contemporary approach to practice. Jones & Bartlett; 2011.
14. Hoeman SP. Enfermagem de reabilitação: aplicação e processo. 2. ed. Loures: Lusociência; 2000.
15. Silva JV, Haddad JGV, Pereira MIM, Lima RS. Teoria de Enfermagem do Déficit do Autocuidado - Dorothea Orem. Teorias de Enfermagem. São Paulo: Iátria; 2011. p. 85-104.
16. Orem DE. Nursing concepts of practice. 6th ed. St. Louis: Mosby; 2001.
17. Vall J, Lemos KIL, Janebro ASI. O processo de reabilitação de pessoas portadoras de lesão medular baseado nas teorias de enfermagem de Wanda Horta, Dorothea Orem e Callista Roy: um estudo teórico. Cogitare Enfermagem. 31 Dec 2005;10(3):63-70.
18. Vaughn S, Mauk KL, Jacelon CS, Larsen PD, Rye J, Wintersgill W, et al. The competency model for professional rehabilitation nursing. Rehabilitation Nursing. 2016;41(1):33-44.
19. Camicia M, Black T, Farrell J, Waites K, Wirt S, Lutz B, et al. The essential role of the rehabilitation nurse in facilitating care transitions: A white paper by the association of rehabilitation nurses. Rehabilitation Nursing. 2014;39(1):3-15.
20. Green TL. Principles and practices of rehabilitation. Medical-surgical nursing. 12th ed. Philadelphia: Lippicott Williams & Wilkins; 2010. p. 2364.

21. NANDA International Inc. Diagnósticos de Enfermagem da NANDA-I: Definições e Classificação - 2018/2020, 11.ed. (CIDADE?): Artmed; 2018.
22. Butcher HK. NIC - Classificação das Intervenções de Enfermagem. 7. ed. Rio de Janeiro: GEN Guanabara Koogan; 2020.
23. Moorhead S, Marion J, Maas ML, Swanson E. NOC - Classificação dos Resultados de Enfermagem. 6. ed. Rio de Janeiro: GEN Guanabara Koogan; 2020.
24. Marques-Vieira C, Sousa L. Cuidados de enfermagem de reabilitação à pessoa ao longo da vida. Loures: Lusodidata; 2016.
25. de Andrade LT, de Araújo EG, Andrade KRP, Soares DM, Chianca TCM. Papel da enfermagem na reabilitação física. Revista Brasileira de Enfermagem. 2010;63(6):1056-60.
26. Kodama CM, Spuras MV, Padula MPC. Cuidados prestados pelos enfermeiros aos pacientes de reabilitação. Arq Med Hosp Fac Cienc Med. 2009;54(3):100-6.
27. Mauk KL. Overview of rehabilitation. In: KL Mauk (Ed.) Rehabilitation nursing: a contemporary approach to practice. MA: Jones & Bartlett; 2012. p. 1-13.
28. Smeltzer SC, Bare BG, Hinkle JL, Cheever KH. Brunner & Suddarth's Textbook of Medical-Surgical Nursing. 12th ed. Lippicott Williams & Wilkins; 2010.
29. Potter PA, Perry AG. Fundamentos de enfermagem. Rio de Janeiro: Elsevier; 2009.
30. Chou MY, Hsu YH, Wang YC, Chu CS, Liao MC, Liang CK, et al. The Adverse Effects of Physical Restraint Use among Older Adult Patients Admitted to the Internal Medicine Wards: A Hospital-Based Retrospective Cohort Study. The Journal of Nutrition, Health & Aging. 2020 Feb 9;24(2):160-5.
31. Diccini S, Camaduro C, Iida LIS. Incidência de úlcera por pressão em pacientes neurocirúrgicos de hospital universitário. Acta Paulista de Enfermagem. 2009;22(2):205-9.
32. Fife C, Otto G, Capsuto EG, Brandt K, Lyssy K, Murphy K, et al. Incidence of pressure ulcers in a neurologic intensive care unit. Critical Care Medicine. 2001 Feb;29(2):283-90.
33. New PW, Rawicki HB, Bailey MJ. Nontraumatic spinal cord injury rehabilitation: pressure ulcer patterns, prediction, and impact. Archives of Physical Medicine and Rehabilitation. 2004 Jan;85(1):87-93.
34. Nogueira PC, Caliri MHL, Haas VJ. Profile of patients with spinal cord injuries and occurrence of pressure ulcer at a university hospital. Revista Latino-Americana de Enfermagem. 2006 Jun;14(3):372-7.
35. Braden B. Escala de Braden para Avaliação de Risco de Desenvolvimento de Úlceras de Pressão - Adaptada e validada no Brasil por Paranhos e Santos, 1999. Disponível em: <http://www.bradenscale.com/translations.htm>
36. Paranhos WY, Santos VLCG. Avaliação de risco para úlceras de pressão por meio da escala de Braden, na língua portuguesa. Rev Esc Enferm USP. 1999;33:191-206.
37. Koç A. Rehabilitation nursing: applications for rehabilitation nursing. HealthMED. 2012;6(4):1164-71.
38. Moroóka M, Faro ACM. A técnica limpa do autocateterismo vesical intermitente: descrição do procedimento realizado pelos pacientes com lesão medular. Revista da Escola de Enfermagem da USP. Dec 2002;36(4):324-31.
39. Miranda JEGB, Carvalho MA, Machado NC. Fisiologia da motilidade colônica e da evacuação, treinamento esfincteriano anal e distúrbios funcionais da evacuação. Rev Fac Ciênc Méd Sorocaba. 2011;13(3):1-5.

ABORDAGEM DA PSICOLOGIA NA REABILITAÇÃO NEUROFUNCIONAL
Comportamento, Emoção e Cognição

CAPÍTULO 30

Juliana Cristina Nunes Marchette ▪ Vanessa Cristina Paduan Lozano
Cristiane Lara Mendes-Chiloff

INTRODUÇÃO

Nos últimos anos houve uma série de avanços e mudanças na área de reabilitação neuropsicológica. Dentre diversas teorias, modelos e estruturas que impactaram na reabilitação, pode-se observar uma variedade de práticas nos diferentes modelos tendo como objetivos áreas específicas de intervenções. Nesse contexto, diante da necessidade de uma abordagem interdisciplinar, de um modelo integrativo e abrangente da reabilitação, Wilson (2002) propôs um "modelo compreensivo de reabilitação neuropsicológica" a fim de integrar os diferentes modelos e procedimentos que compõem a prática clínica da reabilitação.[1-3]

Pesquisadores passaram a avaliar aspectos da cognição que eram fluidos e dinâmicos, e não estáticos, que pareciam adaptar-se de acordo com a relevância social e emocional de cada situação. Nesse cenário, surge um novo desafio: a necessidade de pesquisas sobre a interação da cognição e emoção.[4] Modelos e teorias da psicologia comportamental também têm contribuído com o desenvolvimento da reabilitação neuropsicológica.

Prigatano (1999)[5] afirma que a reabilitação cognitiva é apenas um componente da reabilitação neuropsicológica, e esta abarca ainda a psicoterapia, o estabelecimento de um ambiente terapêutico, o trabalho com familiares e o trabalho de ensino protegido com os pacientes. Reabilitação cognitiva visa a "capacitar pacientes e familiares a conviver, lidar, contornar, reduzir ou superar as deficiências cognitivas resultantes da lesão neurológica", mas foca-se, principalmente, na melhora das funções cognitivas por meio dos treinos específicos para cada uma delas.

Ressalta-se ainda a importância dos modelos de atenção, percepção e processamento na compreensão da cognição e na identificação de lesões neurológicas que alteravam esse funcionamento. Todos esses modelos permitiam conceituar processos, identificar funções cognitivas prejudicadas e as funções preservadas. Enfatizou-se que a compreensão do funcionamento cognitivo, por si só, não seria suficiente para definir um plano terapêutico integral.[3]

> Nesse sentido, a reabilitação neuropsicológica tem como objetivo permitir que as pessoas com déficits cognitivos em decorrência de lesões cerebrais alcancem bem-estar, reduzindo o impacto de suas dificuldades e prejuízos na vida cotidiana, englobando, além da reabilitação cognitiva, o manejo das alterações de comportamento e emocionais.[3]

IMPORTÂNCIA DA NEUROPLASTICIDADE

Atualmente existe um consenso entre os estudiosos da área sobre a necessidade de acompanhamento e intervenção para os pacientes com sequelas cognitivas provenientes das mais diversas desordens neurológicas, que podem ou não estar associadas ao uso de medicação, motivo pelo qual a reabilitação neuropsicológica é categorizada como uma intervenção não farmacológica (INF). As diversas INF tentam gerenciar os cuidados em saúde, promovendo a qualidade de vida e a maior autonomia possível, apesar das limitações que os pacientes com prejuízos cognitivos apresentam.

As INF, como a reabilitação neuropsicológica, contam com a neuroplasticidade como grande aliada em seu processo. Segundo Miotto (2016),[6] o tecido cerebral é um tecido com alta capacidade de adaptação e reorganização, gerando alterações funcionais e estruturais no sistema nervoso central. Tais processos acontecem a todo instante na vida do indivíduo, pois ao se adquirirem novas habilidades (cognitivas ou motoras), as redes neuronais são modificadas. Diante disso, a neuroplasticidade é essencial para o desenvolvimento e aprimoramento das funções cognitivas de um indivíduo e, portanto, fundamental também para a reabilitação.

Cabe aqui destacar que quando são crianças em reabilitação neuropsicológica o processo terapêutico tem duas frentes distintas, com o objetivo comum de promover melhor qualidade de vida daquele paciente, sendo eles a habilitação e a reabilitação. Enquanto na reabilitação o foco é reparar e compensar funções cognitivas já adquiridas e perdidas e/ou diminuídas com o adoecimento ou lesão cerebral, na habilitação o objetivo é auxiliar no desenvolvimento de habilidades ainda não adquiridas pelo paciente, seu aprimoramento e generalização para a rotina além do consultório e melhora no desempenho das atividades de vida diária.[6]

ETAPAS DO PROCESSO DE REABILITAÇÃO NEUROPSICOLÓGICA

A reabilitação neuropsicológica inicia-se por uma avaliação neuropsicológica aprofundada do paciente com a finalidade de mapear seus recursos cognitivos, levantando suas potencialidades e prejuízos, para então se pensar nas estratégias que serão utilizadas no processo de reabilitação. Além dos resultados dos testes da avaliação, a maioria dos pesquisadores contemporâneos concorda com a ideia de que a reabilitação neuropsicológica é um processo interativo, envolvendo o paciente, a equipe terapêutica, familiares e, possivelmente, membros da comunidade em geral,[7] sendo necessário chegar a um consenso entre os anseios de todos os envolvidos no processo para o sucesso do tratamento.

A partir deste mapeamento cognitivo e das demandas de todas as partes envolvidas no processo de reabilitação, elabora-se um plano de intervenção individualizado para as necessidades e demandas. O plano de reabilitação precisa considerar o significado de cada meta estabelecida para os todos os envolvidos, além se ser realista, considerando o que de fato pode ser alçado no momento. Tais fatores são fundamentais para manter a motivação durante o processo.[8]

O estabelecimento das metas do programa de reabilitação neuropsicológica pode ser dirigido a diversos objetos, como:
- Psicoeducação do paciente e seus familiares a respeito do quadro clínico, suas implicações na rotina e objetivos terapêuticos de cada meta traçada
- Habilitar funções ainda não amadurecidas
- Restaurar funções perdidas ao melhor funcionamento possível
- Auxiliar o paciente a utilizar habilidades residuais de maneira mais eficiente
- Utilização de meios alternativos para adaptação funcional
- Modificação comportamental para melhor adaptação ao ambiente
- Modificação ambiental para melhor adaptação do paciente
- Auxiliar o retorno ocupacional

Na reabilitação neuropsicológica, o psicólogo deve embasar sua prática em teorias psicológicas, sendo uma das mais utilizadas, de acordo com a literatura, a abordagem cognitivo-comportamental (TCC), que foi desenvolvida por Aaron Beck, na década de 1970, quando este propôs que a maneira como o sujeito percebe o mundo ao seu redor pode determinar seus afetos e comportamentos.[9]

São pontos abordados pela TCC que podem favorecer a reabilitação neuropsicológica: identificar pensamentos automáticos, reconhecer conexões entre cognição, afeto e comportamento, examinar a legitimidade de pensamentos automáticos e crenças nucleares, corrigir cognições tendenciosas por cognições mais realistas, e identificar e alterar crenças disfuncionais de pensamento,[10] pois tais estratégias podem favorecer formas mais adaptativas de comportamento e manejo das emoções.

Além disso, sintomas depressivos e ansiosos devem ser levados em conta na reabilitação neuropsicológica, podendo ter esses sintomas tanto origem orgânica, resultante de uma lesão traumática cerebral, quanto estarem relacionados com a percepção de perdas proveniente da situação vivenciada. Neste sentido, a abordagem cognitiva comportamental auxiliará na autonomia e na administração de seus comportamentos.[11]

Outra abordagem teórica utilizada na reabilitação neuropsicológica é análise do comportamento, que pode contribuir com importantes ferramentas para a modificação do comportamento e o auxílio nos processos de aprendizagem.[12]

Segundo Pontes e Hübner (2008),[12] a reabilitação sob o olhar da análise do comportamento está fundamentada na análise funcional mais ampla e que possibilita uma compreensão global do paciente e de suas queixas. As autoras referem que é somente por intermédio dessa compreensão que o profissional poderá selecionar os procedimentos mais adequados a serem utilizados.

A análise funcional do comportamento consiste no estudo das relações entre possíveis determinantes do comportamento e os efeitos sobre o comportamento. Essa análise engloba o estudo dos eventos que antecedem e que se seguem a uma resposta ou classes de respostas e que compõem a tríplice contingência, ou seja, a inter-relação entre os três termos: antecedente-resposta-consequente. Essa análise permite identificar as variáveis controladoras e mantenedoras do comportamento, possibilitando a compreensão do padrão de comportamento do cliente e a identificação das contingências do ambiente que estão mantendo os comportamentos incompatíveis com aqueles que se deseja alcançar.[12]

Através da realização da análise funcional, é importante que o programa de reabilitação seja bem estruturado, facilitando a escolha das melhores técnicas a serem empregadas, sendo pontos importantes para o planejamento do tratamento: a especificação adequada do comportamento a ser trabalhado, a clara determinação dos objetivos do tratamento, a obtenção de uma linha de base de comportamento, a identificação de motivadores ou reforçadores, a especificação dos passos do tratamento de maneira que um novo membro da equipe possa implementar as atividades, caso seja necessário, monitoramento do progresso, avaliação constante, possibilidade de realizar modificações, caso sejam necessárias, e planejamento da generalização, que consiste em transferir o que foi aprendido no ambiente terapêutico para a vida cotidiana, instruindo, por exemplo, os familiares a incentivar o cliente nos mais diversos ambientes, o que ajudará a promover o aprendizado e a generalização do que foi reabilitado.[12]

Assim são conceitos da análise do comportamento importantes para a reabilitação neuropsicológica: a modelagem que consiste em reforçar as aproximações sucessivas tendo por fim a instalação de um comportamento desejado por meio de um processo gradativo de aprendizagem. Já o encadeamento, trata-se de dividir uma habilidade mais complexa em partes mais simples e ensinar, inicialmente, as mais simples até conseguir instalar a habilidade mais complexa. E generalização, que é a transferência do aprendizado para ouras situações, são algumas das principais técnicas empregadas na reabilitação neuropsicológica com base na análise do comportamento.[12]

Tais estratégias também são úteis na orientação do estabelecimento de metas com objetivos de habilitação de funções cognitivas não amadurecidas, de restauração de funções cognitivas ao melhor funcionamento possível, estimulação à neuroplasticidade e auxílio ao paciente para utilizar as habilidades residuais de maneira eficiente, partindo de tarefas mais simples para, então, ampliar sua complexidade.[6]

> Todas as metas traçadas num plano individualizado de reabilitação neuropsicológica devem ser específicas, mensuráveis, alcançáveis, relevantes, por um período definido, avaliáveis e revisáveis. Tais características permitem que a intervenção seja sempre dinâmica, revista de tempos em tempos, para melhor se ajustar a rotina e a necessidade do paciente, garantindo a mensuração da eficácia do tratamento.[6]

Ao se especificar uma meta seleciona-se qual função ou comportamento será o alvo de intervenção, que recursos serão necessários para que o trabalho seja realizado, por quanto tempo o trabalho será realizado para que ao término deste a meta seja revisada e possibilite concluir se ela foi alcançada totalmente, parcialmente ou não alcançada, sendo necessário ser revista, possibilitando que todos os envolvidos no processo de reabilitação acompanhem o progresso do tratamento e tomem decisões conscientes para as próximas etapas a serem desenvolvidas.

Assim como as metas devem ser revistas de tempos em tempos, novas avaliações neuropsicológicas serão necessárias ao longo do acompanhamento do paciente para documentar seu progresso e redirecionar o tratamento quando necessário.

CASO CLÍNICO
Para ilustrar o conteúdo abordado no capítulo, será utilizado um recorte de um caso clínico.

Descrição do Caso
Paciente de 30 anos, vítima de acidente automobilístico em maio de 2011, com diagnóstico de lesão axonal difusa. Permaneceu em coma por 6 meses. Após alta hospitalar iniciou

reabilitação multiprofissional intensiva. Atualmente em reabilitação multiprofissional em fase crônica com: fisioterapeuta, fonoaudióloga e neuropsicóloga. Seus resultados de avaliações neuropsicológicas de acompanhamento foram concluídos com hipótese diagnóstica de síndrome desexecutiva após traumatismo craniencefálico. Atualmente apresenta dificuldades atencionais, sequelas motoras: tanto na coordenação motora fina como na marcha, diminuição da acuidade visual em olho esquerdo e leve disartria.

A família trouxe como queixas no funcionamento atual a falta de iniciativa para começar tarefas, dificuldades de manter-se atento durante a realização das atividades e para lembrar-se de fatos recentes, além de falhas no controle inibitório em situações sociais. O paciente não percebe suas dificuldades, não trazendo queixas e, portanto, não compreendendo a necessidade dos acompanhamentos.

Proposta de Trabalho de Reabilitação Neuropsicológica

- **1ª meta em longo prazo:** psicoeducação Esta meta foi subdividida em duas etapas:
  - Psicoeducação sobre o quadro clínico
  - Psicoeducação sobre a necessidade de reabilitação. Tais metas foram pensadas visando adequar a expectativa da família quanto ao processo de reabilitação e também motivar o paciente para obter melhor adesão às tarefas e aos tratamentos propostos.
- **2ª meta em longo prazo**: melhorar a habilidade atencional. Esta meta foi subdividida em duas etapas:
  - Diminuir o número de erros em tarefas de atenção concentrada
  - Diminuir o tempo em tarefas de atenção concentrada. Esta meta foi pensada a partir dos dados trazidos em entrevista com a família e paciente e também a partir dos resultados dos testes neuropsicológicos. Trabalhar estratégias que melhorem a atenção permeia todo o trabalho de reabilitação, visto que todas as funções cognitivas específicas atravessam a atenção em seu funcionamento.
- **3ª meta em longo prazo**: investir na maior adequação do comportamento
  - Diminuir a frequência de comentários inadequados e comportamentos não aceitos em seu círculo social. Para isso foi traçada uma linha de base destes comportamentos, situações em que ocorreram, identificação de motivadores ou reforçadores, além de identificação de estratégias inibidoras deste comportamento para serem colocadas em prática pelos familiares que o acompanhariam em situações sociais.

CONCLUSÃO

A reabilitação neuropsicológica pode ser complexa, subjetiva e difícil de mensurar, pois está relacionada com fatores individuais do paciente, da equipe de atendimento e das condições ambientais e psicossociais. Além disso, aspectos formais do tratamento como frequência e duração das sessões, engajamento de familiares e cuidadores assumem relevante importância nesse processo. Independente da técnica escolhida deve-se ter como objetivo principal o restabelecimento com maior independência do paciente. Ressalta-se a importância da reavaliação do plano de reabilitação frequente, sendo ajustado sempre que necessário.

Tais aspectos reforçam a necessidade de mais pesquisas na área visando à melhor compreensão de como as estratégias utilizadas em reabilitação neuropsicológica, nos mais diferentes quadros clínicos e faixa etária podem afetar a autonomia do paciente e seu impacto na vida do paciente e de seu grupo familiar ou de cuidadores, além de se buscar novas práticas e estratégias que diminuam o impacto do prejuízo causado pelo adoecimento. Ressalta-se, ainda, o grande avanço na reabilitação neuropsicológica que tem sido observado nas últimas décadas aliado a pesquisas de plasticidade cerebral, neuroimagem e alterações comportamentais. Nesse sentido, a reabilitação tem demonstrado resultados significativos para a melhora de componentes cognitivos deficitários, contribuindo para a melhor qualidade de vida de pacientes e seus familiares.

Tarefa de Laboratório

Durante o atendimento de um paciente neurológico diversas alterações emocionais podem impactar negativamente na funcionalidade. É importante em sua prática clínica fazer um registro de pensamentos disfuncionais (RPD).
Nesse registro o paciente deve identificar pensamentos automáticos e disfuncionais, em qual situação eles ocorreram, principais gatilhos e qual o impacto deles na emoção e no comportamento. Esse registro auxiliará no controle de pensamentos disfuncionais e poderá otimizar a reabilitação neurofuncional.

REFERÊNCIAS BIBLIOGRÁFICAS

1. Wilson BA. Towards a comprehensive model of cognitive rehabilitation. Neuropsychological Rehabilitation. 2002 Mar;12(2):97-110.
2. Wilson BA, Gracey F. Towards a comprehensive model of neuropsychological rehabilitation in: Wilson BA, Gracey F, Evans JJ, Bateman A. Rehabilitation Theory, Models, Therapy and Outcome. New York; Cambridge University Press; 2009. p. 1-21.
3. Wilson BA. Neuropsychological rehabilitation: state of the science. South African Journal of Psychology. 2013 Aug 28 ;43(3):267-77.
4. Harvey A, Watkins E, Mansell W, Shafran R. Cognitive behavioural processes across psychological disorders. Oxford: Oxford University Press; 2004.
5. Prigatano GP. Principles of neuropsychological rehabilitation. Oxford: Oxford University Press; 1999.
6. Miotto EC. Conceitos fundamentais, história, modelos teóricos em reabilitação neuropsicológica e planejamento de metas. In: Miotto EC. Reabilitação neuropsicológica e intervenções comportamentais. Rio de Janeiro: Roca; 2016. p. 3-11.
7. Abrisqueta-Gomez J, Silva KKM. Fundamentos da Reabilitação Cognitiva. In: Malloy-Diniz LF, Mattos P, Abreu N, Fuentes D (Eds.). Neuropsicologia: aplicações clínicas. Porto Alegre: Artmet; 2016. p. 223-41.
8. Miotto EC, Lúcia MC, Scaff M. Neuropsicologia Clínica. Rio de Janeiro: Roca; 2018.
9. Beck AT. Cognitive Therapy and the emotional disorders. New York: International Universities; 1976.
10. Beck AT, Alford BA. O poder integrador da terapia cognitiva. Porto Alegre: Artmed; 2000.
11. Silva KKM. Relevância da terapia cognitivo-comportamental no processo a reabilitação neuropsicológica. In: Abrisqueta-Gomez J (Org). Reabilitação neuropsicológica: abordagem interdisciplinar e modelos conceituais n prática clínica. Porto Alegre: Artmed; 2012. p. 263-70.
12. Pontes LMM, Hübner MMC. A reabilitação neuropsicológica sob a ótica da psicologia comportamental. Rev Psiquiatr Clín São Paulo. 2008;35(1):6-12.

TERAPIA NUTRICIONAL NAS PRINCIPAIS DISFUNÇÕES NEUROLÓGICAS DA CRIANÇA E DO ADULTO
Evitar Desnutrição, Garantir Segurança Alimentar e Melhorar Funcionalidade

Juli Thomaz de Souza

INTRODUÇÃO

Da primeira infância, passando pela fase adulta e até a longevidade, os distúrbios neurológicos podem causar prejuízo na capacidade funcional, grau de dependência e perfil nutricional dos indivíduos. As doenças neurológicas podem ocorrer por diversos motivos, como, traumas, distúrbios metabólicos, causas genéticas, doenças vasculares, tumores, entre outros. É de extrema importância que as equipes assistentes estejam preparadas para lidar com as dificuldades e peculiaridades de cada paciente.

Estima-se que a paralisia cerebral afete cerca de 2 crianças a cada 1.000 nascidos vivos em todo o mundo, sendo a causa mais comum de deficiência física grave na infância.[1] Na vida adulta as doenças cerebrovasculares são umas das primeiras causas de morte e incapacidade funcional no Brasil.[2] Dada a importância epidemiológica dos distúrbios neurológicos na população, devemos considerar que os indivíduos acometidos podem sofrer os mais variados sintomas e sequelas, necessitando, assim, de cuidados para as atividades básicas e instrumentais da vida diária.

> Algumas doenças neurológicas são extremamente incapacitantes, levando à imobilização no leito, disfagia com necessidade de uso de via alternativa para alimentação, déficits na cognição, dificuldade de fala e comunicação, desenvolvimento de depressão e outros transtornos psicológicos, redução da massa muscular levando a aumento da incapacidade, maior suscetibilidade a infecções e maiores taxas de internações dependendo do grau de acometimento.

É importante ressaltar que cada paciente e cada distúrbio possuem uma particularidade de sinais, sintomas e sequelas, podendo variar entre leves, moderados e graves, impactando diretamente no grau de incapacidade e dependência de cada indivíduo. Cada caso deve ser analisado e tratado individualmente.

Neste capítulo vamos abordar alguns dos principais distúrbios neurológicos da criança e do adulto no intuito de auxiliar os profissionais no atendimento de pacientes que sofrem de alguma doença neurológica.

TERAPIA NUTRICIONAL NAS PRINCIPAIS DISFUNÇÕES NEUROLÓGICAS DA CRIANÇA

Os distúrbios neurológicos na infância ocorrem por causas metabólicas, genéticas, ambientais e podem afetar diretamente o estado nutricional dos indivíduos. Os distúrbios mais comuns na infância são: paralisia cerebral (PC), epilepsia, transtorno do espectro autista e síndrome de Down. É imprescindível que cada paciente seja avaliado individualmente para que o profissional assistente possa garantir que os sintomas, sinais e necessidades específicas sejam levados em consideração no momento da conduta nutricional. Neste capítulo vamos abordar os principais tratamentos nutricionais envolvidos na PC e na epilepsia.

Terapia Nutricional na Paralisia Cerebral

A PC é definida como um grupo heterogêneo de desordens do movimento e da postura que ocorre por conta de evento não progressivo, como infecções congênitas, hipóxia, eclâmpsia e traumas. Pode acontecer no período de desenvolvimento fetal ou no cérebro da criança após nascimento levando a desordens motoras e distúrbios sensoriais, perceptivos, cognitivos, comportamentais, de comunicação, além de epilepsia e deficiências musculoesqueléticas secundárias.[3]

Crianças acometidas por PC geralmente apresentam uma série de complicações que podem afetar diretamente seu estado nutricional e é comum observar desnutrição e déficit no crescimento quando comparadas a crianças neurotípicas. Adicionalmente, podem apresentar prejuízos pela inatividade física, alterações na composição corporal, como a redução da massa muscular e densidade óssea, alterações endócrinas e alta prevalência de prematuridade e baixo peso ao nascer.[4]

Outra queixa importante é a constipação intestinal, que pode ocorrer com frequência por alterações na modulação neural que estão associadas à redução da motilidade colônica. Além disso, o uso de medicação anticonvulsivante, dieta pobre em fibras, baixa ingestão hídrica, redução da atividade física e deformidades esqueléticas podem contribuir para a lentificação do funcionamento intestinal.[4] É comum verificar nestes pacientes a presença de doença do refluxo gastroesofágico, infecções respiratórias, vômitos, disfagia e necessidade de aumento do tempo para as refeições e subsequente redução da ingestão alimentar.[5,6]

> A disfagia orofaríngea é o acometimento mais comum e tem grande impacto na nutrição destes pacientes. Ela está presente principalmente nos casos mais graves de comprometimento motor e pode levar a complicações, sendo estas desidratação, ingestão calórica e de macro e micronutrientes insuficientes, desnutrição, engasgos e em casos mais críticos, aspiração traqueal causando pneumonias aspirativas.[7]

A fim de evitar desnutrição, a avaliação nutricional adequada é primordial para a tomada de decisão no atendimento desses pacientes. Para esta finalidade foram criadas curvas de crescimento específicas para crianças que apresentam níveis avançados de déficit motor estratificadas de acordo com a gravidade funcional e o uso de via alternativa para alimentação.[8,9] No entanto, o uso destas curvas na rotina não é recomendado, pois estes gráficos descrevem o crescimento que não é necessariamente ideal quando comparado ao resto da população, portanto, pode não ser preciso para verificar desnutrição nestes pacientes.[10] A utilização de medidas antropométricas é altamente recomendada, entre elas, comprimento tibial para avaliar o crescimento linear quando a avaliação da estatura não é possível e as medidas das pregas cutâneas tricipital e subescapular para acompanhamento do ganho ou perda de massa gorda.[10]

O uso do índice de massa corporal ou valor de peso para altura podem não ser específicos para indicar a perda de gordura nestes pacientes.[1] Por isso, recomenda-se avaliação da composição corporal por exame de absorciometria de raios X de dupla energia (DXA), que é considerado o padrão-referência nesta população. A bioimpedância elétrica também vem mostrando bastante similaridade na estimativa da composição corporal quando comparada à DXA e pode ser utilizada quando for possível.[10]

A avaliação nutricional deve ser feita, pelo menos, a cada 6 meses sempre levando em consideração a necessidade de cada paciente. Em bebês, a avaliação deve ocorrer mensalmente, se possível, ou no máximo a cada 3 meses.[10]

Após a avaliação nutricional completa, devem-se levar em conta as necessidades nutricionais individuais para a definição da conduta. A ingestão diária recomendada (IDR) padrão utilizada na população geral pode superestimar as necessidades energéticas nos pacientes que apresentam atraso no crescimento e/ou redução da atividade física. A necessidade energética de crianças com PC grave e que usam cadeira de rodas foi relatada entre 60-70% das necessidades energéticas de crianças neurotípicas.[1] Embora existam equações que estimem a necessidade energética de crianças com PC, recomenda-se o uso de padrões de referência dietéticos para crianças com desenvolvimento típico para estimativa calórica e sugere-se o monitoramento do peso corporal e massa de gordura como indicador das necessidades energéticas. Caso seja possível, o uso da calorimetria indireta pode auxiliar o profissional nos cálculos nutricionais destes pacientes.[10]

Em relação ao aporte proteico, recomenda-se que a ingestão diária seja baseada na IDR para crianças com desenvolvimento normal. Na presença de desnutrição, aparecimento de lesão por pressão ou crianças com baixa necessidade calórica o uso de suplementação de proteínas é indicado.[10]

Abaixo vamos verificar as recomendações dietéticas mais utilizadas para os pacientes com PC, lembrando que cada caso deve ser avaliado individualmente levando em consideração as limitações, o estado nutricional e o contexto social de cada indivíduo.

Recomendações nutricionais gerais para crianças com paralisia cerebral

1. Atenção à ingestão hídrica adequada;
2. IDR para crianças com desenvolvimento normal para ingestão de micronutrientes;
3. Trabalho em equipe multiprofissional para verificar a presença de disfagia orofaríngea;
4. Adequação da consistência da dieta após avaliação fonoaudiológica;
5. Aumento da ingestão hídrica e de fibras para evitar constipação intestinal;
6. Na ausência de desnutrição, disfagia orofaríngea e ausência de necessidade de maior tempo para alimentação, a utilização da via oral para alimentação é recomendada;
7. A gastrostomia percutânea endoscópica é recomendada quando a necessidade do uso de via alternativa de alimentação é prolongada;
8. A localização jejunal para posicionamento do tubo de alimentação é sugerida nos casos de refluxo gastroesofágico, náuseas, vômitos frequentes e distensão abdominal;
9. Uso de fórmulas espessadas e à base de soro do leite para reduzir sintomas de refluxo gastroesofágico em pacientes com uso de sonda enteral;
10. Para crianças com maior necessidade energética ou que tenham baixa tolerância à dieta enteral, recomenda-se administração contínua da dieta durante o período noturno e em *bolus* durante o dia.

Recomendações da ESPGHAN, 2017.[10]

O tratamento de crianças com PC é complexo e pode ser desafiador, por isso, é de extrema importância que o atendimento seja realizado por equipe multiprofissional especializada para garantir melhores resultados funcionais e fisiológicos, além de crescimento e ganho de peso adequados.

Terapia Nutricional na Epilepsia

A epilepsia é caracterizada por uma predisposição permanente do cérebro em produzir crises epilépticas causadas por ocorrência transitória de sinais ou sintomas clínicos secundários a uma atividade neuronal anormal excessiva ou sincrônica. Pode ser causada por lesões estruturais, alterações genéticas, erros inatos do metabolismo, doenças neurocutâneas, doenças cromossômicas, mitocondriais, infecciosas ou autoimunes, além de traumas e acidente vascular cerebral.[11]

Está associada a maior risco de acidentes, traumas e crises mais prolongadas, podendo ser fatal. Além disso, pode estar relacionada com o aumento de doenças psiquiátricas, entre elas, ansiedade e depressão, que podem acarretar problemas psicossociais como desemprego, isolamento social causado por crises frequentes e limitações pelos efeitos colaterais dos fármacos utilizados no tratamento da doença.[11]

Para o tratamento, além do uso dos fármacos, algumas terapias não medicamentosas são indicadas quando há epilepsia refratária ao uso da medicação. Entre elas, a intervenção cirúrgica, a estimulação elétrica do nervo vago e a dieta cetogênica. Nestes casos, a terapia nutricional é de extrema importância e nos últimos anos, a dieta cetogênica vem sendo utilizada com o objetivo de reduzir as crises epilépticas, melhorar a capacidade cognitiva e possibilitar redução do uso da medicação.[12]

A dieta cetogênica foi criada em 1921, mas foi a partir de 1990 que a comunidade científica começou a estudar mais ativamente os efeitos desta dieta nos pacientes com epilepsia. Em sua composição, a dieta é rica em gorduras, adequada em quantidade de proteínas e pobre em carboidratos no intuito de mimetizar os efeitos bioquímicos do jejum no organismo sem perder a capacidade anabólica. Existem, atualmente, 4 tipos da dieta e a escolha deve ser feita de maneira individualizada com base na estrutura familiar e na condição da criança que será submetida à terapia. As características gerais de cada uma das dietas cetogênicas estão expostas no Quadro 31-1.[12]

Tabela 31-1. Tipos de dieta cetogênica e suas características gerais

Dieta cetogênica	Características gerais
Dieta Cetogênica Clássica	Dieta mais utilizada. Aproximadamente 90% do valor calórico total proveniente das gorduras, principalmente triglicerídeos de cadeia longa. Tem baixo teor de carboidratos e mínimo de 1 g/kg de peso corporal/dia de proteína. A proporção pode variar de 3 g de gordura para 1 g de proteína a 4 g de gordura para 1 g de proteína (3:1 e 4:1)
Dieta Modificada de Atkins	Dieta com quantidade mais livre de calorias, fluidos e proteínas. Aproximadamente 60% do valor calórico total são provenientes das gorduras
Dieta com Triglicerídeos de Cadeia Média	Composta por triglicerídeos de cadeia média, que apresentam maior absorção que os triglicerídeos de cadeia longa. Permite maior variação dos alimentos, menor quantidade de gordura e aumento da quantidade de carboidratos
Dieta de Baixo Índice Glicêmico	Objetiva manter os níveis glicêmicos baixos. É permitido consumo de 40 a 60 g apenas de carboidratos de índice glicêmico < 50. Aproximadamente 60% do valor calórico total são provenientes das gorduras

Fonte: Brasil, 2019;[11] Kossoff et al, 2018[12]

Antes do início do tratamento nutricional, a criança deve ser acompanhada por equipe multiprofissional para garantir sua segurança e aumentar as chances de sucesso. É importante verificar se a família está preparada para as mudanças, como compra e preparo de alimentos que diferem dos hábitos alimentares do restante da família, aumento no tempo de preparo das refeições, recusa alimentar da criança, necessidade de suplementação, custos e possibilidade de efeitos colaterais.[12]

A avaliação nutricional prévia ao início da terapia deve contemplar peso, estatura, índice de massa corporal, peso para estatura, circunferência da cabeça para bebês e histórico nutricional por registro alimentar de 3 dias para verificar alergias, intolerâncias, aversões e preferências alimentares.[12]

A cetose deve ser acompanhada de maneira rigorosa nos primeiros meses e o tratamento dietético deve ser realizado por pelo menos 3 meses antes de ser considerado ineficaz e descontinuado. Os efeitos adversos da dieta cetogênica podem variar de hipoglicemia, desidratação, acidose metabólica, alterações gastrointestinais, letargia e recusa alimentar. Em casos mais raros, pode ocorrer hiperlipidemia, aparecimento de cálculo renal, deficiência no crescimento, alterações ósseas, alterações cardíacas e deficiência de vitaminas e minerais após 3 meses do tratamento. De maneira geral, a dieta é segura e a descontinuação por aparecimento de eventos adversos não é necessária.[11]

No entanto, a terapia dietética é contraindicada em pacientes que apresentem histórico de erros inatos do metabolismo com distúrbios no metabolismo da gordura que podem levar a uma crise metabólica grave no contexto de jejum ou cetose. Por este motivo, o rastreio de doenças metabólicas prévias é indispensável nestes pacientes.[11,12]

A epilepsia é uma doença de grande impacto na vida dos pacientes e seus familiares e é de extrema importância que a terapia nutricional utilizando dieta cetogênica seja realizada por nutricionistas especializados dentro de uma equipe multiprofissional para evitar maiores prejuízos e garantir sucesso no tratamento.

TERAPIA NUTRICIONAL NAS PRINCIPAIS DISFUNÇÕES NEUROLÓGICAS DO ADULTO

As doenças neurológicas que acometem os adultos apresentam potencial para causar grande impacto na nutrição, pois podem levar a distúrbios da deglutição, da cognição, deficiências motoras que podem prejudicar o correto funcionamento do trato gastrointestinal, além de trazer questões psicossociais que podem interferir na capacidade de comprar, preparar e consumir os alimentos adequados. De maneira geral, os pacientes acometidos por algum distúrbio neurológico, seja ele degenerativo, neurovascular ou causado por trauma, sofrem os mais diversos tipos de sequelas e sintomas que, de alguma forma, interferem no consumo eficiente de macro e micronutrientes, afetando diretamente seu estado nutricional.

Os distúrbios neurológicos mais comuns nos adultos são: doença de Alzheimer, doença de Parkinson (DP), esclerose múltipla, esclerose lateral amiotrófica, tumor cerebral, acidente vascular cerebral (AVC), aneurismas cerebrais, cefaleia, trombose venosa cerebral e trauma craniencefálico. Neste capítulo vamos abordar os tratamentos nutricionais indicados na DP e no AVC.

Terapia Nutricional na Doença de Parkinson

A DP é classificada como neurodegenerativa e de progressão lenta, especificamente dos neurônios dopaminérgicos da substância negra compacta, com consequente redução na produção de dopamina.[13]

Os principais sintomas são tremores, bradicinesia, rigidez muscular, instabilidade postural, e com o avanço da doença podem aparecer outras complicações, como disfagia, redução da motilidade gastrointestinal, gastroparesia, disartria, fadiga, aumento do risco de quedas, depressão e comprometimento da cognição. Diversos sintomas desencadeados pela DP apresentam influência direta no estado nutricional dos pacientes e o acompanhamento nutricional deve ser realizado com frequência para evitar piores prognósticos nestes indivíduos.[14]

> A presença de sintomas importantes que impactam no estado nutricional, seja dificultando a ingestão alimentar, seja prejudicando a absorção de nutrientes, propicia mudanças no metabolismo e comportamento alimentar dos doentes. A principal característica é a perda de peso, e pacientes com DP geralmente apresentam índice de massa corporal menor quando comparados aos indivíduos saudáveis. A perda de peso também está presente no diagnóstico da DP e tem sido associada à sua progressão, principalmente graças ao aumento do gasto energético e a concomitante redução da ingestão alimentar.[14,15]

Além disso, a disfagia geralmente ocorre nas fases mais avançadas, acometendo de 35 a 80% dos pacientes, e é comum a ocorrência de aspiração silenciosa, podendo acarretar engasgos e pneumonia. A avaliação fonoaudiológica é fundamental para decidir a via de alimentação mais segura e a possível necessidade de mudança de textura dos alimentos para evitar engasgos. O nutricionista deve ajustar o plano alimentar no intuito de garantir o aporte nutricional adequado independente da via de alimentação e da textura da dieta, mantendo atenção na oferta de macro e micronutrientes, principalmente na necessidade de suplementação de vitamina D, ácido fólico e vitamina B12, além das mudanças de peso corporal.[14]

O uso de dietas pastosas e espessantes pode ser indicado para aumentar a segurança no momento da deglutição. Nestes casos pode ocorrer redução da ingestão hídrica, por isso o profissional deve-se atentar na orientação adequada para que familiares e cuidadores consigam garantir melhor ingestão de líquidos e alimentos ricos em nutrientes quanto possível. É preciso lembrar que as orientações nutricionais devem ser individualizadas e levar em consideração o contexto familiar e os demais sinais e sintomas apresentados pelo paciente.[14]

Adicionalmente aos sintomas que podem prejudicar a ingestão alimentar, o tratamento medicamentoso utilizado na DP pode interferir na absorção de nutrientes, pois os aminoácidos e a levodopa competem pelo mesmo mecanismo de transporte ativo no trato gastrointestinal e é importante orientar os pacientes, familiares e cuidadores quanto aos horários das refeições e administração da medicação. Recomenda-se que seja priorizada maior ingestão proteica no período da noite, distante do horário da medicação e que se evite administração da levodopa próxima das refeições principais pelo menos 30 minutos antes ou 1 hora após para dificultar a interação medicamento-alimento.[14]

Os efeitos colaterais do tratamento medicamentoso são comuns e podem prejudicar a ingestão alimentar. É bastante comum verificar náusea, vômitos, constipação intestinal, dor abdominal, dispepsia, xerostomia, diarreia, anorexia e desordens gastrointestinais nos pacientes com DP em tratamento, por isso é de suma importância que o nutricionista esteja atento às queixas dos pacientes para que realize os ajustes necessários ao plano alimentar a fim de evitar maiores complicações.[14,15]

De maneira geral, a DP merece tratamento de equipe multiprofissional e o papel da terapia nutricional se faz necessário para criar estratégias que possam garantir o aporte nutricional e a ingestão hídrica adequados para evitar desnutrição, além de amenizar as disfunções gastrointestinais típicas da própria doença e que podem ocorrer por efeitos colaterais da terapia medicamentosa.

Terapia Nutricional no Acidente Vascular Cerebral

A Organização Mundial da Saúde define o AVC como síndrome neurológica com rápido desenvolvimento de sinais clínicos de distúrbios focais com apresentação de sintomas com duração de mais de 24 horas.[16] É um importante problema de saúde pública e, juntamente com a isquemia cardíaca, é uma das primeiras causas de morte no Brasil e no mundo. O AVC pode ser do tipo isquêmico, ocorre em aproximadamente 80% dos casos, tem maior chance de recorrência e maior poder incapacitante, e pode ser do tipo hemorrágico, que tem maior potencial de mortalidade.[2]

Os fatores de risco para o AVC são variados e muitos estão diretamente ligados aos hábitos alimentares e de vida da população. O aumento no consumo de alimentos industrializados, sódio, açúcar e gorduras juntamente com o sedentarismo levaram a aumento das doenças crônicas, entre elas, hipertensão arterial sistêmica, diabetes melito, dislipidemias e obesidade. Adicionalmente, o tabagismo e o consumo excessivo de álcool contribuíram para o alto número de doentes acometidos por AVC. Além disso, outros fatores como estenose carotídea, fibrilação atrial, idade, sexo, raça e histórico familiar são bastante importantes no contexto do AVC.[17]

O AVC é uma das principais causas de incapacidade na vida adulta e mesmo com a terapia aguda ideal, cerca de dois terços dos pacientes permanecem em estado de recuperação incompleta após o íctus e, nessa fase, tornam-se mais suscetíveis às perdas de peso involuntárias.[18]

> O paciente com AVC apresenta, com frequência, redução do apetite, disfagia, depressão, alterações da mobilidade e dependência funcional favorecendo a redução da ingestão alimentar. Adicionalmente, distúrbios neurológicos decorrentes de lesões no sistema nervoso central podem comprometer o estado nutricional de acordo com a área afetada, tendo, por vezes, um efeito negativo sobre as capacidades físicas e cognitivas necessárias a uma boa nutrição.[19]

De maneira geral, é comum observar que os indivíduos que sofrem o primeiro AVC apresentam-se eutróficos ou com sobrepeso/obesidade, porém, com o passar do tempo, por conta das sequelas adquiridas, aproximadamente 50% desenvolvem desnutrição.[20] Estudos em fase aguda mostraram que os pacientes que estavam desnutridos no momento do íctus tiveram mais complicações tardias e maior mortalidade do que aqueles com peso adequado ou sobrepeso/obesidade.[21]

Para evitar complicações adicionais, a triagem de risco nutricional e a avaliação por profissional qualificado se fazem necessárias desde a fase aguda do AVC com o intuito de prevenir desnutrição, e no período pós-alta, promover mudanças no estilo de vida. É importante lembrar que o AVC é uma doença recorrente e que os fatores de risco estão associados aos hábitos de vida inadequados.[14]

Para triagem de risco nutricional, recomenda-se o uso de ferramentas, como, Miniavaliação Nutricional, Avaliação Subjetiva Global, Triagem de Risco Nutricional (NRS 2002) e *Malnutrition Universal Screening Tool* (MUST), sendo esta última validada para pacientes após AVC.[22] Durante a avaliação, deve-se observar tanto perda de peso não intencional, índice de massa corporal e redução de massa magra, quanto a redução da ingestão alimentar, presença de doença aguda ou crônica e inflamação, que são extremamente comuns após AVC.[23]

Após a avaliação nutricional, a conduta deve ser individualizada para garantir o aporte de nutrientes e a ingestão hídrica adequados. O paciente com disfagia pode apresentar dificuldades em atingir o consumo esperado de macro e micronutrientes, assim como a ingestão de líquidos; por conta das alterações na textura da dieta e necessidade de uso de espessantes, é comum esse indivíduo não ingerir a quantidade desejável.[14]

> O uso de suplementos orais pode ser uma ferramenta bastante útil no tratamento e é indicado nos casos de desnutrição ou risco nutricional. A avaliação fonoaudiológica deve ser realizada para verificar a viabilidade da deglutição e garantir a segurança dos pacientes evitando a aspiração traqueal. Nos pacientes com impossibilidade de alimentação por via oral, a nutrição enteral por via nasogástrica é indicada. Em casos de disfagia grave, a escolha de via alternativa deve ser realizada de maneira precoce (menos de 72 horas) e se a disfagia persistir por mais de 28 dias, a gastrostomia endoscópica percutânea é indicada para evitar as complicações do uso prolongado de sonda nasoenteral.[14]

O tratamento do paciente após AVC é um grande desafio e necessita de atendimento interdisciplinar para minimizar ou eliminar os prejuízos deixados pelas diferentes sequelas causadas pela doença que alteram, de maneira significante, a qualidade de vida, a funcionalidade e podem causar prejuízos incalculáveis aos indivíduos acometidos e suas famílias.

CONCLUSÃO

Os distúrbios neurológicos podem trazer consequências importantes que levam à desnutrição e maior incapacidade funcional. Nestes casos, a avaliação nutricional adequada tem por finalidade evitar que o paciente perca peso, principalmente à custa de massa muscular, prejudicando seu tratamento como um todo. O atendimento destes pacientes é interdisciplinar e é cada vez mais evidente que o estado nutricional adequado pode evitar ou reduzir as complicações que já são comuns nas doenças neurológicas. Por fim, o papel do profissional nutricionista nos pacientes com distúrbios neurológicos é evitar desnutrição, garantir segurança alimentar e atuar na melhora da qualidade de vida dos indivíduos.

> **Tarefa de Laboratório**
> **Nutrição na prática clínica!**
>
> 1) No atendimento de crianças com paralisia cerebral e epilepsia, cite uma recomendação nutricional para cada doença que seja importante para a manutenção e/ou recuperação do estado nutricional destes pacientes.
> **Resposta:** Na paralisia cerebral é importante a avaliação nutricional para garantir aporte calórico e de proteínas adequados a fim de evitar desnutrição. Na epilepsia a dieta cetogênica é um dos pilares do tratamento, portanto, deve ser indicada de maneira individualizada no intuito de reduzir as crises convulsivas.
> 2) Dentre os distúrbios neurológicos que acometem os adultos, quais as principais características em comum que podem afetar o estado nutricional dos indivíduos acometidos?
> **Resposta:** Perda de peso, redução de massa muscular, desnutrição, disfagia e redução da ingestão alimentar.
> 3) Levando em consideração os principais sintomas e sequelas dos distúrbios neurológicos que acometem os adultos, cite duas ações relacionadas com a nutrição que podem auxiliar na recuperação do paciente.
> **Resposta:** Triagem de risco nutricional para possibilitar atendimento mais adequado a cada paciente e prevenir desnutrição. Uso de suplementos orais para garantir aporte calórico, proteico e de nutrientes adequado para pacientes com disfagia e/ou risco nutricional.

REFERÊNCIAS BIBLIOGRÁFICAS

1. Brasil. Ministério da Saúde. Secretaria de Atenção à Saúde. Departamento de Ações Programáticas Estratégicas. Diretrizes de atenção à pessoa com paralisia cerebral/Ministério da Saúde, Secretaria de Atenção à Saúde, Departamento de Ações Programáticas Estratégicas. Brasília: Ministério da Saúde; 2014.
2. Botelho TS, Machado Neto CD, de Araújo FLC, Assis SC. Epidemiologia do acidente vascular cerebral no Brasil. Rev Temas em Saúde. 2016;16(2):361-77.
3. Rosenbaum P, Paneth N, Leviton A, Goldstein M, Bax M, Damiano D, et al. A report: the definition and classification of cerebral palsy. Dev Med Child Neurol Suppl. 2007;109:8-14.
4. Veugelers R, Benninga MA, Calis EA, Willemsen SP, Evenhuis H, Tibboel D, et al. Prevalence and clinical presentation os constipation in chidren with severe generalized cerebral palsy. Dev Med Child Neurol. 2010 Sep;52(9):e216-21.
5. Caramico-Favero DCO, Guedes ZCF, Morais MB. Food intake, nutritional status and gastrointestinal symptoms in children with cerebral palsy. Arq Gastroenterol. 2018 Oct-Dec;55(4):352-57.
6. Benfer KA, Weir KA, Bell KL, Ware RS, Davies PS, Boyd RN. Longitudinal cohort protocol study of oropharyngeal dysphagia: relationships to gross motor attainment, growth and nutritional status in preschool children with cerebral palsy. BMJ Open. 2012 Aug 13;2(4):e001460.
7. Erasmus CE, van Hulst K, Rotteveel JJ, Willemsen MA, Jongerius PH. Clinical practice: Swallowing problems in cerebral palsy. Eur J Pediatr. 2012 Mar;171(3):409-14.
8. Brooks J, Day S, Shavelle R, Strauss D. Low weight, morbidity, and mortality in children with cerebral palsy: new clinical growth charts. Pediatrics. 2011 Aug;128(2):e299-307.
9. Aisen ML, Kerkovich D, Mast J, Mulroy S, Wren TA, Kay RM, et al. Cerebral palsy: clinical care and neurological rehabilitation. Lancet Neurol. Sep 2011;10(9):844-52.
10. Romano C, van Wynckel M, Hulst J, Broekaert I, Bronsky J, Dall'Oglio L, et al. European Society for Pediatric Gastroenterology, Hepotology and Nutrition Guidelines for the Evaluation and Treatment of Gastrointestinal and Nutritional Complications in Children with Neurological Impairment. J Pediatric Gastroenterol Nutr. 2017;65(2):242-64.
11. Brasil. Ministério da Saúde. Secretaria de Ciência, Tecnologia e Insumos Estratégicos. Protocolo Clínico e Diretrizes Terapêuticas para Epilepsia. Brasília: Ministério da Saúde; 2019.
12. Kossoff EH, Zupec-Kania BA, Auvin S, Ballaban-Gil KR, Christina Bergqvist AG, Blackford R, et al. Optimal clinical management of children receiving dietary therapies for epilepsy: Update recommendations of the International Ketogenic Diet Study Group. Epilepsia Open. 2018;3(2):175-92.
13. Kalia LV, Lang AE. Parkinson's disease. Lancet. 2015 Aug 29;386(9996):896-912.
14. Burgos R, Bretón I, Cereda E, Desport JC, Dziewas R, Genton L, et al. ESPEN guideline clinical nutrition in neurology. Clin Nutr. 2018 Feb;37(1):354-96.
15. Mischley LK. Nutrition and nonmotor symptoms of Parkinson's disease. Int Rev Neurobiol. 2017;134:1143-61.
16. Brasil. Ministério da Saúde. Secretaria de Atenção à Saúde. Departamento de Ações Programáticas Estratégicas. Diretrizes de atenção à reabilitação da pessoa com acidente vascular cerebral. Brasília: Ministério da Saúde; 2013.
17. O'Donnell MJ, Chin SL, Rangarajan S, Xavier D, Liu L, Zhang H, et al. Global and regional effects of potentially modifiable risk factors associated with acute stroke in 32 countries (INTERSTROKE): a case-control study. Lancet. 2016 Aug 20;388(10046):761-75.
18. Scherbakov N, von Haehling S, Anker SD, Dirnagl U, Doehner W. Stroke induced Sarcopenia: Muscle wasting and disability after stroke. Internat J Cardiol. 2013 Dec 10;170(2):89-94.
19. Simony RF, Chaud DMA, Abreu ES, Blascovi-Assis SM. Nutritional status of neurological patients with reduced mobility, J Human Growth Develop. 2013;24(1):42-8.
20. Foley NC, Martin RE, Salter KL, Teasell RW. A review of the relationship between dysphagia and malnutrition following stroke. J Rehabil Med. 2009 Sep;41(9):707-13.

21. Food Trial Collaboration. Poor nutritional status on admission predicts poor outcomes after stroke: Observational data from the FOOD trial. Stroke. 2003 Jun;34(6):1450-6.
22. Kondrup J, Rasmussen HH, Hamberg O, Stanga Z; Ad Hoc ESPEN Working Group. Nutritional risk screening (NRS 2002):a new method based on an analysis of controlled clinical trials. Clin Nutr 2003;22(3):321-36.
23. Keller H, de van der Schueren MAE; GLIM Consortium, Jensen GL, Barazzoni R, Compher C, et al. Global Leadership Initiative on Malnutrition (GLIM): Guidance on Validation of the Operational Criteria for the Diagnosis of Protein-Energy Malnutrition in Adults. JPEN J Parenter Enteral Nutr. 2020 Aug;44(6):992-1003.

O PAPEL DO PROFISSIONAL DE EDUCAÇÃO FÍSICA NA REABILITAÇÃO NEUROFUNCIONAL
Exercício é Bom para o Cérebro!

CAPÍTULO 32

José Martins Juliano Eustáquio • Octávio Barbosa Neto

INTRODUÇÃO

Um dos objetivos mais importantes de um sistema de saúde é aumentar a expectativa de vida, proporcionar bem-estar e tornar possível um envelhecimento saudável, limitando as doenças ao menor período possível no final da existência. O tratamento medicamentoso se encontra comumente "linkado" a estas doenças, por conseguinte, um recurso terapêutico possivelmente não medicamentoso é especialmente pesquisado e almejado no meio científico.

A Organização Mundial da Saúde (OMS) define reabilitação como um conjunto de medidas que ajudam indivíduos com deficiências ou prestes a adquirir deficiências a terem e manterem uma funcionalidade ideal na interação com seu ambiente, ela pode ocorrer durante um período determinado de tempo, envolvendo intervenções simples ou múltiplas, realizadas por uma pessoa ou por uma equipe multiprofissional, necessária desde a fase aguda ou inicial do problema clínico, logo após sua descoberta, até as fases subsequentes e de manutenção. Nesse contexto, um programa de reabilitação para indivíduos neurológicos visa a apresentar possibilidades de atividades físicas que venham a ser passíveis de prática regular pelo indivíduo em sua comunidade, de acordo com seu potencial, buscando saúde e qualidade de vida. O não acompanhamento desse processo pode acarretar prejuízos ao paciente como escassear a independência e exacerbação de comorbidades.

Em um entrecho polêmico e complexo, muitas vezes as áreas de atuação profissional no processo de reabilitação se misturam, algumas vezes se separam, porém, sem dúvida, sempre se completam. Por isso existe a dificuldade de diversos profissionais de saúde em delimitar onde começa a atuação de uma e onde termina a de outra.

Reconhecida como profissão de saúde de nível superior pelo Plenário do Conselho Nacional de Saúde (Resolução nº 287/1998), a Educação Física (EF) pode desenvolver atendimento individual e interdisciplinar na promoção, proteção e recuperação da saúde, seja ela de forma isolada ou em conjunto com outras categorias profissionais.[1] O Conselho Federal de EF (CONFEF), através da Resolução nº 046/2002, ainda destaca a atuação do profissional em EF (PEF) no processo de reabilitação, tendo academias, clínicas, centros de saúde e hospitais como locais de intervenção.[2]

No final da década de 2000, o Ministério da Saúde inseriu PEF nos Núcleos de Apoio à Saúde da Família (Portaria nº 154/2008), sendo integrado à equipe de profissionais da área da saúde que atua no Sistema Único de Saúde (SUS).[3] Mais recentemente, os PEF foram reconhecidos pela Classificação Brasileira de Ocupações, sob o código 2241-40/2020, como "PEF na Saúde". Com ela, a categoria passa a ter maior reconhecimento dentro do SUS, podendo desenvolver suas atividades como as demais profissões da área da saúde. Portanto, o papel do PEF na reabilitação está no aperfeiçoamento, na manutenção e reabilitação do corpo humano, por meio do movimento.

A EF possui um caráter educacional, ensinando as pessoas a melhorar suas habilidades e capacidades físicas. Em decorrência destas novas possibilidades de intervenção, tem se discutido amplamente a conduta do PEF no acompanhamento da reabilitação. Em decorrência desses axiomas, este capítulo tem como objetivo principal discorrer sobre a participação do PEF na prossecução de sua participação em equipes profissionais para o processo de reabilitação, em especial, na reabilitação neurológica.

A INSERÇÃO DO PROFISSIONAL DE EDUCAÇÃO FÍSICA NO PROCESSO DE REABILITAÇÃO NEUROLÓGICA – A VISÃO DAS EQUIPES MULTIPROFISSIONAIS DA ÁREA DE SAÚDE

Uma questão um tanto quanto complexa e ao mesmo tempo polêmica se dá no campo da inserção do PEF na área de saúde, em especial nas esferas da reabilitação. No contexto geral, diversos estudos evidenciam que a inserção do PEF na área da saúde, seja ele por meio das resoluções e/ou portarias, não propulsou uma efetiva alteração na formação e intervenção deste profissional na área de saúde.[4] Alguns autores apontam que atualmente a formação do PEF, encontra-se em divergência ao que propõem as tendências em saúde como apontado em Anjos et al. (2009),[5] sendo que a formação em saúde tem privilegiado o trabalho e formação individual e o espaço privado, sendo desenvolvido principalmente em academias de ginástica, clubes e centros esportivos.[6]

Muito mais do que elucubrações no que concerne a formação profissional, a inserção do PEF na área da saúde remete-o para o âmbito de uma complexa discussão acerca das relações entre os profissionais desta área para o desenvolvimento de ações multidisciplinares. O PEF pode contribuir expressivamente ao fazer parte de equipes multiprofissionais de saúde, porém, as relações entre estes profissionais somente promoverão uma atividade integrada a partir do momento que cada agente tenha um dado conhecimento das competências do outro e reconheça a importância do papel de cada profissional para a atenção integral à saúde.[6]

Em síntese, a atual conjuntura nos indica que a inserção do PEF na área da saúde gera reflexões sobre os projetos pedagógicos dos cursos superiores em EF de modo a indagar como estes profissionais estão sendo formados para atuarem no campo da saúde. Simultaneamente, a relação do PEF com outros profissionais da área da saúde para o desenvolvimento de trabalhos multidisciplinares precisa ser discutida. Partindo dessas premissas, determinados dubiez surgem e são questionados: demais profissionais da área da saúde constatam o PEF como qualificado para atuar neste âmbito de intervenção? Quais campos de atuação da área da saúde os PEF poderão estar inseridos?

Redarguindo essas inquirições, estudos e pesquisas de opiniões mostraram que diversos profissionais da saúde possuem uma visão favorável à inserção dos PEF no campo de atuação da área de saúde, seja num contexto generalizado de saúde quanto num cenário específico de reabilitação neurológica.

Em decorrência de alguns pronunciamentos nesses estudos, entretanto, alguns quesitos importantes têm de ser levados em consideração. Alguns pesquisadores aludem em relação à formação acadêmica em saúde do PEF.[4] Por conseguinte, investigações prévias foram empreendidas no sentido de averiguar o ensino de saúde coletiva em instituições públicas de ensino superior com eximia referência no território nacional.

O desfecho deste estudo evidencia que as disciplinas nestas instituições de ensino que abordam a saúde coletiva nos cursos de EF (licenciatura e bacharelado) não são adequadas para fornecer uma formação concreta em saúde coletiva, e os motivos são referentes às disciplinas com carga horária inferior insuficiente, dificuldades em estabelecer contato com a prática profissional, não formação para uma atuação em equipe multidisciplinar e pela própria concepção dos cursos quanto a formação em saúde coletiva.[4]

Outro interessante estudo vislumbrou compreender qual a concepção do termo saúde e como este é trabalhado na formação dos futuros PEF. Por esse intuito, examinaram o projeto político-pedagógico e os planos de ensino das disciplinas de universidades públicas que continham o termo saúde no título ou na ementa. O desenlace dessa investigação foi que ocorre uma divergência quanto à concepção de saúde elegida nos projetos político-pedagógicos com a que é adotada nos planos de ensino. Dessa forma, subtende-se que esses projetos pedagógicos dos cursos de EF adotaram o conceito amplo de saúde, identificando-se com uma nova expectação de promoção de saúde que contempla o termo saúde como produto de uma intrínseca relação entre fatores biológicos e humanistas, integrando ao termo qualidade de vida fatores como padrão nutricional, habitação, saneamento básico, proventos familiares e educação.[7]

Por outro lado, a apreciação desses planos de ensino demostrou que a compreensão de saúde professada nas disciplinas é norteada pelo modelo biomédico, ou seja, em relação à saúde, o que compete ao PEF é avaliar, prescrever e monitorar programas de exercício físico através das bases biológicas com o intuito de promover qualidade de vida.[7] Nesse sentido, parece existir uma divergência quanto à concepção de saúde adotada nos projetos político-pedagógicos com a que é adotada nos planos de ensino, corroborando com convicções acadêmicas que alegam que, atualmente, a formação do PEF encontra-se em desalinho ao que propõem as tendências em saúde.[5]

Em virtude dessas circunstâncias, a preocupação quanto a formação em saúde do PEF para intervenções neste campo de atuação atinge uma sucinta parcela desses próprios profissionais quando consultados. Alguns PEF entrevistados julgam que o processo de reabilitação neuronal seria competência primordial de outros profissionais da área de saúde, em especial dos fisioterapeutas. Apesar de estas afirmações serem antagonistas as competências atribuídas pelo CONFEF, elas são compreensíveis da óptica que são ínfimos os cursos de graduação em EF que oferecem em suas matrizes curriculares disciplinas e estágios direcionados para a prestabilidade na área da saúde.[1-3] Este entrecho tem feito com que muitos PEF se sintam incapazes de atuar nesta área, não reconhecendo esse campo de atuação como sua área de intervenção.[5]

Em conformidade as inquietações supracitadas, determinados cursos superiores em EF se encontram estruturados objetivando proporcionar os conhecimentos necessários para que os PEF possam intervir com competência na área da saúde. De fato, alguns cursos de graduação em EF, em conjunto com demais cursos da área da saúde inseriram como objetivo em seus Projetos Políticos Pedagógicos de Curso:

> "[...] a formação de profissionais aptos a diagnosticar, planejar, prescrever, orientar, assessorar, supervisionar, controlar e avaliar projetos e programas de atividades físicas, de exercícios físicos, de atividades recreativas e esportivas nas perspectivas da prevenção, promoção, proteção e reabilitação da saúde, por meio de atuação em equipes multidisciplinares [...]".[8]

Esse tipo de formação reflete uma nova tendência do currículo da Graduação em EF direcionado para profissionais que visam atuar na área da saúde, extrapolando em nosso caso para a reabilitação neurológica, se adequando, dessa forma, a uma nova faceta de exercício do PEF no mercado de trabalho.

Como constatado nas linhas dissertativas prévias, a incorporação do PEF na área de saúde como um todo se encontra atrelado à designação de uma labuta multidisciplinar, o qual proporciona inúmeros benefícios, dentre eles, criar um aglomerado de conhecimentos entre diversos peritos de outras áreas de formação, rompendo um cenário imperante, hierárquico e individualista das especialidades, possibilitando uma troca de saberes, o que resultará em uma abordagem mais integral e resolutiva nos trabalhos voltados à saúde.[9]

Na realidade, este convívio multiprofissional é muito labiríntico. Primordialmente, depende da relação entre os profissionais da saúde, aos abertos ao diálogo, aos especialistas em suas áreas de atuação, com competência de articulação de conceitos e metodologias relacionados com a área da saúde.[10]

Levando em consideração essas premissas, haverá uma exclusão do PEF neste processo multiprofissional, pois a formação em EF não oportuniza o diálogo interdisciplinar, muito menos o diálogo com ademais profissionais da saúde, o que, no mínimo, produz um processo pobre de formação e não prepara o profissional para a atuação em equipe multidisciplinar.[4] Nesse sentido, um interessante estudo asseverou que o modelo de formação em EF tem privilegiado o trabalho individual saúde.[6]

A identificação das áreas de atuação de cada profissional seria mais um importante quesito para o desenvolvimento de um trabalho multidisciplinar na área da saúde.[11] Neste sentido, dentre a classe médica, fisioterapêutica, nutricional e demais profissionais relatam ter apreço, respeito e conhecimento da importância do PEF na área de saúde, denotando que esses profissionais são capazes de atuar na melhora da qualidade de vida, assim como na profilaxia de patologias, na reabilitação (neurológica ou não) e, consequentemente, na promoção da saúde, que são competências atribuídas ao PEF.[1-3]

CARACTERÍSTICAS DA REABILITAÇÃO NEUROFUNCIONAL NO CENÁRIO DO PROFISSIONAL DE EDUCAÇÃO FÍSICA

Em seu sentido mais amplo, a reabilitação tem sido caracterizada como o restabelecimento do máximo possível das capacidades físicas, psicológicas, sociais e econômicas em um indivíduo que se encontra incapacitado. De forma reducionista, reabilitar refere-se a capacitar o paciente quanto à execução de funções essenciais para a manutenção de sua qualidade de vida, apesar de eventuais restrições, sejam anatômicas ou fisiológicas ocasionadas por doenças que tendem a limitar suas habilidades. Significa habilitar o paciente a recuperar uma função perdida, mas não significa, necessariamente, a eliminação de uma sequela. É um conceito que abrange muito mais do que uma qualidade de vida, engloba uma quantidade de vida. A instauração de um prospecto de reabilitação envolve algumas fases que vão desde o diagnóstico até a prescrição, o objetivo e o desenvolvimento do programa.

> A reabilitação física, entre outros fatores, favorece o aprendizado ou reaprendizado motor, que é um processo neurobiológico pelo qual os organismos modificam temporária ou definitivamente suas respostas motoras, melhorando seu desempenho como resultado da prática. A reabilitação não se refere à condição de eliminar eventuais consequências quando elas são inevitáveis; o propósito está na conscientização de que existem várias formas diferentes de se executar uma função, e é em razão desta versatilidade que se dá o desenvolvimento da coletividade e educação humanista.[12]

Estudos prévios em modelos animais sugerem que o incremento da realização de exercícios físicos pode acepilhar a função cerebral.[13] Investigações, principalmente em idosos, apoiam a noção de que o exercício aeróbico pode melhorar a estrutura do cérebro humano, prevenir a perda de tecido cerebral relacionada com a idade e melhorar o desempenho cognitivo. Essa mesma atividade aeróbica pode influenciar a função executiva especificamente.[14-17]

Partindo dessas premissas, diversos profissionais que se engajam em uma equipe de reabilitação neurofuncional devem conhecer o tratamento proposto para o paciente em sua total abrangência, mas concerne a cada um, dentro de suas atribuições, tomar as decisões que lhe cabem no processo terapêutico, além da boa comunicação entre os diferentes profissionais. Quanto menor for o nível de independência funcional apresentado por um paciente, maior será a necessidade de individualização das intervenções da equipe de reabilitação e a necessidade de um volume maior de profissionais na equipe. Por conseguinte, a conduta do PEF neste processo de reabilitação neurológica tem como foco principal "planejar, coordenar, desenvolver e executar exercícios físicos, sejam eles educacionais, esportivos e/ou recreativos em indivíduos com lesões neurológicas, com base nos princípios pedagógicos e de reabilitação".[18]

> No que diz respeito ao tratamento de doenças neurológicas, o PEF avaliará quais são as limitações físicas e quais adaptações devem ser elaboradas e otimizadas para garantir uma execução segura de um programa de exercícios físicos, sustentada e capaz de ser realizada, seja ao ar livre, em centros esportivos, academias de ginástica ou no âmbito do lar. É de suma importância identificar quais aspectos inviabilizam a prática de exercícios físicos ou fazem com que ela não seja recomendada, e é essa perspicácia que qualifica o PEF como sendo o protagonista da prescrição dos tipos e da estratificação de intensidade, volume, duração, frequência, intervalo e execução dos exercícios. A partir desse gerenciamento e das adaptações geradas pelos movimentos corporais do exercício, o indivíduo é capaz de beneficiar as vias metabólicas e os sistemas fisiológicos como um todo. É de fundamental importância que o PEF detenha conhecimento teórico e técnico que lhe permita tanto elaborar um plano de ação através do exercício como também conectar as informações passadas pela equipe multiprofissional da saúde sobre o eventual estado clínico, limitações ou anseios do paciente.

A aptidão física refere-se à boa saúde ou condição física, como resultado de exercício e nutrição adequada. Dentro do tratamento não farmacológico encontramos a prática regular do exercício físico como meio de intervenção para a melhora da qualidade de vida. Há evidências irrefutáveis do exercício físico na prevenção primária e secundária e no risco de mortalidade por várias doenças neurológicas. De fato, o exercício físico tem grande função sobre a qualidade de vida dos indivíduos que tiveram acometimentos neurais, através do seu efeito benéfico, onde pode influenciar na manutenção e na melhora da capacidade funcional desses pacientes, capacidade essa que é muita afetada com as perdas neurológicas causadas pelas sequelas de várias afecções.[19]

BENEFÍCIOS DA PRÁTICA REGULAR DE EXERCÍCIOS FÍSICOS EM CONDIÇÕES NEUROLÓGICAS

A ciência demonstra, atualmente, uma forte associação entre treinamento físico e a profilaxia ou procrastinação de sintomas neurodegenerativos, que incluem uma quebra de habilidades motoras e capacidade mental em pacientes que sofrem de neurodoenças debilitantes. De fato, Matsuda *et al.* sugerem que o exercício físico realizado de forma crônica e sistematizada atua como estímulo de precondicionamento prototípico que desencadeia efeitos de proteção cerebral e são opções de tratamento seguras e viável para fornecer neuroproteção endógena em pacientes neurológicos.[20]

Os protocolos de exercícios físicos utilizados para a reabilitação neurológica como recurso terapêutico por parte do profissional de EF vêm apresentando resultados interessantes e eficazes em diversas patologias associadas ao sistema nervoso, reforçando a importância da atuação desse profissional.[21] Dessa forma, abordaremos, a seguir, evidências metodológicas do treinamento físico aplicadas no campo de atuação da EF no que tange a recuperação neurológica como tratamento não farmacológico nessas doenças.

Doença de Alzheimer

A doença de Alzheimer é uma patologia cuja incidência vem crescendo de forma proporcional à expectativa de vida da população brasileira. Estimativas apontam que até o ano de 2025 os idosos podem representar aproximadamente 13% da população do país, e que esse número possa multiplicar-se a cada ano ultrapassando cifras de 65 milhões em 2030.[22] Por conseguinte, à medida que essa expectativa de vida se torna mais elevada, há aumento de demência, onde prevalece a doença de Alzheimer, sendo ela uma doença neurodegenerativa, progressiva e incurável. A demência da doença de Alzheimer corresponde a 60% dos quadros demenciais, sendo a mais prevalente em todo o mundo.[23]

Qiu (2012)[24] considera como sendo uma das principais causas de dependência funcional, institucionalização e mortalidade entre a população idosa. A doença de Alzheimer é caracterizada pela perda de sinapses neuronais e neurônios piramidais e está associada a diversos fatores de risco modificáveis, como alterações cardiovasculares, obesidade, diabetes melito e hiperlipidemia.[25-27] Em adição, alguns fatores de risco não modificáveis como idade, sexo e alterações genéticas podem ser responsáveis pelo aumento da incidência da doença, além de baixa escolaridade e depressão.[28-30]

A demência do tipo Alzheimer é uma patologia discreta, com confusões, esquecimentos e evolui, paulatinamente, em decorrência de neurodegeneração, integração e componentes cognitivos, desencadeando implicações nos ramos neurais que envolvem o desempenho, bem como na execução das atividades da vida diária (AVD), além de atravancar as atividades de lazer refreando a realização de tarefas cognitivas e/ou físicas, portanto, é uma doença muito comum entre os idosos.[31,32]

Não se encontra, até o momento, um tratamento definitivo que seja capaz de curar ou retroceder a degeneração do desempenho cognitivo propiciada pelo Alzheimer. O recurso terapêutico farmacológico na atualidade consiste na prescrição de anticolinesterásicos e de memantina, seja para a debilidade cognitiva ou para distúrbios de comportamento.[33] Intervenções não farmacológicas, entretanto, têm evidenciado desfechos favoráveis no manuseio de pacientes com doença de Alzheimer. Estudos científicos indicam benefícios da prática regular de exercícios físicos, resultando em efeitos positivos na cognição, redução nos distúrbios de comportamento e melhora na função motora dos pacientes.[34]

Desde a primeira evidência da década de 1970 enunciando que a prática regular de esportes desencadeava melhor resposta em tarefas cognitivas que envolviam componente psicomotor em homens de meia-idade.[37] Uma busca por comprovações robustas dessa temática se tornou constante no meio acadêmico. Estudo recente encontrou significativa convalescença na memória de homens treinados de meia-idade.[38]

O impacto positivo do treinamento físico em longo prazo por retardar o início da perda de memória fisiológica sugere a eficácia crônica do exercício como estratégia preventiva contra esse prejuízo relacionada com o avanço da idade e neurodegeneração. É importante ressaltar que as intervenções esportivas de início tardio também têm-se mostrado eficazes na procrastinação do envelhecimento cerebral. Erickson *et al.* (2011)[39] descobriram que 40 minutos de exercícios aeróbicos 3 vezes por semana por um período de 1 ano foi capaz de ampliar o tamanho do hipocampo, bem como aumentar a memória espacial em indivíduos idosos saudáveis. Outro estudo prévio comprovou que 6 meses de exercícios (60 minutos de duração, 3 dias/semana) são suficientes para aumentar tanto a substância cinzenta quanto a branca no córtex cingulado anterior, conforme medido por ressonância magnética, em idosos cognitivamente saudáveis.[40]

Exercícios aeróbicos realizados de forma regular e por períodos superiores a 3 anos de duração foram eficazes em melhorar o tempo de reação, função motora e velocidade de processamento cognitivo em mulheres sedentárias com idade mais avançada, indicando que o exercício crônico é operativo em reverter ou pelo menos desacelerar os declínios relacionados com a idade no desempenho motor e na velocidade do processamento cognitivo.[41] No entanto, algumas evidências evidenciam que as intervenções de exercícios aeróbicos nem sempre induzem melhorias na função cognitiva em indivíduos com idade superior a 60 anos.[42-44] Esses resultados contraditórios podem, em parte, ser explicados pela intensidade, duração e frequência dos protocolos de intervenções.

Em se tratando dos exercícios de força (resistido), o impacto dessa modalidade na função cognitiva ganhou destaque nos últimos anos. Recente metanálise expôs que o treinamento resistido tem efeitos positivos nas medidas relacionadas com a detecção de comprometimento cognitivo e funções executivas. Por outro lado, o treinamento resistido não demonstrou efeito sobre a memória. Embora uma alta heterogeneidade tenha sido observada em todas as análises, o estudo concluiu que esse tipo de treinamento parecia exercer efeitos positivos sobre a cognição.[45]

> Podemos concluir, a partir dessas informações, que programas de exercícios físicos com componentes de treinamento aeróbio e resistido, de intensidade moderada e/ou alta e com duração de pelo menos 45 minutos por sessão no maior número de dias da semana, são efetivos em termos de função cognitiva em idosos saudáveis.[46] Dessa forma, este protocolo pode ser usado como tratamento não medicamentoso em indivíduos com Alzheimer sob a supervisão de um profissional de EF.

Doença de Parkinson

A doença de Parkinson é uma enfermidade crônica, degenerativa e progressista do sistema nervoso central (SNC), que geralmente afeta idosos com consequências profundas para o indivíduo, causando principalmente déficits nas funções motoras, mas também poderá ser responsável por outras manifestações sistêmicas associadas e nas funções autônomas.[47]

A etiologia da doença de Parkinson tem sido dubitável, associa-se à genética, ao estresse, exposição a agentes tóxicos e infecciosos. Existe uma predisposição no entendimento de que a destruição do tecido neural é ocasionada pelo estresse oxidativo, por conta da redução de antioxidantes importantes e aptos em neutralizar as espécies reativas de oxigênio, mesmo assim, até o momento não se tem uma causa definida para essa degeneração.[48]

As implicações estruturais e funcionais decorrentes do mal de Parkinson implicam na limitação da locomobilidade nas realizações de tarefas cotidianas e que exijam mudanças de direção.[49] Além disso, os comprometimentos do Parkinson podem ser exacerbados pela redução no nível de exercício físico. Estudos apontam que idosos já tentem a ser fisicamente inativos e que os problemas de saúde são uma barreira comum para a adesão a programas de atividade física.[50] Em contrapartida, o treinamento físico tem sido fundamental para minimizar os sintomas motores de indivíduos com Parkinson.[51,52] A realização periódica de exercícios físicos promove melhor oxigenação e captação de glicose cerebral, propicia a neuroplasticidade e estimula a síntese de dopamina, um neurotransmissor responsável por levar informações para várias partes do corpo e, quando é liberado provoca a sensação de prazer e aumenta a motivação. Dessa forma, a funcionalidade cognitiva, as estruturas e as funções cerebrais são beneficiadas e, consequentemente, proporcionando melhora psicológica, cognitiva e motora dos Parkinsonianos.[53,54]

Em complemento à terapias farmacológicas, o treinamento físico propende a apresentar desfechos assertivos nos sinais e sintomas da doença. Todo exercício físico estruturado e planejado tem como objetivo proporcionar o condicionamento físico e consequentemente a saúde geral e psicológica de seus praticantes. No caso do Parkinson, a prática regular de exercício físico pode prevenir e/ou minimizar o agravamento das lesões clínicas da doença, podendo ser uma aliada ao tratamento farmacológico em pacientes com doença de Parkinson.[55]

> A literatura aponta que o treinamento físico tem efeito profícuo no controle de evolução da doença, auxilia a função cardiovascular, pulmonar e respiratória, aumenta a força muscular, o equilíbrio e a marcha, auxiliam também na autoestima e na confiança do paciente. Assim, são consideradas fundamentais para a manutenção da qualidade de vida do indivíduo com doença de Parkinson, por possibilitarem o desenvolvimento cognitivo e motor dos pacientes.[53]

Os principais programas de treinamento físico utilizados como reabilitação neurológia foram: caminhada, treinamento resistido e/ou fortalecimento muscular, flexibilidade (a partir de programas de alongamento), dança e o treinamento funcional. A frequência de treino mais utilizada nos protocolos dos estudos acadêmicos é de três vezes por semana. Por sua vez, ademais pesquisadores demonstram que 2 vezes por semana também mostram resultados promissores, indicando que a metodologia de treinamento deve ser proposta com frequências semanais de 2 a 5 vezes, dependendo da atividade proposta e da condição física dos participantes. Insolitamente é que a maioria desses estudos trabalharam com Parkinsonianos nos estágios leves e moderados da doença, ou seja, pacientes com classificação de 1 a 3 na escala de Hoehn e Yahr.[56] Isso se deve porque a maioria desses ensaios clínicos buscava a profilaxia do agravamento da doença de Parkinson, curiosamente, os pacientes nos estágios iniciais da doença parecem responder melhor aos exercícios propostos.[57]

Esses achados direcionam para uma enorme pluralidade de intervenção com exercícios físicos para essa população e, consequentemente, abrem um imenso campo para a atuação do profissional de EF que, juntamente com outros profissionais da saúde, têm muito a contribuir para a qualidade e a quantidade de vida desses pacientes. De fato, como é indicado para qualquer outra população, cabe ao profissional de EF compreender as diferentes necessidades de cada aluno e fazer valer sua atuação profissional no tratamento de pessoas com necessidades especificas, com o objetivo de que, através das atividades adaptadas, a população possa ter acesso ao esporte e às atividades físicas. Para que isso seja possível, é importante que os profissionais de EF se atualizem em relação à doença de Parkinson, para que possam considerar as principais dificuldades dos pacientes na prescrição de exercícios que sejam eficientes.

Acidente Vascular Cerebral

Em decorrência das transformações econômicas e sociais oriundas da revolução tecnológica e industrial nos últimos séculos, acentuadas mudanças demográficas afetaram o perfil de morbimortalidade da população. Com o crescimento da expectativa de vida e o envelhecimento populacional, aumentaram os fatores responsáveis pelo aparecimento de doenças crônicas não transmissíveis.[58]

Em escala mundial, o acidente vascular cerebral (AVC) se destaca dentre essas doenças como a segunda maior causa de morte, responsável por aproximadamente 6,7 milhões de óbitos em 2016 (OMS). Estima-se que essa posição se mantenha até o ano de 2030, sendo responsável por aproximadamente 12,2% dos óbitos previstos (OMS). Nas últimas décadas, o Brasil vem mudando seu perfil de morbimortalidade. Foram registradas 166 mil internações por doenças cerebrovasculares em 2010, sendo que a taxa de mortalidade foi de 0,05%, e quase 35% dos 99.732 óbitos ocorreram em pacientes com mais de 80 anos.[59]

Ter um AVC é uma experiência mental e fisicamente desgastante. Em 2013 ocorreram aproximadamente 10,3 milhões de novos casos causados por AVC, de forma similar, houve em torno de 25,7 milhões de sobreviventes, com um aumento mais pronunciado na incidência e prevalência de AVC isquêmico após a idade de 49 e 39 anos, respectivamente.[60] De acordo com a OMS, 15 milhões de pessoas sofrem de AVC em todo o mundo a cada ano. Destes, 5 milhões de pessoas morrem e muitos sobreviventes da fase aguda do AVC ficam permanentemente incapacitados ou sofrem mudanças comportamentais porque causam danos temporários ou permanentes às áreas do cérebro que controlam essas funções.

Além de ser um fator preeminente no desfecho de morbidade, o AVC também é considerado como uma das principais causas de deficiência neurológica em adultos de meia-idade e idosos, proporcionando um expressivo número de hospitalizações.[61] Após os 50 anos de idade existe maior chance para a ocorrência do AVC, sendo que ao longo da vida essa probabilidade é cerca de 1 a cada 6 homens e de 1 em 5 mulheres. Estima-se que haja um crescimento no número de pessoas acometidas por AVC em decorrência de processo de envelhecimento da população, além do aumento nos fatores de risco.[62] Os fatores de risco para o AVC incluem idade, obesidade, hipertensão, colesterol elevado, estenose carotídea, fibrilação atrial, tabagismo, diabetes melito e doença cardíaca.

> É bem provável que os indivíduos que foram acometidos por AVC sejam insuficientemente ativos. De fato, algumas situações que ocorrem habitualmente em indivíduos com AVC e que agravam ainda mais o caso é o sedentarismo, onde o paciente volta para casa e permanece inativo fisicamente, fato esse que tem sido uma das principais causas de ter ocorrido o AVC e pode ser, talvez, a causa de um novo acidente.[63]

Esses pacientes podem apresentar déficits sensório-motores que limitam o desempenho de atividades funcionais, como marcha, ortostatismo, além de fraqueza muscular, dor, espasticidade e disfunção cognitiva.[64] Estas afetam a mobilidade dos pacientes, limitando suas atividades da vida diária (AVD), a intervenção da sociedade e a probabilidade de retorno às atividades profissionais, levando à redução da qualidade de vida.[65] A carga dessas deficiências, combinada com uma redução adicional na atividade física, pode, então, levar a um ciclo vicioso de declínio na função e no estado de incapacidade.[66]

Um fator extremamente importante em relação a este contexto e amplamente divulgado no meio científico pelos profissionais da área da saúde é que o cérebro bem como o músculo esquelético são capazes de se recuperarem após o AVC, seja inicialmente ou meses a anos depois. A recuperação espontânea é aquela que ocorre em curto prazo após o acometimento do AVC e se encontra limitada aos primeiros 6 meses, por outro lado, a recuperação funcional em longo prazo pode ocorrer a qualquer momento depois da lesão.

Indivíduos que sobreviveram ao AVC e que continuam a envolver seu lado afetado pelas AVD e exercícios físicos podem capitalizar o potencial de recuperação funcional ao longo da recuperação. Nesse sentido, um componente importante da reabilitação tem sido a aplicação de exercícios físicos para melhorar a função motora, além de outras sequelas. O treinamento físico tem sido usado como estratégia não farmacológica no tratamento de pacientes que sofreram AVC. Metanálises e estudos de revisão relataram aumento na força e na função muscular, bem como melhora nas variáveis cardiovasculares de sobreviventes de AVC em resposta ao treinamento físico.[67-73]

Independentemente de estudos sobre a associação entre treinamento físico e AVC virem ganhando atenção, a epidemia mundial desta doença e suas consequências estruturais e funcionais sobre as variáveis cardiovasculares, autônomas e musculares justificam a necessidade de novas investigações sobre estratégias adequadas para mitigar os danos do AVC. Isso forneceria aos profissionais de saúde (em especial o profissional de educação física) mais informações sobre a prescrição mais adequada de exercícios para prevenir complicações futuras de AVC.

Existe um consenso na literatura de que a reabilitação física é a forma mais eficaz de reduzir os déficits motores em pacientes com AVC[65] e muitas terapias são propostas.[74-80] Tem-se admitido que um programa regular de exercício físico estruturado pode fornecer inúmeros benefícios, tanto para indivíduos saudáveis quanto para aqueles afetados por doenças crônico-degenerativas.[73,81] Alguns pesquisadores têm evidenciado efeitos positivos do treinamento físico sobre os parâmetros funcionais e sobre a capacidade aeróbia de indivíduos acometidos por AVC. Segundo alguns autores, é possível melhorar os componentes funcionais de indivíduos pós-AVC por meio da prática do treinamento de força (TF).[69-72] Além disso, outros estudos demonstraram que o exercício aeróbio pode beneficiar as habilidades funcionais e cardiovasculares em indivíduos pós-AVC.[71] Ademais, também foi elucidada melhora na capacidade cardiorrespiratória de indivíduos após o quadro de AVC que realizaram treinamento físico aeróbio.[68]

> Para padronizar protocolos de exercícios aeróbicos para pacientes com AVC podemos usar o princípio FITT (Frequência; Intensidade; Tempo e Tipo).
> Segundo Billinger *et al.* (2015)[82] os protocolos mais utilizados são: F (2-5 vezes por semana, 4 semanas a 6 meses), I (baixa, moderada ou alta intensidade baseada no BORG, T (iniciar com 10 minutos até alcançar 40-60 minutos), T (caminhada no solo, esteira, bicicleta, natação)

> Segundo Nilsen *et al.* (2008),[83] a capacidade de gerar força se encontra prejudicada no AVC em virtude de uma variedade de mecanismos, incluindo redução do impulso corticoespinal para os motoneurônios espinhais, degeneração transináptica dos neurônios motores espinhais, número reduzido de unidades motoras, especialmente unidades grandes,[84] e propriedades mecânicas alteradas do músculo que contribuem para aumento da rigidez articular.[85]
> Não obstante, o TF na reabilitação do AVC foi controverso, renegado e criticado por um longo tempo por supostamente induzir espasticidade.[65,86] No entanto, parece ser uma parte essencial dos programas de reabilitação em pacientes com lesão cerebral.[86]

Recentemente concluiu-se que o TF é o método mais eficiente para ganho de força em membros inferiores em populações hemiparéticas.[72] Em adição, os exercícios de fortalecimento muscular podem ser integrados como uma estratégia de reabilitação pós-AVC para melhorar os déficits motores dos membros superiores.[86] Além disso, o TF produz maior força, velocidade da marcha, resultados funcionais e qualidade de vida sem exacerbar a espasticidade após o AVC.[86] Bobath (1978)[87] defendeu que a diminuição da força muscular não se devia à fraqueza, mas à oposição dos antagonistas espásticos e que a atividade extenuante aumentaria a espasticidade e reforçaria o movimento anormal. Um estudo recente descobriu que a coativação dos extensores e flexores do joelho foi maior no AVC em comparação aos controles, mas essa coativação não se relacionou com a força muscular.[88]

> De fato, evidências recentes demonstraram que exercícios de fortalecimento muscular (por exemplo, usando pesos, faixas elásticas) podem melhorar a força muscular pós-AVC sem aumentar a espasticidade, mas nem sempre podem levar a melhorias em tarefas funcionais que requerem força muscular e coordenação (por exemplo, levantar de uma cadeira, caminhar).[89-91] Esta evidência sugere que uma combinação de fortalecimento muscular e exercícios específicos para tarefas pode ser necessária para melhorar a transferência para tarefas funcionais. Alternativamente, exercícios de fortalecimento durante tarefas funcionais (por exemplo, sentar-se para ficar de pé repetitivos) podem facilitar o desempenho dessas tarefas. No entanto, o fortalecimento muscular, simplesmente por uma questão de fortalecimento, não deve ser desconsiderado na reabilitação do AVC, porque há muitos efeitos positivos desse exercício. Por exemplo, o TF pode reduzir o tecido adiposo, reduzir a proteína C reativa, que é um marcador inflamatório associado a doenças cardíacas, e melhorar a resistência óssea, o que é particularmente importante, uma vez que a osteoporose é comum no lado parético.

Apesar dos benefícios observados do TF em pacientes com AVC, destaca-se que existe a falta de protocolos padrões em relação ao volume, intensidade, frequência, séries e repetições de treinamento. Os exercícios isotônicos são os mais comumente usados. Assim, sugere-se que mais estudos controlados sejam desenhados para definir os parâmetros ideais do TS para indivíduos hemiparéticos, que podem ser usados como referência para personalização do tratamento.

CONSIDERAÇÕES FINAIS

Este capítulo abordou um tema de grande proeminência para a área da educação física, propiciando uma sublime reflexão sobre a inserção do PEF na área da saúde com abrangência na reabilitação neurofuncional e suas consequências. Algumas informações aqui expostas, entretanto, devem ser consideradas e interpretadas com ponderação no que tange opiniões multiprofissionais, uma vez que a abrangência demográfica de estudos e informações sobre essa temática ainda se encontram escassas na literatura vigente.

Após diversos enunciados aqui apresentados podemos inferir que a inserção do PEF em equipes multidisciplinares da área da saúde e da reabilitação neurológica pode ser interpretada de forma favorável. Porém, ainda há certa preocupação com a formação em saúde do profissional de educação física, principalmente no que tange aspectos clínicos em fases de convalescência. Novas observações são necessárias para o melhor entendimento das relações multidisciplinares entre os profissionais da área da saúde e, em específico, no processo de reabilitação neurológica; assim como o papel do profissional de educação física neste ambiente de atuação para que eles possam estar efetivamente inseridos em equipes multidisciplinares da área da saúde.

> **Tarefa de Laboratório**
> **Prescrevendo o melhor exercício!**
>
> Mudanças negativas nas variáveis cardiovasculares e autonômicas em pós-AVC encorajaram a comunidade científica global a se concentrar na investigação de estratégias terapêuticas para mitigar os danos desta doença, principalmente no que tange ao controle autonômico cardíaco.
>
> Nesse contexto, estudos recentes têm demonstrado que, nos últimos anos, poucos ensaios clínicos randomizados envolvendo os treinamentos aeróbios, de força, os parâmetros autonômicos e cardiovasculares pós-AVC crônico foram realizados. As evidências encontradas por alguns pesquisadores sugerem que o treinamento físico parece eficaz na melhora das variáveis cardiovasculares e autonômicas em sobreviventes de AVC. Contudo, mais ensaios clínicos randomizados são necessários para avaliar o papel do treinamento físico no tratamento do AVC, para que os profissionais de educação física possam fazer escolhas informadas ao prescrever o treinamento físico para melhorar as variáveis prejudicadas acima mencionadas. Baseado nessa exposição, convidamos você a medir o número de passos do seu paciente usando dispositivos móveis (relógio, celular, etc) para desestimular o comportamento sedentário dos mesmos. Baseado no número de passos, podemos classificar o paciente em deambulador domiciliar (100 a 2.499 passos ao dia), deambuladores comunitários mais limitados (2.500 a 4.999 passos ao dia), deambuladores comunitários menos limitados (5.000 a 7.499 passos ao dia) e deambuladores comunitários ilimitados (> 7.500 passos ao dia). O número de passos por dia pode ser um excelente parâmetro para estimular a prática de atividade física em pacientes neurológicos.

REFERÊNCIAS BIBLIOGRÁFICAS

1. Conselho de Saúde. Resolução Nº 287 de 08 de outubro de 1998. (Acesso em 15 dez 2020). Disponível em: <http://conselho.saude.gov.br/docs/Reso287.doc>
2. Conselho Federal de Educação Física (CONFEF). (Acesso em 16 dez 2020). Disponível em: <http://www.confef.org.br>.
3. Brasil. Ministério da Saúde. Portaria nº 154, de 24 de janeiro de 2008. Diário Oficial da União nº 43, de 04/03/2008, Seção 1, fls. 38-42.
4. Pasquim HM. A saúde coletiva nos cursos de graduação em educação física. Saúde Soc. 2010;19(1):192-200.
5. Anjos TC, Duarte ACGOA Educação Física e a estratégia de saúde da família: formação e atuação profissional. Physis: Revista de Saúde Coletiva. 2009;19(4):1127-44.
6. Freitas FF. A Educação Física no serviço público de saúde. São Paulo: Hucitec; 2007.
7. Brugnerotto F, Simões R. Caracterização dos currículos de formação profissional em educação física: um enfoque sobre saúde. Physis: Revista de Saúde Coletiva. 2009;19(1):149-72.
8. UNIFESP. Projeto Político Pedagógico do Curso de Bacharelado em Educação Física - Modalidade Saúde, do Campus Baixada Santista. (Acesso em 20 ja 2021). Disponível em: <http://www.unifesp.br/prograd/down/2008/ppc_baixada_ef_2007.pdf>
9. Marquesa JB, Aprígio DP, Mello HLS, Silva JD, Pinto LN, Machado DCD, et al. Contribuições da equipe multiprofissional de saúde no Programa Saúde da Família (PSF): uma atualização da literatura. Revista Baiana de Saúde Pública/Secretaria da Saúde do Estado da Bahia. 2007;31(2):246-55.
10. Porto MFS, Almeida GES. Significados e limites das estratégias de integração disciplinar: uma reflexão sobre as contribuições da saúde do trabalhador. Ciência e Saúde Coletiva. 2002;7(2):335-47.
11. Silva IZQJ, Trad LB. O trabalho em equipe no PSF: investigando a articulação técnica e a interação entre os profissionais. Interface. 2005;9(16):25-38.
12. Pascual-Leone A, Amedi A, Fregni F, Merabet LB. The plastic human brain córtex. Annual Review of Neuroscience. 2005;28:377-401.
13. Oliveira CEN, Salina ME, Annunciato NF. Fatores ambientais que influenciam a plasticidade do. ACTA Fisiátrica. Abr 2001;8(1):6-13.

14. Kramer AF, Hahn S, Cohen NJ, Banich MT, Mcauley E, Harrison CR, et al. Ageing, fitness and neurocognitive function. Nature. 1999;400:418-9.
15. Colcombe SJ, Kramer AF, Erickson KI, Scalf P, Mcauley E, Cohen NJ, et al. Cardiovascular fitness, cortical plasticity, and aging. Proc Natl Acad Sci, USA. 2004;101:3316-21.
16. Davis CL, Tomporowski PD, Boyle CA, Waller JW, Miller PH, Naglieri JA, et al. Effects of aerobic exercise on overweight children's cognitive functioning a randomized controlled trial. Res Q Exerc Sport. 2007;78:510-9.
17. Davis CL, Tomporowski PD, Mcdowell JE, Austin BP, Miller PH, Yanasak NE, et al. Exercise improves executive function and achievement and alters brain activation in overweight children: a randomized controlled trial. Health Psychol. 2011;30:91-8.
18. Brasil. Processo de Seleção Pública 6/2014 – Associação das Pioneiras Sociais. Diário Oficial da República Federativa do Brasil, Poder Executivo, Brasília, DF. 23 Set 2014. (Acesso em 10 Fev 2021). Disponível em: <https://www2.sarah.br/processoseletivo/Dados/editais/SSP20140601.pdf>
19. Scalzo PL, de Souza ES, Moreira AGO, Vieira DAF. Qualidade de vida em pacientes com Acidente Vascular Cerebral: Clínica de Fisioterapia PUC Minas Betim. Rev Neuroci. 2010;18(2):139-44.
20. Matsuda PN, Verrall AM, Finlayson ML, Molton IR, Jensen MP. Falls among adults aging with disability. Archives of Physical Medicine and Rehabilitation. 2015;96:464-71.
21. Trivedi MH, Greer TL, Church TS, Carmody TJ, Grannemann BD, Galper DI, et al. Exercise as an augmentation treatment for nonremitted major depressive disorder: a randomized, parallel dose comparison. J Clin Psychiatry. 2011;72(5):677-84.
22. Fratiglioni L, Launer LJ, Andersen K, Breteler MM, Copeland JR, Dartigues JF, et al. Incidence of dementia and major subtypes in Europe: a collaborative study of population-based cohorts. Neurology. 2000;54(11):10-5.
23. Wimo A, Winblad B, Jonsson L. The worldwide societal costs of dementia: estimates for 2009. Alzheimers Dement. 2010;6:98-103.
24. Qiu C. Preventing Alzheimer's disease by targeting vascular risk factors: hope and gap. J Alzheimers Dis. 2012;32:721-31.
25. Francis PT, Palmer AM, Snape M, Wilcock GK. The cholinergic hypothesis of Alzheimer's disease: a review of progress. J Neurol Neurosurg Psychiatry. 1999;66:137-47.
26. Singer RB. Mortality derived from 5-year survival in patients with Alzheimer disease. J Insur Med. 2005;37:264-71.
27. Helzner EP, Scarmeas N, Cosentino S, Tang MX, Schupf N, Stern Y. Survival in Alzheimer disease: a multiethnic, population-based study of incident cases. Neurology. 2008;71:1489-95.
28. Reitz C, Brayne C, Mayeux R. Epidemiology of Alzheimer disease. Nat Rev Neurol. 2011;7:137-52.
29. Karch CM, Goate AM. Alzheimer's disease risk genes and mechanisms of disease pathogenesis. Biol Psychiatry. 2014;77:43-51.
30. Chi S, Yu JT, Tan MS, Tan L. Depression in Alzheimer's disease: epidemiology, mechanisms, and management. J Alzheimers Dis. 2014;42:739-55.
31. Azevedo JR. Doença de Alzheimer: O que há de novo? 2001. (Acesso em 3 nov 2014). Disponível em: <http://www.saudevidaonline.com.br/artigo101.htm>
32. Camargo LOL. O que é lazer. São Paulo: Brasiliense; 2006.
33. Seow D, Gauthier S. Pharmaco therapy of Alzheimer disease. Can J Psychiatry. 2007 Oct;52(10):620-9.
34. Prado LKP. Exercício físico em idosos: efeito nos biomarcadores periféricos de neuroproteção. (Dissertação de Mestrado em Medicina) São Paulo: Faculdade de Medicina da Universidade de São Paulo; 2012, 58f.
35. Laurin D, Verreault R, Lindsay J, Macpherson K, Rockwood, K. Physical activity and risk of cognitive impairment and dementia in elderly persons. Arch Neurol. 2001;58:127-44.
36. Sofi F, Valecchi D, Bacci D, Abbate R, Gensini GF, Casini A, et al. Physical activity and risk of cognitive decline: a meta-analysis of prospective studies. J Intern Med. 2011;269:107-17.

37. Spirduso WW, Clifford P. Replication of age and physical activity effects on reaction and movement time. J Gerontol. 1978;33:26-30.
38. De La Rosa A, Solana E, Corpas R, Bartres-Faz D, Paalas M, Vina J, et al. Long-term exercise training improves memory in middle-aged men and modulates peripheral levels of BDNF and Cathepsin B. Sci Rep. 2019;9:33-7.
39. Erickson KI, Voss MW, Prakash RS, Basak C, Szabo A, Chaddock L, et al. Exercise training increases size of hippocampus and improves memory. Proc Natl Acad Sci, USA. 2011;108(30):17-22.
40. Colcombe SJ, Erickson KI, Scalf PE, Kim JS, Prakash R, Mcauley E, et al. Aerobic exercise training increases brain volume in aging humans. J Gerontol A Biol Sci Med Sci. 2006;61:1166-70.
41. Rikli RE, Edwards DJ. Effects of a three-year exercise program on motor function and cognitive processing speed in older women. Res Q Exerc Sport. 1991;62:61-7.
42. Panton LB, Graves JE, Pollock ML, Hagberg JM, Chen W. Effect of aerobic and resistance training on fractionated reaction time and speed of movement. J Gerontol. 1990;45:26-31.
43. Blumenthal JA, Emery CF, Madden DJ, Schniebolk S, Walsh-Riddle M, George LK, et al. Long-term effects of exercise on psychological functioning in older men and women. J Gerontol. 1991;46:356-61.
44. Hill RD, Storandt M, Malley M. The impact of long-term exercise training on psychological function in older adults. J Gerontol. 1993;48:12-7.
45. Landrigan JF, Bell T, Crowe M, Clay OJ, Mirman D. Lifting cognition: a meta-analysis of effects of resistance exercise on cognition. Psychol Res. 2020;84:1167-83.
46. Northey JM, Cherduin N, Pumpa KL, Smee DJ, Rattray B. Exercise interventions for cognitive function in adults older than 50: a systematic review with meta-analysis. Br J Sport Med. 2018;52:154-60.
47. Christofoletti G, Oliani MM, Bucken-Gobbi LT, Gobbi S, Beinotti F, Stella F. Physical activity attenuates neuropsychiatric disturbances and caregiver burden in patients with dementia. Clinics: São Paulo. 2011;66(4):613-8.
48. Larumbe RI, Ferrer Valls JV, Viñes JJR, Guerrero D, Fraile P. Estudio casos-control de marcadores de estrés oxidativo y metabolismo del hierro plasmático en la enfermedad de parkinson. Rev Esp Salud Púb. 2001;75:43-54.
49. Teixeira-Arroyo C. Comportamento locomotor na Doença de Parkinson: Tarefas de subir e descer degraus. (Dissertação de Mestrado em Ciências do Movimento) Rio Claro, São Paulo: Instituto de Biociências da Universidade Estadual Paulista de Rio Claro; 2010. 118f.
50. Nascimento CM, Gobbi S, Hirayama MS, Brazão MC. Nível de atividade física e principais barreiras percebidas por idosos de Rio Claro. Revista da Educação Física da UEM. Maringá: Universidade Estadual de Maringá. 2008;19:109-18.
51. Tanaka K, Quadros AC Jr, Santos RF, Stella F, Gobbi LT, Gobbi S. Benefits of physical exercise on executive functions in older people with Parkinson's disease. Brain Cogn. 2009 Mar;69(2):435-41.
52. Vitório R, Teixeira-Arroyo C, Lirani-Silva E, Barbieri FA, Caetano MJ, Gobbi S, et al. Effects of 6-month, Multimodal Exercise Program on clinical and gait parameters of patients with idiopathic Parkinson's disease: A Pilot Study. 2011;2011:714947.
53. Oxtoby M, Williams A. Tudo sobre Doença de Parkinson: respostas a suas dúvidas. São Paulo: Andrei Editora; 2000. 169 p.
54. Silva CHD. Os efeitos dos Exercícios Físicos sobre a funcionalidade em indivíduos portadores da doença de Parkinson. (Trabalho de conclusão de Curso) São Paulo: Faculdade da idade de Santa Luzia, Santa Luzia. 2011. 34f.
55. Guimarães AV. Atividade física habitual e desempenho motor de indivíduos com e sem a doença de Parkinson. (Dissertação de Mestrado) Florianópolis: Universidade Federal de Santa Catarina; 2011. 76 f.
56. Hoehn MM, Yahr MD. Parkinsonism: onset, progression and mortality. Neurology, Baltimore. 1967;17:573-81.

57. Pohl M, Rockstroh G, Rückriem S, Mrass G, Mehrholz J. Immediate effects of speed-dependent treadmill training on gait parameters in early Parkinson's disease. Arch Phys Med Rehabil. 2003;84:1760-6.
58. Brasil. Ministério da Saúde. Diretrizes para o cuidado das pessoas com doenças crônicas nas redes de atenção à saúde e nas linhas de cuidado prioritárias. 2013, 1-30.
59. Almeida SRM. Análise epidemiológica do acidente vascular cerebral no Brasil. Revista Neurociências. 2012;20:481-2.
60. Feigin VL, Krishnamurthi RV, Parmar P, Norrvong B, Mensha GA, Bennett DA, et al. Update on the Global Burden of Ischemic and Hemorrhagic Stroke in 1990-2013: The GBD 2013 Study. Neuroepidemiology. 2015;45(3):161-76.
61. Scheper VP, Ketela M, Van DPI, Visser-Meily JM, Lindeman E. Comparing contents of functional outcome measures in stroke rehabilitation using the international classification of functioning, disability and health. Disabil Rehabil. 2007;29(3):221-30.
62. Sesheshadri S, Beiser A, Kelly-Hayes M. et al. The lifetime risk of stroke: estimates from the Framingham Study. Stroke. 2006;37(2):345-50.
63. Costa AM, Duarte E. Atividade física e a relação com a qualidade de vida, de pessoas com seqüelas de acidente vascular cerebral isquêmico (AVCI). Revista Brasileira Ciência e Movimento. 2002;10(1):47-54.
64. Boukadida A, Piotte F, Dehail P, Nadeau S. Determinants of sit-to-stand tasks in individuals with hemiparesis post stroke: A review. Ann Phys Rehabil Med. 2015;58(3):167-72.
65. Hatem SM, Saussez G, Della Faille M, Prist V, Zhang X, Dispa D, et al. Rehabilitation of motor function after stroke: a multiple systematic review focused on techniques to stimulate upper extremity recovery. Front Hum Neurosci. 2016 Sep 13;10:442.
66. Mol V, Baker D. Activity intolerance in the geriatric stroke patient. Rehabil Nurs. 1991;16:337-43.
67. Potempa K, Braun LT, Tinknell T, Popovch J. Benefits of aerobic exercise after stroke. Sports Med. 1996;21(5):337-46.
68. Pang MY, Eng JJ, Dawson AS, Gylfadóttir S. The use of aerobic exercise training in improving aerobic capacity in individuals with stroke: a meta-analysis. Clin Rehabil. 2006;20(2):97-111.
69. Harris JE, Eng JJ. Strength training improves upper-limb function in individuals with stroke: a meta-analysis. Stroke. 2010;41(1):136-40.
70. Mehta S, Pereira S, Viana R, Mays R, Mcintyre A, Janzen S, et al. Resistance training for gait speed and total distance walked during the chronic stage of stroke: a meta-analysis. Top Stroke Rehabil. 2012;19(6):471-8.
71. Francica JV, Bigongiari A, Mochizuki L, Miranda ML, Rodrigues B. Aerobic program in persons with stroke: a systematic review. Acta Med Port. 2014;27(1):108-15.
72. Wist S, Clivaz J, Sattelmayer M. Muscle strengthening for hemiparesis after stroke: a meta-analysis. Ann Phys Rehabil Med. 2016;59(2):114-24.
73. Gambassi BB, Coelho-Júnior HJ, Schwingel PA, Almeida FJF, Gaspar NTM, Lauande OPL, et al. Resistance training and stroke: a critical analysis of different training programs. Stroke Res Treat. 2017;2017:4830265.
74. Johansson BB. Current trends in stroke rehabilitation. A review with focus on brain plasticity. Acta Neurol Scand. 2011;123(3):147-59.
75. Vanroy C, Vanlandewijck Y, Cras P, Truijen S, Vissers D, Swinnen A, et al. Does a cycling program combined with education and followed by coaching promote physical activity in subacute stroke patients? A randomized controlled trial. Disabil Rehabil. 2019 Feb;41(4):413-21. Epub 2017 Nov 5, p.1-9.
76. Carregosa AA, Santos LRA, Masruha MR, Coelho MLS, Machado TC, Souza DCB, et al. Virtual Rehabilitation through Nintendo Wii in Poststroke Patients: Follow-Up. J Stroke Cerebrovasc Dis. 2018 Feb;27(2):494-8.
77. Liu XH, Huai J, Gao J, Zhang Y, Yue SW. Constraintinduced movement therapy in treatment of acute and sub-acute stroke: a meta-analysis of 16 randomized controlled trials. Neural Regen Res. 2017;12(9):1443-50.

78. Calabrò RS, Naro A, Russo M, Milardi D, Leo A, Filoni S, et al. Is two better than one? Muscle vibration plus robotic rehabilitation to improve upper limb spasticity and function: A pilot randomized controlled trial. PLoS One. 2017 Oct 3;12(10):e0185936.
79. Lee ME, Jo GY, Do HK, Choi HE, Kim WJ. Efficacy of Aquatic Treadmill Training on Gait Symmetry and Balance in Subacute Stroke Patients. Ann Rehabil Med. 2017;41(3):376-87.
80. Cai Y, Zhang CS, Liu S, Wen Z, Zhang AL, Guo X, et al. Electroacupuncture for Poststroke Spasticity: A Systematic Review and Meta- Analysis. Arch Phys Med Rehabil. 2017;(17):30257-5.
81. Gambassi BB, Carnevali MP, Oliveira DC, Costa MS, Melo CD, Almeida AERAF, et al. Effects of a 4-exercise resistance training protocol on the muscle strength of the elderly. JEP Online. 2019;22(1):30-6.
82. Billinger SA, Boyne P, Coughenour E, Dunning K, Mattlage A. Does aerobic exercise and the FITT principle fit into stroke recovery? Curr Neurol Neurosci Rep. 2015;15(2):519. doi: 10.1007/s11910-014-0519-8. PMID: 25475494; PMCID: PMC4560458.
83. Nielsen JB, Brittain JS, Halliday DM, Marchand-Pauvert V, Mazevet D, Conway BA. Reduction of common motoneuronal drive on the affected side during walking in hemiplegic stroke patients. Clin Neurophysiol. 2008;119:2813-8.
84. Lukács M, Vécsei L, Beniczky S. Changes in muscle fiber density following a stroke. Clin Neurophysiol. 2009;120:1539-42.
85. Gao F, Grant TH, Roth EJ, Zhang LQ. Changes in passive mechanical properties of the gastrocnemius muscle at the muscle fascicle and joint levels in stroke survivors. Arch Phys Med Rehabil. 2009;90:819-26.
86. Pak S, Patten C. Strengthening to promote functional recovery poststroke: an evidence-based review. Top Stroke Rehabil. 2008;15(3):177-99.
87. Bobath B. Adult Hemiplegia: Evaluation and Treatment. London: W Heinemann Medical Book; 1978.
88. Horstman AM, Beltman MJ, Gerrits KH, Koppe P, Janssen TW, Elich P, et al. Intrinsic muscle strength and voluntary activation of both lower limbs and functional performance after stroke. Clin Physiol Funct Imaging. 2008 July;28(4):251-61.
89. Bohannon RW, Shovea ME, Barrecab SR, Masters LM, Sigouin CS. Five-repetition Sit-to-stand Test Performance by Community-dwelling Adults: A Preliminary Investigation of Times, Determinants, and Relationship with Self-reported Physical Performance. 2007(15):77-81.
90. Eng JJ, Tang PF. Gait training strategies to optimize walking ability in people with stroke: a synthesis of the evidence. Expert Rev Neurother. 2007;7(10):1417-36.
91. Kim CM, Eng JJ, Macintyre DL, Dawson AS. Effects of isokinetic strength training on walking in persons with stroke: a double-blind controlled pilot study. J Stroke Cerebrovasc Dis. 2001;10(6):265-73.

ATUAÇÃO FONOAUDIOLÓGICA NO PROCESSO DE REABILITAÇÃO DAS AFASIAS
Comunicação em Diferentes Contextos

Magali de Lourdes Caldana ▪ Natalia Caroline Favoretto-Alcalde
José Roberto de Magalhães Bastos ▪ Natalia Gutierrez Carleto

INTRODUÇÃO

A linguagem é uma função que envolve um sistema dinâmico e complexo que utiliza símbolos convencionais para concretizar a comunicação. É definida pela integração de aspectos biológicos, cognitivos, psicossociais e ambientais, com evolução relacionada com os contextos históricos, sociais e culturais.[1] Em indivíduos destros, é de responsabilidade, predominantemente, do hemisfério cerebral esquerdo, principalmente da região perisilviana, na qual estão áreas motoras e sensoriais, que são responsáveis pela expressão e compreensão da linguagem, respectivamente. A atuação dessas ocorre de forma simultânea, em virtude do fascículo arqueado, que conecta os lobos frontal e temporal.[2]

Quando há uma lesão cerebral, afetando as áreas responsáveis pela linguagem, pode ocorrer a afasia, que é definida como a perda ou debilidade da função de linguagem.[2] A etiologia dessa alteração decorre a partir de diversas patologias, que podem acometer o sistema nervoso central e causar uma lesão neurológica nas áreas responsáveis pela linguagem, contudo, destaca-se que a principal causa é o acidente vascular cerebral.[3]

A afasia pode comprometer a expressão e a compreensão da linguagem, abrangendo os aspectos orais e/ou escritos[4] e se manifestando por diferentes semiologias (Tabela 33-1).[5-7]

Murdoch (1997)[2] descreve dois tipos de classificação das afasias, desenvolvidas por Boston e Lúria. O primeiro relata 8 subtipos, e o segundo 7 subtipos (Tabela 33-2).

Após uma lesão em decorrência de neuroplasticidade, o cérebro é capaz de realizar adaptações, se reorganizando e modificando sua estrutura para desenvolver processos neurológicos que visem à restauração total ou parcial de funções.[8,9] Contudo, a plasticidade neural nem sempre restaura a função prejudicada, pois as transformações neuronais estimuladas pelo ambiente, podem produzir funções mal adaptativas ou patológicas.[10]

A Neuroplasticidade ocorre como uma modificação do sistema nervoso, não periódicas, como resposta às lesões cerebrais, com capacidade de adaptação neuronal às mudanças, resultando em aprendizagem e retenção das informações na memória.[10,11] Apesar de ser maior na infância, não se extingue na vida adulta e ocorre tanto no hemisfério cerebral lesionado quanto no saudável.[12] Manifesta-se por meio de seis formas: axônica, dendrítica, regenerativa, sináptica, somática e habitual.[10]

Tabela 33-1. Semiologia das afasias

Semiologia	Descrição
Mutismo	Supressão da linguagem oral.
Anomia	Incapacidade de evocar palavras durante a enunciação.
Estereotipia	Redução das emissões linguísticas a sílabas, segmentos de emissão, único item lexical ou frases.
Jargão	Produção oral sem significado linguístico.
Neologismo	Sequência de fonemas e/ou grafemas que obedece as regras da língua, contudo, não existem.
Parafasias	Substituição de uma palavra por outra.
Ecolalia	Repetição imediata do discurso do outro.
Bradilalia	Ritmo lento durante a emissão oral.
Logorreia	Ritmo rápido durante a emissão oral.
Agramatismo	Produção linguística desprovida de regras combinatórias da língua.

Fonte: Ortiz, 2005; Alyahya & Druks, 2016; Silkes, 2018.[5-7]

Tabela 33-2. Classificação das afasias

Classificação de Boston	Classificação de Lúria
Afasia de Broca	Afasia Sensorial
Afasia de Wernicke	Afasia Acusticamnésica
Afasia Anômica	Afasia Dinâmica Frontal
Afasia Global	Afasia Semântica
Afasia Transcortical Motora	Afasia Motora Eferente
Afasia Transcortical Sensorial	Afasia Pré-motora
Afasia Transcortical Mista	Afasia Motora Aferente
Afasia de Condução	-------

Fonte: Murdoch, 1997.[2]

Diante da capacidade de plasticidade neural e da possibilidade de reabilitação, faz-se necessário um processo de avaliação de caráter individualizado, minucioso e com teor funcional.[13] Os instrumentos avaliativos precisam abranger componentes linguísticos condizentes com as funções comunicativas as quais o hemisfério esquerdo é responsável, como tarefas que examinem discurso, pragmática, compreensão oral e escrita de palavras, frases e textos, nomeação de figuras simples e complexas, cálculo, praxias, orientação, repetição, designação de parte do corpo, manipulação de objetos, fluências verbais, fala espontânea, linguagem automática e leitura.[14]

Tabela 33-3. Testes validados no Brasil para avaliação das afasias

Teste	Habilidades Avaliadas
Token Test[15]	Compreensão auditiva
Teste de nomeação de Boston (BNT)[16]	Nomeação
Teste de Boston para o diagnóstico das afasias	Discurso conversacional e expositivo, compreensão auditiva, expressão, leitura, escrita, praxias, visuocontrução, agnosia, cálculo, orientação direita/esquerda
Bateria Montreal Toulouse – Brasil[17]	Entrevista dirigida, compreensão oral, repetição, linguagem automática, compreensão oral de palavras e frases, leitura em voz alta, compreensão escrita, compreensão textual, denominação, praxias bucofaciais, designação das partes do corpo, manipulação de objetos, cópia, ditado, leitura de texto, denominação escrita, narração oral, narração escrita, leitura de números, repetição de números
M1-alpha[18]	Conversa espontânea, compreensão oral de palavras, frases simples e frases complexas, compreensão escrita de palavras, frases simples e frases complexas, cópia, ditado, leitura em voz alta, repetição, nomeação
Reabilitação das afasias: Rio de Janeiro[19]	Compreensão/expressão da linguagem oral, compreensão/retenção/ memória, raciocínio, evocação de classes e categorias, transposições linguísticas, soletração, ditado, expressão da linguagem escrita, organização da linguagem escrita

Fonte: Caldana et al., 2015.[13]

Na Tabela 33-3 são elencados os testes validados no Brasil para avaliação das afasias e as habilidades verificadas.

O efeito da plasticidade decorrente da lesão no sistema nervoso central pode depender da natureza dos circuitos neuronais individuais e dos níveis de especificidade desses circuitos, dado que, as respostas "plásticas" podem resultar na recuperação da função específica ou desencadear resultados indesejados, como a formação de conexões inadequadas para a execução das atividades funcionais. Quanto mais precisa for a reorganização das conexões restauradas, mais eficiente será a recuperação da função. É neste contexto que as atividades relacionadas com a comunicação são necessárias aos indivíduos diante de terapia intensiva a fim de realizar conexões funcionais na evolução de seu quadro.[20]

PROCESSO TERAPÊUTICO FONOAUDIOLÓGICO

A literatura atual que envolve a intervenção fonoaudiológica para reabilitação das afasias e disartrias sugere programas de fonoterapia intensiva, ao invés de terapia convencional. Preconiza que estes devem ser módulos curtos de até 2 meses, com frequência semanal de 3 a 7 semanas, com sessões entre 30 e 60 minutos realizadas uma ou mais vezes ao dia.[21-23]

A partir de dados conflitantes quanto à recuperação e à terapia intensiva para indivíduos com afasia, pesquisadores propuseram investigar esta relação por meio de uma busca na literatura de estudos que abordavam a terapia intensiva com pacientes com afasia. Após a análise de alguns estudos, foi constatada que é possível melhor recuperação da fala e da linguagem em pacientes com afasia decorrente de AVC com o uso da terapia intensiva (em torno de 8-10 horas semanais) a curto prazo (durante 6-12 semanas).[24]

Pesquisadores têm relatado que pacientes com comprometimentos cognitivos podem melhorar sua função quando participam de um programa de reabilitação.[25] Quando admitidos em uma unidade de reabilitação, ainda na fase inicial do AVC, os pacientes comprometidos cognitivamente podem ser favorecidos pelo tratamento.[26]

O processo terapêutico fonoaudiológico descrito por Mansur LL, Machado TH, 2005,[27] relatou a importância de ser adotada uma abordagem multidimensional para o processo de reabilitação, tendo como objetivo principal a inserção do afásico em seu ambiente familiar e/ou social, sem necessariamente a cura de todos os fatores afásicos que acometem aspectos da comunicação dentre outros. Desta forma, estudar e planejar o processo de reabilitação das afasias, os aspectos linguísticos, cognitivos, psicossociais, ambientais, em uma abordagem multiprofissional, faz com que a concepção deste processo tenha uma visão multifatorial. O modelo de Code (2001)[28] explicou a recuperação e a reabilitação numa perspectiva multifatorial, integrando e ampliando as visões da área neurobiológica, cognitivista e social. Deste modo, o autor considerou os conceitos de restauração (recuperação), compensação e reorganização que atuam nos três níveis em que a recuperação pode ser observada: neural, cognitivo e comportamental. Vale ressaltar, que além das alterações linguísticas o estudo propôs a intervenção nos aspectos emocionais, psicossociais e a reintegração do individuo afásico no âmbito familiar e social, considerando os aspectos teóricos da neurolinguística e da neuropsicologia.

Laska et al. (2011)[21] realizaram um estudo prospectivo, aberto, randomizado, controlado, realizado com avaliação de desfecho cego sobre a eficácia da terapia fonoaudiológica intensiva precoce, iniciada em até 2 dias após o AVC. O estudo foi realizado com 123 pacientes com AVC agudo, divididos em dois grupos, um submetido a 45 minutos de intervenção diária, durante 21 dias consecutivos, e outro grupo que não recebeu fonoterapia durante este período. Os autores concluíram que a intervenção fonoaudiológica intensiva precoce foi significativamente melhor para os indivíduos com afasia fluente, provavelmente em decorrência dos exercícios para a habilidade de compreensão, mas não mostrou efetividade para os pacientes com afasia não fluente, ou seja, com a expressão mais comprometida.

Breinstein et al. (2017)[29] realizaram o primeiro ensaio clínico randomizado controlado multicêntrico em pacientes com afasia crônica após o AVC, com 158 pacientes divididos em dois grupos, submetidos a dois tipos de tratamento, um que constava em um programa de terapia fonoaudiológica intensiva, que ocorreu durante três semanas, em dez horas semanais, e outro que consistia na ausência de tratamento ou em tratamento convencional. Os participantes do modelo de terapia intensiva aumentaram significativamente a comunicação verbal.

Shklovskij et al. (2018)[30] analisaram indicadores clínicos relacionados com a eficácia terapêutica de um programa de reabilitação de afasia. O estudo incluiu 40 sujeitos com afasia. O tratamento iniciou três meses após o AVC e consistiu em 15 horas de terapia por semana, durante aproximadamente 5 semanas. A eficácia máxima indicada pelo programa de reabilitação foi de 70% e a mínima de 30%.

Griffin-Musick *et al.* (2020)[31] relataram que os programas de afasia abrangentes intensivos (ICAPs) são um modelo ideal para tratar pessoas com afasia para melhorar os prejuízos cognitivo-linguísticos e o bem-estar psicossocial.

Indivíduos portadores de sequelas de AVC frequentemente necessitam de reabilitação, sendo esta entendida como o conjunto de ações desenvolvidas para o restabelecimento e manutenção da função física; educação do paciente e sua família e reintegração dessa pessoa ao seu círculo familiar e social.[32,33] A capacidade que os pacientes possuem para alcançar os objetivos da reabilitação depende de sua motivação, do suporte social-familiar e, principalmente, do seu estado cognitivo.[25]

Além das alterações de comunicação, a afasia promove um grande impacto nas áreas psicossociais como a identidade, a autoestima, as relações interpessoais e os papéis sociais.[34] Dessa forma a qualidade de vida dos indivíduos com afasia é afetada negativamente e, para a maioria, esse impacto é significativo.[35]

MODELOS TERAPÊUTICOS

As linhas tradicionais que trabalham com as afasias têm como foco central os déficits e o objetivo é a estimulação da linguagem.

Terapia de estimulação da linguagem

Este modelo é conhecido como estimulação-resposta ou retreinamento direto do déficit. Primeiro, o déficit afásico é identificado e, em seguida, o exercício repetitivo por meio de várias modalidades e multissensorial (estímulos auditivos e visuoperceptivos) é incentivado.[36] Este modelo tem apresentado uma série infinita de modificações deste que foi desenvolvida.

Terapia de entonação melódica

Uma técnica mais recente, chamada terapia de entonação melódica (MIT), tem base neurocomportamental. Por meio de seu Subcomitê de Avaliação de Terapia e Tecnologia, a American Academy of Neurology identificou o MIT, atualmente em uso em todo o mundo como forma eficaz de terapia de linguagem focada em resultados.[37] A terapia de entonação melódica é um tratamento formal e hierarquicamente estruturado, um programa baseado na suposição de que o acento, a entonação e os padrões melódicos da produção da linguagem são controlados principalmente pelo hemisfério direito e, portanto, estão disponíveis para uso no indivíduo com afasia com dano no hemisfério esquerdo. A terapia de entonação melódica, em essência, consiste em entoar a linguagem normal com ritmo, ênfase e melodia exagerados. O subcomitê determinou que a MIT é eficaz para pacientes com afasia de Broca, se usado de maneira completa e formal.[38]

Tratamento dos déficits linguísticos – abordagem psicolinguística

A abordagem psicolinguística da terapia da afasia aplica modelos de processamento de informações da cognição normal para a compreensão dos distúrbios de linguagem.[39,40] O objetivo é identificar o local do déficit de linguagem dentro da estrutura cognitiva/linguística da linguagem normal.

Modelo cognitivo

Uma abordagem mais recente para a terapia da afasia é baseada na ideia de que a capacidade de se comunicar depende não apenas da competência linguística, mas também de funções neurocomportamentais relacionadas, como atenção e memória. A suposição é que o dano cerebral que produz afasia também produz distúrbios em outras funções cognitivas relacionadas com a linguagem, e que o tratamento desses outros déficits cognitivos pode facilitar a comunicação.[41] Um mérito da linha cognitivista é possibilitar a definição do déficit a ser tratado e as críticas ficam por conta do distanciamento do trabalho da linguagem em contextos comunicativos sociais.

Reabilitação da pragmática

Martha Taylor Sarno[42] é uma das pioneiras da terapia moderna da afasia e também tem sido uma das mais firmes apoiadoras do esforço de gerenciar o paciente como um todo, para ajudar o sujeito afásico a recuperar a comunicação funcional usando todas as técnicas possíveis em um programa de terapia abrangente. A autora relatou que "o quadro de afasia não deve ser limitado por uma definição que separe a patologia da linguagem da pessoa". Uma técnica que ganhou considerável popularidade é a *Promoção da Eficácia Comunicativa dos Afásicos* (ou PACE).[43] Neste programa a ênfase está no aumento da capacidade comunicativa, não verbal, bem como verbal, em configurações pragmaticamente realistas. O uso de estratégias compensatórias é encorajado, com menos foco em reaprender uma habilidade linguística perdida ou deficiente, e mais em melhorar a comunicação por todos os meios possíveis.

PAPEL DOS FAMILIARES E CUIDADORES NO PROCESSO TERAPÊUTICO FONOAUDIOLÓGICO

Quando ocorre um declínio funcional em razão de algum processo patológico, é a família que se envolve em aspectos da assistência, na supervisão das responsabilidades e na provisão direta dos cuidados.[44] Além disso, o familiar do indivíduo com sequela de AVC passa a ter responsabilidades, sobrecarga financeira e incertezas[45] por não estar preparado para lidar com as situações de limitação, trazendo também prejuízos para sua qualidade de vida.[46,47]

As dificuldades comunicativas presentes de forma recorrente nos quadros de afasia, além de implicarem sofrimento às pessoas com afasia, tendem a gerar alto grau de ansiedade e estresse na família, visto que aquele indivíduo, anteriormente reconhecido como "falante", passa a apresentar alterações na fala, o que, muitas vezes, o impede de expressar seus pensamentos, suas necessidades, seus desejos e seus anseios e a família passa a ter de lidar com suas próprias limitações para o estabelecimento das relações com esse sujeito.[48]

Os cuidadores familiares de indivíduos com afasia nem sempre estão seguros e preparados para o processo terapêutico e necessitam de orientações.[49,50] Também é necessário que a família se adapte à nova dinâmica, assumindo um novo caráter de responsabilidade e aja como facilitadora da comunicação.[51]

A tarefa de cuidar de uma pessoa, funcionalmente dependente, desencadeia uma série de situações adversas que impõem mudanças significativas no estilo de vida. Algumas pessoas lidam satisfatoriamente com o ato de cuidar, porém, outras apresentam maior dificuldade, o que gera diferentes níveis de sobrecarga.[52]

Alguns estudos apontaram que a sobrecarga dos familiares resulta das tarefas advindas do papel de cuidador e das mudanças ocorridas em sua vida social e profissional.

Esses estudos mostraram que a sobrecarga é agravada pela falta de informação a respeito da doença do paciente, do tipo de tratamento utilizado e das estratégias mais adequadas para lidar com o comportamento dos pacientes.[53,54]

O círculo familiar desempenha um papel determinante na participação da pessoa com afasia na comunicação e, se não houver inclusão deste indivíduo, principalmente por parte da família, não haverá sucesso nas interações comunicativas. Deve-se considerar que o apoio familiar é um fator ambiental que merece atenção ao longo do processo de reabilitação.[55]

A existência de um conhecimento mais aprofundado sobre a afasia e o impacto associado a esta condição por parte dos parceiros de comunicação trará inúmeros benefícios. Sendo assim, a promoção do conhecimento sobre a patologia e o seu impacto na vida diária, serão fundamentais para promover mudanças nas crenças e atitudes dos parceiros de comunicação.[55]

Carleto, Godoy e Caldana (2016)[56] desenvolveram um programa de orientação multidisciplinar voltado a informações sobre lesões neurológicas adquiridas. O programa foi avaliado de maneira positiva pelos familiares, que reforçaram a importância e a necessidade das informações prestadas nos grupos. Dessa forma, preparar o familiar para os cuidados é uma estratégia de educação em saúde que visa à manutenção e/ou a melhora do estado de saúde do doente, oferecendo oportunidades para que ele desenvolva em si a máxima autonomia possível, além de ajudar o indivíduo e a família a cooperar na terapia e aprender a resolver problemas à medida que o doente se defronta com novas situações.[57]

CONCLUSÃO

A terapia de linguagem para o sujeito afásico proporciona a recuperação de aspectos específicos ou abrangentes que podem impactar em melhora na sua comunicação em diferentes contextos comunicativos. Assim, pode-se ter a recuperação total ou parcial do déficit, considerando do tamanho e extensão da lesão, idade, data de inicio da terapia fonoaudiológica, após o dano cerebral, assim como sua frequência. Definir o teste a ser utilizado, analisar qualitativa e quantitavamente as alterações, é de suma relevância para a definição do método terapêutico mais adequado para cada caso. Desta forma, será possível analisar a eficácia e efetividade da terapia fonoaudiológica, considerando os contextos sociais e de comunicação de cada sujeito afásico.

Tarefa de Laboratório
Vamos identificar e tratar afasias?

Imagine duas situações com seus amigos.
1) Tente falar para explicar uma situação apenas gesticulando e não usando verbos;
2) Tente falar para explicar uma situação de maneira monótona e sem gesticulação;
3) Tente explicar uma situação falando palavras desconexas com a realidade.
Nas três situações, você consegue identificar a alteração na linguagem? Quais modelos de intervenção seriam mais adequados em cada situação?

REFERÊNCIAS BIBLIOGRÁFICAS

1. American Stroke Association (ASA). About stroke: understanding risks. Disponível em: https://www.stroke.org/en/about-stroke. Acesso em 12 Jan 2021.
2. Murdoch BE. Desenvolvimento da fala e distúrbios da linguagem: uma abordagem neuroanatômica e neurofisiológica. Rio de Janeiro: Revinter; 1997.

3. Fridriksson J, Elm J, Stark BC, Basilakos A, Rorden C, Sen S, et al. BDNF genotype and tDCS interaction in aphasia treatment. Brain Stimulation. 2018 Nov-Dec;11(6):1276-81.
4. Vega JB. Wernicke's, and Other Types of Aphasia. (Acesso em 18 ja 2021). Disponível em: <http://stroke.about.com/od/unwantedeffectsofstroke/a/Aphasia.htm>
5. Ortiz KZ. Avaliação das afasias. In: Ortiz KZ. Distúrbios neurológicos adquiridos: linguagem e cognição. Barueri: Manole; 2005. p. 65-93.
6. Alyahya RSW, Druks J. The adaptation of the object and action naming battery into Saudi Arabic. Aphasiology. 2016;30(4):463-82.
7. Silkes JP. Masked Repetition Priming Treatment for Anomia. Journal Of Speech, Language, And Hearing Research. 2018 Mar 15;61(3):690-712.
8. Pascual-Leone A, Freitas C, Oberman L, Horvath JC, Halko M, Eldaief M, et al. Characterizing Brain Cortical Plasticity and Network Dynamics Across the Age-Span in Health and Disease with TMS-EEG and TMS-fMRI. Brain Topography. 2011 Oct;24(3-4):302-15.
9. Baker F, Tamplin J, Kennelly J, Wheeler B. Music therapy methods in neurorehabilitation: a clinician's manual. London, United Kingdom: J Kingsley Publishers; 2006.
10. Lent R. Os Neurônios se Transformam: Bases Biológicas da Neuroplasticidade. In: Lent R. Cem bilhões de neurônios: conceitos fundamentais de neurociências. São Paulo: Atheneu; 2004. p. 134-63.
11. Jacobs AB. Neuroplasticidade. In: Ekman LL. Neurociência: fundamentos da reabilitação. Rio de Janeiro: Guanabara Koogan; 2000. p. 45-52.
12. Johansson BB. Brain plasticity and stroke rehabilitation. The Willis lecture. Stroke. 2000;31(1):223-30.
13. Caldana ML, Bastos JRM. Saúde do idoso: cuidados multiprofissionais na senilidade e na senescência. Book Toy: Ribeirão Preto; 2015.
14. Pagliarin KC, Sarmento TF, Müller JL, Parente MAMP, Fonseca RP. Avaliação neuropsicológica da linguagem pós-lesão de hemisfério direito: instrumentos de avaliação de desempenho e exame funcional. Temas Psicol. 2012; 20(1):213-26.
15. Moreira L, Schlottfeldt CG, De Paula JJ, Daniel MT, Paiva A, Cazita V, et al. Normative study of the Token Test (short version): preliminary data for a sample of Brazilian seniors. Rev Psiq Clín. 2011;38(3):97-101.
16. Mansur LL, Radanovic M, Taquemori L, Greco L, Araújo GC. A study of the abilities in oral language comprehension of the Boston Diagnostic Aphasia Examination - Portuguese version: a reference guide for the brazilian population. Braz J Med Biol Res .2005 Fev;38(2):277-92.
17. Pagliarin KC, Ortiz KZ, Parente MA, Arteche A, Joanette Y, Nespoulous JL, et al. Montreal-Toulouse language assessment battery for aphasia: validity and reliability evidence. NeuroRehabilitation. 2014;34(3):463-71.
18. Ortiz KZ, Costa FP da. Aplicação do teste M1-Alphaem sujeitos normais com baixa escolaridade: estudo piloto. J Soc Bras Fonoaudiol. 2011;23(3):220-6.
19. Jakubovicz R. Teste de reabilitação das afasias: Rio de Janeiro. Rio de Janeiro: Revinter; 1996.
20. Teixeira IND. O envelhecimento cortical e a reorganização neural após o acidente vascular encefálico (AVE): implicações para a reabilitação. Ciência & Saúde Coletiva. 2008;13:2171-8.
21. Laska AC, Kahan T, Hellblom A, Murray V, Von Arbin M. A randomized controlled trial on very early speech and language therapy in acute stroke patients with aphasia. Cerebrovascular Diseases Extra. 2011;1(1):66-74.
22. Spielman J, Mahler L, Halpern A, Gilley P, Klepitskaya O, Ramig L. Intensive voice treatment (LSVT®LOUD) for Parkinson's disease following deep brain stimulation of the subthalamic nucleus. J Communicat Dis. 2011 Nov;44(6):688-700.
23. Pinto MDB, Pegoraro-Krook MI, Andrade LKF, Correa APC, Rosa-Lugo LI, Dutka JCR. Intensive treatment of speech disorders in robin sequence: a case report. Codas. 2017 Oct 23;29(5):e20160084.
24. Bhogal SK, Teasell R, Speechley M. Intensity of aphasia therapy, impact on recovery. Stroke. 2003 Abr;34(4):987-93.

25. Hershkovitz A, Brill S. The association between patients' cognitive status and rehabilitation outcome in a geriatric day hospital. Disability And Rehabilitation. 2007 Jan;29(4):333-7.
26. Rabadi MH, Rabadi FM, Edelstein L, Peterson M. Cognitively impaired stroke patients do benefit from admission to an acute rehabilitation unit. Archives of Physical Medicine and Rehabilitation. 2008 Mar;89(3):441-8.
27. Mansur LL, Machado TH. Afasias: Visão Multidimensional da atuação do fonoaudiólogo. In: Ferreira LP, Befi-Lopes DM, Limongi SCO. Tratado de fonoaudiologia. São Paulo: Roca; 2005. p. 920-32.
28. Code C. Multifactorial processes in recovery from aphasia: developing the foundations for a multileveled framework. Brain And Language. 2001 Apr;77(1):25-44.
29. Breitenstein C, Grewe T, Flöel A, Ziegler W, Springer L, Martus P, et al. Intensive speech and language therapy in patients with chronic aphasia after stroke: a randomised, open-label, blinded-endpoint, controlled trial in a health-care setting. Lancet. 2017Apr;389(10078):1528-38.
30. Shklovskij VM, Alferova VV, Ivanova EG, Mayorova LA, Petrushevsky AG, Ivanov GV, et al. Regression of post-stroke aphasia and associated non-speech syndromes caused by a course of restorative treatment including intensive speech therapy. Zhurnal Nevrologii I Psikhiatrii Im S S Korsakova. 2018;118(11):20-9.
31. Griffin-Musick JR, Off CA, Milman L, Kincheloe H, Kozlowski A. The impact of a university-based Intensive Comprehensive Aphasia Program (ICAP) on psychosocial well-being in stroke survivors with aphasia. Aphasiology. 2020 Sep 23. p. 1-27.
32. World Health Organization. Cerebrovascular disorders: a clinical and research classification. World Health Organization; 1978.
33. Caetano JA, Damasceno MMC, Soares E, Fíalho AVM. Rehabilitation process experience after a cerebral vascular accident: a qualitative study. Online Brazilian Journal of Nursing. 2007;6(2).
34. Leal G. Avaliação funcional da pessoa com afasia: Construção de uma escala. Re(habilitar) – Revista da ESSA. Edições Colibri, 2006(3):7-24.
35. Worrall LE, Holland AL. Editorial: Quality of life in aphasia. Aphasiology. 2003;17(4):329-32.
36. Chapey R. Language intervention strategies in adult aphasia. 3rd ed. Baltimore: Williams & Wilkins; 1994.
37. Helm-Estabrooks N, Albert ML. Manual of aphasia therapy. Austin, Tex: Pro- Ed; 1991.
38. Albert ML. Treatment of aphasia. Arch Neurol. 1998 Nov 1;55(11):1417.
39. Schwartz MF, Fink R. Rehabilitation of aphasia. In: Feinberg T, Farah M. New York, NY: McGraw-Hill Book Co; 1997.
40. Lesser R, Milroy S. Linguistics and aphasia: psycholinguistic and pragmatic aspects of intervention. White Plains, NY: Longman Publishing; 1993.
41. Basso A, Forbes M, Boller F. Rehabilitation of aphasia. Handb Clin Neurol. 2013;110:325-34.
42. Sarno M. Treatment of aphasia workshop: research and research needs. Aphasia Treatment: Current Approaches and Research Opportunities. Bethesda, Md: National Institutes of Health; 1992. v. 2,.
43. Davis GA, Wilcox MJ. Adult aphasia rehabilitation: applied pragmatics. San Diego, California: College Hill Press; 1985.
44. Marques S, Rodrigues RAP, Kusumota L. Cerebrovascular accident in the aged: changes in family relations. Revista Latino-Americana de Enfermagem. 2006 June;14(3):364-71.
45. Lavinsky AE, Vieira TT. Processo de cuidar de idosos com acidente vascular encefálico: sentimentos dos familiares envolvidos. Acta Scientiarum Health Science. 2004 Abr 4;26(1):41-5.
46. Sorin-Peters R. Viewing couples living with aphasia as adult learners: implications for promoting quality of life. Aphasiology. 2003 Jan;17(4):405-16.
47. Ribeiro C. Avaliação da qualidade de vida em pacientes afásicos com protocolo específico SAQOL-39. (Dissertação de Mestrado) São Paulo: Universidade de São Paulo; 2008. 92 f.
48. Panhoca I, Rodrigues NA. Qualidade de vida de cuidadores de afásicos. Rev Soc Bras Fonoaudiol, São Paulo. 2009;14;(3):394-401.

49. Belleza AMDO, Calegari VS, Raggio APR, Andrade GHM. Atuação fonoaudiológica em parceria com o "Programa Médico da Família" junto ao paciente com acidente vascular encefálico. Rev CEFAC. 2003;5(1):31-9.
50. Nervo GM. Estudio descriptivo sobre los motivos de abandono del tratamiento del lenguaje de pacientes afasicos adultos segun fonoaudiologos de la ciudad de Rosario. (Monografia). Rosario: Universidad Nacional de Rosario; 2002. 93 p.
51. Gonçalves AMG, Xavier C. Atendimento a pacientes afásicos e seus familiares. Pró-Fono R Atual Cient. 1995;7:71-9.
52. Manoel MF, Teston EF, Waidman MAP, Decesaro MN, Marcon SS. As relações familiares e o nível de sobrecarga do cuidador famliar. Escola Anna Nery. 2013 June;17(2):346-53.
53. Gomes WD, Resck ZMR. A percepção dos cuidadores domiciliares no cuidado a clientes com sequelas neurológicas. Rev Enferm UERJ; 2009. p. 496-501.
54. Oliveira ARS, Sousa Costa AG, de Sousa VEC, de Araujo TL, da Silva VM, Lopes MVO, et al. Escalas para avaliação da sobrecarga de cuidadores de pacientes com Acidente Vascular Encefálico. Revista Brasileira de Enfermagem. 2012;65(5):839-43.
55. Ramos CLBA. A participação da pessoa com afasia: uma abordagem multidimensional. (Trabalho de Conclusão de Curso) Porto: Instituto Politécnico do Porto; 2013.
56. Carleto NG, Godoy M, Caldana M. Programa de orientação fonoaudiológica e psicológica para familiares de pacientes lesionados cerebrais. Distúrbios da Comunicação. 2016;28(2):304-10.
57. Marín MJS, Angerami ELS. Avaliação da satisfação de um grupo de idosas e cuidadores com o planejamento de alta. Revista Brasileira de Enfermagem. 2000 June;53(2):265-73.

PROCESSO DE REABILITAÇÃO NEUROFUNCIONAL NEONATAL
A Reabilitação Começa desde Cedo no Neonato/Lactente de Risco

Elaine Leonezi Guimarães • Kelly Savana Minaré Baldo Sucupira
Angélica Taciana Sisconetto • Karina Pereira

INTRODUÇÃO

O processo contínuo de desenvolvimento do bebê ocorre desde a concepção e permanece ao longo da vida, em que são observados ganhos nas habilidades motoras em vários domínios, como no desenvolvimento motor grosso (sustentação da cabeça, sentar, engatinhar, andar) e desenvolvimento motor fino (alcance, preensão, movimento de pinça). Esse processo é influenciado por combinações genéticas, biológicas e fatores psicossociais. Problemas nessas combinações podem desencadear atraso no desenvolvimento neurossensório-motor, podendo ser transitório ou não.

Neste sentido, são importantes o acompanhamento e a investigação específica das condições clínicas do neonato para identificar precocemente alguma anormalidade e assim ser possível um encaminhamento apropriado para intervenção precoce.

A fisioterapia neurofuncional infantil objetiva prevenir, habilitar, reabilitar e estabilizar sequelas resultantes de problemas relacionadas com o sistema nervoso central e periférico na criança. É indicada para recém-nascidos de alto risco, com atraso do desenvolvimento, em decorrência de encefalopatia crônica não progressiva, anomalias e malformações congênitas, dentre estas as síndromes genéticas, microcefalia, mielomeningocele, hidrocefalia, torcicolo muscular congênito, paralisia braquial obstétrica, pé torto congênito, artrogripose, acondroplasia, miopatias, entre outras.

O objetivo deste capítulo é apresentar algumas maneiras de intervir no desenvolvimento neurossensório-motor neonatal com base nos achados da avaliação utilizando instrumentos específicos e de acordo com o modelo da Classificação Internacional de Funcionalidade, Incapacidade e Saúde (CIF).

AVALIAÇÃO

Existem vários instrumentos padronizados que auxiliam na identificação de possíveis alterações no desenvolvimento neurossensório-motor do neonato.

Desta forma, o profissional deve estar familiarizado com os diversos instrumentos de avaliação existentes para selecionar o mais apropriado, de acordo com os objetivos do seu serviço de atenção e/ou pesquisa. Ademais, é fundamental o conhecimento dos principais marcos do desenvolvimento neuropsicomotor (DNPM) do lactente para que se possam selecionar os instrumentos de avaliação e definir os objetivos da intervenção.

Desenvolvimento Neuropsicomotor

O desenvolvimento é compreendido como mudanças no comportamento motor relacionadas com a idade, que são descritas com base no processo do desenvolvimento motor.[1]

Inúmeros fatores podem ser considerados de risco para o desenvolvimento normal de uma criança. Classificam-se como fatores de risco diversas condições ambientais ou biológicas que aumentam as possibilidades de déficits no desenvolvimento neurossensório-motor da criança.[2] Entres as causas de maior importância para atrasos no desenvolvimento infantil encontram-se: prematuridade, baixo peso ao nascer, distúrbios cardiovasculares, respiratórios e neurológicos, infecções neonatais, desnutrição, baixa condição socioeconômica, nível educacional precário dos pais, ambiente onde a criança vive e o convívio familiar.[3-5]

O processo de desenvolvimento acontece de maneira dinâmica e é suscetível à adaptação a partir de abundantes estímulos externos.[6] A relação entre aspectos relativos com o indivíduo, como as características físicas e estruturais, com o meio em que está inserido, e com a tarefa a ser aprendida, é decisiva para a aquisição e aperfeiçoamento das inúmeras habilidades motoras.[7]

O aspecto motor merece atenção especial, pois, em geral, é o primeiro marcador observável de alteração no desenvolvimento da criança,[8] principalmente nos primeiros anos de vida. O desenvolvimento motor típico pode ser dividido em trimestre e, para a avaliação, é necessário que os fatores biológicos, relacionais, afetivos, simbólicos, contextuais e ambientais sejam vistos de forma integrada. Cabe lembrar que o lactente tem seu próprio ritmo de desenvolvimento, e que é necessário considerar as mudanças tanto quantitativas como qualitativas.[9] Os principais marcos do desenvolvimento neurossensório-motor podem ser compreendidos resumidamente conforme descrito na Tabela 34-1.

Os primeiros dois anos de vida do lactente são caracterizados como a fase mais importante para a maturação neurológica e conquista da independência motora. A presença de lesão no sistema nervoso central pode ocasionar supressão ou interrupção desse desenvolvimento, e a motricidade reflexa patológica pode manifestar-se, alterando todo o conjunto de intercomunicações, dependências e interdependências.[10]

O lactente pode apresentar alguns sinais de alerta, sendo importante que os pais, cuidadores e terapeutas fiquem atentos, pois quanto antes for diagnosticado, mais precocemente será iniciada a intervenção e a habilitação. Um dos parâmetros a ser considerado são os marcos do desenvolvimento neurossensório-motor, que direcionam o processo de maturação do cérebro e de aprendizagem naquele momento.

Instrumentos para Avaliação

É de grande importância clínica que seja utilizado um instrumento com normas e critérios de referência, para mensuração confiável de dados clínicos relevantes, permitindo assim a triagem ou identificação de atraso no desenvolvimento neurossensório-motor.

Os instrumentos utilizados tanto na pesquisa e, especialmente, na clínica, devem ser sensíveis para detectar sinais indicativos de atrasos motores, em crianças de diferentes regiões do país e níveis sociais, e assim possibilitar orientação à família e intervenção precoce em bebês.[11]

Os principais itens observados em uma avaliação neuromotora de bebês são: estado comportamental; tônus muscular e postura; movimentos espontâneos; reflexos primitivos; adaptação e tolerância ao manuseio (irritabilidade, choro, respostas aos estímulos visuais e auditivos e alterações fisiológicas), condições fisiológicas antes e após procedimentos, e registro de sinais anormais. Com base nestas informações é possível traçar um perfil da condição atual do bebê e planejar condutas terapêuticas eficazes para sua recuperação sensório-motora.

Tabela 34-1. Principais marcos do desenvolvimento neuropsicomotor

Meses	Marcos
0 - 3	O bebê não permanece estático. Na posição prona responde erguendo a cabeça, mantendo por algum tempo, e rodando-a para o lado, com o objetivo de liberar as vias aéreas para conseguir respirar. Apoia-se sobre os cotovelos, com braços próximos ao corpo, cotovelos perpendiculares aos ombros no 3º mês, cabeça elevada enquanto houver motivação
3 - 6	É capaz de rolar da posição supina para prona e vice-versa, apresenta maior força abdominal e dos membros, sendo capaz de se manter na postura em 4 apoios (gatas), preparando para o engatinhar. Em supino: faz uso das mãos na linha média; executa movimentos de membros inferiores e superiores contra a gravidade
6 - 9	Experimenta posturas sentadas, inicialmente com apoio dorsal e, com o passar do tempo, evolui para a sedestação com apoio de membros superiores à frente, ao lado do corpo, até que consiga deixá-los livres. Inicia o ficar em pé com apoio. Permanece com coluna ereta na posição sentada e em pé. Fica de quatro apoios e engatinha
9 - 12	Transfere-se do chão para postura ortostática com mais facilidade, o engatinhar já não é mais o meio de locomoção preferido, experimenta a marcha lateral com apoio nos móveis ou em alguém. Alguns bebês adquirem a marcha independente neste período
12 - 15	Espera-se que dê os primeiros passos e aprimore seu equilíbrio, no princípio com apoio até alcançar independência na marcha, evoluindo para marcha com objetos nas mãos, com menor base de apoio, e em diferentes superfícies de contato
16 - 19	Assume a postura de cócoras, sobe escadas com apoio sem alternar os pés
24	Correr bem, com boas reações de equilíbrio; chuta uma bola sem cair

Fonte: Tudella, Greco e Pereira, 2019.[9]

Atualmente não se tem considerado apenas a disfunção e a limitação, mas priorizado a avaliação na capacidade funcional. A CIF considera que os fatores ambientais podem atuar como facilitadores ou barreiras na adaptação do indivíduo em diferentes condições de saúde. Os facilitadores para a reabilitação (FR) foram definidos como fatores ambientais relevantes para a promoção da funcionalidade e prevenção de incapacidades. Após o comprometimento da independência para a comunicação, mobilidade e cuidado pessoal, o indivíduo pode-se inserir ou ser inserido em uma situação ambiental facilitadora para recuperar as habilidades perdidas ou em um contexto que pode inibir a expressão de processos neuroplásticos.[12] A CIF para criança e jovens (CIF-CJ) auxilia os terapeutas infantis na classificação detalhada da funcionalidade e saúde dessa população específica, permitindo planejar metas de intervenção e reabilitação com base nos problemas funcionais e na adaptação do ambiente.[13]

Diante disso, cabe à equipe de reabilitação identificar as capacidades e limitações da criança relacionadas com os fatores pessoal e ambiental, procurando intervir, na medida do possível, em seu ambiente.[14]

Abordaremos a seguir os principais instrumentos de avaliação para crianças de 0 a 24 meses, a caracterização do contexto de seu uso, a validação para a população brasileira e a categorização dos instrumentos segundo os domínios da CIF (Tabela 34-2).

Sistematizar as escalas de avaliação neuromotora no contexto da CIF-CJ permite aos profissionais nortear a intervenção precoce de acordo com a gravidade de um problema, considerando a funcionalidade nos níveis do corpo, da pessoa ou social.

Programar a intervenção fisioterapêutica com base na classificação da CIF propicia ao neonato e ao lactente vivenciar uma relação mais harmônica com o ambiente em que está inserido.[18]

Tabela 34-2. Apresentação dos principais instrumentos de avaliação utilizados na idade de 0 a 24 meses

Instrumentos	Autor/Ano	Idade	Avaliação	Padronizado para a população brasileira	CIF
Escala de Desenvolvimento Infantil de Bayley (BSID)	Nancy Bayley (1969)	1-42 meses	▪ Teste padronizado e referenciado do desenvolvimento neuromotor, cognitivo, de linguagem e comportamental ▪ Utilizado na intervenção precoce e na pesquisa clínica ▪ Necessita de treinamento específico para sua utilização	▪ Não ▪ Descrita, inicialmente, em 1933, revisada em 1969, em 1993 (Escalas Bayley II) e em 2006 (Escalas Bayley III), nos Estados Unidos.[19]	▪ Atividade e participação
Teste de Denver	William Frankenburg e Josiah Dodds (1967)	1 semana a 6 anos e meio	▪ Teste padronizado e referenciado do desenvolvimento para aspectos: pessoal-social; motor-fino adaptativo; linguagem; motor grosseiro e comportamental. Utilizado para diagnosticar atraso no desenvolvimento, embora com fraca especificidade e viés populacional	▪ Não ▪ Foi desenvolvido por Frankenburg e Dodds em 1967. Em 1992, passou por uma revisão: Teste Denver II. Não padronizado para a população brasileira. ▪ Rachler, Marshall e Leite, 2007	▪ Estruturas e funções do corpo/ ▪ Atividade
Avaliação dos Movimentos da Criança (MAI)	Lynnette Chandler, Mery Andrews e Marcia Sanson (1980)	0-12 meses	▪ Teste com base em critérios para tônus muscular, reflexos, reações automáticas e movimentos voluntários. O teste se baseia em um cálculo de valor de risco para identificação de RN com disfunção motora. Apresentando melhores perfis de risco entre 4-8 meses	▪ Descrita inicialmente em 1975, publicada em 1980, em Washington, Estados Unidos.[19] Ainda sem escore normativo, validação e tradução brasileira	▪ Estruturas e funções do corpo

(Continua)

Peabody Developmental Motor Scale (PDMS)	Rhonda Folio e Rebecca Fewell (1982)	1-72 meses	▫ Teste padronizado e referenciado para avaliação das habilidades motoras grosseiras e finas divididas em seis subtestes: reflexos, estáticas, locomoção, manipulação de objetos, garras e integração visomotora ▫ Muito útil em programas de intervenção precoce para determinar elegibilidade do atendimento	▪ Sim ▪ Foi desenvolvida por Folio e Fewell entre 1969 e 1982. Foi revisada e atualizada em 2000, dando origem a PDMS – segunda edição. ▪ A adaptação e validação da versão portuguesa da PDMS foi publicada em 2011 (Saraiva, Rodrigues, Barreiro, 2011)	▪ Estruturas e funções do corpo
Timp (Test Of Infant Motor Performance)	Suzann Campbell (1993)	Pré-termos nascidos com 34 semanas pós-concepção até 4 meses após nascidos	▫ Teste que avalia movimentos funcionais da cabeça e controle do tronco nas posições em prono, em supino e de pé, com 28 itens avaliados em dicotomia e 31 itens escalonados. ▫ Identifica RN com risco de resultado motor pobre. ▫ Teste muito sensível para avaliar efeitos de tratamento	▪ Sim ▪ Foi idealizado por Campbell *et al.* em 1993. Uma validação de conteúdo e de face do TIMP para população brasileira foi publicada em 2017 (Chiquetti, 2018)	▪ Estruturas e funções do corpo

(Continua)

Tabela 34-2. Cont. Apresentação dos principais instrumentos de avaliação utilizados na idade de 0 a 24 meses

Instrumentos	Autor/Ano	Idade	Avaliação	Padronizado para a população brasileira	CIF
Alberta Infant Motor Scale (AIMS)	Martha Piper e Johanna Darrah (1994)	0-18 meses	▪ Teste padronizado na observação das habilidades motoras grosseiras em quatro posições: em prono, supino, sentado e de pé ▪ Identifica RN com atraso motor e avalia a maturação da habilidade motora grosseira	▪ Sim ▪ Avaliação motora da criança em desenvolvimento/avaliação motora infantil de Alberta ▪ Martha C. Piper e Johanna Darrah (Tradução: Dafne Herrero e Thais Massetti)	▪ Funções e estruturas; Atividades e fatores ambientais
Teste Seletivo de Milani-Comparetti	Milani Comparetti e Gidoni (1967)	0-24 meses	▪ Teste para avaliar o nível funcional da criança e detectar precocemente alguns atraso ou déficit neuromotor	▪ Sim ▪ Desenvolvido em 1967 por dois neurologistas italianos, Comparetti e Gidoni, ainda não padronizado para a população brasileira	▪ Atividade e participação
Teste de Avaliação da Função Motora (Gráfico do Desenvolvimento Motor)	Maria Zdanska-Brincken e Napoleon Wolaski (1969)	0-12 meses	▪ Avalia o controle postural do bebê	▪ Não ▪ Publicado na Polônia por Zdanska-Brincken e Wolanski em 1969. Não padronizado para a população brasileira	▪ Estrutura e funções do corpo

(Continua)

Avaliação de Samarão Brandão	Samarão Brandão (1984)	0 a 12 meses	Avalia quatro estágios do desenvolvimento dos padrões de ação sobre os objetos: estágio de atividades reflexas; estágio das atividades por coordenação sensório-motora primária; estágio das atividades por coordenação sensório-motora secundária; e estágio das atividades intencionais com a aquisição da representação mental e do simbolismo	■ Sim ■ Teste desenvolvido por Samarão Brandão, no Brasil, publicado em 1984	■ Estruturas e funções do corpo
Teste de Gesell	Arnold Gesell et al. (Década de 20)	4 semanas a 36 meses de idade cronológica	Teste com a finalidade de avaliar o comportamento da criança durante o desenvolvimento	■ Não ■ Desenvolvido na década de 1920, passou por modificações, sendo conhecido, atualmente, por Escala de Desenvolvimento de Gesell e Amatruda. Não padronizado para a população brasileira	■ Atividade e participação
Inventário Portage Operacionalizado (IPO)	Bluma et al. (1972)	0-6 anos de idade	Guia de descrição de comportamentos da criança. É um roteiro para planejamento de programa de estimulação, para crianças de 0 a 6 anos	■ Não	■ Atividade e participação

(Continua)

Tabela 34-2. *Cont.* Apresentação dos principais instrumentos de avaliação utilizados na idade de 0 a 24 meses

Instrumentos	Autor/Ano	Idade	Avaliação	Padronizado para a população brasileira	CIF
Escala do Desenvolvimento do Comportamento da Criança	Elizabeth Pinto et al. (1997)	1 a 12 meses	■ Avaliação neurossensório-motora para investigar o processo de desenvolvimento do comportamento da criança normal. É útil para comparar alterações entre sexo e raça, entre outros	■ Sim ■ Desenvolvida por Pinto, Vilanova e Vieira (1997, 1998). Escala mais recentemente padronizada no Brasil	■ Estruturas e funções do corpo
Escala de Avaliação Comportamental Neonatal	Brazelton e Nugent (1995)	Recém-nascido até 1 mês	■ Avalia o comportamento de bebês buscando distinguir as diferenças entre bebês normais, especialmente as relacionadas com o comportamento social interativo. É apropriada para avaliar bebês a termo e pré-termo, de diferentes nacionalidades e etnias. É um preditor efetivo de problemas neurológicos, bem como, um instrumento efetivo de ensino aos pais sobre o manejo do bebê	■ Não ■ Desenvolvida originalmente por Brazelton et al. em 1973. Não padronizado para a população brasileira.	■ Estruturas e funções do corpo
Exame Neurológico do Bebê a Termo	Prechtl e Beintema (1964)	3° dia até 28 dias de vida	■ Teste para identificar sinais neurológicos anormais no período neonatal	■ Não	■ Estruturas e funções do corpo
Avaliação Neurológica de Bebês Prematuros e a Termo	Dubowitz e Dubowitz (1981)	0-12 meses	■ Detectar precocemente anormalidades neurológicas	■ Não ■ Formulada e elaborada por Dubowitz e Dubowitz em 1981	■ Estruturas e funções do corpo

(Continua)

Avaliação Neurológica do Recém-Nascido e do Bebê	Amiel-Tison e Grenier (1985)	0-12 meses	▪ Avaliar o comportamento neuromotor de bebês a termo e descrever padrões de desenvolvimento a partir da 28ª semana de gestação até o final do primeiro ano de vida	▪ Não
Avaliação Neurocomportamental de Bebês Pré-termo (NAPI)	Korner et al. (2000)	0-6 meses de idade corrigida	▪ Avalia o desempenho neurológico e comportamental de recém-nascidos pré-termo. Pode ser usado para acompanhar os efeitos da intervenção, graduar o repertório comportamental dos recém-nascidos, à medida que vão crescendo, identificar possíveis atrasos no desenvolvimento e, ainda, demonstrar aos pais o comportamento e o progresso no desenvolvimento do bebê	▪ Não
				▪ Atividade e participação
				▪ Estruturas e funções do corpo/ Atividade e participação

Fontes: (Campbell et al., 1993; Piper & Darrah, 1994; Santos, Araújo & Porto, 2008; Formiga et al., 2010; Silva et al., 2011).[15-19]

Tomada de Decisão e Estabelecimento de Objetivos

Com base nas escalas de avaliação e no modelo da CIF, é possível guiar a intervenção no neonato e no lactente estabelecendo uma terapêutica apropriada e facilitadora, intervindo nas barreiras e determinando os objetivos de tratamento, sendo eles: (1) estabelecer metas apropriados em parceria com a família/cuidadores do neonato/lactente; (2) examinar de modo multidimensional as funções e disfunções que permeiam o quadro clínico; (3) identificar as estratégias que o neonato/lactente está utilizando com frequência na realização de suas atividades, para relacionar com os objetivos funcionais; (4) planejar em curto, médio e longo prazos as intervenções terapêuticas adequadas; (5) acompanhar a evolução com avaliações específicas periódicas e embasadas no desenvolvimento.[20]

A tomada de decisão baseada em evidências integra o conhecimento clínico e consegue atender os interesses e as necessidades do neonato/lactente.

O objetivo principal é possibilitar a melhora no quadro funcional, assegurando maior independência na realização de atividades de vida diária de neonatos/lactentes com disfunções neuromusculares, potencializando sua independência e participação na sociedade.

INTERVENÇÃO FISIOTERAPÊUTICA

O processo avaliativo, a tomada de decisão, a construção de objetivos, a aplicação de técnicas de intervenção para alcançar os objetivos estabelecidos serão apresentados em um relato de caso. A situação-problema será apresentada com base no referencial da CIF, considerando os três componentes do modelo de funcionalidade tanto na avaliação quanto na intervenção. Com base nisso, a tomada de decisão sobre o objetivo a ser trabalhado tem como finalidade o aumento das possibilidades de participação do neonato/lactente em seus contextos de vida, buscando significado aos seus movimentos e autonomia motora.

Os programas de fisioterapia motora iniciados em recém-nascidos e lactentes apresentam maior eficácia por ser a fase de maior plasticidade. Sendo assim, um dos primeiros passos da intervenção é estar sempre estimulando o neonato/lactente a realizar uma variedade de movimentos espontaneamente.

A intervenção consiste em um ou mais tipos de estímulos específicos e especializados, minimizando as consequências neurossensório-motoras das disfunções, auxiliando na recuperação dos padrões de desenvolvimento, orientando as famílias quanto ao manuseio e interação com o neonato/lactente, sempre visando ao bem-estar e ao adequado desenvolvimento neurossensório-motor. Os atendimentos podem ter início desde o nascimento, e a frequência de sessões depende do quadro clínico do neonato/lactente e das alterações motoras previstas e/ou instaladas. Quanto mais precoce for iniciada a intervenção, melhor o prognóstico funcional.

> Nas sessões de fisioterapia infantil a brincadeira é nosso meio para o fim. Nela são inseridos apoios e direcionamentos para a apresentação de uma base ou um movimento. Como base pode-se utilizar: equilíbrio, descarga/transferência de peso, fortalecimento, alongamento, consciência corporal, propriocepção, entre outros, que propiciarão a transferência de posturas como: rolar, sentar, ficar de joelho, em pé; e no movimento: engatinhar, andar, correr, saltar. Vale ressaltar que o aprendizado motor é individual e depende de cada experiência e das repetições do estímulo correto e adequado.

Até os 6 meses de idade corrigida, os principais objetivos são a adequação do tônus muscular e o início das reações automáticas, como proposto pelo programa ISME (Intervenção Sensório-Motora Essencial). A intervenção neurossensório-motora consiste na aplicação de estímulos sensório-motores, técnicas de facilitação do desenvolvimento motor, estímulo das coordenações sensório-motoras, do tônus postural, treino dos pais oferecendo explicações e orientações por escrito do que deve ser realizado durante a semana, de acordo com a avaliação das posturas adquiridas pela criança. A duração total de uma sessão não ultrapassa 60 minutos.

Para a intervenção neurofuncional utilizam-se a estimulação do movimento (atividade motora) e a estimulação sensorial (percepção do movimento para controle motor e postural). Em resumo, a intervenção neurofuncional deve envolver a família e as atividades domiciliares cotidianas, incluir outros ambientes e atividades habituais da criança, levar em consideração o desenvolvimento neurossensório-motor, de acordo com a idade, promover a funcionalidade de acordo com a CIF, considerando as funções do corpo, a atividade e a participação.[21]

Intervenção Motora

A intervenção motora tem por objetivo minimizar o efeito negativo das deficiências neuromotoras na funcionalidade, aproveitando a maior plasticidade do SNC do neonato/lactente, e facilitar a experimentação de forma variada e em diferentes ambientes. Nesse sentido, a tomada de decisão quanto às técnicas fisioterapêuticas para a intervenção motora deve ser fundamentada na funcionalidade: minimizar os efeitos negativos das deficiências, das limitações em atividades e das restrições à participação.

De modo geral, as intervenções devem ser direcionadas para a iniciação do movimento pela criança, com modificações no ambiente, e fundamentadas em tarefas específicas.[22] Para essa intervenção, os pais/família são os facilitadores das oportunidades motoras domiciliares e em outros ambientes em que o neonato/lactente poderá ter interação/participação.

Inicialmente, observa-se o desenvolvimento da função motora grossa com a ativação de grandes músculos que culminará na execução motora coordenada de atividades como o andar e a manutenção do equilíbrio. Elas também são conhecidas como atividades motoras fundamentais ou básicas para executar tarefas.[23]

A estimulação motora grossa envolve mudanças de posturas como: virar para os lados direito e esquerdo; rolar de supino para prono, e vice-versa; sentar a partir das posições prono e supino; puxar-se e empurrar-se para ficar em pé; agachar e levantar; sustentar-se nas novas posturas com ou sem apoio dos membros superiores; deslocar-se; pivotear nas posições prono e supino; arrastar-se nas posições prono e sentado; engatinhar; andar; alcançar objetos como móbiles e/ou brinquedos. Todas essas atividades são aquisições motoras fundamentais e necessárias para o desenvolvimento das habilidades motoras específicas, bem como para a atividade esportiva e de funcionalidade.[21]

A intervenção que apresenta a função motora grossa como foco deve ser direcionada para uma atividade específica e, sempre que possível, integrada com o brincar e/ou a diversão, devendo ser prazerosa para a criança. A estratégia deve incluir atividades que combinem variedade sensorial e movimentação grossa e fina, ou seja, intervenção baseada no movimento (cinesioterapia), podendo incluir a fisioterapia aquática.[23]

Para tarefas processuais da vida diária, cinéticas específicas, deve-se utilizar a própria tarefa como estímulo, por exemplo, treinar a troca de roupas e calçados, pentear o cabelo, escovar os dentes, juntar brinquedos, entre outras. Como estratégias orientadas para tarefas podem ser utilizados equipamentos e/ou atividades como a esteira ergométrica infantil para estimular a marcha, e assim alcançar êxito na determinada tarefa.[21]

Independentemente da estratégia utilizada, sabe-se que ambientes ricos em oportunidades e o treino motor complexo, com base no alcance ativo de um objetivo específico, são mais promissores. Entretanto, as estratégias baseadas em tarefas têm demonstrado maior efetividade para aprimorar as atividades motoras grossas[23] sem estabelecer a mesma relação de evidências com a aquisição dessas atividades.

Apesar de a participação ativa do neonato/lactente em atividades específicas ser mais difícil, deve ser garantida, sempre que possível, para direcionar uma tarefa específica em um ambiente enriquecido de oportunidades, objetivando a funcionalidade do mesmo.[24]

Intervenção Sensorial

As alterações do sistema nervoso central podem levar à deficiência do processamento da informação sensorial interferindo na aprendizagem adaptativa fundamental no *feedback*.[25]

O *feedback* sensorial é fundamental para o desenvolvimento motor típico.[25] Os sistemas sensoriais recebem informações a partir do ambiente, por meio de receptores específicos na periferia do corpo, e transmitem essas informações para o sistema nervoso central. Nele as informações são usadas para quatro funções principais: percepção; controle dos movimentos; regulação das funções do sono; regulação das funções da vigília.[21]

As informações contínuas fornecidas pelos sistemas sensoriais ao sistema nervoso central estimulam a orientação sobre a posição do corpo e sua trajetória no espaço. As referências oriundas dos sistemas visual, somatossensorial e vestibular referenciam estratégias para o alcance do controle postural, detectando a posição do corpo no espaço e as relações provenientes da força da gravidade e do ambiente.[26]

O sistema visual por meio de receptores sensoriais localizados na retina detecta os movimentos, o contraste e o contorno das imagens. Os reflexos vestíbulo-oculares são importantes para estabilizar o campo visual. O sistema se desenvolve a partir da luminosidade e de padrões espaço-temporais de imagens com diferentes frequências e em contrastes de cores,[27] portanto, objetos luminosos, com alto contraste e diferentes frequências de imagens são recomendados para a estimulação.

O sistema vestibular ajusta os movimentos dos olhos em resposta aos da cabeça. Na estimulação vestibular, o balanço pode ser um recurso indicado para a conquista das reações de equilíbrio. Com o tempo há integração das atividades reflexo-primitivas, a criança gradativamente assume o controle voluntário e, com ele, o desenvolvimento das reações de retificação, proteção e equilíbrio (atividade reflexa postural).[21] Para este tipo de estimulação, podem ser usadas atividades no balanço, no rolo suspenso e no tecido de elastano. Dessa forma, estimula-se o sistema vestibular de forma tridimensional, contribuindo para a estabilização postural.

Papel e Importância da Família

Durante o processo de habilitação/reabilitação neurofuncional, contar com o auxílio dos pais/família se torna imprescindível, uma vez que os mesmos passam muito mais tempo com o neonato/lactente, assegurando o processo terapêutico de continuidade em domicílio.

A prática de orientações aos pais/cuidadores/família para o manuseio diário do neonato/lactente, bem como, visitas domiciliares pelos profissionais, a fim de sugerir modificações no contexto em que o neonato/lactente está inserido, sempre visando à melhora da qualidade de vida da família, têm influência na aquisição das habilidades funcionais. Isto permite intervir no qualificador de atividades e na participação, dentro do contexto da CIF, e assim, diminuir as barreiras e ampliar os facilitadores.[28]

Dessa forma, é essencial a presença dos mesmos durante a terapia para que sejam tiradas dúvidas quanto ao posicionamento, manuseio e orientações sobre os estímulos para o desenvolvimento em ambiente domiciliar. Esses estímulos podem ser realizados das seguintes formas: (1) estimulação tátil (sendo amamentado, massageando, mobilizando e posicionando); (2) estimulação cinestésica vestibular (balanço e colocando em colchões de água, com oscilação do colchão); (3) estimulação auditiva (cantando, caixas de músicas, voz da mãe gravada, gravação do batimento cardíaco da mãe); (4) estimulação visual (decoração à sua volta e colocação de móbiles).

As posturas também influenciam diretamente nas aquisições motoras, além da intervenção fisioterapêutica, o terapeuta deve orientar e encorajar a família sobre a importância de posicionar o bebê nas diversas posturas e seus benefícios. Campanhas publicitárias têm sido feitas e, dentre essas, a *"Tummy Time"* (hora da barriga, em inglês), criada nos EUA, usada para incentivar os pais a colocarem seus bebês de barriga para baixo por um tempo. O bebê estando acordado e sob a supervisão de um adulto, não apresenta riscos e é fundamental para o desenvolvimento.

Essa posição, denominada de posição prona é de extrema importância para o desenvolvimento neurossensório-motor, sendo possível estimular: o **cérebro** – desenvolvimento cognitivo e consciência do ambiente; o **pescoço** – fortalece músculos do pescoço e auxilia no controle de cabeça; a **coluna** – fortalece musculatura postural, desenvolve alinhamento e adequado para coluna vertebral; as **pernas** – ajuda desenvolver musculatura para engatinhar; os **quadris** – auxilia desenvolver músculos do quadril e promove alongamento; a **barriga** – evita a formação e auxilia a eliminação de gases intestinais, melhora constipação intestinal; as **mãos** – fortalece musculatura intrínseca das mãos e estimula motricidade fina das mãos; os **braços** – fortalece e prepara musculatura para desenvolver o alcance manual e o engatinhar; os **olhos** – desenvolvimento oculomotor; a **cabeça** – previne plagiocefalia (achatamento da cabeça).

Recomenda-se que o bebê fique de bruços por 30 minutos diariamente, começando com curtos períodos de tempo (2-3 minutos), tendo em mente que é um esforço real para o bebê nas primeiras duas semanas. À medida que o bebê fica mais forte, permita períodos mais longos de *"tummy time"*, distraindo o bebê com canções, conversas e brinquedos atraentes.

Assim, a família é um dos atores da intervenção, devendo estar aliada à atuação de uma equipe multidisciplinar. Resultados positivos para o neonato/lactente são observados quando a participação dos pais/família está associada à atuação do terapeuta.[29] Ademais, a interação mãe-filho contribui significativamente como mecanismo de proteção psicossocial aos lactentes vulneráveis, facilitando e promovendo o desenvolvimento infantil.[30]

CASO CLÍNICO

M.S.C, 6 meses de idade cronológica, e 4 meses de idade corrigida com diagnóstico clínico de prematuridade extrema e broncodisplasia.

Histórico do Lactente

Recém-nascido pré-termo extremo (29 semanas de gestação), sexo feminino, peso ao nascimento de 950 gramas, parto cesárea por sofrimento fetal agudo e mãe com pré-eclâmpsia e bolsa rota no ato. Nasceu em condições regulares, Apgar 7 e 9, necessitou de intubação em sala de parto e foi encaminhada para Unidade de Terapia Intensiva Neonatal (UTIN). Foi extubada com 8 dias de vida, permanecendo em Ventilação não invasiva/Pressão Positiva Contínua nas Vias Aéreas (VNI/CPAP) por 7 dias, no entanto, apresentou quadro de apneias recorrentes sendo necessário o uso do CPAP intermitente. Necessitou de fototerapia por 5 dias. Os testes da orelhinha e do pezinho deram resultados normais. No teste do olhinho apresentou retinopatia da prematuridade sendo realizado panfotocoagulação em ambos os olhos. Apresentou alteração da frequência cardíaca e faz uso de medicação em decorrência de taquicardia sinusal até o presente momento. Recebeu alta da UTIN após 62 dias de vida, pesando 2.295 gramas. Iniciou os atendimentos fisioterapêuticos precocemente ainda na UTIN. Atualmente, realiza semanalmente fisioterapia (2 vezes) e terapia ocupacional (1 vez). Na avaliação fisioterapêutica observaram-se alterações de tônus, postura e movimento em membros superiores (MMSS) e inferiores (MMII). Funcionalmente, não apresentava controle de cabeça e tronco, e dificuldade nas atividades manuais, necessitando de auxílio para preparar as atividades. Não acompanha os objetos com a cabeça na horizontal e na vertical. Observa-se tônus muscular diminuído nos músculos dos quatro membros (MMSS e MMII). Na avaliação referente ao domicílio (*Affordances* no ambiente domiciliar para o desenvolvimento motor – Escala Bebê AHEMD-IS), observou-se classificação menos que adequada ao espaço físico, moderadamente adequada para brinquedos para motricidade grossa e motricidade fina, menos que adequada para variedade de estimulação, e escore total igual a 18, caracterizando o ambiente como menos que adequado.

Instrumentos Padronizados Aplicados

- **Avaliação AIMS:** a criança foi avaliada nas posições prona, supina, sentado e em pé. Na idade corrigida de 4 meses, obtendo as seguintes pontuações:
  - Prono (-3), Supino (-2), Sentado (-1), Em pé (-1), Pontuação Total (-7) e Percentil (< 5). O que representa um desempenho motor considerado atípico.
- **AHEMD:** Observou-se haver brinquedos para estímulo da motricidade grossa e fina (bola, bichos de pelúcia, brinquedos para empilhar) possíveis de propiciar estímulos ao desenvolvimento sensório-motor. No entanto, a lactente é muito pouco posicionada em prono e permanece, por muito tempo no colo, na posição de recém-nascido, sem estímulos para controle de cabeça e exploração do ambiente.

Raciocínio para Tomada de Decisão e Estabelecimento dos Objetivos

- Estrutura e função do corpo: lentidão na movimentação passiva (hipotonia), déficit da mobilidade das articulações e déficit de força muscular (tronco, MMSS e MMII), é capaz de interagir com o meio. As barreiras encontradas: no domicílio, pouca permanência no colo.
- Os facilitadores: acompanhamento por equipe multiprofissional de estimulação, e morar com os pais, que normalmente brincam com ela fazendo os estímulos orientados pelo fisioterapeuta e terapeuta ocupacional, que a leva para todas as consultas.

Intervenção sobre as Funções e Estruturas do Corpo: Técnicas de Manuseio e Estimulação da Lactente

Considerando a idade corrigida de 4 meses do lactente e a avaliação fisioterapêutica, as intervenções propostas são: melhorar mobilidade, controle e rotação de tronco (exercícios sobre rolo, colo, bolas).

- Melhorar coordenação e atividade de MMSS (posição prona: estimular erguer e sustentar a cabeça, oferecer objetos para alcance com elevação do membro superior) (posição sentada: oferecer objetos – brinquedos – permitindo a exploração e manipulação).
- Fortalecer músculos extensores de tronco.
- Estimular o alcance manual.
- Estimular o sistema visual.
- Orientar diferentes posições e estímulos a serem realizados em domicílio pelos pais.

Assim, os objetivos a serem alcançados são a aquisição do controle de tronco e cabeça, alcance e preensão dos objetos, levar os objetos a boca, coordenação dos membros superiores, alcance manual, e o rolar (Figs. 34-1 a 34-8).

A família tem papel fundamental no desenvolvimento neurossensório-motor do recém-nascido e estimular o vínculo afetivo é um dos objetivos do terapeuta. Orientar a família como interagir melhor com seus filhos, como mudanças posturais e ajustes da cabeça na direção e na altura do rosto do recém-nascido. As interações didáticas são exemplos de como podem realizar a estimulação, o face a face, o contato visual mútuo, oferecer objetos e estimular a preensão, posicionar a criança sentada no colo de costas para o adulto permitindo o movimento da cabeça e a exploração visual. O sorrir, o tocar o vocalizar são ações que estimulam o recém-nascido contribuindo para o desenvolvimento da criança (Tabela 34-3).

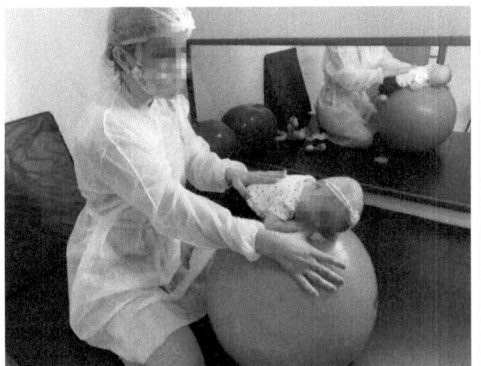

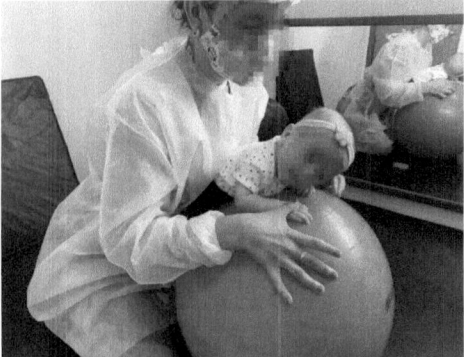

Fig. 34-1. Exercícios para controle cervical e postural em posição prona. (Fonte: o autor.)

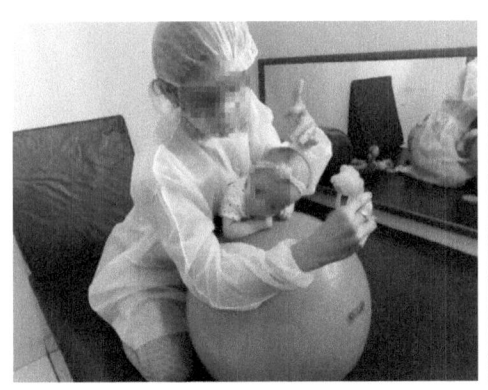

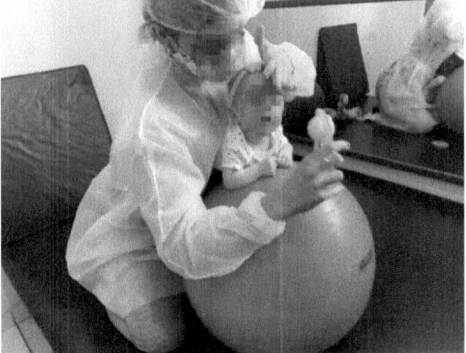

Fig. 34-2. Estimulação tátil e descarga de peso em MMSS com estímulo visual. (Fonte: o autor.)

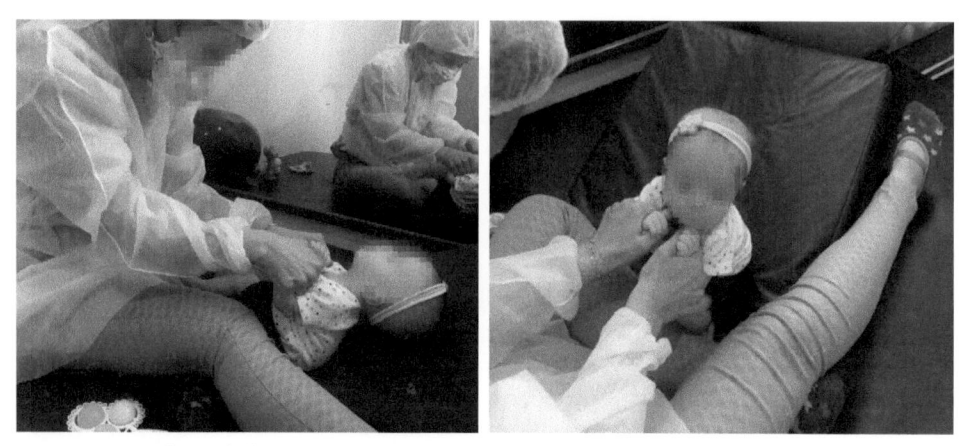

Fig. 34-3. Estimulação de flexão cervical/controle cervical com ponto chave em ombro ou cotovelo. (Fonte: o autor.)

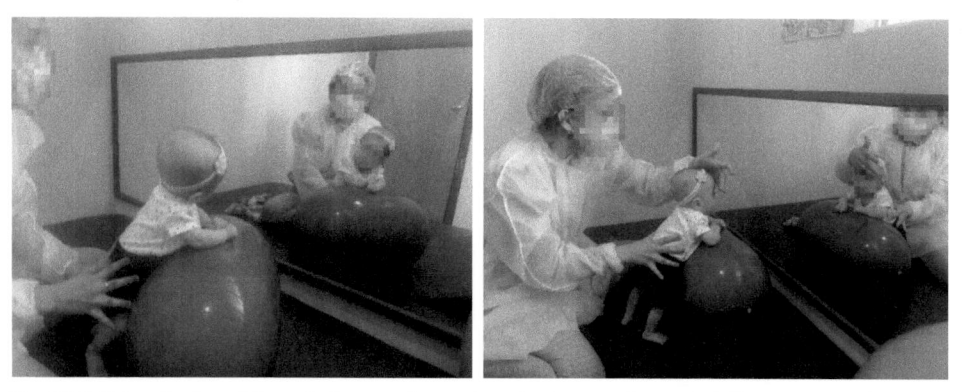

Fig. 34-4. Extensão de cadeia posterior para favorecimento de controle cervical. (Fonte: o autor.)

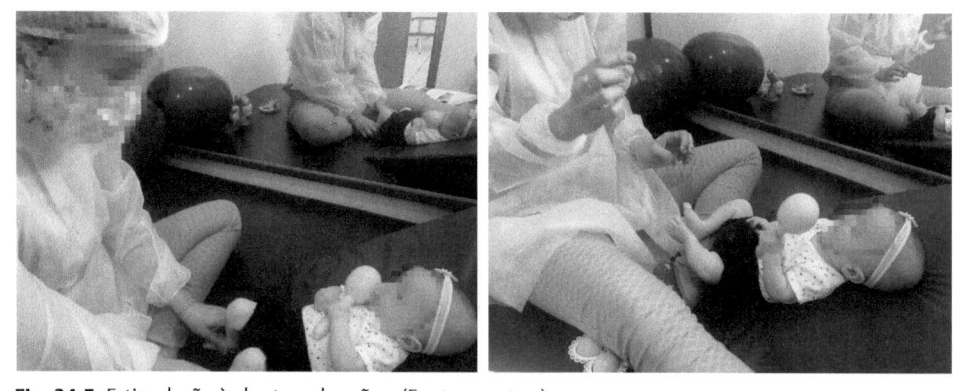

Fig. 34-5. Estimulação à abertura de mãos. (Fonte: o autor.)

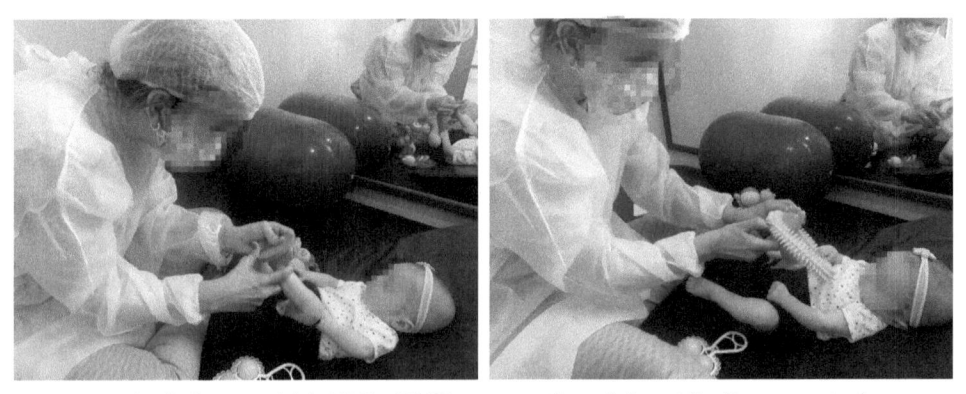

Fig. 34-6. Estimulação sensorial de MMII e MMSS com atenção na linha média. (Fonte: o autor.)

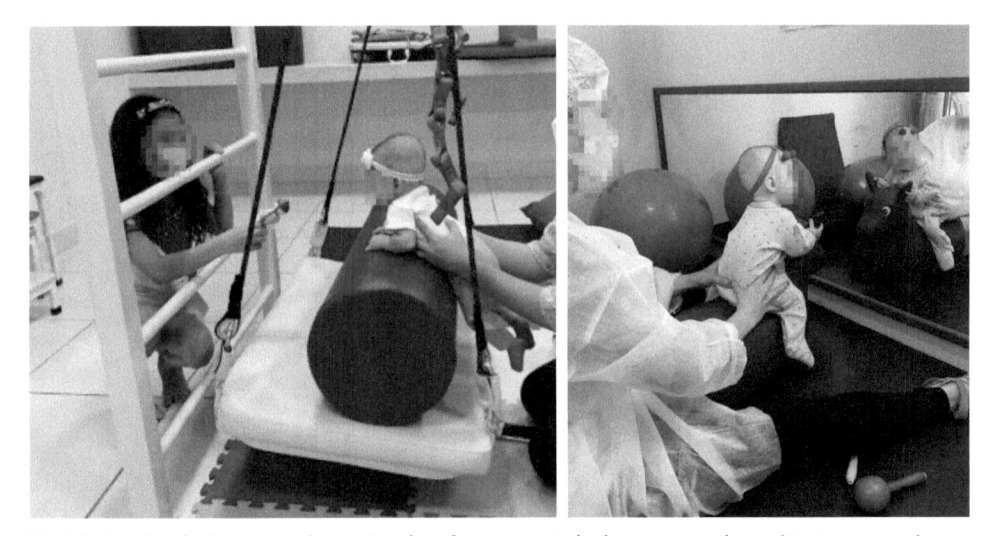

Fig. 34-7. Estimulação sensorial iniciativa de esforço e controle de tronco e cabeça. (Fonte: o autor.)

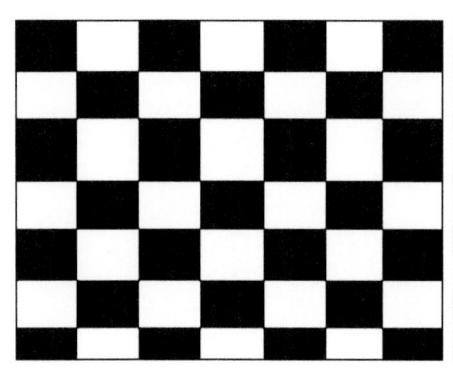

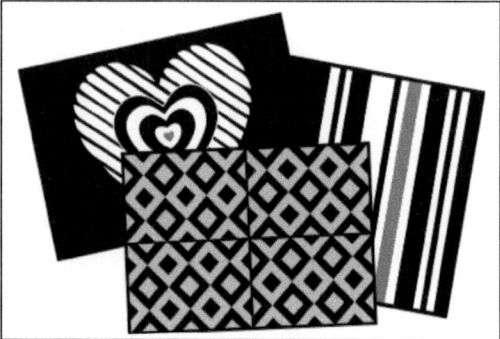

Fig. 34-8. Placas de alto contraste para estimulação visual. (Fonte: Carvalho & Siqueira, 2013.)[31]

Tabela 34-3. Dados do processo avaliativo do caso clínico, relacionados com os fatores pessoais, ambientais, de estrutura e função do corpo, atividade e participação

Dados avaliativos/Componentes da CIF		Caso clínico
		Prematuridade extrema
Estrutura e função do corpo	Musculoesquelético	▪ Hipermobilidade articular
	Neuromotor	▪ Hipotonia muscular global
	Estomatognático	▪ Alimenta-se bem através de mamadeira
	Geniturinário	▪ Uso de fraldas
	Sensorial	▪ Comprometimento da informação proprioceptiva postural, déficit de controle de tronco e cabeça. Integridade do sistema visual, tátil, vestibular, gustativo e olfativo
	Cognitivo	▪ Comprometimento cognitivo leve
	Emocional	▪ Dependência materna
Atividade e participação		▪ **Comunicação:** sem interação com o gugurrar ▪ **Aprendizagem:** interagem com rosto/faces, sem atenção a brinquedos ▪ **Mobilidade:** não apresenta equilíbrio de tronco, não consegue rolar nem a liberação de vias aéreas na posição prona ▪ **Interações e relacionamentos interpessoais:** boa habilidade de relacionamento interpessoal. Choro pelo colo da mãe ▪ **Áreas principais da vida:** praticamente permanece em casa, sendo levado às terapias 2 vezes na semana. ▪ **Recreação e lazer:** estimulada diariamente com brinquedos pela irmã mais velha e pelos pais.
Fatores ambientais		▪ Muito apoio por parte da família, adotando uma postura protetora. É estimulada com frequência em domicílio

Fonte: o autor.

CONCLUSÃO

O capítulo teve como objetivo principal, apresentar uma abordagem fisioterapêutica no neonato/lactente de risco, com base no modelo funcional da CIF. Apresenta uma visão centrada na funcionalidade, da intervenção fisioterapêutica, com objetivos voltados para aquisição de habilidades e comportamentos funcionais pautados na tarefa e na coparticipação da família. A avaliação, considerando componentes da CIF, instrumentos padronizados disponíveis, o raciocínio para tomada de decisão e estabelecimento dos objetivos, a participação da família e o planejamento da intervenção, sintetizam o conteúdo teórico-prático abordado. Dessa forma, o processo de habilitação/reabilitação do neonato/lactente deve se pautar na busca pela independência funcional, empoderamento dos pais/cuidadores, no aprimoramento e fortalecimento dos vínculos familiares e na inclusão social.

Tarefa de Laboratório

Perceba como a realização da tarefa de alcance manual é alterada nas diferentes posições:
1) Alcance manual na posição supina.
2) Alcance manual na posição reclinada a 45°.
2) Alcance manual na posição sentada com apoio.
O que pode ser observado durante a estimulação do alcance manual em cada posição, considerando as variáveis: ajustes proximais (alcance uni e bimanual) e ajustes distais (superfície de contato da mão – dorsal ou ventral; orientação de palma – horizontal, vertical ou oblíqua; e, abertura da mão – fechada, semiaberta ou aberta)? Quais as possíveis estratégias utilizadas pelos lactentes para realizar a tarefa?

REFERÊNCIAS BIBLIOGRÁFICAS

1. Clark J, Whitall J. What is motor development? The lessons of history. Quest. 1989;41:183-202.
2. Miranda LP, Resegue R, Figueiras ACM. A criança e o adolescente com problemas do desenvolvimento no ambulatório de pediatria. J Pediatr. 2003;79(Supl 1):S33-S42.
3. Eickmann SH, Lira PIC, Lima MC. Desenvolvimento mental e motor aos 24 meses de crianças nascidas a termo com baixo peso. Arq Neuropsiquiatr. 2002;60(3-B):748-54.
4. Halpern R, Giugliani ERJ, Victora CG, Barros FC, Horta BL. Fatores de risco para suspeita de atraso no desenvolvimento neuropsicomotor aos 12 meses de vida. J Pediatr. 2000;76(6):421-8.
5. Kolobe THA. Childrearing practices and developmental expectations for mexican-american mothers and the developmental status of their infants. Physical Therapy. 2004;84(5),439-53.
6. Tecklin JS. Fisioterapia Pediátrica. 3. ed. Porto Alegre: Artmed; 2002.
7. Haywood KM, Getchell N. Desenvolvimento motor ao longo da vida. 3. ed. Porto Alegre: Artmed Editora; 2004.
8. Spittle AJ, Doyle LW, Boyd RN. A systematic review of the clinimetric properties of neuromotor assessments for preterm infants during the first year of life. Developmental Medicine &Child Neurology. 2008;50:254-66.
9. Tudella E, Greco ALR, Pereira K. Desenvolvimento motor típico de recém-nascido a 12 meses de idade: uma breve revisão. In: Tudella E, Toledo AM, Lima-Alvarez CD. Intervenção Precoce: Evidências para a prática clínica em lactentes de risco. Curitiba: Appris; 2019. p. 23-54.
10. Gonçalves MCP. Desenvolvimento motor. Rio de Janeiro: Revinter; 2012. p. 37-69.
11. Rocha SR, Dornelas LF, Magalhães LC. Instrumentos utilizados para avaliação do desenvolvimento de recém-nascidos pré-termo no Brasil: revisão da literatura. Cadernos Brasileiros de Terapia Ocupacional. 2013;21(1).
12. Andrade P, Ferreira F, Haase V. O uso da CIF através do trabalho interdisciplinar no AVC pediátrico: relato de caso. Contextos Clínicos. 2009;2(1):27-39.

13. Organização Mundial da Saúde. Classificação Internacional de Funcionalidade, Incapacidade e Saúde. São Paulo: Edusp; 2003.
14. Andrade PMO, Ferreira FO, Vasconcelos AG, Lima EP, Haase VG. Perfil cognitivo, déficits motores e influência dos facilitadores para reabilitação de crianças com disfunções neurológicas. Rev Paulista Pediatr. 2011;29(3):320-7.
15. Campbell SK, Osten ET, Kolobe THA, Fisher AG. Development of the test of infant motor performance. Physical Medicine and Rehabilitation Clinics of North America, New Developments in Functional Assessment. 1993;4(3):541-50.
16. Piper MC, Darrah J. Motor assessment of the developing infant. Philadelphia: Saunders; 1994.
17. Santos RS, Araújo APQC, Porto MAS. Diagnóstico precoce de anormalidades no desenvolvimento em prematuros: instrumentos de avaliação. J Pediatr. 2008;84(4):289-99.
18. Formiga CKMR, Pedrazzani ES, Tudella E. Desenvolvimento motor de lactentes pré-termo participantes de um programa de intervenção fisioterapêutica precoce. Temas sobre Desenvolvimento. 2004;8(3):239-45.
19. Silva NDSH, Lamy Filho F, Gama MEA, Lamy ZC, Pinheiro AL, Silva DN. Instrumentos de avaliação do desenvolvimento infantil de recém-nascidos prematuros. Revista Brasileira Crescimento e Desenvolvimento Humano. 2011;21(1):85-98.
20. Souza LAPS. Avaliação Neurológica Funcional. Curitiba: Appris; 2020. p. 283-90.
21. Van Eyken E, Souza B. Intervenção fisioterapêutica neurofuncional para lactentes com síndrome congênita associada ao vírus Zika. In: PROFISIO – Programa de Atualização em Fisioterapia Neurofuncional. Ciclo 5. Porto Alegre: Artmed Panamericana; 2018;3:77-105.
22. Pacheco SC, Queiroz AP, Niza NT, da Costa LM, Ries LG. Pediatric neurofunctional intervention in agenesis of the corpus callosum: a case report. Rev Paulista Pediatr. 2014;32(3):252-6.
23. Lucas BR, Elliott EJ, Coggan S, Pinto RZ, Jirikowic T, McCoy SW, Latimer J. Interventions to improve gross motor performance in children with neurodevelopmental disorders: a meta-analysis. BMC Pediatrics. 2016 Nov 29;16(1):193.
24. Morgan C, Novak I, Badawi N. Enriched environments and motor outcomes in cerebral palsy: systematic review and meta-analysis. Pediatrics. 2013;132(3):e735-46.
25. Hielkema T, Blauw-Hospers CH, Dirks T, Drijver-Messelink M, Bos AF, Hadders-Algra M. Does physiotherapeutic intervention affect motor outcome in high-risk infants? An approach combining a randomized controlled trial and process evaluation. Dev Med Child Neurol. 2011 Mar;53(3):e8-15.
26. Purves D. Neurociências. 4. ed. Porto Alegre: Artmed; 2010. p. 119-51.
27. Oliveira A, Costa M, Ventura D. Desenvolvimento visual: funções de acuidade e sensibilidade ao contraste em bebês. São Paulo: Novas Edições Acadêmicas; 2017.
28. Limongi V, Lima-Alvarez CD, Cunha AB, Tudella E. Impacto de um programa de orientações aos cuidadores nas habilidades funcionais, nível de assistência do cuidador e modificações do ambiente em crianças com limitações neuromotoras. Temas sobre Desenvolvimento. 2013;19:188-204.
29. Willrich A, Azevedo CCF, Fernandes JO. Desenvolvimento motor na infância. Revista Neurociências. 2009;7(1):51-6.
30. Linhares MBM. Prematuridade, risco e mecanismos de proteção ao desenvolvimento. Temas sobre Desenvolvimento. 2003;12:18-24.
31. Carvalho MGS, Siqueira JCF. Estimulação suplementar para recém-nascidos de alto risco. In: Associação Brasileira de Fisioterapia Cardiorrespiratória e Fisioterapia em Terapia Intensiva; Nicolau CM, Andrade LB, organizadores. PROFISIO Programa de Atualização em Fisioterapia Pediátrica e Neonatal: Cardiorrespiratória e Terapia Intensiva: Ciclo 2. Porto Alegre: Artmed/Panamericana; 2013. p. 138.

PROCESSO DE REABILITAÇÃO NEUROFUNCIONAL PEDIÁTRICA
Brincando e Reabilitando!

Karina Pereira • Sabrina Ferreira Oliveira • Paula Berteli Pelizaro
Danilo Cortes Angelo • Elaine Leonezi Guimarães

INTRODUÇÃO

O desenvolvimento motor é um processo de crescimento do sistema neuromotor que integra diferentes componentes da motricidade, como a coordenação, o equilíbrio, o esquema corporal, a orientação espacial e temporal, e a lateralidade para a construção de mudanças no comportamento sensório-motor ao longo da vida. Durante o processo de desenvolvimento motor ocorre a interação da tríade dos sistemas dinâmicos: habilidades motoras requeridas para realização das tarefas, o ambiente/contexto em que a criança vive e a sua estrutura orgânica.[1]

Na infância é possível identificar a aquisição de diversas habilidades motoras pela criança, permitindo amplo domínio corpóreo em diferentes posturas (estáticas e dinâmicas), além da manipulação de objetos durante o brincar, como receber e arremessar uma bola, chutar, encaixar e montar objetos, escrever, pintar e o locomover-se pelo ambiente de variadas formas, como, andar, correr e saltar.[2]

Durante a fase escolar a criança apresenta um ritmo mais rápido de aprendizagem em função do desenvolvimento neurológico e plasticidade neural alcançados, o que favorece seu desenvolvimento motor. Neste contexto, a prática de algumas atividades auxilia na habilidade e na destreza manual, como escrever, pintar, recortar, repercutindo positivamente na função da motricidade fina durante os movimentos que exigem maior precisão.[3]

No processo de desenvolvimento típico, a partir dos dois anos de idade, observa-se a aquisição de habilidades motoras fundamentais,[4] sendo a criança capaz de participar adequadamente de atividades para sua idade em um contexto escolar, de autocuidado, brincadeiras ou lazer. A partir dessa idade, as habilidades motoras vão sendo refinadas pela experiência, tornando importante o papel do ambiente e das relações que nele se estabelecem, tanto nas possibilidades que oferece quanto nas suas limitações para participação ativa da criança.[5] Assim, a criança com deficiência, a partir dessa idade, deve ser estimulada a adquirir uma série de habilidades, de acordo com suas possibilidades, o que aumenta o repertório de questionamentos e intervenções da equipe de reabilitação.

> Ao avaliar a criança e realizar o planejamento da intervenção deve-se registrar e intervir, na medida do possível, sobre as disfunções com potencial de melhora e os recursos ambientais necessários à sua reabilitação. A ausência de fatores ambientais facilitadores, além de representar uma barreira para a funcionalidade da criança ou adolescente, pode ser interpretada como uma negligência do poder público, da família ou dos profissionais da saúde.[6,7]

Para investigar o desenvolvimento motor na infância é recomendado o uso de escalas e instrumentos padronizados, importantes na prática clínica e em pesquisa científica. Estes instrumentos permitem aos profissionais, identificar precocemente e compreender as alterações neurossensório-motoras da criança e seus mecanismos. É uma ferramenta de triagem para diagnóstico e planejamento de intervenções preventivas ou de reabilitação com base em evidências científicas da infância.[8]

INSTRUMENTOS DE AVALIAÇÃO

A avaliação é uma forma de identificar qualitativa e quantitativamente determinadas características e interpretar de forma analítica o resultado obtido. Desta forma, muitos instrumentos têm sido desenvolvidos e com diferentes abordagens de avaliação para colaborar com o desenvolvimento infantil.[2]

No contexto da Classificação Internacional de Funcionalidade, Incapacidade e Saúde (CIF) busca-se classificar as capacidades e as limitações quanto às estruturas e funções do corpo, atividade e a participação, na interação com fatores ambientais e pessoais. Segundo a CIF, a funcionalidade do indivíduo é resultante da interação entre as condições de saúde, tendo em vista as estruturas anatômicas e funções fisiológicas, capacidade e desempenho nas atividades e participação social. Todos esses níveis podem ser influenciados por fatores pessoais e ambientais, podendo atuar como facilitadores ou barreiras para a realização de atividades e para a participação na sociedade.[9] A CIF para criança e jovens (CIF-CJ), como derivada da CIF, auxilia os terapeutas infantis na classificação detalhada da funcionalidade e saúde dessa população específica, permitindo planejar metas de intervenção e reabilitação com base nos problemas funcionais e na adaptação do ambiente.[10] Ao perceber o contexto pessoal e do ambiente em que a criança está inserida, é possível promover orientações mais direcionadas aos cuidadores.[11]

A Tabela 35-1 apresenta os principais instrumentos utilizados para avaliar crianças típicas e atípicas, a partir dos 2 anos de idade, a caracterização do contexto de seu uso, a validação para a população brasileira e a categorização dos instrumentos segundo os domínios da CIF*.

---

* Na categorização apresentada foram considerados fatores ambientais, os pais, cuidadores e professores. Os instrumentos cujos dados trazem informações sobre a participação o fazem de forma indireta.

Tabela 35-1. Principais instrumentos utilizados para avaliar crianças típicas e atípicas

Instrumentos	Autor/Ano	Idade	Avaliação	Validação/Tradução brasileira	CIF
Affordances in the Home Environment for Motor Development – Self Report (AHEMD-SR) e AHEMD – Infant Scale (AHEMD-IS)	▪ Rodrigues, Saraiva & Gabbard, 2005[12] ▪ Caçola et al., 2014[13]	▪ 03 a 18 meses ▪ 18 a 42 meses	▪ Avaliação da qualidade e quantidade de fatores/possibilidades no ambiente doméstico ▪ Dividido em quatro dimensões (Espaço Físico, Variedade de Estimulação, Motores Finos, Brinquedos de motor bruto)	▪ Ambas as versões traduzidas,[14] mas apenas de 18-42 meses foi validada.[13]	▪ Fatores ambientais ▪ Atividade e Participação
Escala do Desenvolvimento Motor (EDM)	▪ Rosa Neto, 2015[15]	▪ 2 aos 11 anos	▪ Avaliação do desenvolvimento motor em relação à idade cronológica de crianças típicas integrando os domínios da psicomotricidade: motricidade fina e global, equilíbrio, esquema corporal, organização espacial e organização temporal	▪ Rosa Neto, 2015[15]	▪ Estrutura e funções do corpo ▪ Atividades
Gross Motor Function Measure – GMFM (GMFM-88 e GMFM-66)	▪ Russell et al., 2013[16]	▪ 5 meses a 16 anos	▪ Avaliação quantitativa de aspectos motores estáticos e dinâmicos. Utilizada para avaliar alterações na função motora grossa de crianças com paralisia cerebral e síndrome de Down ▪ Apresenta cinco dimensões: deitar e rolar; sentar; engatinhar e ajoelhar; em pé; andar, correr e pular	▪ Traduzido por: Cyrillo & Galvão, 2015[17]	▪ Estrutura e funções do corpo ▪ Atividades

(Continua)

Tabela 35-1. *Cont.* Principais instrumentos utilizados para avaliar crianças típicas e atípicas

Instrumentos	Autor/Ano	Idade	Avaliação	Validação/Tradução brasileira	CIF
Movement Assessment Battery for Children (MABC-2)	▪ Henderson, Sugden & Barnett, 2007[18]	▪ 3 aos 16 anos	▪ Avaliação do desempenho motor, por meio de tarefas divididas em três domínios: destreza manual, apontar e receber, e o equilíbrio	▪ LC-MABC2 validada por Ramalho et al., 2013[19] ▪ MABC-2 traduzida por Bakke, 2015[20]	▪ Estrutura e funções do corpo ▪ Atividades
Peabody Developmental Motor Scales-2 (PDMS-2)	▪ Folio & Fewell, 2000[21]	▪ 36 e 71 meses	▪ Utilizada para detecção precoce de inadaptações ou atrasos no desenvolvimento motor da criança ▪ Avalia a competência motora da criança; identifica déficits motores e desequilíbrios entre o domínio motor fino e global; estabelece metas e objetivos individuais na intervenção clínica ou educativa; e monitora o desenvolvimento individual da criança	▪ Saraiva, Rodrigues & Barreiros, 2011[22]	▪ Estrutura e funções do corpo ▪ Atividades
Pediatric Evaluation of Disability Inventory (PEDI) Pediatric Evaluation of Disability Inventory-Computer Adaptive Test (PEDI-CAT)	▪ Haley, 1992[23] ▪ Haley, 2012[24]	▪ 6 meses a 7 anos e 6 meses ▪ 0 a 20 anos	▪ É utilizada para informar sobre o desempenho funcional na rotina diária de crianças e jovens. Tem o objetivo de identificar atrasos funcionais, planejamento e orientação de intervenções, orientar responsáveis e cuidadores.	▪ Mancini, 2005[25] ▪ Mancini et al., 2016[26]	▪ Atividade e Participação ▪ Fatores Ambientais

(Continua)

Instrumento	Autor	Faixa etária	Descrição	Referência	Domínio da CIF
Test of Gross Motor Development (TGMD-2)	Ulrich, 2000[27]	3 a 12 anos	Avaliação de Desenvolvimento Motor Global em duas dimensões: locomoção e manipulação	Valentini et al., 2008[28]	■ Estrutura e funções do corpo ■ Atividades
Perceived Efficacy and Goal Setting System (PEGS 2ª edição)	Pollock & Missiuna, 2015[29]	5 a 9 anos	Sistema de entrevista da percepção de eficácia motora, centrado na criança, para que ela avalie sua própria competência em 24 atividades motoras cotidianas e defina metas de intervenção. Questionários paralelos são realizados com professores e cuidadores	Ruggio, 2008[30]	■ Atividades e participação ■ Fatores pessoais e ambientais
Questionário de Identificação de Transtorno de Desenvolvimento da Coordenação (DCDQ-Brasil)	Wilson et al., 2000[31]	A partir dos 5 anos	Aplicado aos pais ou responsável pela criança, o questionário tem como resultado a percepção desses em relação às dificuldades de coordenação motora da criança para controle durante movimento, coordenação motora fina/escrita, motora grossa e geral	Prado, Magalhães & Wilson, 2009[32]	■ Atividade e participação ■ Fatores ambientais

Fonte: o autor.

A IMPORTÂNCIA DA FAMÍLIA

O contexto social, o ambiente domiciliar e os estímulos ofertados pelos cuidadores são fundamentais para o desenvolvimento físico e emocional da criança, principalmente na primeira infância, por ser um período de descobertas e aprendizagens.[33] A proximidade e participação dos pais nas atividades cotidianas das crianças torna o cuidado mais seguro e permite que os pais consigam identificar algumas necessidades específicas do filho.[34]

A estimulação deve-se estender além das sessões de fisioterapia, e a colaboração e a adesão dos pais e/ou cuidadores durante o tratamento da criança garantem o sucesso.[35] Diversos estudos comprovam que a evolução do desenvolvimento infantil é mais satisfatória quando os familiares se tornam corresponsáveis pelo tratamento e promovem a continuidade da estimulação no ambiente domiciliar de acordo com as orientações do terapeuta.[33,34,36-39]

> A integração entre o atendimento e o envolvimento da família contribui no processo de aprendizagem e desenvolvimento da criança.[39] Para isso, os profissionais devem incentivar a família a realizar atividades com as crianças no ambiente domiciliar, reforçando o vínculo afetivo com demonstração de atenção e para com a criança.[36]

A literatura traz contribuições relevantes e que podem auxiliar o profissional na orientação das famílias e cuidadores sobre a importância do brincar[38,40] e do lazer,[41] da inserção de estímulos sensoriais durante as brincadeiras e atividades cotidianas,[38] jogos e brinquedos.[34]

A abordagem terapêutica centrada na criança e na família, garantem um atendimento global,[37,41] e a participação da família nos atendimentos contribuem para a evolução do tratamento, favorecendo o desenvolvimento motor, funcional e emocional da criança.[38]

INTERVENÇÃO FISIOTERAPÊUTICA – RELATO DE CASOS

Para exemplificar o processo avaliativo, a tomada de decisão, a construção de objetivos e a aplicação de técnicas de intervenção para alcançar os objetivos estabelecidos, serão apresentados dois relatos de casos de crianças acima dos 2 anos de idade em processo de reabilitação.

Os relatos foram construídos à luz do referencial da CIF, mostrando, tanto na avaliação quanto na intervenção, a importância de se olhar para os três componentes do modelo de funcionalidade. Nessa linha teórica, a tomada de decisão sobre o objetivo a ser trabalhado tem como finalidade o aumento das possibilidades de participação da criança em seus contextos de vida, buscando dar significado aos movimentos e maximizando a sua autonomia.

Os dados de destaque do processo avaliativo relacionando com os fatores pessoais, ambientais, de estrutura e função do corpo, atividades e participação, encontra-se na Tabela 35-2, após a descrição dos casos clínicos 1 e 2.

Caso Clínico 1

Criança A.F.A, 3 anos e 4 meses, com diagnóstico clínico de Síndrome de Down (Trissomia 21).

Histórico da Criança

Nascido a termo, parto cesárea, com peso ao nascimento de 3.495 gramas, comprimento de 36 cm, perímetro cefálico de 33 cm e Apgar 1/5 de 8/9. Apresentou icterícia, necessitando de fototerapia por 3 dias. Os testes da Orelhinha e Olhinho deram resultados normais. No teste do Pezinho foi identificado o Hipotireoidismo, necessitando uso de medicação. Apesar da presença de forame oval pérvio, não necessitou de cirurgia e foi acompanhado até os 2 anos, quando foi identificada a normalização da função cardíaca. Aos 3 anos realizou timpanotomia e adenoidectomia. Iniciou a intervenção fisioterapêutica desde os primeiros meses de vida e aos 4 meses começou a frequentar escola regular. Atualmente realiza, semanalmente, fisioterapia (3 vezes), terapia ocupacional (1 vez) e fonoaudiologia (1 vez).

Instrumentos padronizados aplicados:
- GMFM-88: 53,8% na Dimensão D (Em pé) e 23,6% na Dimensão E (Andar/Correr/Pular).
- PEDI: escore bruto de 17 nas habilidades funcionais para autocuidado, 24 para mobilidade e 19 para função social; na assistência do cuidador foram somados 7 para autocuidado, 3 para mobilidade e 3 para função social. O escore normativo ficou abaixo de 10 para todos os itens.

Raciocínio para Tomada de Decisão e Estabelecimento dos Objetivos Atuais
Para o estabelecimento do objetivo fisioterapêutico e planejamento da conduta com essa criança foram considerados os seguintes aspectos:
- Habilidades motoras mais avançadas - marcha lateral e marcha independente (alguns passos);
- Prejuízo importante do equilíbrio na postura em pé, especialmente dinâmica, com interferência da hipotonia de membros inferiores;
- Dependência emocional materna com muita necessidade do "cólo" (ser carregado).

Diante disso, o objetivo a ser alcançado é a aquisição de marcha independente por longas distâncias, para que esta seja o meio de deslocamento da criança.

A família enfatiza bastante a importância da aquisição da marcha independente, pois sua dependência emocional e o peso corporal tornam a rotina da mãe mais exaustiva. No ambiente escolar, a marcha independente traria mais autonomia para a criança, maior interação com os colegas de mesma idade e facilitaria o processo de inclusão e participação em todas as atividades da escola.

Intervenção sobre as Funções e Estruturas do Corpo: Técnicas de Manuseio e Estimulação
Para alcançar o objetivo proposto, são exemplificadas quatro estratégias de intervenção visando ao controle de tônus e a estimulação proprioceptiva de membros inferiores, para melhorar o controle postural em pé (equilíbrio).
- Atividade lúdica realizada em pé sobre o trampolim (Fig. 35-1);
- Transferência de sentado para em pé e marcha por pequenas distâncias (Fig. 35-2);
- Andar sobre o rolo inclinado com apoio móvel (Fig. 35-3);
- Treino na esteira (Fig. 35-4).

Intervenção com Foco na Atividade e Participação
Para simular atividades significativas, com foco na capacidade, a criança poderá subir degrau com apoio (Fig. 35-5) e chutar uma bola grande com apoio. A participação em brincadeiras de parques infantis é uma das formas que a família utiliza para ajudar a criança a transferir esse aprendizado para ambientes não terapêuticos, com foco na melhora do seu desempenho.

Intervenção sobre Fatores Ambientais e Importância da Família
Esse caso ilustra bem a importância do trabalho com a família para o desenvolvimento global da criança, sendo fundamental esclarecer a todos a necessidade de retirar a criança do colo e estimular a autonomia da mesma no espaço de sua casa e no ambiente escolar. Nesse sentido, o PEDI foi um instrumento fundamental no estabelecimento de metas para

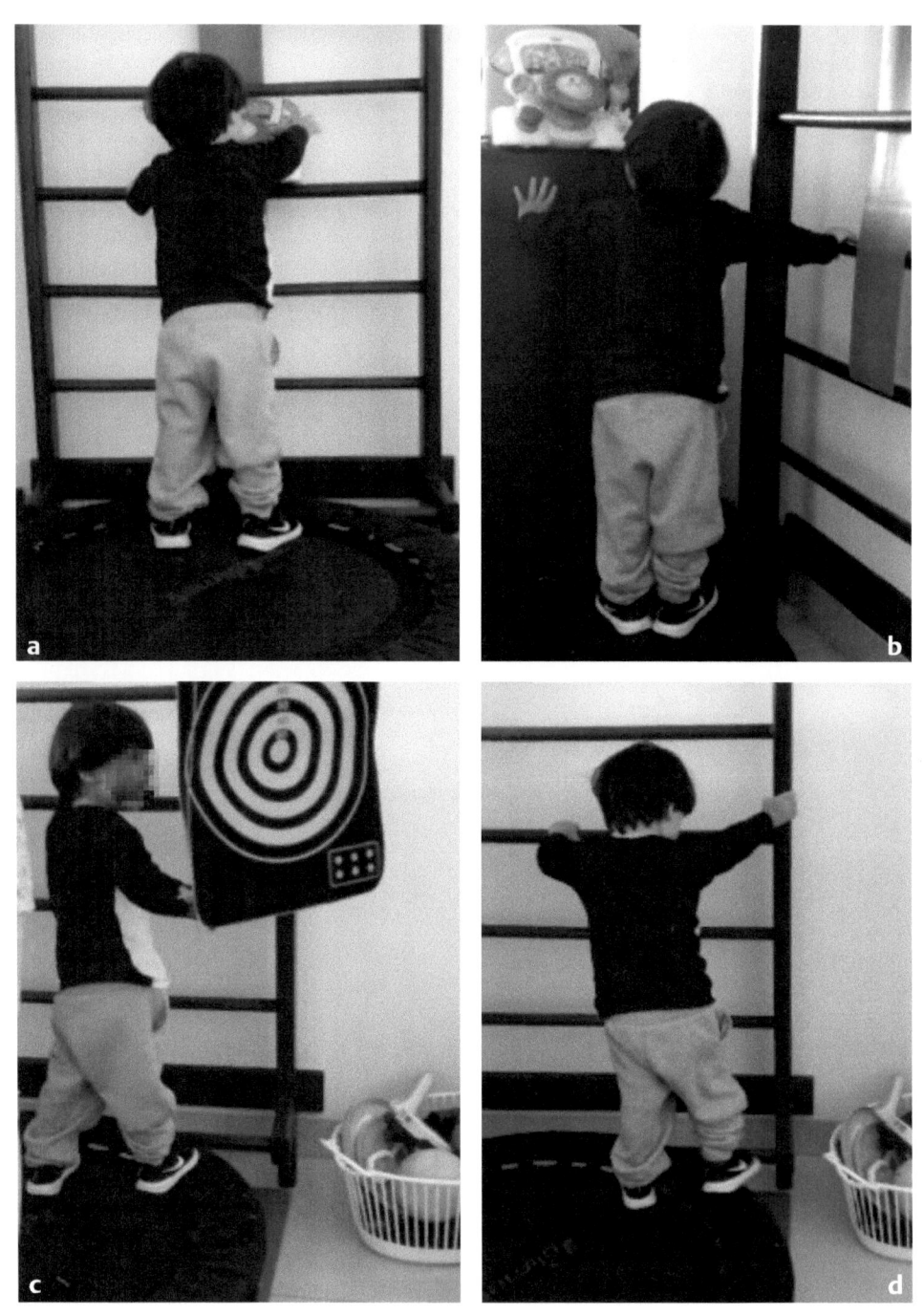

Fig. 35-1. Em pé, com apoio sobre o trampolim (**a**), manusear o brinquedo. (**b,c**) Rotação de tronco para alcançar o objeto, (**c**) tentativas de descer do trampolim. (Fonte: o autor.)

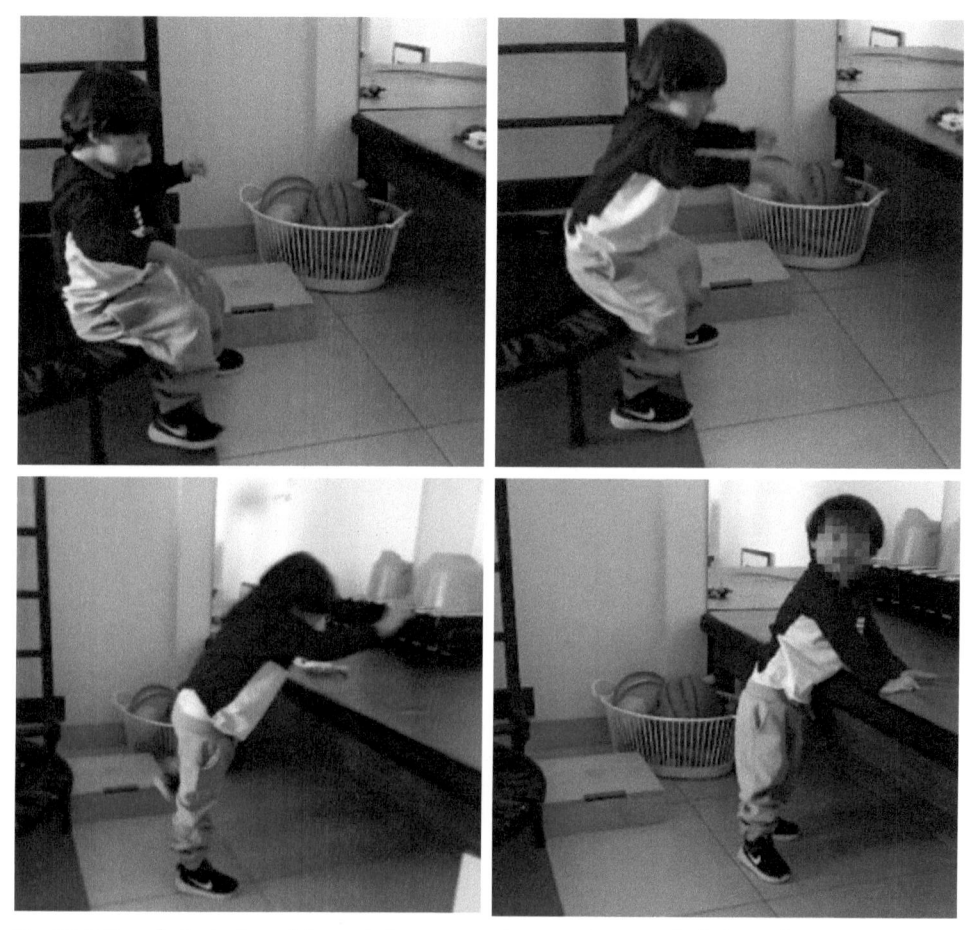

Fig. 35-2. Transferência da posição sentada para em pé sem apoio e marcha independente por pequenas distâncias. (Fonte: o autor.)

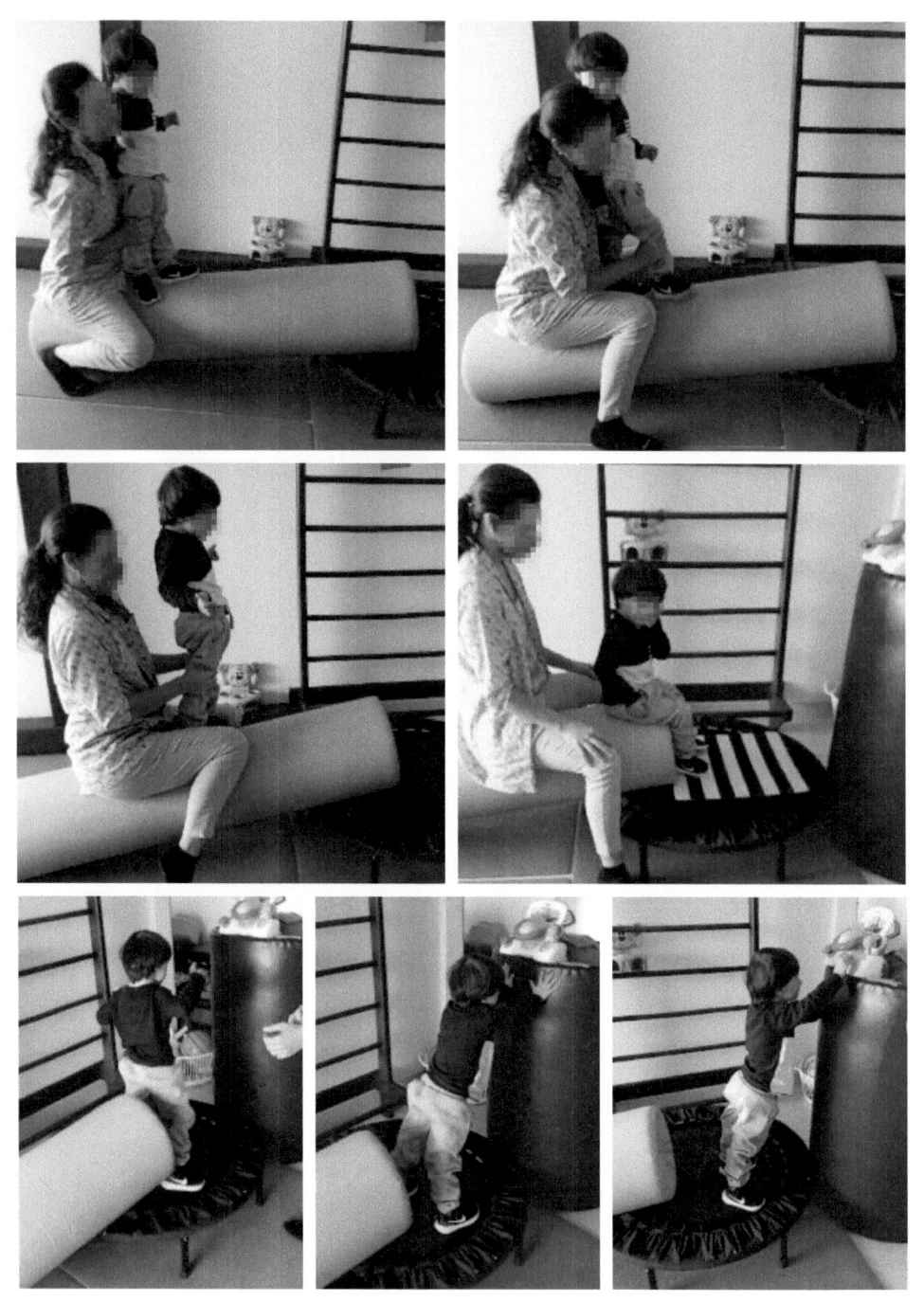

Fig. 35-3. Sequência das atividades funcionais: andar sobre o rolo inclinado com auxílio, transferência de sentado para em pé, marcha independente e exploração do objeto em pé. (Fonte: o autor.)

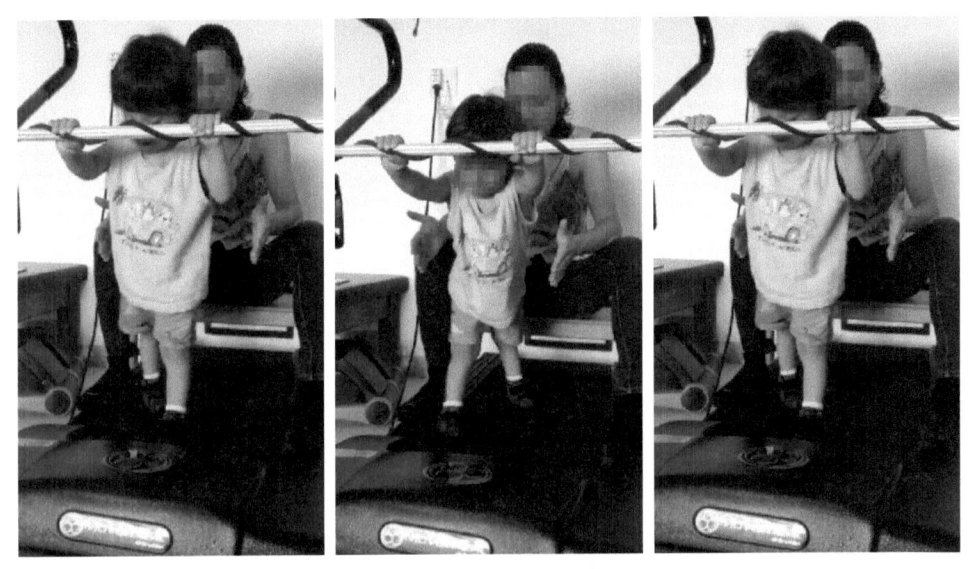

Fig. 35-4. Treino de marcha em esteira elétrica. (Fonte: o autor.)

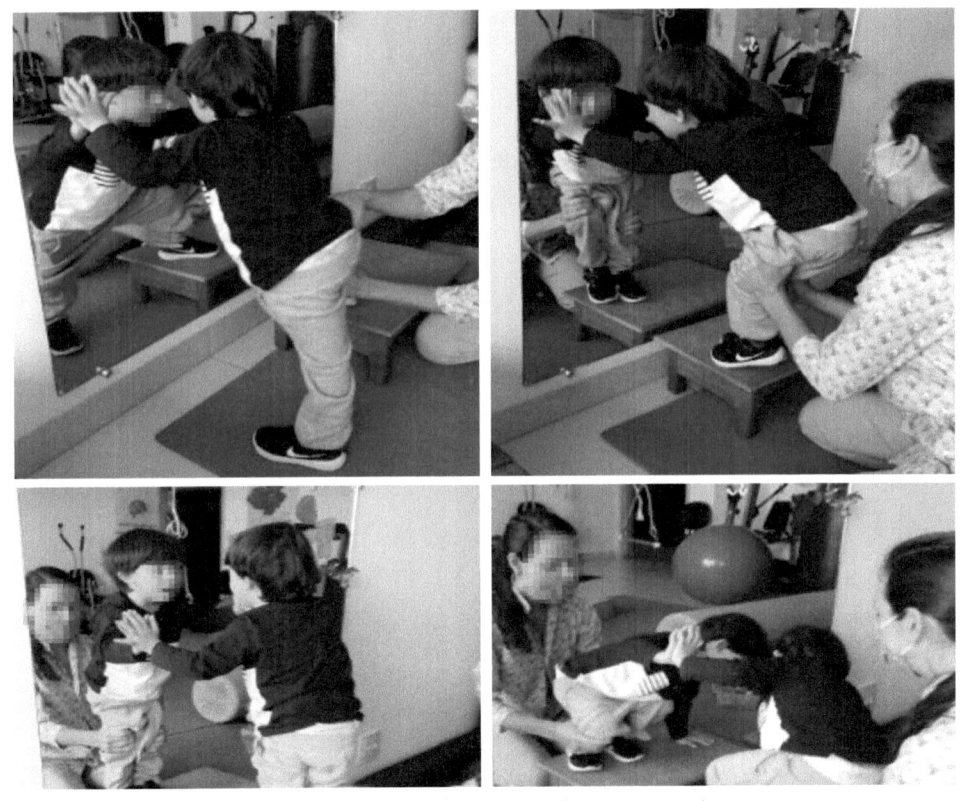

Fig. 35-5. Subir degraus e agachar com auxílio do terapeuta. (Fonte: o autor.)

o ambiente familiar, como estimular o uso de utensílios para comer e beber de forma independente, realizar a troca do berço pela cama e estimular a mobilidade independente na cama, estimular a autonomia para lavar mãos e iniciar escovação no banheiro, e diminuir a assistência do cuidador nessas atividades.

Caso Clínico 2
Criança A.L., 8 anos e 9 meses, com Transtorno do Desenvolvimento da Coordenação (TDC).

Histórico da criança
Nasceu a termo, com 40 semanas de idade gestacional e baixo peso ao nascimento (2.300 gramas). A mãe relata atraso nos marcos motores, com marcha independente após 1 ano e 3 meses, e desenvolvimento da fala aos 3 anos. A criança possui como comorbidade o Transtorno de Processamento Auditivo Central. Atualmente, não realiza atividade física regularmente. Em avaliação da maturidade cognitiva, foi classificada com nível médio superior, não apresentando, portanto, nenhuma alteração dessa função.

Instrumento Padronizado Aplicado
- *Developmental Coordination Disorder Questionnaire* (DCDQ-Brasil) com total de 46 pontos, sendo o pior desempenho na coordenação geral; MABC-2 com percentil total de 5%, alcançando pior percentil na dimensão de atirar e agarrar; na lista de checagem da MABC-2, foi observado maior comprometimento nos movimentos dinâmicos e/ou imprevisíveis (habilidades com bola e equilíbrio). O processo de intervenção completo, realizado entre outubro/2018 e abril/2019, e incluindo outras estratégias de intervenção, está descrito de forma completa em Oliveira (2019).[42] Para este capítulo foram apresentados somente aspectos relacionados com a meta de intervenção e o treinamento motor associado a essa meta.

Raciocínio para Tomada de Decisão e Estabelecimento dos Objetivos
O objetivo fisioterapêutico foi centrado na criança por meio do sistema de entrevista do PEGS 2ª edição. A criança tinha interesse em aprender a andar de bicicleta para brincar com os primos em atividades de lazer no fim de semana. A tentativa de aprender já havia sido feita, mas sem sucesso. Portanto, esse foi o objetivo estabelecido pela criança e era o que a motivava para o processo de intervenção. Considerando os dados avaliativos e a natureza complexa dessa tarefa, foram utilizadas as seguintes estratégias:

- Desmembramento do objetivo fisioterapêutico em etapas alcançáveis: subir na bicicleta, tentar pedalar com auxílio do fisioterapeuta e pedalar com equilíbrio;
- Estimular a organização espacial da criança e seu equilíbrio;
- Treinar o condicionamento cardiorrespiratório;
- Estimular a autoconfiança na capacidade de aprender a andar de bicicleta.

Intervenção sobre as Funções e Estruturas do Corpo
Para atingir tais propósitos, foram elaborados exercícios de equilíbrio desde o sentado sem o apoio dos pés até exercícios de equilíbrio em pé sobre espuma, com olhos abertos e fechados, e sobre o balanço. O condicionamento aeróbico foi realizado por meio do elíptico, considerando a similaridade dessa atividade com o pedalar da bicicleta (Fig. 35-6).

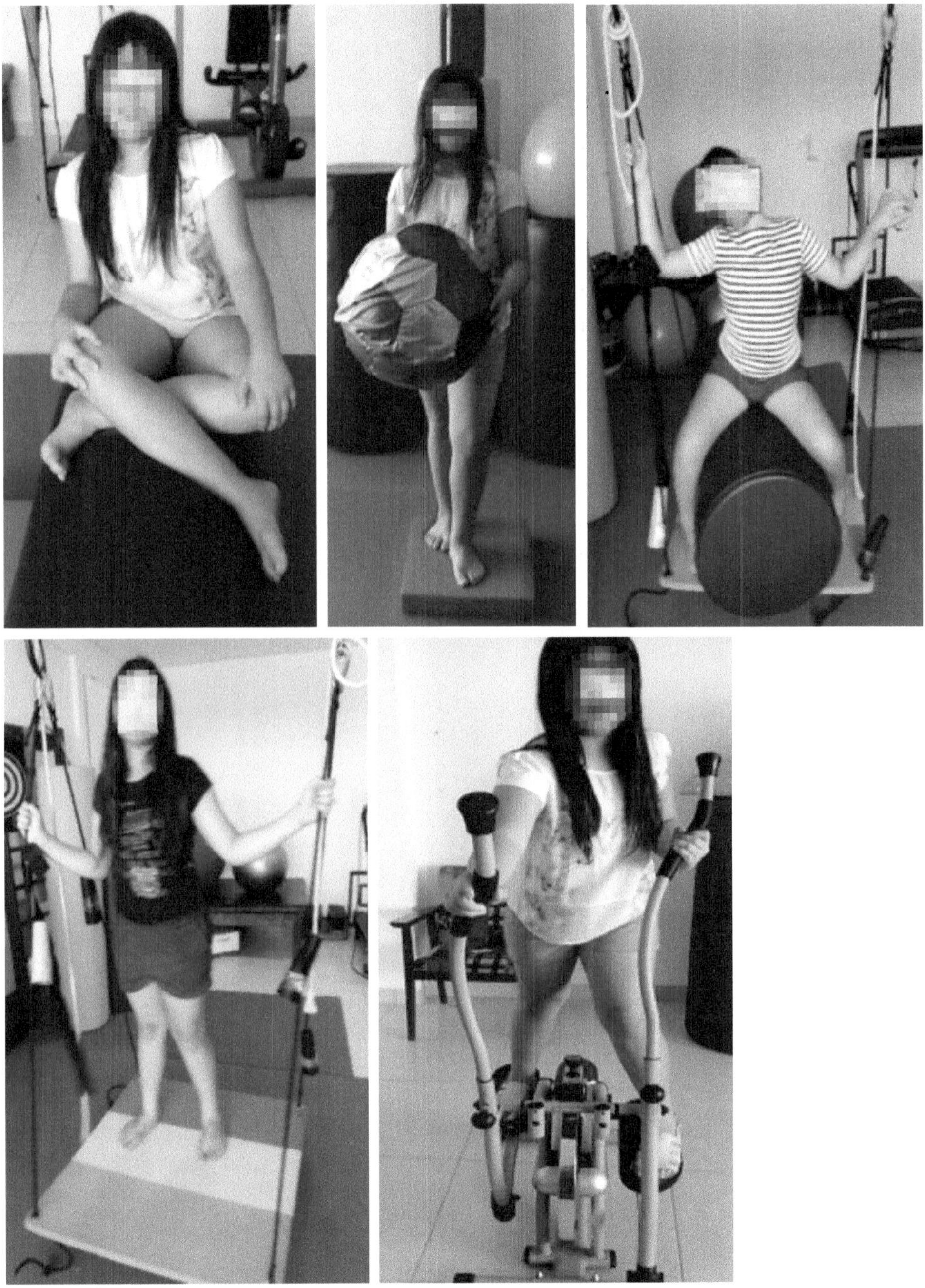

Fig. 35-6. Treino de equilíbrio sentada e em pé, mostrando a evolução na complexidade do estímulo com a base instável do balanço; e treino aeróbico com o elíptico. (Fonte: o autor.)

Intervenção com Foco na Atividade e Participação

Os treinos de subir na bicicleta e, subir e pedalar, foram usados como estratégia de treino direcionado à tarefa.[43] O alcance do objetivo/meta possibilitou à criança passear de bicicleta com sua irmã, impactando sua participação social (Fig. 35-7).

Intervenção sobre a Estrutura Ambiental e Importância da Família

Ao ser aplicado o PEGS 2ª edição, percebeu-se que a mãe tinha uma percepção muito menor da competência da filha do que a própria criança. Diante disso, a família foi orientada quanto à importância de estimular a criança e acreditar em sua capacidade de aprender novas coisas. A estratégia de desmembrar em partes uma tarefa complexa, conforme realizado no plano de tratamento, foi orientado à família como uma estratégia a ser utilizada para facilitar a aprendizagem motora.[44] Como devolutiva, a família mencionou o quanto o aprendizado de andar de bicicleta foi positivo para a autoconfiança da criança, e fez com que ela se arriscasse mais em novos aprendizados.

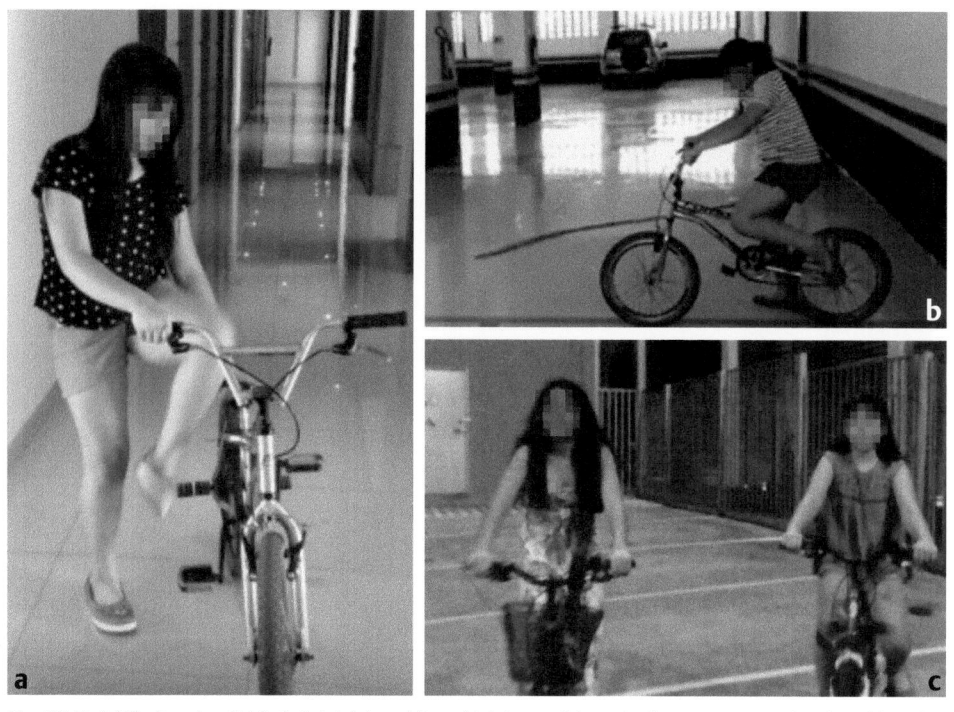

Fig. 35-7. (a) Treino da atividade inicial de subir na bicicleta e (b) evolução para a tentativa de subir e dar pedaladas. (c) A conclusão da aprendizagem da nova habilidade, passeando com a irmã. (Fonte: o autor.)

Tabela 35-2. Dados do processo avaliativo dos casos clínicos 1 e 2 relacionados com os fatores pessoais, ambientais, de estrutura e função do corpo, atividades e participação

	Dados Avaliativos/Componentes CIF	Caso clínico 1 Síndrome de Down 3 anos e 4 meses	Caso clínico 2 Transtorno do desenvolvimento da coordenação 8 anos e 9 meses
Estrutura e função do corpo	Musculoesquelético	■ Hipermobilidade articular. Joelho esquerdo valgo	■ Pés planos. Joelhos valgos
	Neuromotor	■ Hipotonia muscular global, com predomínio em musculatura de membros inferiores	■ Nenhuma alteração em tônus e reflexos tendinosos. Musculatura de membros superiores e inferiores com força normal
	Estomatognático	■ Alimenta-se bem, com adequada mastigação e deglutição	■ Sem alterações
	Geniturinário	■ Uso de fralda	■ Continência já adquirida
	Metabólico	■ Hipotireoidismo	■ Sobrepeso.
	Sensorial	■ Comprometimento da informação proprioceptiva postural, com déficit importante de equilíbrio em pé. Apresenta hiperacusia. Integridade do processamento das informações dos sistemas vestibular, tátil, visual, gustativo e olfativo	■ Transtorno do processamento auditivo central. Dificuldades perceptivo-motoras, com prejuízo do equilíbrio. Possível imaturidade vestibular e proprioceptiva
	Cognitivo	■ Comprometimento cognitivo leve	■ Desempenho normal
	Emocional	■ Dependência emocional materna importante	■ Calma, tranquila e participativa

(Continua)

Tabela 35-2. *Cont.* Dados do processo avaliativo dos casos clínicos 1 e 2 relacionados com os fatores pessoais, ambientais, de estrutura e função do corpo, atividades e participação

	Caso 1	Caso 2
Atividades e participação	<ul><li>**Comunicação:** fala em desenvolvimento, silabada e acompanhada de muitos gestos</li><li>**Aprendizagem:** demonstra boas habilidades de observação e percepção do ambiente ou tarefa; interage muito bem com brinquedos e aprende com pouca prática a forma de brincar; tem maiores dificuldades em atividades que envolvem solução de problemas. Gosta de música, tenta cantar e realiza os gestos relacionados com a música</li><li>**Mobilidade:** anda com apoio lateral horizontal e vertical; dá alguns passos livres em apoio (pequenas distâncias). Pouco equilíbrio dinâmico em pé</li><li>**Autocuidado:** dependente para as atividades de autocuidado como vestir a roupa e calçar sapatos. Não come sozinho. Toma banho na banheira</li><li>**Interações e relacionamentos interpessoais:** tem boa habilidade de relacionamento interpessoal, mas é bastante inseguro na ausência da mãe. Pede bastante colo da mãe, dos terapeutas e dos professores</li><li>**Áreas principais da vida:** frequenta escola regular, com boa participação social nas atividades, mas chora ao ser deixado na escola.</li><li>**Recreação e lazer:** brinca em parquinhos de onde mora</li></ul>	<ul><li>**Comunicação:** fala legível; bom desempenho na escrita, porém, relata lentidão quando comparado aos colegas</li><li>**Aprendizagem:** atenção um pouco comprometida em ambientes com barulho, por exemplo, na sala de aula. Dificuldades para aprender novas habilidades motoras. É desorganizada com seus pertences da escola e do seu quarto</li><li>**Mobilidade:** dificuldade em movimentos mais complexos como esportivos, habilidades com bola, andar de bicicleta. Evita esportes</li><li>**Autocuidado:** realiza de forma independente. Vida doméstica: participa da vida familiar, mas é desorganizada</li><li>**Interações e relacionamentos interpessoais:** possui boa habilidade de se relacionar com as pessoas e faz amizades. Não consegue participar de todas as atividades com os primos por conta da limitação na coordenação motora (por exemplo: andar de bicicleta)</li><li>**Recreação e lazer:** brinca com primos e irmãs</li></ul>
Fatores ambientais	<ul><li>Tem muito apoio e afeto por parte da família, que apresenta uma postura mais protetora. Toma banho na banheira</li></ul>	<ul><li>Realiza as provas escolares em sala isolada dos colegas em razão do barulho. Possui apoio social no ambiente escolar e familiar. A família preocupa-se com seu desempenho porque não consegue acompanhar as brincadeiras com primos mais novos</li></ul>

Fonte: o autor.

CONCLUSÃO

O capítulo apresentou uma abordagem fisioterapêutica atual baseada no modelo da CIF, que consolida a importância dos objetivos direcionados ao aumento de habilidades para realização de atividades funcionais e participação na comunidade. Tanto o processo de avaliação, considerando componentes da CIF, os instrumentos padronizados disponíveis, o raciocínio para tomada de decisão a partir dos resultados encontrados, a participação da família e o planejamento da intervenção demonstrados, ilustram a operacionalização teórico-prática do conteúdo abordado. Considerando a literatura recente, o caminho da reabilitação da criança traz foco, sempre que possível, sobre seus desejos, autonomia, favorecimento dos vínculos familiares e de sua inclusão social.

> **Tarefa de Laboratório**
> **Pensando no item Participação!**
>
> Refletir sobre a importância da participação social na vida da criança.
> Brincar entre seus pares faz uma criança muito feliz! Nesse capítulo descrevemos o relato do caso de duas crianças cujos objetivos fisioterapêuticos no âmbito da Atividade e da Participação eram importantes para sua inclusão social: a marcha independente e o andar de bicicleta.
> Você acha que correr, pular, andar de patinete e andar de patins são atividades motoras importantes para a participação social? Pensando nisso, escolha uma dessas atividades/brincadeiras e identifique
> - Qual a sequência dos movimentos para realizar esta atividade motora (etapas de progressão para iniciar e finalizar a atividade/brincadeira)? Exemplo: Pensando no pular, os movimentos seriam: movimento de agachar, impulso para estender o corpo com auxílio dos braços e retirada dos pés do chão, seguido da aterrissagem no chão com o toque dos pés e ajustes corporais para manter-se ereto.
> - Quais as estruturas ou funções do corpo devem ser treinadas para que a criança consiga realizar essa sequência de movimentos durante a realização da atividade motora

REFERÊNCIAS BIBLIOGRÁFICAS

1. Silva HL, Bezerra FHG, Brasileiro IC. Avaliação de materiais de educativos para o desenvolvimento neuropsicomotor da criança. Rev Bras Promoç Saúde. 2017;30(3):1-6.
2. Silveira RA, Cardoso FL, Souza CA. Avaliação do desenvolvimento motor de escolares com três baterias motoras: EDM, MABC-2 e TGMD-2. Revista Cinergia. 2014;15(3):140-47.
3. Morgado CFR. Motricidade fina de crianças em idade pré-escolar. 2017. (Dissertação de Mestrado) Almada, PT: Instituto Piaget Campus Universitário de Almada. (Acesso em 14 ul 2020). Disponível em: <https://docplayer.com.br/77333863-Motricidade-fina-de-criancas-em-idade-pre-escolar.html>
4. Gallahue DL, Ozmun JC, Goodway JD. Compreendendo o Desenvolvimento motor: bebês, crianças, adolescentes e adultos. 7. ed. Porto Alegre: AMGH; 2013.
5. Nobre FSS, Coutinho MTC, Valentini NC. A ecologia do desenvolvimento motor de escolares litorâneos do Nordeste do Brasil. Journal of Human Growth and Development. 2014;24(3):263-73.
6. Andrade PM, Ferreira FO, Haase VG. O uso da CIF através do trabalho interdisciplinar no AVC pediátrico: relato de caso. Contextos Clínicos. 2009;2:27-39.
7. Andrade PMO, Ferreira FO, Vasconcelos AG, Lima EP, Haase VG. Perfil cognitivo, déficits motores e influência dos facilitadores para reabilitação de crianças com disfunções neurológicas. Rev Paulista Pediatr. 2011;29(3):320-27.
8. Santos MCS. Adaptação da Escala de desenvolvimento motor para crianças com baixa visão dos sete aos dez anos de idade. 2019. (Dissertação de Mestrado) Uberaba, MG: Universidade Federal do Triângulo Mineiro, 2019. (Acesso em 12 jul 2020). Disponível em: <http://bdtd.uftm.edu.br/handle/tede/587>

9. Organização Mundial da Saúde (OMS), Organização Panamericana de Saúde (OPAS). CIF – Classificação Internacional de Funcionalidade, Incapacidade e Saúde. São Paulo: USP; 2003.
10. Organização Mundial da Saúde. Como usar a CIF: Manual Prático para o Uso da Classificação Internacional de Funcionalidade, Capacidade e Saúde. Versão preliminar para discussão. Genebra: OMS. Outubro de 2013.
11. Castro GG, Nascimento LCG, Figueiredo GLA. Aplicabilidade da CIF-CJ na avaliação de crianças com deficiências e o apoio familiar: uma revisão integrativa da literatura. Rev CEFAC. 2020;22(1).
12. Rodrigues LP, Saraiva L, Gabbard C. Development and structural validation of an inventory for assessing affordances the home environment for motor development. Research quarterly for exercise and sport. 2005;76:140-8.
13. Caçola PM, Gabbard C, Montebelo MIL, Santos DCC. Further Development and Validation of the Affordances in the Home Environment for Motor Development–Infant Scale (AHEMD-IS). Physical Therapy. 2014;95(6):901-23.
14. Caçola PM, Gabbard C, Montebelo M, Santos DCC. The new affordances in the home environment for motor development – infant scale (AHEMD-IS): Versions in English and Portuguese languages. Braz J Phys Ther. 2015;19(6):507-25.
15. Rosa Neto F. Manual de Avaliação Motora. 3. ed.Florianópolis: DIOESC; 2015.
16. Russel DJ, Rosenbaum PL, Wrigth M, Avery LM. Gross Motor Function Measure (GMFM-66 & GMGM-88): User's Manual. 2nd ed. Londres: MacKeith Press; 2013.
17. Russel DJ, Rosenbaum PL, Wrigth M, Avery LM. Medida da Função Motora Grossa (GMFM-66 & GFMM-88): manual do usuário – segunda edição. Tradução Laura Tomé Cyrillo, Maria Cristina dos Santos Galvão. São Paulo: Memnon; 2015.
18. Henderson S, Sugden DA, Barnett AL. Movement Assessment Battery for Children – 2. 2nd ed. (Movement ABC-2). London: Pearson; 2007.
19. Ramalho MHS, Valentini NC, Muraro CF, Gadens R, Nobre GC. Validação para língua portuguesa: Lista de Checagem da Movement Assessment Battery for Children. Motriz. 2013;19(2):423-31.
20. Bakke HA. Adaptação e validação do MABC-2 para crianças com baixa visão. Orientadora: Silvia Wanick Sarinho. Coorientadora: Maria Teresa Cattuzzo. (Tese de Doutorado) Recife, PE: Universidade Federal de Pernambuco; 2015. 123 f.
21. Folio R, Fewell R. Peabody Developmental Motor Scales-2. Austin, TX: Pro-Ed, 2000.
22. Saraiva L, Rodrigues LP, Barreiros J. Adaptação e validação da versão portuguesa Peabody Developmental Motor Scales-2: um estudo com crianças pré-escolares. Revista da Educação Física. 2011;22(4):511-21.
23. Haley SM, Coster WJ, Ludlow LH, Haltiwanger JT. Pediatric evaluation of disability inventory: development, standartization and administration manual. 1.0. Boston, MA: New England Medical Center; 1992.
24. Haley SM, Coster WJ, Dumas HM, Fragala-Pinkham MA, Moed R. PEDI-CAT: development, standardization and administration manual. Boston: Boston University; 2012.
25. Mancini MC. Inventário de avaliação pediátrica de incapacidade (PEDI): manual da versão brasileira adaptada. Belo Horizonte: UFMG; 2005. 194 p.
26. Mancini MC, Coster WJ, Amaral MF, Avelar BS, Freitas R, Sampaio RF. New version of the Pediatric Evaluation of Disability Inventory (PEDI-CAT): translation, cultural adaptation to Brazil and analyses of psychometric properties. Braz J Phys Ther. 2016;20(6):561-70.
27. Ulrich DA. Test of gross motor development-2. Austin: Tx: Pro-Ed; 2000.
28. Valentini NC, Barbosa MLL, Cini GV, Pick RK, Spessato BC, Balbinotti MAA. Teste de Desenvolvimento Motor Grosso: Validade e consistência interna para uma população Gaúcha. Rev Bras Cineantropom Desempenho Hum. 2008;10(4):399-404.
29. Pollock N, Missiuna C. The Perceived Efficacy and Goal Setting System. 2nd ed. Canadá: CanChild; 2015.
30. Ruggio CIB. Adaptação transcultural do Perceived Efficacy and Goal Setting System – PEGS para crianças brasileiras. (Dissertação de Mestrado) Belo Horizonte: Universidade Federal de Minas Gerais; 2008.

31. Wilson BN, Kaplan BJ, Crawford SG, Campbell, A, Dewey D. Reliability and validity of a parent questionnaire on childhood motor skills. Am J Occup Ther. 2000;54(5):484-93.
32. Prado MSS, Magalhães LC, Wilson BN. Cross-cultural adaptation of the Developmental Coordination Disorder Questionnaire for brazilian children. Rev Bras Fisioter. 2009;13(3):236-43.
33. Mélo ES, Ribeiro KSQS, dos Santos JP, Coelho HFC, Farias DN. Perfil de crianças e cuidadores em serviços de fisioterapia neuropediátrica. Temas em Saúde. 2018;18(2):59-75.
34. Azevedo TLA, Della Barba PCS. Avaliação da estimulação e apoio no ambiente familiar. Rev Ter Ocup Univ São Paulo. 2017;28(2):198-205.
35. Mattos BM, Bellani CDF. A importância da estimulação precoce em bêbes portadores de Síndrome de Down: revisão de literatura. Rev Bras Terap Saúde. 2010;1(1):51-63.
36. Santos LDS, Barbosa ASS, Santana AFSG, Monteiro LFT. A participação da família no trabalho de reabilitação da criança com microcefalia. Ciências Biológicas e de Saúde Unit. 2017;4(2):189-202.
37. Cossio AP, Pereira APS, Rodriguez RCC. Benefícios e Nível de Participação na Intervenção Precoce: Perspectivas de Mães de Crianças com Perturbação do Espetro do Autismo. Rev Bras Educ Esp. 2017;23(4):505-16.
38. Araújo PM, Gonçalo TP, Cazeiro APM. Participação da família no tratamento terapêutico ocupacional. Rev Ter Ocup Univ São Paulo. 2018;29(3):254-62.
39. Souza DS, Souza JMM, Santos SCF. A participação ativa da família nos atendimentos de estimulação precoce em crianças de zero a seis anos evidencia benefícios: uma revisão sistemática. Educação Física em Revista. 2018;12(1):64-75.
40. Pretto LM, Fassbinder TRC, Llano DC, Bonamigo ECB, Winkelmann ER. Formas de estimulação motora para aquisição e execução da marcha em crianças. Revista Contexto & Saúde. 2009;8(16):111-20.
41. Souza JS, Knobel KAB. Guia ilustrado de orientações a cuidadores de crianças com deficiências neuromotoras. ConScientiae Saúde. 2019;18(1):8-17.
42. Oliveira SF. Programa individualizado de intervenção para desenvolvimento de habilidades motoras e autorregulatórias em crianças com Transtorno do Desenvolvimento da Coordenação. (Tese de Doutorado) São Carlos, SP: Universidade Federal de São Carlos; 2019.
43. Lucas BR, Elliott EJ, Coggan S, Pinto RZ, Jirikowic T, McCoy SW, et al. Interventions to improve gross motor performance in children with neurodevelopmental disorders: a meta-analysis. BMC Pediatr. 2016;16(1):193.
44. Tani G, Freudenheim AM, Meira Júnior CM, Corrêa UC. Aprendizagem motora: tendências, perspectivas e aplicações. Rev Paul Educ Fís. 2004;18:55-72.

AVANÇOS NA ENGENHARIA DA REABILITAÇÃO NEUROFUNCIONAL
Tecnologia a Serviço da Reabilitação

CAPÍTULO 36

Angela Abreu Rosa de Sá ▪ Marcela Malaquias Silva
Ludymila Ribeiro Borges ▪ Rhaíra Helena Caetano e Souza
Andressa Rastrelo Rezende ▪ Camille Marques Alves
Daniela de Cássia Silva ▪ Isabela Alves Marques
Gustavo José Luvizutto ▪ Eduardo Lázaro Martins Naves

INTRODUÇÃO

A engenharia de reabilitação é o uso de princípios de engenharia para: (1) desenvolver soluções e dispositivos tecnológicos para auxiliar pessoas com deficiência e (2) auxiliar na recuperação das funções físicas e cognitivas perdidas em decorrência de doenças ou lesões. Os engenheiros de reabilitação projetam e constroem dispositivos e sistemas para atender a uma ampla gama de necessidades que podem ajudar os indivíduos com perda da mobilidade, comunicação, audição, visão e cognição. Essas ferramentas ajudam as pessoas nas atividades do dia a dia relacionadas com emprego, vida independente e educação.

A engenharia de reabilitação pode envolver observações relativamente simples de como os indivíduos realizam tarefas e fazer adaptações para eliminar compensações e desconforto. Na outra ponta do espectro também inclui interfaces sofisticadas de cérebro e computador que permitem que um indivíduo com deficiência grave opere computadores e outros dispositivos simplesmente pensando na tarefa que deseja realizar. Além disso, os engenheiros de reabilitação também aprimoram os métodos de reabilitação padrão para recuperar as funções perdidas em virtude de distúrbios neurológicos adultos e pediátricos.

Neste capítulo serão apresentadas algumas técnicas e dispositivos que podem auxiliar na reabilitação de indivíduos com disfunção neurológica.

NEUROFEEDBACK

Biofeedback é um tratamento não farmacológico no qual o paciente aprende a controlar, de forma indireta, as funções do seu corpo que são involuntárias, como tensão muscular, pressão sanguínea, temperatura, ondas cerebrais e frequência cardíaca. Quando acontece algum estímulo negativo, uma reação fisiológica pode causar uma disfunção no corpo. Dessa forma, o *biofeedback* mostra essas reações fisiológicas para os pacientes através de um *feedback* visual, audível ou tátil.[1]

Nesse contexto, o *neurofeedback* é um tipo específico de *biofeedback* que mensura a atividade do cérebro. O *neurofeeback* mapeia o cérebro e as funções cognitivas através do uso da eletroencefalografia (EEG), o motivo pelo qual também é conhecido como EEG *Biofeedback*. Através do equipamento de *neurofeedback*, a terapia oferece ao paciente o poder de utilizar o pensamento para controlar o corpo, geralmente para melhorar sua condição de saúde ou desempenho físico. Em uma terapia de *neurofeedback*, as ondas cerebrais são fornecidas como *feedbacks* para o usuário. E utilizando esse *feedback* o usuário pode adaptar, voluntariamente, sua atividade cerebral para atingir o limiar desejado. Assim, uma equipe médica pode treinar os pacientes, por exemplo, para reduzir ou eliminar tensão muscular e alcançar um estado relaxado e, consequentemente, reduzir a hiperatividade e tremor. Este tratamento pode melhorar a capacidade mental do paciente e reduzir sua ansiedade sem causar dor ou efeitos colaterais.[2]

O *neurofeedback* fornece informações em tempo real sobre as ondas cerebrais do paciente, e assim elas podem ser utilizadas para desenvolver estratégias de autoaprendizado para modular sua própria atividade cerebral.[3] Essa terapia segue o princípio do condicionamento operante, que é um método de aprendizado que ocorre por meio do reforço de comportamentos específicos, com recompensa ou punição.[4] De acordo com,[5] foi comprovado que indivíduos podem aprender a modular tarefas relacionadas com atividade cerebral através de repetidas sessões de *neurofeedback*. E, considerando que não é um procedimento invasivo e não utiliza nenhum medicamento, os efeitos colaterais deste tratamento são minimizados.[1]

Com base nos princípios de aprendizado implícito e neuroplasticidade, o *neurofeedback* é utilizado para ensinar indivíduos como modificar suas atividades elétricas do cérebro para autorregular seu estado psicofisiológico.[6] E, também, os dados provenientes do corpo humano em terapias de *neurofeedback* sugerem informações que podem resultar em um paradigma de treinamento mental que pode ser empregado na reabilitação. O treinamento mental implica que determinado movimento está sendo executado mentalmente: o paciente é instruído a imaginar que está, por exemplo, esticando o braço abrindo a mão, pegando um copo na mesa etc. Durante o treinamento mental, o sinal EEG é coletado por um equipamento BCI (do inglês, *Brain Computer Interface*) e permite ao paciente receber *feedback* desse sinal biológico, por exemplo, em um cenário de jogo, onde o usuário poderia controlar um personagem com suas ondas cerebrais.[7] O treinamento em *neurofeedback* envolve estruturas de aprendizagem no cérebro que necessitam de treinamento repetitivo com *feedback* e recompensa. Assim, para melhorar o engajamento do paciente, é necessário fazer tarefas mais fascinantes e estimulantes através de jogos com realidade virtual que usam modalidades sensoriais e táteis como *feedback*.[8]

Na prática neurológica, os sistemas BCI são utilizados para a reabilitação de pacientes com deficiências motoras causadas por lesões.[7] *Neurofeedback* tem sido sugerido para reabilitação pós-Acidente vascular cerebral (AVC), pois pode restaurar a homeostase do cérebro e aumentar a neuroplasticidade e, assim, potencializar e facilitar a recuperação, em particular se combinado com fisioterapia.[9,10] Pesquisas existentes demonstraram correlação entre a função do cérebro e o comportamento, e o *neurofeedback* possibilita ao paciente fazer a modulação voluntária da atividade cerebral. Assim, com uma estratégia adequada, este conhecimento pode ser utilizado por terapeutas para melhorar déficits comportamentais por meio do controle da atividade cerebral, e, também, o treinamento utilizando movimentos imaginários frequentemente é utilizado em reabilitação de AVC para detectar alteração na oscilação da atividade do cérebro relacionada com a intenção motora. O treinamento do córtex motor via *neurofeedback* pode ser considerado para melhorar a atividade motora cortical prejudicada e restaurar as funções motoras nos pacientes.[10,11]

Contudo, o *neurofeedback* requer um esforço consciente do paciente para reorganizar as ondas cerebrais. Atualmente, o *neurofeedback* tem sido utilizado para tratar déficits cognitivos associados a outras desordens neurológicas: lesão cerebral traumática, déficit de atenção, epilepsia, espectro de autismo, dislexia e fibromialgia.[3] Uma grande variedade de aplicações de *neurofeedback* utiliza sistemas BCI para melhorar o desempenho cognitivo de indivíduos saudáveis, habilidades na fala, gerenciamento da dor e deficiência de aprendizagem.[8]

Não obstante, diversos estudos sugerem que o *neurofeedback* tem alta eficácia para desordens neurológicas, somáticas e mentais. Dentre as desordens mentais estão incluídas depressão, anorexia, esquizofrenia, neuroses, abusos de substâncias, déficit de atenção e doença de Alzheimer. Todavia, é importante lembrar que os benefícios do efeito do *neurofeedback* dependem do correto posicionamento dos eletrodos EEG, da seleção adequada do protocolo e de um número específico de sessões.[12]

A área de *neurofeedback* tem-se desenvolvido rapidamente e inseriu novas abordagens, como a inserção da tecnologia em tempo real de ressonância magnética funcional (fMRI, do inglês, *Functional Magnetic Ressonance Imaging*). Nos últimos anos tem crescido o número de aplicações para induzir alterações no comportamento utilizando o fMRI *neurofeedback*. Esta técnica utiliza a oxigenação sanguínea para apresentar um *feedback* para o participante e auxiliar na modulação da atividade cerebral.[4] Além disso, diversas evidências sugerem que a eficácia do fMRI *neurofeedback* no tratamento de desordens de neurodesenvolvimento e neuropsiquiátricas, como déficit de atenção, ansiedade e espectro de autismo.[4] Os resultados de pesquisas recentes indicam que fMRI *neurofeedback* permite uma autorregulação da atividade do cérebro e pode acarretar efeitos comportamentais.[4]

Considerando os avanços tecnológicos, na última década foram realizadas diversas pesquisas com sistemas *neurofeedback wireless*. Entretanto, a validação desses sistemas *wireless* para a prática ou aplicação clínica ainda é limitada.[5] Contudo, o interesse clínico em *neurofeedback* cresceu nos últimos anos e, sem dúvida, influenciou a queda dos custos desta tecnologia, pois o número de clínicas especializadas e publicações científicas aumentou muito.[6]

Perante o exposto, já existem evidências que sugerem que *neurofeedback* pode promover uma autorregularão fisiológica e gerar benefícios para o paciente e, assim, contribuir para a melhora de disfunções neurológicas. Ademais, é importante ressaltar que o *neurofeedback* é uma técnica não invasiva, segura, fácil de executar, e o preço comercial do equipamento está se tornando mais acessível para os profissionais da área da saúde. Assim, o *neurofeedback* pode auxiliar na melhora dos sintomas clínicos e otimizar o processo de reabilitação do paciente, pois essa técnica pode ser utilizada, também, como complemento de outras modalidades de terapias de reabilitação já existentes.

REABILITAÇÃO NEUROFUNCIONAL E SISTEMAS DE EEG SEM FIO PORTÁTEIS E CONVENCIONAIS

As intenções inerentes do ser humano em se comunicar com o meio externo permitem o elo entre sistemas de reconhecimento e processamento dos sinais cerebrais e o desenvolvimento e aplicação de terapias de reabilitação neurofuncional. Embora diversas técnicas não invasivas de captura dos sinais cerebrais tenham sido difundidas nos últimos anos, como fMRI, MEG, TMS, PET e fNIRS, o EEG ainda se sobressai como a técnica mais barata e com melhor relação custo-benefício dentre elas. Com o EEG é possível identificar uma rápida variabilidade dos parâmetros nos sinais cerebrais dos indivíduos, possibilitando aplicações na reabilitação neurofuncional. A Figura 36-1 mostra a arquitetura geral de um sistema de reabilitação neurofuncional com o uso do EEG.

O sinal cerebral capturado via EEG é o mais aplicado em interfaces cérebro-computador (ICCs), por conta de seu baixo custo, boa resolução espacial, boa resolução temporal, ampla medição no escalpo, por ser não invasiva e por ter sido vastamente explorada em dispositivos portáteis sem fio. O sinal EEG pode ser medido de 100 a +100 microvolts (μV), com quantidade específica de eletrodos pelo escalpo, podendo ser de 1 a 256 eletrodos, ativos ou passivos. A principal informação do sinal EEG extraído é a categorização em bandas de frequência, podendo ser divido em ondas delta (0,1-4 Hz), theta (5-8 Hz), alpha (8-14 Hz), high alpha (11-14 Hz), beta (15-30 Hz) e gama (> 30 Hz), por exemplo.

O sinal EEG registrado sofre flutuações de voltagem provocadas pelo fluxo de corrente iônica durante excitações sinápticas nos neurônios cerebrais.[13] Para o uso do sinal EEG na reabilitação neurofuncional, sinais de controle são processados a partir de sinais neurofisiológicos, indicativos das intenções do indivíduo. Os sinais de controle mais extensivamente explorados a partir do sinal EEG são: SCP, P300, MI, MRCP, ErrP, SSVEP, SSAP e SSSE.[14] Duas abordagens recentes relativas aos paradigmas de potenciais corticais estão relacionadas com os potenciais MRCP e ErrP. As técnicas mais comumente difundidas na literatura dizem respeito aos paradigmas SSVEP e P300. A seguir falaremos um pouco sobre elas.

O potencial cortical associado ao movimento (MRCP) é um desvio negativo de baixa frequência no sinal EEG registrado que acontece aproximadamente 2 s antes da produção do movimento voluntário. O MRCP replica os processos corticais empregados no planeja-

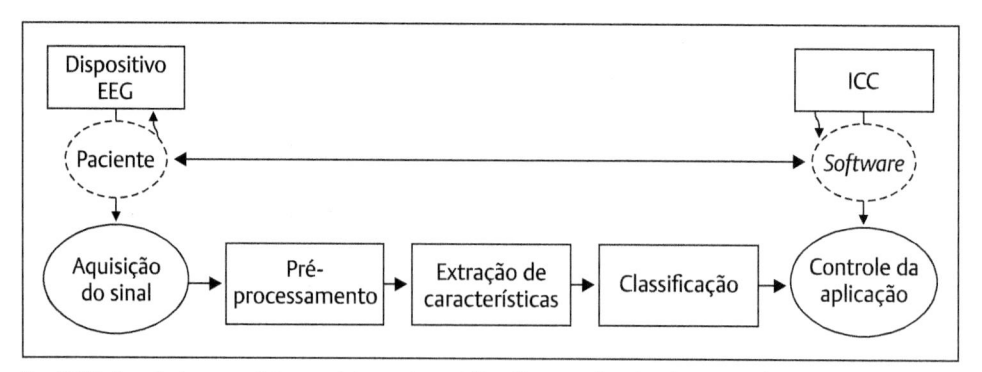

Fig. 36-1. Arquitetura geral de um sistema de reabilitação neurofuncional. A conexão entre paciente e *software* é feita de forma direta pelo *feedback* visual para intervenção no sinal de entrada do sistema. O sinal EEG deve ser processado e classificado para que controle de forma eficiente o sistema virtual. (Fonte: o autor.)

mento e preparação do movimento.[15] É um sinal importante nas aplicações ICC em que há um atraso entre a intenção e o ato de movimento, sendo crucial um *feedback* do sistema para induzir a plasticidade.[14] O sinal de potencial relativo ao erro (ErrP) é um desafio na implementação em tempo real, pois está intimamente relacionado com o erro associado ao evento e sua percepção. O ErrP ocorre quando há uma incoerência entre a intenção do usuário em gerar uma tarefa e a resposta da ICC de interesse.[16] Esse potencial ocorre quando o usuário quer mover o avatar de um sistema virtual para a direita, mas sem querer o move para a esquerda e percebe sua falha, por exemplo.

O potencial P300 é o paradigma mais difundido em aplicações na neurociência e tem origem na região Pz do cérebro, descoberto em 1988,[17] sendo ~300 ms após a ocorrência de um estímulo. Geralmente o potencial P300 é originário de estímulo em *flashes* sucessivos, podendo ser símbolos ou letras combinados. O potencial P300 não exige treinamento prévio, porém, ele é susceptível a eventos não controlados e mínimos que circundam o indivíduo, podendo ser facilmente enviesado. O potencial SSVEP é um potencial evocado estacionário relativo ao estímulo visual que surge quando o usuário está susceptível a estímulos periódicos como uma luz piscando. O potencial estacionário que reflete o sinal SSVEP é equivalente às frequências do sinal EEG e deve ser precisamente distinguível na faixa de frequência de 6 a 30 Hz.[18]

Os principais paradigmas apontados são fonte de informação no controle e aplicação de sistemas com ICC, que podem ser utilizados no diagnóstico e reabilitação neurofuncional de indivíduos. Os dispositivos EEG convencionais, robustos (com muitos canais) e com fio exigem ambiente controlado para sua utilização, em condições laboratoriais, podem ou não ser vestíveis e não são de baixo custo. Na Tabela 36-1 citamos os mais explorados em trabalhos recentes da literatura, sendo todos com eletrodos secos, vestíveis, com o preço em dólares (4$: > 1.000 e < 25.000; 5$: > 25.000) e com comunicação dos dados sem fio.

Tabela 36-1. Dispositivos EEG robustos e vestíveis

Dispositivo EEG	Preço	Taxa de amostragem	N canais	Modelo do dispositivo	Ano de lançamento
ANT Neuro (www.ant-neuro.com)	4$/5$	Até 16 kHz	32-256	eego mylab / eego sports	2013/2015
Neuroelectrics (https://www.neuroelectrics.com/)	4$	125-500 Hz	8-32	STARSTIM; ENOBIO	2011
G.tec (https://www.gtec.at/)	4$	500 Hz	8-64	g.NAUTILUS series	2016
Cognionics (https://www.cgxsystems.com/)	4$	250/500/1k/2k Hz	8-30;64-128	Quick	2014
Brain Products (https://www.brainproducts.com/)	4$	250/500/1k Hz	8-64	LiveAmp	2014
Brain Products (https://www.brainproducts.com/)	5$	10 kHz	32-160	AntiCHamp	2018
Advanced Brain Monitoring (https://www.advancedbrainmonitoring.com/)	5$	256 Hz	10-24	B-alert	2013

Fonte: o autor.

Algumas importantes marcas não foram incluídas na tabela por não se tratarem de dispositivos vestíveis (BioSemi, EGI e Compumedics Neuroscan) ou por não terem eletrodos secos (Wereable Sensing, alguns modelos da OpenBCI, BioSemi, mBrainTrain e Mitsar).

Os principais dispositivos EEG comerciais, portáteis e vestíveis são apresentados na Tabela 36-2, com o preço em dólares ($: < 200, $$: 200~300, $$$: > 300 e < 1.000), número de canais, taxa de amostragem, modelo do dispositivo e ano de lançamento. Todos os dispositivos apresentam comunicação de dados sem fio (com exceção do dispositivo OCZ NIA) e eletrodos secos, sendo essa a alternativa mais difundida atualmente em aparelhos vestíveis de EEG. Geralmente o uso de dispositivos EEG está associado a aplicações de terapias motoras na reabilitação de indivíduos, mas que pode ser estendida para uma terapia de plasticidade neural, focada em reabilitação cognitiva. O preço apresentado se refere somente ao dispositivo e não considera os custos dos acessórios ou do *software*.

As mais promissoras aplicações de ICCs com EEG na neurociência são relativas a estímulos visuais. O uso de telas e a interação do usuário com elas permite o controle de tarefas virtuais com o monitoramento do sinal EEG, *feedback* visual na reabilitação neurofuncional e o controle da tarefa virtual com o sinal EEG. Os principais dispositivos portáteis apontados nas interações para reabilitação são: Emotiv EPOC (43%), Neurosky Mindset (31%), Melon headband (6%), Neurosky Mindwave (9%) e outros (11%).[19] A maioria dos trabalhos utiliza os dispositivos Emotiv e Neurosky, visto que eles têm os preços mais baixos da categoria e apresentam resultado satisfatório para propósito de pesquisa. Os paradigmas de controle mais difundidos foram estados mental (35%), imagens motoras (37%), P300 (11%), SSVEP (13%) e outras (4%).[19]

Tabela 36-2. Dispositivos EEG comerciais portáteis, vestíveis e de baixo custo

Dispositivo EEG	Preço	Taxa de amostragem	N canais	Modelo do dispositivo	Ano de lançamento
Neurosky (www.neurosky.com)	$	512 Hz	1-4	Mindset/ Mindwave	2007/ 2011
Emotiv (www.emotiv.com)	$$	128 Hz	5-14	Insight/ EPOC	2014/ 2009
MyndPlay (www.myndplay.com)	$$$	512 Hz	1	BrainBandXL	2012
OCZ NIA (www.ocz.com)	$	1 kHz	3	NIA	2008
InteraXon (www.choosemuse.com)	$$	512 Hz	4	Muse	2014
Melon (www.thinkmelon.com)	$	512 Hz	3	EEG headband	2014
PLX (www.plxdevices.com)	$	512 Hz	1	XWave Sonic	2011
OpenBCI (www.openbci.com)	$$$	250 Hz	8	Cyton Board	2017

Fonte: o autor.

SPES: SISTEMA DE AVALIAÇÃO DA ESPASTICIDADE

A espasticidade é um dos componentes da síndrome do neurônio motor superior (NMS), é caracterizada por hiperatividade muscular. Foi primeiramente descrita por Lance (1980),[20] como uma desordem motora caracterizada por um aumento dependente da velocidade dos reflexos de alongamento tônico (tônus muscular), com espasmos tendinosos exagerados, resultantes da hiperexcitabilidade dos neurônios envolvidos no reflexo elástico. No entanto, essa definição ignora o aspecto importante da entrada sensorial na experiência da espasticidade.[21] Alguns estudos descobriram que o processamento anormal das entradas sensoriais dos fusos musculares leva à ativação reflexa excessiva dos motoneurônios alfa e aumenta a espasticidade.[21] Nesse sentido, pode ser definida como um controle sensóriomotor desordenado, resultante de uma lesão do neurônio motor superior, apresentando-se como ativação involuntária intermitente ou sustentada dos músculos.[22]

A espasticidade é gerada em razão do excesso de atividade dos neurônios motores alfa, que ocorre quando a entrada monossináptica via fibras aferentes Ia e a entrada aferente polissináptica via órgãos do tendão de Golgi e receptores cutâneos perdem a inibição descendente do córtex cerebral e dos gânglios basais, que é retransmitida através dos tratos reticuloespinais e vestibuloespinais dorsal e medial.[23] Os interneurônios espinhais são responsáveis pela inibição pré-sináptica e recíproca das fibras Ia. Em razão da perda desta inibição ocorre contração inadequada do músculo, incapacitando o movimento voluntário dos membros.[24] Esse desequilíbrio frequentemente é encontrado em pessoas com paralisia cerebral, lesão cerebral traumática, acidente vascular cerebral, esclerose múltipla e lesão da medula espinal.[25]

A espasticidade é mais frequentemente encontrada nos músculos flexores do membro superior (dedos, punho e flexores do cotovelo) e nos músculos extensores do membro inferior (extensores do joelho e tornozelo). Wissel *et al.* observaram que a espasticidade se desenvolveu com mais frequência no cotovelo (79%), punho (66%), tornozelo (66%) e ombro (58%).[26] Em outras palavras, essa espasticidade aumenta a rigidez das articulações e, além disso, leva a uma diminuição de sua amplitude de movimento (ADM), criando redução severa na função dos membros.[27] Como a espasticidade e a recuperação motora estão ambas relacionadas com a plasticidade neural, para conduzir intervenções de reabilitação direcionadas, sugere-se que os médicos devem decidir a melhor opção de tratamento para cada paciente com base em sua condição de espasticidade.[28,29]

Na prática clínica, medidas primárias, como Escala Modificada de Ashworth (EMA), Escala de Tardieu Modificada (ETM), a escala de avaliação de tônus e a escala de hipertonia de King são amplamente utilizadas para classificar a resistência das articulações durante o alongamento passivo.[30] Essas medidas clínicas geram *insights* para os terapeutas sobre a mudança na rigidez passiva que se opõe à rotação das articulações examinadas. No entanto, a subjetividade do resultado e a confiabilidade do avaliador têm sido continuamente questionadas pelos pesquisadores, uma vez que a medição é completamente dependente de sua experiência.[31] A consistência dos resultados não pode ser garantida entre avaliadores, mesmo que seja fornecido treinamento adequado.[32] Portanto, há necessidade de um procedimento para quantificar objetivamente a espasticidade.

Nesse sentido, a avaliação pelo limiar do reflexo de estiramento tônico (LRET) seria uma boa opção para avaliar a espasticidade, pois é uma técnica de avaliação que considera os aspectos neurais de sua fisiopatologia.[33] Além disso, está de acordo com a definição de espasticidade, proposta por Lance em 1980. O LRET avalia a excitabilidade dos neurônios resultante de influências supraespinais e segmentares, sendo representado pelo ângulo articular em que os motoneurônios e seus músculos da articulação são recrutados quando há contração muscular durante os alongamentos.[33] Como a espasticidade depende da taxa de alongamento, o valor do LRET é estimado por meio de limiares de reflexo de estiramento dinâmico (LRED), que são pontos expressos pelas coordenadas do ângulo (eixo X) e velocidade (eixo Y) evocados por alongamentos musculares que constituem os pontos do gráfico de dispersão que definem uma linha de regressão no início da contração muscular. Por meio da equação da linha de regressão linear, é possível estimar o valor do LRET, que é calculado como um valor de ângulo em velocidade zero.[34] Alguns pesquisadores relataram a validade do uso do LRET como uma medida de espasticidade.[35,36]

O SpES (*Spasticity Evaluation System*) é um dispositivo desenvolvido dentro do NTA-UFU (Núcleo de Tecnologia Assistiva da Universidade Federal de Uberlândia) com o propósito de avaliar de forma objetiva a espasticidade, por meio do método LRET. Esse sistema possui um *hardware* responsável por captar os sinais biológicos e um *software* responsável por digitalizar e processar os dados coletados pelo *hardware*.

O *hardware* é composto por um eletromiógrafo e um eletrogoniômetro, que tem a função de captar os sinais EMG e de deslocamento angular respectivamente. O eletromiógrafo foi desenvolvido com circuitos amplificadores e de filtragem para que possa ser possível determinar o *onset* muscular (início da contração). Já o eletrogoniômetro é baseado em tecnologia de fibra óptica plástica polimérica (FOP), que consegue medir a angulação articular de forma instantânea.

O *software* é responsável pelo processamento dos sinais EMG e dos ângulos articulares e também por fazer o cálculo do LRET a partir desses dados. Ele também possui uma interface para o usuário em que serão apresentadas orientações para que o terapeuta realize a coleta de forma correta e também os resultados obtidos. Na Figura 36-2 é apresentado o *hardware* do SpES.

O SpES apresenta algumas vantagens em relação aos dispositivos já desenvolvidos para esse propósito. Ele é um dispositivo construído de forma dedicada para a avaliação da espasticidade, diferente do trabalho desenvolvido por Silva *et al.* (2017)[36] em que foram adaptados equipamentos já existentes para outras funções. O SpES foi construído com materiais de baixo custo, como a FOP, facilitando sua aplicação em centros de reabilitação e hospitais, um dos empecilhos do trabalho desenvolvido por Marques *et al.* (2017),[35] em que a aplicação dentro da prática clínica seria complicada e oneroso. O dispositivo também é portátil, apresenta uma interface intuitiva e apresenta os resultados em tempo real.

O dispositivo desenvolvido já foi utilizado para avaliar mais de 50 pacientes com espasticidade, sendo esse acometimento de diversos níveis. Ele já foi aplicado, também, na

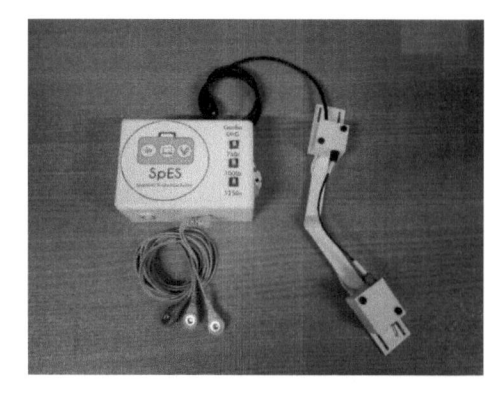

Fig. 36-2. *Hardware* do SpES. (Fonte: o autor.)

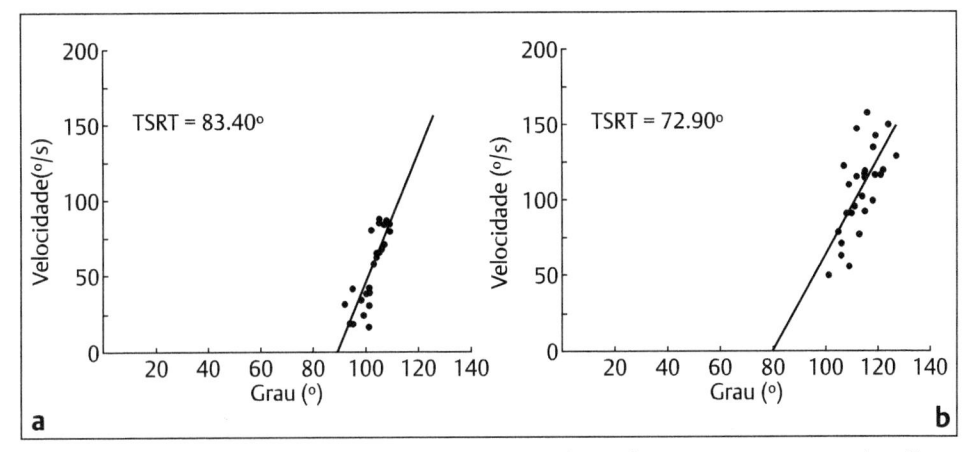

Fig. 36-3. Resultado da avaliação com o SpES (**a**) antes e (**b**) depois do tratamento com toxina botulínica. (Fonte: o autor.)

avaliação da evolução de pacientes pré e pós-tratamentos para melhoria dessa sequela, sendo eles tratamento com toxina botulínica e com jogos sérios.

Na Figura 36-3 é apresentado o gráfico do resultado final da avaliação feita com o SpES em um paciente antes (Fig. 6-3a) e depois (Fig. 36-3b) da aplicação de toxina botulínica. A toxina botulínica é amplamente utilizada como um tratamento para espasticidade, já que ela bloqueia a ação da acetilcolina, fazendo com que o músculo acometido fique relaxado. O paciente avaliado possui 48 anos e sofreu um traumatismo craniencefálico há 15 anos. No gráfico é possível verificar que o paciente evoluiu aproximadamente 11° na espasticidade após o tratamento, de acordo com o método LRET.

INTELIGÊNCIA ARTIFICIAL E NOVAS TECNOLOGIAS DE REABILITAÇÃO

Um número crescente de estudos tem relatado a aplicação de várias tecnologias contemporâneas para melhorar a eficácia da reabilitação. Isso inclui dispositivos para treinamento assistido por robôs que permitem que os pacientes realizem exercícios intensivos e orientados a tarefas, dispositivos vestíveis para uma avaliação objetiva e monitoramento de movimentos humanos, e o uso de algoritmos computados e abordagens baseadas em IA que permitem que as máquinas simulem a inteligência humana e tomem decisões, e resolver problemas durante a reabilitação.[37]

Um dos principais objetivos da reabilitação é a restauração das habilidades motoras por meio de exercícios repetitivos, de alta intensidade e específicos à tarefa.[38] Ao longo dos anos, vários dispositivos de assistência robótica foram usados para reabilitar pacientes com base na alta repetição de exercícios de tarefas específicas. A maioria dos dispositivos assistidos por robô foi desenvolvida para reabilitação de membros superiores, principalmente para tarefas de alcance 146 e movimentos das mãos[39] seguidos de treinamento de locomoção.[40] A terapia assistida por robôs aumenta o número de repetições de um exercício em uma sessão de reabilitação e reduz a carga de trabalho dos profissionais de saúde, mas a variabilidade das repetições em robôs ainda é pequena e requer ajustes no futuro.

A tecnologia de dispositivos assistidos para locomoção inclui bengalas, cadeiras de rodas e andadores, que são ferramentas importantes para o gerenciamento de deficiências graves.[41] Dispositivos assistivos automáticos podem ser usados para fornecer às pessoas com deficiência moderada e grave prática intensiva de marcha.[42] A vantagem desses dispositivos em comparação com o treinamento em esteira convencional com suporte parcial do peso corporal pode ser o esforço reduzido exigido pelos terapeutas.[43] Em uma revisão recente, os autores concluíram que as pessoas que recebem treinamento de marcha eletromecânico em combinação com fisioterapia após o AVC têm maior probabilidade de obter caminhada independente do que aquelas que recebem treinamento de marcha sem esses dispositivos.[44]

A interface cérebro-computador baseada em EEG (BCI) transforma os sinais cerebrais em comandos que são passados para um dispositivo externo para facilitar a intenção do usuário.[45] Os sistemas BCI podem ser usados para recuperar o controle motor após deficiência grave[46] por meio de duas formas: (1) treinando os pacientes para produzirem sinais cerebrais motores mais confiáveis com neurônios motores residuais e (2) treinando-os para ativar um dispositivo por meio de conexões corticais para executar a saída motora do membro com deficiência motora que auxilia o movimento melhorando a função motora.[47] Muitos estudos clínicos e revisões relataram evidências dos efeitos positivos dos sistemas BCI em combinação com fisioterapia e dispositivos robóticos de assistência ortótica para recuperação motora pós-AVC.[47]

CONCLUSÃO

Milhões de pessoas em todo mundo têm algum tipo de deficiência – algumas tão graves que não conseguem trabalhar ou viver de forma independente. À medida que a população envelhece, o grau de deficiência na comunidade aumenta, assim como a necessidade de serviços de reabilitação. O desenvolvimento de novas técnicas e intervenções de reabilitação, estabelecer redes de pesquisa, permitir o compartilhamento de dados e desenvolver novas tecnologias assistivas e dispositivos de mobilidade para ajudar os indivíduos a recuperarem a função têm sido amplamente pesquisados e difundidos.[48]

O campo da reabilitação neurofuncional abrange muitos tipos de deficiência e envolve profissionais de uma variedade de disciplinas. Os avanços tecnológicos devem continuar a ser aproveitados para que os indivíduos com deficiência possam ser tão saudáveis e viver o mais independente possível. Isso inclui o uso de telessaúde, saúde móvel, casa inteligente e outras tecnologias. Abordagens baseadas em evidências são essenciais à pesquisa em reabilitação e devem ser amplamente divulgadas na área de engenharia.

> **Tarefa de Laboratório**
> **Usando a tecnologia para aumentar a participação de pacientes neurológicos**
>
> Faça uma busca na literatura nas principais bases de dados sobre novas tecnologias, inteligência artificial para avaliação e tratamento de pacientes neurológicos. Tente associar o uso das tecnologias à CIF: quais tecnologias foram usadas? Para qual doença? Para qual situação clínico-funcional?

REFERÊNCIAS BIBLIOGRÁFICAS

1. Cai H, Wang Z, Zhang Y, Chen Y, Hu B. A Virtual-Reality Based Neurofeedback Game Framework for Depression Rehabilitation using Pervasive Three-Electrode EEG Collector. ChineseCSCW '17: Proceedings of The 12Th Chinese Conference on Computer Supported Cooperative Work and Social Computing, 22 Sep 2017. p. 173-6.
2. Lou S, Xue X. Application of electroencephalographic (EEG) biofeedback therapy in the rehabilitation of patients with chronic diseases. Psychiatry Research. 2020 Nov;293:113371.

3. Renton T, Tibbles A, Topolovec-Vranic J. Neurofeedback as a form of cognitive rehabilitation therapy following stroke: a systematic review. Plos One. 2017 May 16;12(5):e177290.
4. Wang T, Mantini D, Gillebert CR. The potential of real-time fMRI neurofeedback for stroke rehabilitation: a systematic review. Cortex. Oct 2018;107:148-65.
5. Power L, Neyedli HF, Boe SG, Bardouille T. Efficacy of low-cost wireless neurofeedback to modulate brain activity during motor imagery. Biomedical Physics & Engineering Express. 2020;6(3):035024.
6. Ali JI, Viczko J, Smart CM. Efficacy of Neurofeedback Interventions for Cognitive Rehabilitation Following Brain Injury: systematic review and recommendations for future research. Journal of The International Neuropsychological Society. 2020 Jan;26(1):31-46.
7. Kovyazina MS, Varako NA, Lyukmanov RK, Asiatskaya GA, Suponeva NA, Trofimova AK. Neurofeedback in the rehabilitation of patients with motor disorders after stroke. Human Physiology. 2019 July;45(4):444-51.
8. Papanastasiou G, Drigas A, Skianis C, Lytras M. Brain computer interface based applications for training and rehabilitation of students with neurodevelopmental disorders. A literature review. Heliyon. 2020 Sep;6(9):1-13.
9. Mehler DMA, Williams AN, Whittaker JR, Krause F, Lührs M, Kunas S, et al. Graded fMRI Neurofeedback Training of Motor Imagery in Middle Cerebral Artery Stroke Patients: a preregistered proof-of-concept study. Frontiers In Human Neuroscience. 2020 July 14;14:226.
10. Spychala N, Debener S, Bongartz E, Müller HHO, Thorne JD, Philipsen A, et al. Exploring self-paced embodiable neurofeedback for post-stroke motor rehabilitation. Frontiers in Human Neuroscience. 2020;13(461):1-17.
11. Ono Y, Wada K, Seki N, Ito M, Minakuchi M, Kono M, et al. Hand motor rehabilitation of patients with stroke using physiologically congruent neurofeedback. 2018 IEEE International Conference on Systems, Man, and Cybernetics (Smc), 2018 Oct.
12. Markiewcz R. The use of EEG Biofeedback/Neurofeedback in psychiatric rehabilitation. Psychiatria Polska. 2017;51(6):1095-106.
13. Baillet S, Mosher JC, Leahy RM. Electromagnetic brain mapping. Ieee Signal Processing Magazine. 2001;18(6):14-30.
14. Rashid M, Sulaiman N, P P Abdul Majeed A, Musa RM, Ab Nasir AF, Bari BS, et al. Current Status, Challenges, and Possible Solutions of EEG-Based Brain-Computer Interface: a comprehensive review. Frontiers in Neurorobotics. 2020 June 3;14:25.
15. Shakeel A, Navid MS, Anwar MN, Mazhar S, Jochumsen M, Niazi IK. A review of techniques for detection of movement intention using movement-related cortical potentials. Computational and Mathematical Methods in Medicine. 2015;2015:1-13.
16. Abiri R, Borhani S, Sellers EW, Jiang Y, Zhao X. A comprehensive review of EEG-based brain-computer interface paradigms. J Neural Engin. 2019 Jan 9;16(1):011001.
17. Farwell LA, Donchin E. Talking off the top of your head: toward a mental prosthesis utilizing event-related brain potentials. Electroencephalography And Clinical Neurophysiology. 1988;70(6):510-23.
18. Gouy-Pailler C, Achard S, Rivet B, Jutten C, Maby E, Souloumiac A, et al Topographical Dynamics of Brain Connections for the Design of Asynchronous Brain-Computer Interfaces. 29th Annual International Conference of The Ieee Engineering in Medicine and Biology Society. 2007;2007:2520-3.
19. Ahn M, Lee M, Choi J, Jun S. A review of brain-computer interface games and an opinion survey from researchers, developers and users. Sensors. 2014 Aug 11;14(8):14601-33.
20. Lance J. Spasticity: Disorder of Motor Control. Miami, FL : Symposia Specialists; 1980.
21. Kuo C, Hu G. Post-stroke Spasticity: a review of epidemiology, pathophysiology, and treatments.Internat J Gerontol. 2018;12(4):280-4.
22. Bhimani R, Anderson L. Clinical understanding of spasticity: implications for practice. Rehabil Res Pract. 2014;2014:1-10.
23. Sheean G. The pathophysiology of spasticity. European Journal of Neurology. 2002;9(1):3-9.
24. Bhakta BB. Management of spasticity in stroke. Br Med Bulletin; 2000.

25. Kheder A, Nair KPS. Spasticity: pathophysiology, evaluation and management. Pract Neurol. 2012 Sep 11;12(5):289-98.
26. Wissel J, Schelosky LD, Scott J, Christe W, FAISS J, Mueller J. Early development of spasticity following stroke: a prospective, observational trial. J Neurol. 2010 Fev 6;257(7):1067-72.
27. Sadarangani GP, Jiang X, Simpson LA, Eng JJ, Menon C. Force Myography for monitoring grasping in individuals with stroke with mild to moderate upper-extremity impairments: a preliminary investigation in a controlled environment. Frontiers in Bioengineering And Biotechnology. 2017 July 27;5:42.
28. Hong MJ, Park JB, Lee YJ, Kim HT, Lee WC, Hwang CM, et al. Quantitative evaluation of post-stroke spasticity using neurophysiological and radiological tools: a pilot study. Ann Rehabil Med. 2018 June 30;42(3):384-95.
29. Plantin J, Pennati GV, Roca P, Baron JC, Laurencikas E, Weber K, et al. Quantitative assessment of hand spasticity after stroke: imaging correlates and impact on motor recovery. Frontiers In Neurology. 2019 Aug 12;10:836.
30. Thibaut A, Chatelle C, Ziegler E, Bruno M, Laureys S, Gosseries O. Spasticity after stroke: physiology, assessment and treatment. Brain Injury. 2013 July 25;27(10):1093-105.
31. Fleuren JFM, Voerman GE, Erren-Wolters CV, Snoek GJ, Rietman JS, Hermens HJ, et al. Stop using the Ashworth Scale for the assessment of spasticity. J Neurol Neurosurg Psychiatr. 2009 Sep 21;81(1):46-52.
32. Pandyan AD, Johnson GR, Price CIM, Curless RH, Barnes MP, Rodgers H. A review of the properties and limitations of the Ashworth and modified Ashworth Scales as measures of spasticity. Clinical Rehabilitation. Oct 1999;13(5):373-83.
33. Levin MF, Feldman AG. The role of stretch reflex threshold regulation in normal and impaired motor control. Brain Research. Sep 1994;657(1-2):23-30.
34. Calota A, Feldman AG, Levin MF. Spasticity measurement based on tonic stretch reflex threshold in stroke using a portable device. Clinical Neurophysiology. Oct 2008;119(10):2329-37.
35. Marques IA, Silva MB, Silva AN, Luiz LMD, Soares AB, Naves ELM. Measurement of post-stroke spasticity based on tonic stretch reflex threshold: implications of stretch velocity for clinical practice. Disability And Rehabilitation. 2 Oct 2017;41(2):219-25.
36. Silva MB, Silva AN, Naves ELM, Palomari ET, Soares AB. An improved approach for measuring the tonic stretch reflex response of spastic muscles. Computers In Biology And Medicine. Jan 2017;80:166-74.
37. Tran BX, Latkin CA, Vu GT, Nguyen HLT, Nghiem S, Tan MX, et al. The current research landscape of the application of artificial intelligence in managing cerebrovascular and heart diseases: a bibliometric and content analysis. Int J Environ Res Public Health. 2019;16(15):2699.
38. Lo K, Stephenson M, Lockwood C. Effectiveness of robotic assisted rehabilitation for mobility and functional ability in adult stroke patients. JBI Database of Systematic Reviews and Implementation Reports. 2017;15(12):3049-91.
39. Rahman HA, Khor KX, Yeong CF, Su ELM, Narayanan ALT. The potential of iRest in measuring the hand function performance of stroke patients. Biomed Mater Eng. 2017;28(2):105-16.
40. Tanaka N, Saitou H, Takao T, Iizuka N, Okuno J, Yano H, et al. Effects of gait rehabilitation with a footpad-type locomotion interface in patients with chronic post-stroke hemiparesis: a pilot study. Clin Rehabi. 2012;26(8):686-95.
41. Hellström T, Lindahl O, Bäcklund T, Karlsson M, Hohnloser P, Brändal A, et al. An intelligent rollator for mobility impaired persons, especially stroke patients. J Med Eng Technol. 2016;40(5):270-9.
42. Hesse S, Waldner A, Tomelleri C. Innovative gait robot for the repetitive practice of floor walking and stair climbing up and down in stroke patients. J NeuroEngi Rehabil. 2010 June 28;7:30.

43. Kim M, Kim YH, Lee PKWY, Hyong MK, Jung PH. Effect of robot-assisted gait therapy on cardiopulmonary fitness in subacute stroke patients. Neurorehabilitation and Neural Repair. 2008;22:594.
44. Mehrholz J, Thomas S, Werner C, Kugler J, Pohl M, Elsner B. Electromechanical-assisted training for walking after stroke. Cochrane Database Syst Cochrane Database Syst Rev. 2020;10:CD006185.
45. Wolpaw JR. Brain-computer interfaces as new brain output pathways. J Physiol. 2007;579(3):613-9.
46. Lazarou I, Nikolopoulos S, Petrantonakis PC, Kompatsiaris I, Tsolaki M. EEG-based brain–computer interfaces for communication and rehabilitation of people with motor impairment: a novel approach of the 21st century. Front Hum Neurosci. 2018;12:14.
47. Remsik A, Young B, Vermilyea R, Kiekhoefer L, Abrams J, Evander Elmore S, et al. A review of the progression and future implications of brain–computer interface therapies for restoration of distal upper extremity motor function after stroke. Expert Rev Med Devices. 2016;13(5):445-54.
48. Luvizutto GJ, Silva GF, Nascimento MR, Sousa Santos KC, Appelt PA, de Moura Neto E,et al. Use of artificial intelligence as an instrument of evaluation after stroke: a scoping review based on international classification of functioning, disability and health concept. Top Stroke Rehabil. 2021:1-16.

TREZE CASOS CLÍNICOS
Um Olhar Personalizado na Reabilitação Neurofuncional

CAPÍTULO 37

Gustavo José Luvizutto ▪ Pablo Andrei Appelt
Luciana Rocha Nunes Nogueira ▪ Thanielle Souza Silva Brito
Tamise Aguiar Caires ▪ Iramaia Salomão Alexandre de Assis
Paula Cintia dos Santos Vieira ▪ Ananda Aidar de Souza
Ana Carolina Silva Bitencourt
Luciane Aparecida Pascucci Sande de Souza

INTRODUÇÃO

Os casos deste capítulo foram retirados e adaptados das referências de Brust (2000) e Palisano *et al.* (2017), além da experiência clínica dos coautores. Os tratamentos foram baseados na melhor evidência disponível na literatura (as referências estão ao final do capítulo). Importante salientar que consideramos sempre incluir como fatores facilitadores em cada caso clínico o acesso dos pacientes aos serviços de reabilitação multiprofissional. Além disso, todos os casos podem ser abordados por meio de telemonitoramento e telerreabilitação, quando necessário.

Os casos foram organizados por meio de um resumo das condições clínicas de doenças neurológicas específicas e variadas, abrangendo todo neuroeixo. Após a descrição do caso são descritos os possíveis instrumentos para avaliação e acompanhamento (*follow-up*), e condutas de intervenção de acordo com a classificação internacional de funcionalidade, incapacidade e saúde (CIF), nos domínios, estrutura e função, atividade e participação e contexto ambiental.

CASO CLÍNICO 1 (ATAXIA ADQUIRIDA)

Um homem alcoólatra de 50 anos apresenta marcha instável há vários anos. Seus sintomas começaram quando ele estava bebendo quase um litro de vodca por dia e evoluíram ao longo de várias semanas. Embora as tentativas de abstinência fossem pontuadas por farras episódicas, desde então sua ataxia de marcha permaneceu basicamente inalterada. Ao exame, a marcha apresenta base larga e cambaleante, com um tremor anteroposterior grosseiro do tronco (titubeação). Ele não consegue deambular pé ante pé (marcha de *tandem*). Em decúbito dorsal, ao mover o calcanhar ao longo da tíbia oposta do joelho ao tornozelo, os movimentos são desajeitados, com tremor de um lado a outro. Ao tentar levantar a perna para tocar um dedo do examinador com o hálux, ele ultrapassa o alvo (hipermetria). Contudo, ao bater no solo com o pé, ele é capaz de manter um ritmo constante. Os braços são normais, sem tremor, dismetria ou disdiadococinesia. O estado mental é normal, exceto por diminuição leve na memória; ele está plenamente orientado para o tempo e o lugar, mas recorda apenas uma das três palavras após 5 minutos. As sensações vibratória e dolorosa estão um pouco reduzidas nos pés, mas a propriocepção é normal. Os reflexos tendíneos estão reduzidos no tornozelo e, de outro modo, hiperativos simetricamente. O resto do seu exame neurológico é normal. A tomografia computadorizada mostra proeminência anormal dos sulcos cerebelares no vérmis superior anterior.

Condutas

O paciente deve ser avaliado dentro do modelo de funcionalidade humana. Seguem algumas sugestões: a) Estruturas e funções corporais: *Research Medical Council*, Teste de Levantar e Sentar em 30 segundos; b) Atividade: Escala de Equilíbrio de Berg, MiniBESTest, Alcance Funcional, Índice Dinâmico de Marcha (DGI), *Functional Gait Assessment* (FGA); c) Participação: *Patient Specific Functional Scale* (PSFS), WHOQOL/Breef. Primeiramente deve-se orientar o paciente em relação aos malefícios do uso demasiado do álcool para o sistema nervoso, principalmente o cerebelo, o que gera a maioria dos sintomas apresentados. A função da família, amigos e dos profissionais envolvidos na reabilitação é fundamental. Se a abstinência acontecer, os resultados da reabilitação serão mais consistentes e alcançados em tempo mais curto.

Todas as atividades devem ser relacionadas com a CIF:

- *Estruturas e funções corporais*
  - Exercícios de *Frenkel* para coordenação e exercícios para equilíbrio e/ou reações de proteção.
  - Há hipótese de este paciente ter uma neuropatia periférica por apresentar alteração na sensibilidade vibratória e dolorosa. Estimular a sensibilidade na região do pé evita lesões causadas por calçados inadequados ou objetos esquecidos nos mesmos.
- *Atividade e participação*
  - Treinar alcance de objetos de diferentes tamanhos, em diferentes velocidades, pesos e direções.
  - Em pé, realizar movimentos simulando a marcha e situações as quais o paciente está exposto no dia a dia.
  - Durante a marcha, solicitar que o paciente mude direção, pare ou continue andando, conforme orientação.
  - Realizar marcha associada à dupla tarefa, manipulação de objetos do dia a dia;
  - Treinar ultrapassar obstáculos durante a marcha, pois a dismetria pode alterar a percepção da qualidade de movimento para vencer cada obstáculo, causando instabilidade na marcha e possível queda.
- *Contexto ambiental*
  - Estimular participação em atividades da família, lazer e *hobbies*.

CASO CLÍNICO 2 (DISTROFIA MUSCULAR DE DUCHENNE)

Menino de 15 anos, fraco desde o início da infância, está confinado a uma cadeira de rodas há 3 anos. Aparentemente normal ao nascimento, ele deambulou somente aos 17 meses de idade e jamais correu normalmente. Aos 3 anos, uma marcha digitígrada e anserina eram evidentes, e ele tinha dificuldade em subir escadas e levantar-se de uma cadeira sem usar os braços. Sua postura ereta foi descrita como de base larga, com uma inclinação pélvica anterior e lordose lombar compensatória. Aos 12 anos havia escoliose, que se tornou cada vez mais intensa com o uso na cadeira de rodas. Ele é filho único. Seus pais não têm sintomas neurológicos, mas um tio materno morreu na terceira década de vida de uma doença neuromuscular progressiva. Ao exame físico os achados incluem escoliose, escápula alada e contraturas em flexão de tornozelos, joelhos, quadris e cotovelos. O encurtamento do tendão calcâneo produz uma deformidade equinovara dos pés. Os músculos dos membros e do tronco estão intensamente emaciados, sobretudo os proximais; os músculos da panturrilha (gastrocnêmio) exibem massa relativamente preservada. Ele é incapaz de levantar-se de uma cadeira, permanecer em pé sem apoio ou levantar os braços contra a gravidade; flexores do pescoço, peitorais maiores, grandes dorsais, bíceps, tríceps, extensores do pulso, tibiais anteriores, fibulares e gastrocnêmios apresentam fraqueza proeminente e bilateral. Os músculos das mãos e dos pés são menos fracos. Os músculos faciais, a fala, a deglutição e os movimentos oculares estão normais. Os reflexos tendíneos estão ausentes. O nível sérico de creatinaquinase é 30 vezes acima do normal. As velocidades de condução nervosa são normais. A eletromiografia (EMG) mostra ausência de fibrilações, fasciculações ou ondas positivas em repouso; os potenciais das unidades motoras durante uma contração voluntária dos músculos das mãos e dos pés são polifásicos e de amplitude e duração reduzidas. Uma biópsia do gastrocnêmio revela evidência de degeneração e regeneração, fibras hialinas e substituição por gordura e tecido conjuntivo com fibras musculares esparsas de tamanho variável, algumas anormalmente pequenas e outras anormalmente grandes. Os estudos imunocitoquímicos indicam que a distrofina está ausente das membranas superficiais musculares. Um eletrocardiograma mostra aumento da amplitude de R-S nas derivações precordiais direitas e uma onda Q profunda nas derivações precordiais esquerdas. A análise de Southern blot do DNA do paciente revela uma deleção dentro da região p21 do cromossomo X.

Condutas

O paciente deve ser avaliado dentro do modelo de funcionalidade humana. Seguem algumas sugestões: a) Estruturas e funções corporais: Ashworth Modificada, Escala visual analógica (EVA) para dor; Research Medical Council, Escala de Alcance Funcional Adaptado, Escala de Controle Toracolombar; Pediatric Balance Scale; b) Atividade: Egen Klassifikation (EK), Escala de Vignos, Alcance Funcional, Índice de Barthel Modificado, Medida da Independência Funcional; c) Participação: Patient Specific Functional Scale (PSFS), WHOQOL/Breef.

    A Distrofia Muscular de Duchenne (DMD) é especialmente complexa de tratar porque a sequelas tendem a ser permanentes e a evolução da doença é um desafio para o processo de reabilitação. O papel da equipe é minimizar contraturas, deformidade e perda da função, manter integridade da pele e sistema cardiorrespiratório, assim como auxiliar no manejo da dor. Além disso, deve ser dada orientação familiar sobre a evolução do caso e todas as alternativas de tratamento possíveis. A família e o paciente devem ser acompanhados ao longo da doença para auxiliar no enfrentamento das diferentes fases.

- *Estruturas e funções corporais*
  - Treino de função de membros superiores e respiratória.
  - Realizar atividades em nível submáximo, principalmente nos estágios iniciais da doença. Evitar exercícios de alta intensidade.
  - Treino de mobilidade articular e manutenção da excursão muscular (prevenir ou minimizar contraturas e deformidades).
  - Uso de órtese noturna, principalmente depois da perda da capacidade de deambular.
  - Manejo da dor e postura.
  - Estímulos cognitivos, quando necessário,
  - Monitoramento do quadro emocional, tanto do paciente quanto dos familiares e cuidador.
- *Atividade e participação*
  - Adequações da cadeira de rodas e órteses durante a evolução da doença para prática de atividades funcionais.
  - Estímulo às atividades como natação e ciclismo são recomendadas como forma aeróbica de exercícios.
  - Acompanhamento escolar, quando necessário,
  - Dispositivos robóticos na fase avançada da doença.
  - Fisioterapia aquática.
  - Estímulos a atividades de lazer, *hobbies*.
- *Contexto ambiental*
  - Orientações quanto ao uso de dispositivos auxiliares.
  - Dispositivos de auxílio para atividades diárias, como elevadores, rampas, pranchas etc.

CASO CLÍNICO 3 (TRAUMATISMO CRANIOENCEFÁLICO – TCE)

Durante uma discussão com um amigo, um homem com 27 anos é golpeado do lado da cabeça com uma tábua e cai inconsciente. Após recuperar a consciência gradualmente ao longo de meia hora, ele é levado a um pronto socorro, onde está alerta e atento, mas não recorda da discussão nem do traumatismo, e não memoriza informações novas. Por exemplo, ele é capaz de repetir três palavras não relacionadas, mas não recorda delas após 5 minutos. Várias horas depois, sua memória para eventos novos retornou, mas ele não recorda do período imediatamente precedente ou subsequente ao traumatismo craniano. O exame físico revela redução da sensibilidade na face, braço e pé esquerdos: as sensações para o tato, dor e temperatura estão um pouco diminuídas em comparação com o lado direito, e os estímulos são localizados imprecisamente. A propriocepção está reduzida nas articulações distais dos dedos da mão esquerda e há diminuição na discriminação entre dois pontos nas pontas dos dedos esquerdos. Ele é incapaz de identificar moedas nos dedos esquerdos, mas as identifica corretamente na mão direita. Quando a face ou as mãos são tocadas bilateralmente e simultaneamente, ele sente apenas o estímulo à direita. O resto do exame neurológico é normal. A tomografia computadorizada (TC) de crânio revela uma área irregular de sangue – equimose – na substância cinzenta e branca da convexidade parietal direita anterior, com uma coleção de sangue de 3 mm no espaço subdural sobrejacente. A evacuação cirúrgica do hematoma subdural é considerada desnecessária e durante as próximas semanas seu déficit sensitivo melhora, deixando apenas asterognosia residual nos dedos da mão esquerda e hipoestesia na região plantar. Na avaliação da locomoção o paciente constantemente olha para os pés, e dentre as suas queixas relata que não consegue voltar a pescar.

Condutas
Estruturas e funções corporais: Miniexame de Estado Mental (MEEM), Montreal Cognitive Assesment (Moca); Rancho los amigos; Avaliação Sensorial de Nottinghan; Atividade: Mini-Best Test; Participação: WHOQOL/Breef.

- *Estruturas e funções corporais*
  - Treino para hipoestesia: iniciar com estímulos grosseiros e evoluir para estímulos mais suaves.
  - Treino para asterognosia: reconhecimento de objetos de diferentes tamanhos, texturas, formas, sem auxílio da visão.
  - Uso de neuromodulação nas áreas sensoriais.
- *Atividade e participação*
  - Treino de locomoção com estímulo sensorial adicional na região plantar.
  - Estímulo da locomoção evitando a dependência da visão para a colocação dos pés.
  - Simular o treino de atividade de pescar criando utensílios de diferentes pesos, comprimentos, além de modificações no ambiente (terrenos irregulares, declives etc.)
  - Treinamento multimodal associado a tarefas que exijam memorização.
- *Contexto ambiental*
  - Facilitação por meio de adaptações em utensílios do dia a dia.
  - Estímulo motivacional para atividades de lazer e *hobby*.

CASO CLÍNICO 4 (ENCEFALOPATIA CRÔNICA NÃO PROGRESSIVA)
Stephanie D, 4 anos e 1 mês, nascida prematuraturamente em 10 semanas após sua mãe ter sido gravemente ferida em um acidente de carro. Tem antecedentes de hemorragia periventricular grau III, síndrome de dificuldade respiratória, convulsões neonatais e hidrocefalia. Está, atualmente, usando carbamazepina para convulsões, que recorreu quando tinha 2 anos. Sua deficiência motora é classificada com Paralisia Cerebral Espástica Diplégica nível III na GMFCS. Ela recebe terapia 2 vezes por semana desde os 2 anos de idade. Suas limitações físicas afetam sua mobilidade e habilidades de vida diária, bem como suas interações psicossociais. Apresenta dificuldades moderadas nas atividades de autocuidado, nas transferências para o banheiro, cadeira e carro, marcha em superfícies irregulares e subir e descer escadas. Também apresenta deficiência moderada para explorar a comunidade e atender às expectativas da escola e do ambiente comunitário. O tônus é aumentado, principalmente nas extremidades inferiores e na extremidade superior direita; as partes distais das extremidades são mais rígidas do que as partes proximais. O movimento é iniciado pela cabeça e pelas extremidades superiores. Ela é incapaz de mover as articulações das extremidades inferiores independentemente umas das outras. O equilíbrio é inadequado para movimentos funcionais em pé. Fraqueza em sua mão direita e na extensão do quadril e joelho. ADM limitada em ombro, joelho, quadril e tornozelo. Dificuldade moderada para usar os membros superiores direito e esquerdo em atividades que exigem coordenação motora grossa e fina.

Condutas
Estrutura e função: escala de Ashworth modificada; escala de desenvolvimento motor (EDM); testes de coordenação e equilíbrio, atividade e participação: GMFM, PEDI

- *Funções e estruturas do corpo*
  - Espasticidade: toxina botulínica do tipo A, órteses e cinesioterapia.
  - Treino de resistência associado a exercícios aeróbicos de moderada intensidade.
  - Facilitações neuromotoras.

- Treino de equilíbrio bipodal e unipodal.
- Fortalecimento muscular: abdutores, rotadores externos e extensores de quadril, além de extensores de joelho e dorsiflexores.
- Treino de estabilidade escapular e movimentos proximais.
- Fortalecimento de tronco na posição de pé, tanto tronco inferior quanto superior.
- Neuromodulação em áreas corticais motoras.
- *Atividades e participação*
  - Treino Orientado à Tarefa: (1) atividades de caminhada (caminhar para frente, para trás, para os lados e caminhar em pista com obstáculos); (2) subir e descer rampas e escadas; (3) subir em blocos de diferentes alturas dando um passo para frente, para trás e para os lados; (4) de pé, realizar atividades de alcançar em diferentes direções ou pegar um objeto colocando-o além do comprimento do braço, para promover a transferência e a descarga de peso nos membros inferiores, incluindo objetos colocados no chão; (5) levantar e sentar em uma cadeira.
  - Terapia de contensão induzida pode melhorar a função da mão.
  - Treino em esteira com ou sem suporte de peso.
  - Facilitação nas transferências e subir degraus.
- *Contexto ambiental*
  - Uso das órteses como facilitadores para marcha e habilidades funcionais da criança.
  - Toda terapia deve ser considerada em um ambiente enriquecido e facilitador.
  - Adaptação do ambiente escolar.

CASO 5 (DOENÇA DE PARKINSON)

Homem de 63 anos apresenta tremor rítmico na mão direita que aumenta durante a marcha e em situações de estresse, e diminui durante a realização de tarefas manuais. Apresenta bradicinesia ao realizar movimentos coordenados rápidos com a mão direita, em particular durante a escrita (micrografia). Tem pouca movimentação espontânea em geral e, além disso, seus movimentos tendem a ter amplitude reduzida (hipocinesia). Quando se senta, há tremor distal bilateral dos membros superiores, regular a 4 a 5 Hz e mais grosseiro à direita. Apresenta postura anteriorizada, marcha com passos curtos sem dissociação de cinturas. Ausência da estratégia de tornozelo em desequilíbrio leve. Ultimamente relata estar "travando" para iniciar a marcha, subir um degrau ou mudar de direção, além de relatar dificuldades na memória e prejuízo no sono.

Condutas

Estrutura e função corporal: Hoehn & Yahr; UPDRs; MOCA; Trail Making Test (TMT). Atividade e participação: Mini-best test; Índice Dinâmico Da Marcha (DGI), PDQ-39.

- *Estrutura e função*
  - Controle e acompanhamento medicamentoso.
  - Bradicinesia e hipocinesia: estímulo de movimentos amplos, rápidos e rítmicos.
  - Tremores: uso de pesos nas extremidades e atividades em cadeia cinética fechada.
  - Rigidez: estímulo para mudança de decúbito, dissociação de cinturas e alongamentos.
  - Treino de equilíbrio estimulando o aumento do limite de estabilidade e uso da estratégia de tornozelo.
  - Exercício físico regular aeróbico.
  - Treinos cognitivos e motores.
- *Atividade e participação*
  - Uso de realidade virtual (principalmente equilíbrio).

- Treino de marcha com dupla tarefa.
- Treino de início e fim de marcha.
- Treino de marcha rítmica com pistas auditivas, visuais.
- Treino de marcha em esteira com ou sem suporte parcial de peso.
- Treino de ortostatismo para atividades funcionais de membros superiores.
- Uso das artes (canto, dança, música, teatro e atividades artesanais) para estimular expressividade.
- *Contexto ambiental*
  - Adaptações no ambiente domiciliar para prevenção de quedas.
  - Os profissionais envolvidos na reabilitação devem estimular atividades em ambientes externos.

CASO 6 (ACIDENTE VASCULAR CEREBRAL)

Homem com 53 anos, histórico de hipertensão arterial e diabetes melito. Acordou com fraqueza no braço e perna direitos, paralisia facial central e disartria. Está com 72 horas após AVC e na tomografia de crânio apresentou hipodensidade compatível com um infarto na cápsula interna esquerda. Na avaliação foi observado que sua fala é indistinta, com dificuldade especial para pronunciar as consoantes linguais posteriores (q e g). Hipotonia e fraqueza leve no braço e na perna direitos. O estado mental é normal. Atualmente apresenta dificuldade leve de manipulação de objetos com a mão direita. E dificuldade para deambular em ambientes com alta demanda cognitiva (fora do quarto do hospital, ou quando há excesso de informações visuais). Escrita é desajeitada, mas não há agrafia.

Condutas

Estrutura e função corporal: MRC; Escala de Ashworth modificada; Escala de Fugl-Meyer; Box and Block test. Atividade e participação: Jebsen-Taylor; Sollerman; Mini-Best test; Índice dinâmico de marcha.

- *Estrutura e função*
  - Exercícios de microexpressões faciais visando ao controle do fechamento e abertura da boca.
  - Exercícios fonoaudiológicos: visando consoantes linguais posteriores (q e g).
  - Tônus muscular: canais de entrada facilitatórios (estratégias sensoriais) para adequar o tônus muscular e realizar pré-ativação (priming) para tarefas subsequentes;
  - Força muscular: fortalecimento de membro superior e inferior direitos, se necessário, uso de estimulação elétrica neuromuscular.
- *Atividade e participação*
  - Protocolo de mobilização precoce com exercícios de mobilidade funcional fora do leito.
  - Exercícios orientados à tarefa na postura sentada e em pé, com ênfase em tarefas de manipulação e preensão de diferentes objetos.
  - Treinar atividades de vida diária (AVD's).
  - Treino de marcha em diferentes ambientes ou associado à dupla tarefa.
  - Treino de sentar e levantar com ênfase na transferência de peso para o lado direito (uso de foco externo ou facilitações manuais ou verbais).
- *Contexto ambiental*
  - Encaminhamento pós-alta com suporte para centros de reabilitação.
  - Orientação de familiar e cuidador pela equipe multiprofissional para o período após alta hospitalar.

CASO CLÍNICO 7 (CHARCOT MARIE TOOTH)

Os pais de um menino com 5 anos de idade perceberam que ele tem pés cavos e dedos enroscados (dedos em martelo). Durante os anos seguintes sua marcha tornou-se desajeitada e inábil; ele tropeça facilmente e corre com dificuldade crescente. Aos 13 anos há fraqueza óbvia dos músculos fibulares, tibiais anteriores e intrínsecos dos pés, e no final da adolescência a deambulação exige que ele levante os joelhos anormalmente alto para evitar que os pés sejam arrastados (marcha escarvante). A fraqueza da flexão plantar do tornozelo dificulta a posição ereta sem deslocar seu peso continuamente para manter o equilíbrio, e a fraqueza das mãos dificulta os atos de abotoar ou apanhar objetos pequenos. Num exame, aos 24 anos, há atrofia dos músculos distais aos joelhos, particularmente dos tibiais anteriores e fibulares e das partes inferiores das coxas. A dorsiflexão dos dedos e tornozelos está ausente (pé caído) e há fraqueza moderada dos gastrocnêmios e das mãos. As sensações vibratória e proprioceptiva estão levemente comprometidas nos pés. Os reflexos tendíneos estão difusamente ausentes. O estado mental e as funções dos nervos cranianos são normais. As velocidades de condução nervosa estão abaixo de 50% do normal nos braços e nas pernas, latências motoras distais prolongadas ao triplo do normal. A eletromiografia com agulha mostra evidências de desnervação dos músculos das pernas e dos braços. Os potenciais de ação dos nervos sensitivos são difíceis de obter, e quando presentes exibem latência prolongada e baixa amplitude. O pai do paciente é afetado por uma doença semelhante que, quando ele tinha 47 anos, deixou-o confinado à cadeira de rodas.

Condutas

Estrutura e função corporal: Motor Function Measure (MFM); Charcot-Marie-Tooth Pediatric Scale (CMTPedS); MRC; Box and Block test. Atividade e participação: Charcot-Marie-Tooth Pediatric Scale (CMTPedS); Jebsen-Taylor; Sollerman; Mini-Best test; índice dinâmico de marcha.

- *Estrutura e função*
  - Evitar contraturas e deformidades: mobilização articular e alongamentos, principalmente em musculatura de tornozelo e pé, como também em membros superiores.
  - Ensinar ao paciente a realização de autoalongamentos para realização diária.
  - Melhorar a força e a resistência musculares: exercícios de fortalecimento muscular de forma ativa, ativa-assistida e com resistência externa como faixas elásticas, pesos, halteres, porém, com intervalo de descanso entre os exercícios resistidos.
  - Exercícios de resistência moderada, com cargas submáximas, visando, principalmente, ao ganho de resistência muscular, permitindo maior mobilidade para as atividades diárias.
  - Estimular a manutenção da sensibilidade: utilizar estratégias de estimulação tátil em diferentes superfícies, texturas e rigidez de material, estímulos vibratórios e de conscientização corporal.
  - Manter/melhorar o condicionamento cardiorrespiratório: atividade aeróbica de intensidade moderada, como bicicleta ergométrica ou esteira.
  - Melhorar o controle postural: o uso de superfícies de espuma para ficar de pé quanto o de cama elástica, balancim, tábua de equilíbrio.
- *Atividade e participação*
  - Tarefas em ortostatismo com progressão das dificuldades associando movimentação dos membros superiores.

- Atividades em diferentes ambientes cotidianos (atividades como o chute, subir degrau e manter-se em apoio unipodal).
- Treino de marcha alterando a largura da base de sustentação e em diferentes direções e percursos.
- Atividades para destreza manual (manipulação de objetos que permita o uso de diferentes formas de preensão, tamanhos e pesos variados).
- Orientar o paciente e a família sobre a importância de manter exercícios domiciliares.
- *Contexto ambiental*
  - Indicação de órteses para minimizar o pé caído durante a evolução da doença, e outros equipamentos auxiliares, se necessário.
  - Facilitação por meio de adaptações em utensílios do dia a dia.
  - Estímulo motivacional para atividades de lazer e *hobby*.
  - Importante considerar, ao longo da evolução dessa doença, o acompanhamento psicológico para engajamento social, escolar e profissional do paciente.

CASO CLÍNICO 8 (ESCLEROSE MÚLTIPLA)

Uma digitadora de 27 anos diagnosticada com esclerose múltipla. Ao exame físico mostra interrupções bruscas dos movimentos oculares de perseguição, nistagmo ao olhar para cima, dismetria bilateral do braço, tremor de intenção e disdiadococinesia. Sua marcha tem base larga, com titubeação, os reflexos tendíneos são hiperativos com clônus do tornozelo e há redução da sensação vibratória em ambos os pés. Ela é brincalhona e sedutora, com acessos de gargalhadas altas, mas a atenção, a memória, a linguagem e a cognição são de resto normais. Desenvolveu urgência urinária, poliúria, noctúria e incontinência eventual. Além disso, relata quadros de fadiga crônica.

Condutas

Estrutura e função corporal: Expanded Disability Status Scale (EDSS); Neurologic Rating Scale (NRS); Escala de Severidade Da Fadiga (FSS); Índice Neurológico De Fadiga Para Esclerose Múltipla (NFI-MS); Box And Block Test; Avaliação Sensorial de Nottinghan; Escala de Beck e da Escala para Ansiedade e Depressão (HAD); King's Health Questionnaire (KHQ); Exame urodinâmico. Atividade e participação: Mini-best test; Timed 25-Foot Walk (T25-FW); King's Health Questionnaire (KHQ).

- *Estruturas e funções*
  - Treino de mobilidade (mudanças de decúbitos) e força muscular
  - Fortalecimento da musculatura ocular com a cabeça parada e em movimento.
  - Treino de controle de tronco
  - Tremores: atividades em cadeia cinética fechada e uso de estímulo sensorial adicional (enfaixamento do membro).
  - Exercícios cardiorrespiratórios de intensidade baixa a moderada, respeitando a fadiga;
- *Atividade e participação*
  - Treinar habilidades motoras para as atividades de autocuidado, higiene corporal e as atividades de vida diária para maior autonomia.
  - Treino de alcance e manipulação de objetos com os membros superiores com diferentes texturas, formatos e pesos.
  - Exercícios que exigem precisão e controle, bem como da velocidade dos movimentos.
  - Estímulo à postura ortostática.
  - Treino de marcha com ou sem suporte parcial de peso, e em ambientes diversos.

- Contexto ambiental
  - Como a maioria dos pacientes apresenta queixa de fadiga, as atividades e exercícios em cada sessão devem ser cuidadosamente aplicados (intensidade, periodicidade, pausas e horário do dia) para não intensificar esta fadiga.
  - Acompanhamento psicológico e orientação dos familiares são essenciais em razão do quadro comportamental.
  - Treino de adaptação e reinserção laboral/social.

CASO CLÍNICO 9 (SÍNDROME DE BROWN-SÉQUARD)

Homem de 37 anos, viciado em heroína intravenosa, durante as últimas 2 semanas apresentou fraqueza progressiva das pernas, maior à esquerda, polaciúria e urgência urinária. Ao exame do paciente em decúbito dorsal não consegue levantar a perna esquerda do leito, e os outros músculos da perna esquerda têm força de 3/5. A perna direita é apenas levemente fraca. Ambas as pernas têm um tônus aumentado, maior à esquerda. A propriocepção está reduzida nos dedos do pé e tornozelo esquerdos, mas é normal à direita. Há um sinal de Babinski à esquerda e os reflexos abdominal inferior e cremastérico estão ausentes à esquerda. Há diminuição acentuada das sensações de dor, temperatura abaixo de T10 à direita. A imagem de ressonância magnética (IRM) no plano transversal revela maior destruição dos corpos vertebrais à esquerda, com extensão para a esquerda da lesão até os tecidos moles paravertebrais e compressão anterolateral da medula espinal. Indivíduo apresenta dificuldade moderada em passar de sentado para em pé, não transfere o peso corretamente para o lado esquerdo e apresenta marcha com compensações na pelve e tronco, fazendo uso de bengala canadense.

Condutas

Estrutura e função: ASIA; Avaliação Sensorial de Nottinghan; Exame urodinâmico. *Atividade e Participação:* MIF; Mini-Best Test; Teste de caminhada de 10 metros; Teste de caminhada de 6 minutos; King's Health Questionnaire (KHQ); WHOQOL/Breef.

- Estruturas e função corporal
  - Exercícios de resistência muscular, principalmente em membro inferior esquerdo.
  - Exercícios de condicionamento cardiovascular.
  - Sensorial: lado esquerdo (uso de texturas mais ásperas evoluindo para texturas mais suaves); lado direito (uso de estímulo térmico).
- Atividade e participação
  - Treino de mobilidade e transferências, principalmente sentado para em pé associado a estímulos sensoriais na região plantar.
  - Treino de ortostatismo associado a atividades do membro superior.
  - Treino de marcha com ou sem suporte parcial de peso.
  - As atividades devem envolver estímulos sensoriais adicionais na base de suporte.
- Contexto ambiental
  - Locomoção em diversos contextos (domiciliar, comunitário, com o uso de dispositivos de auxílio e, progressivamente, de forma livre).
  - Educação do paciente e estabelecimento de expectativas sobre o prognóstico auxiliarão no pós-operatório e na reabilitação prolongada.
  - Integração à sociedade e orientação quanto à importância do papel da família durante todo o processo de reabilitação.

CASO CLÍNICO 10 (ATROFIA MUSCULAR ESPINHAL - AME)
Mulher de 22 anos manifesta dificuldade em subir escadas e correr e os achados ao exame físico incluem fraqueza proximal leve das pernas e dos braços, reflexos tendíneos reduzidos e sensibilidade normal. As velocidades de condução nervosa motora e as latências sensitivas distais são normais. A biópsia do músculo quadríceps também indica desnervação; muitas fibras musculares são de tamanho reduzido. Durante a década seguinte, apresenta fraqueza lentamente progressiva proximais dos membros, mas aos 32 anos ainda deambula sem apoio. Ao exame ela deambula com alto grau de oscilação laterolateral, há fraqueza leve a moderada e atrofia dos músculos pélvicos e da cintura escapular. Com frequência, observam-se fasciculações. Os reflexos tendíneos estão ausentes. Estado mental, nervos cranianos, sensibilidade e capacidade vital são normais. Dois irmãos mais jovens tornam-se igualmente comprometidos durante o início da terceira década de vida. A paciente apresenta diminuição do equilíbrio e dissociação de cinturas, dificuldade na realização de atividades de vida diária, e, alterações na marcha com risco de quedas. Em médio e longo prazos deve-se pensar na possibilidade de desenvolvimento de incontinência urinária e/ou fecal em razão de fraqueza e atrofia dos músculos da pelve, além de comprometimentos respiratórios futuros. Essa fraqueza e atrofia nos membros e cinturas também pode aumentar a imobilidade do indivíduo, causando diminuição da amplitude de movimento e alterações posturais provenientes de contraturas, com prejuízos também aos ajustes posturais antecipatórios e compensatórios.

Condutas
Estrutura e função: MRC; Medida da função motora (MFM); espirometria; manuvacuometria (força muscular respiratória). Atividade e participação: Hammersmith Functional Motor Scale - Expanded (HFMSE); Russman scale; Mini-Best Test; Teste de caminhada de 10 metros; Teste de caminhada de 6 minutos; WHOQOL/Breef.

- *Estruturas e funções corporais*
  - Prática regular de exercícios associada à terapia farmacológica na AME.
  - Treino de resistência muscular para membros superiores e inferiores (prevenção da degeneração de motoneurônios na medula espinal). A resistência ofertada durante o exercício deve ser adequada com a evolução da doença.
  - Plataforma vibratória (ativação do reflexo de estiramento e aumento da atividade muscular).
  - Treino de equilíbrio progredindo para superfícies instáveis e postura unipodal.
  - Prevenção de complicações respiratórias por meio de técnicas específicas de fisioterapia respiratória.
- *Atividade e participação*
  - Treino de marcha estimulando dissociação de cinturas.
  - Treinamento em esteira e diferentes terrenos.
  - Treino de AVD's.
- *Contexto ambiental*
  - Adaptação domiciliar e/ou trabalho, e, caso veja a necessidade, órteses que propiciem sua locomoção independente e funcional.
  - Apoio familiar e psicoterapêutico, pois se trata de doença progressiva, que, no momento, não tem cura.
  - Acompanhamento com diário miccional.

CASO CLÍNICO 11 (NEUROPATIA PERIFÉRICA)

Homem com diabetes melito e hiperglicemia controlada até os 48 anos. A partir de então necessitou de insulina e apresentou parestesia em queimação contínua nos pés, queixando-se muito. Anos depois apresentou sensação vibratória ausente nos dedos dos pés e reduzida nos tornozelos e redução da sensibilidade térmica e dolorosa nos pés. A velocidade de condução nervosa se apresenta normal e a amplitude dos nervos sensitivos estão reduzidas, principalmente, no nervo fibular sural e mediano. Iniciam-se alterações sensoriais distalmente nas mãos. Conclui-se que se trata de uma neuropatia periférica secundária à lesão axonal (axonopatia). A paciente apresenta marcha com redução da dissociação de cinturas, uso de estratégias reativas com frequência (uso excessivo da visão durante a marcha).

Condutas

Estrutura e função: Escore De Sintomas Neuropáticos (ESN); Escore de Comprometimento Neuropático (ECN); Neuropathy Disability Scale (NDS); Sensibilidade Protetora Plantar (SPP); Exame Sensorial Com Monofilamentos de Semmes-Weinstein. Atividade e participação: Mini Best-Test, Índice Dinâmico Da Marcha.

- *Estruturas e funções corporais*
  - Acompanhamento clínico constante (ênfase em glicemia, hemoglobina, função renal).
  - Mobilizações, alongamentos, exercícios ativos, fortalecimentos.
  - Treino de equilíbrio bipodal, unipodal associado à estimulação sensitiva distal.
  - Exercícios com estímulos sensório-motores para regiões plantares e mãos.
  - Atividades aeróbicas.
- *Atividades e participação*
  - Treino de marcha (em diversos terrenos) equilíbrio e propriocepção, com a finalidade de proporcionar a estimulação sensorial da superfície e *feedback* intrínseco.
  - Treino de AVD's.
- *Contexto ambiental*
  - Orientações sobre evolução e complicações da diabetes, monitoramento contínuo da glicemia, cuidados com possíveis lesões cutâneas, acompanhamento com profissionais de saúde.
  - Indicações de calçados e palmilhas específicos para evitar lesões na região plantar, caso necessário.

CASO CLÍNICO 12 (ESCLEROSE LATERAL AMIOTRÓFICA, ELA)

Homem de 55 anos começa a apresentar dificuldade em abotoar sua roupa e virar chaves, não refere dor. Evolui com fraqueza de MSD e mão esquerda, além de dificuldade em subir escadas. Apresenta cãibras nas mãos e fasciculações em MMSS e tórax. Oito meses depois sua fala se torna indistinta e há dificuldade em deglutir líquidos. O exame físico revela fraqueza e atrofia acentuados nas mãos, e de todo MSD, dedos mantidos em garra. Sua marcha é rígida e de passos curtos. Há hipertonia de MMII e hipotonia de MSD. Mantém fasciculações em várias regiões. Reflexos ausentes nos flexores dos dedos da mão direita, 3+ nos flexores da mão esquerda, 3+ no bíceps e tríceps bilateral, 4+ joelhos e tornozelos. Babinski + bilateralmente. Sua fala fica anasalada e a língua apresenta fasciculações. Os demais nervos cranianos, o estado mental e a sensibilidade estão normais. A eletromiografia evidencia desnervação que é acentuada nos braços e moderada nas pernas, com fibrilações, ondas positivas e potenciais polifásicos espontâneos, alguns com duração e amplitude extremamente aumentadas. As latências e amplitude são normais. Durante o ano seguinte o paciente evolui com a fraqueza e atrofia, e dificuldade principalmente para deglutição, então progride com gastrostomia. Após pneumonia, evolui com capacidade vital de 800 mL e lhe são oferecidas traqueostomia e assistência ventilatória.

Condutas

Estrutura e função: MRC (teste de força manual); Amyotrophic Lateral Sclerosis Severity Scale (ALSSS); Espirometria; Força Muscular Respiratória; Escala De Depressão De Beck; Fatigue Severity Scale (FSS); Avaliação Da Deglutição. Atividade e participação: Amyotrophic Lateral Sclerosis Functional Rating Scale – Revised (ALSFRS-R/BR); Amyotrophic Lateral Sclerosis Assessment Questionnaire (ALSAQ-40).

- *Estruturas e funções corporais*
  - Intervenção no sistema respiratório: manobras que estimulem aumento do fluxo expiratório para realizar uma tosse assistida, uso de *cough-assist* com dispositivos tipo máscara principalmente em casos de infecções agudas, uso de aspiradores e umidificadores.
  - Com a evolução do quadro há necessidade do uso de ventilação não invasiva.
  - Estratégias de economia de energia devem ser orientadas.
  - Fortalecimento controlado dos músculos inspiratórios.
  - Manutenção da mobilidade articular, excursão muscular, nível de força/função muscular.
  - Exercícios aeróbicos no controle da fadiga.
  - Espasticidade, espasmos: alongamentos, terapia aquática, massoterapia.
  - Prevenção de trombose venosa profunda.
  - Treino de deglutição com estímulos sensoriais de acordo com a evolução da doença.
  - Acompanhamento nutricional.
- *Atividades e participação*
  - Treino de habilidades funcionais com adequações de acordo com a evolução da doença.
  - Treino de deglutição associado ao ato de se alimentar de acordo com a evolução da doença.
- *Contexto ambiental*
  - Acompanhamento progressivo sobre indicação de órteses e/ou equipamentos auxiliares.
  - Adequações no trabalho, no ambiente doméstico, acompanhamento psicológico.

CASO CLÍNICO 13 (SÍNDROME PÓS-COVID-19)

Mulher, 39 anos, teve diagnóstico de COVID-19, apresentando quadro de febre, tosse seca e fadiga. A paciente não foi hospitalizada e evoluiu para melhora do quadro após 15 dias, ficando assintomática. Após 3 meses a paciente relata que houve piora da força muscular de membro inferior e sensibilidade nos pés, com aumento excessivo da fadiga. A paciente foi encaminhada com suspeita de síndrome pós-covid por inflamação medular (mielite). Na avaliação neurofuncional foram observados: a) Deficiências: apresenta dores articulares; hipotonia leve de membros inferiores bilateral, hiperreflexia patelar e aquileu, diminuição grave da sensibilidade tátil e dolorosa da região plantar. No exame de força muscular foi observado: grau 1 (glúteo máximo, tibial anterior e gastrocnêmio bilateral), grau 2 (iliopsoas, glúteo médio e quadríceps bilateral), e grau 3 (rotadores externos de quadril à direita e grau 2 à esquerda). No membro superior foi observado grau 4 nos músculos de ombro, cotovelo, punho e dedos; apresenta incontinência fecal e urinária. b) Atividades e participação: paciente realiza as trocas posturais com dificuldade grave (deitado para em pé) e necessita de apoio para permanecer em pé e durante a marcha, não realizando dissociação de cinturas, permanecendo com o quadril e joelhos flexionados e quadris em rotação interna com passos curtos. Não tem conseguido fazer as atividades do dia a dia, sendo que o filho que realiza pra ela. A paciente só consegue tomar banho sentada; c) Fatores pessoais: paciente muito emotiva, apresentando alto grau de ansiedade para melhora do quadro.

Condutas

Estrutura e função: MRC (teste de força manual); Escala Visual Analógica (EVA) para dor; Avaliação Sensorial de Nottinghan; Espirometria; Força Muscular Respiratória; Escala De Depressão De Beck; Fatigue Severity Scale (FSS); exame urodinâmico. Atividade e participação: Post-COVID-19 Functional Status (PCFS) scale; Mini-Best Test; Teste de sentar e levantar; King's Health Questionnaire (KHQ); WHOQOL/Breef.

- *Estruturas e funções corporais*
  - Prevenção de complicações respiratórias por meio de técnicas específicas de fisioterapia respiratória pode ser utilizada.
  - Exercícios de resistência muscular progressivos para membros superiores e inferiores.
  - Estímulos sensoriais.
  - Treino de equilíbrio.
  - Acompanhamento psicoterapêutico.
  - Importante verificar o nível de fadiga e condições clínicas durante a execução dos exercícios.
- *Atividade e participação*
  - Treino de mobilidade na cama (trocas posturais).
  - Treino de marcha estimulando dissociação de cinturas.
  - Treino de sentar e levantar com ênfase na extensão de joelho e quadril.
  - Treino de marcha com foco externo para reduzir a rotação interna de quadril.
  - Treinamento em esteira e terrenos diversos.
- *Contexto ambiental*
  - Apoio familiar e de amigos durante a evolução do quadro.
  - Acesso a unidades específicas de atendimento multiprofissional pós-COVID.

BIBLIOGRAFIA

Aboutorabi A, Arazpour M, Ahmadi Bani M, Saeedi H, Head JS. Efficacy of ankle foot orthoses types on walking in children with cerebral palsy: A systematic review. Ann Phys Rehabil Med. 2017;60(6):393-402.

Alexanderson H, Dastmalchi M, Esbjörnsson-Liljedahl M, Opava CH, Lundberg IE. Benefits of intensive resistance training in patients with chronic polymyositis or dermatomyositis. Arthritis & Rheumatism. 2007;57(5):768-77.

Amatya B, Khan F, Galea M. Rehabilitation for people with multiple sclerosis: an overview of Cochrane Reviews. Cochrane Database of Systematic Reviews. 2019 Jan 14;1(1):CD012732.

Andersen PM, Abrahams S, Borasio GD, de Carvalho M, Chio A, Van Damme P, et al. EFNS guidelines on the Clinical Management of Amyotrophic Lateral Sclerosis (MALS) - revised report of an EFNS task force. Eur J Neurol. 14 Sep 2011;19(3):360-75.

Anwer S, Equebal A, Palekar TJ, Nezamuddin M, Neyaz O, Alghadir A. Effect of locomotor training on motor recovery and walking ability in patients with incomplete spinal cord injury: a case series. J Phys Ther Science. 2014;26(6):951-53.
Bae YH, Ko YJ, Chang WH, Lee JH, Lee KB, Park YJ, et al. Effects of Robot-assisted Gait Training Combined with Functional Electrical Stimulation on Recovery of Locomotor Mobility in Chronic Stroke Patients: a randomized controlled trial. J Phys Ther Science. 2014;26(12):1949-53.
Becker BE. Aquatic therapy: scientific foundations and clinical rehabilitation applications. PM&R. 2009;1(9):859-72.
Bosi E, Conti M, Vermigli C, Cazzetta G, Peretti E, Cordoni MC, et al. Effectiveness of frequency-modulated electromagnetic neural stimulation in the treatment of painful diabetic neuropathy. Diabetologia. 2005;48(5):817-23.
Brust JCM. A prática da neurociência. (CIDADE?): Editora Reichmann & Affonso Editores; 2000.
Bushby K, Finkel R, Birnkrant DJ, Case LE, Clemens PR, Cripe L, et al. Diagnosis and management of Duchenne muscular dystrophy, part 1: diagnosis, and pharmacological and psychosocial management. Lancet Neurol. 2010;9(1):77-93.
Cakt BD, Nacir B, Genç H, Saraçoğlu M, Karagöz A, Erdem HR, et al. Cycling Progressive Resistance Training for People with Multiple Sclerosis. Am J Phys Med Rehabil. 2010 June;89(6):446-57.
Charles JR, Wolf SL, Schneider JA, Gordon AM. Efficacy of a child-friendly form of constraint-induced movement therapy in hemiplegic cerebral palsy: a randomized control trial. Developmental Medicine & Child Neurology. 2006;48(8):635-42.
Chisholm AE, Perry S, Mcilroy WE. Correlations between ankle-foot impairments and dropped foot gait deviations among stroke survivors. Clinical Biomechanics. Nov 2013;28(9-10):1049-54.
Conti M, Peretti E, Cazzetta G, Galimberti G, Vermigli C, Pola R, et al. Frequency-modulated electromagnetic neural stimulation enhances cutaneous microvascular flow in patients with diabetic neuropathy. J Diabetes Complicat. 2009 Jan;23(1):46-8.
Corrado B, Ciardi G, Bargigli C. Rehabilitation management of the Charcot–Marie–tooth syndrome: a systematic review of the literature. Medicine (Baltimore). 2016 Apr;95(17):e3278.
Dalgas U, Stenager E, Jakobsen J, Petersen T, Hansen HJ, Knudsen C, et al. Resistance training improves muscle strength and functional capacity in multiple sclerosis. Neurology. 2009 Nov 2;73(18):1478-84.
de Oliveira D, Figueredo NR, Alves CF, Costa PA, Moura SRG, Oliveira PC, et al. Fisioterapia Neurológica na Síndrome de Brown Séquard: Relato de Caso. Braz J Health Rev. 2019;2(5):4009-18.
Demir Y, Köroğlu Ö, Tekin E, Adıgüzel E, Kesikburun S, Güzelküçük Ü, et al. Factors affecting functional outcome in patients with traumatic brain injury sequelae: Our single-center experiences on brain injury rehabilitation. Turkish J Phys Med Rehabil. 2019;65(1):67-73.
Dixit S, Maiya AG, Shastry BA. Effect of aerobic exercise on peripheral nerve functions of population with diabetic peripheral neuropathy in type 2 diabetes: a single blind, parallel group randomized controlled trial. J Diabetes Complicat. 2014May;28(3):332-9.
Emara HA, El-Gohary TM, Al-Johany AA. Effect of body-weight suspension training versus treadmill training on gross motor abilities of children with spastic diplegic cerebral palsy. Eur J Phys Rehabil Med. 2016;52(3):356-63.
Esfin A, Sponseller PD, Leet AI. Spinal Muscular Atrophy: manifestations and management. Journal Of The American Academy of Orthopaedic Surgeons. 2012 Jun;20(6):393-401.
Gordon AM, Charles J, Wolf SL. Methods of constraint-induced movement therapy for children with hemiplegic cerebral palsy: development of a child-friendly intervention for improving upper-extremity function. Archives of Physical Medicine and Rehabilitation. 2005;86(4):837-44.
Gregory CM, Bowden MG, Jayaraman A, Shah P, Behrman A, Kautz SA, et al. Resistance training and locomotor recovery after incomplete spinal cord injury: a case series. Spinal Cord. 2007;45(7):522-30.
Grondard C, Biondi O, Armand AS, Lécolle S, Della Gaspera B, Pariset C, et al. Regular Exercise Prolongs Survival in a Type 2 Spinal Muscular Atrophy Model Mouse. J Neurosci. 2005 Aug 17;25(33):7615-22.

Harris-Love ML, Macko RiF, Whitall J, Forrester LW. Improved hemiparetic muscle activation in treadmill versus overground walking. Neurorehabilitation and Neural Repair. Sep 2004;18(3):154-60.

Heine M, van de Port I, Rietberg MB, van Wegen EE, Kwakkel G. Exercise therapy for fatigue in multiple sclerosis. Cochrane Database of Systematic Reviews. 2015 Sep 11;(9):CD009956.

Heje K, Andersen G, Buch A, Andersen H, Vissing J. High-intensity training in patients with spinal and bulbar muscular atrophy. J Neurol. 2019 Apr19;266(7):1693-7.

Hind D, Parkin J, Whitworth V, Rex S, Young T, Hampson L, et al. Aquatic therapy for boys with Duchenne muscular dystrophy (DMD): an external pilot randomised controlled trial. Pilot and Feasibility Studies. 2017;3(1):1-17.

Hwang D, Lee H, Lee G, Lee S. Treadmill training with tilt sensor functional electrical stimulation for improving balance, gait, and muscle architecture of tibialis anterior of survivors with chronic stroke: a randomized controlled trial. Technology and Health Care. 2015 July 21;23(4):443-52.

Kennedy RA, Carroll K, Mcginley JL. Gait in children and adolescents with Charcot-Marie-Tooth disease: a systematic review. Journal of the Peripheral Nervous System. 2016;21(4):317-28.

Kennedy RA, McGinley JL, Paterson KL, Ryan MM, Carroll K. Gait and footwear in children and adolescents with Charcot-Marie-Tooth disease: A cross-sectional, case-controlled study. Gait & Posture. 2018;62:262-7.

Kjølhede T, Vissing K, de Place L, Pedersen BG, Ringgaard S, Stenager E, et al. Neuromuscular adaptations to long-term progressive resistance training translates to improved functional capacity for people with multiple sclerosis and is maintained at follow-up. Multiple Sclerosis Journal. 2014 Sep25;21(5):599-611.

Koeppen AH. The neuropathology of the adult cerebellum. Handbook of Clinical Neurology. 2018;154:129-49.

Kullberg-Turtiainen M, Vuorela K, Huttula L, Turtiainen P, Koskinen S. Individualized goal directed dance rehabilitation in chronic state of severe traumatic brain injury: A case study. Heliyon. 2019;5(2):e01184.

Kumar V, Goyal R. Influence of sensorimotor adaptation and learning process for rehabilitation on the functional mobility of a patient with traumatic brain injury: A case report. Chin J Traumatol. 2018 Aug;21(4):246-248. Epub 2018 June 28.

Kurtais Y, Kutlay S, Tur BS, Gok H, Akbostanci C. Does treadmill training improve lower-extremity tasks in parkinson disease? a randomized controlled trial. Clin J Sport Med. May 2008;18(3):289-91.

Lazzari RD, Politti F, Santos CA, Dumont AJ, Rezende FL, Grecco LA, et al. Effect of a single session of transcranial direct-current stimulation combined with virtual reality training on the balance of children with cerebral palsy: a randomized, controlled, double-blind trial. J Phys Ther Science. 2015;27(3):763-8.

Lee JH, Heo SH, Chang DI. Early-stage Alcoholic Cerebellar Degeneration: Diagnostic Imaging Clues. J Korean Med Sci. 2015;30(11):1540-4.

Lefaucheur JP, André-Obadia N, Antal A, Ayache SS, Baeken C, Benninger DH, et al. Evidence-based guidelines on the therapeutic use of repetitive transcranial magnetic stimulation (rTMS). Clin Neurophysiol. 2014;125(11):2150-206.

Lefaucheur JP, Antal A, Ayache SS, Benninger DH, Brunelin J, Cogiamanian F, et al. Evidence-based guidelines on the therapeutic use of transcranial direct current stimulation (tDCS). Clin Neurophysiol. 2017;128(1):56-92.

Lewelt A, Krosschell KJ, Stoddard GJ, Weng C, Xue M, Marcus RL, et al. Resistance strength training exercise in children with spinal muscular atrophy. Muscle & Nerve. 22 Sep 2015;52(4):559-67.

Lin S, Sun Q, Wang H, Xie G. Influence of transcutaneous electrical nerve stimulation on spasticity, balance, and walking speed in stroke patients: a systematic review and meta-analysis. J Rehabil Med. 2018;50(1):3-7.

Lord S, Wade DT, Halligan PW. A comparison of two physiotherapy treatment approaches to improve walking in multiple sclerosis: a pilot randomized controlled study. Clin Rehabil. 1998 Dez;12(6):477-86.

Mah JK. Current and emerging treatment strategies for Duchenne muscular dystrophy. Neuropsychiatric Disease and Treatment. 2016;1:1795.

Marklund N, Bellander BM, Godbolt AK, Levin H, McCrory P, Thelin EP. Treatments and rehabilitation in the acute and chronic state of traumatic brain injury. J Internat Med. 2019;285(6):608-23.

Marmolino D, Manto M. Past, present and future therapeutics for cerebellar ataxias. Current Neuropharmacology. 2010;8(1):41-61.

Meng L, Li X, Li C, Tsang RCC, Chen Y, Ge Y, et al. Effects of exercise in patients with amyotrophic lateral sclerosis. American Journal of Physical Medicine & Rehabilitation. 2020 May 22;99(9):801-810.

Messina S. New Directions for SMA Therapy. Journal of Clinical Medicine. 2018 Aug31;7(9):251.

Miller RG, Jackson CE, Kasarskis EJ, England JD, Forshew D, Johnston W, et al. Practice Parameter update: the care of the patient with amyotrophic lateral sclerosis. Neurology. 2009 Oct 12;73(15):1218-26.

Monazzam MR, Shoja E, Zakerian SA, Foroushani AR, Shoja M, Gharaee M, et al. Combined effect of whole-body vibration and ambient lighting on human discomfort, heart rate, and reaction time. International Archives Of Occupational And Environmental Health. 2018 Mar12;91(5):537-45.

Nas K, Yazmalar L, Şah V, Aydın A, Öneş K. Rehabilitation of spinal cord injuries. W J Orthoped. 2015;6(1):8.

Nolan KJ, Yarossi M. Weight transfer analysis in adults with hemiplegia using ankle foot orthosis. Prosthetics & Orthotics International. 2011 Mar;35(1):45-53.

O'Neil J, Egan M, Marshall S, Bilodeau M, Pelletier L, Sveistrup H. Remotely supervised home-based intensive exercise intervention to improve balance, functional mobility, and physical activity in survivors of moderate or severe traumatic brain injury: protocol for a mixed methods study. JMIR Research Protocols. 2019;8(10):e14867.

Ogino S, Wilson RB. Spinal muscular atrophy: molecular genetics and diagnostics. Expert Review of Molecular Diagnostics. 2004 Jan;4(1):15-29.

Palisano RJ, Orlin MN, Schreiber J. Campbell's Physical Therapy for Children. 5th Ed. Elsevier; 2017.

Park EY, Kim WH. Effect of neurodevelopmental treatment-based physical therapy on the change of muscle strength, spasticity, and gross motor function in children with spastic cerebral palsy. J Phys Ther Science. 2017;29(6):966-69.

Peurala SH, Tarkka IM, Pitkänen K, Sivenius J. The Effectiveness of Body Weight-Supported Gait Training and Floor Walking in Patients With Chronic Stroke. Archives of Physical Medicine and Rehabilitation. 2005 Aug;86(8):1557-64.

Pittock SJ, Moore AP, Hardiman O, Ehler E, Kovac M, Bojakowski J, et al. A Double-Blind Randomised Placebo-Controlled Evaluation of Three Doses of Botulinum Toxin Type A (Dysport®) in the Treatment of Spastic Equinovarus Deformity after Stroke. Cerebrovascular Diseases. 2003;15(4):289-300.

Ry J, Schubert IJ, Semler O, Haug V, Schönau E, Kirschner J. Whole-body vibration training in children with Duchenne muscular dystrophy and spinal muscular atrophy. Eur J Paediatr Neurol. 2014 Mar;18(2):140-9.

Ryan JM, Cassidy EE, Noorduyn SG, O'Connell NE. Exercise interventions for cerebral palsy. Cochrane Database of Systematic Reviews. 2017 June 11;6(6):CD011660.

Sah AK, Balaji GK, Agrahara S. Effects of task-oriented activities based on neurodevelopmental therapy principles on trunk control, balance, and gross motor function in children with spastic diplegic cerebral palsy: a single-blinded randomized clinical trial. J Pediatr Neuroscie. 2019;14(3):120.

Salem Y, Godwin EM. Effects of task-oriented training on mobility function in children with cerebral palsy. NeuroRehabilitation. 2009;24(4):307-13.

Smith M, Barker R, Williams G, Carr J, Gunnarsson R. The effect of exercise on high-level mobility in individuals with neurodegenerative disease: a systematic literature review. Physiotherapy. Mar 2020;106:174-93.

Sullivan EV, Rosenbloom MJ, Deshmukh A, Desmond JE, Pfefferbaum A. Alcohol and the cerebellum: effects on balance, motor coordination, and cognition. Alcohol Health Res World. 1995;19(2):138-41.

Swoboda KJ, Kissel JT, Crawford TO, Bromberg MB, Acsadi G, D'Anjou G, et al. Perspectives on Clinical Trials in Spinal Muscular Atrophy. J Child Neurol. Aug 2007;22(8):957-66.

Tarakci E, Yeldan I, Huseyinsinoglu B, Zenginler Y, Eraksoy M. Group exercise training for balance, functional status, spasticity, fatigue and quality of life in multiple sclerosis: a randomized controlled trial. Clinical Rehabilitation. 29 Mar 2013;27(9):813-22.

Tomaszewski W, Mańko G. An evaluation of the strategic approach to the rehabilitation of traumatic brain injury (TBI) patients. Medical science monitor: International Medical Journal of Experimental and Clinical Research. 2011;17(9):CR510.

Tseng WS, Huang NC, Huang WS, Lee HC. Brown-Séquard syndrome: a rare manifestation of decompression sickness. Occupational Medicine. 2015;65(9):758-60.

Turville ML, Cahill LS, Matyas TA, Blennerhassett JM, Carey LM. The effectiveness of somatosensory retraining for improving sensory function in the arm following stroke: a systematic review. Clinical Rehabilitation. 2019;33(50):834-46.

Tyson SF, Crow JL, Connell L, Winward C, Hillier S. Sensory Impairments of the Lower Limb after Stroke: a pooled analysis of individual patient data. Topics in Stroke Rehabilitation. 2013 Sep;20(5):441-9.

Wallace A, Pietrusz A, Dewar E, Dudziec M, Jones K, Hennis P, et al. Community exercise is feasible for neuromuscular diseases and can improve aerobic capacity. Neurology. 2019;92(15):e1773-e1785.

Wang CH, Finkel RS, Bertini ES, Schroth M, Simonds A, Wong B, et al. Consensus Statement for Standard of Care in Spinal Muscular Atrophy. J Child Neurol. 2007 Aug;22(8):1027-49.

Wiles CM. Controlled randomised crossover trial of the effects of physiotherapy on mobility in chronic multiple sclerosis. Journal of Neurology, Neurosurgery & Psychiatry. 2001 Feb 1;70(2):174-9.

Wyman JF, Burgio KL, Newman DK. Practical aspects of lifestyle modifications and behavioural interventions in the treatment of overactive bladder and urgency urinary incontinence. Internat J Clin Pract. 2009 Aug;63(8):1177-91.

ÍNDICE REMISSIVO

Entradas acompanhadas por *f* ou *t* em itálico
indicam figuras e tabelas, respectivamente.

4P (Predição, Prevenção, Plasticidade e Participação)
  modelo, 3
    na abordagem terapêutica, 3
      neurofuncional, 3

A
Abordagem
  baseada no controle motor, 189-206, 209-233, 239-248
    adaptação para, 239-248
      alcançar, 239-248
      manipular, 239-248
      pegar, 239-248
    andar, 209-233
      com qualidade, 209-233
      estabilidade, 209-233
      segurança, 209-233
      superando barreiras, 209-233
    controle postural, 189-206
      mantendo o centro, 189-206
      múltiplas abordagens, 191
      treino do, 190*f*
    disfunção do SN, 242, 243
      alterações na, 242
        da manipulação, 242
        da preensão, 242
        do alcance, 242
      recuperação funcional do MS na, 243
    equilíbrio, 189
      controle encefálico do, 189
    locomoção, 209-233
      seleção para marcha, 210
        medidas de avaliação, 210
        preditores para, 210
    mobilidade, 209-233
      treino de marcha nas lesões, 212, 213
        encefálicas não progressivas, 213
        medulares, 212
      reabilitação de marcha, 227
        tecnologias avançadas para, 227
      treinos são importantes, 229
    terapêutica na disfunção, 245
      da manipulação, 245
      da preensão, 245
      do alcance, 245
    treinos em condições clínicas, 205
      AVC, 205
      DP, 205
    variabilidade para, 239-248
      alcançar, 239-248
      manipular, 239-248
      pegar, 239-248
  da fisioterapia neurofuncional, 41-67
    ao longo da história, 41
      abordagem Rood, 48
      CB, 41
      educação condutiva, 48
      FNP, 46
      método, 42, 47
        Brunnström, 47
        Johnstone, 42
      PRM, 49
    do clássico, 41-67
      ao contemporâneo, 41-67
    tratamento, 50
      técnicas específicas de, 50
        de facilitação, 51
        de inibição, 51
        posicionamento funcional, 63

da psicologia, 451-456
  na reabilitação neurológica, 451-456
    caso clínico, 454
    neuroplasticidade, 452
    reconstruindo, 451-456
    repensando, 451-456
direcionada à tarefa, 37
  no controle motor, 37
do fisioterapeuta neurofuncional, 133-143
  IM na, 133-143
    bases neurofisiológicas, 136
    conceitos importantes, 134
    condições clínicas, 138
      com possibilidade de uso, 138
    e aprendizado motor, 137
    PM com base na, 139
médica, 423-434
  na reabilitação neurofuncional, 423-434
    papel, 424, 433
      da unidade de AVC, 433
      do médico na neurorreabilitação, 424
    plano terapêutico, 432
não convencionais, 349-355, 359-370, 373-388
  arte-reabilitação, 359-370
    centrada no paciente, 360
    participativas, 359
  artes teatrais, 359-370
    além do teatro, 369
    benefício como modalidade terapêutica, 360
    centrada no paciente, 360
    participativas, 359
  dança na reabilitação neurofuncional, 373-388
    adaptada, 376
    casos clínicos, 383
    e neurociência, 375
    um caminho terapêutico, 380
  música e reabilitação, 349-355
    aspectos, 349
      histórico-culturais, 349
      regionais, 349
    como recurso terapêutico, 351
    efeitos da experiência musical, 353
      cognitivos, 353
      comportamentais, 353
      físicos, 353
    musicoterapia, 354
      e reabilitação neurofuncional, 354
terapêutica neurofuncional, 1, 3
  com base na CIF, 1

  modelo 4P na, 3
    participação, 6
    plasticidade, 5
    predição, 3
    prevenção, 5
Ação
  dinâmica, 33
    teoria da, 33
    de controle motor, 33
  motora, 36f
    interação para, 36f
      entre múltiplos sistemas, 36f
Acuidade
  visual, 281f
    exame de, 281f
Adaptação
  para alcançar, 239-248
  para manipular, 239-248
  para pegar, 239-248
ADM (Amplitude de Movimento), 383
Adulto
  disfunções neurológicas do, 457-464
    terapia nutricional nas, 457-464
      na DP, 461
      no AVC, 463
Afasia(s)
  avaliação das, 485t
    testes para, 485t
      validados no Brasil, 485t
  classificação das, 484t
  processo de reabilitação das, 483-489
    atuação fonoaudiológica no, 483-489
      modelos terapêuticos, 487
      papel no processo, 488
        dos cuidadores, 488
        dos familiares, 488
      processo terapêutico, 485
  semiologia das, 484t
Alcançar
  adaptação para, 239-248
  variabilidade para, 239-248
Alça
  fechada, 30
  sistemas de, 30
Alcance
  alterações do, 242
    na disfunção do SN, 242
  disfunção do, 245
    abordagem terapêutica na, 245
Alteração(ões)
  na disfunção do SN, 242, 243
    da manipulação, 242
    da preensão, 242
    do alcance, 242

Alzheimer
　doença de, 472
　　exercícios físicos na, 472
　　　benefícios da prática regular de, 472
　reabilitação neurofuncional no, 379
　　dança adaptada na, 379
AME (Atrofia Muscular Espinhal)
　caso clínico, 557
　　condutas, 557
Andar
　com qualidade, 209-233
　estabilidade, 209-233
　segurança, 209-233
　superando barreiras, 209-233
Animal(is)
　poder mágico dos, 291-299
　　em potencializar os efeitos
　　　da reabilitação, 291-299
Aprendizado
　à memória, 20
　　aprendizagem, 18
　　　associativa, 20
　　background da, 11-25
　　benefício do teatro na, 360
　caminho para, 18
　　como modalidade terapêutica, 360
　　fases do, 20
　formas de, 17
　　IM e, 137
　　LTD, 18
　　LTP, 18
　motor, 137, 360
　　motor, 20
　　　não associativa, 18
　　plasticidade e, 17
　reabilitação neurofuncional, 11-25
　　relação entre, 138*f*
Arco Reflexo
　componente, 30
Arte(s) Teatral(is)
　abordagens não convencionais, 359-370
　　além do teatro, 369
　　benefício como modalidade terapêutica,
　　　360
　　　no processo de reabilitação neurológica,
　　　　360
　　centrada no paciente, 360
　　participativas, 359
Arte-Reabilitação
　abordagens não convencionais, 359-370
　　centrada no paciente, 360
　　participativas, 359
Aspecto(s) Nutricional(is)
　para indicação do protocolo, 171
　　de vestes terapêuticas, 171

Ataxia
　adquirida, 547
　　caso clínico, 547
　　　condutas, 548
　espinocerebelar, 380
　　reabilitação neurofuncional na, 380
　　dança adaptada na, 380
Atenção
　multiprofissional, 399
　　evidências apoiando a, 399
Atendimento
　multiprofissional, 402
　　perspectivas futuras no, 402
Autismo
　reabilitação neurofuncional no, 379
　　dança adaptada na, 379
Avaliação
　da função motora, 127
　　GWMFT, 127
　　LEMFT, 127
　　PAFT, 127
　　WMFT, 127
　da marcha, 210
　　medidas de, 210
　　　seleção de, 210
　em solo, 304
　escalas de, 126
　　do uso do membro parético, 126
　　　em ambiente real, 126
　na água, 304, 305
　na neurorreabilitação neonatal, 493
　　desenvolvimento, 494
　　　neuropsicomotor, 494
　　instrumentos para, 494
　　objetivos, 502
　　　estabelecimento de, 502
　　tomada de decisão, 502
　na piscina, 305
　triângulo da, 78
AVC (Acidente Vascular Cerebral)
　caso clínico, 553
　　condutas, 553
　e reabilitação, 325
　　vesical, 325
　exercícios físicos na, 475
　　benefícios da prática regular de, 475
　neuromodulação no, 180
　　não invasiva, 180
　reabilitação neurofuncional no, 378
　　dança adaptada na, 378
　terapia nutricional na, 463
　　do adulto, 463
　treinos no, 205
　　para controle postural, 205
　unidade de, 433
　　papel da, 433

B

Background
  da reabilitação neurofuncional, 11-25
    aprendizado, 11-25
      caminho para, 18
    memória, 11-25
      a tal da, 20
      caminho para, 18
      metamorfósica, 23
    plasticidade neuronal, 11-25
      ação contínua, 11
      desenvolvimento, 11
      mecanismos, 11
Barra(s)
  de prisma, 281f, 285f
    com exercícios, 285f
    de convergência, 285f
    corda de Brock e, 285f
BFB (*Biofeedback*)
  na reabilitação vesical, 329
    EMG, 329
    pressórico, 329
Biomecânica
  da visão, 274
Bobath
  conceito, ver CB
Bola
  de Marsden, 287f
Brown-Séquard
  síndrome de, 556
    caso clínico, 556
    condutas, 556
Brunnström
  método, 47
    na fisioterapia neurofuncional, 47
    recuperação motora de, 47t
    estágios de, 47t

C

Canal(is)
  de entrada, 52, 53, 56
    na fisioterapia neurofuncional, 52, 53, 56
      auditivo, 61
      autonômico, 63
      proprioceptivo, 54
      exteroceptivo, 56
      fuso muscular, 52
      gustativo, 62
      olfativo, 62
      OTG, 53
      vestibular, 59
      visual, 61
  semicirculares, 253f
    e relação coplanar, 253f
    relação neurofuncional dos, 253t

Caso(s) Clínico(s)
  treze, 547-560
    AME, 557
    ataxia adquirida, 547
    AVC, 553
    Charcot Marie Tooth, 554
    DMD, 549
    DP, 552
    ELA, 558
    EM, 555
    encefalopatia crônica, 551
      não progressiva, 551
    neuropatia periférica, 558
    síndrome, 556, 559
      de Brown-Séquard, 556
      pós-COVID-19, 559
    traumatismo, 550
      craniencefálico, 550
Cateterismo
  na reabilitação vesical, 329
CB (Conceito Bobath)
  contemporâneo, 71-86
    abaixo de toda anormalidade, 71-86
    existe um potencial, 71-86
    fundamentos teóricos, 72
    histórico, 71
    MBPC, 76, 77f
  na fisioterapia neurofuncional, 41
Cervical
  como é a intervenção na, 309
  da FA, 309
  endireitamento, 309f
  estímulo do, 309f
Charcot Marie Tooth
  caso clínico, 554
  condutas, 554
CIAT (*Constraint-induced Aphasia Therapy*), 128
CICT (*Constraint-induced Cognitive Therapy*), 128
CIF (Classificação Internacional de Funcionalidade, Incapacidade e Saúde)
  abordagem com base na, 1
    neurofuncional, 1
    terapêutica, 1
    reabilitação incluindo a, 2f
      ciclo do processo de, 2f
  modelo dinâmico da, 412f
Cognição
  TCI para, 128
    CICT, 128
Compensação
  central, 252
    princípios da, 252
      sistema vestibular, 252
  vestibular, 254

Componente
  arco reflexo, 30
Comunicação
  melhora na, 363
  teatro na, 363
Conceito
  PNF, 89-102
    estabelecendo novos pilares, 89-102
    filosofia da, 90
    histórico do, 89
    princípios básicos, 91
      estímulos específicos, 91
        especiais, 91
        exteroceptivos, 91
        proprioceptivos, 92
      procedimentos básicos, 91
        irradiação, 95
        mecânica corporal do terapeuta, 94
        padrões de facilitação, 93
        reforço, 93
        sincronização de movimentos, 93
      raciocínio clínico, 100
        contemporâneo, 101f
      técnicas, 95
        combinação de isotônicas, 96
        contrair-relaxar, 99
        estabilização rítmica, 99
        estiramento repetido, 97
          no início da amplitude, 97
          pela amplitude, 97
        iniciação rítmica, 96
        manter-relaxar, 99
        réplica, 96
        reversão, 96, 97
          de agonistas, 96
          de estabilizações, 98
          dinâmica, 97
        visão geral das, 95t
Controle
  cortical, 274
    da visão, 274
    da movimentação ocular, 276
  de escapular, 221f
    para o balanço, 221f
  de joelho, 217f
    treino de, 217f
  de membro inferior, 222f
    na fase, 222f, 224f
      de apoio, 222f
      de balanço, 224f
  encefálico, 189
    do equilíbrio, 189

pélvico, 220f
  para progressão do corpo, 220f
postural, 189-206, 312
  como é a intervenção no, 312
  da FA, 312
  mantendo o centro, 189-206
  múltiplas abordagens, 191
    intervenção, 192
      mecânica, 196
      mistas, 198
      nas estratégias de equilíbrio, 198
      sensorial, 192
  treino do, 190f
Controle Motor
  abordagem baseada no, 189-206, 209-233, 239-248
    adaptação para, 239-248
      alcançar, 239-248
      manipular, 239-248
      pegar, 239-248
    andar, 209-233
      com qualidade, 209-233
      estabilidade, 209-233
      segurança, 209-233
      superando barreiras, 209-233
    controle postural, 189-206
      mantendo o centro, 189-206
      múltiplas abordagens, 191
      treino do, 190f
    disfunção do SN, 242, 243
      alterações na, 242
        da manipulação, 242
        da preensão, 242
        do alcance, 242
      recuperação funcional do MS na, 243
    equilíbrio, 189
      controle encefálico do, 189
    locomoção, 209-233
      seleção para marcha, 210
        medidas de avaliação, 210
        preditores para, 210
    mobilidade, 209-233
      reabilitação de marcha, 227
      tecnologias avançadas para, 227
      treino de marcha nas lesões, 212, 213
        encefálicas não progressivas, 213
        medulares, 212
      treinos são importantes, 229
    terapêutica na disfunção, 245
      da manipulação, 245
      da preensão, 245
      do alcance, 245

treinos em condições clínicas, 205
  AVC, 205
  DP, 205
  variabilidade para, 239-248
    alcançar, 239-248
    manipular, 239-248
    pegar, 239-248
  modelos de, 29-38
    dos sistemas, 35
    hierárquico, 31
      antecipação, 31
      de *Feedforward*, 31
    reflexo, 30
      componente arco reflexo, 30
      sistema de alça fechada, 30
    uma tríade de sucesso, 29-38
      ambiente, 29-38
      indivíduo, 29-38
      tarefa, 29-38
  níveis de, 29
  teorias de, 29-38
    abordagem, 37
      direcionada à tarefa, 37
    da ação dinâmica, 33
    da programação motora, 34
    do processo, 33
      distribuído paralelamente, 33
    ecológica, 32
  treinamento de, 105-117
    abordagem contemporânea para, 105-117
    TOT, 105-117
Coordenação
  benefício do teatro na, 360
    como modalidade terapêutica, 360
Criança
  disfunções neurológicas da, 457-464
    terapia nutricional nas, 457-464
      na epilepsia, 460
      na PC, 458
CSCL (Canal Semicircular Lateral)
  VPPB do, 260
    tratamento para, 260
Cuidado Integral
  em saúde, 401
    limitações persistentes no, 401

D

Dança
  adaptada, 376
    benefícios da, 377
    estudos sobre, 378
      Alzheimer, 379
      ataxia espinocerebelar, 380
      autismo, 379
      AVC, 378
      demência, 379
      doença de Huntington, 380
      EM, 380
      lesão medular, 379
      Parkinson, 378
      PC, 378
      síndrome de Down, 378
    benefícios da, 374
    breve história da, 374
    e neurociência, 375
    estilos de, 374
    na reabilitação neurofuncional, 373-388
      abordagens não convencionais, 373-388
      casos clínicos, 383
      um caminho terapêutico, 380
Dançaterapia
  na reabilitação neurofuncional, 380
Déficit(s) Linguístico(s)
  tratamento dos, 487
    abordagem psicolinguística, 487
Demência
  e reabilitação, 325
    vesical, 325
  reabilitação neurofuncional na, 379
    dança adaptada na, 379
Desenvolvimento
  neuropsicomotor, 495*t*
    principais marcos do, 495*t*
Diabetes
  e reabilitação, 325
    vesical, 325
Dieta
  cetogênica, 460t
    tipos de, 460t
    características gerais, 460t
Disfunção(ões)
  abordagem terapêutica na, 245
    da manipulação, 245
    da preensão, 245
    do alcance, 245
  do SN, 242, 243
    alterações na, 242
      da manipulação, 242
      da preensão, 242
      do alcance, 242
    recuperação funcional do MS na, 243
  miccionais, 324*f*
    de origem neurogênica, 324*f*
    classificação das, 324*f*
  neurofuncionais, 177
    neuromodulação nas, 177
      diretrizes básicas para, 177

neurológicas, 273-288, 301-319, 457-464
　distúrbios oculomotores
　　associados às, 273-288
　　fisioterapia nas, 273-288
　　　anatomia da visão, 274
　　　biomecânica da visão, 274
　　　controle cortical da visão, 274
　　　fisiologia da visão, 274
　　　globo ocular, 274f
　　　manifestações oftalmológicas, 278
　　　　em doenças neurológicas, 278
　　　músculos extraoculares, 276t
　FA, 301-319
　　ambiente aquático, 301
　　　densidade, 301
　　　empuxo, 302
　　　　pressão hidrostática, 302
　　　reflexão, 303
　　　refração, 303
　　　termodinâmica, 303
　　　turbulência, 302
　　　viscosidade, 302
　　aumento do, 308t
　　como é a intervenção da, 305
　　　cervical, 309
　　　controle postural, 312
　　　MMII, 309
　　　MMSS, 309
　　　tronco, 309
　　ensaios clínicos, 314t
　　estudo de caso, 312
　　　adulto, 316
　　　infantil, 312
　　evoluções do, 308t
　　grau de dificuldade em, 308t
　　revisões sistemáticas, 314t
　　uma boa avaliação, 304
　　　em solo, 304
　　　na água, 304, 305
　　　na piscina, 305
　terapia nutricional nas, 457-464
　　da criança, 457-464
　　　na epilepsia, 460
　　　na PC, 458
　　do adulto, 457-464
　　　na DP, 461
　　　no AVC, 463
Distúrbio(s) Neuropediátrico(s)
　IS nos, 155-165
　　dos princípios teóricos, 159
　　às especificidades da técnica, 159
　　explorando o mundo sensorial, 155-165

sistemas sensoriais, 156
　auditivo, 158
　gustativo, 158
　interoceptivo, 159
　olfativo, 158
　proprioceptivo, 158
　tátil, 156
　vestibular, 157
　visual, 159
Distúrbio(s) oculomotores, 273-288
　associados às disfunções
　　neurológicas, 273-288
　　fisioterapia nos, 273-288
　　　globo ocular, 274f
　　　manifestações oftalmológicas, 278
　　　　em doenças neurológicas, 278
　　　músculos extraoculares, 276t
　　　na reabilitação oftálmica, 280
　　　visão, 274
　　　　anatomia da, 274
　　　　biomecânica da, 274
　　　　controle cortical da, 274
　　　　fisiologia da, 274
　　neurológicos, 280
　　　intervenção nos, 280
Dix-Hallpike
　manobra de, 259f
　　diagnóstica, 259f
　　para VPPB, 259f
DMD (Distrofia Muscular de Duchenne)
　caso clínico, 549
　condutas, 549
Doença(s)
　de Alzheimer, 472
　　exercícios físicos na, 472
　　　benefícios da prática regular de, 472
　de Huntington, 380
　　reabilitação neurofuncional na, 380
　　dança adaptada na, 380
　neurológicas, 278, 395
　　impacto nos indivíduos das, 395, 396t
　　　na incapacidade, 395, 396t
　　　na qualidade de vida, 395, 396t
　　integralidade na, 397
　　manifestações oftalmológicas em, 278
Dor
　neuropática, 432t
　　tratamento da, 432t
Down
　síndrome de, 378
　　reabilitação neurofuncional na, 378
　　dança adaptada na, 378

DP (Doença de Parkinson)
  caso clínico, 552
    condutas, 552
  e reabilitação, 325
    vesical, 325
  exercícios físicos na, 473
    benefícios da prática regular de, 473
  neuromodulação na, 181
    não invasiva, 181
  terapia nutricional na, 461
    do adulto, 461
  treinos na, 205
    para controle postural, 205
DTUI (Disfunção do Trato Urinário Inferior)
  classificação da, 324
    lesões, 324
      medular, 324, 325
        sacral, 325
        suprassacral, 324
        suprapontina, 324

E

Ecológica
  teoria, 32
    de controle motor, 32
Educação
  condutiva, 48
    na fisioterapia neurofuncional, 48
EEG (Eletroencefalografia)
  dispositivos, 537t
    comerciais, 538t
      de baixo custo, 538t
      portáteis, 538t
      vestíveis, 538t
    robustos, 537t
    vestíveis, 537t
  sistemas de, 536
    neurorreabilitação e, 536
      convencionais, 536
      sem fio portáteis, 536
EENM (Estimulação Elétrica
  Neuromuscular), 112
  protocolo de, 116t
    elaboração de, 116t
      fatores a serem considerados, 116f]t
Efeito(s)
  da experiência musical, 353
    cognitivos, 353
    comportamentais, 353
    físicos, 353
ELA (Esclerose Lateral Amiotrófica)
  caso clínico, 558
    condutas, 559

Eletroestimulação
  na reabilitação vesical, 329
    vaginal, 330f
EM (Esclerose Múltipla)
  e reabilitação, 326
    vesical, 326
  caso clínico, 555
    condutas, 555
  neuromodulação na, 181
    não invasiva, 181
  reabilitação neurofuncional na, 380
    dança adaptada na, 380
Encefalopatia
  crônica, 551
    não progressiva, 551
      caso clínico, 551
      condutas, 551
Enfermagem
  papel na reabilitação da, 437-448
    assistência de, 441
      alimentação, 446
      eliminações, 446
      higiene, 445
      pele, 444
    base teórica para atuação da, 438
      no âmbito da reabilitação, 438
    evolução das ações de, 437
      no âmbito da reabilitação, 437
    modelo de competência para, 442t
Engenharia
  da neurorreabilitação, 533-542
    avanço da, 533-542
      e sistemas de EEG, 536
        convencionais, 536
        sem fio portáteis, 536
      inteligência artificial, 541
      neurofeedback, 533
      novas tecnologias de reabilitação, 51
      SpES, 539
Epilepsia
  terapia nutricional na, 460
    da criança, 460
Equilíbrio
  controle do, 189
    encefálico, 189
  estratégias de, 198
    intervenção nas, 198
  treino de, 313f
    exercícios de, 313f
Equipe Multiprofissional
  na neurorreabilitação, 393-404
    importância da, 393-404
      evidências apoiando a, 399

impacto das doenças neurológicas nos
  indivíduos, 395
    na incapacidade, 395
    na qualidade de vida, 395
  integralidade, 397, 398
    na doença neurológica, 397
    limitações persistentes, 401
      no cuidado integral em saúde, 401
    perspectivas futuras no, 402
Equoterapia
  nas alterações neurológicas, 291-299
    em adultos, 291-299
      movimento tridimensional, 293, 294
      o que pode ser associado ao, 294
    em crianças, 291-299
      movimento tridimensional, 293, 294
      o que pode ser associado ao, 294
Escala
  de Snellen, 281*f*
    para crianças/adultos, 281*f*
    não alfabetizados, 281*f*
Estabilidade
  durante movimentos rítmicos, 226*f*
Estimulação
  auditiva, 92
  da linguagem, 487
    terapia de, 487
  tátil, 91
  visual, 92
Estímulo(s) Específico(s)
  especiais, 91
    estimulação, 91, 92
      auditiva, 92
      tátil, 91
      visual, 92
  exteroceptivos, 91
    estimulação, 91, 92
      auditiva, 92
      tátil, 91
      visual, 92
  proprioceptivos, 92
    aproximação, 92
    estiramento, 93
      estímulo de, 93
    resistência, 92
    tração, 92
Exame
  físico, 425
    dos diferentes, 46
      aparelhos, 426
      sistemas, 426
    geral, 426

neurológico, 430
  componentes do, 430*t*
  de triagem, 430*t*
  inicial, 430*t*
Exercício(s)
  de convergência, 285*f*
    barras de prisma com, 285*f*
  físicos, 471
    em condições neurológicas, 471
      benefícios da prática regular de, 471

F

FA (Fisioterapia Aquática)
  contraindicações, 305*t*
  nas disfunções neurológicas, 301-319
    ambiente aquático, 301
      densidade, 301
      empuxo, 302
      pressão hidrostática, 302
      reflexão, 303
      refração, 303
      termodinâmica, 303
      turbulência, 302
      viscosidade, 302
    aumento do, 308*t*
    como é a intervenção da, 305
      cervical, 309
      controle postural, 312
      MMII, 309
      MMSS, 309
      tronco, 309
    ensaios clínicos, 314*t*
    estudo de caso, 312
      adulto, 316
      infantil, 312
    evoluções do, 308*t*
    grau de dificuldade em, 308*t*
    revisões sistemáticas, 314*t*
    uma boa avaliação, 304
      em solo, 304
      na água, 304, 305
      na piscina, 305
    precauções relativas à, 305*t*
Facilitação
  da resposta motora, 51*t*
    canais de entrada para, 51*t*
  habilidosa, 80
    triângulo da, 80
      ambiental, 80
      manual, 80
      verbal, 80
  padrões de, 93

técnica de, 51
   na fisioterapia neurofuncional, 51
      canais de entrada, 52, 53, 56
         auditivo, 61
         autonômico, 63
         exteroceptivo, 56
         gustativo, 62
         olfativo, 62
         vestibular, 59
         visual, 61
      canal de proprioceptivo, 54
      fuso muscular, 52
      OTG, 53
      posicionamento funcional, 63
Família
   importância da, 504, 518
      na neurorreabilitação, 504, 518
         neonatal, 504
         pediátrica, 518
   papel da, 504
      na neurorreabilitação, 504
         neonatal, 504
Feedforward
   controle de, 31
      esquema do, 32*f*
Fisioterapia
   nos distúrbios oculomotores, 273-288
      associados às disfunções
         neurológicas, 273-288
            globo ocular, 274*f*
            manifestações oftalmológicas, 278
               em doenças neurológicas, 278
            músculos extraoculares, 276*t*
            na reabilitação oftálmica, 280
            visão, 274
               anatomia da, 274
               biomecânica da, 274
               controle cortical da, 274
               fisiologia da, 274
         neurológicos, 280
            intervenção nos, 280
Fisioterapeuta Neurofuncional
   abordagens da, 41-67
      ao longo da história, 41
         abordagem Rood, 48
         CB, 41
         educação condutiva, 48
         FNP, 46
         método, 42, 47
            Brunnström, 47
            Johnstone, 42
         PRM, 49

         do clássico, 41-67
         ao contemporâneo, 41-67
      tratamento, 50
         técnicas específicas de, 50
            de facilitação, 51
            de inibição, 51
            posicionamento funcional, 63
   IM na abordagem do, 133-143
      PM com base na, 139
         na prática clínica, 139
   neuromodulação não invasiva na, 175-184
      caso clínico, 183
      diretrizes básicas nas disfunções, 177
      indicação, 180
      modificações na atividade cerebral, 175-184
      regulamentação no Brasil, 182
      rTMS, 176
      tDCS, 176
FNP (Facilitação Neuromuscular
   Proprioceptiva)
   na fisioterapia neurofuncional, 46
Fortalecimento
   neuromuscular, 115
      orientado à tarefa, 115
Função(ões)
   melhora nas, 363, 365, 368
      teatro na, 363, 365
         cognitivas, 365
         comportamental, 368
         sociais, 363
FV (Fisioterapia Vestibular), 251-271
   avaliação, 263
   compensação vestibular, 254
      diagnóstico cinético-funcional, 257
         VPPB, 257
            manobras para tratamento da, 260
            testes diagnósticos, 258
   e HBV, 268
   efeitos da, 270
      em adultos com HVU, 270
         evidências, 270
   HVU, 265
      tratamento, 265
   sistema vestibular, 252
      princípios da compensação central, 252
   situações especiais, 270
   tudo está girando, 251-271
      o que fazer, 251-271

G

Gaiola
   de habilidades, 170
      Monkey, 171*f*
      Spider, 172*f*
         treino em, 172*f*

Globo Ocular
  componentes do, 274f
GMAL (*Graded Motor Activity Log*)
  na avaliação, 126
    do membro parético, 126
GWMFT (*Graded Wolf Motor Function Test*)
  na avaliação, 127
    da função motora, 127

H

HarpyGame
  estudo de caso, 149
HBV (Hipofunção Vestibular Bilateral)
  FV e, 268
    exercícios, 268
      de adaptação vestibular, 268
      equilíbrio e marcha, 266
      estabilização do olhar, 268
Hierárquico
  modelo, 31
    Feedforward, 31
      controle de, 31
Huntington
  doença de, 380
    reabilitação neurofuncional na, 380
    dança adaptada na, 380
HVU (Hipofunção Vestibular Unilateral)
  adultos com, 270
    efeitos da FV em, 270
      evidências, 270
    tratamento, 265
      exercícios, 266
        de adaptação vestibular, 266
        de habituação de Brandt-Daroff, 266, 267
        para estabilização do olhar, 266
        para redução da tontura, 266

I

IM (Imagética Motora)
  do instrumento KVIQ-10, 140f
    escala cinestésica traduzida de, 140f
  na abordagem, 133-143
    do fisioterapeuta neurofuncional, 133-143
      bases neurofisiológicas, 136
      conceitos importantes, 134
      condições clínicas, 138
        com possibilidade de uso, 138
      e aprendizado motor, 137
      KI, 135f, 136f
      PM com base na, 139
      VI, 136f
  principais características da, 142f

Imaginação Sistematizada
  e estruturada, 133-143
    como ferramenta para recuperação
      funcional, 133-143
      das atividades, 133-143
      dos movimentos, 133-143
Imersão
  em água aquecida, 306t
    efeitos da, 306t
      fisiológicos, 306t
      terapêuticos, 306t
    princípios físicos da, 306t
Inibição
  da resposta motora, 51t
    canais de entrada para, 51t
  técnica de, 51
    na fisioterapia neurofuncional, 51
      canal de proprioceptivo, 54
      canais de entrada, 52, 53, 56
        auditivo, 61
        autonômico, 63
        exteroceptivo, 56
        gustativo, 62
        olfativo, 62
        vestibular, 59
        visual, 61
      fuso muscular, 52
      OTG, 53
      posicionamento funcional, 63
Instrumento(s)
  para avaliação, 494, 514
    de crianças, 515t-517t
      atípicas, 515t-517t
      típicas, 515t-517t
    neonatal, 494
      na idade de 0 a 24 meses, 496t-501t
    pediátrica, 514
Integralidade
  e equipe multiprofissional, 398
  na doença neurológica, 397
Inteligência
  artificial, 541
    na reabilitação neurofuncional, 541
Intervenção
  fisioterapêutica, 502, 518
    na neurorreabilitação, 502, 518
      neonatal, 502
        importância da família, 504
        motora, 503
        papel da família, 504
        sensorial, 504
      pediátrica, 518
        relato de casos, 518
  personalizada, 7

IS (Integração Sensorial)
   nos distúrbios neuropediátricos, 155-165
      dos princípios teóricos, 159
         às especificidades da técnica, 159
      explorando o mundo sensorial, 155-165
      sistemas sensoriais, 156
         auditivo, 158
         gustativo, 158
         interoceptivo, 159
         olfativo, 158
         proprioceptivo, 158
         tátil, 156
         vestibular, 157
         visual, 159
      processo de, 161*f*
         criança em, 161*f*
            com diagnóstico de autismo, 161*f*

# J
Jogo(s) Sério(s)
   em pacientes neurológicos, 147-151
      tecnologia a serviço da reabilitação, 147-151
         direcionamento a partir
            de games, 147-151
         motivação a partir de games, 147-151
Johnstone
   método, 42
      na fisioterapia neurofuncional, 42

K
KI (Imagética Motora Cinestésica), 135f, 136f

L
LE-MAL (*Lower-Extremity Motor Activity Log*)
   na avaliação, 127
      do membro parético, 127
LEMFT (*Lower Extremity Motor Function Test*)
   na avaliação, 127
      da função motora, 127
Lesão(ões)
   medular, 379
      reabilitação neurofuncional no, 379
         dança adaptada na, 379
   na classificação da DTUI, 324
      medular, 324, 325
         sacral, 325
         suprassacral, 324
         suprapontina, 324
      treino de marcha nas, 212, 213
         encefálicas não progressivas, 213
            joelho, 217
            tornozelo, 218
            tronco, 216
         medulares, 212

Linguagem
   TCI para, 128
   CIAT, 128
Locomoção
   controle motor, 209-233
      abordagem baseada no, 209-233
         seleção para marcha, 210
            medidas de avaliação, 210
            preditores para, 210
LTD (Depressão de Longa Duração)
   caminho para aprendizado, 18
   e memória, 18
LTP (Potenciação de Longa Duração)
   caminho para aprendizado, 18
   e memória, 18

M
MAL (*Motor Activity Log*), 122, 125
   na avaliação, 126
      do membro parético, 126
Manipulação
   alterações do, 242
      na disfunção do SN, 242
   disfunção da, 245
      abordagem terapêutica na, 245
Manipular
   adaptação para, 239-248
   variabilidade para, 239-248
Manobra
   para VPPB, 259*f*
      diagnóstica, 259*f*
         de Dix-Hallpike, 259*f*
      para tratamento, 260
         de reposição canalítica de Epley, 260, 261f
         do CSCL, 260
         liberatória de Semont, 260, 262*f*
         restrições de atividade após, 260
Marcha
   reabilitação de, 227
      tecnologias avançadas para, 227
         esteira, 227
            com correia dividida, 227
            com suspensão parcial de peso, 227
         correntes elétricas, 228
         RV, 229
         terapias robóticas, 229
      seleção para, 210
         medidas de avaliação, 210
         preditores para, 210
      treino de, 212, 213
         nas lesões, 212, 213
            encefálicas não progressivas, 213
            medulares, 212

Marsden
  bola de, 287f
MBPC (Modelo Bobath de Prática Clínica), 76, 77f
  apresentação do, 78
    caso clínico, 78
  triângulo, 78, 80-85
    da avaliação, 78
    da facilitação habilidosa, 80
      ambiental, 80
      manual, 80
      verbal, 80
    da reavaliação, 83
    de hipóteses que foram trabalhadas, 85
      que confirmam as, 85
      que não confirmam as, 85
    do raciocínio clínico, 81
    do tratamento, 82
Médico
  papel na neurorreabilitação, 424, 433
    anamnese, 425
    avaliação complementar, 431
    exame, 425
      físico, 425
      neurológico, 430
Membro
  parético, 126
    uso em ambiente real, 126
    escalas de avaliação do, 126
Memória
  caminho para, 18
  do aprendizado à, 20
    a tal da memória, 20
  metamorfósica, 23
  reabilitação neurofuncional, 11-25
    background da, 11-25
Método
  na fisioterapia neurofuncional, 42, 47
    Brunnström, 47
    Johnstone, 42
Micção
  em pacientes neurológicos, 321-332
    fisiologia da, 321
    muito além da, 321-332
Mielomeningocele
  e reabilitação, 326
    vesical, 326
MIT (Terapia de Entonação Melódica), 487
MMII (Membros Inferiores)
  ativação de, 312f
  como é a intervenção nos, 309
    da FA, 309
MMSS (Membros Superiores)
  como é a intervenção nos, 309
    da FA, 309

treino funcional de, 311f
Mobilidade
  controle motor, 209-233
    abordagem baseada no, 209-233
      reabilitação de marcha, 227
        tecnologias avançadas para, 227
      treino de marcha nas lesões, 212, 213
        encefálicas não progressivas, 213
        medulares, 212
      treinos são importantes, 229
Modelo(s)
  de controle motor, 29-38
    dos sistemas, 35
    hierárquico, 31
      antecipação, 31
      de *Feedforward*, 31
    reflexo, 30
      componente arco reflexo, 30
      sistema de alça fechada, 30
    uma tríade de sucesso, 29-38
      ambiente, 29-38
      indivíduo, 29-38
      tarefa, 29-38
Modelo(s) Terapêutico(s)
  nas afasias, 487
    cognitivo, 488
    déficits linguísticos, 487
      tratamento dos, 487
    MIT, 487
    reabilitação da pragmática, 488
    terapia de estimulação, 487
      da linguagem, 487
Motricidade
  benefício do teatro na, 360
  como modalidade terapêutica, 360
Movimentação
  ocular, 276
    controle cortical da, 276
Movimento
  tridimensional, 293, 294
    na equoterapia, 293, 294
    o que pode ser associado ao, 294
MS (Membro Superior), 111f
  recuperação da função de, 109
    TOT para, 109
      alterações subjacentes, 110
      estratégias adaptativas, 110
      movimento do alcance, 109
Mundo Sensorial
  explorando o, 155-165
    distúrbios neuropediátricos, 155-165
      IS nos, 155-165

Musculatura
  das extremidades, 427t, 428t
    inferiores, 428t
    superiores, 427t
Músculo(s)
  extraoculares, 253t, 276t
  relação neurofuncional dos, 253t
Música
  e reabilitação, 349-355
    abordagens não convencionais, 349-355
      aspectos, 349
        histórico-culturais, 349
        regionais, 349
      como recurso terapêutico, 351
      efeitos da experiência musical, 353
        cognitivos, 353
        comportamentais, 353
        físicos, 353
      musicoterapia, 354
        e reabilitação neurofuncional, 354
Musicoterapia
  e reabilitação neurofuncional, 354

N

Neurociência
  dança e, 375
Neurofeedback, 533
Neurofisiologia
  das vestes terapêuticas, 170
Neuromodulação
  não invasiva, 175-184
    aplicação, 179
      conduta para, 179
      passo a passo para, 179t
    na fisioterapia neurofuncional, 175-184
    caso clínico, 183
    diretrizes básicas nas disfunções, 177
    indicação, 180
    modificações na
      atividade cerebral, 175-184
    regulamentação no Brasil, 182
    rTMS, 176
    tDCS, 176
Neuropatia
  periférica, 558
    caso clínico, 558
    condutas, 558
Neuropatologia(s)
  específicas, 325
    AVC, 325
    demência, 325
    diabetes, 325
    DP, 325

EM, 326
mielomeningocele, 325
PC, 325
TRM, 326
Neuroplasticidade
  importância da, 452
Neurorreabilitação
  equipe multiprofissional na, 393-404
    importância da, 393-404
      evidências apoiando a, 399
      impacto das doenças neurológicas nos
        indivíduos, 395
        na incapacidade, 395
        na qualidade de vida, 395
      integralidade, 397, 398
        na doença neurológica, 397
      limitações persistentes, 401
        no cuidado integral em saúde, 401
      perspectivas futuras no, 402
  neonatal, 493-511
    processo de, 493-511
      avaliação, 493
      caso clínico, 505
      intervenção fisioterapêutica, 502
    papel do médico na, 424, 433
      anamnese, 425
      avaliação complementar, 431
      exame, 425
        físico, 425
        neurológico, 430
  pediátrica, 513-529
    processo de, 513-529
      importância da família, 518
      instrumentos de avaliação, 514,
        515t-517t
      intervenção terapêutica, 518
      relato de casos, 518
Nível(is)
  medulares, 214t
    abaixo de, 214t, 215t
    L1, 214t
    L2-L3, 215t
    L4-L5, 215t

O

Olho(s)
  dominante, 282f
    teste de, 282f
  o que podem nos mostrar, 273-288
    durante a reabilitação, 273-288

P

Paciente(s) Neurológico(s)
  reabilitação vesical em, 321-332
    avaliação, 326
      urodinâmica, 327
    classificação da DTUI, 324
    epidemiologia, 323
    micção, 321-332
      fisiologia da, 321
      muito além da, 321-332
    neuropatologias específicas, 325
    tipos de tratamentos, 327
      fisioterapêutico, 327
  TA para, 335-346
    contextualização, 335
      conceitual, 335
      histórica, 335
    processo de implementação, 337, 338f
      acompanhamento, 344
      aquisição da, 343
      avaliação da, 338
      indicação, 339
      manutenção, 345
      seleção, 339
      treinamento, 344
PAFT (*Pediatric Arm Function Test*)
  na avaliação, 127
    da função motora, 127
Parkinson
  reabilitação neurofuncional no, 378
  dança adaptada na, 378
Participação Social
  influência do ambiente na, 411-420
    de pessoa com deficiência, 411-420
      ambiente escolar facilitador, 415f
      fatores, 413f, 416t
        ambientais físicos facilitadores, 413f
        contextuais associados à, 416t
PC (Paralisia Cerebral)
  algumas evidências em, 173
    das vestes terapêuticas, 173
  e reabilitação, 326
    vesical, 326
  neuromodulação na, 181
    não invasiva, 181
  reabilitação neurofuncional na, 378
    dança adaptada na, 378
  terapia nutricional na, 458
    da criança, 458
PediaSuit
  conceito, 168
  macacão ortopédico, 169f
  protocolo, 168

PEF (Profissional de Educação Física)
  papel do, 467-478
    na reabilitação neurofuncional, 467-478
      características no cenário, 470
      inserção no processo, 468
      prática regular de exercícios físicos, 471
        em condições neurológicas, 471
Pegar
  adaptação para, 239-248
  variabilidade para, 239-248
Penguin suit, 168f
Pessoa com Deficiência
  participação social de, 411-420
    influência do ambiente na, 411-420
      ambiente escolar facilitador, 415f
      desenvolvimento, 411
      fatores, 413f, 416t
        ambientais físicos facilitadores, 413f
        contextuais associados à, 416t
Plasticidade Neuronal
  ação contínua, 11
    e formas de aprendizado, 17
    e plasticidade de rede, 12
  desenvolvimento, 11
    mal adaptativa, 16
    sistema nervoso, 12
      remodelação contínua do, 12
  mecanismos, 11
    respostas celulares, 12
      após lesão do sistema nervoso, 12
  reabilitação neurofuncional, 11-25
    background da, 11-25
PM (Prática Mental), 133
  com base na IM, 139
    na prática clínica, 139
      do fisioterapeuta neurofuncional, 139
PMAL (*Pediatric Motor Activity Log*), 123
  na avaliação, 126
    do membro parético, 126
PNF (Facilitação Neuromuscular
Proprioceptiva)
  conceito, 89-102
    estabelecendo novos pilares, 89-102
    filosofia da, 90
    histórico do, 89
  princípios básicos, 91
    estímulos específicos, 91
      especiais, 91
      exteroceptivos, 91
      proprioceptivos, 92
    procedimentos básicos, 91
      irradiação, 95
      mecânica corporal do terapeuta, 94

padrões de facilitação, 93
reforço, 93
sincronização de movimentos, 93
raciocínio clínico, 100
contemporâneo, 101f
técnicas, 95
combinação de isotônicas, 96
contrair-relaxar, 99
estabilização rítmica, 99
estiramento repetido, 97
no início da amplitude, 97
pela amplitude, 97
iniciação rítmica, 96
manter-relaxar, 99
réplica, 96
reversão, 96, 97
de agonistas, 96
de estabilizações, 98
dinâmica, 97
visão geral das, 95t
Posicionamento
funcional, 63
na fisioterapia neurofuncional, 63
Preensão
alterações do, 242
na disfunção do SN, 242
disfunção da, 245
abordagem terapêutica na, 245
PRM (Programa de Reaprendizagem Motora)
na fisioterapia neurofuncional, 49
Procedimento(s)
básicos, 91
irradiação, 95
mecânica corporal, 94
do terapeuta, 94
padrões de facilitação, 93
reforço, 93
sincronização de movimentos, 93
Processo
de neurorreabilitação, 493-511, 513-529
neonatal, 493-511
avaliação, 493
caso clínico, 505
intervenção fisioterapêutica, 502
pediátrica, 513-529
importância da família, 518
instrumentos de avaliação, 514, 515t-517t
intervenção terapêutica, 518
relato de casos, 518
distribuído paralelamente, 33
teoria do, 33
de controle motor, 33

Processo Terapêutico
fonoaudiológico, 485, 488
nas afasias, 485
papel no, 488
dos cuidadores, 488
dos familiares, 488
Programação
motora, 34
teoria da, 34
de controle motor, 34
Psicologia
abordagem da, 451-456
na reabilitação neurológica, 451-456
caso clínico, 454
neuroplasticidade, 452
reconstruindo, 451-456
repensando, 451-456

R
Reabilitação
das afasias, 483-489
atuação fonoaudiológica, 483-489
modelos terapêuticos, 487
papel no processo, 488
dos cuidadores, 488
dos familiares, 488
processo terapêutico, 485
música e, 349-355
abordagens não convencionais, 349-355
aspectos, 349
histórico-culturais, 349
regionais, 349
como recurso terapêutico, 351
efeitos da experiência musical, 353
cognitivos, 353
comportamentais, 353
físicos, 353
musicoterapia, 354
e reabilitação neurofuncional, 354
neurológica, 451-456
abordagem da psicologia na, 451-456
caso clínico, 454
neuroplasticidade, 452
reconstruindo, 451-456
repensando, 451-456
neuropsicológica, 451-456
cognição, 451-456
comportamento, 451-456
emoção, 451-456
etapas do processo de, 452
proposta de trabalho, 455
o que os olhos podem mostrar na, 273-288

oftálmica, 280
  fisioterapia na, 280
    possibilidade de intervenção, 280
    nos distúrbios oculomotores neurológicos, 280
  papel da enfermagem na, 437-448
    assistência de, 441
      alimentação, 446
      eliminações, 446
      higiene, 445
      pele, 444
    base teórica para atuação da, 438
      no âmbito da reabilitação, 438
    evolução das ações de, 437
      no âmbito da reabilitação, 437
    modelo de competência para, 442t
  vesical, 321-332
    em pacientes neurológicos, 321-332
      avaliação, 326
        urodinâmica, 327
      classificação da DTUI, 324
      epidemiologia, 323
      fisiologia da micção, 321
      muito além da micção, 321-332
      neuropatologias específicas, 325
      tipos de tratamentos, 327
        fisioterapêutico, 327
  vestes terapêuticas na, 167-174
    aspectos nutricionais, 171
      para indicação do protocolo, 171
    do espaço para a, 167-174
    gaiola de habilidades, 170
    histórico das, 167
    neurofisiologia, 170
    paralisia cerebral 173
      algumas evidências em, 173
    PediaSuit, 168, 169f
      conceito, 168
      macacão ortopédico, 169f
      protocolo, 168
    penguin suit, 168f
    protocolo intensivo, 172
      precauções para, 172
    regent suit, 168f
Reabilitação Neurofuncional
  abordagem médica na, 423-434
    papel do médico, 424, 433
      na neurorreabilitação, 424
    plano terapêutico, 432
    unidade de AVC, 433
      papel da, 433
  avanço na engenharia da, 533-542
    e sistemas de EEG, 536
      convencionais, 536

sem fio portáteis, 536
    inteligência artificial, 541
    neurofeedback, 533
    novas tecnologias de reabilitação, 51
    SpES, 539
  background da, 11-25
    aprendizado, 11-25
      caminho para, 18
    memória, 11-25
      a tal da, 20
      caminho para, 18
      metamorfósica, 23
    plasticidade neuronal, 11-25
      ação contínua, 11
      desenvolvimento, 11
      mecanismos, 11
  dança na, 373-388
    abordagens não convencionais, 373-388
      adaptada, 376
      casos clínicos, 383
      e neurociência, 375
      um caminho terapêutico, 380
  futuro da, 1-8
    planejando o, 7
  musicoterapia e, 354
  papel do PEF na, 467-478
    características da, 470
      no cenário do PEF, 470
    inserção do, 468
      na reabilitação neurológica, 468
    prática regular de exercícios físicos, 471
      em condições neurológicas, 471
  passado, 1-8
  presente, 1-8
    abordagem, 1, 3
      com base na CIF, 1
      modelo 4P pode auxiliar na, 3
    intervenção personalizada, 7
    processo de, 2f
      ciclo do, 2f
Recrutamento
  de unidades motoras, 116
    recurso terapêutico auxiliar para, 116
    em músculos muito fracos, 116
    ou paralisados, 116
Recuperação
  da função de MS, 109
    TOT para, 109
      alterações subjacentes, 110
      estratégias adaptativas, 110
      movimento do alcance, 109
  funcional, 133-143, 243
    do MS, 243
      na disfunção do SN, 243

imaginação como ferramenta para, 133-143
 das atividades, 133-143
 dos movimentos, 133-143
motora, 47t
 de Brunnström, 47t
 estágios de, 47t
Recurso Terapêutico
 auxiliar, 116
  para recrutamento de
   unidades motoras, 116
    em músculos muito fracos, 116
    ou paralisados, 116
Reflexo(s)
 modelo, 30
  alça fechada, 30
   sistema de, 30
   arco reflexo, 30
   componente, 30
 oculares, 277
Regent suit, 168f
Régua
 de abertura, 286f
 pediátrica, 286f
Relação
 neurofuncional, 253t
  dos canais semicirculares, 253t
  dos músculos extraoculares, 253t
Reposição
 canalítica, 260, 261f
 de Epley, 260, 261f
  manobra para VPPB de, 260, 261f
Resposta
 motora, 51t
  canais de entrada para, 51t
   facilitação da, 51t
   inibição da, 51t
Restrição
 aparato de, 126
Rood
 abordagem, 48
  na fisioterapia neurofuncional, 48
rTMS (Estimulação Magnética Transcraniana Repetitiva), 175
 na fisioterapia neurofuncional, 176
 protocolo de, 176f
  forma de aplicação, 178t
  parâmetros nos, 178t
RV (Realidade Virtual), 149
 em pacientes neurológicos, 147-151
  exemplo concreto, 149
   HarpyGame, 149

S

Semont
 manobra liberatória de, 260, 262f
  para VPPB, 260, 262f
Sialorreia
 tratamento da, 433t
  modalidades terapêuticas, 433t
   desvantagens das, 433t
   vantagens das, 433t
Síndrome
 de Brown-Séquard, 556
  caso clínico, 556
   condutas, 556
 de Down, 378
  reabilitação neurofuncional na, 378
  dança adaptada na, 378
 pós-COVID-19, 559
  caso clínico, 559
  condutas, 560
Sistema(s)
 de alça fechada, 30
 de EEG, 536
  neurorreabilitação e, 536
   convencionais, 536
   sem fio portáteis, 536
 de neurorreabilitação, 536*f*
  arquitetura geral de, 536*f*
 modelo dos, 35
 múltiplos, 36f
  para ação motora, 36f
  interação entre, 36f
 sensoriais, 156, 191f
  contribuição do, 191f
  IS nos, 156
   auditivo, 158
   gustativo, 158
   interoceptivo, 159
   olfativo, 158
   proprioceptivo, 158
   tátil, 156
   vestibular, 157
   visual, 159
 vestibular, 252
  compensação central, 252
  princípios da, 252
 vestibulospinal, 265
  exame do, 265
SN (Sistema Nervoso)
 disfunção do, 242, 243
  alterações na, 242
   da manipulação, 242
   da preensão, 242
   do alcance, 242

recuperação funcional na, 243
    do MS, 243
Snellen
    escala de, 281f
SpES (Sistema de Avaliação da Espasticidade), 539
    hardware do, 540f
STEP (*Stepping Up to Rethink the Future of Rehabilitation*), 3
    IV, 4t
        principais mensagens do, 4t

T

TA (Tecnologia Assistiva)
    para pacientes neurológicos, 335-346
        contextualização, 335
            conceitual, 335
            histórica, 335
        processo de implementação, 337, 338f
            acompanhamento, 344
            aquisição da, 343
            avaliação da, 338
            indicação, 339
            manutenção, 345
            seleção, 339
            treinamento, 344
        principais marcos da, 337f
            legais, 337f
            teóricos, 337I
TAA (Terapia Assistida por Animais)
    nas alterações neurológicas, 291-299
        em adultos, 291-299
            evidências científicas da, 298
        em crianças, 291-299
            evidências científicas da, 298
TAM (Terapia Através do Movimento)
    na reabilitação neurofuncional, 381
TCE (Traumatismo Craniencefálico)
    neuromodulação no, 181
        não invasiva, 181
TCI (Terapia por Contensão Induzida)
    critérios de elegibilidade, 122
        motores, 122t
    intensidade, 121-129
    protocolos de intervenção, 123
        escalas de avaliação, 126
            da função motora, 127
            do uso do membro parético, 126
                em ambiente real, 126
            outras abordagens, 128
                para cognição, 128
                para linguagem, 128
        pilares fundamentais do, 123
            aparato de restrição, 126

pacote de transferência, 124
repetição, 123
treino intensivo, 123
uso de *shaping*, 123
reforço positivo, 121-129
repetição, 121-129
tDCS (Estimulação Transcraniana por Corrente Contínua), 175
    na fisioterapia neurofuncional, 176
    protocolo de, 177f
        forma de aplicação, 178t
        parâmetros nos, 178t
Teatro
    além do teatro, 369
    benefício como modalidade
        terapêutica do, 360
        no processo de reabilitação neurológica, 360
            aprendizado motor, 360
            coordenação, 360
            melhora, 363, 365
                na comunicação, 363
                nas funções cognitivas, 365
                nas funções comportamental, 365
                nas funções sociais, 363
            motricidade, 360
Tecnologia(s)
    a serviço da reabilitação, 147-151
        motivação a partir de games, 147-151
        direcionamento a partir de games, 147-151
    de reabilitação, 541
        novas, 541
Teoria(s)
    de controle motor, 29-38
        abordagem, 37
            direcionada à tarefa, 37
        da ação dinâmica, 33
        da programação motora, 34
        do processo, 33
            distribuído paralelamente, 33
        ecológica, 32
Terapia
    de estimulação, 487
        da linguagem, 487
    manual, 329
        na reabilitação vesical, 329
    nutricional, 457-464
        nas disfunções neurológicas, 457-464
            da criança, 457-464
                na epilepsia, 460
                na PC, 458
            do adulto, 457-464
                na DP, 461
                no AVC, 463

Teste
  de olho dominante, 282*f*
  Hirschberg/Krimsky, 282*f*
  com oclusor, 282*f*
TMAL (Teenager Motor Activity Log), 123
  na avaliação, 126
    do membro parético, 126
TMAP (Treinamento dos Músculos do Assoalho Pélvico)
  na reabilitação vesical, 329
TOT (Terapia Orientada à Tarefa)
  abordagem contemporânea, 105-117
    para treinamento de
      controle motor, 105-117
  análise da tarefa, 108
    fases da, 110t
  aplicando a, 109
    para recuperação da função, 109
      de MS, 109
  fortalecimento neuromuscular, 115
    orientado à tarefa, 115
  princípios da, 106
  recurso terapêutico auxiliar, 116
    para recrutamento de
      unidades motoras, 116
      em músculos muito fracos, 116
        ou paralisados, 116
  treinamento motor na, 107*t*
    fatores manipulados no, 107*f*
      pelo terapeuta, 107*f*
    fundamentos do, 107*t*
Transferência
  pacote de, 124
    contrato de comprometimento, 124
    MAL, 125
    para casa, 124
      diário, 125
      lista de tarefas, 124
      prática diária, 125
Traumatismo
  craniencefálico, 550
    caso clínico, 550
      condutas, 551
Treinamento
  comportamental, 328
    na reabilitação vesical, 328
      BFB, 329
        EMG, 329
          pressórico, 329
      cateterismo, 329
      eletroestimulação, 329
      terapia manual, 329
      TMAP, 329

Treino(s)
  de controle, 217*f*
  de joelho, 217*f*
  de marcha, 212, 213
    em esteira, 227
      com correia dividida, 227
    nas lesões, 212, 213
      medulares, 212
      encefálicas não progressivas, 213
  de mobilidade, 229
    são importantes, 229
  em condições clínicas, 205
    AVC, 205
    DP, 205
  intensivo, 123
    com repetição, 123
      e uso de *shaping*, 123
Triângulo
  do MBPC, 78, 80-85
    da avaliação, 78
    da facilitação habilidosa, 80
      ambiental, 80
      manual, 80
      verbal, 80
    de hipóteses que foram trabalhadas, 85
      que confirmam as, 85
      que não confirmam as, 85
    do raciocínio clínico, 81
      da reavaliação, 83
      do tratamento, 82
TRM (Traumatismo Raquimedular)
  e reabilitação, 326
    vesical, 326
  neuromodulação no, 181
    não invasiva, 181
Tronco
  como é a intervenção no, 309
    da FA, 309
  musculatura de, 310*f*
    ativação da, 310*f*
    lateral, 310*f*
      alongamento da, 310*f*

V

Variabilidade
  para alcançar, 239-248
  para manipular, 239-248
  para pegar, 239-248
Veste(s) Terapêutica(s)
  uso na reabilitação, 167-174
    aspectos nutricionais, 171
      para indicação do protocolo, 171

do espaço para a, 167-174
gaiola de habilidades, 170
histórico das, 167
neurofisiologia, 170
paralisia cerebral 173
   algumas evidências em, 173
PediaSuit, 168
   conceito, 168
   protocolo, 168
protocolo intensivo, 172
   precauções para, 172
Vestibulopatia(s)
   sistemas envolvidos nas, 255t
     de origens periférica, 255t
     e central, 255t
VI (Imagética Motora Visual), 136f
Visão
   anatomia da, 274
   biomecânica da, 274
   controle cortical da, 274
   fisiologia da, 274
VPPB (Vertigem Posicional Paroxística Benigna)
   diagnóstico, 257, 258
     cinético-funcional, 257
     testes para, 258
   fisioterapia, 257
   manobra para, 259f
     diagnóstica, 259f
       de Dix-Hallpike, 259f
     para tratamento, 260
       de reposição canalítica de Epley, 260, 261f
       do CSCL, 260
       liberatória de Semont, 260, 262f
       restrições de atividade após, 260

W

WMFT (*Wolf Motor Function Test*)
   na avaliação, 127
     da função motora, 127